Jens-Uwe Stolzenburg
Ingolf A. Türk
Evangelos N. Liatsikos

Laparoskopische und roboterassistierte Chirurgie in der Urologie

Jens-Uwe Stolzenburg
Ingolf A. Türk
Evangelos N. Liatsikos

Laparoskopische und roboterassistierte Chirurgie in der Urologie

Atlas der Standardeingriffe

Springer

Prof. Dr. med. Jens-Uwe Stolzenburg, FRCS (Ed), FRCS (Eng)
Klinik und Poliklinik für Urologie
Universitätsklinikum Leipzig
Liebigstraße 20
04103 Leipzig
Germany

Prof. Evangelos N. Liatsikos
Department of Urology
University of Patras
School of Medicine
26500 RIO, Patras
Greece

Prof. Ingolf A. Türk
Department of Urology
St. Elizabeth's Medical Center
Tufts University, School of Medicine
11 Nevins Street, Suite 501
Boston, MA 02135
USA

ISBN-13 978-3-642-10378-0 Springer Medizin Verlag Heidelberg

Bibliografische Information der Deutschen Nationalbibliothek
Die Deutsche Nationalbibliothek verzeichnet diese Publikation in der Deutschen Nationalbibliografie; detaillierte bibliografische Daten sind im Internet über http://dnb.ddb.de abrufbar.

Springer Medizin
Springer-Verlag GmbH
Ein Unternehmen von Springer Science+Business Media
springer.de

Planung: Peter Bergmann, Heidelberg
Projektmanagement: Ina Conrad, Heidelberg
Lektorat: Frauke Bahlke, Karlsruhe
Zeichnungen: Jens Mondry, Jena
Umschlaggestaltung: deblik Berlin
Satz und Reproduktion der Abbildungen: Fotosatz-Service Köhler GmbH – Reinhold Schöberl, Würzburg

SPIN 12793983

Gedruckt auf säurefreiem Papier 18/5135 – 5 4 3 2 1 0

Geleitwort

»Ein weiteres Werk über die laparoskopische Chirurgie in der Urologie – ist das notwendig?« Das war meine erste Frage an den Herausgeber in Leipzig am Ende eines Mainz-Pouch III nach einer erweiterten Beckenexenteration. Nunmehr 5 Jahre später nach Fertigstellung des Werkes meine erneute Frage an ihn: »Ein Vorwort zu einer Technik, die ich selbst nie ausgeübt habe und auch nicht mehr erlernen werde?« Nachdem ich aber des Öfteren als Zaungast laparoskopischen Operationen zusehen durfte, überzeugten und faszinierten mich »offenen Chirurgen« mit über 60-jähriger Erfahrung 3 Vorteile:

Ich sah mehr und besser. Das waren v. a. die verschiedenen »Landmarks« der topographischen Anatomie, die entscheidende Ausgangspunkte für die chirurgischen Präparationsebenen sind, und es blutete weniger.

Der Präparationsablauf war ein stetig fortschreitender und nicht ein durch Tupfen, Hakenwechsel, Lichteinstellung und»handassistierter« Präparationshilfe unterbrochener (für den Assistenten im Dunkeln und nicht nachvollziehbar).

Chirurgie kann schön und ästhetisch, mitunter auch ein atemberaubendes Kunsthandwerk sein, ebenso aber auch das Gegenteil. Beides erlebte ich nicht zuletzt bei meiner eigenen Tätigkeit. Die laparoskopische Chirurgie gehört zu Ersterem.

Das Fazit, nachdem ich das Buch aus meinen Händen legte: Es überzeugt mich. Alles Gezeigte wird klar strukturiert und in Einzelschritten erklärt. Für den Lernenden sind die einzelnen Schritte der Operationen nachvollziehbar und daher auch reproduzierbar. Entscheidend dafür sind die in ihrer Brillanz unüberbietbaren Farbaufnahmen, in denen sich dieses Werk von zahlreichen anderen Publikationen, die ich gelesen habe, unterscheidet. Das Gleiche gilt für die Bilder zu Lagerung und Portplatzierung sowie für die kurzen und prägnanten Texte.

Abschließend bleibt mir nur zu wünschen, dass sich dieses Werk, vom ständigen Gebrauch zerlesen und abgegriffen, in vielen urologischen Operationssälen wiederfindet – bis es vergriffen und durch eine neue Auflage ersetzt wird.

Mainz, März 2011
Prof. R. Hohenfellner

Danksagung

Die Herausgeber möchten sich an dieser Stelle ganz besonders bei Herrn Jens Mondry (Moonsoft, Jena) für die Qualität der graphischen Abbildungen bedanken. Nicht zuletzt seinem großen gestalterischen Talent ist es zu verdanken, dass die entsprechenden Sachverhalte derart plastisch und anschaulich dargestellt werden. Des Weiteren möchten wir uns herzlich bei Dr. Phuc Ho Thi bedanken, der in mühevoller Kleinarbeit alle laparoskopischen und endoskopischen Bilder bearbeitet und beschriftet hat.

Leipzig, Juni 2011
Prof. Jens- Uwe Stolzenburg
Prof. Ingolf Tuerk
Prof. Evangelos Liatsikos

Inhaltsverzeichnis

1 Oberer Harntrakt 1

1.1 Patientenlagerung für die Nierenchirurgie . . . 2
Jens-Uwe Stolzenburg, Rowan Casey, Jens Mondry, Minh Do, Anja Dietel, Tim Haefner, Thilo Schwalenberg, Evangelos Liatsikos

1.2 Transperitonealer Zugang – Mini-Laparotomie 7

1.2.1 Offene Mini-Laparotomie (Hassan-Technik) 7
Rowan Casey, Minh Do, Evangelos Liatsikos, Ho Thi Phuc, Tim Haefner, Andreas Gonsior, Jens-Uwe Stolzenburg

1.2.2 Veress-Nadel-Technik 10
Rowan Casey, Minh Do, Evangelos Liatsikos, Ho Thi Phuc, Andreas Gonsior, Jens-Uwe Stolzenburg

1.2.3 Versaport-Technik 13
Rowan Casey, Minh Do, Ho Thi Phuc, Andreas Gonsior, Evangelos Liatsikos, Jens-Uwe Stolzenburg

1.2.4 Visiport-Technik 16
Rowan Casey, Minh Do, Ho Thi Phuc, Andreas Gonsior, Evangelos Liatsikos, Jens-Uwe Stolzenburg

1.3 Trokarplatzierung – retroperitonealer Zugang 20
Alexander Bachmann, Svetozar Subotic, Stephen Wyler

1.3.1 Literatur 23

1.4 Das DaVinci-System für Eingriffe an der Niere . 24

1.4.1 Mögliche Trokarpositionen für roboterassistierte Eingriffe an der Niere 24
Evangelos Liatsikos, Panagiotis Kallidonis, Ingolf Tuerk, Christopher Anderson, Harry Beerlage, Jens-Uwe Stolzenburg

1.4.2 Aufbau des DaVinci-Systems 32
Evangelos Liatsikos, Panagiotis Kallidonis, Ingolf Tuerk, Christopher Anderson, Harry Beerlage, Jens-Uwe Stolzenburg

1.5 Nephropexie 36
Minh Do, Panagiotis Kallidonis, Rowan Casey, Tony Riddek, Anja Dietel, Holger Till, Phuc Ho Thi, Tim Haefner, Evangelos Liatsikos, Jens-Uwe Stolzenburg

1.5.1 Literatur 40

1.6 Nierenzystenabtragung mittels »laparoendoscopic single site surgery« (LESS) 41
Minh Do, Rowan Casey, Robert Mills, Anja Dietel, Holger Till, Evangelos Liatsikos, Jens-Uwe Stolzenburg

1.6.1 Literatur 45

1.7 Transperitoneale laparoskopische Nephrektomie 46

1.7.1 Einfache transperitoneale Nephrektomie 46
Minh Do, Rowan Casey, Evangelos Liatsikos, Anja Dietel, Panagiotis Kallidonis, Phuc Ho Thi, Michael Truss, Alan Mc Neill, Holger Till, Jens-Uwe Stolzenburg

1.7.2 Laparokopische radikale Nephrektomie 52
Jens-Uwe Stolzenburg, Minh Do, Rowan Casey, Anja Dietel, Alan Mc Neill, Andreas Gonsior, Evangelos Liatsikos

1.7.3 Radikale Nephrektomie mittels LESS 58
Jens-Uwe Stolzenburg, Anja Dietel, Mathias Winkler, Minh Do, Rowan Casey, Panagiotis Kallidonis, Holger Till, Evangelos Liatsikos

1.8 Retroperitoneale Nephrektomie 67
Ben G. Thomas, Tony Riddick, Jens-Uwe Stolzenburg, Minh Do, Alan McNeill

1.8.1 Literatur 72

1.9 Nephroureterektomie (Ureter und Blasenmanschette) 73
Jens Rassweiler, Ali Serdar Gözen, Levent Gürkan, Jan Thorsten Klein, Giovannalberto Pini, Michael Schulze, Dogu Teber

1.9.1 Literatur 78

1.10 Transperitoneale Nierenteilresektion 79

1.10.1 Laparoskopische transperitoneale Nierenteilresektion 79
Günter Janetschek, Reinhold-Posch Zimmermann

1.10.2 Roboterassistierte transperitoneale Nierenteilresektion 86
Ingolf A. Tuerk, Rowan Casey, Evangelos Liatsikos, Jens-Uwe Stolzenburg

1.11 Retroperitoneoskopische Nierenteilresektion 95
Jens-Uwe Stolzenburg, Christopher Anderson, Rowan Casey, Minh Do, Anja Dietel, Andreas Gonsior, Evangelos Liatsikos

1.11.1 Literatur 99

1.12 Donornephrektomie 100

1.12.1 Retroperitoneoskopische Donornephrektomie . . 100
Alexander Bachmann, Stephen Wyler, Svetozar Subotic

1.12.2 Transperitoneale Donornephrektomie 108
Serdar Deger

1.12.3 LESS-Donornephrektomie 114
Mihir Desai, Pascal Zehnder, Ricardo Brandina, Inderbir S. Gill

1.12.4 Roboterassistierte Donornephrektomie 120
Alberto Breda

1.13 Inzisionen zur Bergung des Organs 126
Jens-Uwe Stolzenburg, Rowan Casey, Minh Do, Anja Dietel, Ho Thi Phuc, Andreas Gonsior, Thilo Schwalenberg, Evangelos Liatsikos

1.14 Transperitoneale Nierenbeckenplastik 129

1.14.1 Laparoskopische Nierenbeckenplastik 129
Niklas Kreutzer, Sherif Abulsorour, Rowan Casey, Jens-Uwe Stolzenburg, Andreas Gonsior, Michael C. Truß

1.14.2 Roboterassistierte Nierenbeckenplastik 134
H. P. Beerlage, Rowan Casey, Panagiotis Kallidonis, Evangelos Liatsikos, Jens-Uwe Stolzenburg

1.15 Retroperitoneoskopische Nierenbeckenplastik: konventionell laparoskopisch und SMART-Technik 142
Jens Rassweiler, Marcel Hruza, Ali Serdar Gozen, Giovannalberto Pini, Dogu Teber

1.16 Transperitoneale linksseitige Adrenalektomie 148
Evangelos Liatsikos, Panagiotis Kallidonis, Minh Do, Jens-Uwe Stolzenburg

1.17 Retroperitoneale rechtsseitige Adrenalektomie . . . 154
Jens-Uwe Stolzenburg, Panagiotis Kallidonis, Minh Do, Rowan Casey, Anja Dietel, Andreas Gonsior, Evangelos Liatsikos

1.17.1 Literatur . . . 159

1.18 Retroperitoneoskopische Ureterolithotomie . . . 160
Minh Do, Peter Tenke, Rowan Casey, Evangelos Liatsikos, Phuc Ho Thi, Adreas Gonsior, Ian Dunn, Jens-Uwe Stolzenburg

1.18.1 Literatur . . . 164

2 Lymphadenektomie . . . 165

2.1 Retroperitoneale Lymphadenektomie . . . 166
Ingolf A Tuerk, Rowan Casey, Andreas Gonsior, Evangelos Liatsikos, Jens-Uwe Stolzenburg

2.1.1 Literatur . . . 170

2.2 Transperitoneale pelvine Lymphadenektomie 171
Jens-Uwe Stolzenburg, Rowan Casey, Panagiotis Kallidonis, Minh Do, Anja Dietel, Mathias Winkler, Miguel Backhaus, Evangelos Liatsikos

2.2.1 Literatur . . . 176

2.3 Extaperitoneale pelvine Lymphadenektomie . 177
Jens-Uwe Stolzenburg, Panagiotis Kallidonis, Minh Do, Rowan Casey, Anja Dietel, Phuc Ho Thi, Alan Mc Neill, Mathias Winkler, Evangelos Liatsikos

2.3.1 Literatur . . . 181

3 Harnblase und Prostata . . . 183

3.1 Anatomische Grundlagen der nervprotektiven Beckenchirurgie . . . 184
Thilo Schwalenberg, Jochen Neuhaus, Panagiotis Kallidonis, Evangelos N. Liatsikos, Jens-Uwe Stolzenburg

3.1.1 Literatur . . . 192

3.2 Patientenlagerung für die Beckenchirurgie . . . 193
Jens-Uwe Stolzenburg, Rowan Casey, Jens Mondry, Minh Do, Anja Dietel, Tim Haefner, Thilo Schwalenberg, Evangelos Liatsikos

3.3 Einrichten des DaVinci-Roboters für beckenchirurgische Eingriffe . . . 198
Jens-Uwe Stolzenburg, Ingolf Tuerk, Panagiotis Kallidonis, Christopher Anderson, Harry Beerlage, Evangelos Liatsikos

3.3.1 Literatur . . . 202

3.4 Extraperitonealer Zugang und Trokarplatzierung für beckenchirurgische Eingriffe . . . 203
Jens-Uwe Stolzenburg, Minh Do, Anja Dietel, Alan McNeill, Roman Ganzer, Andreas Gonsior, Ho Thi Phuc, Matthias Winkler, Evangelos Liatsikos

3.5 Divertikulektomie der Harnblase (klassisch laparoskopisch und LESS) . . . 209
Jens-Uwe Stolzenburg, Minh Do, Rob Mills, Holger Till, Rowan Casey, Anja Dietel, Panagiotis Kallidonis, Evangelos Liatsikos

3.5.1 Literatur . . . 217

3.6 Ureterneuimplantation (Ureterozystoneostomie) . . . 218

3.6.1 Roboterassistierte Psoas-Hitch-Technik (Politano-Leadbetter) . . . 218
Alexandre M. Mottrie, Vincenzo Ficarra, Nazareno Suardi, Geert Denaeyer

3.6.2 Roboterassistierte Boari-Plastik . . . 224
Ingolf A. Tuerk, Rowan Casey, Evangelos Liatsikos, Jens-Uwe Stolzenburg

3.7 Radikale Zystoprostatovesikulektomie . . . 232

3.7.1 Laparoskopische radikale Zystoprostatovesikulektomie . . . 232
Jens-Uwe Stolzenburg, Tony Riddick, Thilo Schwalenberg, Anja Dietel, Minh Do, Rowan Casey, Evangelos Liatsikos

3.7.2 Roboterassistierte radikale Zystoprostatovesikulektomie . . . 242
Stefan Siemer, Jörn Kamradt, Michael Stöckle

3.8 Roboterassistierte Zystektomie bei der Frau . . 250
Jörn Kamradt, Stefan Siemer, Michael Stöckle

3.9 Harnableitung . . . 260

3.9.1 Extrakorporales Ileumconduit . . . 260
Stefan Siemer, Jörn Kamradt, Michael Stöckle

3.9.2 Extrakorporaler orthotoper Harnblasenersatz (Neoblase) . . . 266
Thilo Schwalenberg, Evangelos Liatsikos, Jens-Uwe Stolzenburg

3.9.3 Intrakorporaler orthotoper Harnblasenersatz (Neoblase) . . . 272
N. Peter Wiklund, Abolfazl Hosseini, Martin C. Schumacher, Martin N. Jonsson

3.10 Adenomektomie . . . 278

3.10.1 Laparoskopische Adenomektomie . . . 278
René Sotelo Noguera, Camilo Mejia Buendia

3.10.2 LESS-Adenomektomie . . . 286
René Sotelo, Camilo Giedelman, Mihir Desai

3.11 Transperitoneale radikale Prostatektomie . . . 292

3.11.1 Transperitoneale laparoskopische radikale Prostatovesikulektomie . . . 292
Bertrand Guillonneau, Heidi Rayala

3.11.2 Roboterassistierte transperitoneale radikale Prostatektomie . . . 300
Alexander Mottrie, Nazareno Suardi, Jamil Rehman, Mattia Sangalli

3.12 Endoskopische extraperitoneale radikale Prostatektomie (EERPE) . . . 312

3.12.1 EERPE – »wide excision« . . . 312
Jens-Uwe Stolzenburg, Minh Do, Anja Dietel, Alan Mc Neil, Rowan Casey, Mathias Winkler, Christopher Anderson, Michael Truss, Kevin Turner, Ian Dunn, Evangelos N. Liatsikos

3.12.2 Nerverhaltende EERPE . . . 319
Jens-Uwe Stolzenburg, Minh Do, Thilo Schwalenberg, Anja Dietel, Alan Mc Neil, Rowan Casey, Christopher Anderson , Evangelos N. Liatsikos

3.12.3 Roboterassistierte extraperitoneale radikale Prostatektomie . . . 326
Ingolf A Tuerk, Evangelos Liatsikos, Panagiotis Kallidonis, Christopher Anderson, Jens-Uwe Stolzenburg

4 Kinderurologie 341
4.1 Nierenbeckenplastik 342
Holger Till, Jens-Uwe Stolzenburg
4.1.1 Literatur 346
4.2 Laparoskopische Behandlung des Kryptorchismus 347
Holger Till, Ulrike Metzger
4.2.1 Literatur 350
4.3 Varikozelektomie 351
Holger Till, Jens-Uwe Stolzenburg
4.3.1 Literatur 354

5 Verschiedenes 355
5.1 Extraperitonealer Hernienverschluss mit Netzeinlage 356
Jens-Uwe Stolzenburg, Evangelos N. Liatsikos, Thilo Schwalenberg, Tim Häfner, Minh Do
5.1.1 Literatur 360
5.2 Extraperitoneale Kolposuspension 361
Stefan Orth, Florian Wissing, Orietta Dalpiaz, Christoph Guballa, Michael C. Truss
5.2.1 Literatur 364
5.3 Fistelverschluss 365
5.3.1 Rektourethraler Fistelverschluss (prostatische Urethra) 365
René Sotelo Noguera, Juan Carlos Astigueta, Eudo Herrera Morillo
5.3.2 Vesikovaginaler Fistelverschluss 373
René Sotelo Noguera , Roberto Garza Cortés

Stichwortverzeichnis 379

Autorenverzeichnis

Abulsorour, Sherif, Dr. med.
Klinik für Urologie
Klinikum Dortmund GmbH
Münsterstr. 240
44145 Dortmund

Anderson, Christopher, MBChB FCS(SA) FRCS
Department of Urology
St. George's Hospital
Blackshaw Road
SW170T, Tooting, London SW170QT
United Kingdom

Astigueta, JuanCarlos, MD
Instituto Medico la Floresta
Centro de Cirugia Robotica
y de invasion minima
Caracas, Venezuela

Bachmann, Alexander, Prof. Dr. med.
Klinik für Urologie
Universitätskrankenhaus Basel
Spitalstrasse 21
CH-4031 Basel, Schweiz

Backhaus, Miguel, Dr. med.
Sevicio de Urologia
Fundación IVO
C/Beltrán Báguena 8
E-46009 Valencia, Spanien

Beerlage, Harry P., Dr. med.
Klinik für Urologie
Jeroen Bosch Hospital
PO Box 90153
NL-5200 ME's-Hertogenbosch
Niederlande

Brandina, Ricardo, MD
Department of Urology
Keck School of Medicine
University of Southern California
1441 Eastlake Ave, Suite 7416
CA 90033, Los Angeles, USA

Breda, Alberto, MD
Department of Urology
Autonoma University
Fundació Puigvert
Barcelona, Spanien

Buendia, Camilo Mejia, MD
Instituto Medico la Floresta
Centro de Cirugia Robotica
y de invasion minima
Caracas, Venezuela

Casey, Rowan, MD FRCSI
Klinik für Urologie
Universität Leipzig
Liebligstraße 20
04103 Leipzig

Cortés, Roberto Garza, MD
Instituto Medico la Floresta
Centro de Cirugia Robotica
y de invasion minima
Caracas, Venezuela

Dalpiaz, Orietta, Dr. med.
Klinik für Urologie
Klinikum Dortmund GmbH
Münsterstr. 240
44145 Dortmund

Deger, Serdar, Prof. Dr. med.
Paracelsus Krankenhaus Ruit
Hedelfingerstraße 166
73760 Ostfildern

Denaeyer, Geert, MD
Department of Urology
O.L. Vrouw Clinic
Moorselbaan 164
B-9300 Aalst, Belgien

Desai, Mihir, Prof. MD
Department of Urology
Keck School of Medicine
University of Southern California
1441 Eastlake Ave, Suite 7416
CA 90033, Los Angeles, USA

Dietel, Anja, Dr. med.
Klinik für Urologie
Universität Leipzig
Liebligstraße 20
04103 Leipzig

Do, Hoang Minh, Dr. med.
Klinik für Urologie
Universität Leipzig
Liebligstraße 20
04103 Leipzig

Dunn, Ian, MBChB FRCS
Department of Urology
Monklands Hospital
NHS Lanarkshire
United Kingdom

Ficarra, Vincenzo, MD
Department of Urology
O.L. Vrouw Clinic
Moorselbaan 164
B-9300 Aalst, Belgien

Ganzer, Roman, Dr. med.
Klinik für Urologie
Krankenhaus St. Josef der
Universität Regensburg
93053 Regensburg

Giedelman, Camilo, MD
Instituto Medico la Floresta
Centro de Cirugia Robotica
y de invasion minima
Caracas, Venezuela

Gill, Inderbir S.
Department of Urology
Keck School of Medicine
University of Southern California
1441 Eastlake Ave, Suite 7416
CA 90033, Los Angeles, USA

Gonsior, Andreas, Dr. med.
Klinik für Urologie
Universität Leipzig
Liebligstraße 20
04103 Leipzig

Gözen/Gozen, Ali Serdar, Dr. med.
Klinik für Urologie
SLK Kliniken Heilbronn
Am Gesundbrunnen 20
74078 Heilbronn

Guballa, Christoph, Dr. med.
Klinik für Urologie
Klinikum Dortmund GmbH
Münsterstr. 240
44145 Dortmund

Guillonneau, Bertrand, Prof. MD
Memorial Sloan Kettering
Cancer Center
New York, NY, USA

Gürkan, Leven, Dr. med.
Klinik für Urologie
SLK Kliniken Heilbronn
Am Gesundbrunnen 20
74078 Heilbronn

Häfner, Tim, Dr. med.
Klinik für Urologie,
Head of International Training Centre of Urologic Laparoscopy
Universität Leipzig
Liebligstraße 20
04103 Leipzig

Ho Thi, Phuc, Dr. med.
Klinik für Urologie
Universität Leipzig
Liebligstraße 20
04103 Leipzig

Hosseini, Abolfazl, MD
Department of Urology
Karolinska University Hospital
SE-17176 Stockholm, Schweden

Hruza, Marcel, Dr. med.
Klinik für Urologie
SLK Kliniken Heilbronn
Am Gesundbrunnen 20
74078 Heilbronn

Janetschek, Günter, Prof. Dr. med.
Klinik für Urologie
Universitätsklinik Salzburg
Müllner Hauptstr. 48
A-5020 Salzburg, Österreich

Jonsson, Martin N., MD
Department of Urology
Karolinska University Hospital
SE-17176 Stockholm, Schweden

Kallidonis, Panagiotis, Dr.
Department of Urology
University of Patras
School of Medicine
26500 RIO, Patras, Griechenland

Kamradt, Jörn, Dr. med.
Klinik für Urologie
Universitätskliniken des Saarlandes
Kirrbergerstr.
66421 Homburg/Saar

Klein, Jan Thorsten, Dr. med.
Klinik für Urologie
SLK Kliniken Heilbronn
Am Gesundbrunnen 20
74078 Heilbronn

Kreutzer, Niklas, Dr. med.
Klinik für Urologie
Klinikum Dortmund GmbH
Münsterstr. 240
44145 Dortmund

Liatsikos, Evangelos N., Ass. Prof. MD PhD
Department of Urology
University of Patras
School of Medicine
26500, RIO Patras, Griechenland

Mc Neill, Alan, MBChB FRCS
Western General Hospital
Crewe Road
EH4 2XU, Edinburgh, United Kingdom

Mills, Robert, FRCS
The Norfolk and Norwich University Hospital
Colney Lane
NR4 7UY Norwich, United Kingdom

Mondry, Jens
Moonsoft
Otto-Schott-Str. 2
07745 Jena

Morillo, Eudo Herrera, MD
Instituto Medico la Floresta
Centro de Cirugia Robotica
y de invasion minima
Caracas, Venezuela

Mottrie, Alexandre, MD
Department of Urology
O.L. Vrouw Clinic
Moorselbaan 164
B-9300 Aalst, Belgien

Neuhaus, Jochen, Dr. rer. nat.
Klinik für Urologie
Universität Leipzig
Liebligstraße 20
04103 Leipzig

Orth, Stefan, Dr. med.
Klinik für Urologie
Klinikum Dortmund GmbH
Münsterstr. 240
44145 Dortmund

Pini, Giovannalberto, Dr. med.
Klinik für Urologie
SLK Kliniken Heilbronn
Am Gesundbrunnen 20
74078 Heilbronn

Rassweiler, Jens, Prof. Dr. med.
Klinik für Urologie
SLK Kliniken Heilbronn
Am Gesundbrunnen 20
74078 Heilbronn

Rayala, Heidi, MD
Memorial Sloan Kettering Cancer Center
New York, USA

Rehman, Jamil, MD
Department of Urology
O.L. Vrouw Clinic
Moorselbaan 164
B-9300 Aalst, Belgien

Riddick, Tony, MD
Western General Hospital
Crewe Road
EH4 2XU Edinburgh, United Kingdom

Sangalli, Mattia, MD
Department of Urology
O.L. Vrouw Clinic
Moorselbaan 164
B-9300 Aalst, Belgien

Schulze, Michael, Dr. med.
Klinik für Urologie
SLK Kliniken Heilbronn
Am Gesundbrunnen 20
74078 Heilbronn

Schumacher, Martin C., MD
Department of Urology
Karolinska University Hospital
SE-17176 Stockholm, Schweden

Schwalenberg, Thilo, Dr. med.
Klinik für Urologie
Universität Leipzig
Liebligstraße 20
04103 Leipzig

Siemer, Stefan, Prof. Dr. med.
Klinik für Urologie
Universitätskliniken des Saarlandes
Kirrbergerstr.
66421 Homburg/Saar

Sotelo, René, Dr. MD
Instituto Medico la Floresta
Centro de Cirugia Robotica
y de invasion minima
Caracas, Venezuela

Stöckle, Michael, Prof. Dr. med.
Klinik für Urologie
Universitätskliniken des Saarlandes
Kirrbergerstr.
66421 Homburg/Saar

Stolzenburg, Jens-Uwe, Prof. Dr. med., FRCS (Ed), FRCS (Eng)
Klinik und Poliklinik für Urologie
Universitätsklinikum Leipzig
Liebigstraße 20
04103 Leipzig

Suardi, Nazareno, MD
Department of Urology
O.L. Vrouw Clinic
Moorselbaan 164
B-9300 Aalst, Belgien

Subotic, Svetozar, Dr. med.
Klinik für Urologie
Universitätskrankenhaus Basel
Spitalstrasse 21
CH-4031 Basel, Schweiz

Teber, Dogu, Dr. med.
Klinik für Urologie
SLK Kliniken Heilbronn
Am Gesundbrunnen 20
74078 Heilbronn

Tenke, Peter, Prof. Dr. med.
Jahn ferenc South-Pest Teaching Hospital
Köves s. 1
1204 Budapest, Ungarn

Thomas, Ben G., MBChB FRCS
Western General Hospital
Crewe Road
EH4 2XU Edinburgh, United Kingdom

Till, Holger, Prof. Dr. med.
Klinik für Kinderchirurgie
Universität Leipzig
Liebligstraße 22
04103 Leipzig

Truß, Michael C., Prof. Dr. med.
Klinik für Urologie
Klinkum Dortmund
Münsterstr. 240
44145 Dortmund

Türk, Ingolf A., Prof. MD
Department of Urology Director
Robot Assisted Surgery Program
St. Elizabeth's Medical Center
Tufts University School of Medicine
11 Nevins Street Suite 501
MA 02135 Boston, USA

Turner, Kevin, MA DM FRCS
Department of Urology
Royal Bournemouth Hospital
BH7 7DW Bournemouth,
United Kingdom

Waldschmidt, Ulrike, Dr. med.
Klinik für Kinderchirurgie
Universität Leipzig
Liebigstraße 22
04103 Leipzig

Wiklund, N. Peter, Prof. MD
Department of Urology
Karolinska University Hospital
SE-17176 Stockholm, Schweden

Winkler, Mathias, MD FRCS
Imperial College NHS Trust
Charing Cross Hospital
Fulham Palace Road
W68RF London, United Kingdom

Wissing, Florian, Dr. med.
Klinik für Urologie
Klinikum Dortmund
Münsterstr. 240
44145 Dortmund

Wyler, Stephen, Dr. med.
Klinik für Urologie
Universitätskrankenhaus Basel
Spitalstrasse 21
CH-4031 Basel, Schweiz

Zehnder, Pascal, MD
Department of Urology
Keck School of Medicine
University of Southern California
1441 Eastlake Ave, Suite 7416
CA 90033 Los Angeles, USA

Zimmermann, R., Dr. med.
Klinik für Urologie
Universitätskrankenhaus Salzburg
Müllner Hauptstr. 48
A-5020 Salzburg, Österreich

Oberer Harntrakt

1.1 Patientenlagerung für die Nierenchirurgie – 2

1.2 Transperitonealer Zugang – Mini-Laparotomie – 7

1.3 Trokarplatzierung – retroperitonealer Zugang – 20

1.4 Das DaVinci-System für Eingriffe an der Niere – 24

1.5 Nephropexie – 36

1.6 Nierenzystenabtragung mittels »laparoendoscopic single site surgery« (LESS) – 41

1.7 Transperitoneale laparoskopische Nephrektomie – 46

1.8 Retroperitoneale Nephrektomie – 67

1.9 Nephroureterektomie (Ureter und Blasenmanschette) – 73

1.10 Transperitoneale Nierenteilresektion – 79

1.11 Retroperitoneoskopische Nierenteilresektion – 95

1.12 Donornephrektomie – 100

1.13 Inzisionen zur Bergung des Organs – 126

1.14 Transperitoneale Nierenbeckenplastik – 129

1.15 Retroperitoneoskopische Nierenbeckenplastik: konventionell laparoskopisch und SMART-Technik – 142

1.16 Transperitoneale linksseitige Adrenalektomie – 148

1.17 Retroperitoneale rechtsseitige Adrenalektomie – 154

1.18 Retroperitoneoskopische Ureterolithotomie – 160

1

1.1 Patientenlagerung für die Nierenchirurgie

Jens-Uwe Stolzenburg, Rowan Casey, Jens Mondry, Minh Do, Anja Dietel, Tim Haefner, Thilo Schwalenberg, Evangelos Liatsikos

Schritt 1: Seitenlagerung

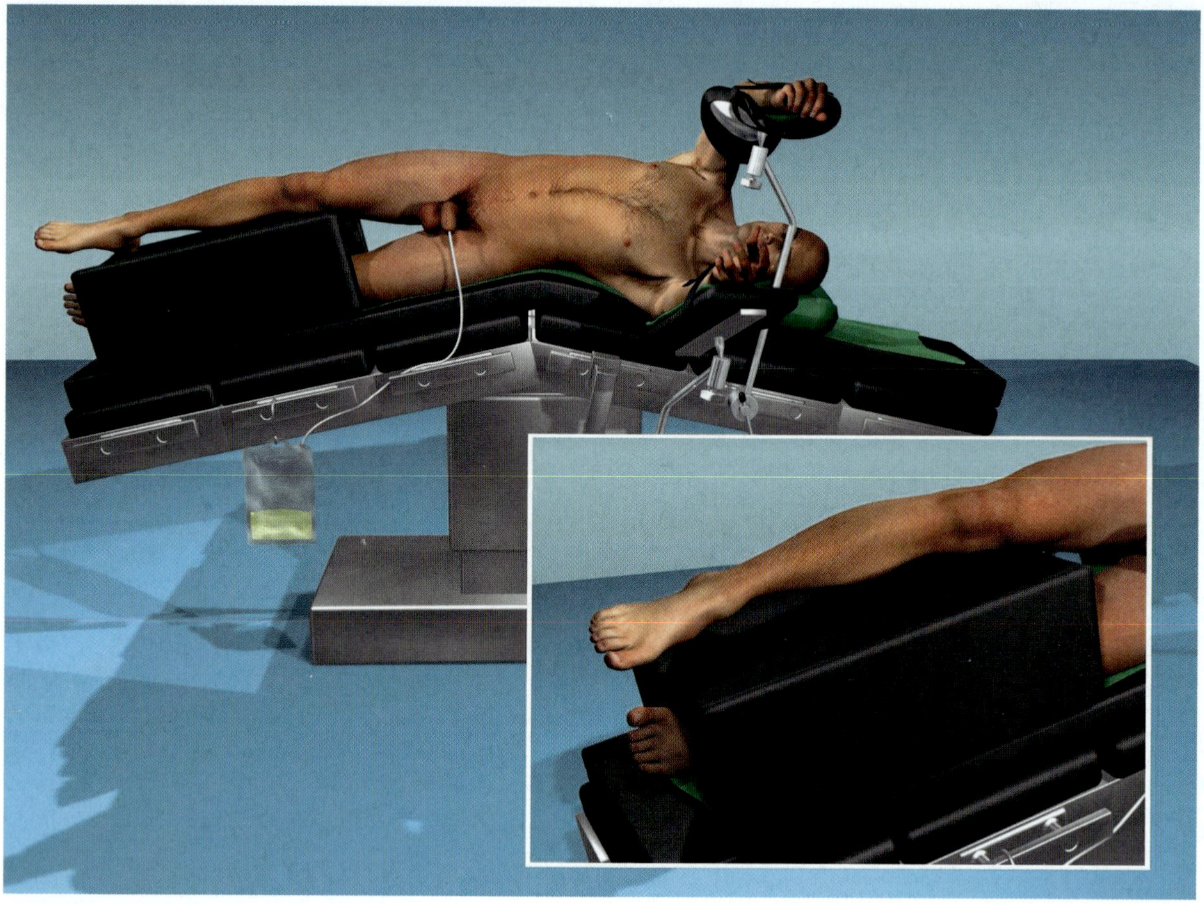

Abb. 1.1

In Rückenlage wird zunächst ein Harnröhrenkatheter eingelegt. Anschließend wird der Patient auf Anweisung des Anästhesisten in die Seitenlage gedreht. Der Urinbeutel wird entweder am Kopf- oder am Fußende des Operationstisches platziert, um die Diurese während der Operation überwachen zu können. Das obere Bein wird auf ein speziell geformtes Lagerungskissen oder auf Schaumgummi gelegt, sodass beide Beine voneinander getrennt und die Druckpunkte entlastet werden. Das untere Bein wird im Kniegelenk leicht abgewinkelt. Alle anderen Druckpunkte, einschließlich der Schultern und Hüften werden durch Schaumstoff- oder Gummimatten geschützt. Kopf und Nacken werden durch Kissen oder einen Gummiring unterstützt, damit sie in einer neutralen Position bleiben. Abhängig von der Matratze des Operationstisches kann eine zusätzliche Axillarrolle erforderlich sein (nicht im Bild dargestellt), um eine Plexus brachialis Verletzung zu vermeiden.

Schritt 2: Aufklappung des Tisches

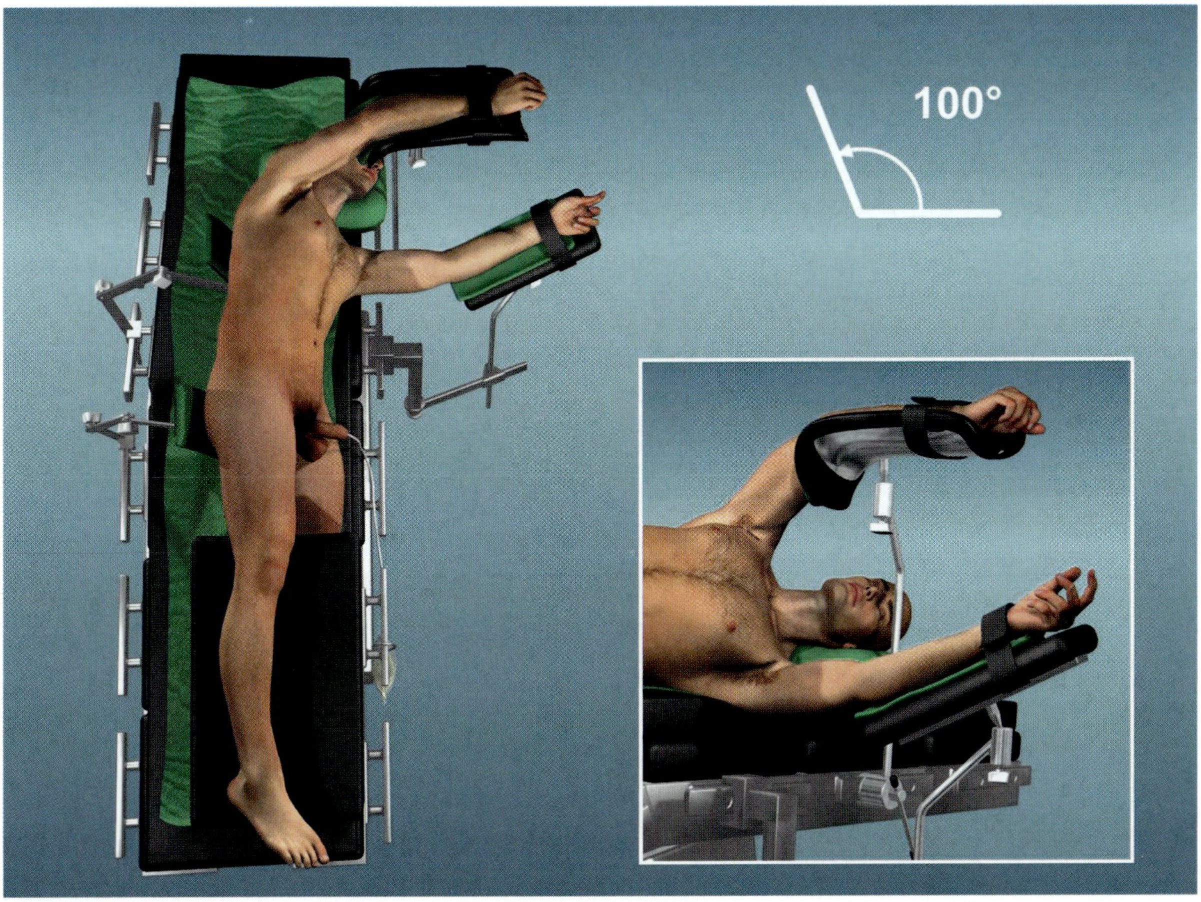

Abb. 1.2

Ein Patient mit einer Erkrankung der rechten Niere wird in eine Linksseitenlage in einem Winkel von ca. 100 Grad zur Horizontalen gebracht. Der Tisch wird in Nabelhöhe um 10–15 Grad geknickt. Der Patient liegt auf dem Operationstisch direkt an der Vorderkante, dem Chirurgen zugewandt. Dies erlaubt eine maximale Bewegungsfreiheit der Instrumente während der Operation, ohne mit dem OP-Tisch zu kollidieren. Beide Arme werden auf geeigneten Armlehnen gelagert, und alle knöchernen und Nervendruckpunkte werden gut gepolstert. Wie in Abb. 1.2 demonstriert, werden dabei die Arme des Patienten leicht im Ellenbogen gebeugt, und die Armhalter werden ca. 100–110 Grad in Richtung des Kopfes gedreht. Eine zusätzliche Sicherung der Arme erfolgt durch Fixierungsbänder mit Klettverschlüssen, sodass der Anästhesist jederzeit die Unterarme und die Ellenbeugen erreichen kann. Beide, Anästhesist und Chirurg, sollten die endgültige Position der Arme zusammen kontrollieren, um sicher zu sein, dass während der Operation keine Behinderung bei der Bewegung der Instrumente entsteht.

Schritt 3: Fixation des Patienten

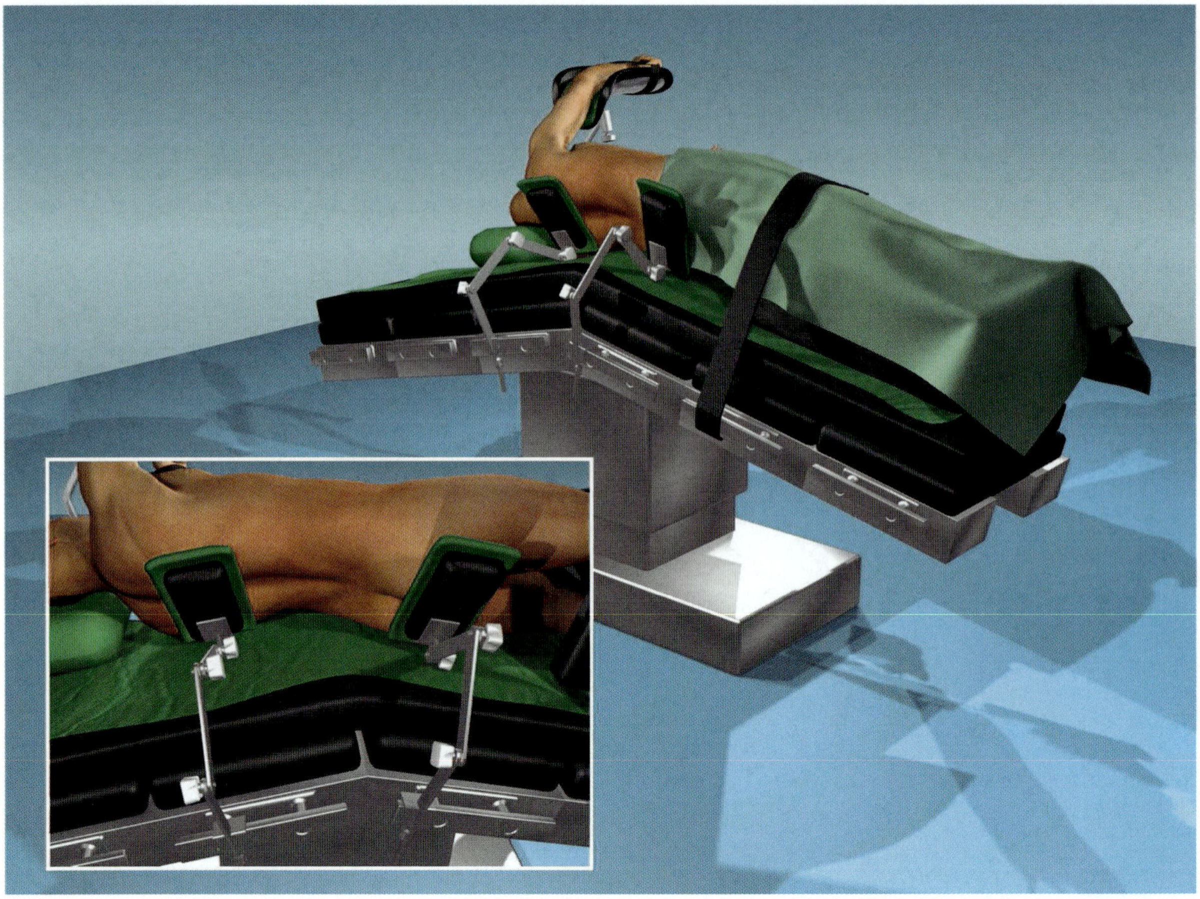

Abb. 1.3

Die Thorax- und die Lumbalregion des Patienten werden bei der Seitenlagerung durch gut gepolsterte Seitenstützen unterstützt. Diese müssen sicher am Operationstisch fixiert werden, da der Patient z. B. bei der Etablierung des transperitonealen Zugangs teilweise auf den Rücken gedreht wird. Klettverschlüsse im Bereich der Unterarme und ein Gurt in Höhe des Beckens fixieren den Patienten auch bei Drehung des Operationstisches in eine andere Position sicher. Dadurch kann der Patient auch zur Platzierung des Trokars im Umbilikalbereich am Anfang der Operation optimal gelagert werden. Der Patient wird mit einem Bair Hugger® oder einer Decke zugedeckt, um eine Auskühlung des Patienten, u. a. durch die Insufflation von kaltem CO_2-Gas, zu vermeiden. Alle Patienten sollten bei einem chirurgischen Eingriff Kompressionsstrümpfe tragen.

Schritt 4: Operatives Set-up

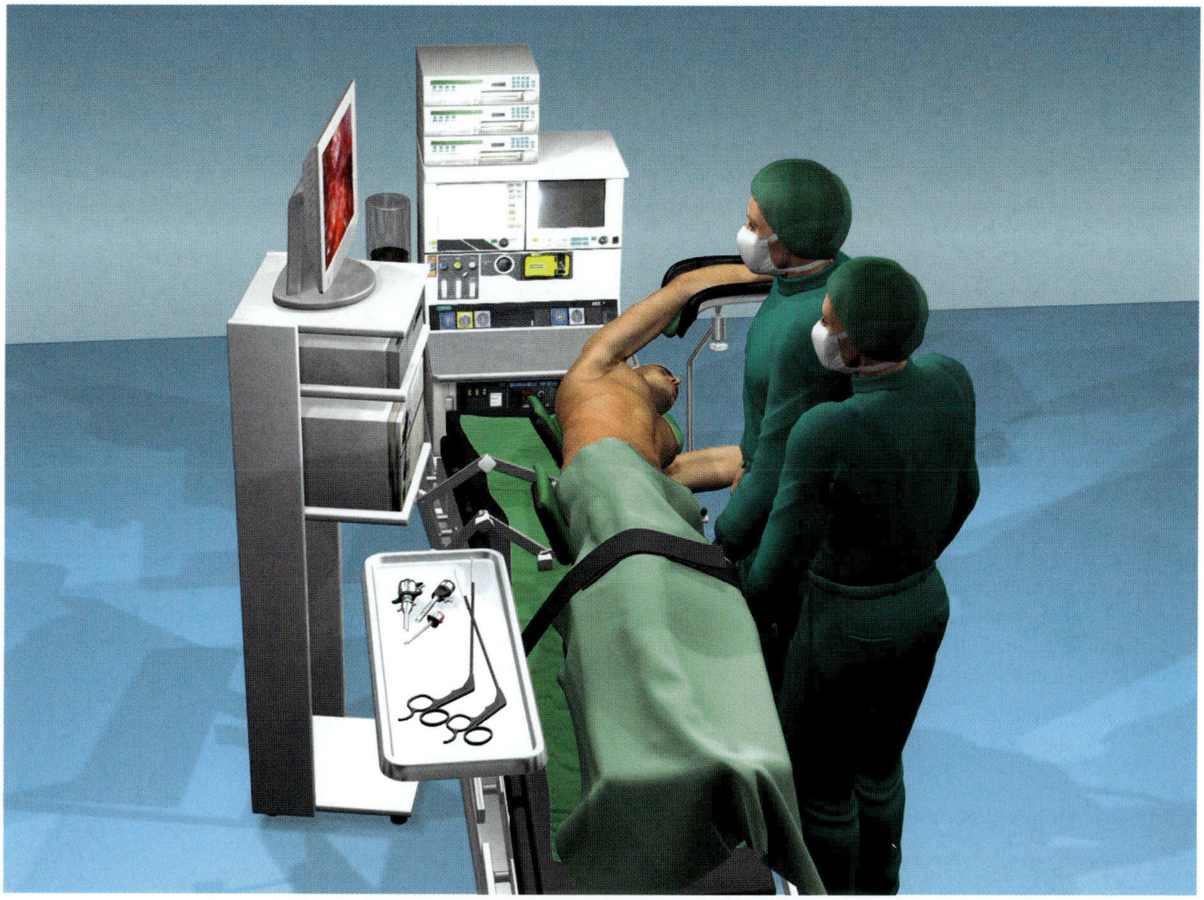

Abb. 1.4

Abb. 1.4 gibt einen Überblick über den kompletten Aufbau in einem Operationssaal. Der Operateur und der Assistent stehen beide auf der dem Patienten zugewandten Seite. Der Monitor sollte sich in Augenhöhe des Chirurgen und hinter dem Patienten befinden. Der Bildschirm ist so positioniert, dass keine unnatürlichen Kopfbewegungen des Chirurgen notwendig sind. Dies ist besonders wichtig, wenn die Operation länger dauert. Die Operationsschwester und der Instrumententisch können am Fußende des Tisches entweder auf der gleichen Seite oder der gegenüberliegenden Seite des Chirurgen positioniert werden. Sie sollten nicht den Blick des Chirurgen oder die Bewegung der Instrumente behindern.

Schritt 5: Anatomische Orientierungspunkte I

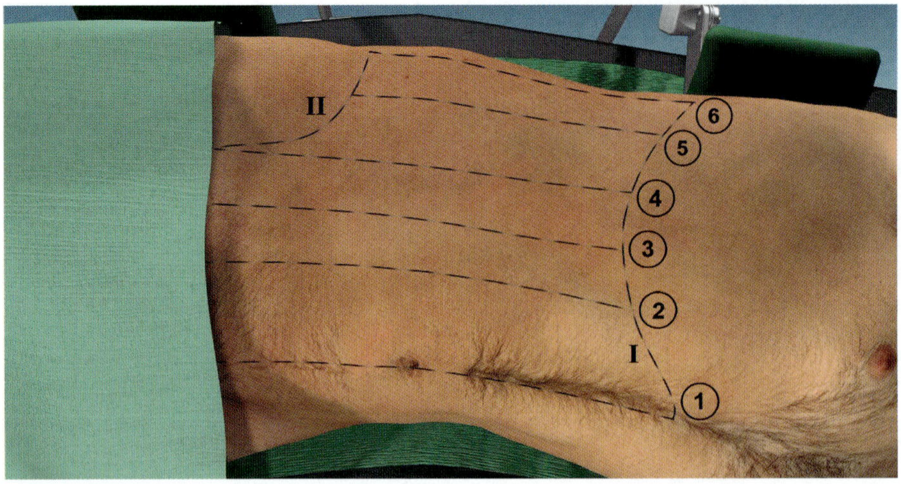

Abb. 1.5

Die Platzierung der Trokare wird in den einzelnen Kapiteln beschrieben. Wir zeigen dabei die Trokaranordnung entlang topographischer Linien, welche sich an anatomischen Leitstrukturen des Patienten orientieren. Abb. 1.5 zeigt die wichtigsten Linien für den transperitonealen Zugang.

1 = Mittellinie, 2 = Pararektallinie, 3 = Medioklavikularlinie, 4 = vordere Axillarlinie, 5 = mittlere Axillarlinie, 6 = hintere Axillarlinie. Diese werden am oberen Rand durch den Rippenbogen (I) und am unteren Rand durch den Beckenkamm (II) begrenzt.

Schritt 6: Anatomische Orientierungspunkte II

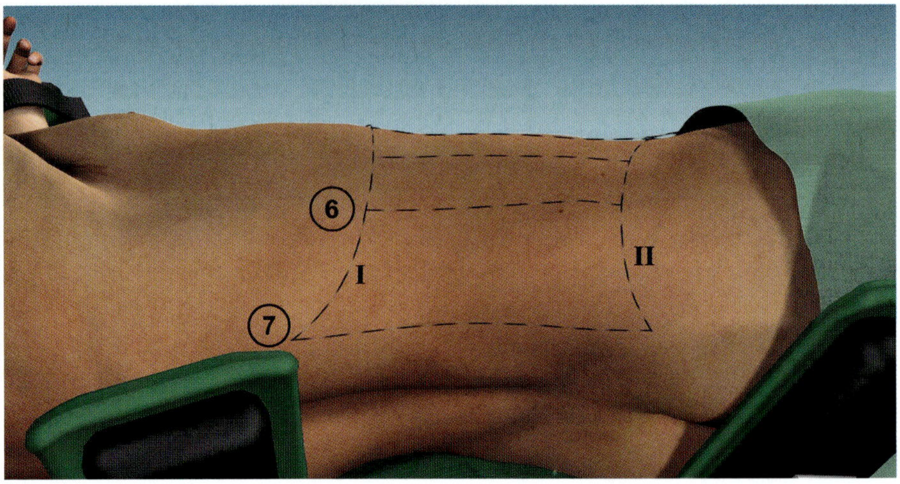

Abb. 1.6

In gleicher Weise zeigt Abb. 1.6 diese topographischen Linien für den retroperitonealen Zugang: 6 = hintere Axillarlinie, 7 = Paralumballinie, I = Rippenbogenrand und II = Beckenkamm. Am häufigsten wird der initiale Trokar in der hintere Axillarlinie eingebracht, um den retroperitonealen Raum mit einem Ballontrokar zu schaffen und anschließend die anderen Trokare unter Sicht zu platzieren. Abhängig von der Operation und dem Chirurgen kann die Platzierung der Trokare sehr variieren.

1.2 Transperitonealer Zugang – Mini-Laparotomie

1.2.1 Offene Mini-Laparotomie (Hassan-Technik)

Rowan Casey, Minh Do, Evangelos Liatsikos, Ho Thi Phuc, Tim Haefner, Andreas Gonsior, Jens-Uwe Stolzenburg

Einleitung

Es gibt verschiedene Methoden, um einen Zugang zur Peritonealhöhle zu schaffen. Dazu gehören die Mini-Laparotomie, die Veress-Nadel-Technik, das Einbringen des Versastep-Trokars (über eine spezielle Veress-Nadel) und der optische Trokar mit sichelförmiger Klinge (Visiport). Der erste Trokar für die Optik kann in verschiedenen anatomischen Regionen (sub-, supra-, transumbilikal, paramedian, pararektal u. a.) platziert werden. Insbesondere der erste Trokar muss, da er nicht wie die anderen Trokare »unter Sicht« gestochen wird, sehr sorgfältig platziert werden. Bei unsachgemäßer Handhabung kann es zu schwerwiegenden Komplikationen wie Darm- und Gefäßverletzungen kommen. Zudem kann eine topographisch falsche Platzierung des ersten Trokars (in vielen Fällen entspricht dieser während des Eingriffs dem Optiktrokar) das weitere laparoskopische Vorgehen durch eine schlechte Übersicht oder einen ungünstigen Winkel der Trokare zueinander (wichtig für die Mobilität der einzelnen Instrumente) erheblich erschweren.

Schritt 1: Hautinzision

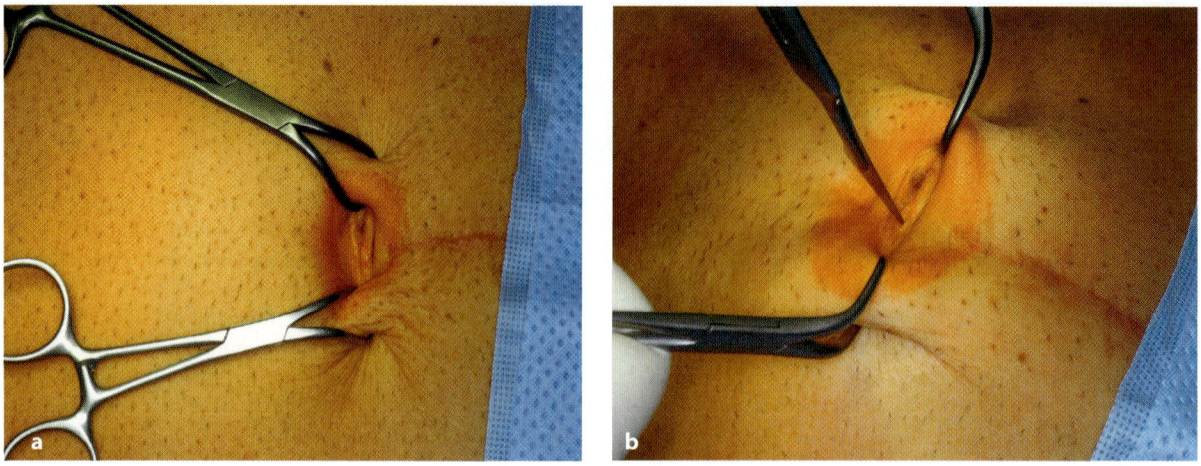

Abb. 1.7a,b

Die Laparotomie ist eine chirurgische Standardtechnik, die jedem chirurgisch tätigen Arzt vertraut ist. Bei Patienten mit intraabdominellen Voroperationen oder Zustand nach Peritonitis wird die Technik der Mini-Laparotomie als Zugang für das Einbringen des ersten Trokars empfohlen, da hier ein sehr hohes Risiko auf Adhäsionen besteht. Beim transumbiliaklen Zugang wird die Haut auf jeder Seite mit einer Backhaus-Klemme gefasst und angehoben. Anschließend wird die Haut mit einem Skalpell auf einer Länge von 1,5–2 cm inzidiert, entsprechend dem Durchmesser des zu inserierenden Trokars. Anstatt einer Längsinzision im Nabel kann dieser auch halbrund inzidiert werden. Alternativ verwenden manche Chirurgen auch eine subumbilikale Inzision, um den ersten Trokar zu platzieren.

Schritt 2: Faszieninzision

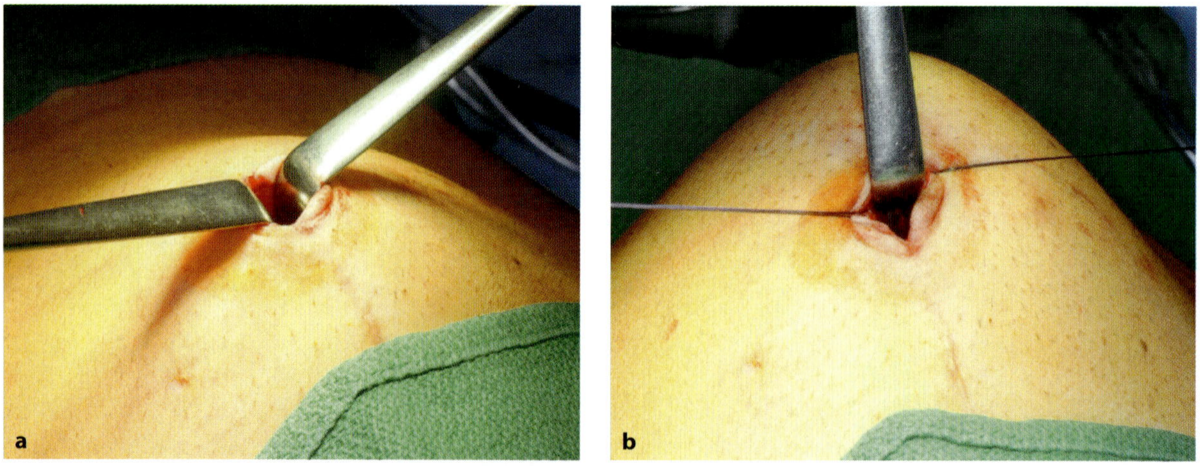

Abb. 1.8a,b

Um die Haut des Nabels zu retrahieren, werden Langenbeck-Haken eingesetzt. Anschließend erfolgt eine kleine Inzision in der Faszienschicht (alle Faszien »vereinen« sich im Nabel), um einen direkten Zugang zum Peritoneum zu erhalten. An den freien sichtbaren Enden der Faszie werden auf beiden Seiten Haltenähte angelegt. Sie erlauben eine bessere Sicht auf das Peritoneum, fixieren später den Trokar und erleichtern den Faszienverschluss am Ende der Operation. Mit 2 Pinzetten oder Klemmchen wird das Peritoneum angehoben und scharf mit einer Schere inzidiert, um zur Peritonealhöhle zu gelangen.

Schritt 3: Einbringen des Optiktrokars

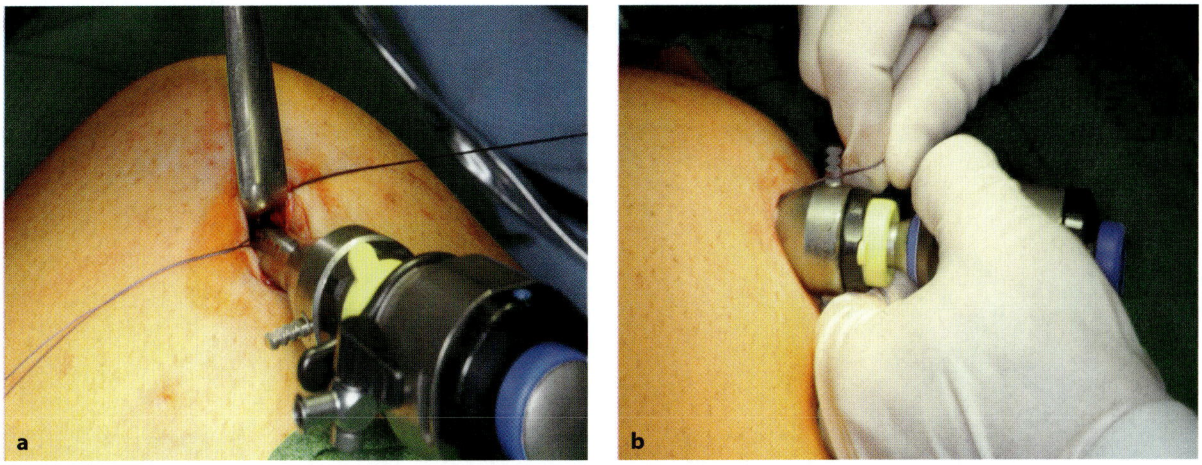

Abb. 1.9a,b

Ist das Peritoneum eröffnet, wird der Langenbeck-Haken intraperitoneal platziert und die Bauchdecke angehoben (Abb. 1.9 a). Dies erleichtert das Einführen des Optiktrokars. Dieser wird entlang des Retraktors in die Bauchhöhle eingebracht. Wir bevorzugen als Optiktrokar auch bei transperitonealen Eingriffen einen 10-mm-Hassan-Trokar, der eine Justierung der Länge des Trokars in der Peritonealhöhle ermöglicht. Da der Trokar innerhalb der Hassan-Spitze bewegt werden kann, wird nur diese durch die Haltenähte gesichert. Mit den vorgelegten Fasziennähten wird der Hassan-Trokar so fest wie möglich fixiert, um einen Gasverlust zu verhindern und den Port zu sichern.

Schritt 4: Gasinsufflation

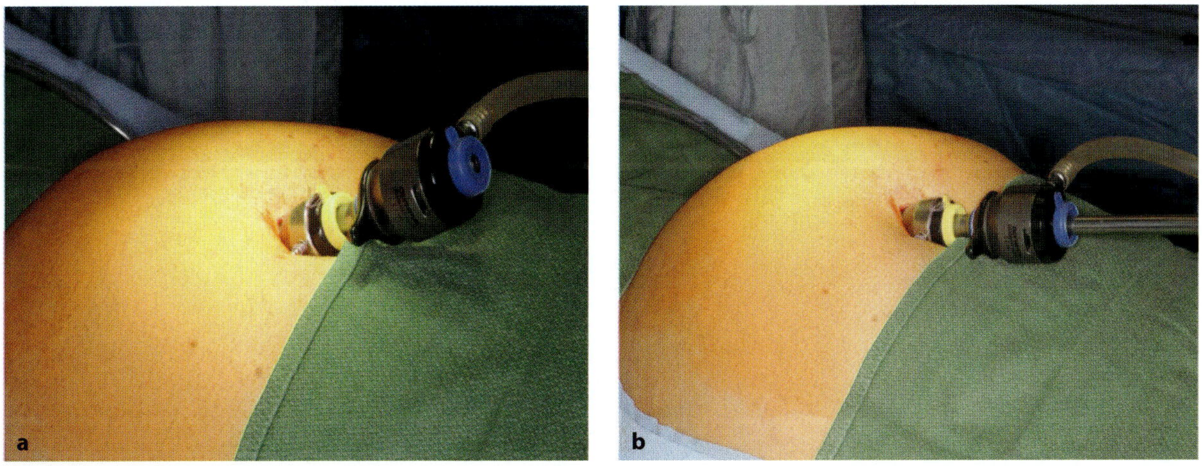

Abb. 1.10a,b

Das Laparoskop (Optik) wird eingeführt und CO_2-Gas über das Ventil am Trokar insuffliert (»high flow«, Maximaldruck 12 mmHg). Jetzt wird die Abdominalhöhle auf Adhäsionen oder Abnormalitäten inspiziert. Alle anderen Trokarinsertionen werden unter direkter Sicht durchgeführt. Vor dem Einbringen jedes weiteren Trokars wird das Licht vom Optiktrokar genutzt, um die Abdominalwand zu durchleuchten. Dadurch kann eine Verletzung von Gefäßen beim Einbringen der weiteren Trokare verhindert werden. Der Gasschlauch kann jetzt an einen anderen 10-mm-Trokar angebracht werden. Dies wird empfohlen, wenn keine Vorwärmung des Gases erfolgt. Das kalte CO_2-Gas kann zum häufigen Beschlagen der Optik führen.

1.2.2 Veress-Nadel-Technik

Rowan Casey, Minh Do, Evangelos Liatsikos, Ho Thi Phuc, Andreas Gonsior, Jens-Uwe Stolzenburg

Schritt 1: Hautinzision

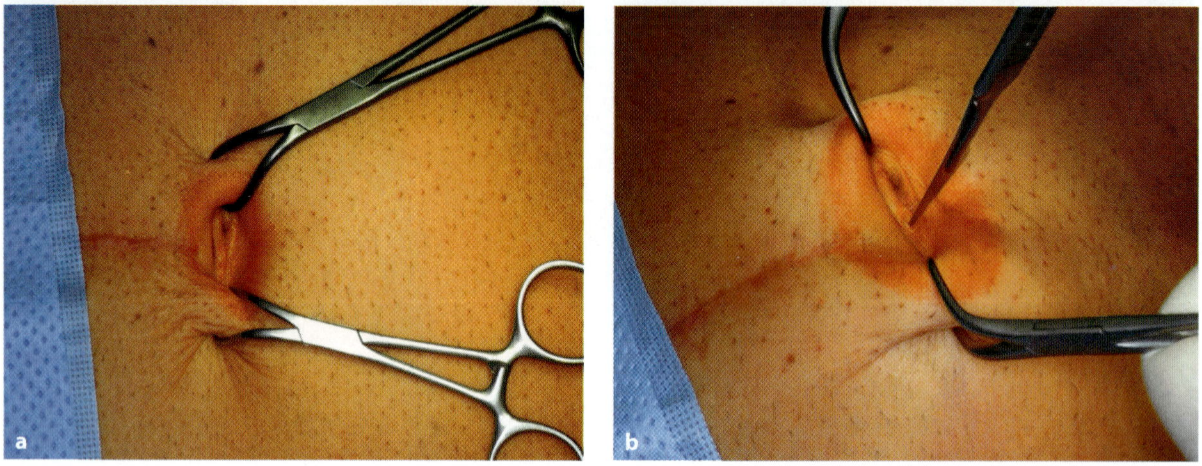

Abb. 1.11a,b

Bevor die Veress-Nadel eingebracht wird, sollte eine Magensonde eingelegt werden, um besonders im Bereich oberhalb des Nabels eine Verletzung des Magens zu vermeiden. Liegt der Zugang unterhalb des Nabels, sollte die Blase entleert werden. Die Veress-Nadel durch den Nabel zu platzieren ist gewöhnlich der leichteste Weg, da hier die Faszien der Bauchmuskulatur zusammenlaufen. Die paraumbilikale Haut wird mit Backhaus-Klemmen angehoben und mit dem Skalpell horizontal ca. 0,5–1,5 cm lang inzidiert (abhängig von der Größe des zu platzierenden Trokars). Die Veress-Nadel besteht aus einer scharfen Hohlnadel und einem federnd gelagerten stumpfen Mandrin. Dieser wird beim Durchstechen durch das Gewebe zurückgedrückt. Beim Durchstoß in die Bauchhöhle rutscht der Mandrin wieder nach vorn und verhindert so eine Verletzung der Organe.

Schritt 2: Einbringen der Veress-Nadel und Kontrolle der Lage

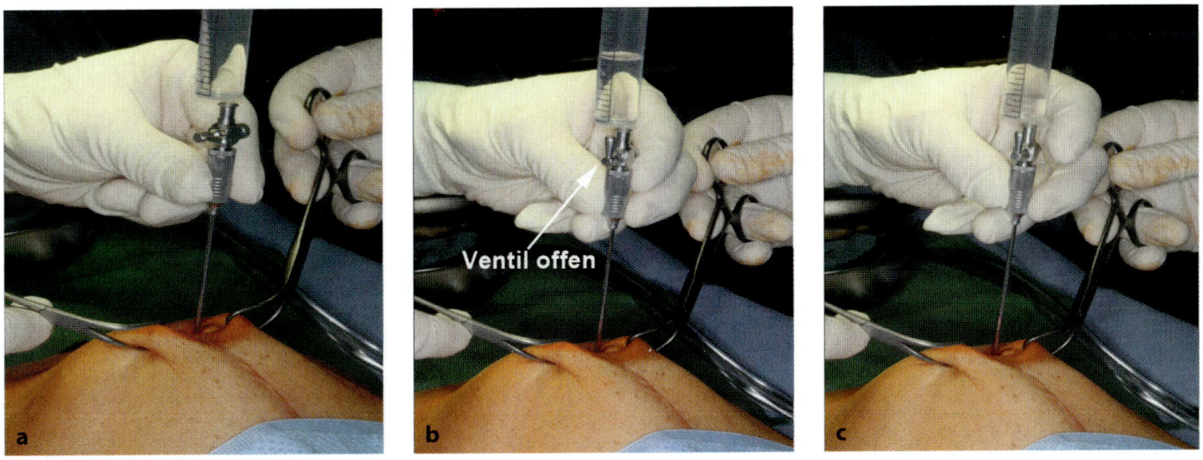

Abb. 1.12a–c

Die Bauchdecke wird mithilfe der Backhaus-Klemmen angehoben. Eine mit Wasser gefüllte 10-ml-Spritze ohne Kolben wird auf die Veress-Kanüle bei geschlossenem Ventil aufgesetzt. Die Nadel wird gegen die Faszienschicht gedrückt und das Ventil geöffnet. Die Nadel wird jetzt zwischen Daumen und Zeigefinger in einem Winkel von 90 Grad zur Faszie in die Peritonealhöhle vorgeschoben. Die Nadel passiert die Faszie und das Peritoneum mit je einem »Klick«. Liegt die Nadel korrekt in der Abdominalhöhle, sinkt der Wasserspiegel in der Spritze (Abb. 1.12 c) konstant durch den Unterdruck im Abdomen. Eine stabile Wassersäule in der Spritze spricht für eine Fehllage der Veress-Kanüle.

Schritt 3: Insufflation des Gases

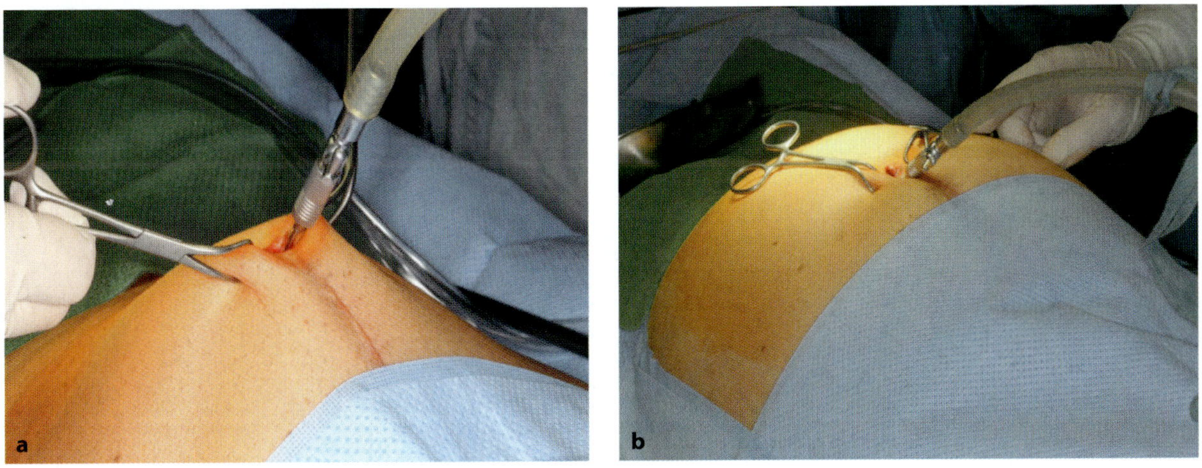

Abb. 1.13a,b

Die Veress-Nadel wird vorsichtig weiter in die Bauchhöhle vorgeschoben und die Spritze entfernt (Abb. 1.13 a). Das CO_2-Gas wird initial mit einem niedrigen Fluss in die Peritonealhöhle insuffliert bis zu einem intraabdominellen Druck von 12 mmHg (Abb. 1.13 b). Durch Perkussion im Gebiet der Leber oder der Milz kann das langsame Füllen des Abdomens mit CO_2-Gas (tympaner Klopfschall) überprüft werden. Wird der Druckalarm des Gasinsufflators trotz korrekter intraabdomineller Lage der Veress-Nadel ausgelöst, kann dies für eine nicht suffiziente Relaxation des Patienten (Anästhesie) oder häufig auch für ein »Blockierung« der Spitze der Veress-Nadel durch das Omentum majus oder den Darm sprechen. Die Nadel muss dann ein wenig in ihrer Position korrigiert werden.

Schritt 4: Einbringen des ersten Trokars

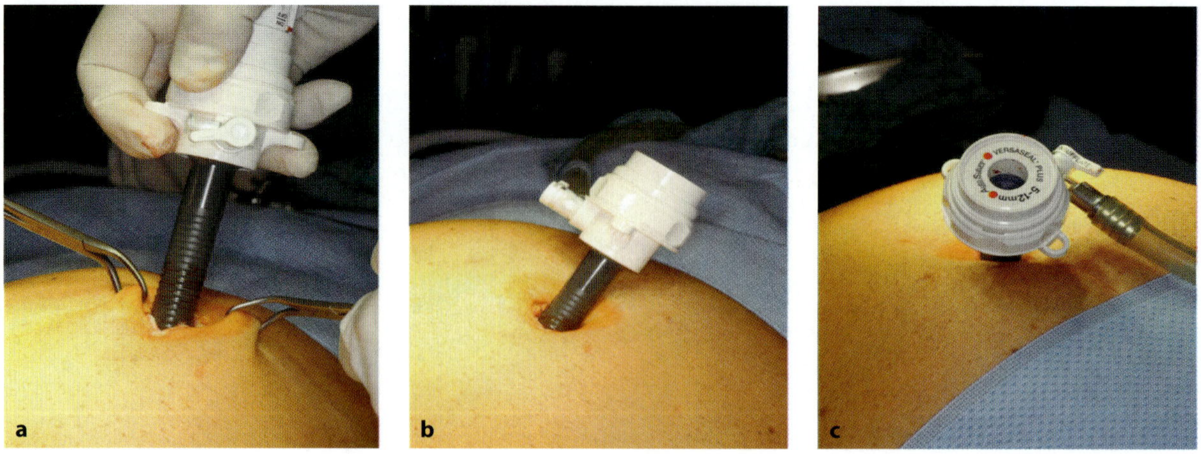

Abb. 1.14a–c

Ein Sicherheitstrokar (5–12 mm) mit einer zurückschiebbaren Klinge wird nach Entfernung der Veress-Nadel mit vorsichtigen handkontrollierten schraubenden Links-rechts-Bewegungen in die Bauchhöhle eingebracht. Das Einstechen erfolgt idealerweise in einem 90-Grad-Winkel oder im leicht schrägen Winkel zur Bauchdecke in Richtung des Operationsfeldes (Abb. 1.14 a–c). Ein extrem schräges Einstechen des Trokars ist zu vermeiden (Gefahr der Verletzung von Bauchdeckengefäßen, reduziert die Beweglichkeit des Trokars). Wenn der erste Trokar platziert ist, wird das Ventil geöffnet, um durch das Ausströmen des Gases die sichere intraabdominelle Lage zu bestätigen. Der Gasinsufflator wird jetzt konnektiert und die Optik eingeführt.

1.2.3 Versaport-Technik

Rowan Casey, Minh Do, Ho Thi Phuc, Andreas Gonsior, Evangelos Liatsikos, Jens-Uwe Stolzenburg

Schritt 1: Hautinzision

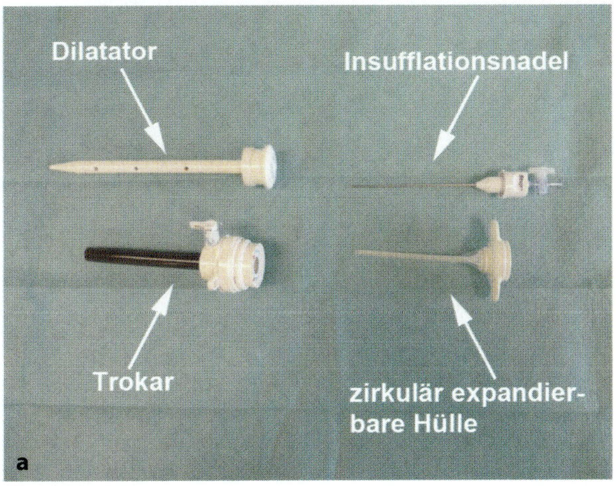

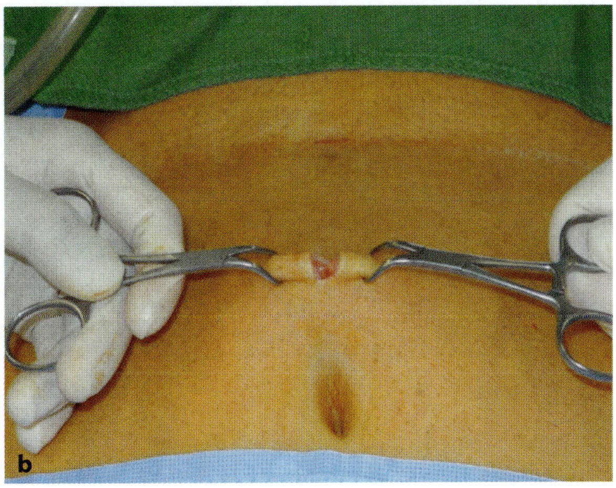

Abb. 1.15a,b

Die Insufflations- bzw. Zugangsnadel für die Etablierung eines Pneumatoperitoneums ist eine 14-G-Edelstahlnadel, umgeben von einer radial dehnbaren Hülse (Abb. 1.15 a). In der Zugangsnadel befindet sich eine beweglich gelagerte stumpfe Nadel, die an der Spitze hervorschaut. Die Nadel wird beim Vorschieben des Instruments zurückgedrückt. Sobald der Peritonealraum erreicht ist, gleitet sie wieder vor. Das Instrument ist während des Eingriffs am gleichen Patienten mehrfach verwendbar. Die radial dehnbare Hülse liegt der Kanüle eng an und reicht bis zur Spitze der Insufflations-/Zugangsnadel. Die Dilatationskanüle wird von einer stumpfen Dilatationshülse umgeben, innen befindet sich die 14-G-Edelstahlnadel. Die Haut wird in der Größe des Trokars inzidiert (Abb. 1.15 b).

Schritt 2: Zugang zum Peritoneum

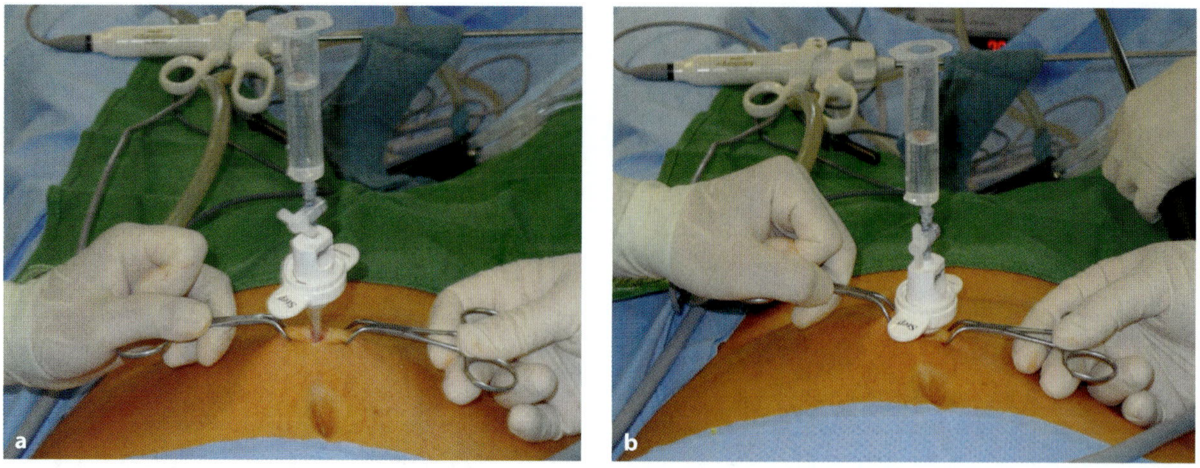

Abb. 1.16a,b

Bei Anwendung der konventionellen Veress-Nadel-Technik wird mit der Insufflationsnadel bis in den Peritonealraum vorgegangen. Alternativ, wie in diesem Fall, kann auch gleich mit der radial dehnbaren Hülse auf der Insufflationsnadel gearbeitet werden. Aufgrund des größeren Durchmessers wird die Passage durch das Bindegewebe aber deutlich straffer sein. Der Wasserabfluss durch die Nadel signalisiert das Eintreten derselben in die Bauchhöhle. Der sinkende Wasserspiegel in der aufgesetzten Spritze ist leicht auf Abb. 1.16 a und b zu erkennen.

Schritt 3: Gasinsufflation

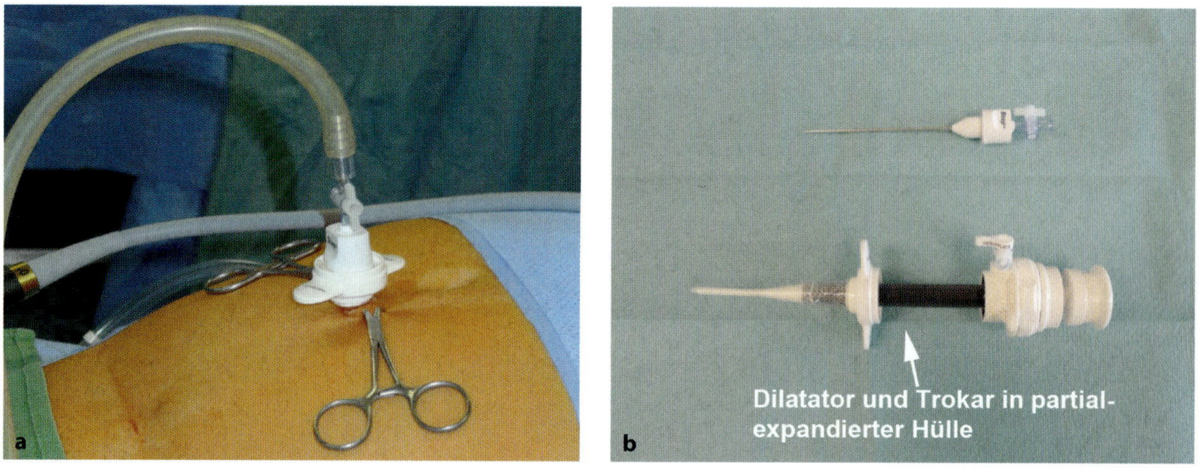

Abb. 1.17a,b

Das Pneumatoperitoneum wird nun durch die Insufflationsnadel im expandierbaren Trokar aufgebaut (Abb. 1.17 a). Sobald das Pneumatoperitoneum etabliert ist, wird die Insufflationsnadel aus der radial dehnbaren Hülse entfernt. Anschließend wird der Dilatator mit rotierenden Bewegungen durch die dehnbare Hülse geführt. Abb. 1.17 b demonstriert den partiell eingeführten Dilatator im Schlauchtrokar. Wenn der Dilatator schräg eingeführt wird, besteht die Gefahr der Perforation oder des Zerreißens der radial dehnbaren Hülse. In diesem Fall sollte das System replatziert werden. Dabei muss sichergestellt werden, dass der Schlauchtrokar zuvor auch vollständig entfernt wurde.

Schritt 4: Einführen des Trokars

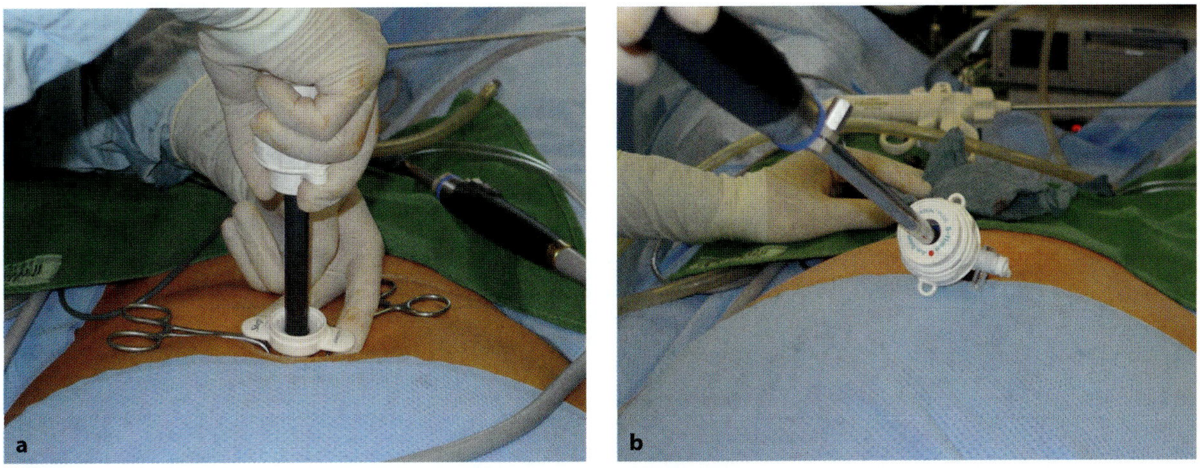

◘ **Abb. 1.18a,b**

Die radial dehnbare Hülse wird gut fixiert und der Dilatator mit der Dilatationshülse senkrecht durch den Schlauch geführt (◘ Abb. 1.18 a). Anschließend kann der Dilatator entfernt werden, die Hülse mitsamt dem radiär expandierten Schlauch bleiben in situ. Jetzt kann der CO_2-Gasschlauch angeschlossen werden. Die Hülse kann bei Bedarf entfernt und gegen einen größeren oder kleineren Trokar getauscht werden. Vor der Entfernung der Hülse und des Schlauches aus dem Bauchraum muss das Gas abgelassen werden. Die Kamera wird dazu im Abdomen belassen und nur die Hülse mit dem Schlauch herausgezogen. Dies verhindert das Eintreten von viszeralem Gewebe in den Defekt und ermöglicht die Kontrolle einer vollständigen Schlauchentfernung (◘ Abb. 1.18 b).

1

1.2.4 Visiport-Technik

Rowan Casey, Minh Do, Ho Thi Phuc, Andreas Gonsior, Evangelos Liatsikos, Jens-Uwe Stolzenburg

Schritt 1: Einführen der Optik in den Visiport

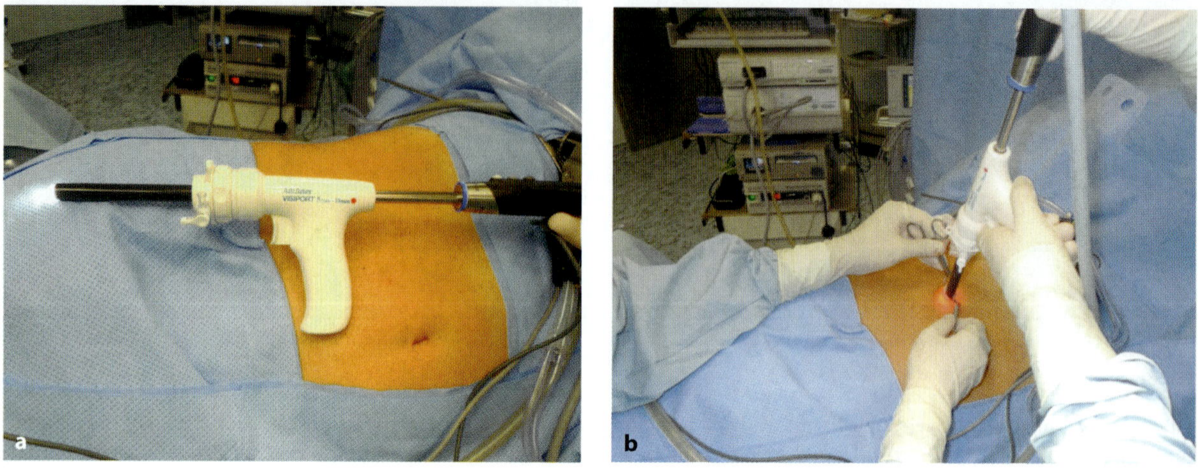

Abb. 1.19a,b

Im Prinzip handelt es sich bei dem Visiport-Systems um ein kleines Messer an der Spitze eines pistolenähnlichen Trokars, mit dessen Hilfe man optisch kontrolliert (die Optik wird in den Trokar eingeführt) Schritt für Schritt durch die Bauchwand schneiden kann (Abb. 1.19 a). Dazu wird an entsprechender Trokarposition ein 1,5–2 cm langer Hautschnitt gesetzt, gerade große genug, um den Optiktrokar einzuführen.

Nach Ermessen des Operateurs kann zuerst eine Gasinsufflation über eine Veress-Nadel erfolgen, wird aber von uns nicht empfohlen. Mit Backhaus-Klemmen wird die Kutis und Subkutis fixiert und angehoben. Mit dem eingesetzten Visiport wird dann ein gleichmäßiger direkter Druck gegen die Haut ausgeübt (Abb. 1.19 b).

Schritt 2: Funktion des Visiports

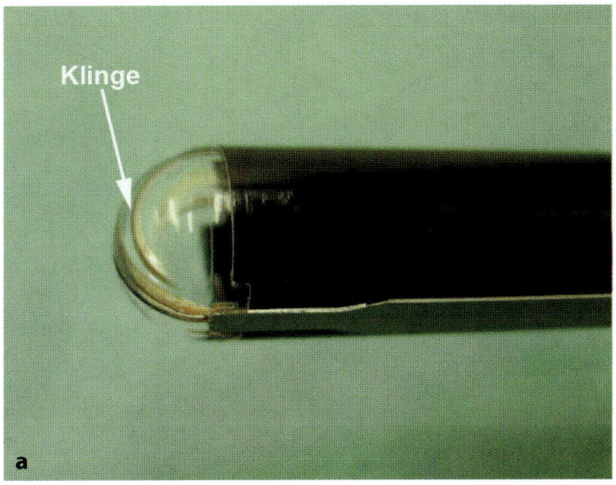

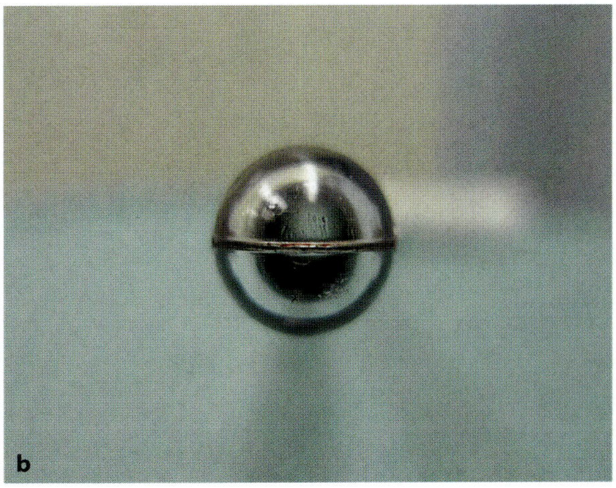

Abb. 1.20a,b

Das Visiport-System kann durch die Bauchwandschichten mit einem sanften Druck und leichten Drehbewegungen unter intermittierendem Abfeuern des Schneidemessers vorgeführt werden. Das Messer sollte nur vorangetrieben werden, wenn über die Optik die anatomischen Orientierungspunkte innerhalb der Bauchwand sicher erkennbar sind und die Lage des Messers bestimmt werden kann (s. Schritt 5). Bei jeder Messeraktivierung wird die Klinge 1 mm ausgefahren und anschließend schnell wieder zurückgezogen. Damit erlaubt der Visiport eine Kombination aus scharfer und stumpfer Präparation.

Schritt 3: Einführen des Ports

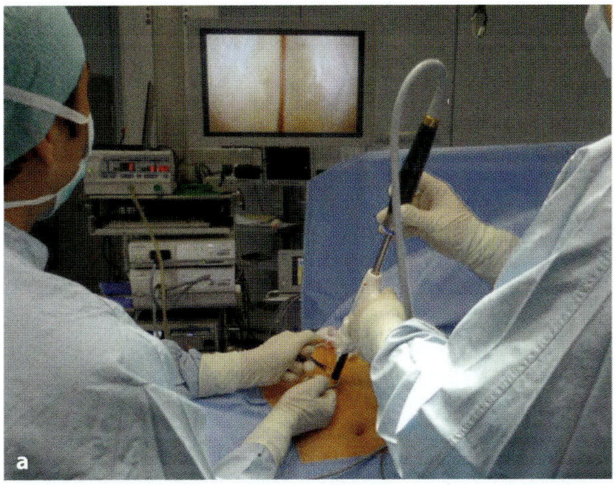

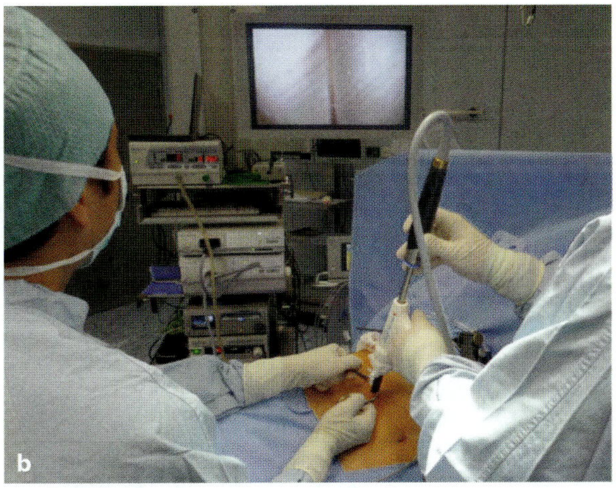

Abb. 1.21a,b

Der Visiport kann beim Vorschieben durch das Gewebe gedreht werden, um eine bessere Separation der Schichten zu erreichen. Speziell bei sehr adipösen Patienten ist die Identifikation der Bauchwandschichten direkt nach dem Einführen des Systems essentiell. Als erste Schicht wird das Fettgewebe passiert, wie auf dem Monitor in Abb. 1.21 a zu erkennen ist. Die Faszie mit ihren parallelen Faserstrukturen folgt anschließend (Abb. 1.21 b). Die Faszie kann leicht mit einem Abfeuern des Messers, einigen Rotationen und leichtem Druck durchstoßen werden. Die Fasern des Rektusmuskels lassen sich zumeist stumpf auseinanderdrücken. Die Optik und der Trokar müssen dabei immer senkrecht und dürfen keinesfalls schräg gehalten werden.

Schritt 4: Einführen des Ports

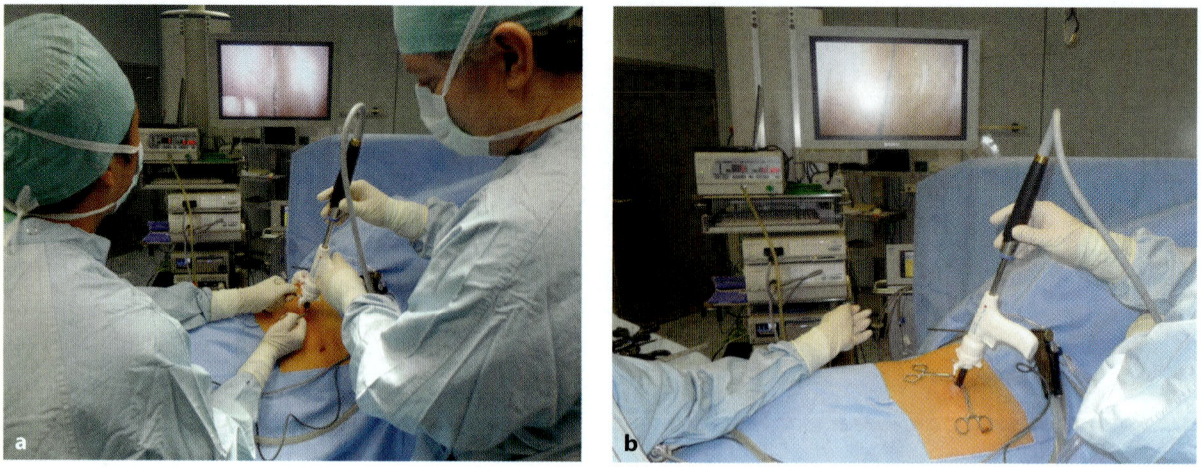

Abb. 1.22a,b

Für die Passage des Rektusmuskels sollte das Schneidemesser parallel zur Richtung der Muskelfasern gehalten und der Visiport mit leichten Drehbewegungen vorgeführt werden (Abb. 1.22a). Danach kommen die hintere Rektusscheide und das präperitoneale Fett in das Blickfeld (Abb. 1.22 b). Die Bauchorgane lassen sich oft durch das zarte Peritoneum hindurch erkennen. Vor der Passage des Peritoneums sollte der Winkel des Visiports nochmals kontrolliert werden, um einen Kontakt mit jeglichen intraperitoneal gelegenen Strukturen zu vermeiden. Das Peritoneum kann dann meist problemlos unter Abfeuern des Schneidemessers mit sanftem Druck passiert werden.

Schritt 5: Zu passierende Schichten beim Einführen des Ports

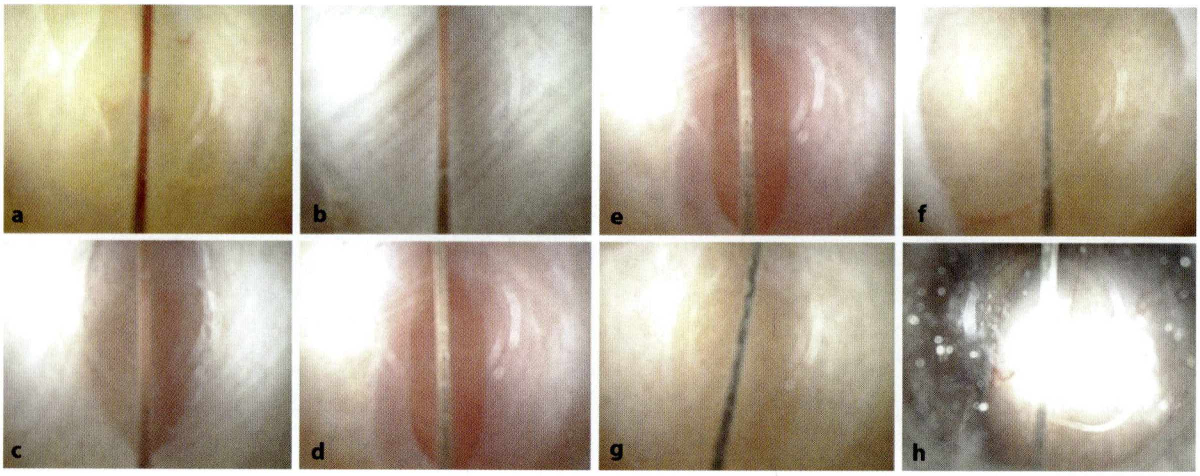

Abb. 1.23a–h

Abb. 1.23 zeigt die verschiedenen Schichten bei der Passage der Bauchwand: **a** subkutanes Fettgewebe; **b** Faszienschicht; **c** inzidierte Faszie mit Blick auf den Rektusmuskel; **d** Rektusmuskelfasern; **e** hintere Rektusscheide (nicht immer vorhanden, nur oberhalb der Linea arcuata); **f** präperitoneales Fettgewebe; **g** Peritoneum mit durchscheinenden Bauchorganen; **h** intraabdominelle Organe (Darm mit Blutgefäßen auf der Serosa).

Schritt 6: Entfernung der Visiport-Pistole und finale Trokarplatzierung

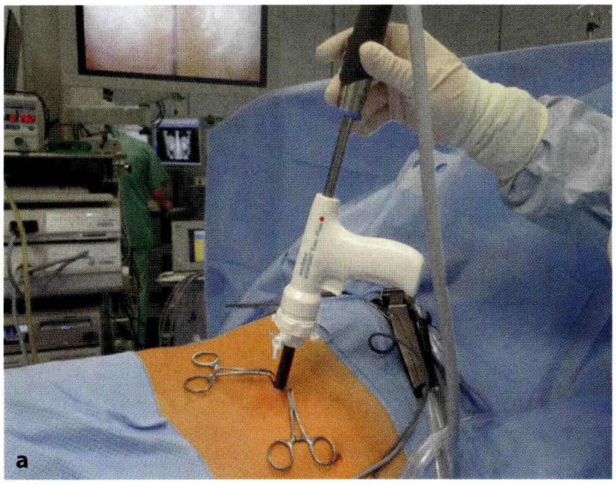

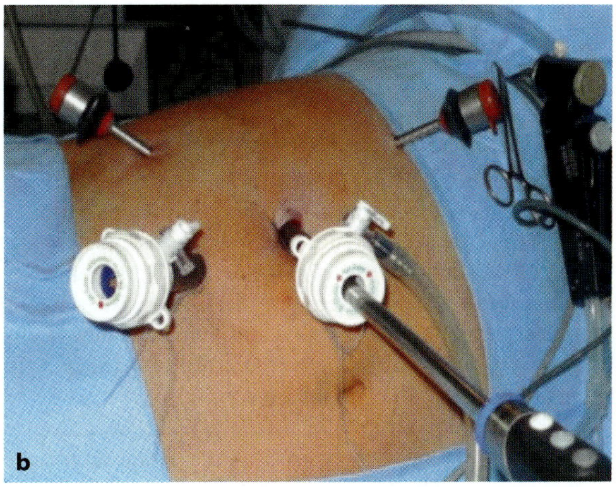

Abb. 1.24a,b

Die Visiport-Pistole und der Obturator können nun unter Belassen des Trokarschafts im Abdomen entfernt werden. Über 2 Ösen am Trokarschaft wird dieser an der Bauchwand mittels Naht fixiert, da dieser ansonsten bei sehr glatter Außenwand leicht dislozieren könnte. Bei klassischen Trokaren mit Gewinde und oder Riffelung ist dies nicht notwendig. Die Optik wird nun wieder in den Schaft eingeführt (Abb. 1.24 b). Die anderen Trokare werden unter direkter visueller Kontrolle platziert. Abb. 1.24 b zeigt die komplett platzierten Trokare bei einer transperitonealen Nephrektomie.

1

1.3 Trokarplatzierung – retroperitonealer Zugang

Alexander Bachmann, Svetozar Subotic, Stephen Wyler

Einleitung

Der retroperitoneoskopische Zugang wurde erstmals von Wittmoser 1973 bei der Durchführung einer lumbalen Sympathektomie beschrieben [1]. Im Jahr 1992 demonstrierte Gauer die Ballondilatation des retroperitonealen Raums und leitete damit eine neue Ära der Retroperitoneoskopie ein [2]. Nicht zuletzt durch die entschieden bessere Darstellung der retroperitonealen Strukturen und den deutlich größeren Raum nach Ballondilatation werden heutzutage selbst hochanspruchsvolle Eingriffe, wie z. B. die Nierenbeckenplastik beim Kind, retroperitoneoskopisch durchgeführt.

Ein Vorteil des retroperitoneoskopischen Zugangs ist der schnelle Zugang zur Nierenarterie. Eine Mobilisation des Darms und die damit einhergehende Darmpassagestörungen sind im Vergleich zum transperitonealen Vorgehen sehr selten. Postoperative Flüssigkeitsverhalte, wie z. B. Hämatome oder Lymphozelen, breiten sich nicht intraperitoneal aus. Signifikante Daten für einen Vorteil des transperitonealen oder retroperitonealen Vorgehens existieren jedoch nicht. Auch wenn es in der Literatur nicht belegt ist, wird dem transperitonealen Zugang die erhöhte Gefahr der Verletzung von intraabdominellen Organen angelastet. Schlussendlich entscheiden die Präferenz und Erfahrung des Operateurs über die Wahl des Zugangs.

Indikationen

- Adrenalektomie
- Spendernephrektomie
- Tumornephrektomie
- Nephroureterektomie
- Nephrolithotomie
- Nierenteilresektion
- Harnleiterrekonstruktion

Kontraindikationen

- Hochgradige obstruktive und restriktive Lungenfunktionsstörungen
- Wirbelsäulenerkrankungen
- Voroperationen des Retroperitonealraums (relativ)

Schritt 1: Patientenlagerung und anatomische Leitstrukturen

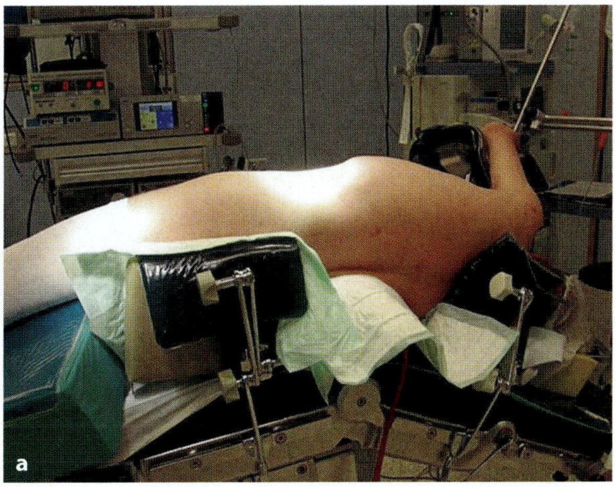

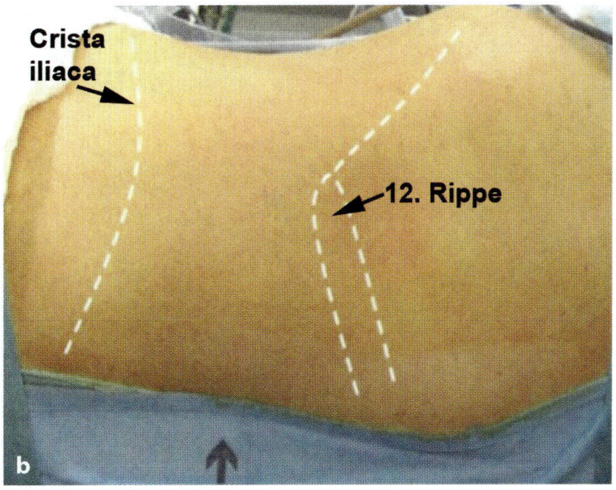

Abb. 1.25a,b

Der Patient wird in eine leicht überstreckte Seitenlage gebracht. Der obere Arm befindet sich in einem Armhalter (Abb. 1.25 a). An der Spitze der 12. Rippe oder 1 cm weiter dorsal wird der erste ca. 2 cm messende Schnitt für den Optiktrokar gesetzt (Abb. 1.25 b). Der Zugang zum Retroperitoneum erfolgt primär über das muskelfreie Dreieck zwischen M. obliquus externus, M. latissimus dorsi und dem Beckenkamm. Als Leitstrukturen dienen vor der ersten Trokarplatzierung die Spitze der 12. Rippe, M. erector spinae und Beckenkamm.

Schritt 2: Zugang zum retroperitonealen Raum

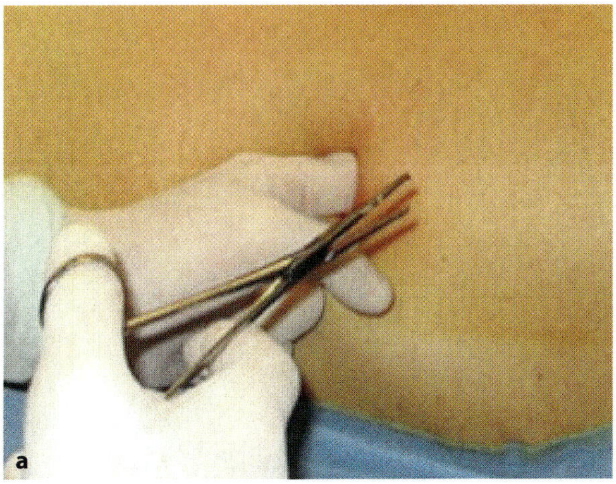

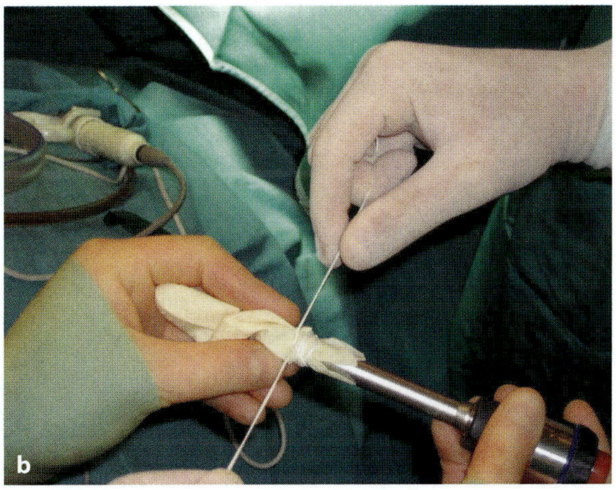

Abb. 1.26a,b

Die Faszien der Muskulatur werden stumpf mit einer Klemme perforiert (Abb. 1.26 a). Der Retroperitonealraum wird nach anschließender Durchtrennung der Fascia transversalis dadurch identifiziert, dass mit dem Zeigefinger der Rippenthorax von innen gefühlt werden kann. Der Retroperitonealraum wird anschließend weiter stumpf erweitert, um den M. psoas sowie oftmals auch den Unterpol der Niere zu spüren. Die Dilatation des Retroperitonealraums erfolgt über einen Herloon® Dilatationsballon (Aesculap, Tuttlingen/Deutschland). Alternativ ist jedoch die Anwendung eines selbst gebauten Dilatators möglich, gebildet aus 4 Lagen der Mittelfinger eines sterilen Handschuhs (Abb. 1.26 b).

Schritt 3: Darstellung des retroperitonealen Raums

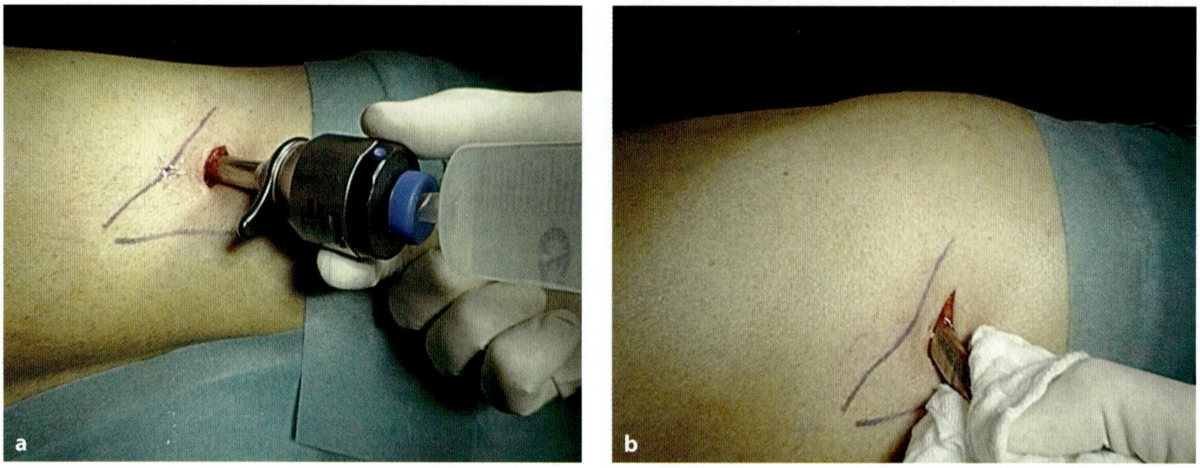

◻ Abb. 1.27a,b

◻ Abb. 1.27 zeigt, wie der selbst gebaute Dissektionsballon in den durch den Finger eröffneten Retroperitonealraum eingeführt wird. Anschließend kann der retroperitoneale Raum erweitert werden, indem ungefähr 800–1000 ml einer sterilen Salzlösung in den Ballon gefüllt werden (◻ Abb. 1.27 a). Die Füllung des Ballons wird mit dem Anheben und der Erweiterung der Hautoberfläche überwacht (◻ Abb. 1.27 b). Anschließend erfolgt die Gasinsufflation. Für Anfänger empfiehlt sich die Anwendung eines im Handel erhältlichen Dilatationsballons.

Schritt 4: Trokarpositionierung

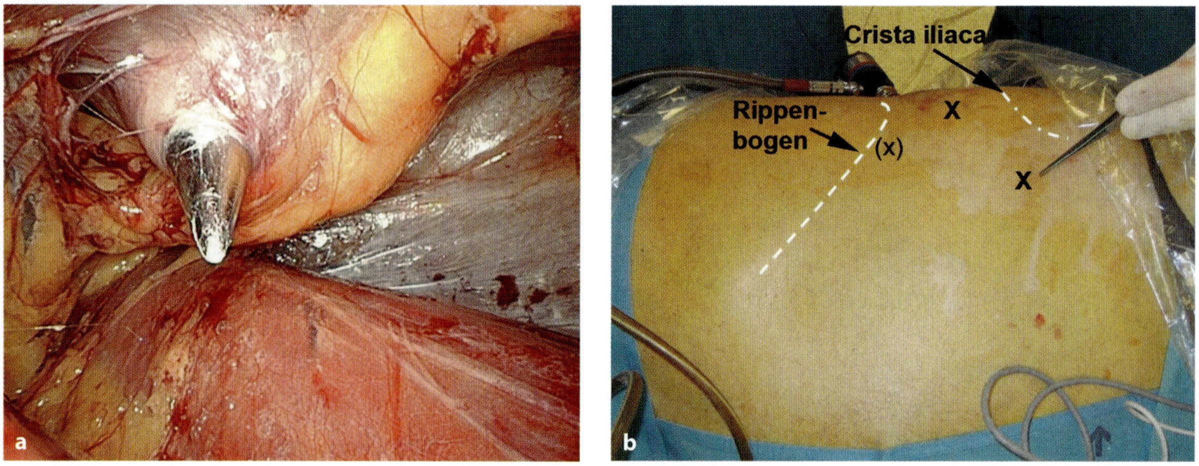

◻ Abb. 1.28a,b

Nach Entwickeln eines Pneumoretroperitoneums mit einem Druck von 14 mmHg erfolgt die präzise Darstellung der Leitstrukturen und das Einbringen der Arbeitstrokare entsprechend dem durchzuführenden Eingriff. Dabei sollte der M. psoas als erste Leitstruktur identifiziert und immer in einer horizontalen Position gehalten werden (◻ Abb. 1.28 a). Mit der Spitze der Kamera wird die ventrale peritoneale Umschlagsfalte weiter nach ventral geschoben, um den retroperitonealen Arbeitsraum zu erweitern und den Inhalt des Peritoneums vom ventralen Port entfernt zu halten. Wie ◻ Abb. 1.28 b zeigt, werden abschließend zwei 5- bis 12-mm-Hilfstrokare und ein optionaler 5-mm-Hilfstrokar in einer typischen Rautenformation eingebracht (ventrale Ansicht).

Schritt 5: Retroperitoneoskopie: Leitstrukturen

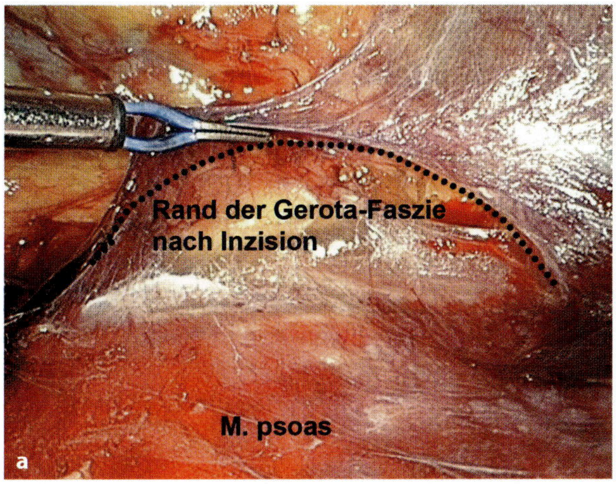

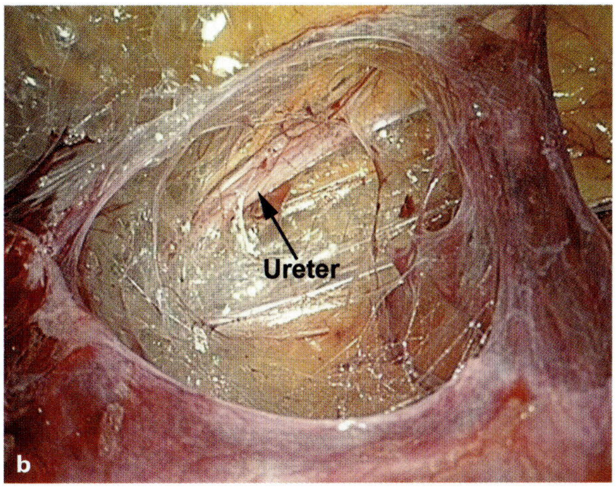

Abb. 1.29a,b

Als Leitstrukturen dienen der M. psoas und der Rand der Gerota-Faszie (Abb. 1.29 a). Nach Inzision der Gerota-Faszie am Muskelrand gelangt man direkt zum perirenalen Fett- und Lymphgewebe. Dabei hält man sich streng an den medialen Rand des M. psoas, um möglicherweise nicht identifizierte Gefäße nicht versehentlich zu verletzen. Die Identifikation des Ureters kann oftmals auf einfachem Weg erfolgen (Abb. 1.29 b). Der Harnleiter, der nach kranial freigelegt wird, dient nun als Leitstruktur für die weitere Präparation der Niere. Dadurch gelingt es in den meisten Fällen, den Nierenhilus zu explorieren oder das Nierenbecken darzustellen.

1.3.1 Literatur

1. Wittmoser R (1973) Die Retroperitoneoskopie als neue Methode der lumbalen Sympathektomie. Fortschr Endosk 4: 219-233
2 Gauer D (1992) Laparoscopic operative retroperitoneoscopy: Use of a new device. J Urol 148: 1137-1139

1.4 Das DaVinci-System für Eingriffe an der Niere

1.4.1 Mögliche Trokarpositionen für roboterassistierte Eingriffe an der Niere

Evangelos Liatsikos, Panagiotis Kallidonis, Ingolf Tuerk, Christopher Anderson, Harry Beerlage, Jens-Uwe Stolzenburg

Einleitung

Die roboterassistierte Chirurgie des oberen Harntrakts umfasst die radikale Nephrektomie, die Nierenteilresektion und die Nierenbeckenplastik. Obwohl über die roboterassistierte laparoskopische radikale Nephrektomie (RALRP) nur in einigen wenigen Publikationen berichtet wird [1], stellen die roboterassistierte Nierenteilresektion (RALPN) und Nierenbeckenplastik (RALP) Alternativen zum laparoskopischen und offenen Vorgehen dar [2–5]. Diese Verfahren wurden letztlich eingeführt, um die Vorzüge der Laparoskopie weiter auszubauen und um etwaige Nachteile der konventionellen Laparoskopie zu verringern. Die Durchführung der erwähnten Operationen erfordert eine genaue präoperative Planung und einen sorgfältigen Aufbau des Roboters, um während des Eingriffs eine optimale Bewegungsfreiheit der DaVinci-Arme zu ermöglichen bzw. ein Aneinanderschlagen der Arme zu vermeiden. Dabei bevorzugen einzelne Operateure beim meist transperitonealen Vorgehen verschiedene Trokarplatzierungen, die in diesem Kapitel zusammengefasst dargestellt werden.

Variante 1: Laterale Trokarplatzierung der 4 Roboterarme für die linksseitige Nierenoperation

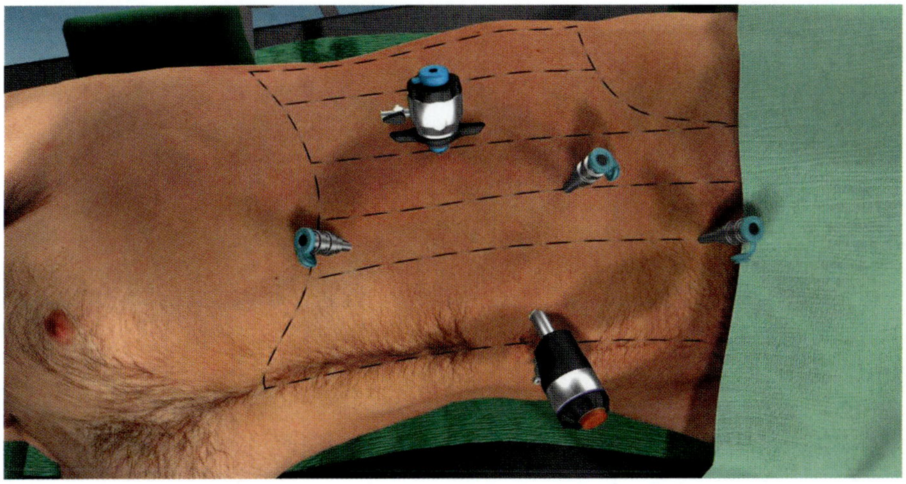

Abb. 1.30

Die Lagerung des Patienten ist für alle DaVinci-Niereneingriffe identisch. Abb. 1.30 demonstriert die Position der Trokare für die linksseitige Operation, wobei prinzipiell die Platzierung der Trokare für die links- und die rechtsseitige Operation ähnlich ist. Die Kamera wird, wie im Bild gezeigt (12-mm-Trokar, blau), in der vorderen Axillarlinie eingeführt. Die 2 Arbeitstrokare für die Roboterarme werden in der Medioklavikularlinie platziert. Ein vierter Robotertrokar wird am lateralen Rand des M. rectus abdominis nah dem Os pubis positioniert. Der konventionelle Trokar für den Assistenten (rot, 10–12 mm) wird paraumbilikal platziert.

Variante 2: Laterale Trokarplatzierung der 4 Roboterarme für die rechtsseitige Nierenoperation

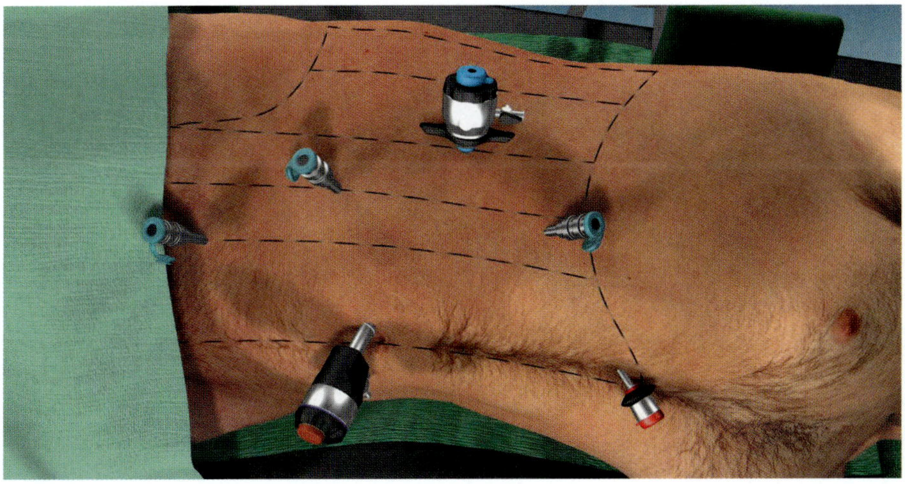

Abb. 1.31

Für die rechtsseitige Operation bleibt die Lage der Trokare für den Roboter und den Assistenten gleich. Es wird jedoch ein zusätzlicher konventioneller laparoskopischer Trokar unterhalb des Xiphoids zur Retraktion der Leber benötigt. Dies kann entweder ein 5- oder ein 3-mm-Trokar sein. Einige Chirurgen bevorzugen die Nutzung von Fächerretraktoren oder schlangenähnlichen Leberretraktoren (»snake retractor«). Die Arbeitstrokare der Roboterarme sollten sorgfältig inseriert werden, um eine Kollision zwischen den Armen zu vermeiden. Eine Entfernung der Trokare von ca. 8 cm zueinander reicht für gewöhnlich aus. Die laterale Trokarplatzierung ermöglicht die Durchführung der roboterassistierten Chirurgie bei adipösen Patienten.

Variante 3: Laterale Trokarplatzierung von 3 Roboterarmen für die linksseitige Operation

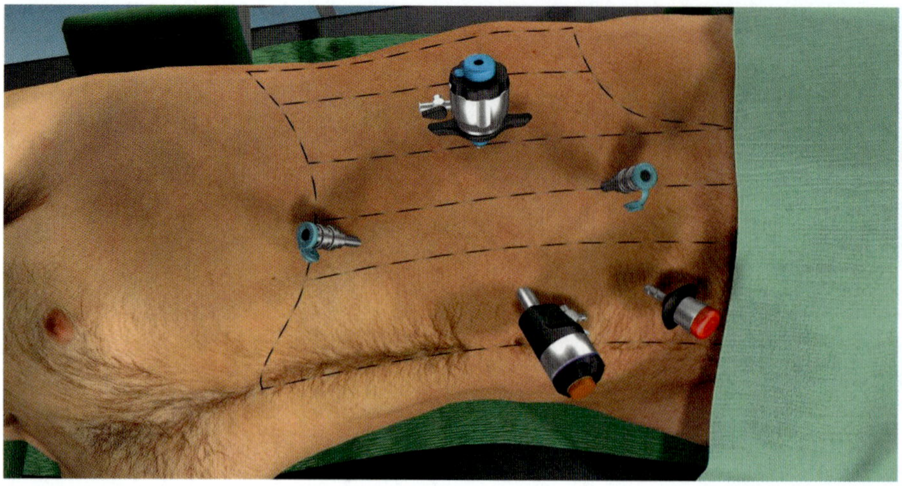

Abb. 1.32

Der Trokar für die Kamera (0-Grad-Optik) wird in der vorderen Axillarlinie platziert, während die 2 Arbeitstrokare des Roboters in der Medioklavikularlinie positioniert werden. Ein konventioneller laparoskopischer 12-mm-Trokar (rot) für den Assistenten wird paraumbilikal eingeführt, während ein 5-mm-Trokar (rot) kaudal des 12-mm-Trokars in Richtung Schambeinfuge platziert wird. Der 5-mm-Trokar wird gewöhnlich zum Einführen des Saugers und der 12-mm-Trokar zum Einführen von Clipsetzer und Klammernahtgeräten genutzt. Die Benutzung von 3 Roboterarmen ist im Allgemeinen ausreichend für die Durchführung der meisten Operationen im Bereich des oberen Harntrakts.

Variante 4: Laterale Trokarplatzierung von 3 Roboterarmen für die rechtsseitige Operation

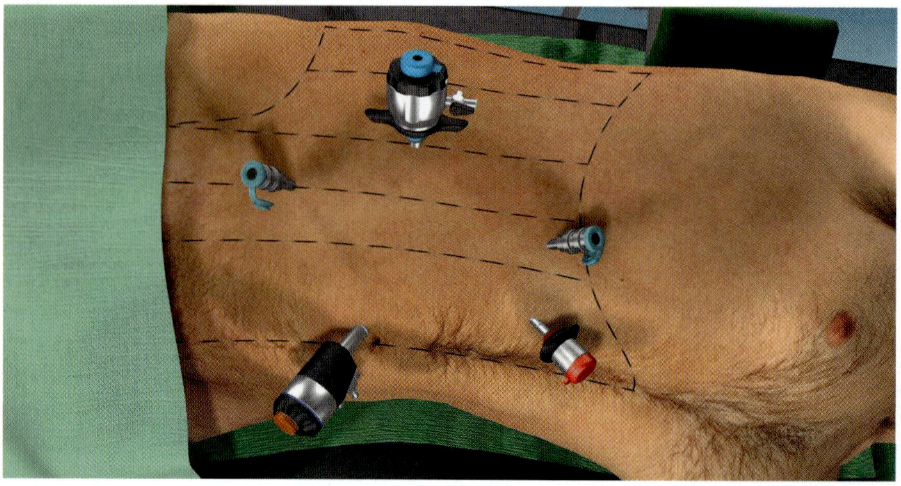

Abb. 1.33

Die Arbeitstrokare und die Roboterkamera werden an den gleichen Orten inseriert wie in Variante 3. Die konventionellen laparoskopischen Trokare, die der Assistenten nutzt, werden paraumbilikal (rot, 12 mm) und unterhalb des Xiphoids (rot, 5 mm) platziert. Durch den letzteren Trokar kann ein Fächerretraktor oder eine laparoskopische Fasszange zum Weghalten der Leber eingebracht werden. Das System mit 3 Roboterarmen ist suffizient für die Nierenchirurgie. Wenn wir eine Nierenbeckenplastik durchführen, ist ein vierter Roboterarm während der ureteropelvinen Anastomose sehr hilfreich. Bei Nierenbeckenplastiken ist das 5-mm-Instrument im Bereich des Xiphoids nicht zwingend erforderlich.

Variante 5: Paraumbilikale Torkarplatzierung der 4 Roboterarme für linksseitige Operationen

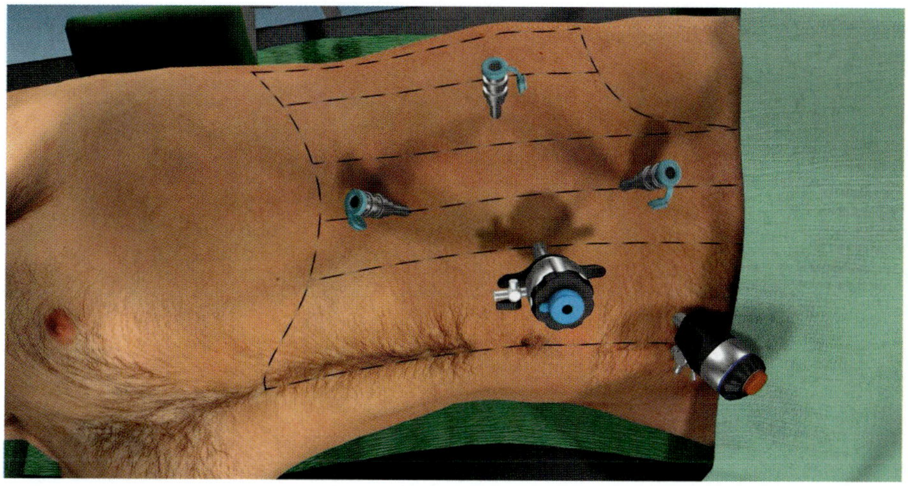

Abb. 1.34

Der am häufigsten genutzte Trokar für die Kamera ist bei der roboterassistierten Chirurgie am lateralen Rand der Rektusscheide lokalisiert. Die meisten roboterassistierten Nierenteilresektionen, Donornephrektomien oder radikalen Nephrektomien werden mit dieser Trokarplatzierung durchgeführt. Die 2 Arbeitstrokare werden, wie in Abb. 1.34 gezeigt, in der Medioklavikularlinie und der vierte Arm zwischen vorderer und mittlerer Axillarlinie inseriert. Ein weiterer 12-mm-Trokar (rot) für den Assistenten wird in der Mittel- oder Pararektallinie nah dem Os pubis platziert. Kollisionen zwischen den Roboter- und den Assistentenarmen sollten vermieden werden.

Variante 6: Paraumbilikale Trokarplatzierung der 4 Roboterarme für rechtsseitige Operationen

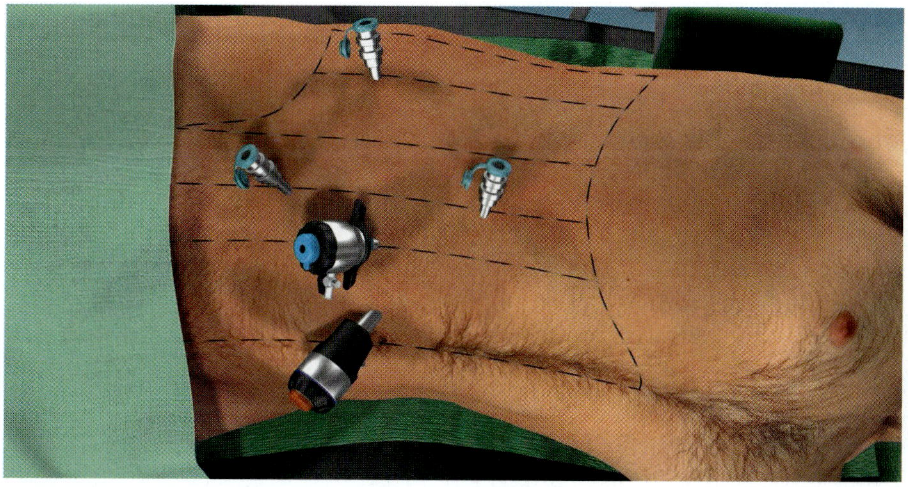

Abb. 1.35

Die Postition der Roboterarme ist ähnlich der Variante 5. Der 12-mm-Trokar (rot) für konventionelle laparoskopische Instrumente (Sauger, Klammernahtgeräte, Clipapplikatoren und Bergebeutel) wird entweder in Höhe des Nabels (wie in Abb. 1.35 dargestellt) oder etwas kaudal zum Os pubis (s. Variante 5) eingebracht. Ein zusätzlicher 5- oder 3-mm-Trokar unterhalb des Xiphoids wird oft zusätzlich zum Weghalten der Leber genutzt. Wie bereits erwähnt, ist dies hauptsächlich bei Nephrektomien und Nierenteilresektionen besonders im Bereich des oberen Nierenpols sinnvoll. Bei der Durchführung der Nierenbeckenplastik ist dieser Trokar nur selten notwendig.

Variante 7: Paraumbilikale Trokarplatzierung der 3 Roboterarme für linksseitige Operationen

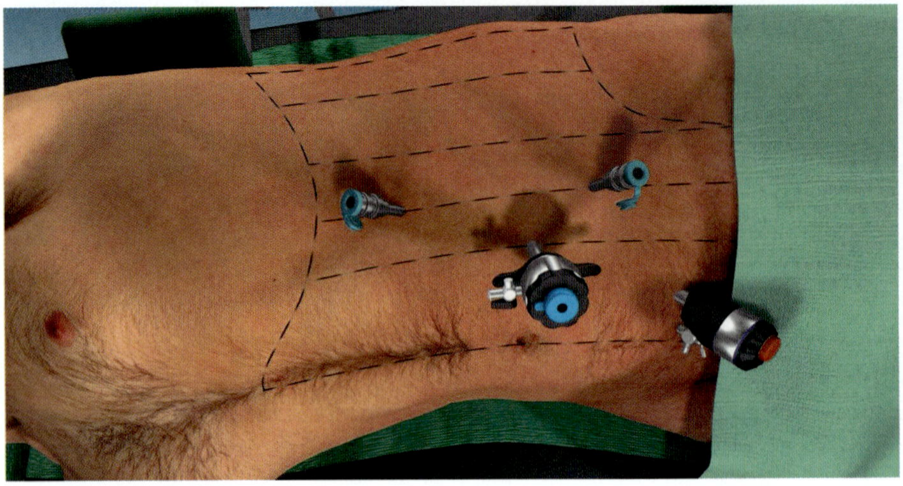

Abb. 1.36

Bei linksseitigen Operationen mit dem 3-armigen Robotersystem sind im Vergleich zum 4-armigen System nicht zwingend zusätzliche konventionelle laparoskopische Trokare notwendig. Die Kamera wird am lateralen Rand des Rektusmuskels platziert (12-mm-Trokar, blau). Die 2 Arbeitstrokare liegen in der Medioklavikularlinie. In der gleichen imaginären Linie zur Kamera nah am Os pubis wird ein laparoskopischer 12-mm-Trokar (rot) platziert. Der Einsatz eines zusätzlichen 5-mm-Trokars wird von einigen Operateuren empfohlen, ist aber nicht a priori erforderlich.

Variante 8: Paraumbilikale Trokarplatzierung der 3 Roboterarme für rechtsseitige Operationen

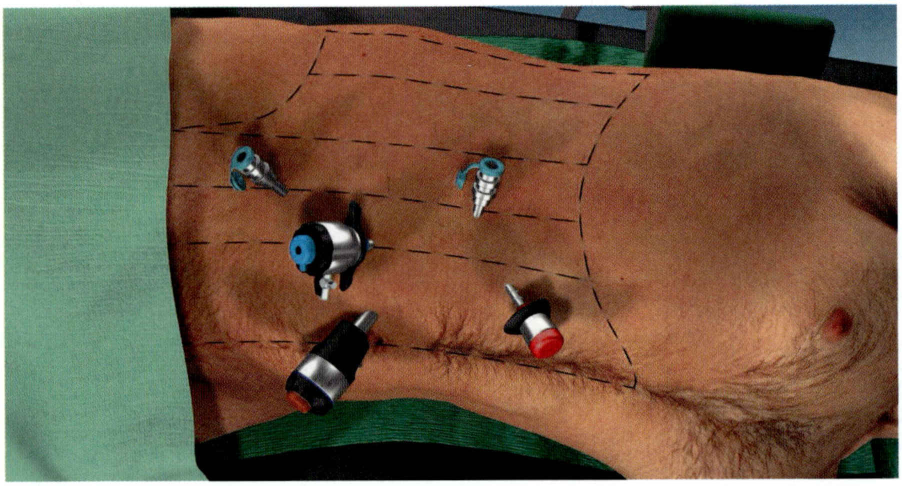

Abb. 1.37

Bei Operationen der rechten Seite ist die Retraktion der Leber sehr wichtig. Deswegen erfordert das rechtsseitige Vorgehen den Einsatz eines konventionellen laparoskopischen 5-mm-Trokars (rot) unterhalb des Xiphoids. Die Roboterkamera, die Arbeitstrokare und der 12-mm-Trokar für den Assistenten sind an den gleichen Orten wie in Variante 7 beim linksseitigen Vorgehen platziert. Der Einsatz von insgesamt 5 Trokaren ist am besten für Operationen der rechten Seite geeignet. Ist der Trokar für den Assistenten paraumbilikal lokalisiert, wie in Abb. 1.37 gezeigt, kann es zur Kollision mit der Roboterkamera kommen. Wenn das passiert, wird empfohlen, den Trokar weiter nach kaudal umzusetzen.

Variante 9: Umbilikale Trokarplatzierung der 4 Roboterarme für linksseitige Operationen

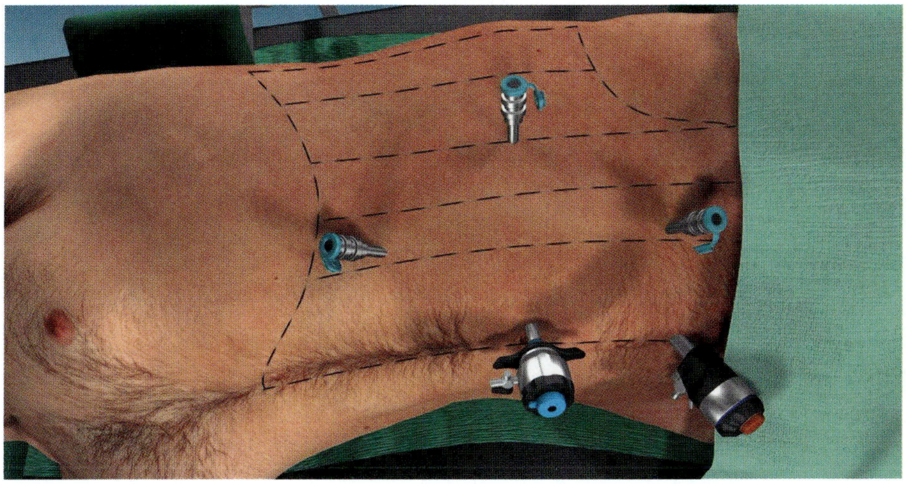

Abb. 1.38

Das Einbringen des Roboterkameratrokars im Bereich des Nabels wird hauptsächlich bei Fällen der roboterassistierten Nierenbeckenplastik beschrieben. Im Allgemeinen wird bei dieser Trokarplatzierung eine 30-Grad-Optik genutzt. Die Arbeitstrokare werden in der Medioklavikularlinie positioniert, ein Trokar wird subkostal platziert und ein weiterer in Höhe der Spina iliaca. In der vorderen Axillarlinie wird der Trokar für den vierten Roboterarm inseriert. In der Mittellinie unterhalb des Kameratrokars sollte der 12-mm-Trokar (rot) für den Assistenten eingebracht werden. Die gezeigte Trokarplatzierung garantiert eine maximale Bewegungsfreiheit der Roboterarme.

Variante 10: Umbilikale Trokarplatzierung der 4 Roboterarme für rechtsseitige Operationen

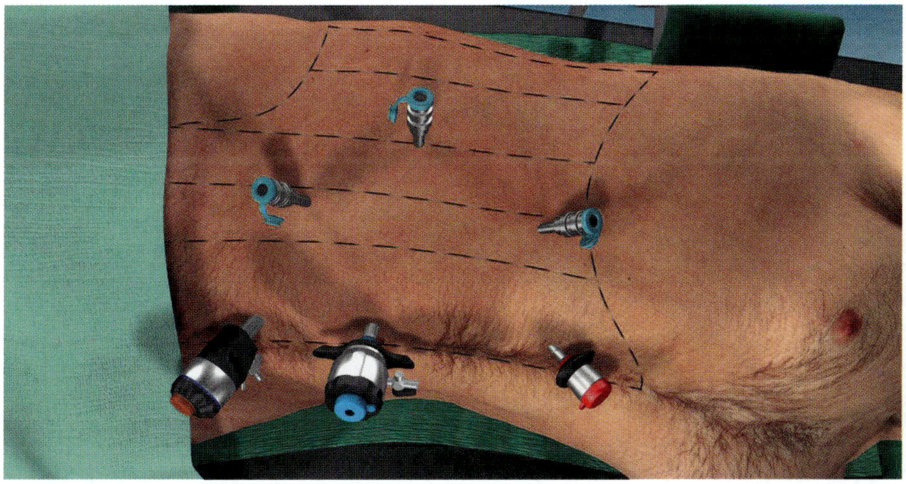

Abb. 1.39

Die Lage des Kameratrokars und der Arbeitstrokare entspricht der Anordnung beim umbilikalen Vorgehen der linken Seite (s. Variante 9). Der 12-mm-Trokar des Assistenten (rot) wird an der gleichen Stelle wie bei linksseitigen Operationen inseriert. Durch den zusätzlichen 5-mm-Trokar (rot) kann ein Instrument zu Retraktion der Leber eingeführt werden. Dieser wird unterhalb des Xiphoids platziert. Der Einsatz des 4-armigen Systems erleichtert die Durchführung der Nierenoperationen, da der vierte Arm zur Retraktion genutzt werden kann.

Variante 11: Umbilikale Trokarplatzierung der 3 Roboterarme für linksseitige Operationen

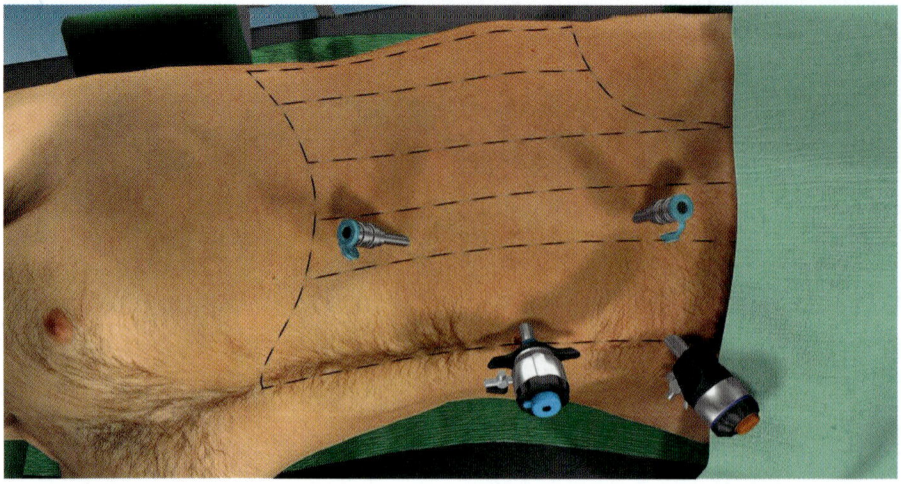

Abb. 1.40

Der Optiktrokar (30-Grad-Optik) wird im Bereich des Nabels eingebracht. Die 2 Roboterarme werden in der Medioklavikularlinie und ein Trokar für den Assistenten (12 mm, rot) in der Mittellinie nah dem Os pubis inseriert. Zusätzliche Trokare und Instrumente können, falls notwendig, eingesetzt werden. Die Durchführung der radikalen oder Spendernephrektomie erfordert normalerweise nicht mehr als 4 Trokare. Bei auftretenden Blutungen ist häufig ein weiterer 5-mm-Trokar zum Einbringen eines Saugers erforderlich.

Variante 12: Umbilikale Trokarplatzierung der 3 Roboterarme für rechtsseitige Operationen

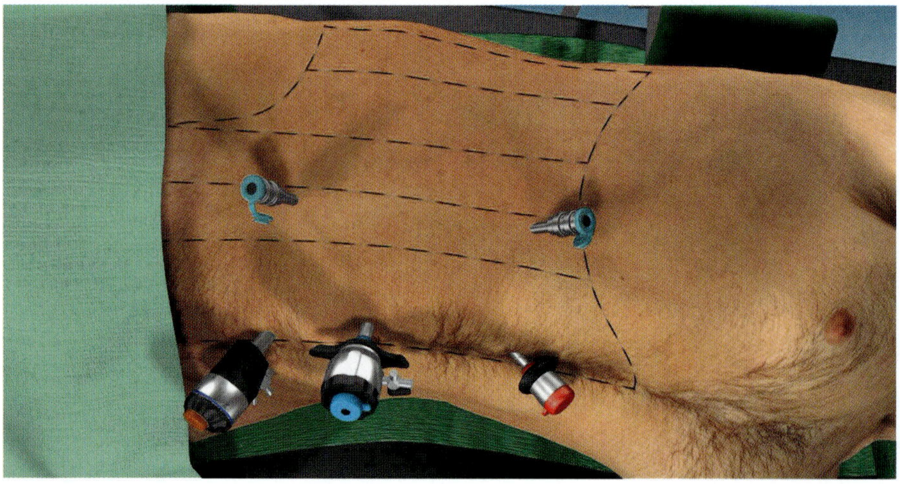

Abb. 1.41

Die Platzierung der Trokare für die 3 Roboterarme entspricht der Trokaranordnung beim linksseitigen Vorgehen (Variante 11). Der zusätzliche 5-mm-Trokar (rot) für die Retraktion der Leber wird gewöhnlich unterhalb des Xiphoids platziert. Vereinzelt muss der 12-mm-Trokar des Assistenten weiter kaudal als in Abb. 1.41 gezeigt eingesetzt werden, um ein Zusammenstoßen der Instrumente in der Bauchhöhle zu vermeiden. Wenn der Kamera- und der 12-mm-Trokar sehr nah beieinander liegen, kann es zu einer Kollision des Endo GIA oder des Clipsetzers mit der Kamera kommen (Cave bei Hiluspräparation). Aufgrund dessen sollten der Optiktrokar und der Trokar des Assistenten ausreichend weit auseinanderliegen (Minimum 6 cm).

Literatur

1. Hemal AK, Kumar A (2009) A prospective comparison of laparoscopic and robotic radical nephrectomy for T1-2N0M0 renal cell carcinoma. World J Urol 27: 89-94
2. Ljungberg B, Hanbury DC, Kuczyk MA, Merseburger AS et al. (2007) Renal cell carcinoma guidelines. Eur Urol 51: 1502-10
3. Aron M, Gill IS (2007) Minimally invasive nephron-sparing surgery (MINSS) for renal tumors. Part I: Laparoscopic partial nephrectomy. Eur Urol 51: 337-347
4. Singh I (2009) Robot-assisted laparoscopic partial nephrectomy: Current review of the technique and literature. J Minim Access Surg 5: 87-92
5. Atalla MA, Dovey Z, Kavoussi LR (2010) Laparoscopic versus robotic pyeloplasty: man versus machine. Expert Rev Med Devices 7: 27-34

1.4.2 Aufbau des DaVinci-Systems

Evangelos Liatsikos, Panagiotis Kallidonis, Ingolf Tuerk, Christopher Anderson, Harry Beerlage, Jens-Uwe Stolzenburg

Schritt 1: Andocken des Roboterkameraarms

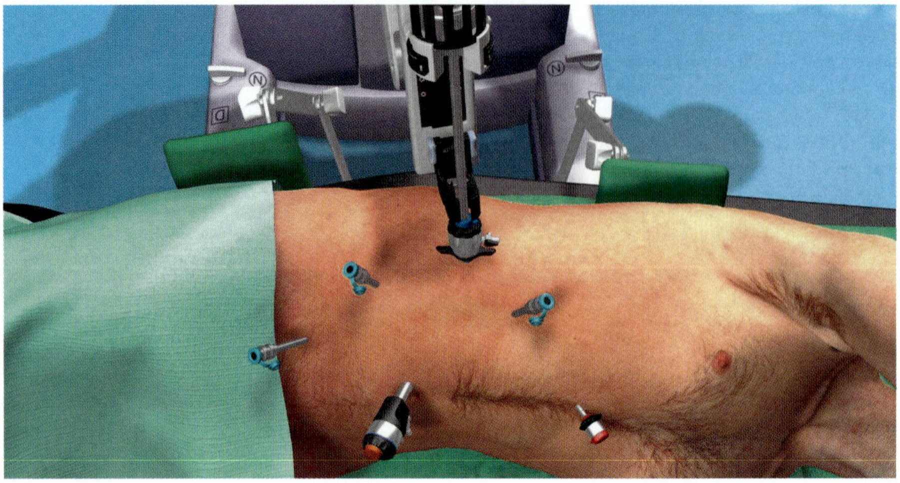

Abb. 1.42

Zunächst erfolgen der standardmäßige Selbsttest mit initialer Kalibrierung und Funktionscheck des Systems. Der Ablauf des Abdeckens wird beim Aufbau des Roboters für die roboterassistierte laparoskopische radikale Prostatektomie und Zystektomie beschrieben (▶ Abschn. 3.3). Als erstes wird der Kameraarm konnektiert. Je nach Belieben des Operateurs wird eine 0- oder 30-Grad-Optik verwendet. Ist der Kameratrokar lateral positioniert, wie in Abb. 1.42 gezeigt, bevorzugen die meisten Operateure eine 0-Grad-Optik. Nachdem der Kameratrokar angedockt ist, kann durch zusätzlichen Zug des Roboterinstruments auf die Bauchdecke der vorhandene Arbeitsraum vergrößert werden.

Schritt 2: Andocken des zweiten Roboterinstruments

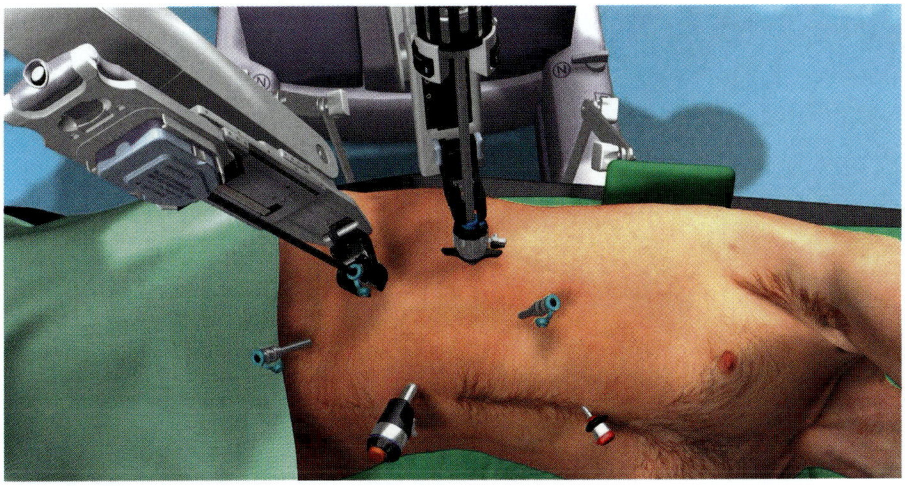

Abb. 1.43

Das Andocken des zweiten Roboterinstruments erfolgt abhängig von der Bevorzugung des Operateurs. Es gibt keinen Unterschied zwischen Andocken des rechten oder linken Arbeitsinstruments. Der Assistent und die Schwester sollten während der gesamten Zeit des angedockten Zustands auf Fehler achten und vermeiden, dass die Roboterarme Druck auf irgendeine Stelle des Körpers des Patienten ausüben. Die Kompression könnte Probleme verursachen und unerwartete Verletzungen hervorrufen. Sobald der Trokar mit dem Roboterarm konnektiert wurde, wird die gesamte Einheit (Arm und Trokar) in ihre finale Position zurückgezogen.

Schritt 3: Andocken des dritten Roboterinstruments

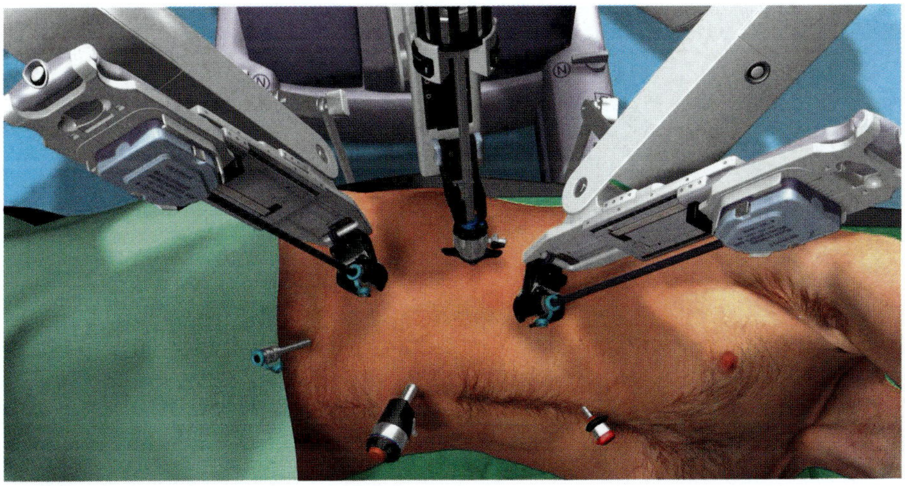

Abb. 1.44

Der dritte Roboterarm wird in ähnlicher Art und Weise wie die vorhergehenden angedockt. In Abb. 1.44 ist der dritte Roboterarm mit dem rechten subkostal liegenden Trokar konnektiert. Es ist wichtig, dass dieser Trokar nicht in unmittelbarer Nähe des Rippenbogens inseriert wird, um eine Verletzung des Brustkorbs zu verhindern. Der Operateur sollte beim Andocken der Roboterarme sicherstellen, dass die Roboterarme die maximale Bewegungsfreiheit haben.

Schritt 4: Andocken des vierten Roboterinstruments

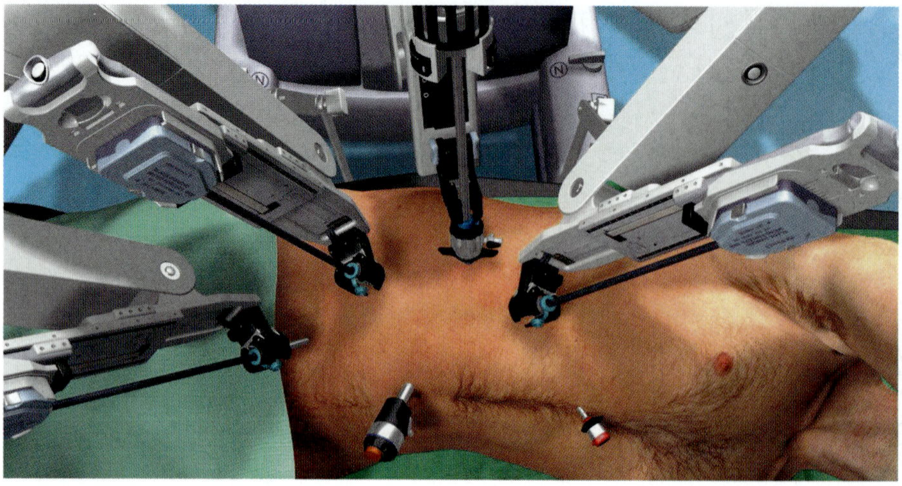

Abb. 1.45

Zum Schluss wird der vierte Roboterarm angebracht. Er sollte als letztes konnektiert werden, um genügend Freiraum und einen adäquaten Arbeitsraum für die anderen Arme zu gewährleisten. Der vierte Roboterarm wird während der Operation hauptsächlich zur Retraktion genutzt und damit wesentlich statischer als die anderen 3 Arme bewegt. Der vierte Arm muss ausreichend weit vom »Hauptoperationsfeld« entfernt sein, um ein Aneinanderschlagen der Arme während der Operation zu vermeiden. Anschließend wird der 12-mm-Trokar für den Assistenten (rot) im Bereich des Nabels inseriert. Auf der rechten Seite ist meist ein weiterer 5-mm-Trokar (rot) zum Anheben der Leber erforderlich.

Schritt 5: Position des DaVinci zum Patienten – Blick von vorn

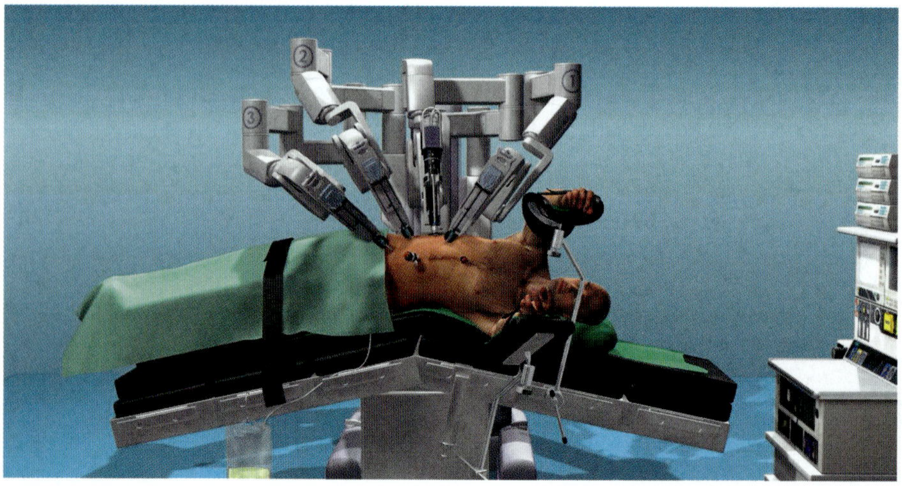

Abb. 1.46

Das Robotersystem ist hinter dem Patienten platziert, um die Roboterarme von der ventralen Seite des Patienten anzudocken. Der leicht geknickte Operationstisch ermöglicht einen größeren Arbeitsbereich für die Roboterarme. Es ist wichtig zu wissen, dass bei einmal angedocktem Robotersystem die Position des Patienten auf dem Operationstisch und der Operationstisch selbst nicht mehr verändert werden können. Vor jeder Veränderung der Lage des Patienten oder des Operationstisches muss die Operation unterbrochen und der Roboter diskonnektiert werden. Jeder Operateur sollte deshalb vor Beginn der Operation die Lage des Patienten selbst überprüfen.

Schritt 6: Position des DaVinci – gesamtes operatives Set-up

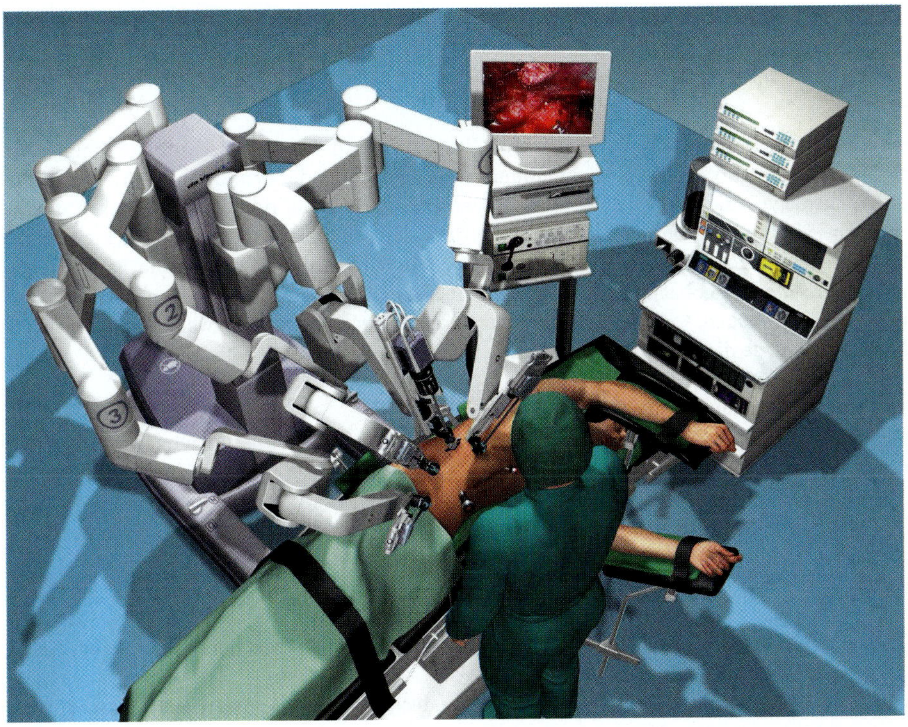

Abb. 1.47

Nachdem alle Arme mit den Instrumenten konnektiert und aktiviert sind, ist das System arbeitsbereit. Abb. 1.47 zeigt die Gesamtansicht des operativen Aufbaus für eine Operation des oberen Harntrakts. Der Monitor kann kranial oder kaudal zur Robotereinheit positioniert werden. Die meisten Operateure bevorzugen eine Position am Kopf des Patienten (z. B. in Nähe der Anästhesieeinheit) wie in Abb. 1.47 gezeigt. Optimal ist ein mobiler Monitor an einer Deckenampel, um insbesondere dem Assistenten während des gesamten Eingriffs eine optimale Sicht zu ermöglichen.

1.5 Nephropexie

Minh Do, Panagiotis Kallidonis, Rowan Casey, Tony Riddek, Anja Dietel, Holger Till, Phuc Ho Thi, Tim Haefner, Evangelos Liatsikos, Jens-Uwe Stolzenburg

Einleitung

Die Nephroptose oder Wanderniere ist definiert als das signifikante Absinken der Niere (um >5 cm oder um 2 Wirbelkörper), wenn sich der Patient von der Rückenlage in die aufrechte Position begibt [1]. Nur die wenigsten Fälle sind symptomatisch. Typische Symptome sind Flankenschmerzen; Hämaturien oder Harnwegsinfektionen werden seltener beobachtet. Am häufigsten betroffen sind junge schlanke Frauen.

Durch das Erkennen der Symptome wurde die Nephropexie im späten 19. Jahrhundert zu einer weit verbreiteten Operationsmethode. Sie kam Anfang des 20. Jahrhunderts jedoch in Verruf, da die schlechte Patientenselektion zu einer hohen Rate unbefriedigender Ergebnisse und Komplikationen führte [2]. Striktere diagnostische Kriterien, bessere Untersuchungsmethoden und die Möglichkeit der minimalinvasiven chirurgischen Behandlungsoption führten zu einem Wiederaufleben der Nephropexie in sorgfältig selektierten Fällen.

Die Diagnose der Nephroptose erfordert nicht nur die klinische Symptomatik, sondern auch den Nachweis einer signifikanten Nierenfunktionsverschlechterung und die Darstellung einer ureteropelvinen Obstruktion oder einer Minderperfusion [3]. Dies kann erreicht werden durch den Einsatz von Ultraschall und Farbdoppleruntersuchung, Ausscheidungsurographie, CT oder Szintigraphie [4].

Die Operation kann offen oder laparoskopisch durchgeführt werden, die Prinzipien der Operation bleiben die gleichen. Die Niere wird innerhalb der Gerota-Faszie freigelegt und in eine bessere anatomische Position gebracht. Eine zusätzliche Obstruktion muss beseitigt werden, und die Niere wird ohne Spannung fixiert.

Indikationen

Radiologisch und nuklearmedizinisch nachgewiesene symptomatische Nephroptose

Kontraindikationen

Keine spezifischen Kontraindikationen

Präoperative Vorbereitung

- Thromboseprophylaxe entsprechend den lokalen Richtlinien
- Entleerung der Harnblase (Katheterisierung, wenn notwendig)
- Single-shot-Breitspektrumantibiotikum

Schritt 1: Patientenposition und Trokarplatzierung

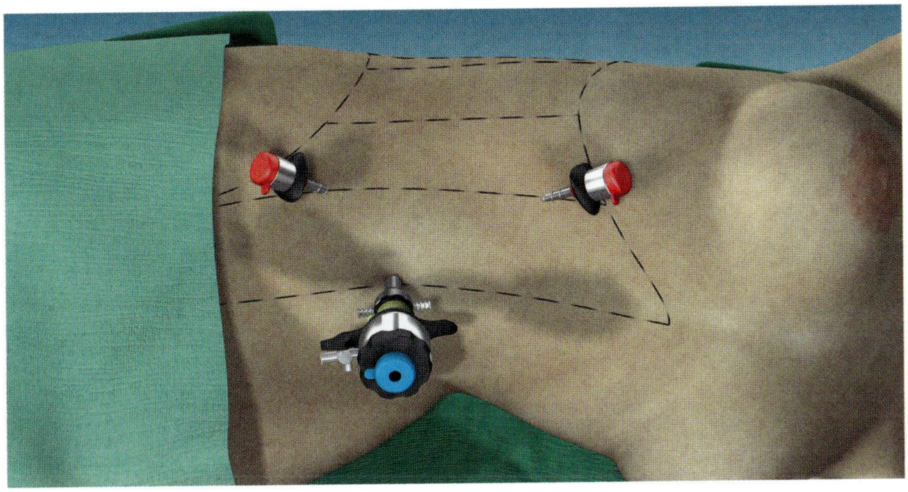

Abb. 1.48

Der Patient wird in einer seitlichen Position auf dem Operationstisch gelagert (▶ Abschn. 1.1). Ein 10- bis 12-mm-Trokar für das Laparoskop wird umbilikal platziert. Wir bevorzugen dabei einen Hassan-Trokar, der mittels Mini-Laparotomie platziert wird, da die Länge des intraabdominellen Teils dieses Trokars variiert werden kann. Die CO_2-Insufflation erfolgt bis zu einem Druck von 12 mmHg. Für die gesamte Operation sind meist 2 weitere 5-mm-Trokare ausreichend. Diese werden in der Pararektallinie oberhalb des Beckenkamms und unterhalb des Rippenbogens, wie in Abb. 1.48 gezeigt, platziert. Diese Trokarplatzierung ermöglicht einen optimalen Arbeitswinkel der Instrumente zueinander. Die Nephropexie kann ebenfalls als Single-port-Operation (LESS) durchgeführt werden, wobei der Tri- oder Quadport bei den meist schlanken Patientinnen im Nabel platziert wird. Bei adipösen Patienten wird der Tri- oder Quadport paraumbilikal eingebracht.

Schritt 2: Trokarplatzierung und anatomische Leitstrukturen

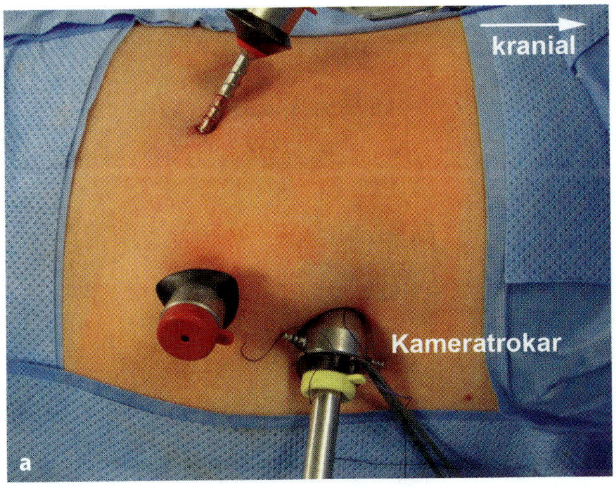

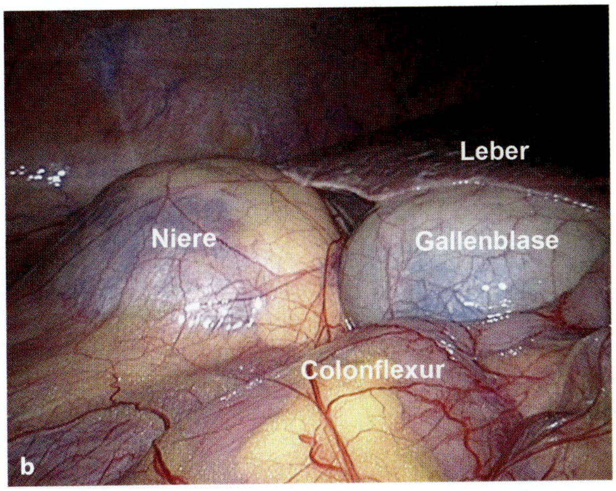

Abb. 1.49

Abb. 1.49 a zeigt eine mögliche alternative Trokarplatzierung. Diese Anordnung besitzt den Vorteil, dass der Operateur nicht über die Kamera hinweg arbeiten muss. Bei Eingriffen auf der rechten Seite ist in Einzelfällen ein weiterer 3- oder 5-mm-Trokar zur Retraktion der Leber notwendig, der unterhalb des Rippenbogens platziert wird (Operateur: 2 Arbeitsinstrumente von unten kommend, Assistent: Kamera und eine Fasszange zur Retraktion der Leber). Die anatomischen Leitstrukturen (Niere, Leber, Gallenblase, Kolonflexur) sind, wie in Abb. 1.49 b sichtbar, bei den meist schlanken Patientinnen leicht zu identifizieren.

Schritt 3: Mobilisation des Kolons und Exposition der Strukturen für die Pexie

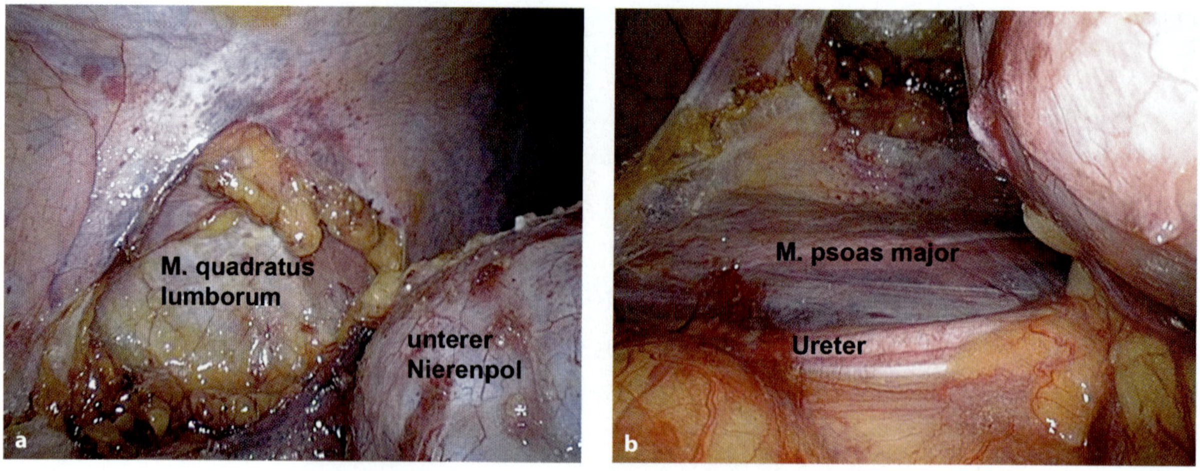

Abb. 1.50a,b

Um die für die Pexie wichtigen anatomischen Strukturen darzustellen, sollte eine vollständige Mobilisation des Kolons von den Iliakalgefäßen bis hin zur Kolonflexur durchgeführt werden. Zunächst erfolgt eine kraniale laterokolische Inzision des Peritoneums und eine Darstellung des M. quadratus lumborum, an dem die Niere später pexiert wird (Abb. 1.50 a). Die Inzision des Peritoneums wird dann über den unteren Pol der Niere nach kaudal verlängert, um den M. psoas major (Abb. 1.50 b) und den darauf verlaufenden Ureter darzustellen. Eine Platzierung eines zusätzlichen 5-mm-Trokars für den Assistenten ist in diesem Fall trotz rechtsseitiger Pexie nicht notwendig. Die gesamte Operation kann mit 2 Arbeitstrokaren und 1 Optiktrokar durchgeführt werden.

Schritt 4: Platzierung der ersten Naht

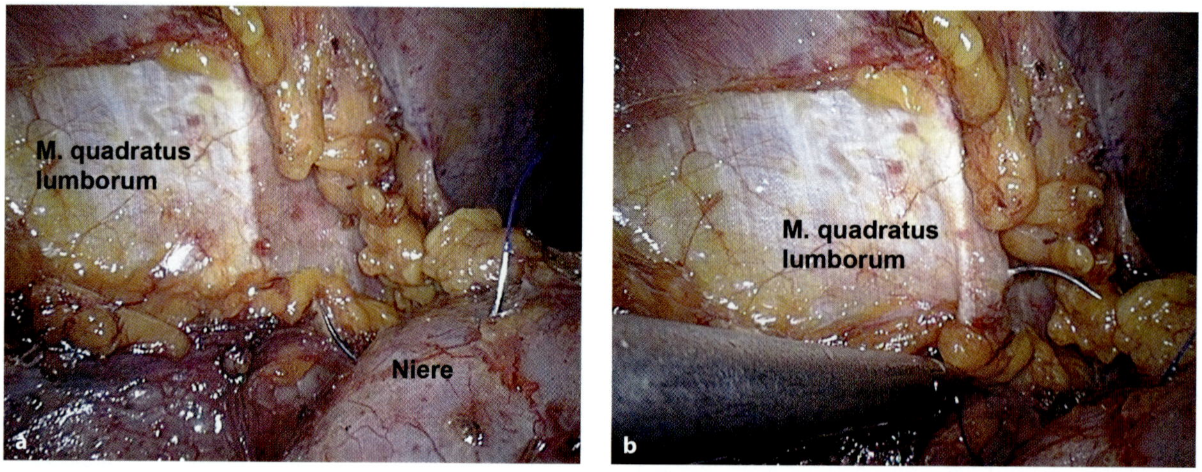

Abb. 1.51a,b

Die Eröffnung der Gerota-Faszie ist erforderlich, um das perinephritische Fett zu präparieren und so die Capsula renalis darzustellen. Ist das perinephritische Fett vollständig von der anterioren und lateralen Seite der Niere abpräpariert, kann die Capsula renalis vollständig dargestellt werden. Abb. 1.51 a zeigt die erste Naht durch den Margo lateralis der Niere. Die superior-laterale Seite der Niere wird durch eine nicht resorbierbare 3-0-Nylonnaht, die durch die Faszie des M. quadratus lumborum gestochen wird (Abb. 1.51 b), in einer mehr posterior-lateralen Position im Retroperitoneum fixiert. Mindestens 3 Nähte sind erforderlich, um die Niere sicher zu pexieren. Die gesamte Operation sollte stets in Kopftieflage des Patienten/der Patientin (ca. 10–15 Grad) erfolgen.

Schritt 5: Platzierung der zweiten Naht

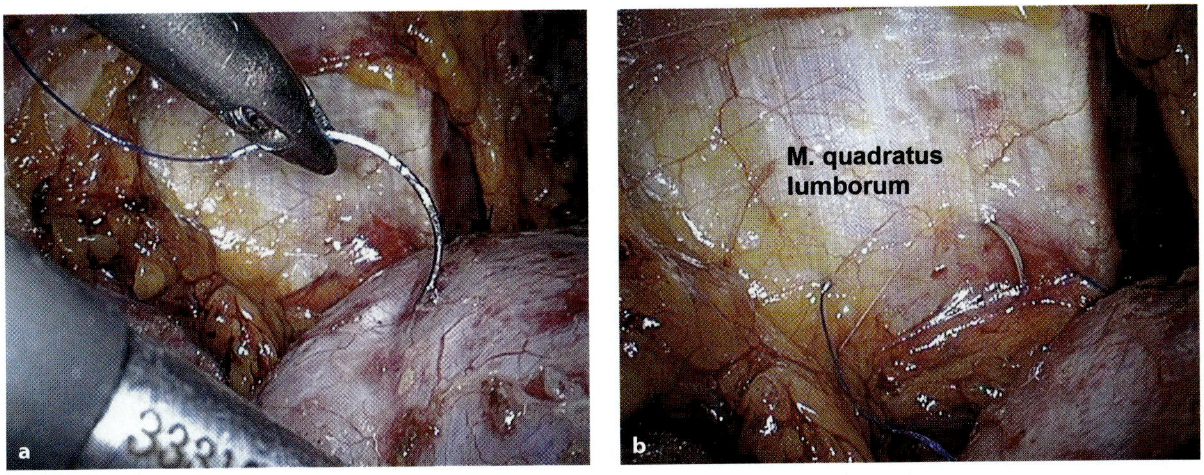

Abb. 1.52a,b

Die zweite laterale Naht wird unterhalb der ersten platziert. Sie wird lateral durch die Capsula renalis gestochen (Abb. 1.52 a) und anschließend durch die Faszie des M. quadratus lumborum (Abb. 1.52 b), um die Sicherheit der ersten Naht zu verstärken. Beide Nähte sollten den Kontakt zwischen der Oberfläche der Nierenkapsel und der Faszie des M. quadratus lumborum herstellen, um fibröse Adhäsionen des Gewebes zu provozieren.

Schritt 6: Platzierung der dritten Naht

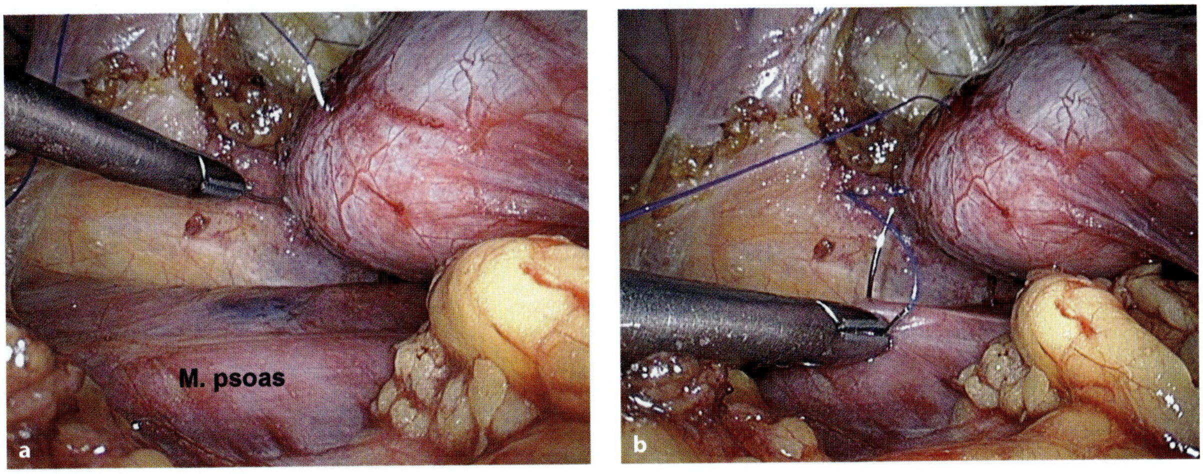

Abb. 1.53a,b

Die dritte und letzte Naht dient der Fixierung des unteren Nierenpols am M. psoas major. Die Naht sollte tief genug durch beide Strukturen gestochen werden, um ein »Zerreißen« des Gewebes zu verhindern. Die Naht gewährleistet die Stabilität des unteren Nierenpols und verhindert eine Rotation der Niere in Richtung der Hilusgefäße. Zusammen mit den anderen Nähten wird so eine »3-Punkte-Fixation« erreicht. Der Ureter sollte zu jeder Zeit sicher dargestellt werden, um eine Verletzung zu vermeiden.

Schritt 7: Abschließende Inspektion

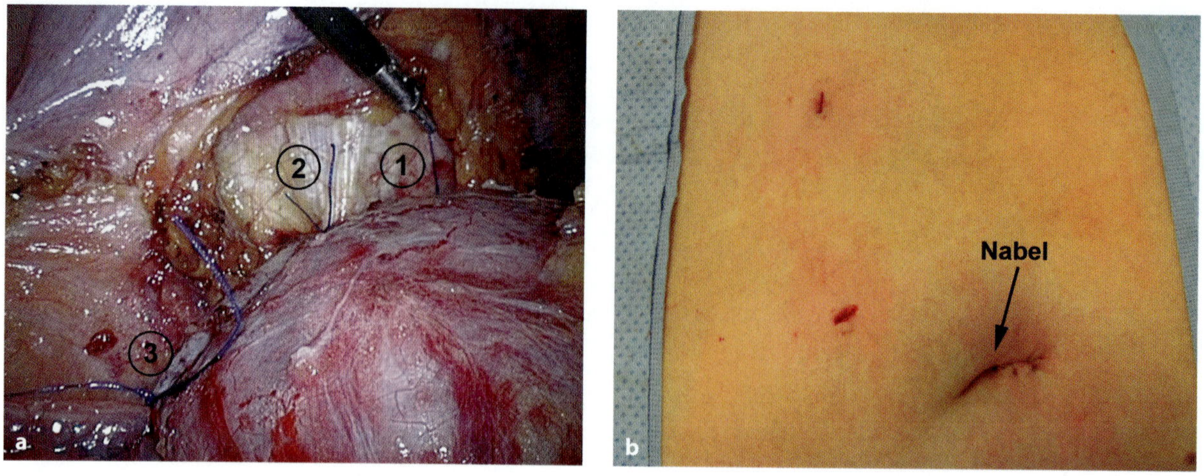

Abb. 1.54a,b

Abb. 1.54 a zeigt alle 3 Nähte, die zur Pexierung der Niere am mittleren lateralen und unteren Pol platziert wurden. Das Operationsgebiet wird abschließend auf Blutungen kontrolliert. Blutungen treten bei dieser Operation insgesamt sehr selten auf. Empfohlen wird eine Reduktion des Gasdrucks auf 6 mmHg für einige Minuten, um okkulte venöse Blutungen sicher zu identifizieren. Die Einlage einer Drainage ist nicht erforderlich. Die anteriore Rektusfaszie wird nach der Entfernung des 12-mm-Optiktrokars zur Vermeidung von Umbilikalhernien mit Einzelknopfnähten verschlossen. Der Wundverschluss erfolgt durch eine resorbierbare Intrakutannaht (Abb. 1.54 b).

Postoperatives Management

- Thromboseprophylaxe bis zur vollständigen Mobilisierung
- Bettruhe für 3 Tage, um das Risiko des Ausreißens der Nähte zu reduzieren und die perirenalen Adhäsionen zu fördern
- orale Analgetika, wenn diese erforderlich sind
- schrittweiser oraler Kostaufbau

1.5.1 Literatur

1. Fornara P, Doehn C, Jocham D (1997) Laparoscopic nephropexy: 3-year experience. J Urol 158: 1679-83
2. Barber NJ, Thompson PM (2004) Nephroptosis and nephropexy-hung up on the past? Eur Urol 46: 428-33
3. Bishoff JT, Kavoussi LR (2007) Laparoscopic surgery of the kidney. In: Wein AJ, Kavoussi LR, Novis AC, Partin AW (eds.) Campbell-Walsh Urology, 9th ed. Saunders, Chapter 51
4. Srirangam, SJ, Pollard AJ, Adeyoju AA, O'Reilly PH (2009) Nephroptosis: Seriously misunderstood? BJU International 103: 296-300

1.6 Nierenzystenabtragung mittels »laparoendoscopic single site surgery« (LESS)

Minh Do, Rowan Casey, Robert Mills, Anja Dietel, Holger Till, Evangelos Liatsikos, Jens-Uwe Stolzenburg

Einleitung

Einfache Nierenzysten treten bis zum 80. Lebensjahr bei ca. 36 % der Bevölkerung auf [1]. Durch die steigende Anzahl von Ultraschall- und CT-Untersuchungen bei abdominellen Beschwerden werden Zysten häufig als Zufallsbefund entdeckt. Große symptomatische Nierenzysten, die mittels Zystenpunktion und Sklerosierung behandelt werden, haben eine relativ hohe Rezidivrate. Hier hat sich die laparoskopische Zystenabtragung als vorteilhafte Therapiealternative erwiesen [2, 3].

Die LESS-Chirurgie (»laparoendoscopic single site surgery«) ist eine Weiterentwicklung der laparoskopischen Chirurgie mit dem Ziel der weiteren »Miniaturisierung« des laparoskopischen Eingriffs. Die Nierenzystenabtragung ist ideal für den Single-port-Eingriff (LESS) geeignet.

Indikationen

Einfache oder komplexe symptomatische Nierenzyste oder parapelvine Zysten (>5 cm)

Kontraindikationen

- Asymptomatische Nierenzysten
- Nierenzysten größer als Bosniak-1-Klassifikation
- respiratorische oder kardiale Komorbiditäten

Präoperative Vorbereitung

- Ausscheidungsurographie oder retrograde Ureteropyelographie zum Ausschluss eines Kelchdivertikels

Schritt 1: Patientenlagerung und Trokarplatzierung

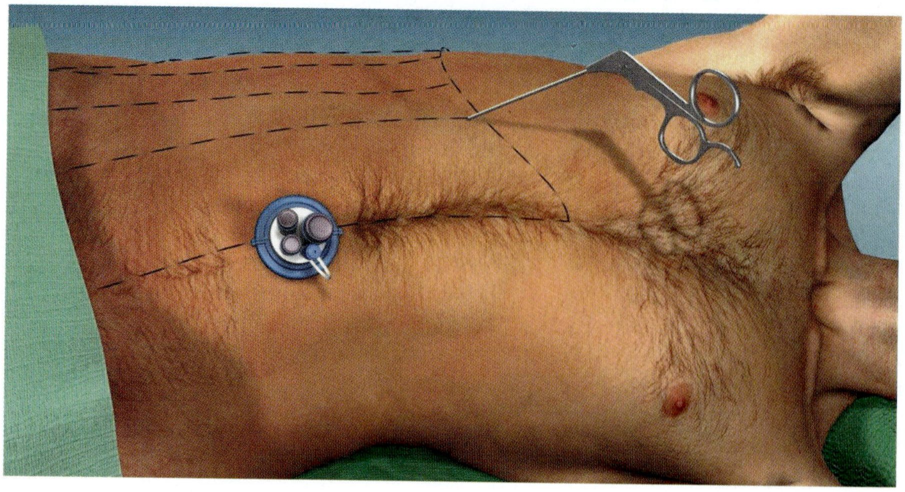

Abb. 1.55

Die Lagerung des Patienten wird umfassend in ▶ Abschn. 1.1 beschrieben. Der Tri- oder Quadport (Olympus) wird über eine Mini-Laparotomie (transperitoneal) platziert. Die Insufflation des CO_2-Gases erfolgt bis zu einem intraabdominellen Druck von 12 mmHg. Wenn erforderlich, kann ein zusätzliches 2,5-mm-Instrument zum Assistieren direkt perkutan unterhalb des Rippenbogens entlang der Pararektallinie eingeführt werden. Dieses zusätzliche »Needlescopic-Instrument« ist meist auf der rechten Seite bei Zysten am oberen Pol zum Weghalten der Leber notwendig.

Schritt 2: Instrumente für LESS

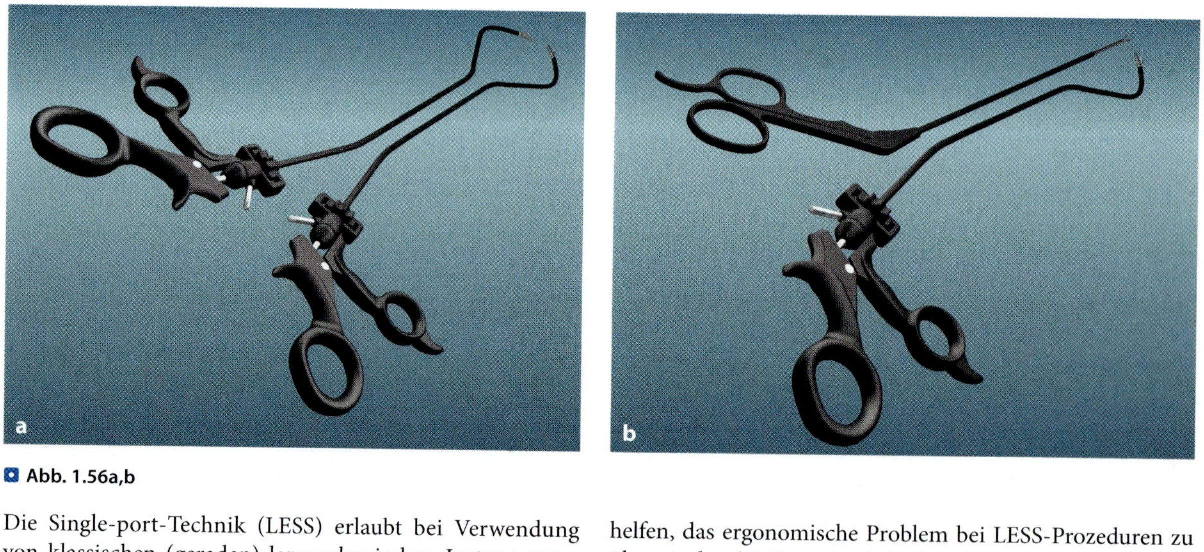

Abb. 1.56a,b

Die Single-port-Technik (LESS) erlaubt bei Verwendung von klassischen (geraden) laparoskopischen Instrumenten keine Triangulation der Instrumente, was ein laparoskopisches Operieren nahezu unmöglich macht. Mit den speziellen LESS-Trokaren (Triport, Quadport) wurden innovative Instrumente entwickelt, die durch eine »doppelte Biegung« helfen, das ergonomische Problem bei LESS-Prozeduren zu überwinden (Abb. 1.56 a). Zudem gestattet das Design der Instrumente das gleichzeitige Nutzen von einem doppelt gebogenen und allen klassisch geraden laparoskopischen Instrumenten (Abb. 1.56 b).

Schritt 3: Darstellung der rechten Niere

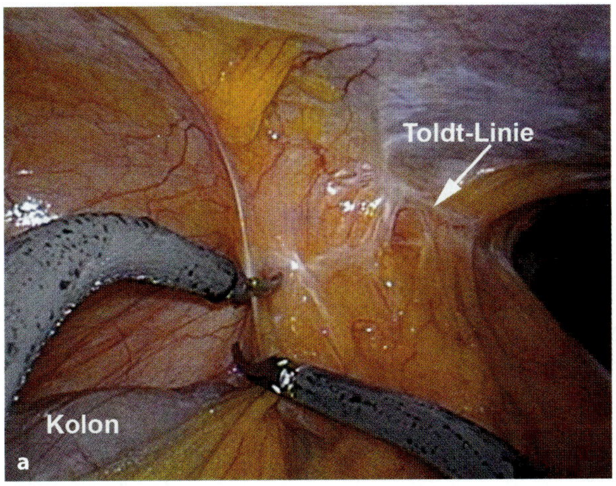

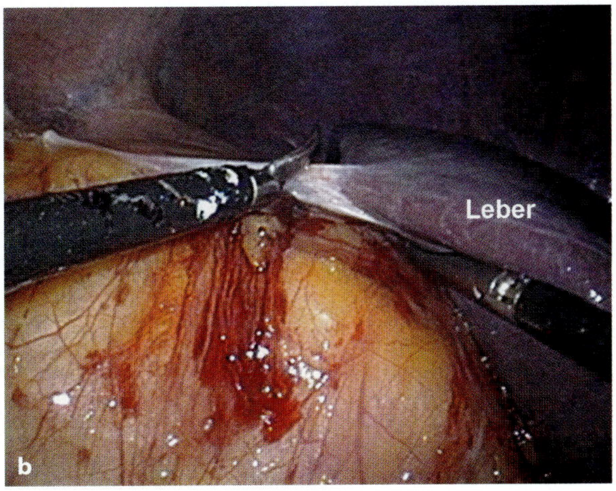

Abb. 1.57a,b

Nach Inzision der in Abb. 1.57 a weiß erscheinenden Toldt-Linie, wird das Colon ascendens mobilisiert und der obere Pol der rechten Niere mit der dort liegenden Zyste dargestellt. Zur vollständigen Darstellung der Zyste am oberen Pol sollte die rechte Kolonflexur ebenfalls gelöst werden. Im vorliegenden Fall müssen zudem Adhäsionen mit dem rechten Leberlappen vorsichtig durchtrennt werden (Abb. 1.57 b).

Schritt 4: Eröffnung der Gerota-Faszie und Darstellung der Zystenoberfläche

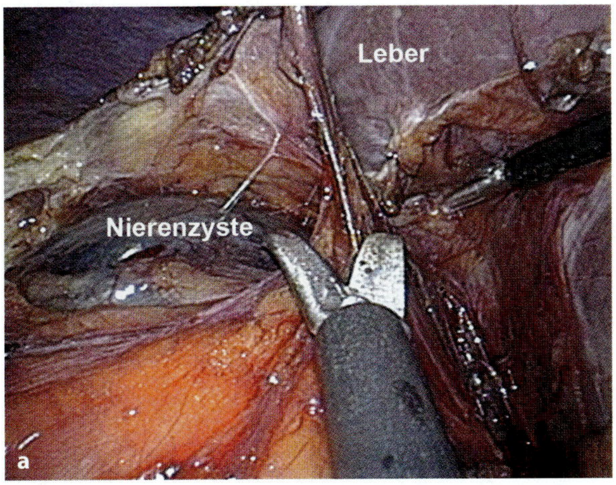

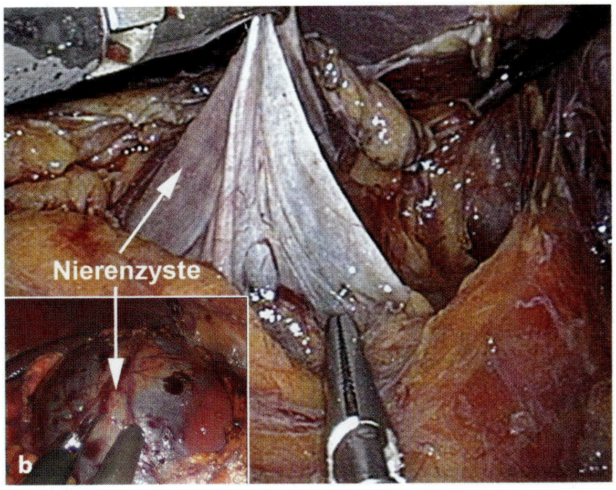

Abb. 1.58a,b

Die Gerota-Faszie wird zusammen mit dem perinephritischen Fett mobilisiert (Abb. 1.58 a), bis die Oberfläche der Zyste freipräpariert ist (Abb. 1.58 b, kleines Bild). Bei zentral gelegenen Zysten kann, wenn auch sehr selten, ein intraoperativer Ultraschall zur Lokalisation erforderlich sein. Es sollte stets die gesamte Zystenoberfläche dargestellt werden, was in Einzelfällen eine ausgedehnte Mobilisation der Niere erfordert. Anschließend wird die Zyste an der Grenze zum Nierenparenchym inzidiert und die Flüssigkeit mittels Sauger aspiriert. Der Zysteninhalt kann, wenn notwendig, zur zytologischen Untersuchung eingesendet werden.

Schritt 5: Zystenabtragung und Koagulation

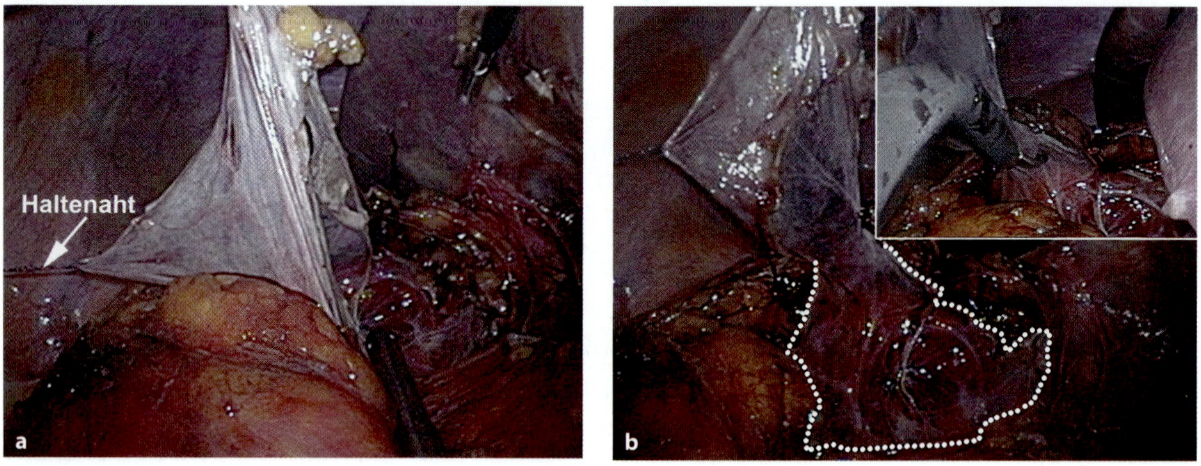

Abb. 1.59a,b

Die gesamte Zystenwand wird entlang der Grenze zwischen Zystenwand und Nierenparenchym reseziert. Bei großen Zysten sind bei LESS-Eingriffen zur vollständigen Zystenpräparation häufig Haltenähte erforderlich. Diese werden mittels langer gerader Nadel von außen eingebracht, durch die Zyste gestochen und wieder nach außen geführt. Durch das Fixieren der Naht auf der Bauchdecke wird die weitere Dissektion durch das Anheben der Zystenwand erleichtert (Abb. 1.59 a). Abb. 1.59 b zeigt die nahezu komplett resezierte Zystenwand, die dann mittels gebogener Schere (Abb. 1.59 b, kleines Bild) vollständig abgetragen wird.

Schritt 6: Entfernung des Präparats

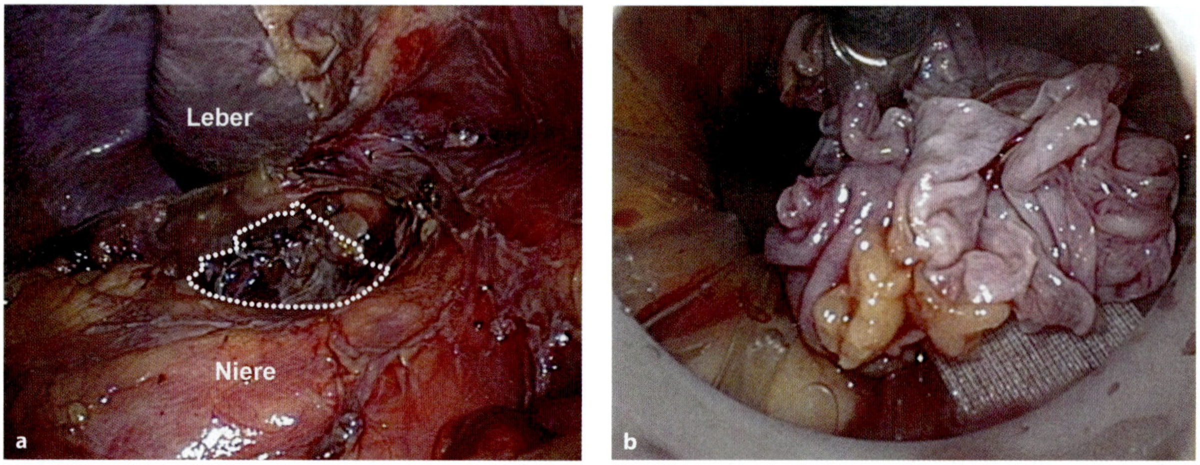

Abb. 1.60a,b

Der abschließende Blick auf das Operationsgebiet zeigt den intrarenalen Anteil der Zyste, der durch die gepunktete Linie markiert ist. Die Basis der Zyste wird ausgiebig koaguliert. Wir empfehlen für diesen Schritt der Operation ein bipolares Instrument. Die Zystenwand kann leicht durch den Triport entfernt und zur histologischen Untersuchung eingesendet werden (Abb. 1.60 b).

Postoperatives Management

- Frühe Mobilisation
- Entfernung des Harnröhrenkatheters (wenn eingelegt) am ersten postoperativen Tag
- Entfernung der Drainage (wenn eingelegt) am ersten postoperativen Tag
- normale Aktivitäten ab dem dritten postoperativen Tag

1.6.1 Literatur

1. Terada N, Ichilka K, Matsuta Y, Okubo K, Yoshimura K, Arai Y (2002) The natural history of simple renal cysts. J Urol 167: 21-23
2. Arisan S, Dalkilinc A, Caskurlu T, Sonmez N, Guney S, Ergenekon E (2005) Laparoscopic unroofing and aspiration-sclerotherapy in the management of symptomatic simple renal cysts. TSW Urology 1: 1-6
3. Okeke AA, Mitchelmore AE, Keeley FX Jr, Timoney AG (2003) A comparison of aspiration and sclerotherapy with laparoscopic de-roofing in the management of symptomatic simple renal cysts. BJU Int 92: 610-613
4. Roigas J, Deger S, Loening S, Wille A (2007) Atlas of Laparoscopic Urologic Surgery. Informa Healthcare (UK)

1.7 Transperitoneale laparoskopische Nephrektomie

1.7.1 Einfache transperitoneale Nephrektomie

Minh Do, Rowan Casey, Evangelos Liatsikos, Anja Dietel, Panagiotis Kallidonis, Phuc Ho Thi, Michael Truss, Alan Mc Neill, Holger Till, Jens-Uwe Stolzenburg

Einleitung

Die laparoskopische Nephrektomie bei benigner Grunderkrankung wurde erstmals 1991 durch Clayman et al. [1] an einem Patienten mit einem Onkozytom beschrieben und hat sich seit dem zum Goldstandard für die minimal-invasive chirurgische Behandlung benigner Nierenerkrankungen mit entsprechender Indikation entwickelt.

Die Ergebnisse der laparoskopischen Nephrektomie haben gezeigt, dass die minimal-invasive Technik der offenen Chirurgie bezüglich postoperativer Schmerzen, Kosmetik, Länge des stationären Aufenthalts, Blutverlust und Rekonvaleszenz überlegen ist [2]. Viele Urologen bevorzugen dabei das transperitoneale Vorgehen gegenüber dem retroperitonealen Zugang, da neben den »übersichtlichen« anatomischen Verhältnissen aufgrund des größeren Arbeitsraums (Bauchhöhle) mehr Bewegungsfreiheit für die Instrumente zur Verfügung steht. Die Komplikationsrate wird in der Literatur für beide Zugänge als sehr niedrig angegeben [3].

Indikationen

- Hydronephrotische Nieren bei chronischer Obstruktion
- zystische Dysplasien oder funktionslose Nieren
- chronische Niereninfektionen
- renovaskuläre Hypertension

Kontraindikationen

Absolute Kontraindikationen:

- ausgedehnte intraabdominelle Voroperationen
- unbehandelte Koagulopathie
- unbehandelte Sepsis
- erhebliche kardiorespiratorische Morbidität

Relative Kontraindikationen:

- perinephritische Entzündung (z. B. xanthogranulomatöse Pyelonephritis)
- krankhafte Adipositas

Präoperative Vorbereitung

- CT-Untersuchung des Abdomens
- Einverständniserklärung
- Einlage eines Blasenkatheters
- Breitspektrumantibiotikaprophylaxe

Schritt 1: Trokarplatzierung (rechte Niere)

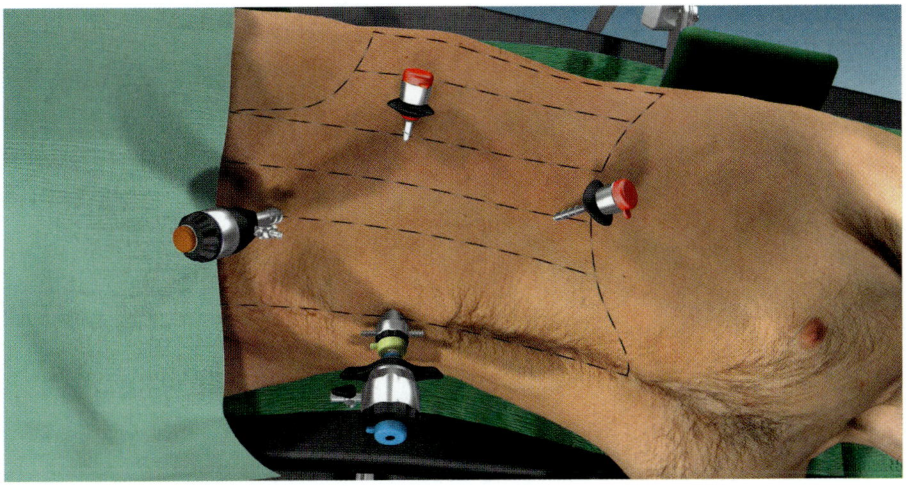

Abb. 1.61

Ist der Optiktrokar umbilikal durch eine Mini-Laparotomie eingebracht, wird das Pneumoperitoneum angelegt. Die CO_2-Insufflation erfolgt bis zu einem intraabdominellen Druck von 10–12 mmHg und ermöglicht dadurch die weitere Trokarplatzierung unter direkter Sicht. Wie in Abb. 1.61 dargestellt, wird auf der rechten Seite ein 5-mm-Trokar in der Medioklavikularlinie direkt unterhalb des Rippenbogens inseriert. Das erlaubt eine Retraktion der Leber durch den Assistenten. Ein 10-mm-Trokar wird entlang der Pararektallinie in Höhe der Spina iliaca anterior superior eingebracht und ein weiterer 5-mm-Trokar wird in der vorderen Axillarlinie oberhalb des Beckenkamms inseriert.

Schritt 2: Alternative Trokarplatzierung (rechte Niere)

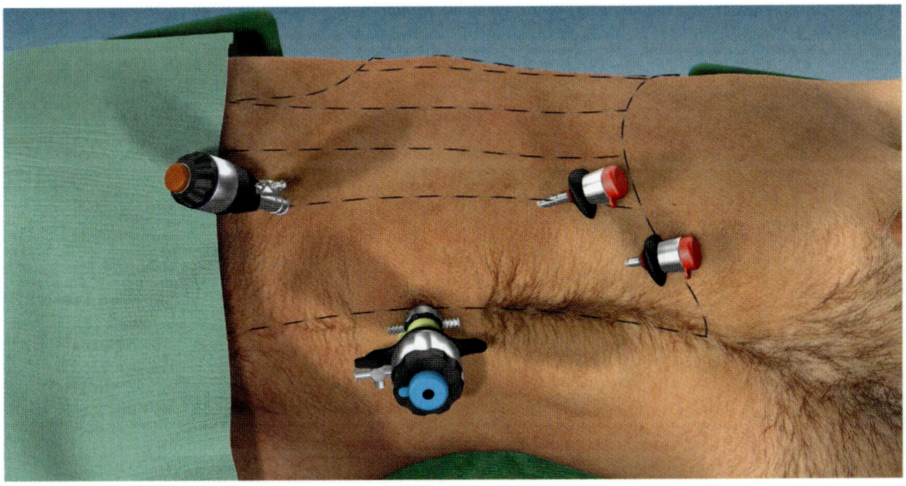

Abb. 1.62

Einige Chirurgen bevorzugen eine andere Trokarplatzierung wie sie Abb. 1.62 zeigt. Der Optiktrokar (blau) wird ebenfalls transumbilikal platziert. Der Chirurg arbeitet bei dieser Trokarplatzierung mit einem 12- und einem 5-mm-Trokar, die horizontal auf einer Linie liegen. Der 12-mm-Trokar (rot) wird entlang der Pararektallinie in Höhe der Spina iliaca anterior superior inseriert. Der 5-mm-Trokar wird subkostal in der gleichen Linie platziert. Durch diese Anordnung entsteht eine perfekte Triangulation für das Arbeiten in der Bauchhöhle bzw. im Retroperitonealraum. Der Assistent nutzt einen weiteren 5-mm-Trokar zur Retraktion der Leber und/oder zum Saugen. Dieser wird nah am Xiphoid inseriert.

Schritt 3: Trokarplatzierung (linke Niere)

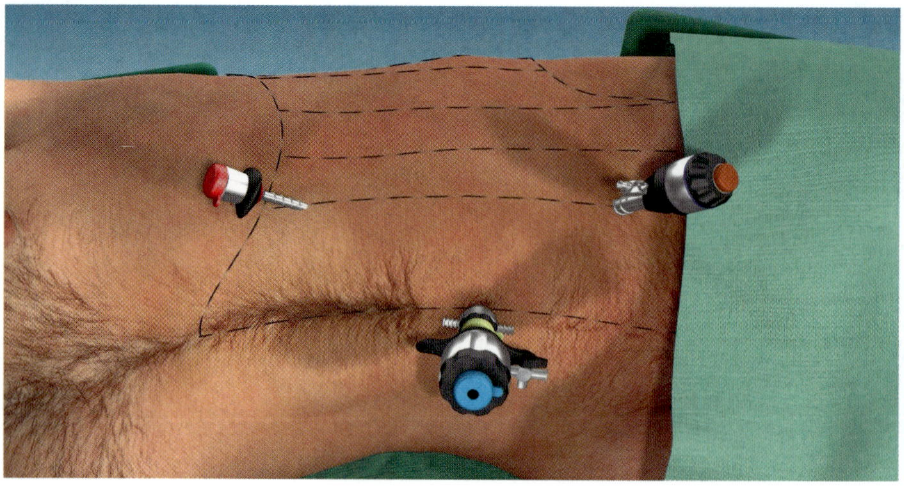

Abb. 1.63

Für die Nephrektomie der linken Seite kann die gleiche Trokaranordnung wie rechts genutzt werden. Nutzt man eine 4-Trokar-Technik wie auf der rechten Seite, kann der Assistent während der gesamten Operation mit einem Sauger oder einer Fasszange assistieren. Abb. 1.63 demonstriert eine alternative Trokarplatzierung für die linke Nephrektomie. Sehr erfahrene Chirurgen bevorzugen das Arbeiten mit nur 2 Trokaren (5 mm und 12 mm), was bei unkomplizierten Fällen möglich ist. Bei adipösen Patienten wird der Optiktrokar (blau) besser in der Pararektallinie als transumbilikal platziert, die anderen Trokarpositionen werden dementsprechend weiter lateral (vordere Axillarlinie) platziert.

Schritt 4: Mobilisation des Kolons

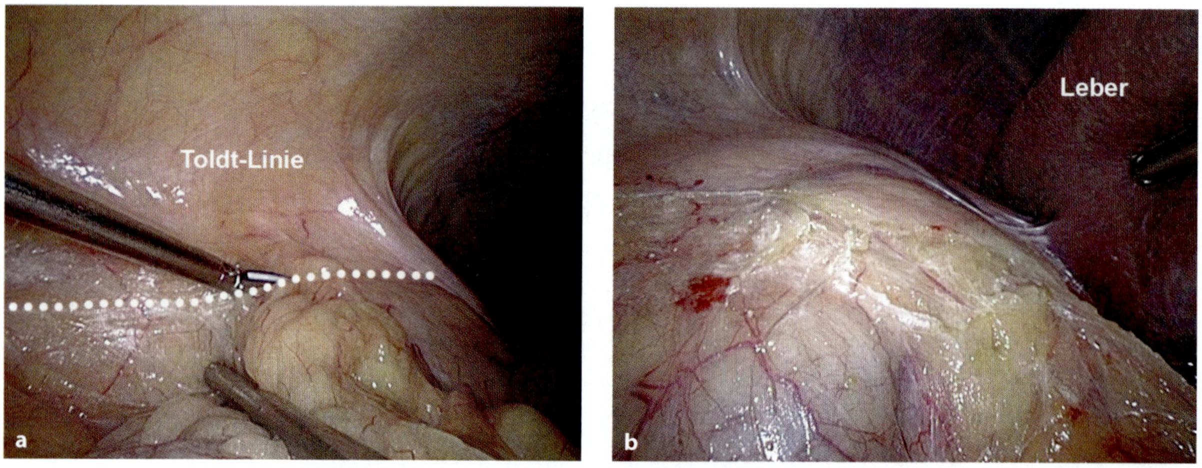

Abb. 1.64a,b

Die Inzision des Peritoneums erfolgt lateral des Kolons entlang der Toldt-Linie über den unteren Nierenpol hinaus bis zum Übergang in das Becken. Das Peritoneum bleibt im Bereich des lateralen und oberen Pols der Niere zunächst fixiert, um zu verhindern, dass die Niere während der Operation nach vorn fällt (Abb. 1.64 b). Im nächsten Schritt erfolgt eine Mobilisation der Kolonflexur. Die Durchtrennung des Lig. splenocolicum (links) bzw. des Lig. hepatocolicum (rechts) erlaubt eine ausgedehnte Mobilisation des Dickdarms, durch die in vielen Fällen erst der Zugang zum Nierenstiel möglich wird. Auf der rechten Seite wird das Kocher-Manöver durchgeführt, um die V. cava inferior darzustellen. Verletzungen des Dünndarmmesenteriums können durch eine sorgfältige Retraktion des Kolons nach medial vermieden werden. In diesem Gebiet sollte keine ausgedehnte Elektrokoagulation durchgeführt werden.

Schritt 5: Mobilisierung des Ureters

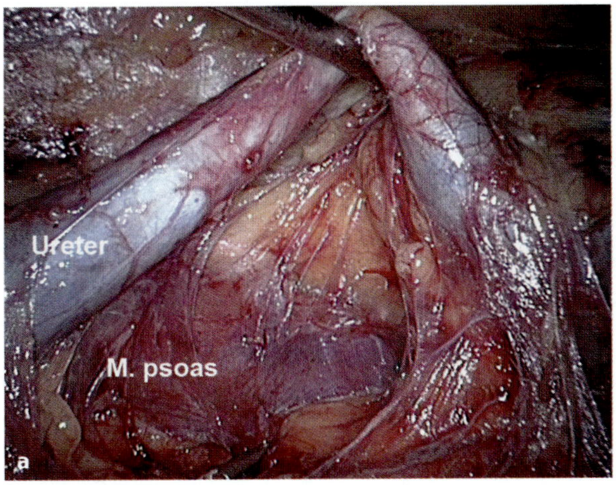

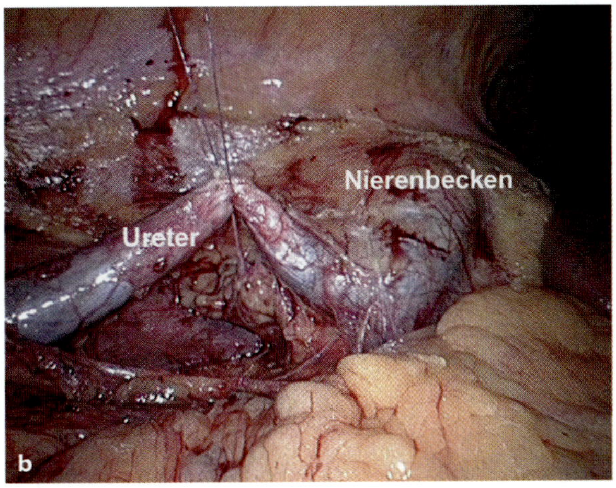

Abb. 1.65a,b

Der Harnleiter wird kaudal des unteren Nierenpols präpariert (Abb. 1.65 a). Zur einfacheren Dissektion des proximalen Ureters, des unteren Nierenpols, des Nierenbeckens und der Hilusgefäße kann der Harnleiter mit einer Naht, die von außen mit einer langen geraden Nadel in den Situs gebracht und wieder ausgestochen wird, luxiert werden. Die Enden der Naht werden auf der Bauchdecke mit einer Kocher-Klemme fixiert. Dies erfolgt mit ausreichend Spannung, um den Ureter suffizient anzuheben (Abb. 1.65 b). Anschließend kann die Dissektion ausgehend vom unteren Nierenpol entlang der Faszie des M. psoas fortgeführt werden.

Schritt 6: Identifizierung der Gonadalvenen und der V. renalis

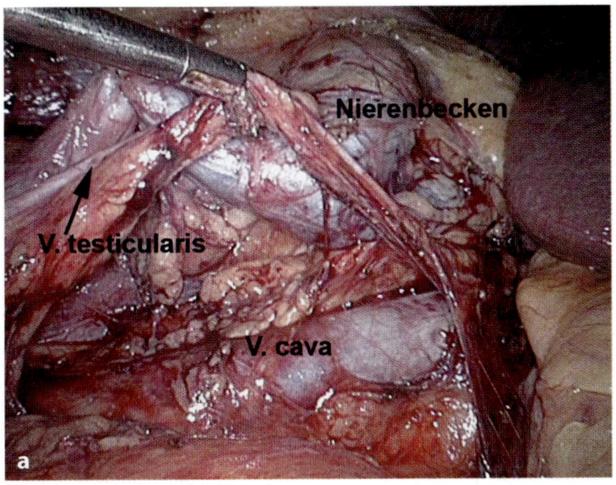

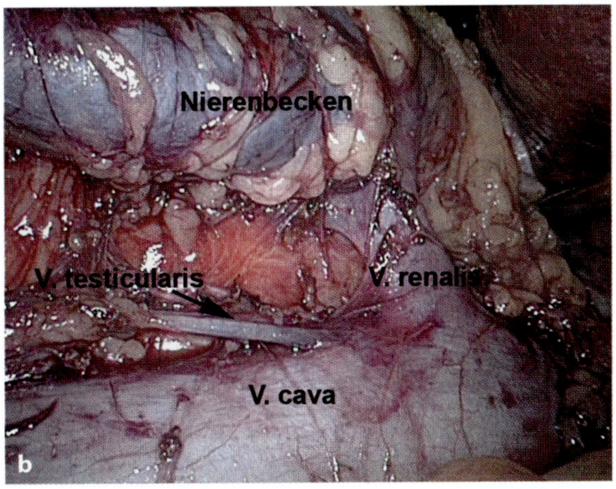

Abb. 1.66a,b

Anschließend wird die V. testicularis bzw. ovarica identifiziert. Die Gonadalvene ist oft von lockerem Fettgewebe umgeben. Die Vene mit einer laparoskopischen Fasszange anzuheben kann helfen, den Ureter zu lokalisieren. Eine Präparation der Gonadalvene nach kranial führt zwangsläufig zur Darstellung der V. cava inferior (rechts, Abb. 1.66 a) bzw. der Nierenvene (links). Auf der rechten Seite mündet die V. testicularis bzw. ovarica proximal direkt auf der Vorderseite der V. cava inferior (Abb. 1.66 b). Auf der linken Seite mündet sie direkt in die Nierenvene. Die Gonadalvene sollte sehr vorsichtig mobilisiert werden, um ein Abreißen der Vene und eine damit verbundene Blutung zu vermeiden.

Schritt 7: Identifizierung und Mobilisierung der Hilusgefäße

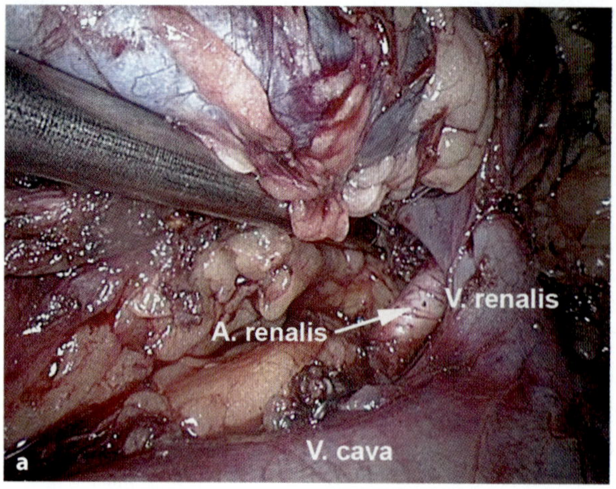

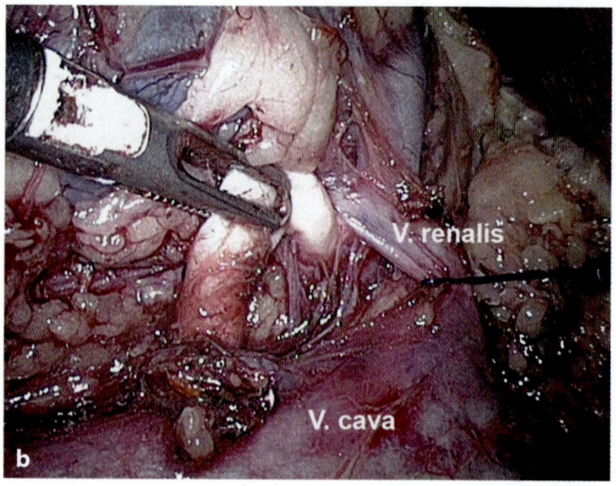

Abb. 1.67a,b

Sobald die Einmündung der Gonadalvene in die V. cava inferior (rechts) oder in die V. renalis (links) dargestellt ist, sollte die A. renalis freipräpariert werden. Meistens liegt sie hinter der Nierenvene (Abb. 1.67 a). Um die Nierenarterie vollständig isolieren zu können, muss vorher die Nierenvene vollständig mobilisiert werden. Zu achten ist dabei auf die in unmittelbarer Nachbarschaft liegenden Gefäße: linke Nebennierenvene (superior-medial), Lumbalvene (posterior) und Gonadalvene (kaudal). Die Nierenarterie kann häufig leichter identifiziert und geclippt werden, wenn die Nierenvene mit einer Naht angeschlungen und durch eine Fasszange angehoben wird (Abb. 1.67 b). Die Nierenarterie wird vollständig (!) freipräpariert und ein Fenster zur Platzierung des Hem-o-lok-Clips geschaffen.

Schritt 8: Versorgung der A. und V. renalis

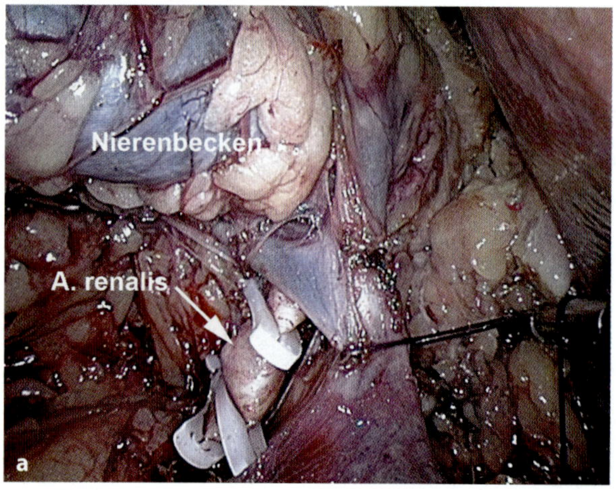

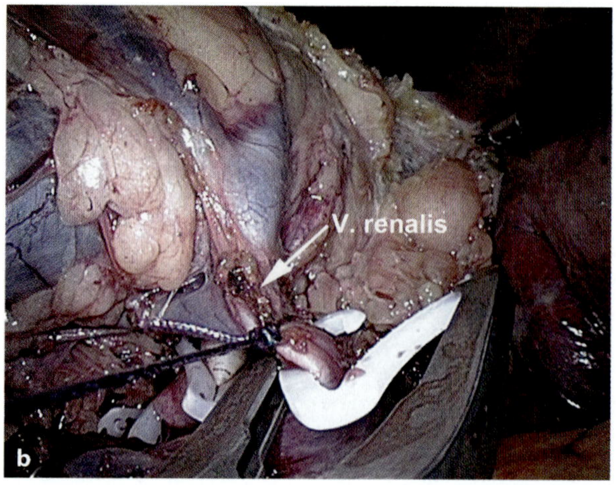

Abb. 1.68a,b

Mindestens 2 Clips (Hem-o-lok) werden an der proximalen (aortalen) Seite und ein Clip an der distalen Seite der Nierenarterie platziert (Abb. 1.68 a). Einige Chirurgen bevorzugen einen zusätzlichen Titanclip an der aortalen Seite. Zwischen den Clips sollte genügend Platz sein, um die Arterie sicher zu verschließen und eine Dislokation bei der Durchtrennung zu vermeiden (Cave: nicht zu nah am Clip schneiden). Beim Durchtrennen der Arterie erfolgt zunächst eine kleine Inzision, um eine aktive Blutung auszuschließen. Dann kann die Arterie vollständig durchtrennt werden. Durch Knoten der Haltenaht wird die V. renalis gebündelt und die Anlage der Hem-o-lok-Clips wird erleichtert. Es werden 2 Clips nach proximal (V. cava) und einer nach distal gesetzt (Abb. 1.68 b).

Schritt 9: Mobilisierung der Niere

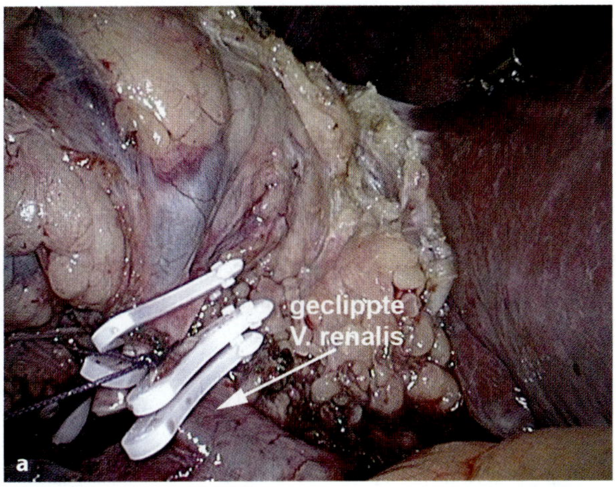

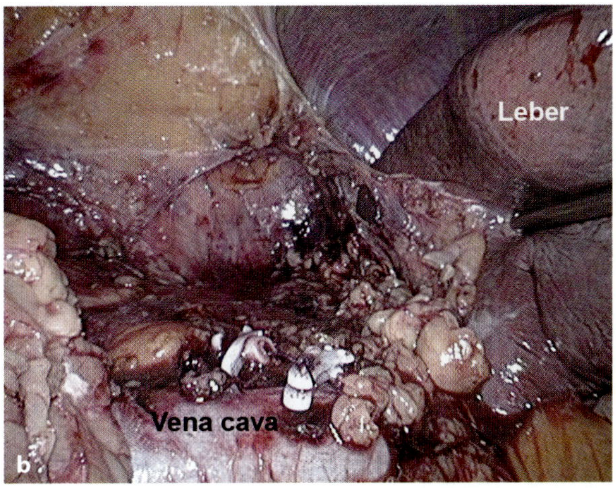

Abb. 1.69a,b

Nach Durchtrennung der Nierenvene wird die Niere zunächst medial, dann am oberen Nierenpol vollständig mittels Sonosurge (Olympus) mobilisiert. Die Nebenniere einschließlich der Nebennierenvene sollte sorgfältig geschont werden. Die Niere kann nun lateral und kraniolateral von den Peritonealadhäsionen gelöst werden. Abschließend wird der Ureter separiert und so tief wie möglich zwischen 2 Clips durchtrennt.

Der intraabdominelle Gasdruck wird auf <6 mmHg reduziert, um Blutungen sicher auszuschließen. Die Einlage einer Drainage ist optional. Die Niere wird in einem entsprechend großen Bergebeutel platziert und durch die erweiterte umbilikale Portstelle extrahiert. Der Wundverschluss erfolgt in typischer Weise.

Postoperatives Management

- Individuelle Schmerzmedikation
- Entfernung der Drainage am ersten postoperativen Tag bei minimaler Förderung
- Kostaufbau und Mobilisierung am ersten postoperativen Tag

Literatur

1. Clayman RV, Kavoussi LR, Figenshau RS, Chandhoke PS, Albala DM (1991) Laparoscopic nephroureterectomy: initial clinical case report. J Laparoendosc Surg 1: 343-9
2. Dunn MD, Portis AJ, Shelhav AL, Elbashnasy AM, Heidorn C, McDougall EM, Clayman RV (2000) Laparoscopic versus open radical nephrectomy: a 9-year experience. J Urol 164: 1153-9
3. Liao JC, Breda A, Schulam PG (2008) Laparoscopic renal surgery for benign disease. Curr Urol Rep 8 (1): 12-8
4. Bishoff JT, Kavoussi LR (2007) Atlas of Laparoscopic Urologic Surgery. Saunders/Elsevier

1.7.2 Laparokopische radikale Nephrektomie

Jens-Uwe Stolzenburg, Minh Do, Rowan Casey, Anja Dietel, Alan Mc Neill, Andreas Gonsior, Evangelos Liatsikos

Einleitung

Seit ihrer Einführung hat sich die laparoskopische Nephrektomie weltweit zu einem etablierten chirurgischen Eingriff entwickelt. Die laparoskopische radikale Nephrektomie (LRN) ist die Standardbehandlung für Patienten mit T2-Tumoren und T1-Tumoren bei nicht nierenerhaltender Chirurgie. Im Vergleich zwischen LRN und offener Tumornephrektomie zeigen beide Verfahren anhand von Langzeitstudien vergleichbar gute Tumorfreiheitsraten. Basierend auf Lebensqualitätsstudien ist die perioperative Morbidität bei der LRN im Vergleich zum offenen Vorgehen geringer. Die Tumorkontrollrate bei T1- oder T2-Tumoren erscheint äquivalent bei beiden Verfahren.

Das laparoskopische Vorgehen muss dabei den onkologischen Prinzipien der offenen Chirurgie folgen, die Robson in seiner wegweisenden Schrift 1969 etablierte [1]. Aktuell wird allerdings die Notwendigkeit der Adrenalektomie als Bestandteil der Nephrektomie diskutiert. Allgemein wird die Meinung vertreten, dass die Nebenniere wegen der geringen Wahrscheinlichkeit einer ipsilateralen Nebennierenmetastase und der assoziierten Morbidität bei zusätzlicher Adrenalektomie nicht mit entfernt werden sollte. Die aktuellen Leitlinien der European Association of Urology (EAU) von 2010 geben vor, dass die Adrenalektomie bei unauffälligem Befund im Staging, intraoperativ fehlender Vergrößerung und wenn offensichtlich keine Infiltration der Nebenniere bei einem großen oberen Poltumor vorliegt nicht indiziert ist.

Indikationen

- T1-/T2-Nierenzellkarzinom
- T3 in chirurgischen Zentren mit laparoskopischer Expertise [2, 3]
- palliative Tumornephrektomie bei Patienten mit Metastasen und gutem körperlichem Zustand in Kombination mit einer nachfolgenden systemischen Therapie

Kontraindikationen

- Unbehandelte Blutgerinnungsstörungen
- unbehandelte paraneoplastische Syndrome
- erhöhtes Anästhesierisiko oder kardiorespiratorische Risiken
- schwere Hilusgefäßveränderungen (relativ)
- Nierenvenenthrombus (relativ) oder Kavazapfen
- Leberzirrhose, portaler Hypertonus (relativ)

Präoperative Vorbereitung

Komplettes Staging inkl. CT/MRT (Thorax, Abdomen, kleines Becken), ggf. MRT (mit oder ohne Phlebographie) bei Venenthrombus, Knochenszintigraphie bei Auffälligkeiten

Schritt 1: Patientenlagerung und Trokarplatzierung

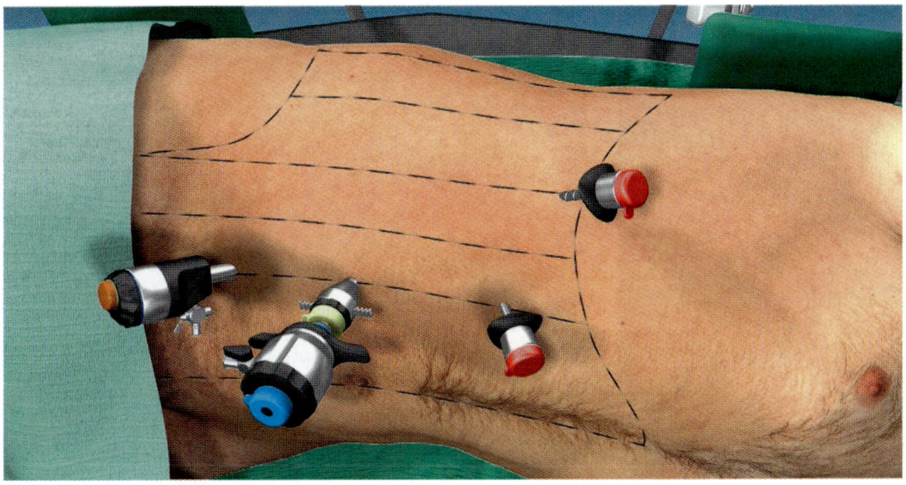

Abb. 1.70

Der Patient wird in Standardposition (▶ Abschn. 1.1) gelagert. Für die Nephrektomie sind verschiedene Trokarpositionen möglich (▶ Abschn. 1.7.1). Eine weitere Option ist die Trokarplatzierung wie in Abb. 1.70 gezeigt. Der Optiktrokar (blau) wird paraumbilikal platziert. Sowohl eine 0-Grad- als auch eine 30-Grad-Optik kann verwendet werden. Die 10- und 5-mm-Trokare des Operateurs werden entlang der gleichen Linie platziert. Der Assistent arbeitet über einen 5-mm-Trokar auf der vorderen Axillarlinie unterhalb des Rippenbogenrandes. Über diesen Trokar kann die Leber retrahiert oder ggf. ein Sauger eingeführt werden. Diese Trokarposition erlaubt eine gute Triangulation für den Operateur, kann aber zu gelegentlichen Kollisionen mit den Armen des Assistenten führen.

Schritt 2: Mobilisation des Kolons und des Duodenums

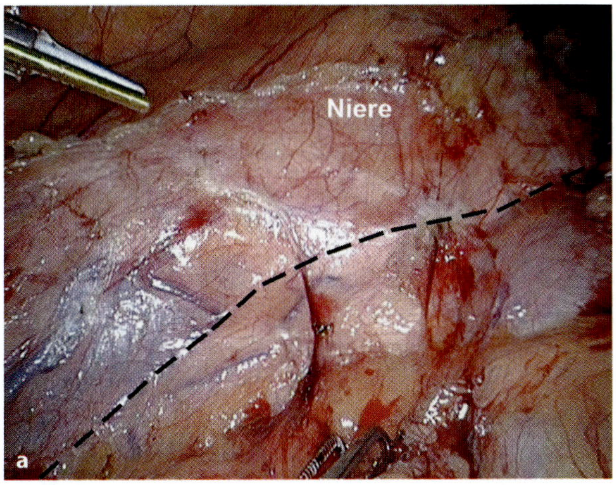

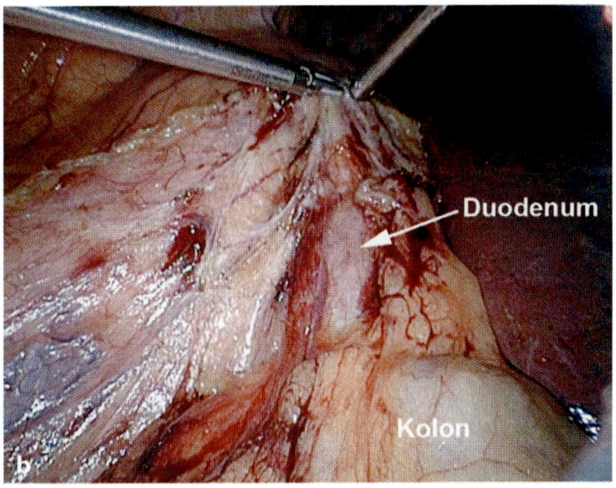

Abb. 1.71a,b

Für den Zugang zum retroperitonealen Raum muss das Kolon nach medial mobilisiert werden, wie in Abb. 1.71 a entlang der gestrichelten Linie gezeigt. Wir empfehlen dazu, eine Kombination aus Sonosurge® und bipolarer Koagulationspinzette (Operateur) und einem Sauger als einen stumpfen Dissektor (Assistent) zu verwenden. Das Kolon wird nach kaudal bis zu den Iliakalgefäßen mobilisiert. Kranial schließt die Mobilisation die Kolonflexur ein. Nur so erreicht man einen sicheren Zugang zum Nierenhilus, zum oberen Pol der Niere und zur Nebenniere. Abb. 1.71 b demonstriert das Kolon und Duodenum, die beide nach medial mobilisiert werden.

Schritt 3: Identifikation und Mobilisation des Ureters

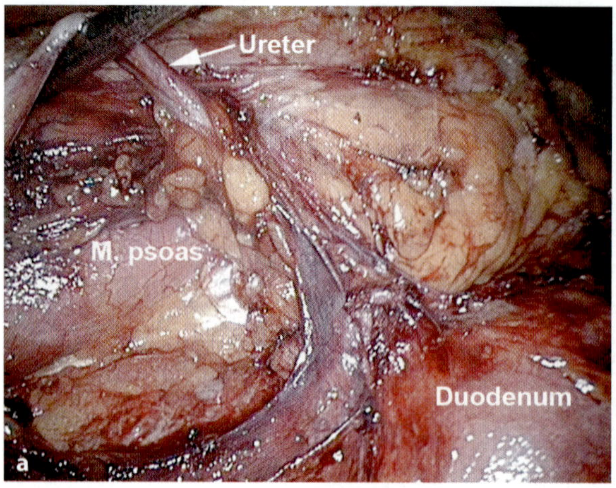

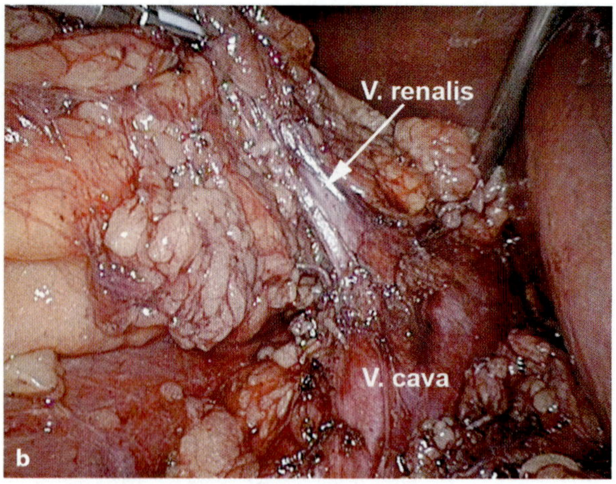

Abb. 1.72a,b

Anschließend sollte der M. psoas kaudolateral dargestellt werden. Der Ureter kann meist medial vom M. psoas identifiziert werden. Er wird hervorluxiert und mobilisiert, wie in Abb. 1.72 a gezeigt, und anschließend nach distal geclippt. Bei der weiteren Präparation nach medial werden die Gonadalvenen und die V. cava sichtbar. Es ist hilfreich, frühzeitig die Gonadalvenen zu identifizieren (nicht im Bild gezeigt), da diese als Leitstrukturen zur Darstellung der Nierenvene (links) bzw. der V. cava (rechts) fungieren. Mit einer von außen eingestochenen geraden Nadel kann der Ureter umschlungen und außerhalb der Bauchwand fixiert werden. Durch diesen Zug bildet sich ein Fenster zwischen V. cava und Niere, das weiter nach kranial bis zum Nierenhilus entwickelt werden kann.

Schritt 4: Mobilisation des Nierenhilus

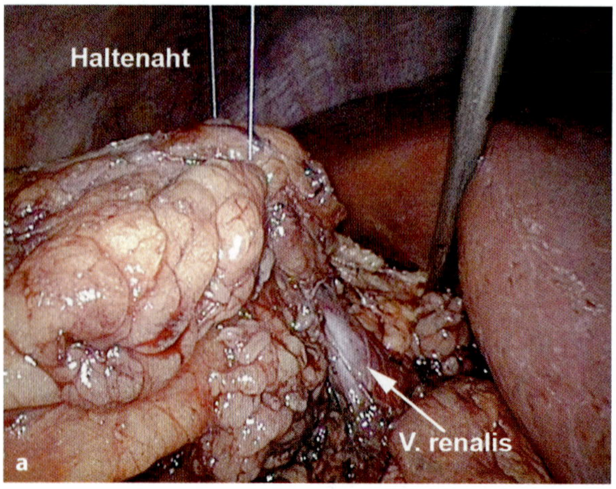

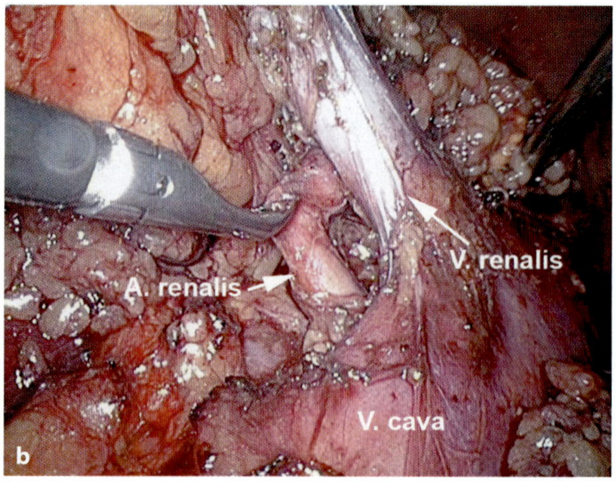

Abb. 1.73a,b

Der Schlüssel zur erfolgreichen Mobilisation und Identifikation der Hilusstrukturen ist eine ausreichende Retraktion der Niere. Dies kann die zusätzliche Platzierung eines weiteren 5- oder 3-mm-Instruments erforderlich machen. In diesem Fall entschieden wir uns für eine zusätzliche perkutane Haltenaht, um das perirenale Fett vom Hilus wegzuhalten (Abb. 1.73 a).

Die Präparation der Nierenarterie bzw. mehrerer Arterien wird mittels einer an der Spitze abgewinkelten Fasszange durchgeführt. Das erlaubt ein vollständiges Umfahren der Gefäße. Um eine sichere Versorgung der Nierenstielgefäße mittels Clips zu ermöglichen, müssen diese ausreichend lang präpariert sein.

Schritt 5: En-bloc-Durchtennung des Nierenhilus

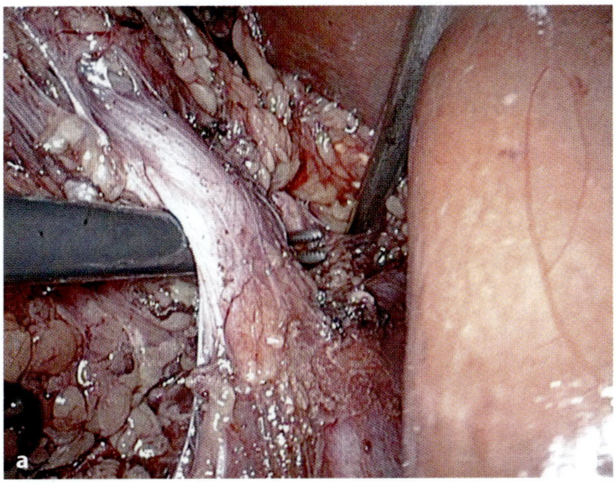

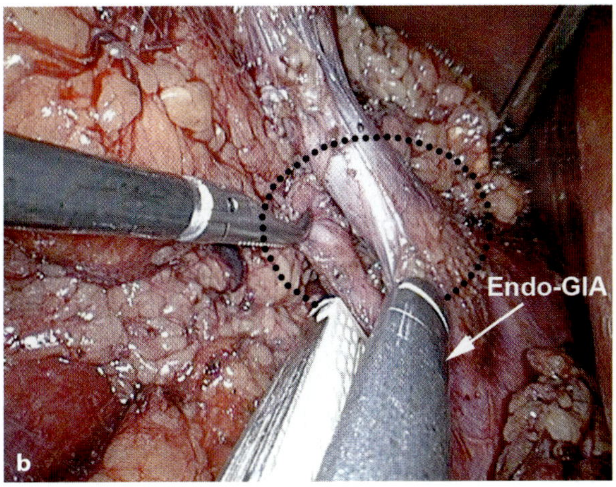

Abb. 1.74a,b

Nach der vollständigen Präparation der Nierenstielgefäße sollte es möglich sein, ein Instrument problemlos unter der Vene zu platzieren (Abb. 1.74 a). Eine Option zur Versorgung der Hilusgefäße ist die Durchtrennung der Arterie und Vene en-bloc mittels Endo-GIA-Stapler (Abb. 1.74 b). Die Bedenken hinsichtlich der Entwicklung einer arteriovenösen Fistel erscheinen unbegründet [4]. Allerdings gibt es Berichte von Staplerfehlfunktionen in ca. 1–1,7 % der Fälle [5, 6]. Wenn der Vascular-GIA-Stapler aktiviert wird, muss sichergestellt sein, dass die Gefäße vollständig vom GIA umschlossen werden. Der GIA sollte niemals aktiviert werden, wenn die Enden der GIA-Branchen nicht eindeutig sichtbar sind.

Schritt 6: Separate Durchtrennung der Nierenstielgefäße

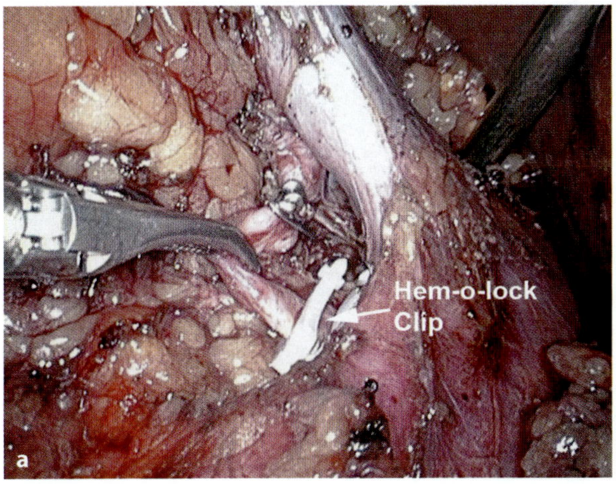

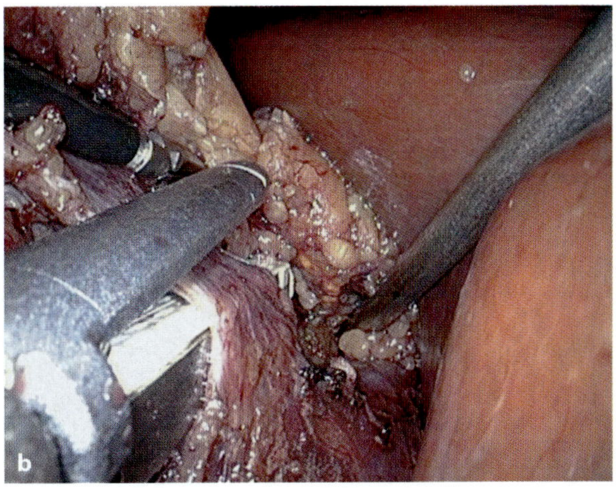

Abb. 1.75a,b

Zum sicheren Verschluss der Nierenstielgefäße verwenden die meisten Chirurgen Hem-o-lok-Clips (2 Clips nach zentral, 1 Clip nach peripher zur Niere hin). Zum peripheren Verschluss der Nierenarterie können auch Titanclips verwendet werden, wie in Abb. 1.75 a gezeigt. Über einen 5-mm-Trokar werden mittels Sauger die Leber und das kraniale Fettgewebe weggehalten. So entsteht ein Fenster oberhalb der Nierenvene, das eine sichere Präparation derselben erlaubt. Nach vollständiger Mobilisation der Nierenvene wird diese mittels Hem-o-lok-Clips versorgt oder bei großlumigen Venen mittles Vascular-GIA durchtrennt (Abb. 1.75 b).

Schritt 7: Mediale Mobilisation der Niere unter Schonung der Nebenniere

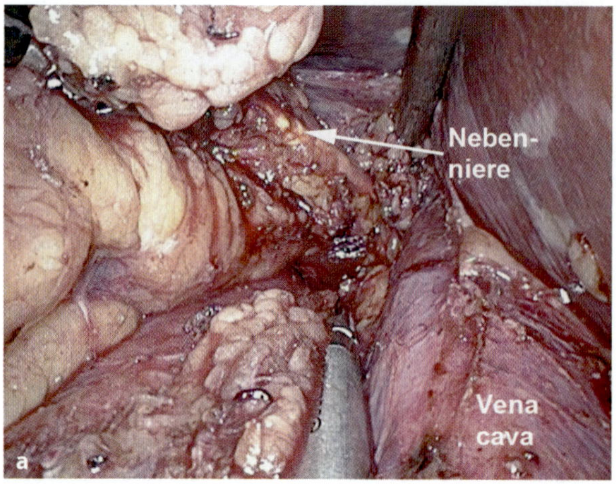

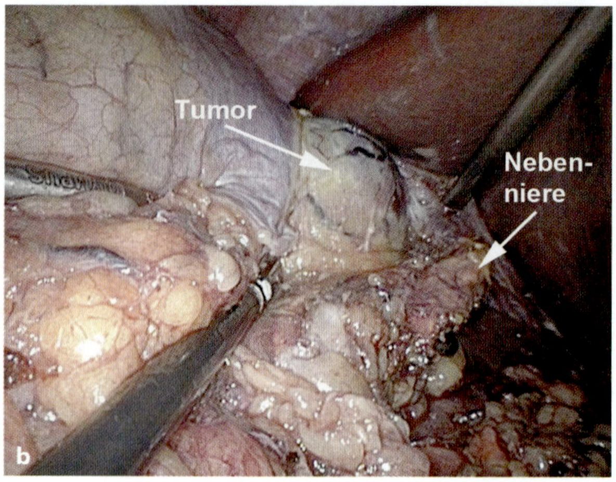

Abb. 1.76a,b

Nach Durchtrennung der Nierenvene (in diesem Fall mittels Vascular-GIA) sollte eine weitere Präparation entlang der V. cava nach kranial erfolgen. Bei Tumoren am oberen Nierenpol und CT- morphologischem Verdacht auf Vorliegen einer Nebennierenbeteiligung (wie im vorliegenden Fall) ist diese Teil des Präparates. Bei der Präparation entlang der V. cava nach kranial verwenden wir meist das Sonosurge® (Olympus). Mittels Ligasure® (Covidien) können alle Gefäße der Nebenniere sicher verschlossen werden, ansonsten sollten insbesondere die dicklumigen Venen der Nebenniere mittels Clips versorgt werden.

Schritt 8: Mobilisation der Niere

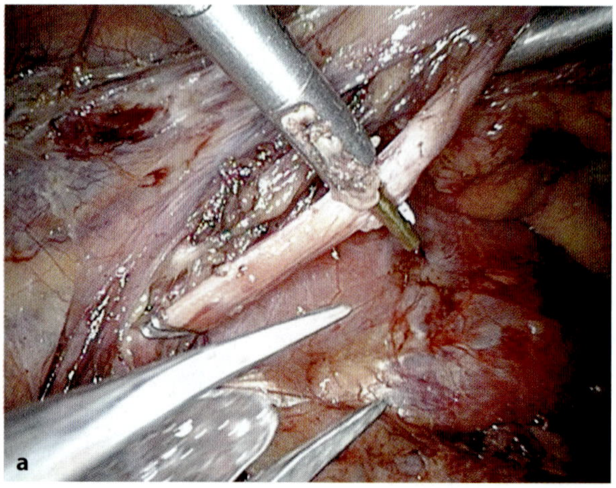

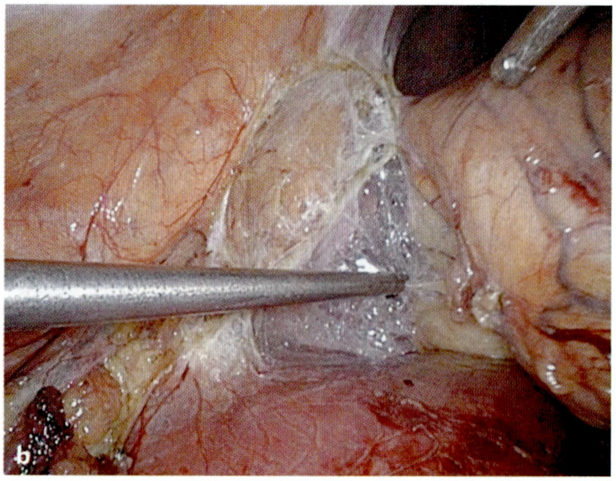

Abb. 1.77a,b

Der Ureter wird nun zwischen 2 Clips durchtrennt (Abb. 1.77 a), um die Präparation zunächst des unteren Nierenpols und anschließend der gesamten Niere zu ermöglichen. Die Präparation erfolgt streng von kaudal nach kranial. Insbesondere bei der Mobilisation des oberen Pols der Niere muss der Assistent die Leber vorsichtig nach kranial luxieren (Cave: Kapselverletzungen). Dazu verwenden wir meist den Sauger als stumpfes Instrument. Insbesondere dorsolateral kann der größte Teil der Mobilisation der Niere stumpf erfolgen (Abb. 1.77 b). Kleine Verwachsungen und Fettkapselgefäße werden mittels Sonosurge® (Olympus) durchtrennt.

Schritt 9: Präparatebergung und Kontrolle der Hämostase

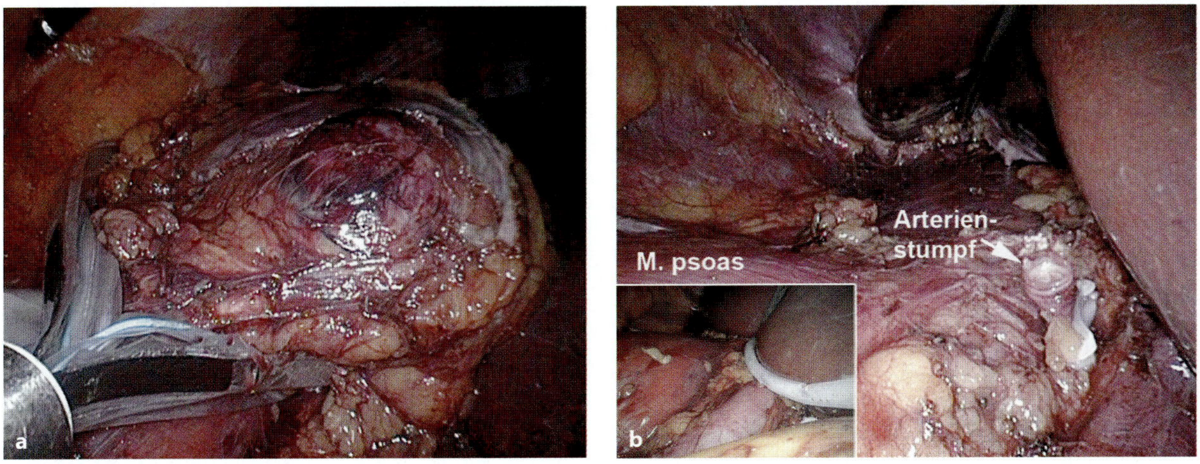

Abb. 1.78a,b

Zur abschließenden Bergung des Präparates sollte ein ausreichend großer Bergebeutel verwendet werden. Wir verwenden dazu einen 15-mm-Endocath (Covidien), der nur durch einen 15-mm-Port oder direkt durch die Haut über eine 12-mm-Trokarstelle eingeführt werden kann (Abb. 1.78 a). Aufgrund der Dehnbarkeit der Kutis ist für die Bergung meist eine 4–6 cm lange Hautinzison ausreichend. Die Faszieninzision muss jedoch deutlich länger sein, um einen großen Nierentumor einschließlich Niere und Gerota-Faszie sicher zu bergen. Nach dem schichtweisen Verschluss der »Bergestelle« sollte abschließend bei einem Druck von 6 mmHg eine laparoskopische Inspektion des Wundgebietes bezüglich möglicher Blutungen erfolgen. Die Einlage einer Drainage ist optional (Abb. 1.78 b, kleines Bild).

Postoperatives Management

- Leichte Kost am Abend des Operationstages
- Drainentfernung am ersten postoperativen Tag
- Entfernung des Blasenkatheters nach erfolgter Mobilisation
- Kontrolle des Serumkreatinins und Hämoglobins vor Entlassung

Literatur

1. Robson CJ, Churchill BM, Anderson W (1969) The results of radical nephrectomy for renal cell carcinoma. J Urol 101: 297-301
2. Bird VG, Shields JM, Azixz M et al. (2009) Laparoscopic radical nephrectomy for patients with T2 and T3 renal-cell carcinoma: evaluation of perioperative outcomes. J Endourol 23: 1527-33
3. Bensalah K, Salomon L, Lang H et al. (2009) Survival of patients with nonmetastatic pT3 renal tumours: a matched comparison of laparoscopic vs open radical nephrectomy. BJU Int 104: 1714-7
4. Buse S, Gilfrich C, Pfitzenmaier J, Bedke J, Haferkamp A, Hohenfellner M (2008) En bloc stapler ligation of the renal vascular pedicle during laparoscopic nephrectomy. BJU Int 101: 878-82
5. Chan D, Bishoff JT, Ratner L, Kavoussi LR, Jarrett TW (2000) Endovascular gastrointestinal stapler device malfunction during laparoscopic neprehctomy: early recognition and management. J Urol 164: 319-21
6. Deng DY, Meng MV, Nguyen HT, Bellman GC, Stoller ML (2002) Laparoscopic linear cutting stapler failure. Urology 60: 415-9

1.7.3 Radikale Nephrektomie mittels LESS

Jens-Uwe Stolzenburg, Anja Dietel, Mathias Winkler, Minh Do, Rowan Casey, Panagiotis Kallidonis, Holger Till, Evangelos Liatsikos

Einleitung

In den Leitlinien der European Association of Urology (EAU) von 2008 wird die laparoskopische radikale Nephrektomie (LRN) als First-line-Behandlung für das Nierenzellkarzinom empfohlen. Typischerweise werden für größere urologische laparoskopische Operationen 3–6 Ports benötigt. Die Single-Port-Chirurgie (LESS) stellt eine Weiterentwicklung der Laparoskopie dar, mit den Zielen, die trokarassoziierte Morbidität zu minimieren, die Invasivität des Eingriffs weiter zu verringern und das kosmetische Ergebnis der Operation zu verbessern. Die potenziellen Vorteile von LESS sollen sich neben dem besseren kosmetischen Ergebnis in einem reduzierten Wundschmerz und einer früheren Krankenhausentlassung zeigen [1]. Grundvoraussetzung für dieses technisch anspruchsvolle Verfahren sind eine entsprechende laparoskopische Expertise und räumliches Vorstellungsvermögen [2].

Bei der Etablierung der LESS-Tumornephrektomie ist zunächst eine sorgfältige Patientenselektion hinsichtlich Tumorgröße und BMI notwendig [3, 4]. Mit zunehmender Erfahrung kann mehr und mehr Patienten, bei denen ein laparoskopischer Eingriff geplant ist, die LESS-Technik angeboten werden. Beim LESS-Eingriff handelt es sich nicht um eine komplett neue Technik, sondern um eine weitere »Miniaturisierung« der klassischen Laparoskopie. Ein LESS-Eingriff kann jederzeit (z. B. bei technisch schwierigen Situationen wie rekonstruktiven Operationsschritten oder bei Komplikationen) durch die Platzierung weiterer Trokare im Sinne der Patientensicherheit zum klassischen laparoskopischen Eingriff »erweitert« werden, ohne gleich zum offenen Vorgehen zu konvertieren.

Obwohl noch viele Fragen unbeantwortet bleiben und die Instrumente stetig weiterentwickelt werden, sind die ersten klinischen Studien zur LESS-Chirurgie in der Urologie vielversprechend. Der LESS-Eingriff an sich und die Idee, einen komplexen chirurgischen Eingriff durch einen einzigen Zugang durchzuführen, ist faszinierend und beinhaltet ein enormes Potential auch hinsichtlich des Einsatzes von Manipulatoren und der roboterassistierten Chirurgie.

Indikationen

In der Schnittbilddarstellung nachgewiesene Nierentumore (T1–T2), bei denen eine Nierenteilresektion nicht möglich ist.

Kontraindikationen

- Unbehandelte Blutgerinnungsstörungen
- radiologisch nachgewiesene Infiltration der Nierenvene bzw. der V. cava
- abdominelles Aortenaneurysma
- Adipositas per magna (relative Kontraindikation)
- extensive Narbenbildung durch Voroperationen im oberen Abdomen (relative Kontraindikation)

Präoperative Vorbereitung

- Entsprechend wie bei der laparoskopischen oder offenen radikalen Nephrektomie
- leitliniengerechte Thromboseprophylaxe
- Blasenkatheteranlage (im Operationssaal)

Schritt 1: Vorbereitung

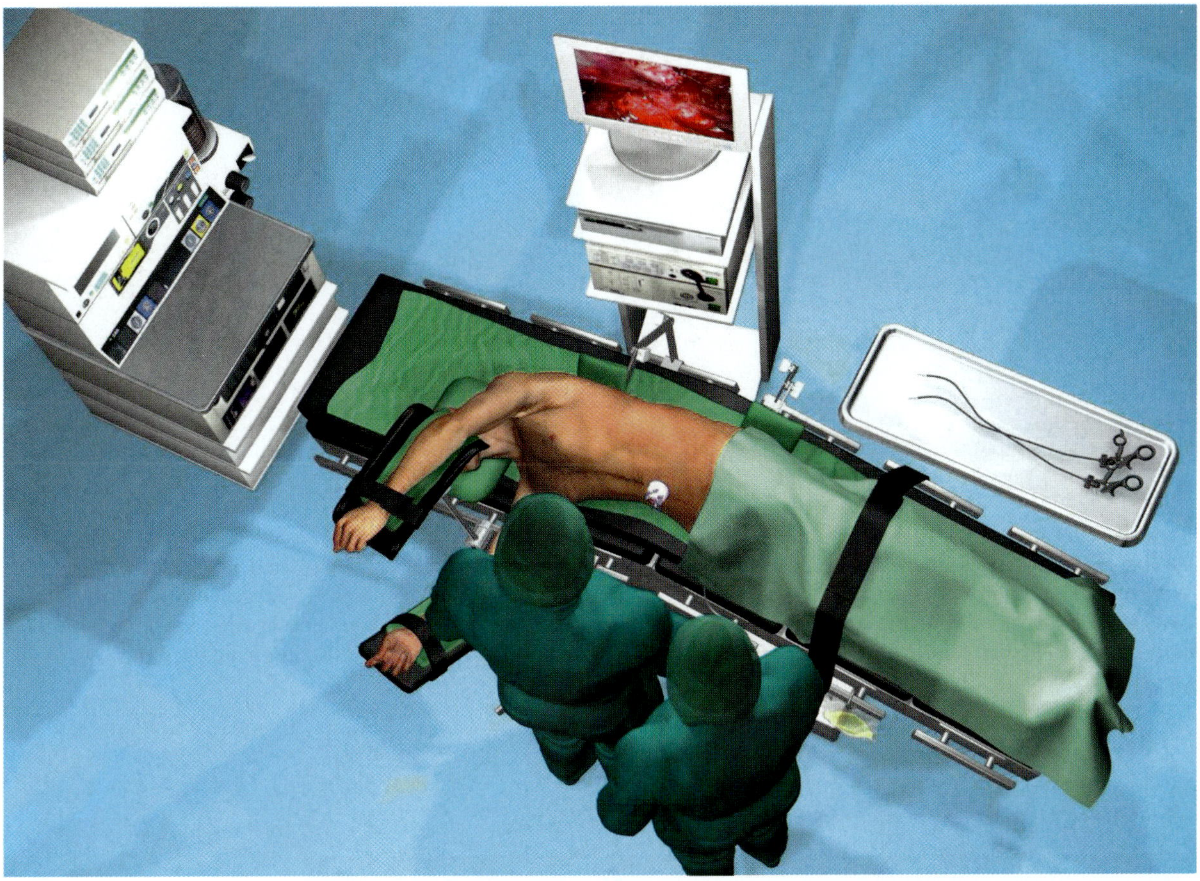

Abb. 1.79

Der Patient befindet sich in Seitenlage (▶ Abschn. 1.1). Der Operateur steht vor dem Patienten, der Assistent stellt sich seitlich zum Operateur in Richtung des Kopfendes, um die Kamera zu führen. Wir empfehlen eine sitzende Position des Kameraassistenten während des gesamten Eingriffs. Dies erlaubt dem Operateur eine maximale Bewegungsfreiheit. Zudem sollte der Patient so nah als möglich an der dem Operateur zugewandten Tischkante gelagert werden. Der Instrumententisch kann sich entweder auf der Seite des Operateurs oder auf der gegenüberliegenden Seite befinden. Der ideale Patient für die LESS-Nephrektomie ist schlank. Durch eine veränderte Portposition kann aber auch adipösen Patienten die LESS-Technik angeboten werden.

Schritt 2: Portplatzierung

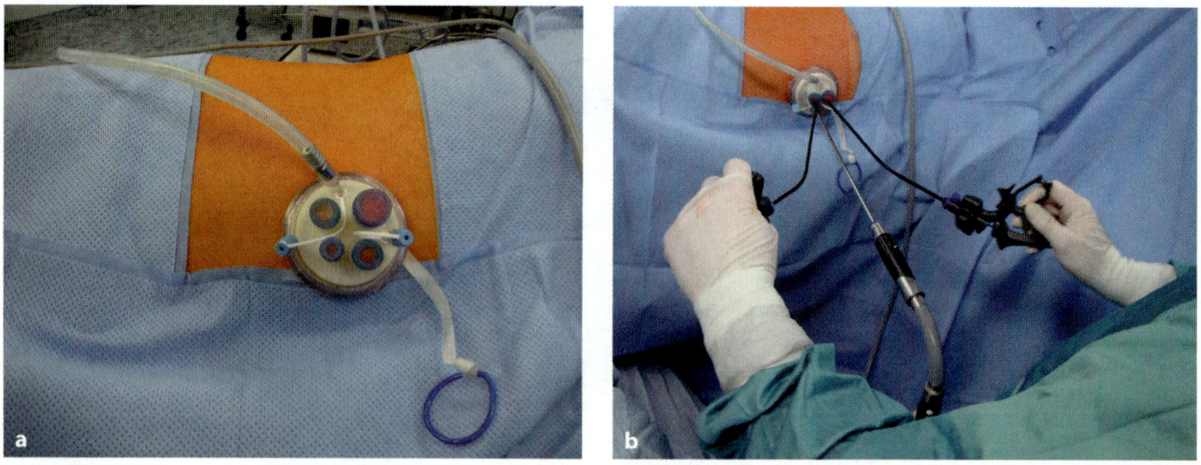

Abb. 1.80a,b

Bei schlanken Patienten wird der Quadport (Olympus) umbilikal über eine 2 cm lange Hautinzision platziert (Abb. 1.80 a). Wir empfehlen die Nutzung einer speziell designten Optik für LESS: extra lange 5-mm-HD-Optik (30 Grad) mit einem biegbaren Schaft (Olympus) oder eine extra lange 5-mm-HD-Optik (30 Grad, Storz). Sollten diese nicht verfügbar sein, kann eine laparoskopische 10-mm-Standard-HD-Optik (0 Grad oder 30 Grad) verwendet werden. Die Position der biegbaren 5-mm-Optik zu den doppelt gebogenen Instrumenten ist in Abb. 1.80 b gezeigt. Dies erlaubt eine exzellente Beweglichkeit der Instrumente ohne Kollision mit der Optik.

Schritt 3: Portplatzierung bei adipösen Patienten (rechte Seite)

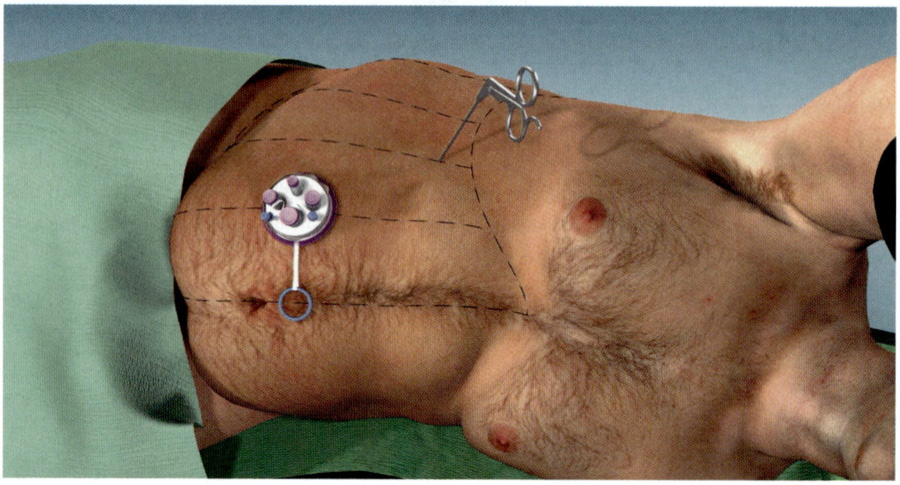

Abb. 1.81

Bei adipösen Patienten, bei denen der Quadport umbilikal platziert wird, kann es technisch äußerst schwierig sein, die Instrumente ohne Verletzung des Kolons einzuführen bzw. die Niere über das Kolon hinweg zu präparieren. Daher empfehlen wir, bei adipösen Patienten den Quadport in Höhe des Nabels auf der Pararektallinie zu platzieren, um einen direkteren Zugang zur Niere zu ermöglichen, ohne dass dazwischenliegende Dickdarmanteile das operative Prozedere stören. Der Quadport beinhaltet einen 5-mm-, zwei 10-mm- und einen 15-mm-Zugang, was zahlreiche »Instrumentenvariationen« gestattet. Auf der rechten Seite ist meist, wie in Abb. 1.81 gezeigt, ein zusätzliches Needlescopic-Instrument zum Weghalten der Leber notwendig.

Schritt 4: Portplatzierung bei adipösen Patienten und Instrumentenwahl

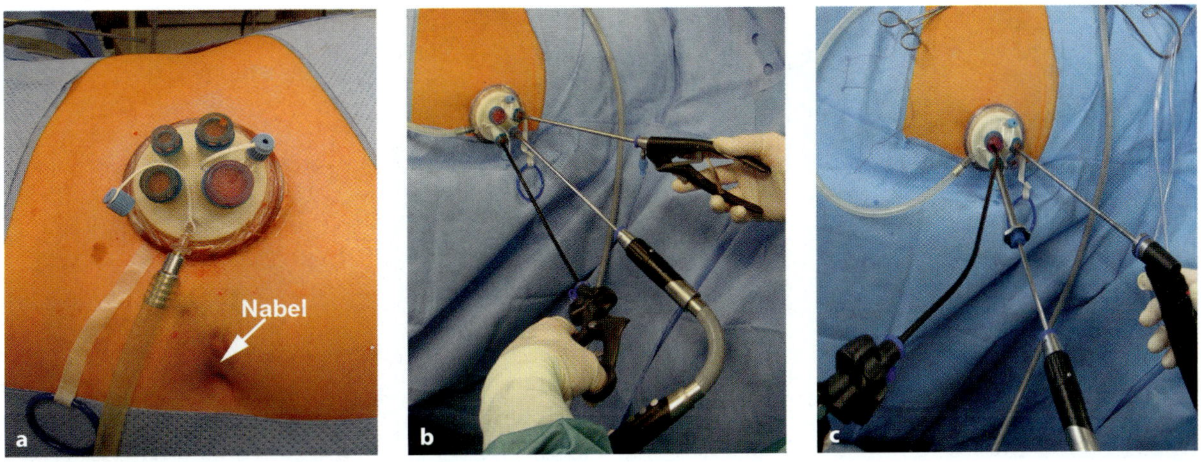

Abb. 1.82a–c

Abb. 1.82 a zeigt die paraumbilikale Portposition bei einem adipösen Patienten. LESS-Eingriffe können prinzipiell mit zwei speziellen LESS-Instrumenten (doppelt gebogen oder flexibel) oder einem LESS-Instrument und einem geraden laparoskopischen Instrument durchgeführt werden (Abb. 1.82 b, c). Die Kombination aus einem doppelt gebogenen Instrument und einem geraden Instrument hat sich für viele Operationsschritte bewährt. Diese Generation der Quadports macht noch eine permanente Befeuchtung der Portklappen notwendig. Als Konsequenz resultiert eine häufige Verschmutzung der Optik. Durch die Verwendung einer 10-mm-Reduktionshülse vor dem Einsetzen der Optik kann dieses Problem umgangen werden (Abb. 1.82 c).

Schritt 5: Mobilisation des Colon descendens

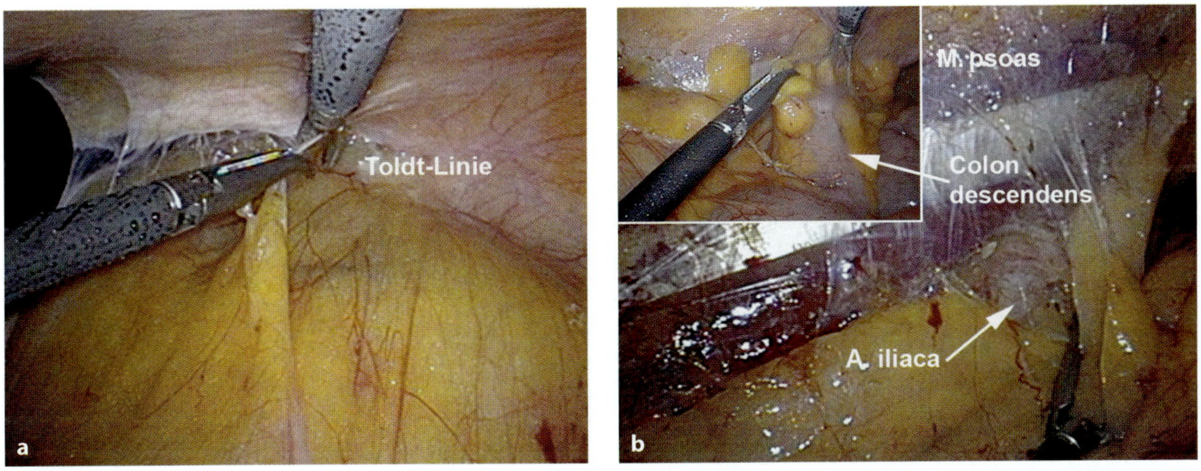

Abb. 1.83a,b

Auf der linken Seite werden nun das Colon descendens und anschließend die Kolonflexur mobilisiert (Abb. 1.83 a). Ein LESS-Dissektor (linke Hand) wird für die Retraktion in Kombination mit einer LESS-Schere in der rechten Hand des Operateurs verwendet. Alternativ kann eine gerade laparoskopische Schere oder das Sonosurge (Olympus) in der rechten Hand des Operateurs zur Präparation verwendet werden. Hilfreiche Orientierungspunkte zur vollständigen Mobilisation des Kolons nach kaudal sind der M. psoas und die A. iliaca communis (Abb. 1.83 b). Vorsicht ist bei der Anwendung des Sonosurg geboten, da die Hitzeentwicklung an der Instrumentenspitze bei zu naher Präparation am Kolon auch zu einer thermischen Schädigung führen kann.

Schritt 6: Mobilisation der Kolonflexur und der Milz

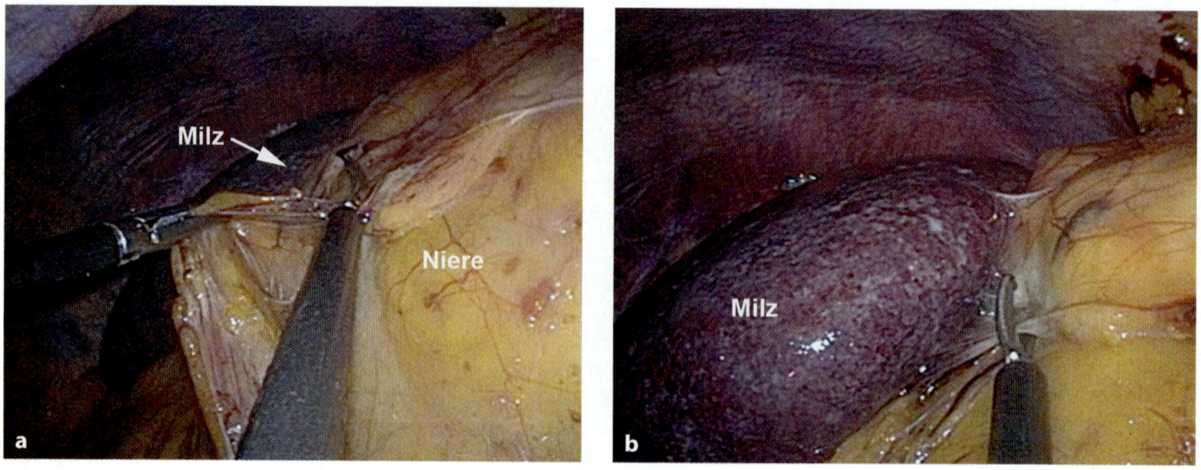

Abb. 1.84a,b

Die vollständige Mobilisation der Kolonflexur (Abb. 1.84 a) erfordert Zeit und sollte stets vollständig erfolgen. Während der Operateur in der linken Hand ein gebogenes LESS-Instrument zum Retrahieren verwendet, wird zur Dissektion das Sonosurge oder eine Schere genutzt. Zudem sollte die Milz immer vom oberen Nierenpol gelöst (Abb. 1.84 b) und nach kranial luxiert werden. Nur so können iatrogene Milzverletzungen vermieden werden, nur so ist am Ende der Operation die Mobilisation des oberen Nierenpols problemlos möglich.

Schritt 7: Mobilisation des Ureters und der Gonadalvenen

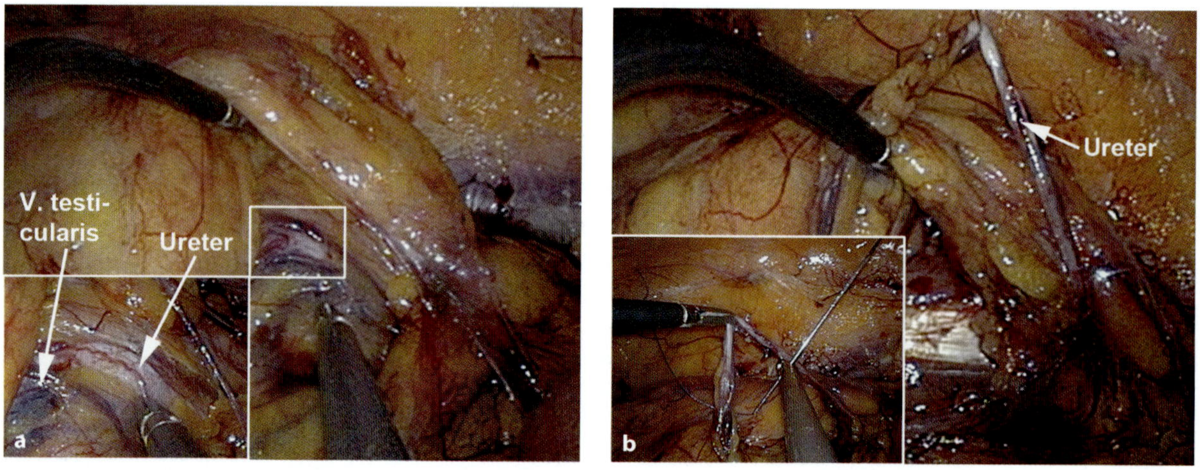

Abb. 1.85a,b

Im nächsten Schritt wird der Harnleiter identifiziert (Abb. 1.85 a). Er dient als Leitschiene zur weiteren kaudokranialen Präparation bis zur Darstellung des Nierenbeckens und des Nierenhilus. Der Ureter wird mobilisiert und nach kraniolateral luxiert (Abb. 1.85 b). Dazu wird eine lange gerade Nadel durch die Haut eingestochen, der Ureter unterfahren, wieder durch die Haut nach außen gestochen und in Hautniveau fixiert. Die Stärke des Zugs der Haltenaht kann dann von außen variiert werden. Falls notwendig, kann eine zweite Haltenaht in gleicher Weise weiter proximal platziert werden.

Schritt 8: Identifikation der Nierenvene und Durchtrennung der V. testicularis

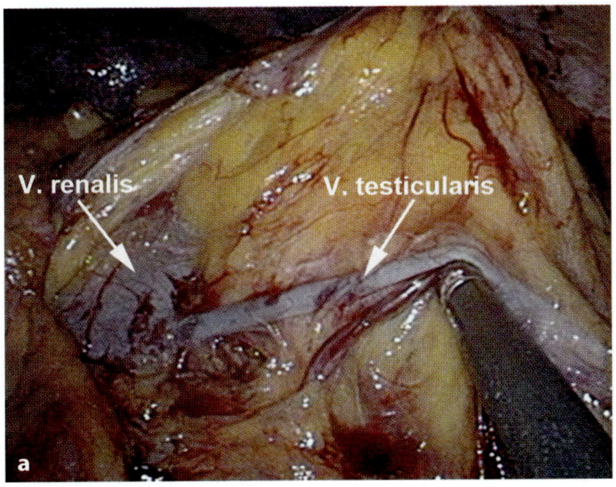

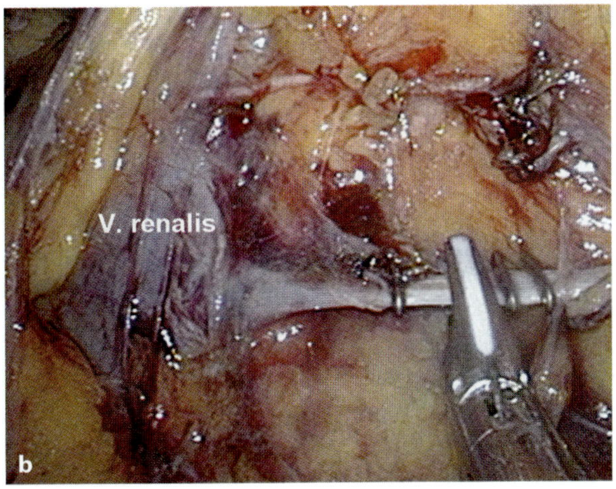

Abb. 1.86a,b

Die Gonadalvene (V. testicularis) wird nun vom Harnleiter separiert. Eine Präparation entlang der V. testicularis führt auf der linken Seite direkt zur V. renalis (Abb. 1.86 a). Nach doppelter Clippung nach kaudal und einfacher Clippung nach kranial wird die V. testicularis durchtrennt (Abb. 1.86 b). Der kraniale Clip sollte nicht zu nah an die V. renalis heran gesetzt werden. Dies würde später die Platzierung von Hem-o-lok-Clips oder des Gefäß-GIA zur Versorgung der Nierenvene erschweren.

Schritt 9: Präparation der V. renalis

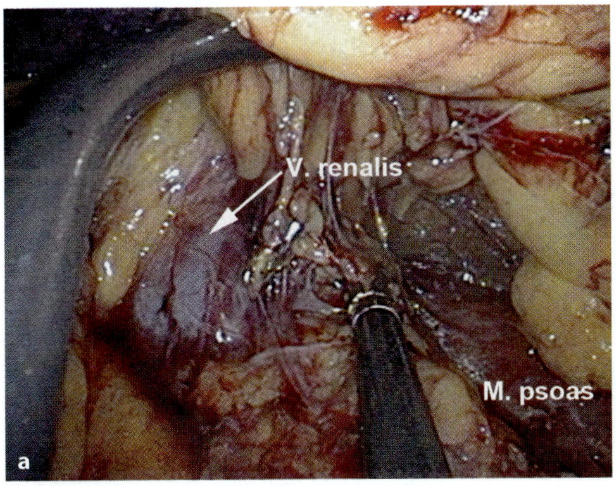

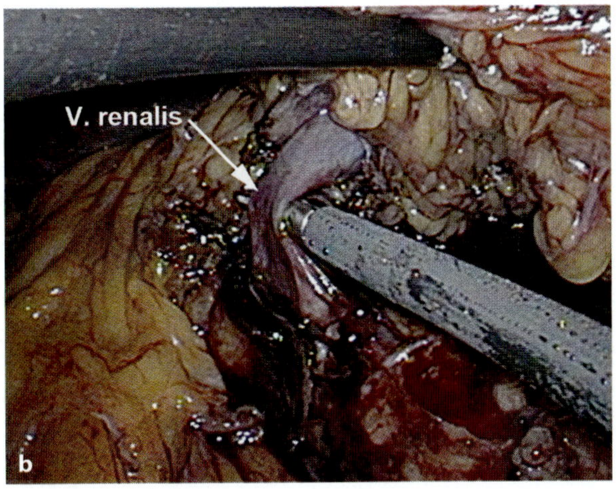

Abb. 1.87a,b

Jetzt erfolgt die Präparation der Nierenvene. Hilfreich ist die Verwendung eines LESS-Instrumentes (doppelt gebogener Dissektor) zum Weghalten des parahilären Fettgewebes oder zum Anheben des unteren Nierenpoles in der linken Hand des Operateurs und einer bipolaren Zange (Abb. 1.87 a) oder eines LESS-Dissektors (Abb. 1.87 b) zum aktiven Präparieren in der rechten Hand des Operateurs. Bei der Präparation muss auf etwaige Lumbalvenen am kranioposterioren Aspekt der Nierenvene geachtet werden. Diese sollten entweder geschont oder, falls notwendig, vorsichtig geclippt und durchtrennt werden. Bei der stumpfen Präparation am kranialen Anteil des Nierenhilus ist die Nebennierenvene anfällig für Verletzungen. Sie sollte frühzeitig identifiziert und geclippt werden.

Schritt 10: Präparation und Versorgung der A. renalis

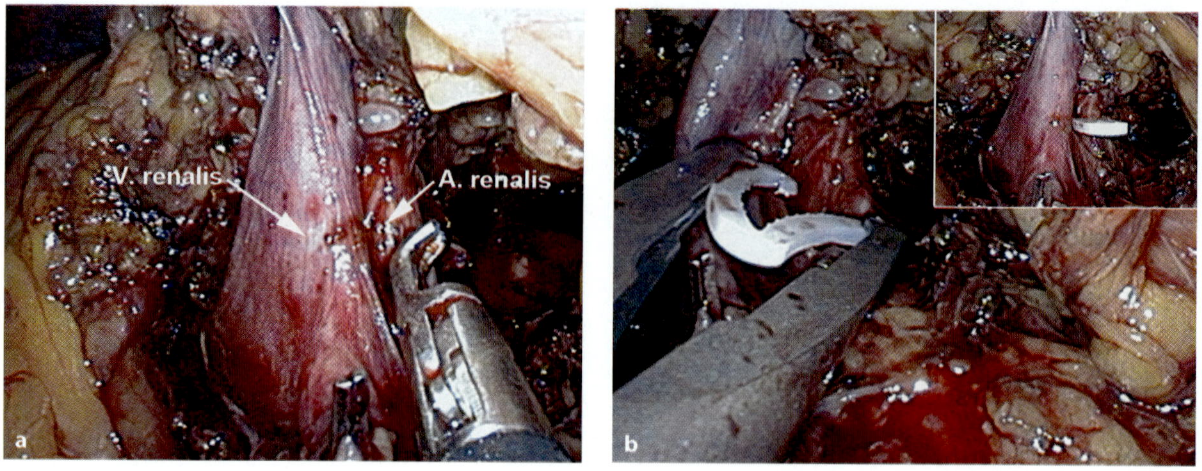

Abb. 1.88a,b

Ein Maryland-Dissektor aus dem Set der geraden Laparoskopieinstrumente hilft bei der vollständigen Präparation des hinteren Umfangs der Nierenvene sowie bei der Mobilisation und Skelettierung der A. renalis (Abb. 1.88 a). Im Idealfall sollten mindestens zwei Clips nach zentral und ein Clip nach peripher gesetzt werden. Gelingt es zunächst nicht, die A. renalis in ausreichender Länge zu präparieren, muss zumindest ein Clip die Arterie vollständig verschließen, bevor die Nierenvene durchtrennt wird. Die Hem-o-lok-Clips sind exzellent für den Verschluss von Gefäßen geeignet. Dabei ist es von höchster Wichtigkeit, die Spitze des Clips vor dem Schließen zu sehen, um einen vollständigen Gefäßverschluss zu sichern und eine Verletzung der Gefäßhinterwand zu vermeiden.

Schritt 11: Durchtrennung von A. und V. renalis

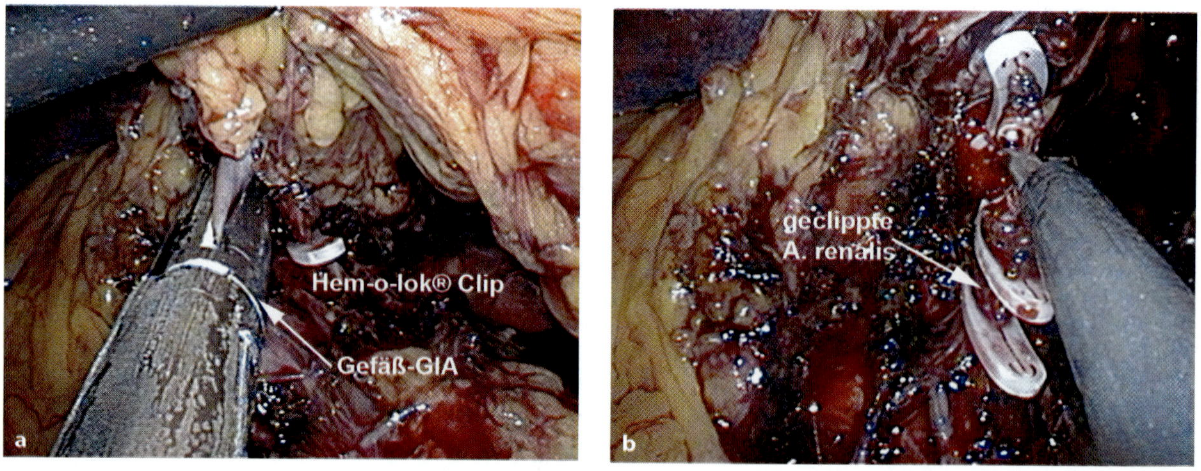

Abb. 1.89a,b

Die vollständig mobilisierte Nierenvene wird mittels Gefäß-Endo-GIA durchtrennt, der durch den 15-mm-Zugang des Quadports eingeführt wird (Abb. 1.89 a). Alternativ kann die Nierenvene ebenfalls mittels Hem-o-lok-Clips versorgt werden. Das Absetzen der Nierenvene erlaubt die vollständige Präparation der Arterie, um weitere Hem-o-lok-Clips zu platzieren. Die Arterie wird mittels Schere durchtrennt. Dabei wird immer ein ausreichend langer Gefäßstumpf am proximalen Ende belassen (Abb. 1.89 b), um ein Abrutschen der Clips zu vermeiden. Alternativ können Titanclips verwendet werden, jedoch sollten dann proximal mindestens 3 Clips gesetzt werden. Es ist auch möglich, die A. und V. renalis en-bloc mit einem Gefäß-GIA zu durchtrennen.

Schritt 12: Vollständige Mobilisation der Niere und Entfernung des Präparates

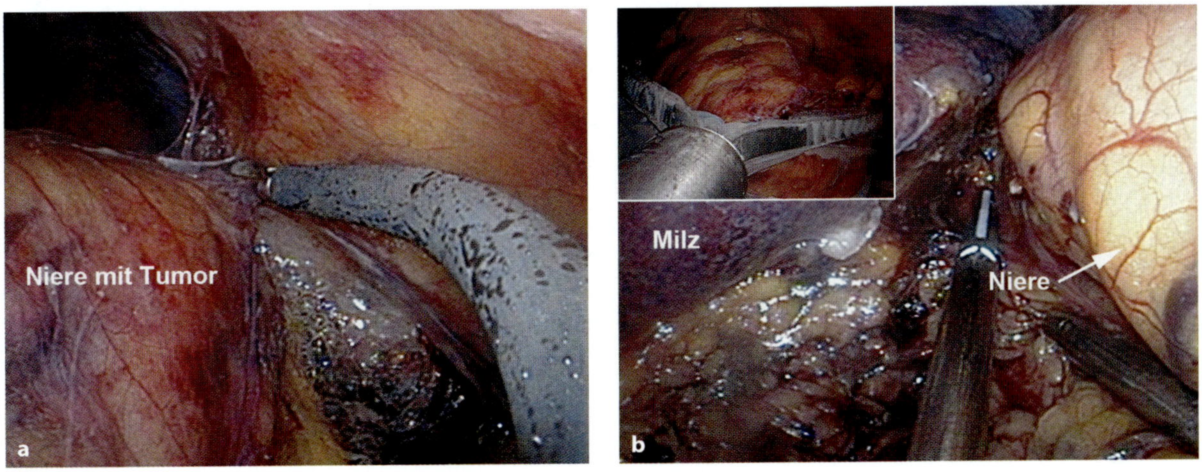

Abb. 1.90a,b

Die Niere wird nun in Abhängigkeit der Lokalisation des Tumors mit oder ohne Nebenniere vollständig mobilisiert. Eine vollständige Mobilisation der Milz zu Beginn des Eingriffs hilft, Probleme bei der Präparation am kranialen Nierenpol zu vermeiden. Ein großer Endocatch-Bergebeutel (Covidien) wird über den 15-mm-Zugang des Quadports eingeführt, entfaltet, die Niere aufgenommen (Abb. 1.90 b, kleines Bild) und verschlossen. Vor der Entfernung des Präparates über den Quadport wird die Hämostase geprüft. Dabei lassen sich etwaige venöse Blutungen durch Reduktion des Gasdrucks auf 6 mmHg sicher identifizieren.

Schritt 13 : Bergung des Präparates (umbilikal)

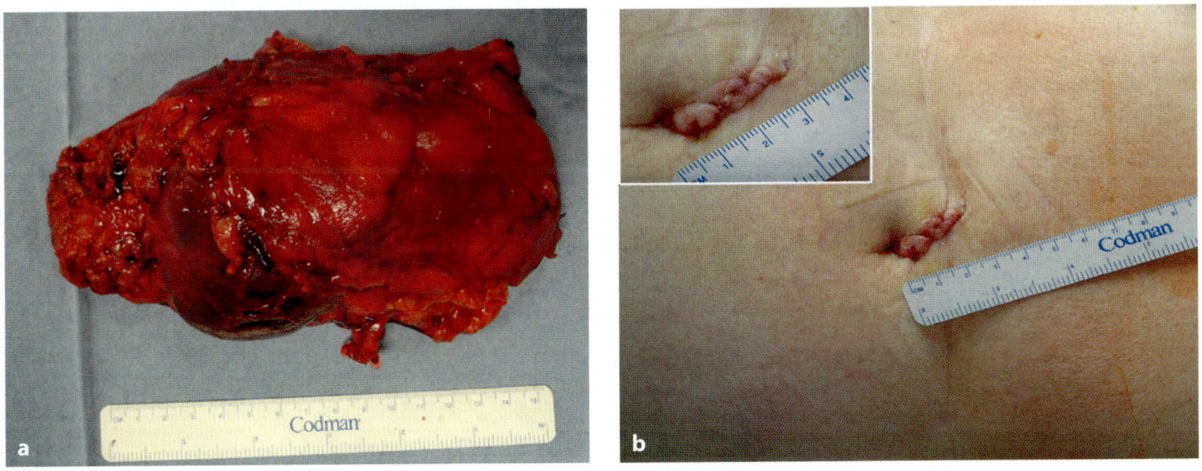

Abb. 1.91a,b

Auch größere Präparate können aufgrund der Dehnbarkeit der Haut durch eine relativ kleine Hautinzision (3–6 cm) entfernt werden (Abb. 1.91 b). Das Präparat hat bei diesem Patienten eine Länge von 15 cm. Zur sicheren Organentfernung muss die Faszieninzision jedoch deutlich länger als der Hautschnitt sein. Der Verschluss der Wunde sollte schichtweise erfolgen. Zur Vermeidung von Umbilikalhernien muss der Faszienverschluss besonders sorgfältig erfolgen. Die Platzierung einer Drainage ist optional. Eine periumbilikale Lokalanästhesie kann helfen, den postoperativen Schmerzmittelverbrauch zu reduzieren.

Schritt 14: Bergung des Präparates (paraumbilikal)

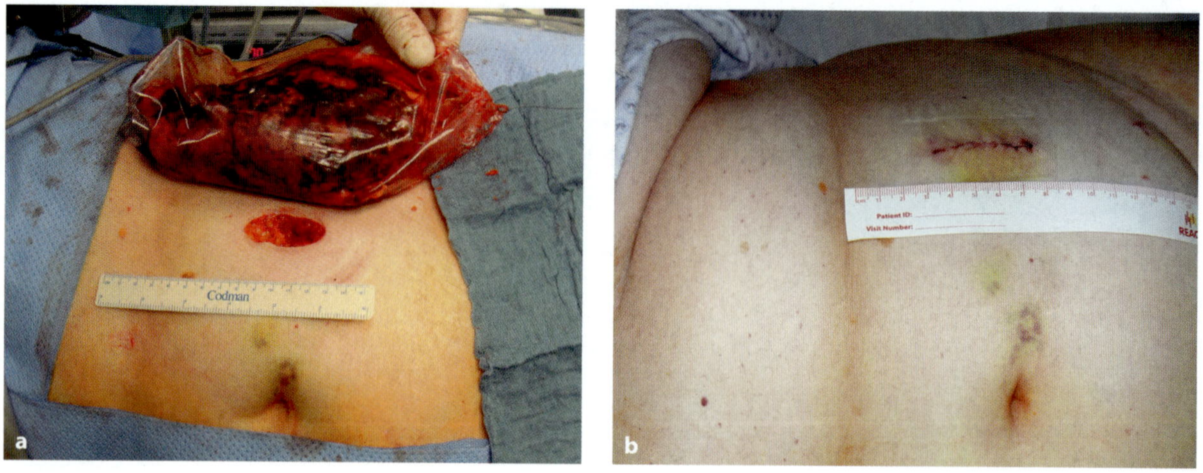

Abb. 1.92a,b

Abb. 1.92 a zeigt das im Bergebeutel entfernte Präparat in Relation zur Größe der Hautwunde nach Entfernung des Quadports. Die Faszie sollte auch hier sorgfältig verschlossen werden, um Hernien zu vermeiden. Obwohl die Hautwunde etwas länger als beim umbilikalen Bergeschnitt erscheint, ist sie in Relation zur Größe des geborgenen Organs immer noch klein. Kleinere Wunden verursachen weniger postoperativen Wundschmerz und erlauben eine rasche Mobilisation mit geringerem Thromboserisiko speziell bei adipösen Patienten.

Postoperatives Management

- Orale oder intramuskuläre Analgesie
- Drainageentfernung (wenn vorhanden) bei minimaler Förderung bereits am ersten postoperativen Tag
- früher Kostaufbau und frühe Mobilisation (erster postoperativer Tag)

Literatur

1. Park YH, Park JH, Jeong CW, Kim HH (2010) Comparison of laparoscopic single-site radical nephrectomy with conventional laparoscopic radical nephrectomy for localised renal-cell carcinoma. J Endourol 24: 997–1003
2. Stolzenburg JU, Kallidonis P, Oh MA, Ghulam N, Do M, Haefner T, Dietel A, Sakellaropoulos G, Liatsikos EN (2010) Comparative assessment of laparoscopic single-site surgery instruments to conventional laparoscopic in laboratory setting. J Endourol 24: 239-45
3. Desai MM, Berger AK, Brandina R, Aron M, Irwin BH, Canes D, Desai MR, Rao PP, Sotelo R, Stein R, Gill IS (2009) Laparoendoscopic single-site surgery: intial hundred patients. Urology 74: 805-12
4. Stolzenburg JU, Kallidonis P, Hellawell G, Do M, Haefner T, Dietel A, Liatsikos EN (2009) Technique of laparoscopic-endoscopic single-site surgery radical nephrectomy. Eur Urol 56 (4): 644-50

1.8 Retroperitoneale Nephrektomie

Ben G. Thomas, Tony Riddick, Jens-Uwe Stolzenburg, Minh Do, Alan McNeill

Einleitung

Die laparoskopische Nephrektomie hat sich aufgrund einer geringen Komplikationsrate bei gleichzeitig guten Langzeitergebnissen zum Standardverfahren der Nephrektomie entwickelt [1, 2]. Der retroperitoneale Zugang ermöglicht dabei einen schnellen Zugang zu den Hilusgefäßen. Zudem besteht eine geringere Notwendigkeit, angrenzende anatomische Strukturen (z. B. Darm) zu mobilisieren, woraus kürzere Operationszeiten resultieren [3]. Dagegen zeichnet sich der transperitoneale Zugang durch mehr Platz im Operationsgebiet und eine häufig übersichtlichere Anatomie aus. Vorzüge besitzt der retroperitoneale Zugang im Vergleich zum transperitonealen Zugang zwangsläufig bei Patienten mit abdominellen Vorperationen und damit verbundenen Adhäsionen. Eine aktuelle randomisierte Studie, die beide Verfahren vergleicht, zeigt insgesamt jedoch keinen signifikanten Unterschied bezüglich postoperativem Ileus oder Verletzung abdomineller Organe [3].

Die Indikationsstellung für die retroperitoneale Nephrektomie wird wesentlich durch die Erfahrung des Operateurs mitbeeinflusst, da hier wenig Platz im Operationsgebiet zur Verfügung steht, insbesondere dann, wenn es sich um große Nierentumoren handelt.

Indikationen

- Schrumpfnieren
- radikale Tumornephrektomie bei T1- und einigen T2-Tumoren (abhängig von der Erfahrung des Operateurs)
- Donornephrektomie

Kontaindikationen

- Allgemeine kardiovaskuläre Vorerkrankungen, die Kontraindikationen für operative Eingriffe darstellen
- Koagulopathien

Präoperative Vorbereitung

- Thromboseprophylaxe
- Aufklärung und Vorbereitung des Patienten in üblicher Weise

Schritt 1: Positionieren des Patienten und Platzierung des Visiport-Systems

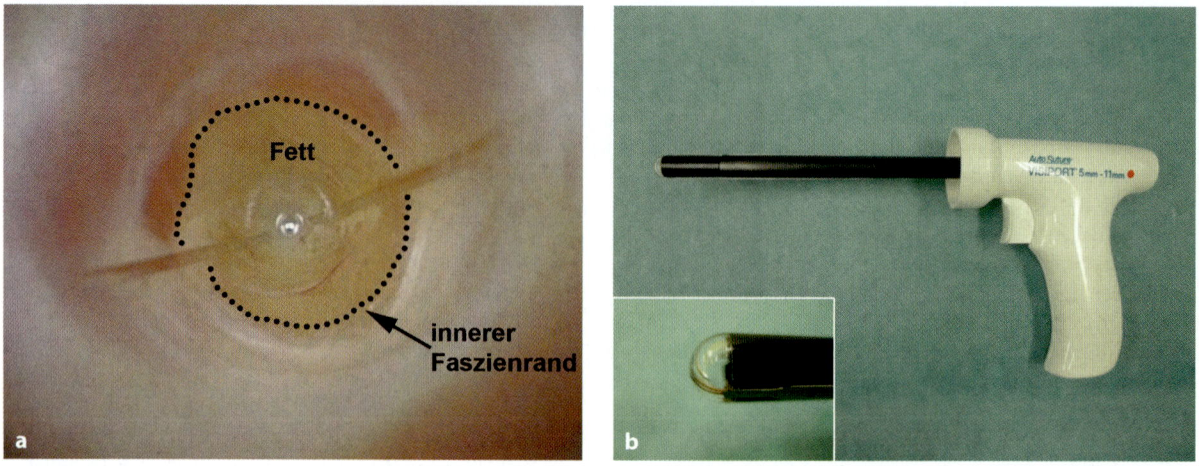

Abb. 1.93a,b

Zur Lagerung des Patienten vergleiche ▶ Abschn. 1.1. Zur Etablierung des Zugangs in den Retroperitonealraum wurde in diesem Fall der Visiport-Trokar verwendet (Abb. 1.93 b). Ein kleiner Hautschnitt wird in der mittleren Axillarlinie etwa 5 cm unterhalb des Rippenbogens gesetzt (▶ Abschn. 1.3.1). Nach Durchdringen des Trokars durch den inneren Anteil der Muskelschicht ist das retroperitoneale Fettgewebe zu erkennen (Abb. 1.93 a). Der Trokar wird vorsichtig bis zum Anschlag vorgeschoben und anschließend entfernt. Die technischen Details des Visiport-Trokars sowie dessen Anwendung werden im ▶ Abschn. 1.2.4 ausführlich erläutert.

Schritt 2: Herstellung des retroperitonealen Raums

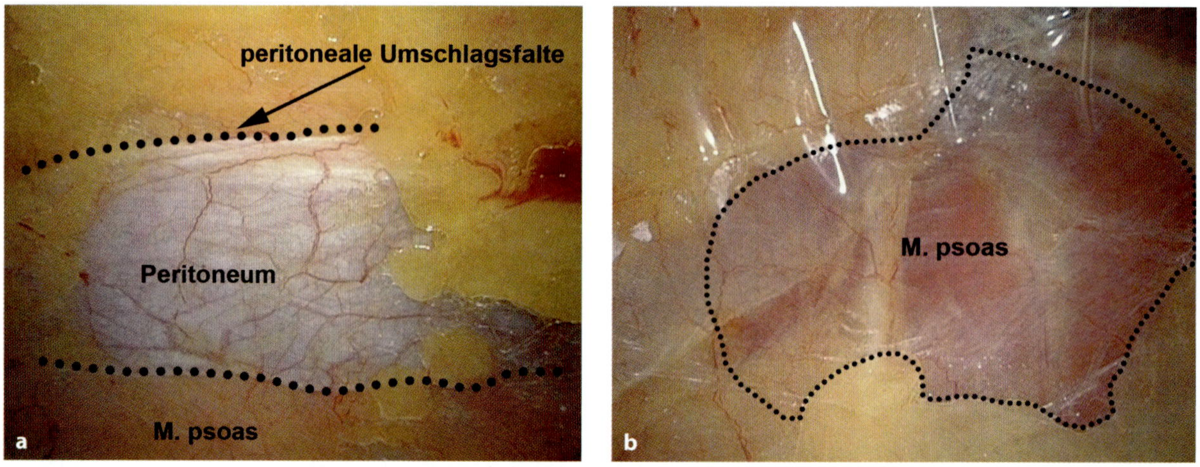

Abb. 1.94a,b

Ein Ballontrokar wird eingebracht. Dabei muss sichergestellt werden, dass sich der Ballon sicher im Retroperitoneum und nicht in der Bachwandmuskulatur oder im M. psoas befindet. Die Optik wird in das Innere des Ballons vorgeschoben und der Dissketionsballon schrittweise entfaltet. Durch den Ballon lässt sich der M. psoas identifizieren (Abb. 1.94 a). Der Saum des Peritoneums wird an der oberen Fläche des Ballons sichtbar und schiebt sich beim Aufdehnen des Ballons langsam nach oben (Abb. 1.94 b). Nach Entfaltung des Ballons kann durch leichten Gegendruck auf die Haut die Insertionsstelle für den anterioren Trokar festgelegt werden. Um einen größeren Raum zu schaffen, muss der Ballon ggf. praller aufgefüllt werden.

Schritt 3: Platzieren der Trokare

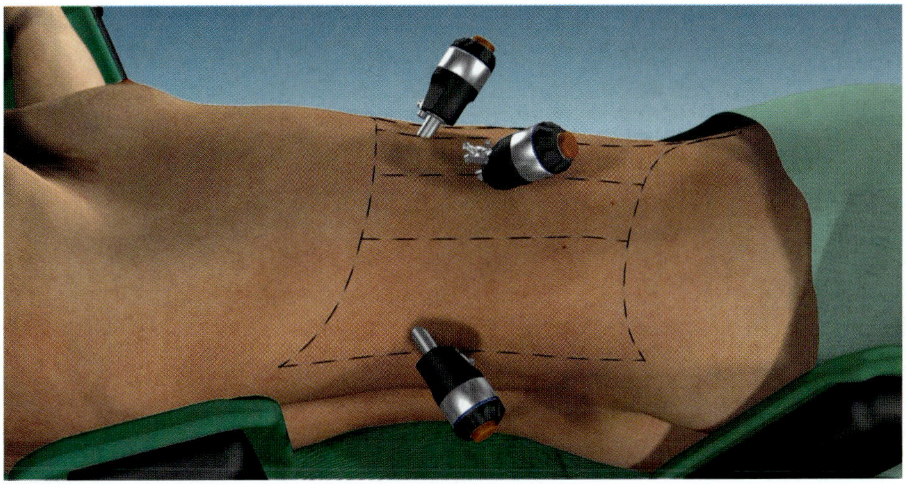

Abb. 1.95

Nach Ablassen der Luft aus dem Ballon wird der Kameratrokar eingebracht (mittlerer Trokar in Abb. 1.95) und das Retroperitoneum mittels CO_2-Gas (12 mmHg) entfaltet. Der anteriore und posteriore Trokar können jetzt unter Sicht platziert werden. Der anteriore Trokar sollte auf der vorderen Axillarlinie eingebracht werden, der posteriore Trokar lateral der Paraspinalmuskulatur. Der Gasschlauch zur Insufflation des CO_2-Gases sollte an einem der beiden lateralen Trokare und nicht am Optiktrokar konnektiert werden, da das kalte Gas zum häufigen Beschlagen der Optik führen kann.

Schritt 4: Präparation des Retroperitonealraums

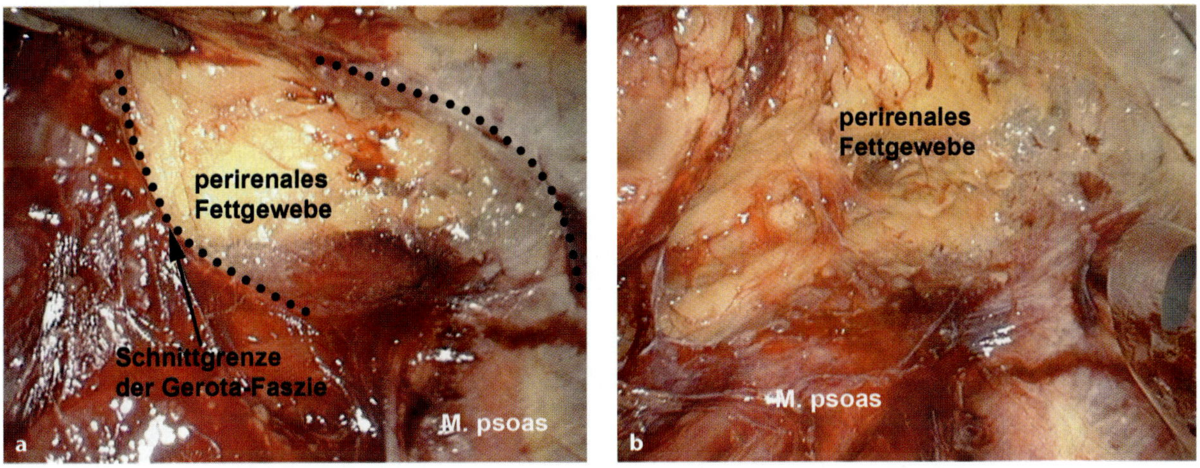

Abb. 1.96a,b

Zur besseren Orientierung sollte stets der M. psoas im unteren Bildausschitt entlangziehen und dabei immer horizontal ausgerichtet sein. Beim Blick nach kopfwärts erkennt man die Gerota-Faszie und kann diese nun inzidieren. Das charakteristische perinephritische Gewebe wird sichtbar. Hält man sich dicht am M. psoas, lässt sich die Schicht zwischen der von Fettgewebe umgebenen Niere und dem M. psoas präparieren. Mechanisches Anheben der Niere mithilfe des Saugers erlaubt die stumpfe Präparation.

Schritt 5: Präparation des Nierenhilus

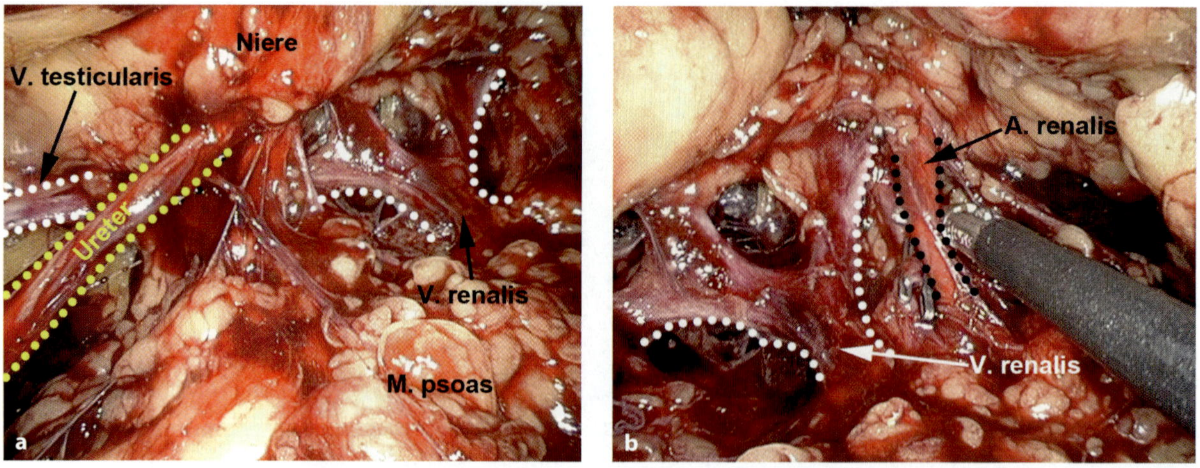

Abb. 1.97a,b

Bei schwierigen anatomischen Verhältnissen ist eine Präparation von kaudal nach kranial sinnvoll. Ureter und/oder V. ovarica bzw. testicularis verlaufen auf der Oberfläche des M. psoas, können von dort kontinuierlich nach kranial verfolgt werden und somit zur besseren Orientierung beitragen (Abb. 1.97 a). Schonendes Präparieren nach mediokranial führt nun zum Nierenhilus. Zunächst wird die V. renalis sichtbar (Abb. 1.97 a), die zugehörige Arterie liegt kranial der Vene (Abb. 1.97 b). Zur besseren Exposition der Nierenstielgefäße ist bei der gesamten Präparation ein kontinuierlicher Zug des Organs nach kranial entscheidend (meist mittels Sauger). Mit der anderen Hand erfolgt unter Nutzung wechselnder Instrumente die eigentliche Präparation.

Schritt 6: Versorgung des Nierenhilus

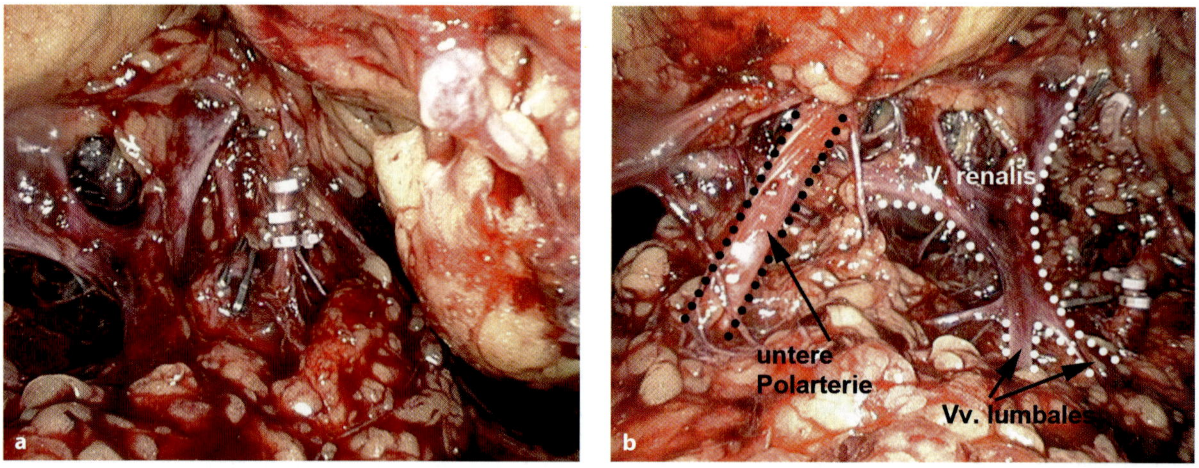

Abb. 1.98a,b

Wie in Abb. 1.98 a dargestellt, kann die Arterie jetzt skelettiert, geclippt und anschließend durchtrennt werden (in diesem Fall mit Hem-o-lok-Clips). Die Nierenvene muss ausreichend mobilisiert werden. Hierbei sollte besonders vorsichtig vorgegangen werden, denn häufig münden kleinere Venen wie die Vv. lumbares in die Nierenhauptvene. Diese müssen unterbunden werden, erst anschließend lässt sich die Nierenvene übersichtlich darstellen. In diesem Fall zeigt sich weiterhin eine akzessorische Nierenarterie am unteren Nierenpol (Abb. 1.98 b). Diese erfordert besondere Beachtung und ist nicht immer in der präoperativen Bildgebung zu diagnostizieren.

Schritte 7: Ligatur der Hilusgefäße

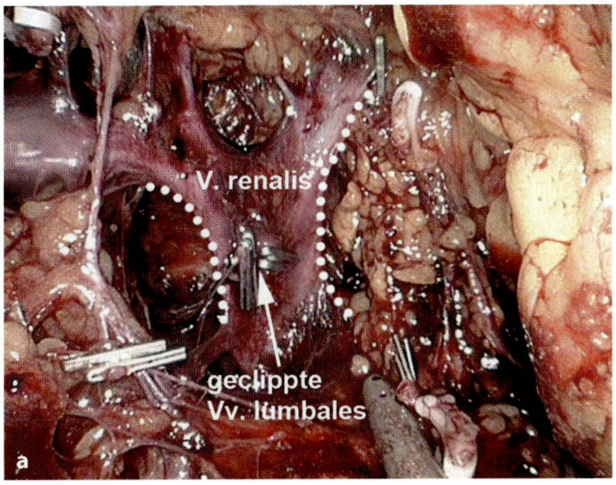

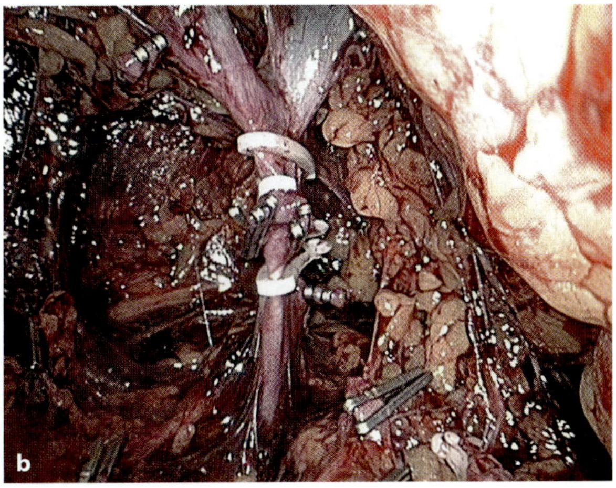

Abb. 1.99a,b

Abb. 1.99 a zeigt die Vv. lumbares, die mit Titanclips proximal und distal verschlossen wurden. Anschließend werden diese durchtrennt, sodass die Nierenvene dargestellt werden kann. In den meisten Fällen können jedoch die lumbalen Gefäße nicht identifiziert werden, da diese ausreichend weit entfernt vom Nierenstiel lokalisiert sind. Ist die Nierenvene freipräpariert, werden vor der Dissektion mindestens drei Hem-o-lok-Clips verwendet, zwei nach zentral in Richtung V. cava, einer in Richtung der Niere.

Schritt 8: Mobilisierung der Niere

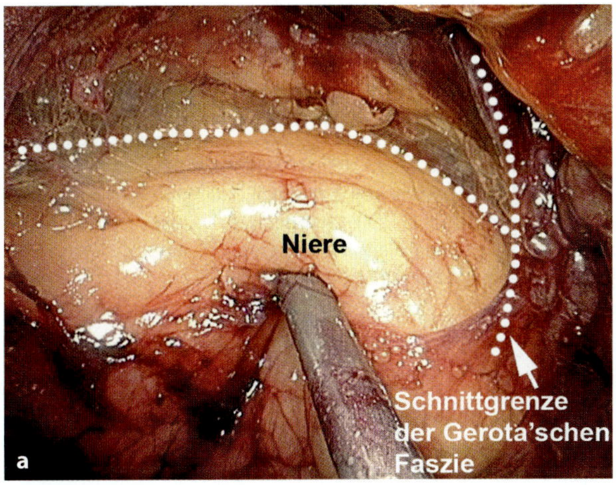

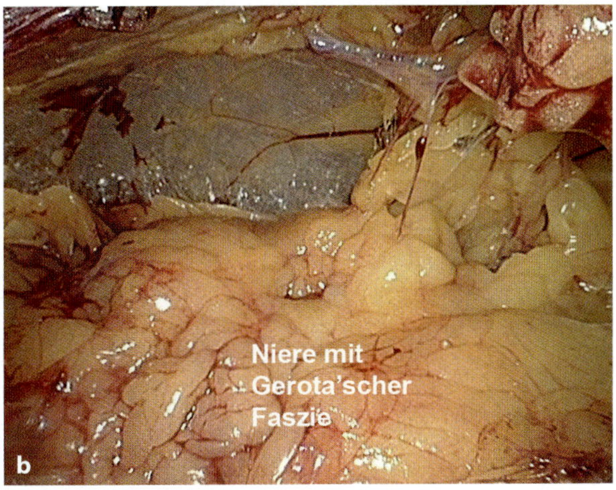

Abb. 1.100a,b

Jetzt, da die Nierengefäße verschlossen sind, kann mit der Mobilisierung des Organs begonnen werden. Soll die Nebenniere ebenfalls entfernt werden, wird die Dissektion entlang des M. psoas fortgesetzt und die Gefäße der Nebenniere verschlossen (Clips) und durchtrennt. Wird die Nebenniere erhalten, wird das Fettgewebe der Niere am oberen Pol abgeschoben und mit ihm die Nebenniere im Körper belassen. Die Dissektion wird nach kranial in Richtung des oberen Nierenpols fortgesetzt. Ein suffizienter Zug am Organ bleibt auch hier wichtig. Falls keine perirenale Entzündung vorliegt, lassen sich die verschiedenen Schichten des Gewebes meist stumpf präparieren.

Schritt 9: Beendigung der Nierenmobilisation und Entfernung der Niere

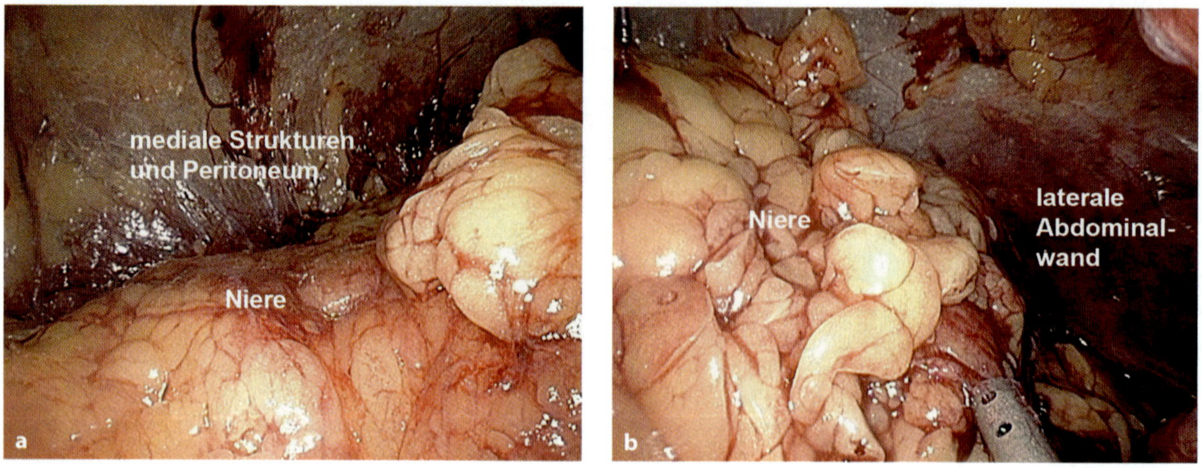

Abb. 1.101a,b

Sind Medialseite und oberer Pol mobilisiert, wird die Präparation an der Vorderseite der Niere fortgesetzt. Unter Beendigung des Zuges am Organ bewegt sich die Niere passiv zurück auf den M. psoas. Im Falle einer radikalen Nephrektomie wird die Schicht zwischen der Vorderfläche der Gerota-Faszie und dem perirenalen Fett bis zum Auftauchen der Hilusstrukturen präpariert. Die Dissektion wird an der Seitenfläche bis zum oberen Pol fortgesetzt. Anschließend wird der Ureter abgesetzt. Abschließend wird das Organ auf die konvexe Seite gelegt, um den Nierenhilus bezüglich Hämostase intensiv zu inspizieren. Ein Bergebeutel wird durch den vorderen Trokar eingebracht und das Organ durch den Hautschnitt des vorderen Trokars entfernt (Drainage optional).

Postoperativ

- Katheterentfernung am nächsten Tag
- Nahrungsaufnahme am gleichen Tag
- Mobilisation am gleichen Tag

1.8.1 Literatur

1. Dunn MD, Portis AJ, Shalhav AL, Elbahnasy AM, Heidorn C, McDougall EM et al. (2000) Laparoscopic versus open radical nephrectomy: a 9-year experience. J Urol 164: 1153-9
2. Berger A, Brandina R, Atall MA et al. (2009) Laparoscopic radical nephrectomy for renal cell carcinoma: oncological outcomes at 10 years or more. J Urol 182: 2172-6
3. Desai MM, Strzempowski B, Matin SF, Steinberg AP, Ng C, Meran M, Kauok JD, Gill IS (2005) Prospective randomised comparison of transperitoneal versus retroperitoneal laparoscopic radical nephrectomy. J Urol 173: 38-41

1.9 Nephroureterektomie (Ureter und Blasenmanschette)

Jens Rassweiler, Ali Serdar Gözen, Levent Gürkan, Jan Thorsten Klein, Giovannalberto Pini, Michael Schulze, Dogu Teber

Einleitung

Die Art der Exstirpation des distalen Harnleiters im Rahmen der radikalen Nephroureterektomie stellt eine der wesentlichen Kontroversen der laparoskopischen Behandlung urologischer Tumoren dar [1–3]. Auch heute existiert noch kein allgemein akzeptiertes Standardverfahren. Die laparoskopische Nephrektomie mit Entfernung des distalen Ureters kann transperitonal, retroperitoneal, handassistiert oder offen erfolgen. Anfänglich führten wir eine transurethrale Umschneidung des Ostiums mit anschließender transperitonealer laparoskopischer Nephrektomie durch [1]. Aufgrund der Kritik gegenüber der »pluck-off technique« (z. B. Tumorzellaussaat) und des Gewebemorcellements sind wir zu einer offenen Ureterektomie nach retroperitoneoskopischer Nephrektomie übergegangen. Dabei wird die suprainguinale Inzision gleichzeitig zur Bergung des Präparates genutzt. Der retroperitoneale Zugang ist dem Urologen anatomisch vertraut, und er garantiert eine bessere Drainage im Fall eines Urinextravasats oder Hämatoms.

Es wurden mehrere Techniken der transperitonealen laparoskopischen Ureterektomie mit Blasenmanschette beschrieben, z. B. mit einem Klammernahtgerät, Okklusion des Ureters mit Gewebekleber oder mittels endoskopischer Naht [6]. In diesem Kapitel soll sowohl die trans- und retroperitoneale Präparation des distalen Ureters als auch die drei wichtigsten Absetzungstechniken beschrieben werden.

Indikationen

- Urothelkarzinom des oberen Harntrakts
- funktionslose Refluxnephropathie

Kontraindikationen

Absolute Kontraindikationen:

- Koagulopathien
- Transurethrale endoskopische Umschneidung des Ostiums mit Harnleiterstripping (»pluck technique«) sind bei High-grade-Tumoren im distalen Ureter kontraindiziert.
- Im Fall eines zusätzlich bestehenden Blasentumors ist die laparoskopische bzw. endoskopische Ureterektomie kontraindiziert.

Relative Kontraindikationen:

- Bauchwandinfektionen
- ausgeprägtes Aortenaneurysma
- Schwangerschaft
- Im Falle vorangegangener Beckenchirurgie oder Strahlentherapie wird eine offene Ureterektomie empfohlen.

Präoperative Vorbereitung

- Einzeldosis (»single-shot«) eines Antibiotikums mit Breitbandspektrum
- niedermolekulares Heparin und Antithrombosestrümpfe
- präoperative Videozystoskopie zum Ausschluss eines Blasentumors
- Anlage eines Dauerkatheters unter sterilen Bedingungen (z. B. zur intraoperativen Blasenfüllung)

Schritt 1: Lagerung des Patienten und Trokaranlage (transperitonealer Zugang)

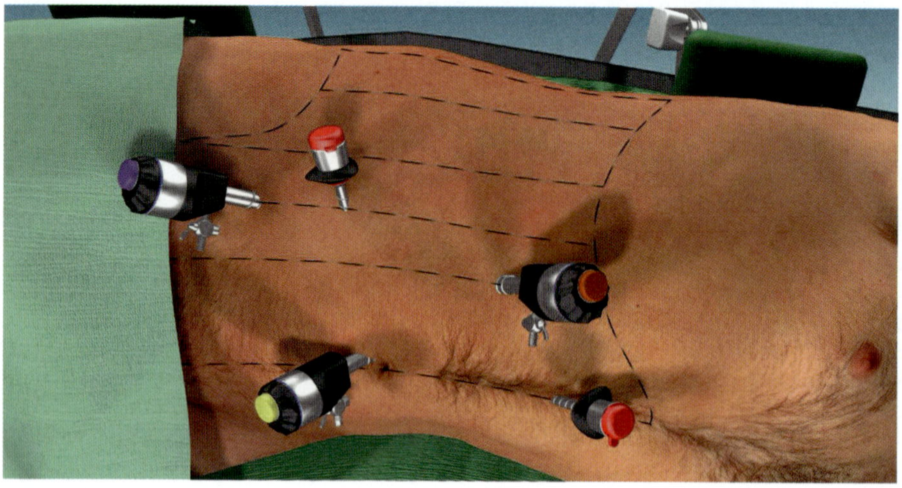

Abb. 1.102

Eine schräge Lagerung des Patienten ermöglicht bei medialer Rotation des Operationstisches eine Flankenschnittposition während der Nephrektomie, während der Tisch zur Ureterektomie nach lateral gedreht wird. Damit kann eine zeitaufwendige Umlagerung vermieden werden. Laparoskopisch lässt sich der Ureter nur über einen transperitonealen Zugang sicher bis zur Blase präparieren, wobei eine 10- bis 20-Grad-Trendelenburg-Lagerung des Patienten die Dissektion im kleinen Becken erleichtert. Wir bevorzugen bei der Technik mit Veress-Nadel und Pneumoperitoneum einen Sicherheitstrokar (11/12 mm) für die Optik. Danach werden 2 Metalltokare (10 mm und 5 mm) für die Instrumente unter endoskopischer Sicht platziert.

Schritt 2: Präparation des Retroperitoneums und Trokaranlage (retroperitonealer Zugang)

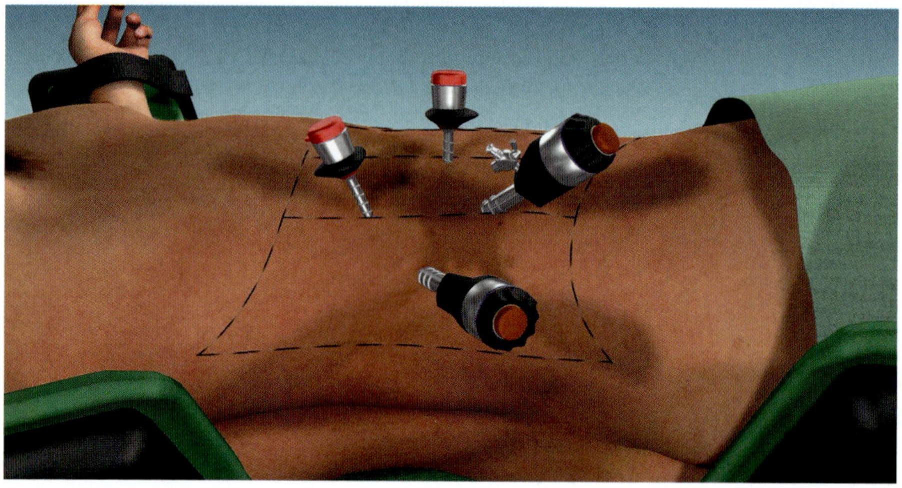

Abb. 1.103

Die Präparation des Retroperitoneums wird detailliert in ► Abschn. 1.3 und ► Abschn. 1.13. beschrieben. Nach einer 15-mm-Hautinzision im Bereich des muskelfreien Dreiecks (»petit‘s triangle«) wird stumpf ein Kanal in den Retroperitonealraum gebildet, wobei dieser stufenweise mit Overhold-Klemme, Zeigefinger und ggf. einem Ballontrokar dilatiert wird. Zwei Arbeitstrokare (10 mm und 5 mm) werden dann unter digitaler Kontrolle platziert, während für die Optik über den Primärzugang ein 11- oder 13-mm-Metalltrokar verwendet wird. Die Trokarpositionen sind schematisch dargestellt.

Schritt 3: Präparation des Ureters (retroperitoneal)

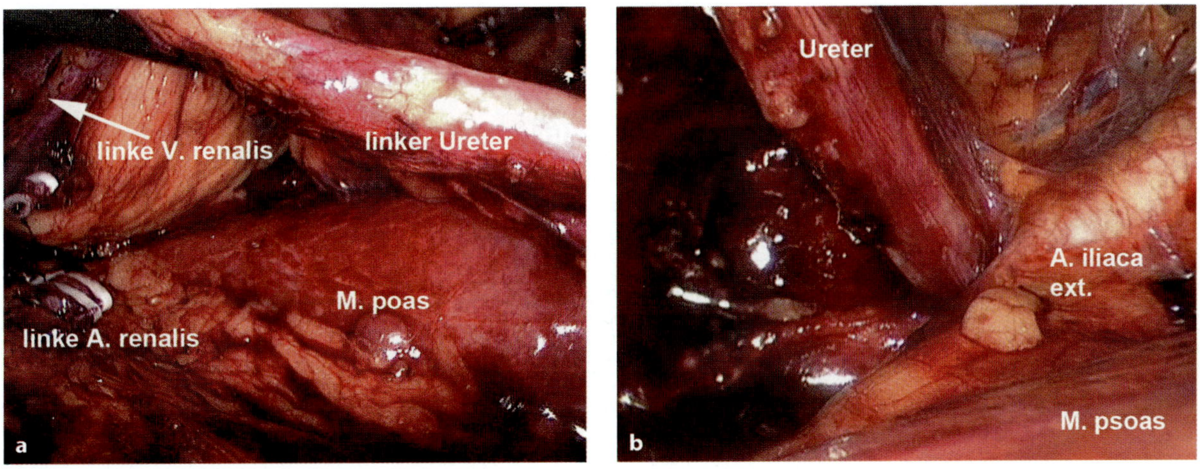

Abb. 1.104a,b

Nach der Trokaranlage wird ein Pneumoretroperitoneum angelegt mit einem maximalen CO_2-Druck von 12 mmHg (Kinder 10 mmHg) und einem Gasfluss von 3,5 l/min. Ein vierter 5-mm-Trokar kann optional medial platziert werden. Der Harnleiter kann sofort nach Längsinzision der Gerota-Faszie medial des M. psoas aufgesucht und bis zur Gefäßkreuzung mit der A. iliaca externa präpariert werden (Abb. 1.104 a). Eine weiter distale Dissektion des Ureters ist maximal bis zur Kreuzung mit dem Lig. umbilicale laterale möglich (Abb. 1.104 b). Nun werden der kraniale Ureter sowie die Nierenhauptgefäße im Hilusbereich präpariert. Dies erfolgt analog zu den in ▶ Abschn. 1.8 beschriebenen Techniken.

Schritt 4: Präparation des Ureters (transperitoneal)

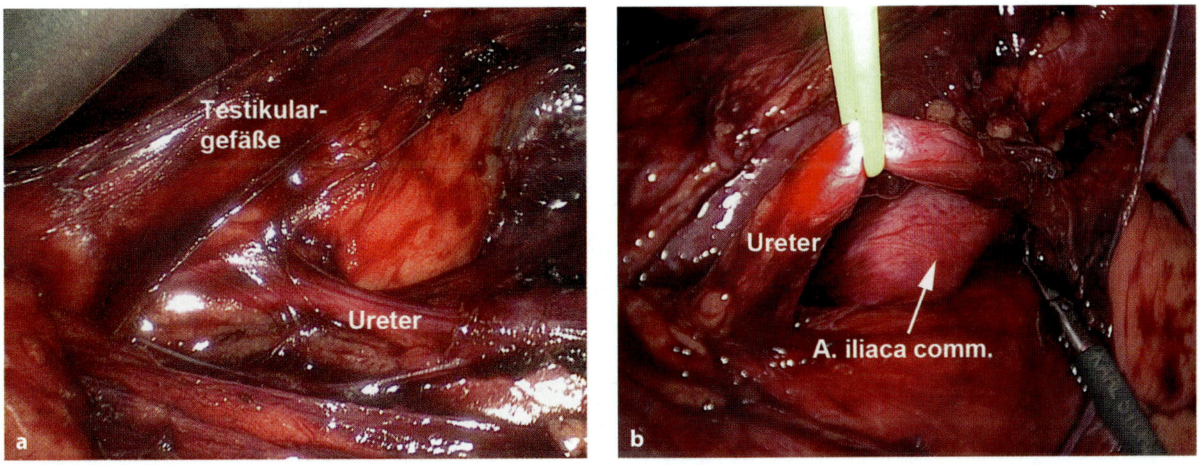

Abb. 1.105a,b

Nach laterokolischer Inzision entlang der Toldt-Linie wird das Kolon nach medial mobilisiert. Nach Identifikation des M. psoas kann der Ureter aufgesucht und in Richtung Gefäßkreuzung präpariert werden. Der Harnleiter kreuzt auf dem Weg zur Blase 4 anatomisch wichtige Strukturen: Die Gonadalvene (V. spermatica/V. ovarica; Abb. 1.105 a), die A. iliaca communis (Abb. 1.105 b), die A. umbilicalis (Lig. umbilicale laterale, Abb. 1.106 a) und Ductus deferens bzw. die A. uterina (Abb. 1.106 b). In anatomischer Nähe müssen bei der Präparation die A. vesicalis superior, das Lig. rotundum bzw. die A. deferentis und das Lig. umbilicale mediale dargestellt werden.

Schritt 5: Prävesikale Harnleiterpräparation (transperitoneal)

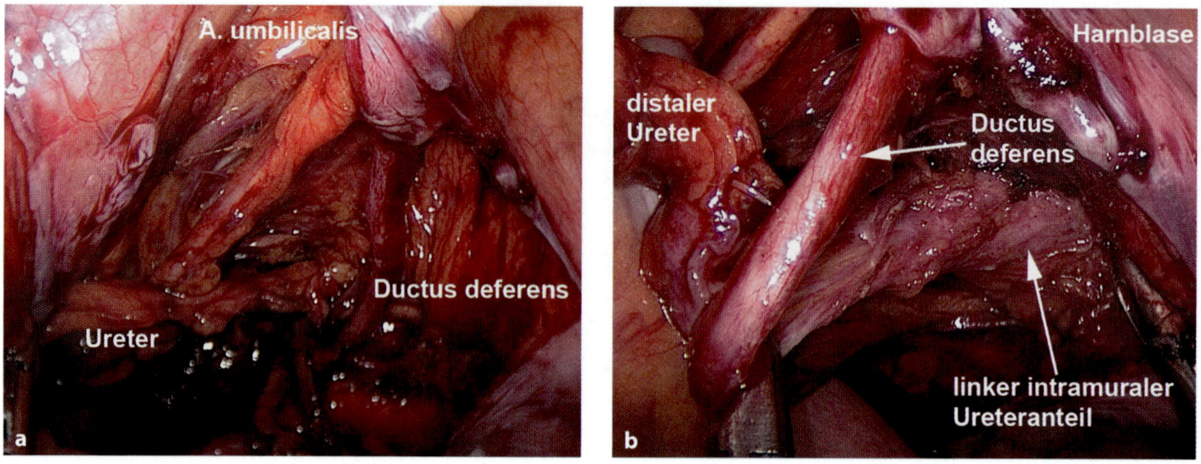

Abb. 1.106a,b

Jede dieser Strukturen kann dargestellt und, falls zur Mobilisation des Ureters erforderlich, geclippt (z. B. Hem-o-lok-Clips) und durchtrennt werden. Die Präparation erfolgt entlang des Ureters, bis der Detrusor identifiziert werden kann (Abb. 1.106 b). Das transperitoneale Vorgehen ermöglicht so eine komplette laparoskopische Nephroureterektomie mit Blasenmanschette, die dann mittels Klammernaht oder direkt abgesetzt werden kann (s. Schritt 9). Hierfür ist dann ein weiterer 11- oder 13-mm-Metalltrokar im mittleren Unterbauchbereich erforderlich (s. Schritt 1), um einen geeigneten Winkel für die Präparation und die Versorgung der Blasenmanschette zu gewährleisten.

Schritt 6: Clippen des distalen Ureters (retroperitoneal)

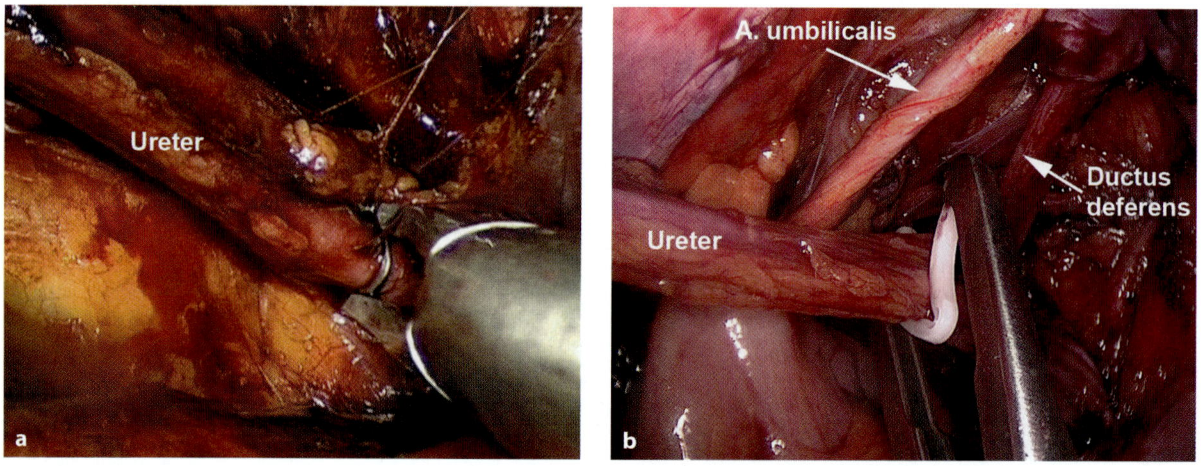

Abb. 1.107a,b

Vor der Präparation des distalen Harnleiters wird die Niere innerhalb der Gerota-Faszie komplett abgesetzt, sodass das Präparat nur noch am Ureter hängt. Zu diesem Zeitpunkt empfehlen wir das Clippen des Ureters (Abb. 1.107), um das Risiko einer Tumorzellaussaat zu minimieren. Alternativ ist die Okklusion des distalen Ureters mit Fibrinkleber vorgestellt worden [4]. Bei der Präparation wird die Niere leicht nach kopfwärts retrahiert und der Ureter bis über die Gefäßkreuzung präpariert, wobei auch hier auf die kreuzenden anatomischen Strukturen geachtet werden muss.

Schritt 7: Distale Ureterektomie mit Blasenmanschette (offener Zugang)

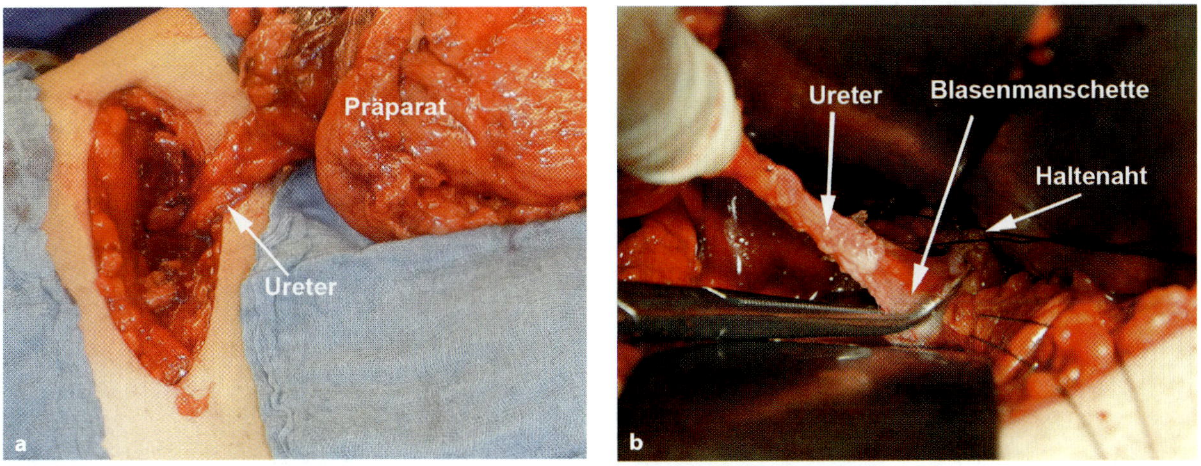

Abb. 1.108a,b

Da bei onkologischer Indikation eine Bergung des intakten Präparats im Bergebeutel dringend empfohlen wird (Cave: Tumorzellaussaat), erfolgt dies über einen suprainguinalen Schnitt (z. B. nach Gibson) oder eine Pfannenstiel-Inzision (Abb. 1.108 a). Dieselbe Inzision kann dann auch für die Präparation des prävesikalen Ureters mit Blasenmanschette genutzt werden. Dabei wird der Operationstisch nach lateral gedreht. Nachdem das Nierenpräparat im Organsack geborgen und auf Integrität untersucht worden ist, kann entweder der Ureter im unauffälligen Bereich abgesetzt werden, oder das Präparat wird am Harnleiter belassen und in ein Bauchtuch gewickelt. Die Blasenmanschette erfolgt mit einem Sicherheitsrand von etwa 2 cm, wonach die Blase mit 3-0-Vicryl-Einzelknopfnähten verschlossen wird (Abb. 1.108 b).

Schritt 8: Distale Ureterektomie mit intramuralem Harnleiter (»pluck technique«, transurethrale Ostiumumschneidung)

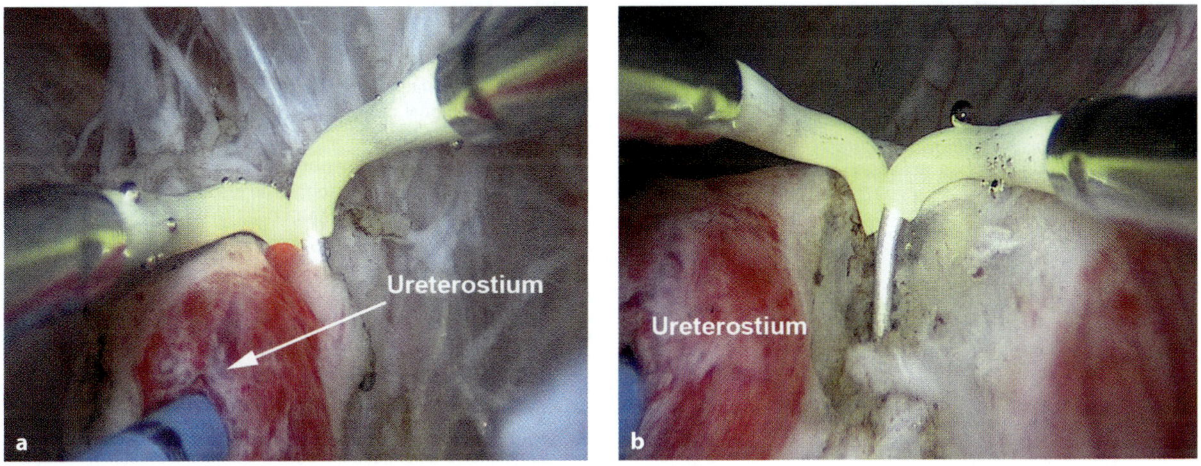

Abb. 1.109a,b

Die sog. »pluck technique« beinhaltet 2 Teile: Zunächst erfolgt eine transurethrale Ostiumumschneidung mit Präparation bzw. Absetzen des intramuralen Ureters. Dies erfolgt direkt vor der laparoskopischen Nephrektomie in Steinschnittlage unter Verwendung eines Elektrohäkchens (z. B. Collin-knife) über ein Resektoskop. Hier ist es wichtig, dass der intramurale Ureter vollständig abgesetzt wird. Bei weiblichen Patienten muss dabei auf den Verlauf der A. uterina geachtet werden.

Schritt 9: Distale Ureterektomie mit intramuralem Harnleiter (»pluck technique«, antegrades Stripping) bzw. Absetzen mit Klammernaht

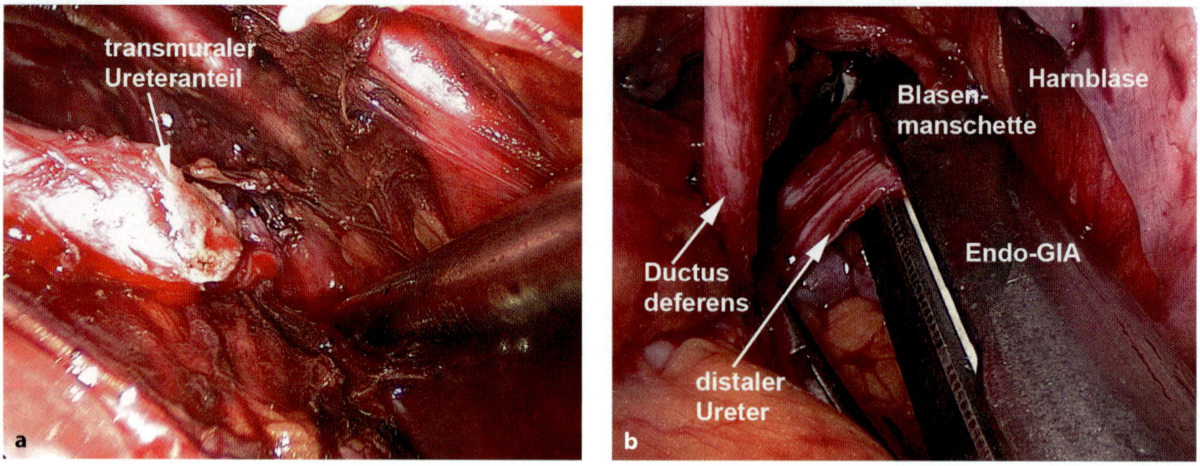

Abb. 1.110a,b

Die Präparation des distalen Ureters erfolgt unter kontinuierlichem Zug am Harnleiter, bis sich dieser nach antegrad strippen lässt (Abb. 1.110 a). Die Blase wird dabei nicht verschlossen, sondern es verbleibt ein Dauerkatheter für 5–7 Tage. Beim Einsatz des Klammernahtgeräts wird der Ureter bis zum intramuralen Anteil präpariert [5]. Ein abwinkelbarer laparoskopischer Stapler wird dann lateral an die Blasenmanschette angesetzt, wobei darauf zu achten ist, dass das kontralaterale Ostium nicht involviert ist (Abb. 1.110 b). Nach dem Absetzen der Blasenmanschette wird das Präparat intakt im Bergebeutel geborgen und die Portwunden verschlossen. Bezüglich des Einsatzes eines Staplers besteht die Kritik, dass es zur intravesikalen Steinbildung an der Klammernaht kommen kann [1].

Postoperatives Management

Nach offener Exstirpation und Ostiumumschneidung:
- Zystogramm nach 5–7 Tagen
- Katheterentfernung, falls kein Extravasat

Nach laparoskopischer Klammernaht:
- Katheterentfernung bei klarem Urin
- Zystogramm nur optional

1.9.1 Literatur

1. Rassweiler JJ, Schulze M, Marrero R, Frede T, Palou Redorta J, Bassi P (2004) Laparoscopic nephroureterectomy for upper urinary tract transitional cell carcinoma: is it better than open surgery? Eur Urol 46: 690-697
2. Srirangam SJ, van Cleynenbreugel B, van Poppel H (2009) Laparoscopic nephroureterectomy: The distal ureteral dilemma. Adv Urol doi:10.1155/2009/316807
3. Tan BJ, Ost MC, Lee BR (2005) Laparoscopic Nephroureterectomy with Bladder-cuff resection: Techniques and Outcomes. J Endourol 19: 664-676
4. Mueller TJ, DaJusta DG, Cha DY, Kim IY, Ankem MK (2010) Ureteral fibrin sealant injection of the distal ureter during laparoscopic nephroureterectomy – a novel and simple modification of the pluck technique. Urology 75: 187-92
5. Shalhav AL, Dunn MD, Portis AJ, Elbahnasy AM, McDougall EM, Clayman RV (2000) Laparoscopic nephroureterectomy for upper tract transitional cell cancer: the Washington University experience. J Urol 163: 1100-1104
6. El Fettouh HA, Rassweiler JJ, Schulze M, Salomon L, Allan J, Ramakumar S, Jarrett T, Abbou CC, Tolley DA, Kavoussi LR, Gill IS (2002) Laparoscopic radical nephroureterectomy: results of an international multicenter study. Eur Urol 42: 447-52

1.10 Transperitoneale Nierenteilresektion

1.10.1 Laparoskopische transperitoneale Nierenteilresektion

Günter Janetschek, Reinhold-Posch Zimmermann

Einleitung

1993 wurde der erste Fallbericht einer laparoskopischen Nierenteilresektion (LNTR) bei einer gutartigen Erkrankung publiziert. In den folgenden Jahren hat sich die laparoskopische radikale Nephrektomie zu einem Standardeingriff für die Behandlung des Nierenzellkarzinoms entwickelt [1]. Eine Übersicht der Literatur zeigt, dass die elektive Nierenteilresektion bei der Behandlung des Nierenzellkarzinoms im Stadium T1 die gleichen onkologischen Ergebnisse erzielt wie die radikale Nephrektomie, und das auch im Stadium T1b. In einer kürzlich erschienen Publikation wurde die tumorspezifische Überlebensrate nach Nierenteilresektion wegen eines Nierenzellkarzinoms bei 474 Patienten untersucht. Die 5-Jahres-Überlebensrate betrug 97,9 % bei kleinen Tumoren (≤4 cm) und 95,8 % bei großen Tumoren (4–7 cm). Die entsprechenden 10-Jahres-Überlebensraten waren 94,9 % und 95,8 % [2].

Bei der Mehrzahl der Patienten in diesem Stadium muss die radikale Nephrektomie als Übertherapie angesehen werden. Die früher nur in imperativer Indikation durchgeführte Nierenteilresektion hat sich in den letzten Jahren wegen der guten Ergebnisse zu einem elektiven Eingriff gewandelt. Da die laparoskopische Nephrektomie zu einem Standardeingriff geworden ist, war die Einführung der Laparoskopie bei der Nierenteilresektion ein nächster logischer Schritt. Nach Überwindung der Lernkurve liegen die Komplikationsraten der LNTR im Bereich der offenen Chirurgie (21–33 %) [4, 5]. Ein grundsätzliches Problem besteht aber darin, dass viele Chirurgen zwar die laparoskopische radikale Nephrektomie, nicht aber die LNTR beherrschen. Als Konsequenz daraus werden viele kleine Tumoren, bei denen eine Indikation zur Teilresektion besteht, trotzdem durch eine Nephrektomie behandelt. Andererseits werden auch noch viele Nierenteilresektionen offen-chirurgisch durchgeführt. In dieser Situation ist es sehr wichtig, dass die LNTR als Standardeingriff etabliert wird. Die wesentliche Voraussetzung dafür ist die Reproduzierbarkeit der chirurgischen Technik, wobei mehrere wichtige Aspekte berücksichtigt werden müssen:

- Vermeidung von Blutverlust
- minimale Traumatisierung des Nierenparenchyms
- Erhaltung der Nierenfunktion
- exakte Exzision des Tumors mit negativem Schnittrand
- Vermeidung unnötig langer Ischämiezeiten
- exakte Operationstechnik unter Berücksichtigung der oben genannten Aspekte

Indikationen

- Elektive Indikation: normale kontralaterale Niere
  - Tumor <4 cm
  - Tumor 4–7 cm: Teilresektion unter Berücksichtigung spezifischer Parameter (Lokalisation innerhalb der Niere, Alter, ASA-Status)
- imperative Indikation: die warme Ischämiezeit darf keinesfalls 20 min überschreiten!
  - Einzelniere
  - eingeschränkte Nierenfunktion

Kontraindikationen

- Gerinnungsstörungen
- ausgeprägte Atherosklerose
- warme Ischämiezeit über 20–30 min (Alternative: Kühlung der Niere)

Präoperative Abklärung

Die genaue Evaluierung des Tumors bezüglich seiner Größe, Lokalisation, Infiltrationstiefe und der topographischen Anatomie in Bezug auf das Hohlsystem, den Nierenhilus und die Gefäßanatomie erfolgt mithilfe eines Kontrastmittel-CT und/oder eines (Angio-) MRT. Eine 3-D-Rekonstruktion ist manchmal hilfreich, aber nicht unbedingt erforderlich. Ipsilaterale oder kontralaterale Zweittumoren müssen ausgeschlossen werden. Die intraoperative Untersuchung mit einer laparoskopischen Ultraschallsonde ermöglicht eine exakte Planung der Schnittführung.

Präoperative Vorbereitung

- Flüssige Ernährung ein Tag präoperativ
- Einlauf
- Einmalgabe eines Breitspektrumantibiotikums

Schritt 1: Operations-Set-up

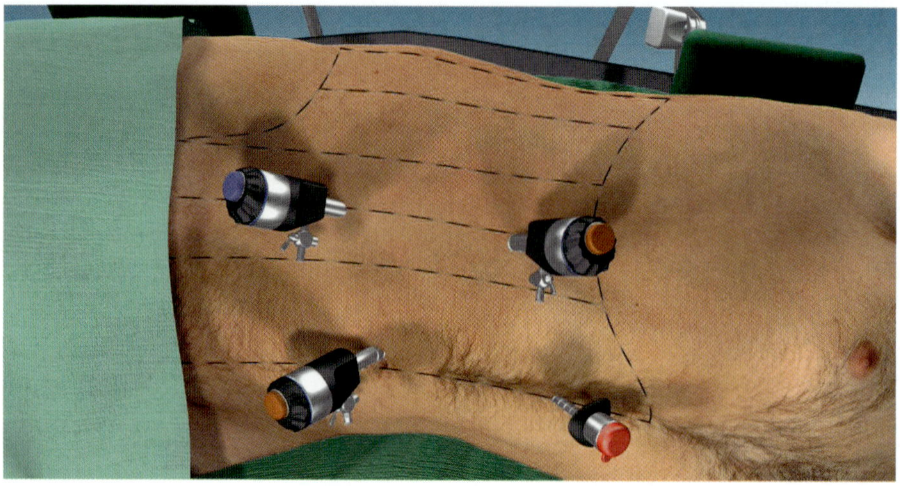

Abb. 1.111

Der Patient wird wie bei der laparoskopischen Nephrektomie in eine schräge Seitenlage gebracht. Auch die Position des Operateurs und des Assistenten gleicht der der laparoskopischen Nephrektomie. Der Assistent hält das Laparoskop und ein zusätzliches Instrument, meistens eine Allis-Klemme. Bei einem Tumor am unteren Pol entsprechen die Trokarpositionen denen bei Nephrektomie. Ein 12-mm-Trokar (linke Hand des Chirurgen) ermöglicht das problemlose Einbringen der Tourniquets und des Nahtmaterials. Bei adipösen Patienten ist die Anatomie wesentlich verändert. Deshalb wird der Optiktrokar im Bereich der Pararektallinie oder noch weiter lateral eingeführt. Bei einem Tumor am oberen Pol wird der Optiktrokar pararektal und oberhalb des Nabels gesetzt und die Trokare für den Operateur unterhalb des Rippenbogens.

Schritt 2: Vorbereitung der Tourniquets

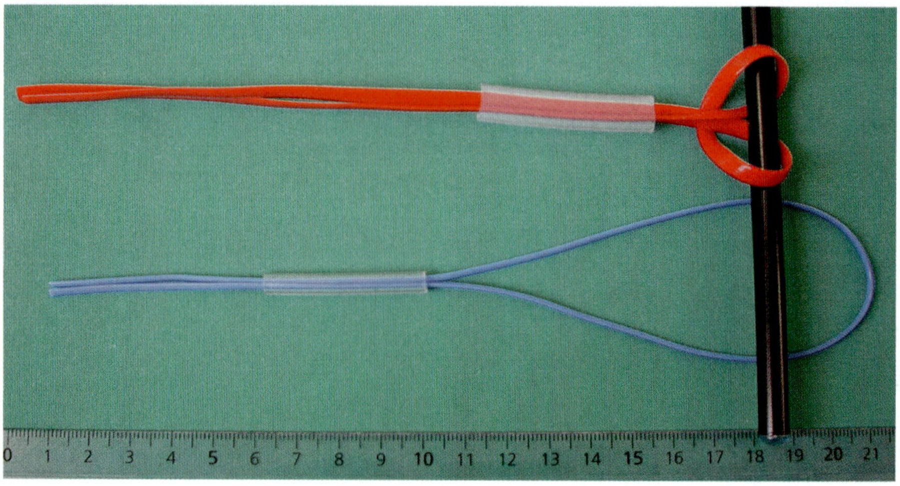

Abb. 1.112

Üblicherweise werden 2 Tourniquets verwendet. Dafür werden 2 Vessel-Loops benötigt, ein rotes Loop für die Arterie (Web-sil loop maxi + Silikondrain 10 mm) und ein blaues Loop für die Vene (Vascular silicone tys mini + Silikondrain 6 mm). Jeweils 1 Vessel-Loop wird gefaltet, durch das Silikondrain durchgezogen und dann durch den 12-mm-Trokar eingeführt. Das gefaltete Ende des Vessel-Loops wird um das Gefäß herumgeführt. Dann werden die freien Enden des Loops zusammen mit dem Drain durch die Schlinge gezogen. Die freien Enden des Vessel-Loops werden mit einem großen Hem-o-lok-Clip (violett) fixiert. Zug am Ende des Tourniquets resultiert in einer Okklusion des angeschlungenen Gefäßes. Das Tourniquet wird in dieser Position mit einem zweiten Hem-o-lok-Clip (XL, gold) fixiert.

Schritt 3: Mobilisation des Nierenstiels

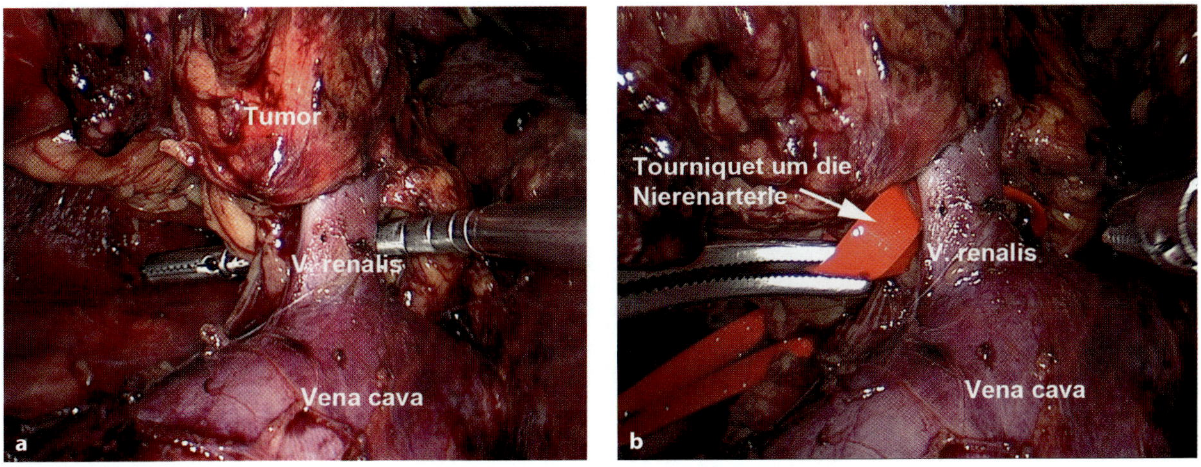

Abb. 1.113a,b

Das Retroperitoneum wird wie bei der Nephrektomie freigelegt und anschließend der untere Pol der Niere mit einem Instrument (Assistent, lateraler Trokar) angehoben. Der Nierenstiel wird aus dem umgebenden Gewebe freipräpariert. Die Arterie wird nicht freigelegt, sondern verbleibt ohne jede weitere Präparation in dem sie umgebenden Gewebe. Dadurch wird ein Trauma der Nierenarterie vermieden. Nur die Vene wird später unterfahren. Kranial wird der Nierenstiel vom unteren Pol der Nebenniere getrennt. Durch diesen Schlitz wird der Nierenstiel mit einer rechtwinkeligen Klemme umfahren. Wir verwenden dafür eine spezielle abwinkelbare Klemme (Snowden-Pencer, CareFusion). Mit dieser Klemme wird das arterielle Tourniquet gefasst, durchgezogen und so um die dorsalen Anteile des Nierenstiels gelegt.

Schritt 4: Platzierung der Tourniquets

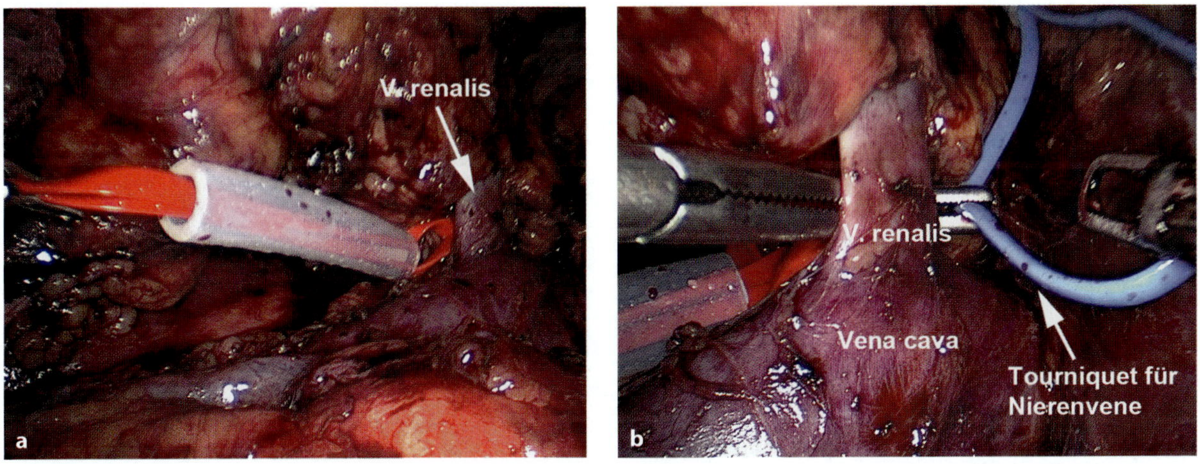

Abb. 1.114a,b

Der nächste Schritt besteht darin, das arterielle Tourniquet (rot) zwischen Nierenvene und Nierenstiel durchzuziehen, sodass nur die durch das umgebende Gewebe gut gepolsterte Arterie gefasst wird. Ein zweites Tourniquet wird um die Vene gelegt (blau). Beide Tourniquets liegen zu diesem Zeitpunkt noch locker um die Gefäße, werden aber mit einem Hem-o-lok-Clip gesichert, damit sie nicht verrutschen können. In dieser Position werden sie bis zum Ende des Eingriffs belassen, um sie jederzeit verschließen zu können. Die Niere wird nun außerhalb der Gerota-Faszie komplett mobilisiert. Das ermöglicht es, sie bei der folgenden Tumorexzision und Rekonstruktion jeweils in die ideale Position bringen zu können.

Schritt 5: Entfernung der Gerota-Faszie und Beginn der Ischämie

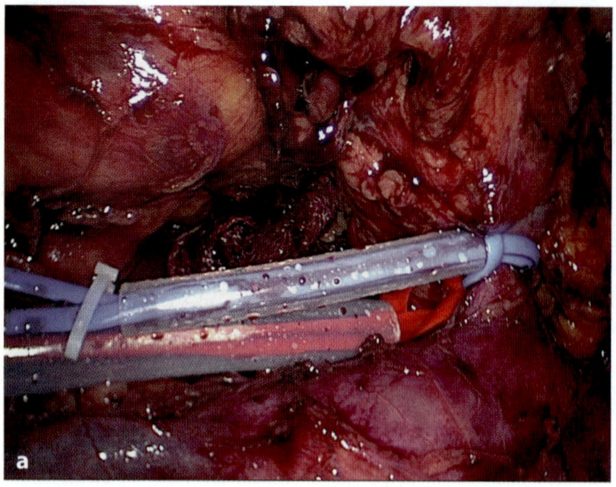

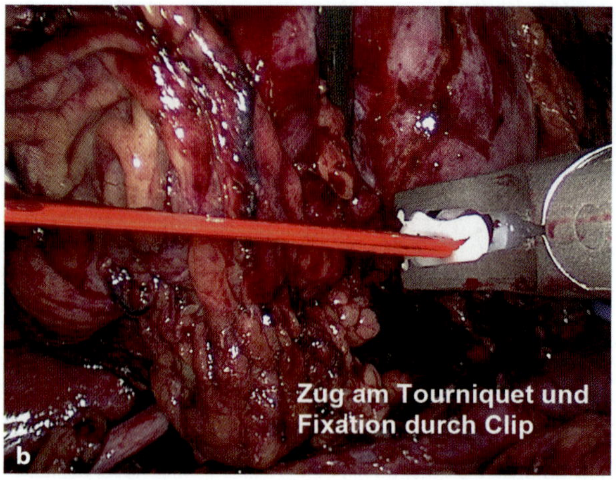

Abb. 1.115a,b

Die Gerota-Faszie wird im Bereich des Tumors entfernt, sodass ein breiter Rand von normalem Parenchym freiliegt. Manchmal ist dieses Fett sklerotisch und fest am Parenchym adhärent; dann ist dieser Schritt schwierig und zeitraubend. Idealerweise wird die Gerota-Faszie am Tumor belassen und mit diesem en-bloc entfernt. Vor Beginn der Ischämie wird Mannitol intravenös appliziert (15 %, 250 ml) um eine Diurese zu induzieren. Anschließend wird das Tourniquet wie beschrieben geschlossen. Zur Beendigung der Ischämie wird der zum Verschluss verwendete Hem-o-lok-Clip mithilfe eines Ultraschallmessers entfernt. Das Tourniquet der Vene wird nur ausnahmsweise im Falle eines venösen Backflows geschlossen.

Schritt 6: Exzision des Tumors

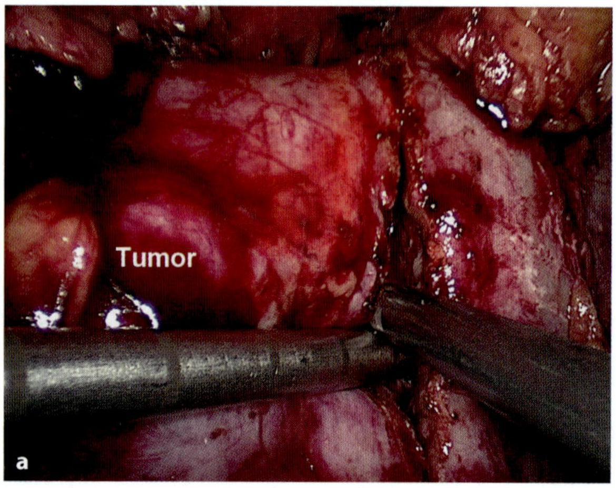

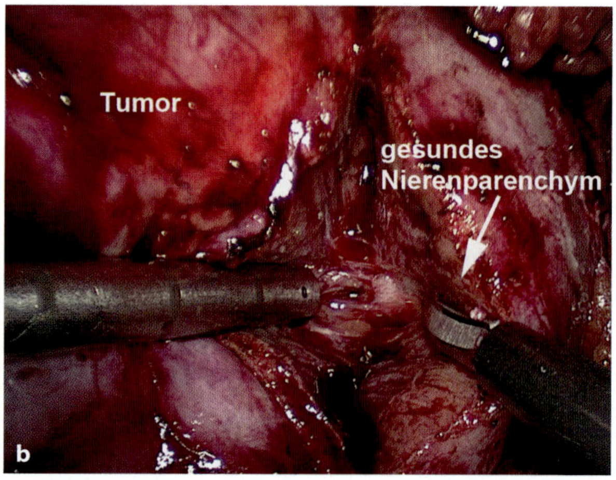

Abb. 1.116a,b

Primär wird die Nierenkapsel in einem Abstand von 5 mm vom Tumor mit der Diathermie inzidiert. Die Exzision des Tumors erfolgt in Blutleere mithilfe einer Metzenbaum-Schere. Diese Inzision des Parenchyms erfolgt im rechten Winkel zur Oberfläche. Mit dieser Technik ist eine präzise Unterscheidung zwischen normalem Gewebe und Tumor sehr gut möglich, wobei Tumorgewebe nur ausnahmsweise sichtbar wird. In dieser Situation erfolgt dann die Exzision in einer neuen Schicht, deutlich abgesetzt vom Tumor. Die genaue Inspektion des Schnittrands ersetzt Biopsien des Tumorgrunds. Während der Inzision des Parenchyms und vor allem auch des interstitiellen Gewebes stößt man immer wieder auf Gefäße, die geclippt werden. Nach erfolgter Exzision wird der Tumor in einen Organsack eingebracht.

Schritt 7: Naht des Hohlsystems und des interstitiellen Gewebes

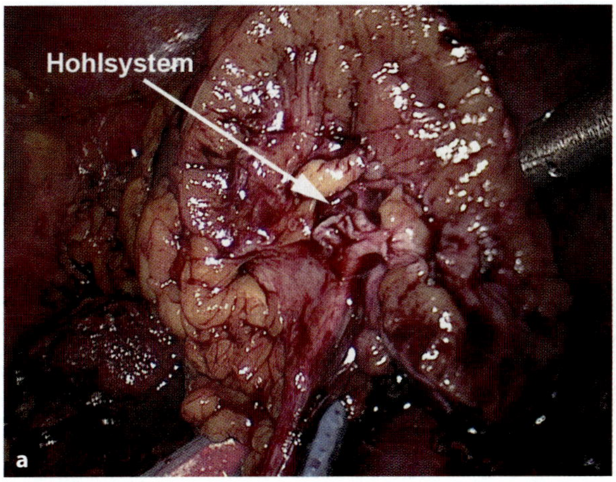

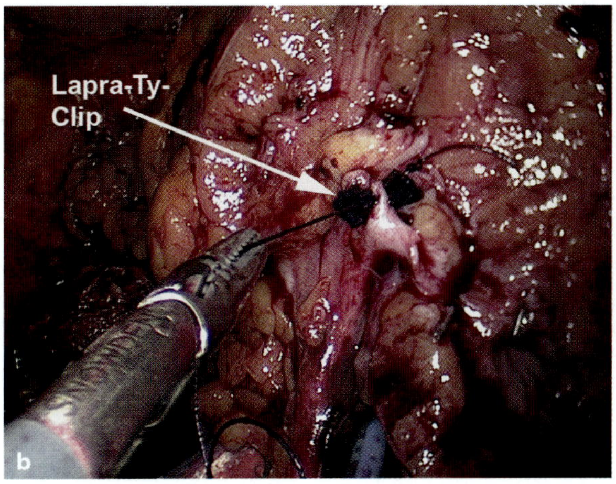

Abb. 1.117a,b

Zu diesem Zeitpunkt wurde der untere Pol der Niere bereits vollständig entfernt. Die Rekonstruktion erfolgt in 2 Schichten. Zuerst wird mit einer fortlaufenden Naht (Vicryl 3-0, 5/8-Nadel, 26,4 mm Länge) das interstitielle Gewebe gefasst. Mit dieser Naht wird ein eventueller Defekt des Hohlsystems verschlossen, und es erfolgt auch ein wesentlicher Teil der Blutstillung, da die Gefäße am Boden des Resektionstrichters mitgefasst werden. Dabei muss unbedingt darauf geachtet werden, nicht zu tief zu stechen, da sonst große zentrale Gefäße verletzt werden könnten. Um zeitaufwendige Knoten zu vermeiden, wird diese Naht an beiden Enden mit resorbierbaren Lapra-Ty-Clips gesichert.

Schritt 8: Parenchymnaht I

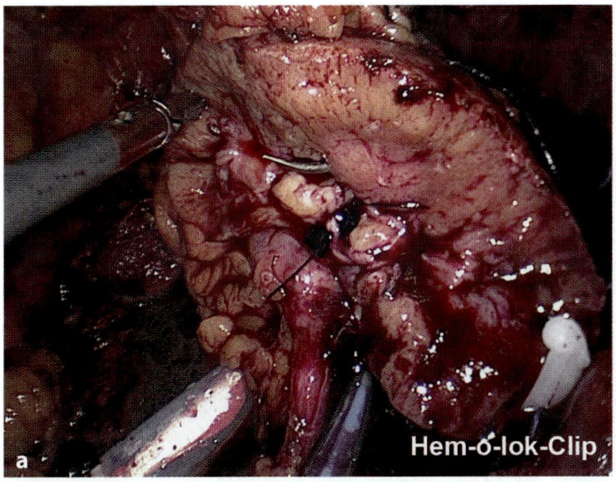

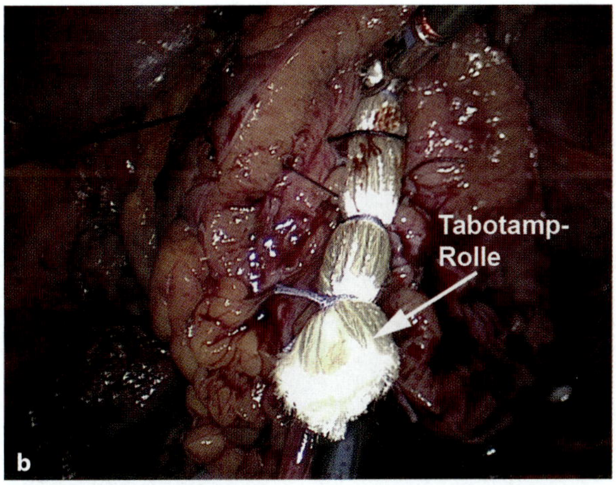

Abb. 1.118a,b

Die zweite fortlaufende Naht (Vicryl 1, M04-Nadel, 15–20 cm Länge) erfasst die gesamte Dicke des Parenchyms. Das Ende der Naht ist mit einem großen XL Hem-o-lok-Clip gesichert, wobei ein Knoten vor dem Clip verhindert, dass dieser abrutscht. Unter der Naht wird eine Rolle aus oxidierter regenerierter Zellulose (Tabotamp) platziert. Neben der hämostatischen Wirkung von Tabotamp wirkt diese Rolle auch durch direkten Druck auf die Gefäße blutstillend. Die fortlaufende Naht wird nach jedem Stich mit einem XL Hem-o-lok-Clip gesichert. Die breite Auflagefläche dieser Clips ermöglicht es, großen Druck auf das Nierenparenchym auszuüben, sodass eine gute Hämostase resultiert. Diese Clips verhindern auch, dass die Naht durchschneidet.

Schritt 9: Parenchymnaht II

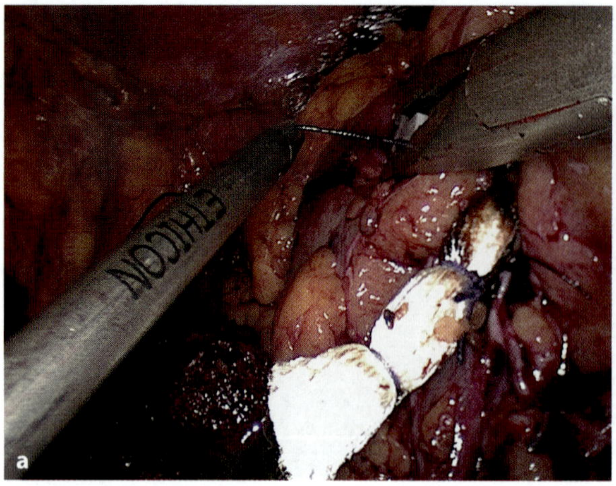

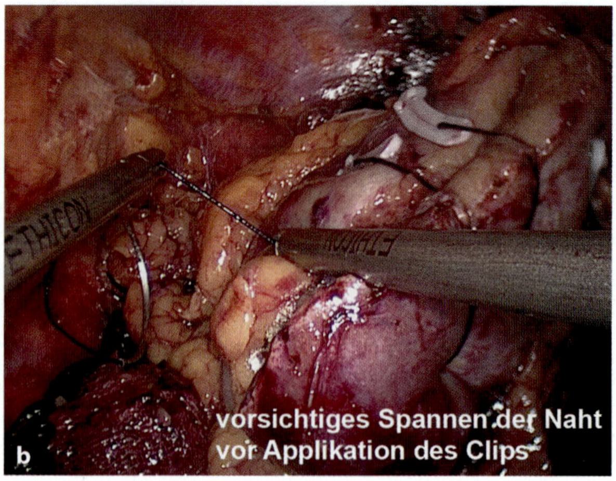

Abb. 1.119a,b

Nach dem ersten Stich der Parenchymnaht, Platzierung der Tabotamp-Rolle und Sicherung mit einem Clip wird die Ischämie beendet. Dafür wird der zuletzt am Tourniquet platzierte Hem-o-lok-Clip mit dem Ultraschallmesser aufgeschnitten. Das Tourniquet selbst bleibt in Position, sodass im Notfall jederzeit wieder eine Ischämie möglich ist. Durch die frühe Beendigung der Ischämie kann die Ischämiezeit um durchschnittlich 10 min reduziert werden. Die Beendigung der Parenchymnaht ohne Ischämie war immer problemlos möglich. In schwierigen Situationen kann es zu einem Durchschneiden der fortlaufenden Naht kommen. Dann ist es besser, Einzelnähte zu verwenden, die an beiden Enden mit einem Hem-o-lok-Clip gesichert sind. Diese Technik erfordert allerdings mehr Zeit.

Schritt 10: Verklebung der Schnittfläche

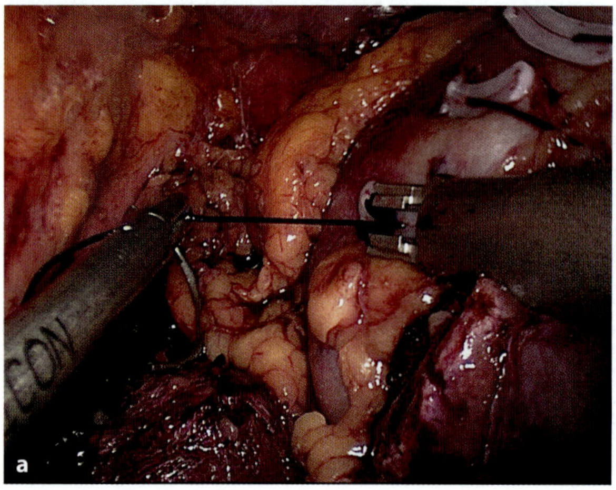

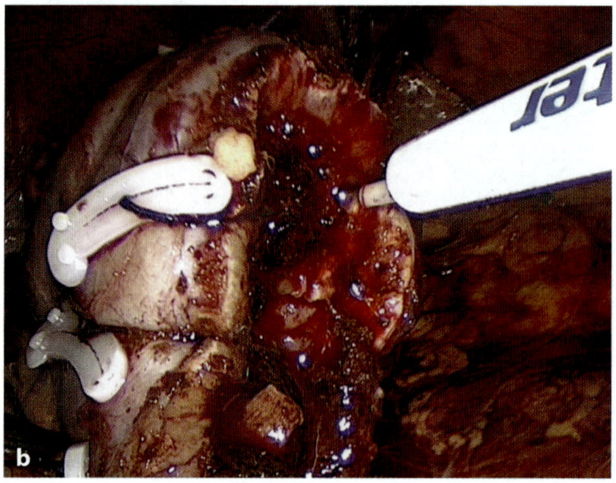

Abb. 1.120a,b

Das Ende der fortlaufenden Parenchymnaht wird zusätzlich zum Hem-o-lok-Clip mit einem Lapra-Ty-Clip gesichert, damit die Naht nicht durchrutschen kann. Abschließend wird Fibrinkleber (Tissucol Duo S Immuno, Baxter) in den Spalt zwischen die approximierten Schnittränder und über die Nahtreihe gespritzt, um eine Nachblutung zu verhindern. Für diesen Zweck gibt es einen speziell entwickelten laparoskopischen Doppellumenapplikator (Duplocath 180, Baxter). Die Festigkeit des Fibrinklebers wird dadurch wesentlich erhöht, dass zusätzlich ein Streifen Tabotamp auf die Nahtreihe aufgeklebt wird. Die Fibrinklebung ist allerdings nur eine präventive Maßnahme, deren Effekt schwer zu objektivieren ist. Abschließend werden – wenn möglich – die Reste der Gerota-Faszie approximiert.

Postoperatives Management

- Monitoring von Blutbild/Kreatinin am ersten sowie am fünften postoperativen Tag
- Analgetika nach Bedarf
- kein Heparin am Operationstag
- Mobilisation am ersten postoperativen Tag
- Entfernung des Drains am zweiten bis dritten Tag, abhängig von der Menge der Drainage
- keine spezielle Diät
- Entlassung am vierten oder fünften postoperativen Tag
- Ultraschallkontrolle vor der Entlassung

Literatur

1. Janetschek G, Jeschke K, Peschel R, Strohmeyer D, Henning K, Bartsch G (2000) Laparoscopic surgery for stage T1 renal cell carcinoma: radical nephrectomy and wedge resection. Eur Urol 38: 131-8
2. Crispen PL, Boorjian SA, Lohse cm, Sebo TS, Cheville JC, Blute ML, Leibovich BC (2008) Outcomes following partial nephrectomy by tumor size. J Urol 180: 1912-1917
3. Albqami N, Janetschek G (2006) Indications and contraindications for the use of laparoscopic surgery for renal cell carcinoma. Nat Clin Pract Urol 3: 32-7
4. Zimmermann R, Janetschek G (2008) Complications of laparoscopic partial nephrectomy. World J Urol 26: 531-5
5. Janetschek G (2007) Laparoscopic partial nephrectomy for RCC: how can we avoid ischemic damage of the renal parenchyma? Eur Urol 52: 1303-5

1.10.2 Roboterassistierte transperitoneale Nierenteilresektion

Ingolf A. Tuerk, Rowan Casey, Evangelos Liatsikos, Jens-Uwe Stolzenburg

Einleitung

Die Behandlung der Nierentumoren hat sich in den letzten 20 Jahren mit der Verbesserung des Stagings durch immer hochauflösendere CT und das MRT signifikant verändert. Die organerhaltende Nierenchirurgie hat sich fest etabliert und ist integraler Bestandteil des Managements der Behandlung von malignen Nierentumoren geworden. Die Entwicklung hämostatischer Substanzen, vom einfachen Kleber (z. B. Fibrinkleber) hin zu Substanzen, die die eigene Körpergerinnung aktivieren (z. B. TachoSil® und Floseal®), hat zudem die Techniken der minimal-invasiven Nierenteilresektion verbessert und zu deren Verbreitung beigetragen.

Die Roboterchirurgie besitzt nahezu alle Vorteile (bis auf das taktile Feedback) der klassischen laparoskopischen Chirurgie. Dazu gehören im Vergleich zur offenen Chirurgie der geringere postoperative Schmerz, der kurze stationäre Aufenthalt, verbesserte kosmetische Ergebnisse und die schnellere Rekonvaleszenz [1, 2]. Zudem besitzt der DaVinci-Roboter im Vergleich zur klassischen laparoskopischen Chirurgie weitere Vorteile wie eine dreidimensionale Sicht, 7 Freiheitsgrade der Instrumentenbewegungen, eine Tremorfiltration und eine sehr komfortable Sitzposition des Chirurgen [3]. Komplexe chirurgische Vorgänge wie das Nähen sind dadurch auch für den weniger Erfahrenen schnell erlernbar (kurze Lernkurve), was insbesondere bei der Nierenteilresektion mit begrenzter Ischämiezeit von großer Bedeutung ist [4].

Indikationen

Absolute Indikationen:
- anatomische oder funktionelle Einzelniere
- bilaterales Nierenzellkarzinom

Relative Indikationen:
- Niereninsuffizienz (signifikant erhöhte Kreatininwerte)
- genetisch bedingte Formen des Nierenzellkarzinoms mit erhöhtem Risiko der Entwicklung eines kontralateralen Nierentumors (tuberöse Sklerose, Hippel-Lindau-Syndrom)
- ausgewählte Patienten mit einer Erkrankung der kontralateralen Niere

Elektive Indikationen: einseitiger Tumor und normale Funktion der kontralateralen Niere
- T1a-Tumoren, wobei zentrale Tumoren nur bei ausreichender Erfahrung operiert werden sollten
- T1b-Tumoren bei selektionierten Patienten und entsprechender Erfahrung

Kontraindikationen

- Endophytische oder zentrale Nierentumoren
- schwere kardiorespiratorische Komorbidität
- multiple abdominelle Voroperationen (relativ)

Präoperative Vorbereitung

- Prophylaxe mit einem Breitspektrumantibiotikum
- Thromboseprophylaxe (s. Leitlinien)
- Einwilligungserklärung (einschließlich Risiko der Konversion)
- retrograde Einlage eines Ureterenkatheters bei Tumorinfiltration des NBKS

Schritt 1: Position von Patient und Roboter

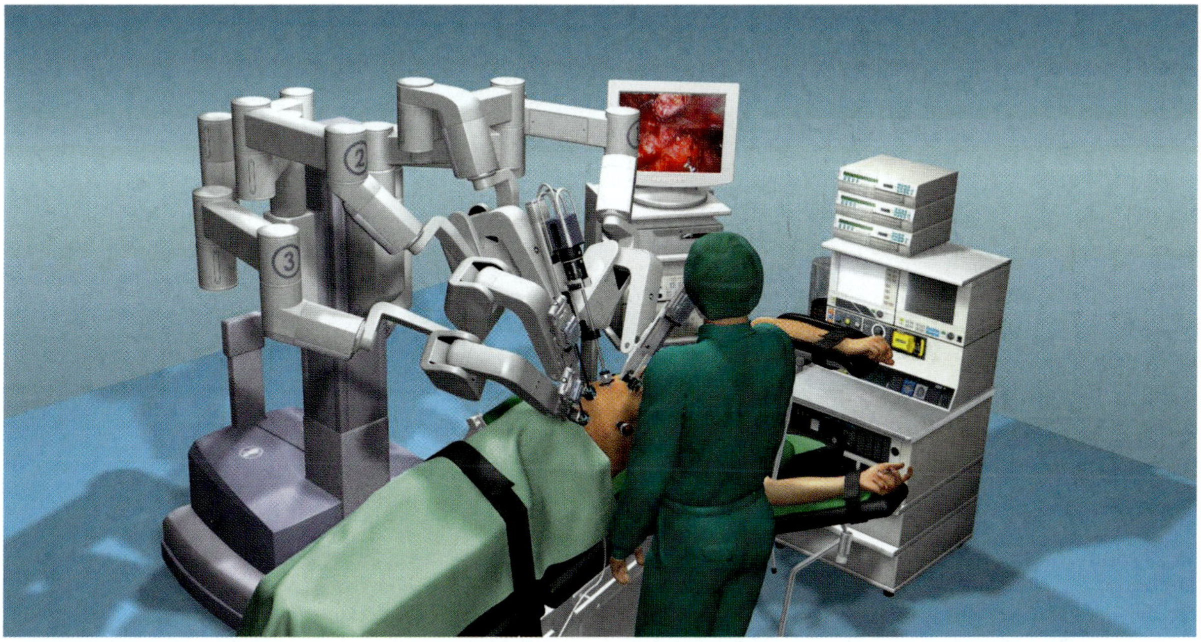

Abb. 1.121

Bei allen roboterassistierten laparoskopischen Operationen sind die genaue Lage des Patienten und der Trokare sehr wichtige Voraussetzungen, um sicherzustellen, dass die Operation erfolgreich beendet werden kann, ohne dass während der Operation die DaVinci-Arme aneinanderschlagen und möglicherweise Trokare neu platziert werden müssen. Der Patient wird in einer modifizierten seitlichen Position gelagert mit 20–30 Grad Rotation der Schulter und Hüfte weg vom Chirurgen. Der Roboter wird am Rücken des Patienten positioniert und von dort aus angedockt. Der Operationstisch wird in Höhe des Nabels geknickt (▶ Abschn. 1.4).

Schritt 2: Trokarplatzierung (linke Seite)

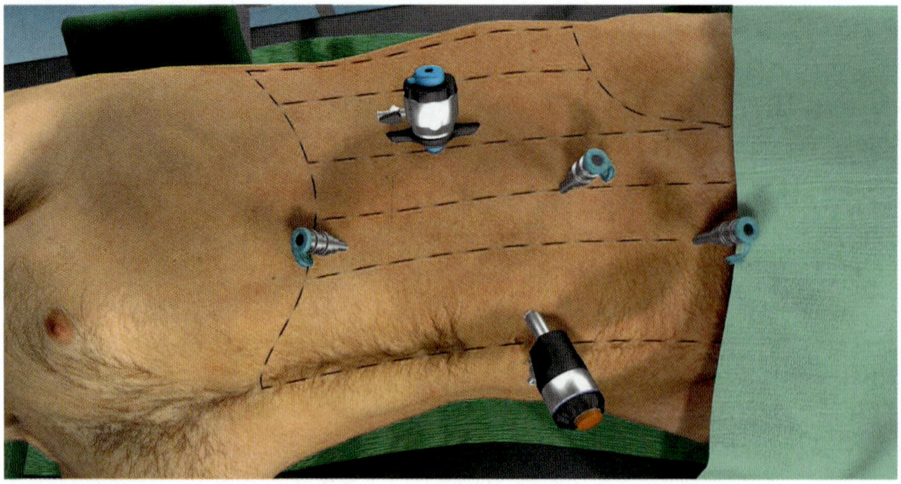

Abb. 1.122

Der 12-mm-Kameratrokar (blau) wird in der vorderen Axillarlinie in Höhe des Nabels platziert. Die zwei 8-mm-Trokare für die Roboterarme werden in der Medioklavikularlinie triangelförmig zur Optik platziert, sodass ein Mindestabstand zwischen ihnen gewährleistet ist, um ein Aneinanderstoßen der Roboterarme zu verhindern. Wir favorisieren die paraumbilikale Platzierung des 12-mm-Assistententrokars (rot). Alternative: pararektale Position zwischen Nabel und Schambein. Der vierte Robotertrokar wird entlang der pararektalen Linie unterhalb des Beckenkamms platziert. Die Trokarplatzierung kann bei einem oberen Poltumor etwas weiter kranial erfolgen (alle Trokare) und sollte bei Adipositas etwas nach lateral verschoben werden [5].

Schritt 3: Trokarplatzierung (rechte Seite)

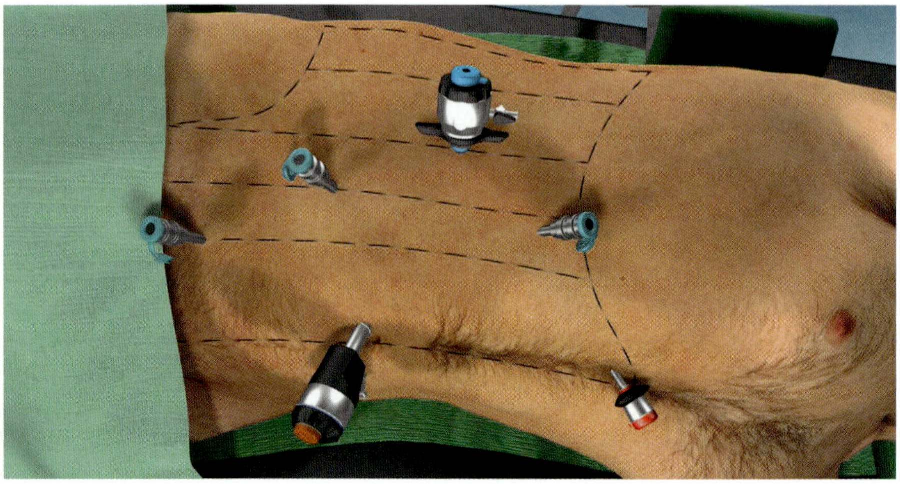

Abb. 1.123

Auf der rechten Seite wird der 12-mm-Kameratrokar in der vorderen Axillarlinie in der Mitte zwischen Rippenbogen und Nabel platziert. Die 8-mm-Roboterarme werden entlang der Medioklavikularlinie triangelförmig zum Optiktrokar platziert. Der vierte Roboterarm wird medial der Pararektallinie unterhalb des Beckenkamms platziert. Der 12-mm-Trokar (rot) für den Assistenten wird dann periumbilikal platziert und der 5-mm-Assistententrokar, der im Allgemeinen für die Retraktion der Leber genutzt wird, unterhalb des Rippenbogens nahe des Xyphoids.

Schritt 4: Mobilisierung des Kolons (linke Seite)

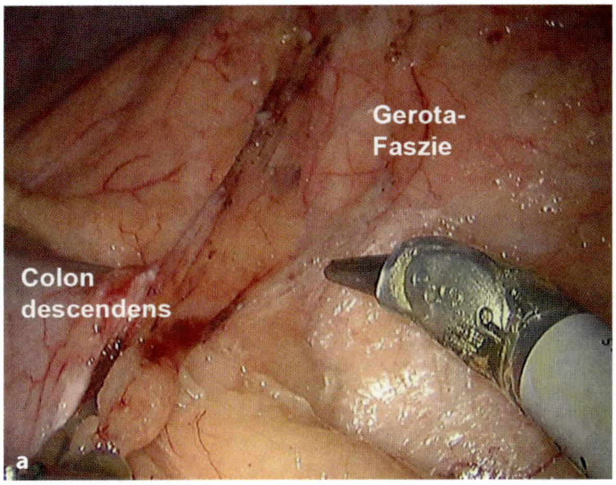

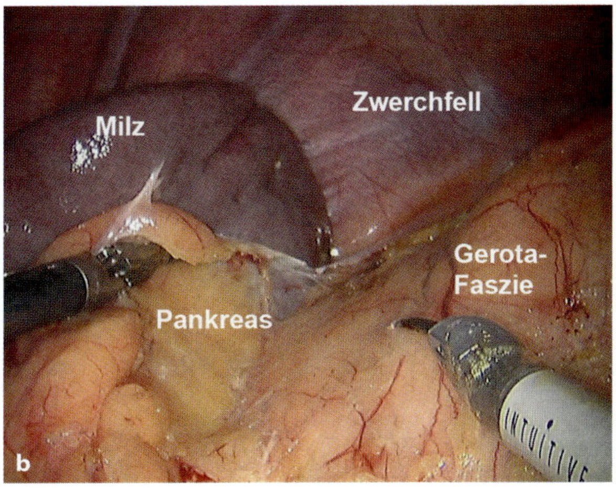

Abb. 1.124a,b

Mithilfe eines Dissektors und der monopolaren Schere erfolgt eine laterale Inzision entlang der Toldt-Linie, um das linksseitige Kolon zu mobilisieren (Abb. 1.124 a). Die Mobilisation des Colon descendens wird bis in Höhe der Milz und des oberen Nierenpols fortgeführt. Die Durchtrennung des Lig. phrenicolienale und die Mobilisierung des Pankreasschwanzes werden durchgeführt, um die Retraktion des Kolons nach medial zu erreichen und den Nierenhilus komplett darzustellen. Dadurch kann die Milz nach kranial luxiert werden (Abb. 1.124 b), was den Zugang zum oberen Pol der Niere oder der Nebenniere ermöglicht.

Schritt 5: Präparation des Nierenhilus

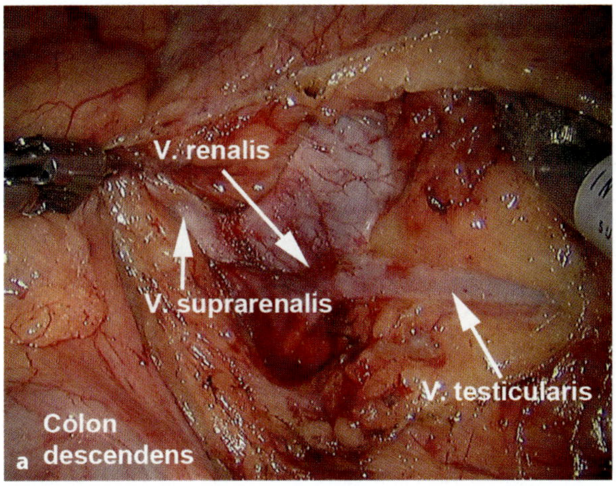

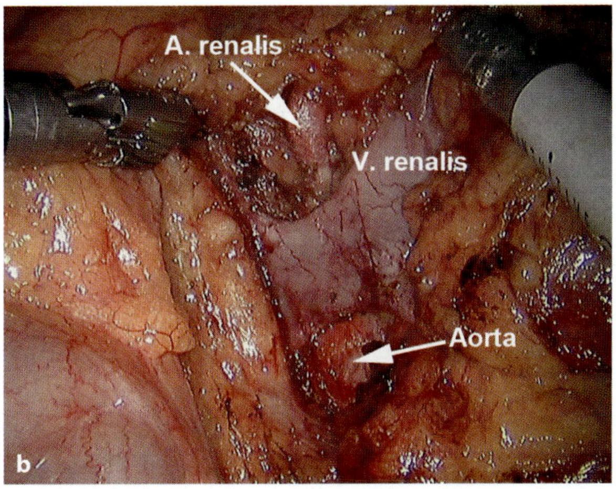

Abb. 1.125a,b

Die Niere wird durch den Assistenten nach lateral aus der Fossa renalis retrahiert, um die Präparation des Nierenhilus zu ermöglichen. Mittels Dissektor werden das perihiläre Fett und die perirenalen Schichten über dem Nierenhilus freipräpariert, bis die Hauptgefäße identifiziert sind. Abb. 1.125 a zeigt die Mündung der Adrenal- und Gonadalvene in die Nierenvene. Bei der weiteren Präparation der linken Nierenvene kommen die Aorta und die linke Nierenarterie, die in diesem Fall oberhalb der Nierenvene gelegen ist, zur Darstellung (Abb. 1.125 b). Die komplette Präparation der Nierenarterie und -vene ist erforderlich, damit zum späteren Zeitpunkt eine laparoskopische Bulldog-Klemme oder eine Satinsky-Klemme um die Arterie und Vene oder nur um die Arterie angelegt werden kann.

Schritt 6: Mobilisierung der Fettfaserkapsel und Identifizierung des Tumors

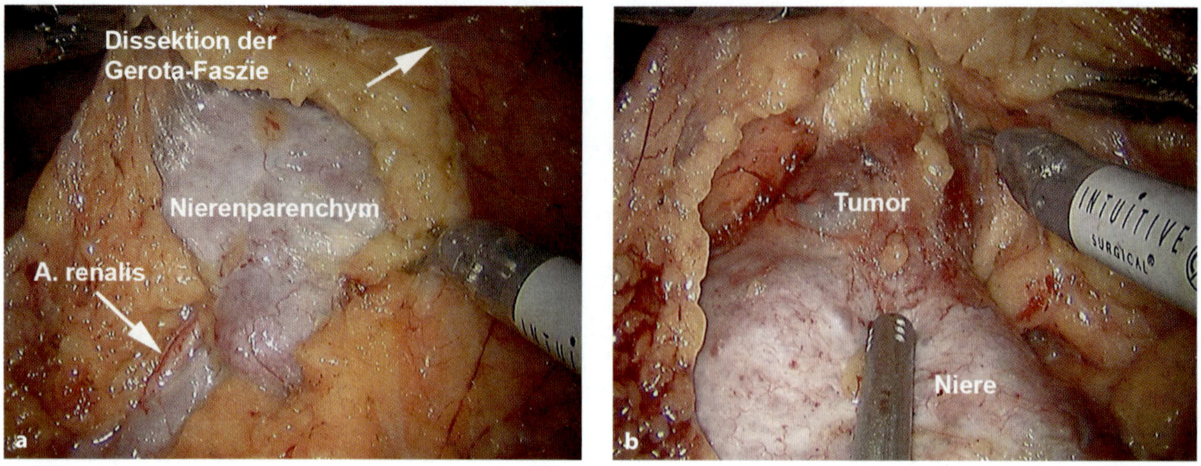

Abb. 1.126a,b

Die Gerota-Faszie und das perirenale Fett über der Nierenvene wird in diesem Fall nach lateral präpariert und die Nierenkapsel bzw. die Nierenoberfläche dargestellt. Die Fettfaserkapsel wird nicht abgetragen sondern erhalten, da es später erforderlich sein kann, sie über die Niere zu decken und für die Rekonstruktion zu nutzen. Jetzt erfolgen die Mobilisation des unteren Pols der linken Niere, die Identifikation des Ureters und die laterale und posteriore Mobilisierung der Niere, um eine Rotation der Niere (falls erforderlich) zu ermöglichen. Die Abpräparation der Fettfaserkapsel erfolgt um den Tumor herum. Die den Tumor bedeckende Fettfaserkapsel wird auf dem Tumor als Teil des endgültigen Präparats belassen.

Schritt 7: Abklemmen des Nierenhilus (warme Ischämie)

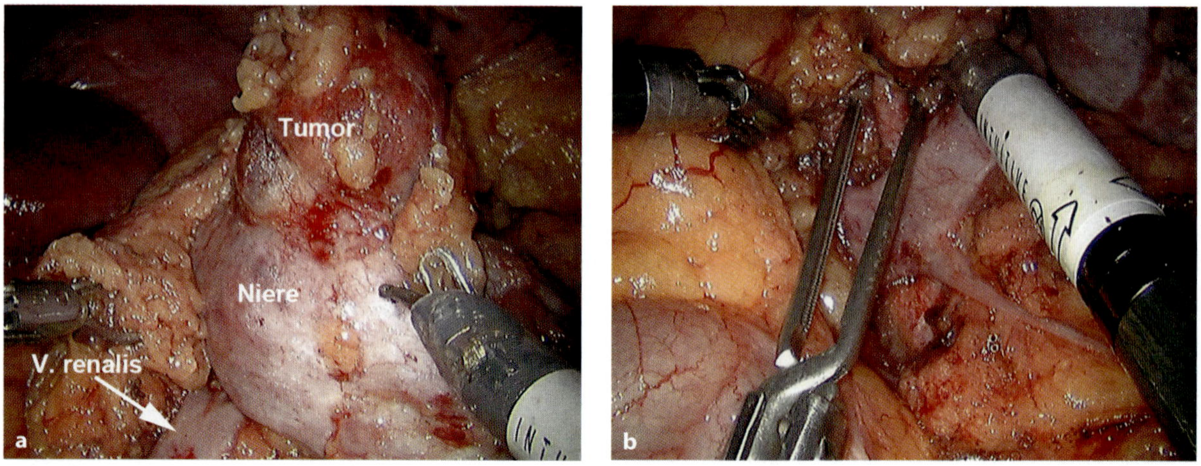

Abb. 1.127a,b

Die Niere ist jetzt nach medial gekippt und der Tumor vollständig freigelegt (Abb. 1.127 a). Der Resektionsrand wird um den Tumor herum auf der Nierenoberfläche vor der Inzision mit der monopolaren Schere markiert. Durch den Assistenten werden 1–2 Tabotamp-Rollen und mindestens zwei 2-0-Monocrylnähte im Abdomen platziert, um nach Resektion des Tumors sofort mit dem Nähen des Parenchymdefekts beginnen zu können. Erst danach führt der Assistent die laparoskopische Bulldog-Klemme über den 12-mm-Trokar ein und platziert sie um die Nierenarterie. Der Einsatz einer laparoskopischen Satinsky-Klemme wird ebenfalls beschrieben und erlaubt die En-bloc-Okklusion von Nierenarterie und -vene.

Schritt 8: Resektion des Tumors

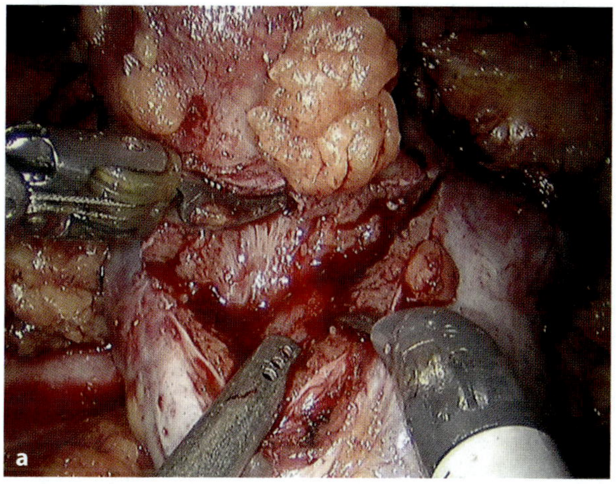

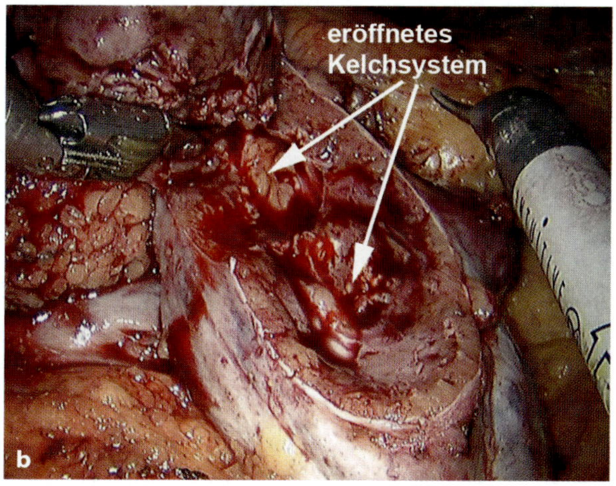

■ **Abb. 1.128a,b**

Der Tumor wird mit entsprechendem Sicherheitsabstand mit der kalten Schere reseziert (■ Abb. 1.128 a), während der Assistent mit dem Sauger das Operationsfeld blutfrei hält. ■ Abb. 1.128 b zeigt die Nierenoberfläche nach vollständiger Resektion des Tumors mit eröffnetem Hohlraumsystem. Bei suspektem Resektionsrand kann mittels kalter Schere eine tiefe Biopsie vom Tumorgrund entnommen und zum Schnellschnitt geschickt werden, um die mikroskopische Tumorfreiheit zu bestätigen. Das Hohlraumsystem der Niere wurde während der Präparation eröffnet und sollte leicht durch den Operateur erkannt werden.

Schritt 9: Verschluss des Hohlraumsystems, Parenchymnähte

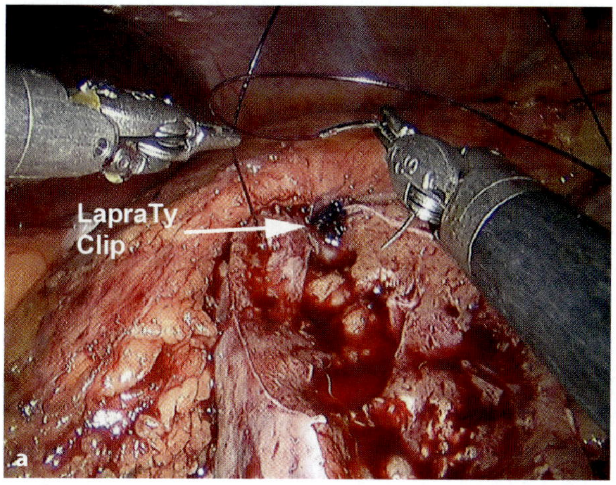

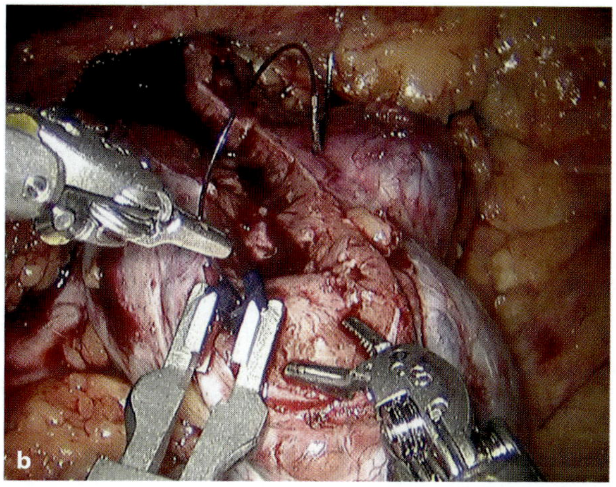

■ **Abb. 1.129a,b**

Das Tumorbett und das Hohlraumsystem werden jetzt mit einer fortlaufenden 2-0-Monocrylnaht mit SH-Nadel verschlossen. Das Fadenende wird mit einem Lapra-Ty-Clip gesichert (■ Abb. 1.129 a). Die exzellente Visualisierung des DaVinci-Systems hilft, Defekte des Hohlraumsystems sicher zu detektieren. Einige Chirurgen instillieren Methylenblau durch einen Ureterenkatheter, der präoperativ eingelegt wurde, um in diesem Stadium den kompletten Verschluss des Hohlraumsystems sicherzustellen. Die fortlaufende Naht wird entlang des Tumorbettes fortgeführt und am Ende mit einem Lapra-Ty-Clip gesichert (■ Abb. 1.129 b). Zum Erreichen einer vollständigen Hämostase müssen manchmal mehrere solcher Parenchymnähte appliziert werden.

Schritt 10: Verschluss des Nierendefekts

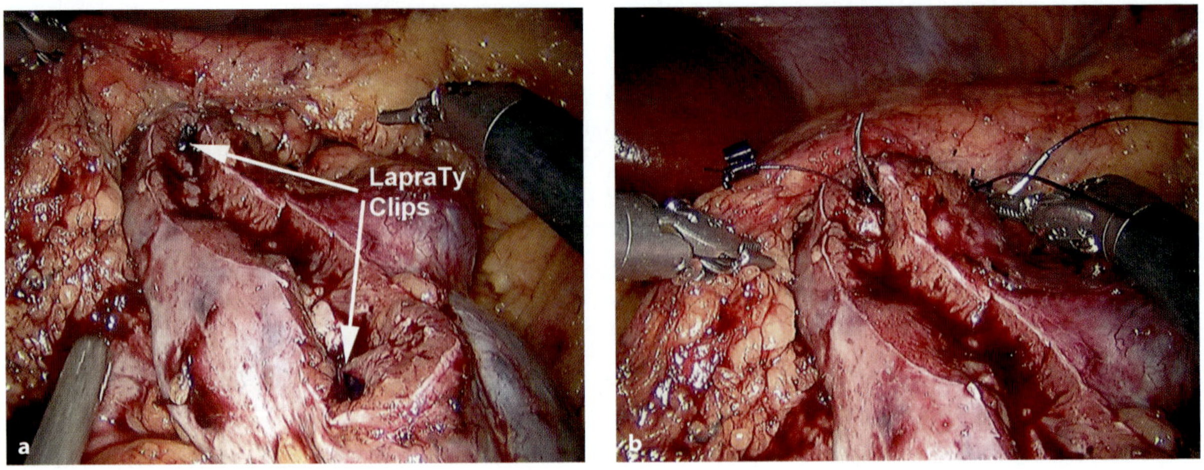

Abb. 1.130a,b

Abb. 1.130 a zeigt die fertige fortlaufende Naht des Tumorbetts, die an beiden Enden mittels Lapra-Ty-Clips gesichert ist und eine gute Hämostase sichert. Jetzt entfernt der Assistent die Bulldog-Klemme. Die warme Ischämiezeit wird notiert. Einzelne noch blutende Gefäße müssen mithilfe von zusätzlichen Nähten umstochen werden. Anschließend werden vertikale »Matratzennähte« mit 0-Monocryl und einer CT1-Nadel appliziert. Diese Nähte werden tief im Nierenparenchym platziert und am Anfang mit einem Lapra-Ty-Clip gesichert (Abb. 1.130 b). Die Matratzennähte werden zunächst nur vorgelegt und nicht zugezogen.

Schritt 11: Applikation von Floseal® und Tabotamp®, Verschluss der Matratzennähte

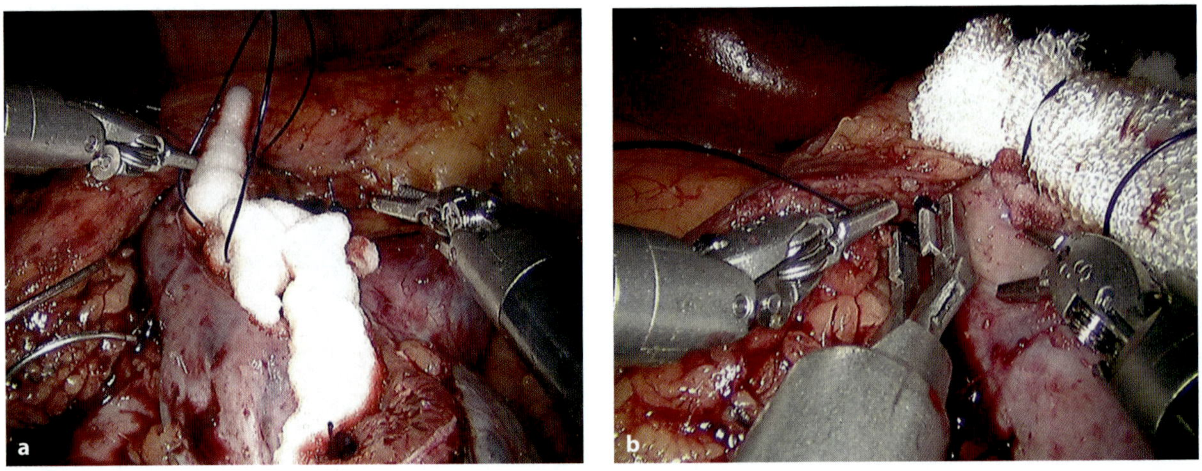

Abb. 1.131a,b

Nachdem 2–4 Matratzennähte vorgelegt wurden, wird Floseal® auf die Oberfläche des Nierenparenchyms aufgebracht, um eine sichere Hämostase zu erreichen (Abb. 1.131 a). Eine oder zwei Tabotamp-Rollen können nun unter die Matratzennähte platziert werden, die dann unter Zug am Ende mittels Lapra-Ty-Clip gesichert werden. Zur besseren Kontrolle der Hämostase kann jetzt der Gasdruck reduziert werden.

Schritt 12: Endgültiges Ergebnis und Bergung des Präparats

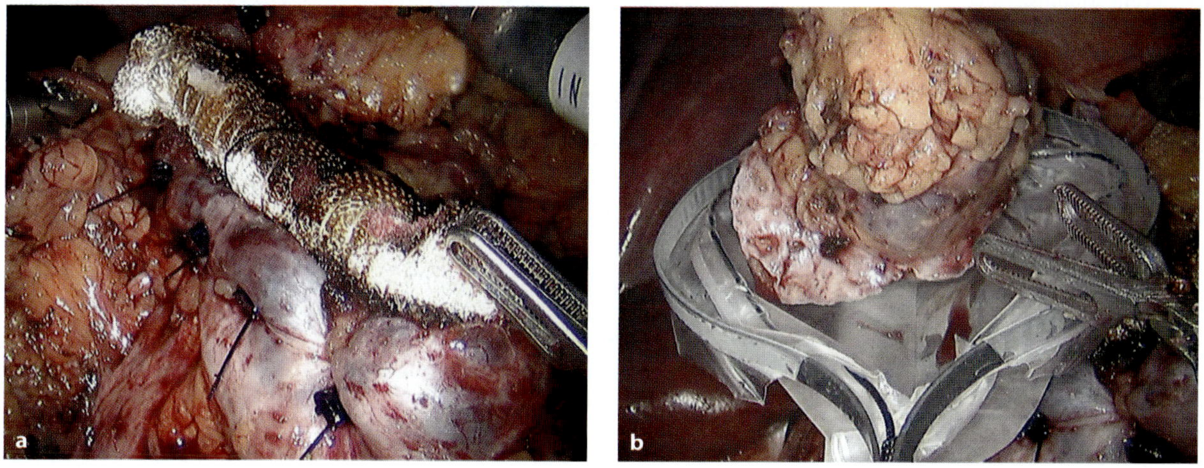

Abb. 1.132a,b

Abb. 1.132 a zeigt das Operationsergebnis. Vier Matratzennähte wurden ausreichend tief durch das Nierenparenchym gestochen und an beiden Enden mittels Lapra-Ty-Clips gesichert. Durch das Anziehen der Matratzennähte wird die Tabotamp-Rolle unter Druck auf dem »Wundspalt« fixiert.

Das Präparat wird jetzt mithilfe eines Endocatch®-Bergebeutels geborgen (Abb. 1.132 b). Bei geplanter Schnellschnittuntersuchung wird das Präparat nach dem Entfernen der Bulldog-Klemme und der Umstechung blutender Gefäße sofort geborgen (vor dem Stechen der Matratzennähte).

Schritt 13: Rekonstruktion der Niere und Bergung des Präparats

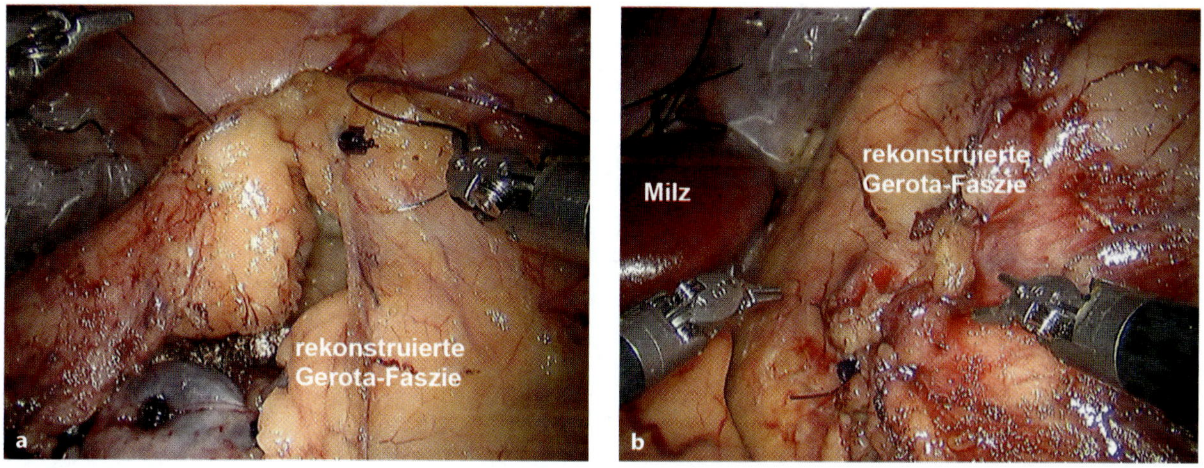

Abb. 1.133a,b

Die Gerota-Faszie wird über der Niere mit einer fortlaufenden 2-0-Monocrylnaht wieder verschlossen. Beide Enden der Naht werden in diesem Fall mit Lapra-Ty-Clips gesichert. Alternativ können Hem-o-lok-Clips verwendet werden. Eine Drainage wird nah der Resektionsfläche oder des Nierenhilus durch einen der lateralen 8-mm-Trokare eingelegt. Bei kleinen exophytischen Tumoren oder unkomplizierten Fällen ist dies nicht notwendig. Der Roboter wird jetzt vom Patienten entfernt und das Präparat, das oberhalb der Milz gelagert wurde, durch den 12-mm-Trokar geborgen. Es erfolgen der Faszienverschluss der Trokareinstichstellen und der Hautverschluss durch Intrakutannähte.

Postoperatives Management

- Frühe Mobilisierung
- Entfernung des Urinkatheters am ersten oder zweiten postoperativen Tag
- Entfernung der Drainage am ersten oder zweiten postoperativen Tag

Literatur

1. Guillonneau B, Jayet C et al. (2001) Robotic assisted laparoscopic nephrectomy. J Urol 166: 200-201
2. Hoznek A et al. (2004) Robotic renal surgery. Urol CLin North Am 31: 731-736
3. Shapiro E, Benway BM, Wang AJ, Bhayani SB (2009) The role of nephron-sparing robotic surgery in the management of renal malignancy. Curr Opin Urol 19: 76-80
4. JA Smith, AK Tewari (2008) Robotics in Urologic surgery. Saunders Elsevier
5. Fazeli-Matin S, Gill IS et al. (1999) Laparoscopic renal and adrenal surgery in obese patients: comparison to open surgery. J Urol 162: 665-669

1.11 Retroperitoneoskopische Nierenteilresektion

Jens-Uwe Stolzenburg, Christopher Anderson, Rowan Casey, Minh Do, Anja Dietel, Andreas Gonsior, Evangelos Liatsikos

Einleitung

Die laparoskopische Nierenteilresektion ist heute eine fest etablierte Technik, die zunehmend auch bei größeren Tumoren Anwendung findet [1]. Sie ist ein technisch anspruchsvoller Eingriff mit einem sehr hohen Schwierigkeitsgrad. Insbesondere die adäquate Hämostase, die Rekonstruktion des Nierenbeckenkelchsystems sowie der Parenchymverschluss erfordern großes laparoskopisches Geschick [2–6]. Die Entscheidung, ob ein transperitonealer oder retroperitonealer Zugang gewählt wird, hängt im Wesentlichen von der Lage des Tumors ab. Der transperitoneale Zugang wird empfohlen bei ventral, ventrolateral und lateral gelegenen Tumoren. Der retroperitoneale Zugang ist geeignet für dorsal, dorsomedial und dorsolateral gelegene Tumoren. In Abhängigkeit von der Erfahrung des Operateurs kann jeder Nierentumor, der für eine Nierenteilresektion geeignet ist, laparoskopisch oder roboterassistiert operiert werden.

Indikationen

Absolute Indikationen:

- anatomische oder funktionelle Einzelniere
- bilaterales Nierenzellkarzinom

Relative Indikationen:

- Niereninsuffizienz (signifikant erhöhte Kreatininwerte)
- genetisch bedingte Formen des Nierenzellkarzinoms mit erhöhtem Risiko der Entwicklung eines kontralateralen Nierentumors (tuberöse Sklerose, Hippel-Lindau-Syndrom)
- ausgewählte Patienten mit einer Erkrankung der kontralateralen Niere

Elektive Indikationen:

- einseitiger Tumor und normale Funktion der kontralateralen Niere
  - T1a-Tumoren, wobei zentrale Tumoren nur bei ausreichender Erfahrung operiert werden sollten
  - T1b-Tumoren bei selektionierten Patienten und entsprechender Erfahrung

Kontraindikationen

- Zentrale oder komplett intrarenale Tumoren
- Tumorzapfen in der V. cava
- Adipositas per magna (relativ)
- Voroperationen an der ipsilateralen Niere (relativ)

Präoperative Vorbereitung

- Vollständiges präoperatives Tumorstaging (CT-Abdomen/-Becken), Röntgen-Thorax, ggf. CT-Thorax bei auffälligen Befunden
- Skelettszintigraphie bei erhöhter alkalischer Phosphatase oder Knochenschmerzen
- Katheterisierung
- Antibiotikaprophylaxe

Schritt 1: Patientenlagerung und Trokarplatzierung

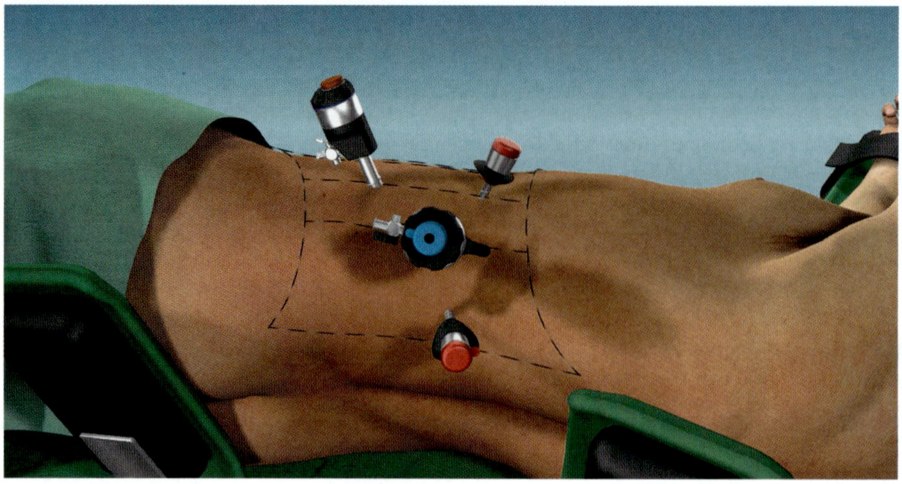

Abb. 1.134

Nach der adäquaten Lagerung des Patienten (▶ Abschn. 1.1) wird eine 2 cm lange Inzision an der hinteren Axillarlinie ca. 2 cm kaudal der 12. Rippe gesetzt. Die Fascia transversalis wird scharf mit der Schere durchtrennt und die Schichten weiter separiert (▶ Abschn. 1.3). Der Retroperitonealraum wird zunächst stumpf mit dem Finger präpariert. Ein Ballontrokar wird eingeführt und unter Sicht insuffliert, um seine korrekte Position und das Entfalten des Retroperitonealraums zu überwachen. Nach dem Entfernen des Ballontrokars wird der 12-mm-Optiktrokar (blau) an gleicher Stelle eingebracht und CO_2-Gas insuffliert. Die weiteren Arbeitstrokare (1-mal 12 mm, 2-mal 5 mm) werden wie in Abb. 1.134 dargestellt platziert.

Schritt 2: Anatomische Leitstrukturen und Trokarplatzierung

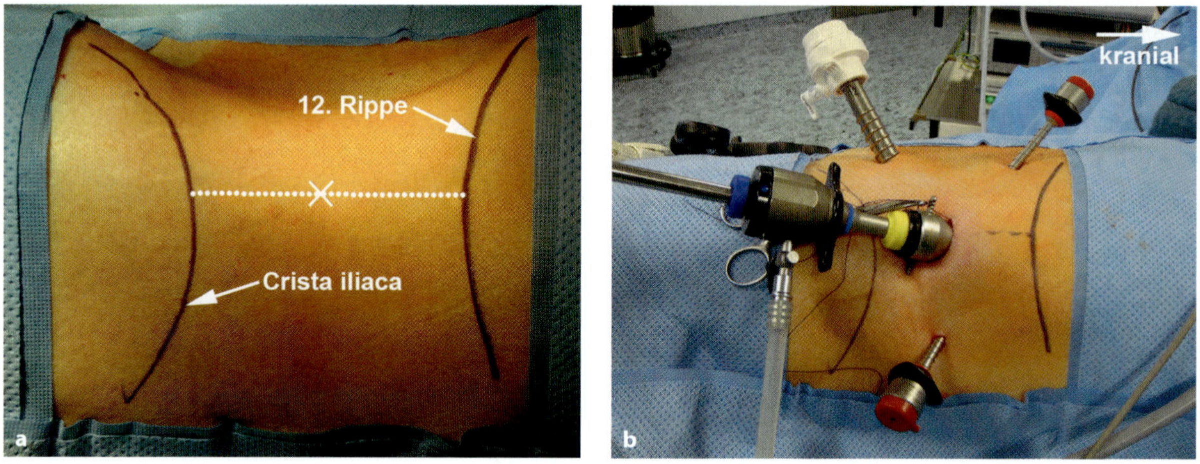

Abb. 1.135a,b

Abb. 1.135 a zeigt die Orientierungspunkte bei einer solchen Operation direkt am Patienten. Der Patient befindet sich in einer Seitenlage, sodass, sobald das Retropneumoperitoneum geschaffen ist, der Darm und das Peritoneum von der Flanke »abgleiten«. Damit ist ein suffizienter Raum geschaffen, welcher die weitere Trokarplatzierung ermöglicht (Abb. 1.135 b).

Bei Patienten mit einer großen Niere und/oder viel retroperitonealem Fett kann ein Fächerretraktor notwendig sein, um an den Nierentumor und -hilus zu gelangen. Für die Platzierung kann der 10- bis 12-mm-Trokar genutzt werden. Sehr selten braucht man dafür einen zusätzlichen Trokar, der kaudolateral des Optiktrokars platziert werden sollte.

Schritt 3: Präparation des Retroperitonealraums und Identifizierung des Nierenhilus

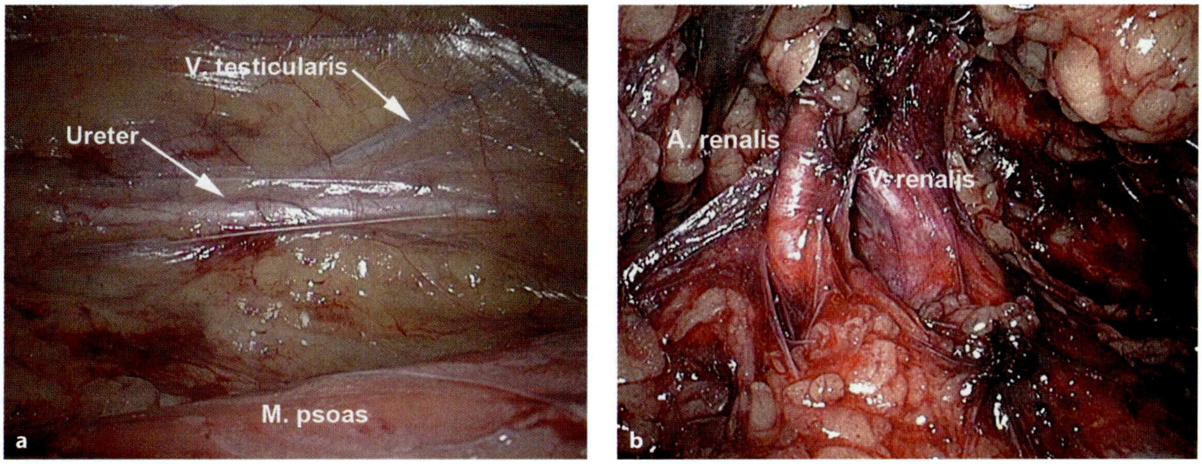

Abb. 1.136a,b

Der M. psoas, der sofort nach dem Einführen der Optik sichtbar sein sollte, ist am Unterrand des Bildes dargestellt. Als anatomische Leitstrukturen dienen zudem der ventral des M. psoas gelegene Ureter und die Gonadalvene (Abb. 1.136 a). Auf der rechten Seite kommen neben dem M. psoas häufig zuerst die V. cava inferior und dann der Ureter und die Gonadalvene zur Darstellung. Auf der linken Seite erfolgt die Präparation entlang des Ureters ventral vom M. psoas hin zum Nierenhilus (Abb. 1.136 b). Die schnelle und relativ einfache Darstellung des Nierenhilus ist ein großer Vorteil des extraperitonealen Zugangs.

Schritt 4: Identifikation des Tumors

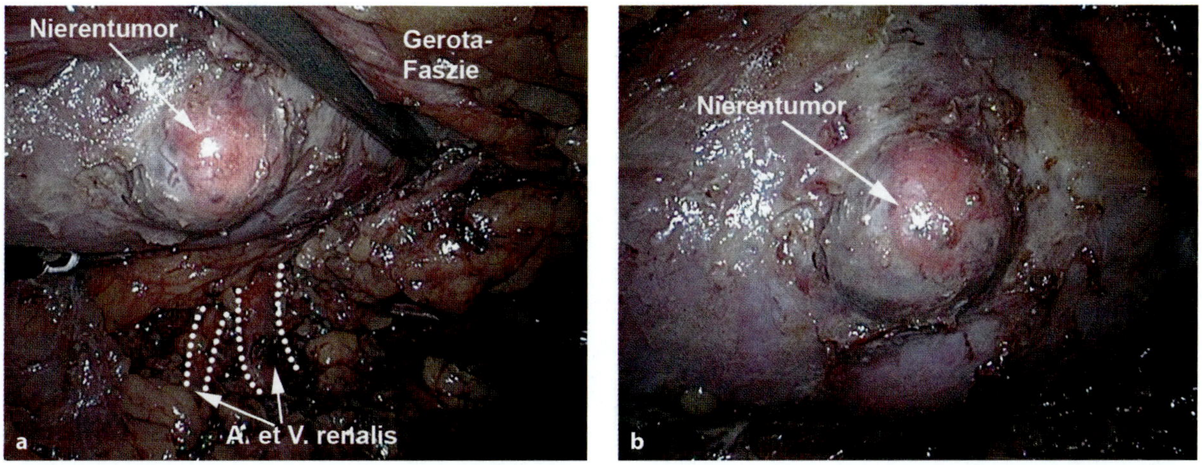

Abb. 1.137a,b

Ob die Niere vollständig oder teilweise mobilisiert wird, hängt von der Lage des Tumors ab. Die Mobilisation wird durchgeführt, um den Tumor zu lokalisieren und die Rekonstruktion der Niere anschließend zu erleichtern. Durch Drehung der mobilisierten Niere kann ein anatomisch ungünstiger Winkel zum Nierentumor geändert werden. Das vorausgehende CT gibt Auskunft über Größe und Lokalisation des Tumors, Parenchyminfiltration, Lage des Nierenhilus und Anzahl der Nierengefäße. Weiterhin kann ein intraoperativer laparoskopischer Ultraschall zur Tumorsuche und -charakterisierung genutzt werden.

Schritt 5: Abklemmen des Gefäßstiels

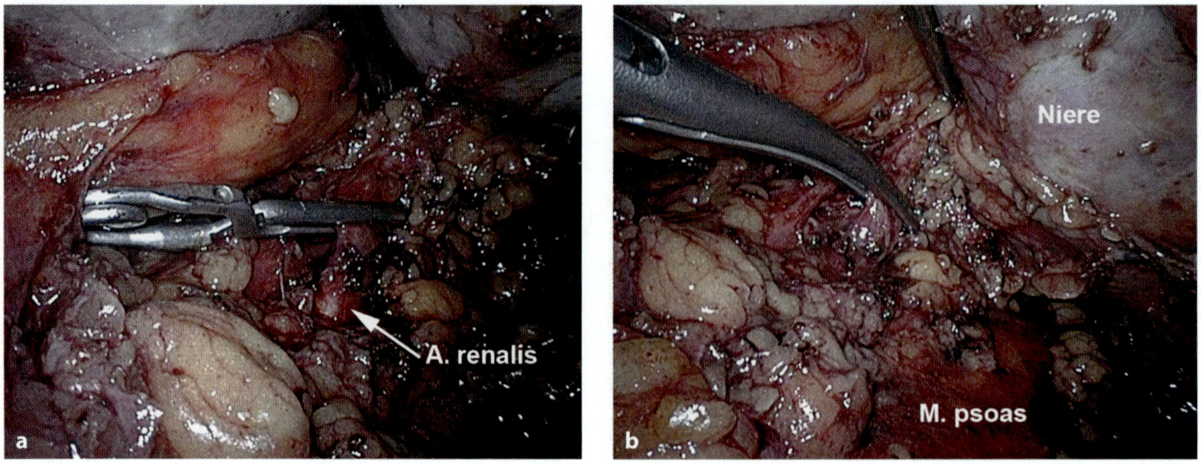

Abb. 1.138a,b

Zum Abklemmen der Hilusgefäße (warme Ischämie) müssen diese zunächst dargestellt und umfahren werden (Cave: die Gefäße nicht vollständig skelettieren, um das Risiko einer Intimaverletzung beim Abklemmen zu minimieren). Prinzipiell kann die A. renalis separat oder A. und V. renalis zusammen abgeklemmt werden. Wir bevorzugen ein separates Abklemmen der A. renalis mittels Bulldog-Klemme (Abb. 1.138 a).

Alternativ kann eine laparoskopische Satinsky-Klemme (Abb. 1.138 b) verwendet werden. Dies erfordert jedoch einen separaten Zugang und kann das Arbeiten im räumlich begrenzten Retroperitonealraum behindern. Kleinere exophytische Tumoren können auch ohne Ischämie exzidiert werden (Cave: Nierenhilus trotzdem immer vorher darstellen).

Schritt 6: Tumorexzision

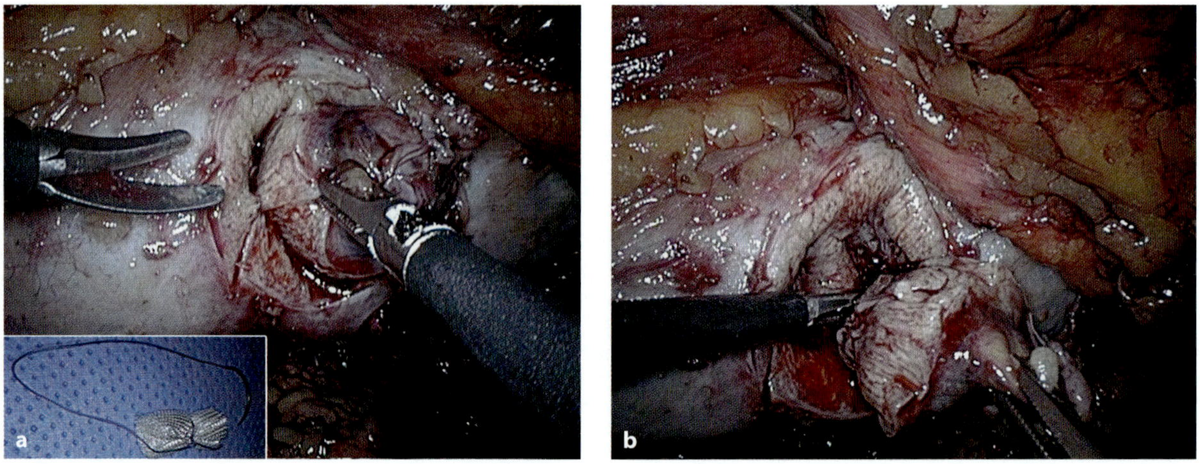

Abb. 1.139a,b

Um die Ischämiezeit so kurz als möglich zu halten, werden noch vor dem Setzen der Bulldog-Klemme 1–2 Nähte (Vicryl 2-0) in den Situs eingebracht. Das Ende des Fadens ist über eine Tabotamp-Rolle verknotet oder mit einem Lapra-Ty-Clip gesichert, um nach der Tumorresektion unmittelbar mit dem Nähen des Parenchymdefekts beginnen zu können.

Der Resektionsrand wird zunächst zirkulär um den Tumor herum mittels monopolarer Schere markiert. Mit ausreichendem Sicherheitsabstand wird jetzt der Tumor mit der »kalten« Schere exzidiert (Abb. 1.139). Idealerweise wird der Tumor dazu mit einer atraumatischen Zange am bedeckenden Fettbindegewebe angehoben (Abb. 1.139 b).

Schritt 7: Naht des Parenchymdefekts (Hämostase)

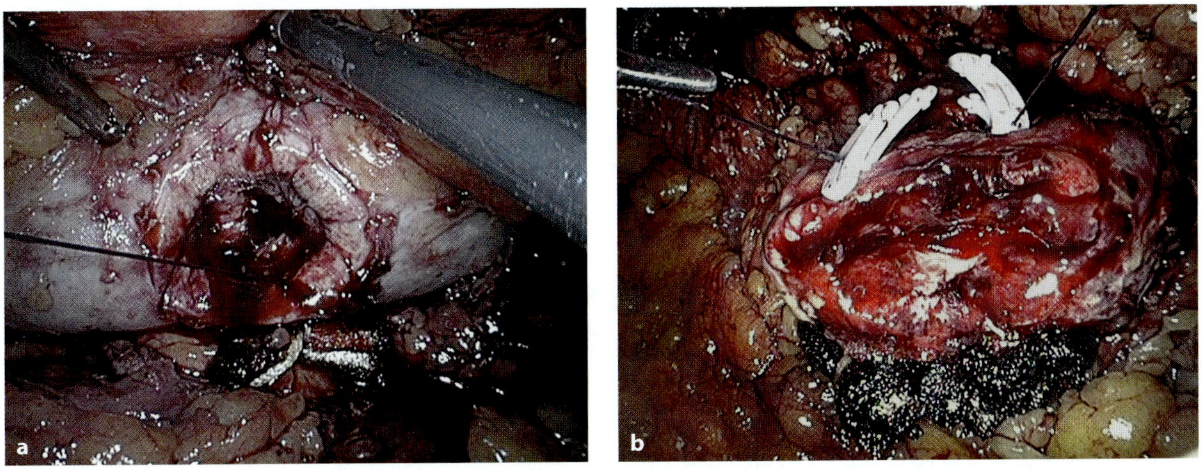

Abb. 1.140a,b

Die im Situs befindliche Naht wird nun von lateral eingestochen (Abb. 1.140 a) und zum Umstechen von eröffneten Gefäßen genutzt. Der Faden sollte dabei stets unter Zug gehalten und kann noch vor dem Ausstechen wiederholt mittels Lapra-Ty-Clip gesichert werden. Nach dem Umstechen der Gefäße wird der Faden auf der Gegenseite ausgestochen und mittels Hem-o-lok-Clip (Abb. 1.140 b) oder Lapra-Ty-Clip unter moderatem Zug gesichert. Eröffnete Kelche sollten separat verschlossen werden. Die Bulldog-Klemme wird entfernt und das Operationsgebiet auf das Vorliegen von Blutungen inspiziert. Zum »Versiegeln« der Wundfläche kann anschließend Floseal® genutzt werden (optional bei guter Hämostase). Die Draineinlage erfolgt über den 5-mm-Trokar.

Postoperatives Management

- Frühzeitige Mobilisation
- Harnröhrenkatherentfernung am ersten oder zweiten postoperativen Tag
- Drainentfernung bei geringer Förderung (wenn keine Blutung oder Urinleckage)

1.11.1 Literatur

1. Gill IS, Matin SF, Desai MM et al. (2003) Comparative analysis of laparoscopic versus open partial nephrectomy for renal tumors in 200 patients. J Urol 170: 64–8
2. Beasley KA, Omar MA, Shaikh A et al. (2000) Laparoscopic versus open partial nephrectomy. Urology 64: 458–61
3. Ramani AP, Desai MM, Steinberg AP et al. (2005) Complications of laparoscopic partial nephrectomy in 200 cases. J Urol 173: 42–7
4. Johnston WK, Wolf JS (2006) Laparoscopic partial nephrectomy: technique, oncologic efficacy, and safety. Current Urology Reports 6: 19–28
5. Allaf ME, Bhayani SB, Rogers C et al. (2004) Laparoscopic partial nephrectomy: evaluation of long-term oncological outcome. J Urol 172: 871-3
6. Gill IS, Kamoi K, Aron M, Desai MM (2010) 800 Laparoscopic partial nephrectomies: a single surgeon series. J Urol 183: 34-41

1.12 Donornephrektomie

1.12.1 Retroperitoneoskopische Donornephrektomie

Alexander Bachmann, Stephen Wyler, Svetozar Subotic

Einleitung

Die erste offene Donornephrektomie wurde erstmals 1956 von Merril et al. bei der Transplantation von eineiigen Zwillingen beschrieben [1]. Aufgrund der verbesserten immunsuppressiven Therapie und der damit einhergehenden Organverträglichkeit wurde die Nierentransplantation zur Therapie der Wahl bei terminaler Niereninsuffizienz. Um den so entstandenen Bedarf an Spendernieren zu decken, wurde die Lebendspende diskutiert und erstmals 1995 laparoskopisch durchgeführt [2]. Vorausgegangen war die erste laparoskopische Nephrektomie 1991 durch Clayman [3]. Mittlerweiler besitzt die laparoskopische Donornephrektomie einen festen Stellenwert in der Transplantationschirurgie und hat sich in zahlreichen Zentren etabliert.

Im Jahr 2000 beschrieb Gill den retroperitonealen Zugang für die Lebendspendernephrektomie [4]. Der entscheidende Vorteil beim retroperitonealen Zugang ist die rasche und sichere Kontrolle der Hilusgefäße. Eine Mobilisation des Kolonrahmens entfällt, sodass eine Darmperistaltikproblematik eher selten ist. Zudem sind postoperative Flüssigkeitskollektionen wie Lymphfisteln auf den Retroperitonealraum beschränkt.

Indikation

Lebendnierenspender, die die Kriterien für eine Nierenspende erfüllen

Kontraindikationen

Absolute Kontraindikationen:
- signifikante restriktive oder obstruktive Lungenfunktionsstörungen
- Einzelniere
- unklare Raumforderungen der verbleibenden Niere

Relative Kontraindikationen:
- Voroperationen des Retroperitoneums
- vorausgegangenes retroperitoneales Trauma

Präoperative Vorbereitung

- Dauerkathetereinlage
- Single-shot-Breitspektrumantibiotikum

Schritt 1: Patientenlagerung, Trokarposition und Darstellung des Retroperitonealraums

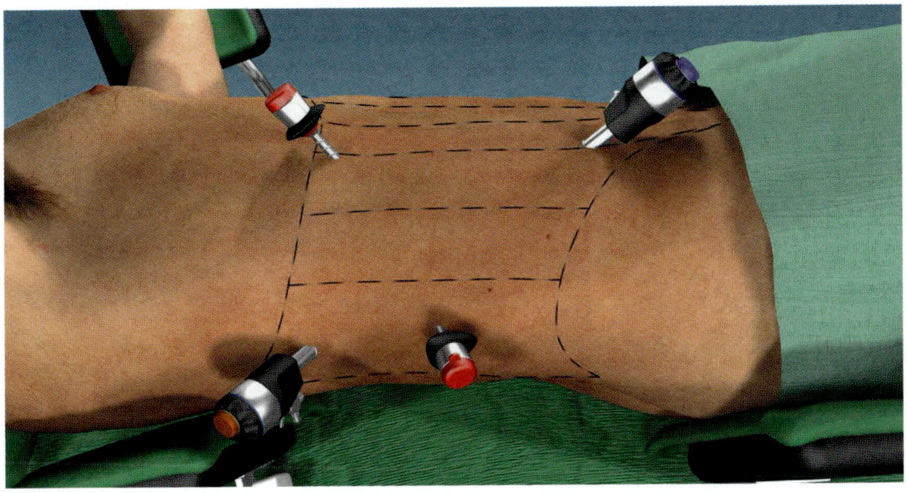

Abb. 1.141

Der Spender wird in einer leicht überstreckten Rechtsseitenlage gelagert (▶ Abschn. 1.1). Der retroperitoneale Zugang wird ausführlich in ▶ Abschn. 1.3 beschrieben. Nach Entwickeln des Pneumoretroperitoneums mit einem Druck von 14 mmHg erfolgt die diagnostische Retroperitoneoskopie. Anschließend werden weitere Arbeitstrokare unter visueller Kontrolle wie in Abb. 1.141 a dargestellt platziert. Identifikation der Gerota-Faszie und des Rands des M. psoas. Diese sind die primären Leitlinien zur weiteren Darstellung des Retroperitoneums (Abb. 1.142 a).

Schritt 2: Darstellung des Nierenhilus

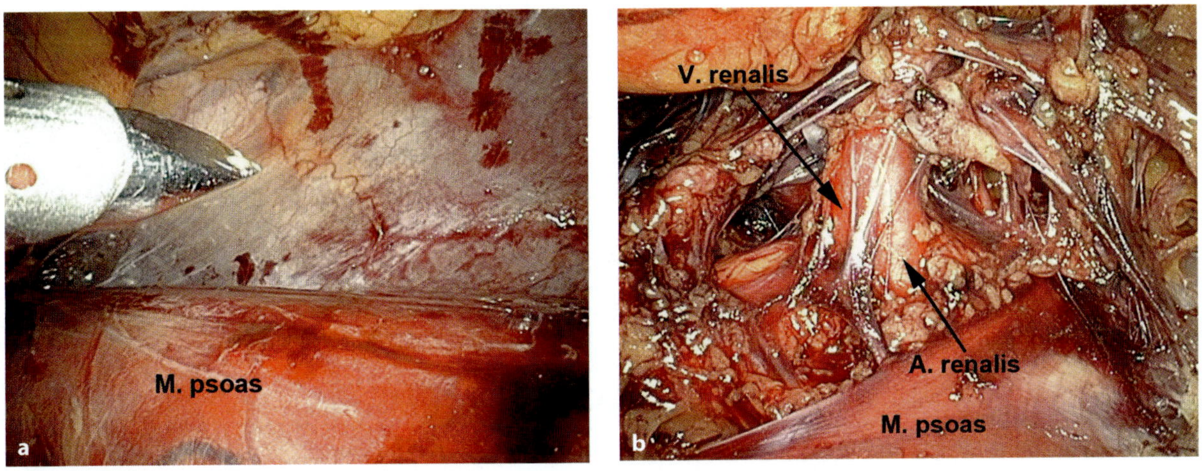

Abb. 1.142a,b

Unter Wahrung der Nierenfettkapsel wird der M. psoas komplett befreit. Die Identifikation der Nierenhilusgefäße (Abb. 1.142) kann durch ausgeprägtes Nierenhilusfettgewebe erschwert sein. Dabei ist eine diffizile Präparation des Fettgewebes unerlässlich, um keine Blutungen zu riskieren, die im weiteren operativen Verlauf die Darstellung der Hilusgefäße noch zusätzlich negativ beeinflussen. Der ventrale Nierenanteil wird möglichst erst zum Ende der Freilegung dargestellt, um zum einen Verletzungen des dünnen Peritoneums zu vermeiden und andererseits die natürliche, anatomische Retraktionswirkung der Gerota-Faszie auszunutzen. Gelingt dies nicht, kann ein zusätzlicher vierter Trokar zur Retraktion der Gerota-Faszie eingebracht werden.

Schritt 3: Darstellung der Nierenarterie

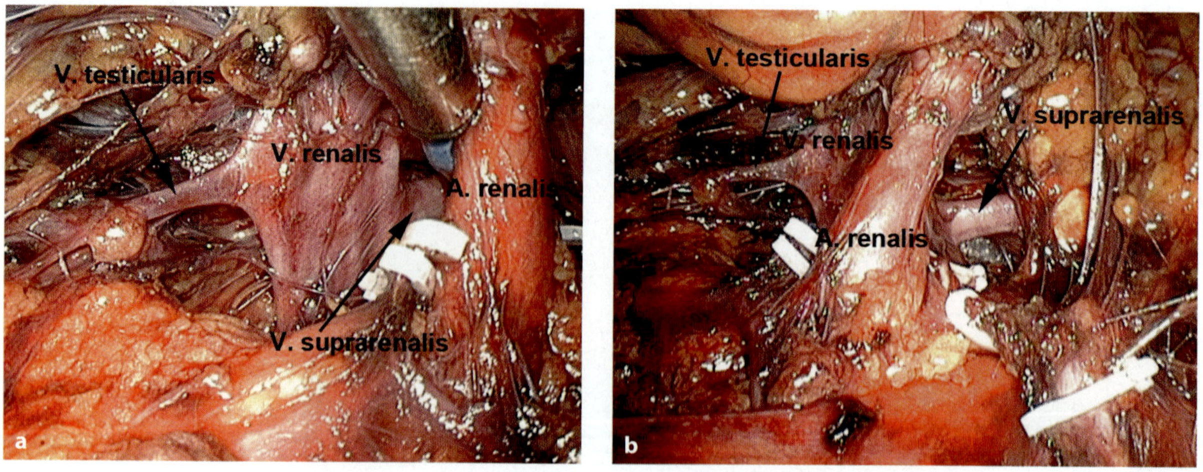

▫ **Abb. 1.143a,b**

Bei der Darstellung der Nierenstielgefäße wird auf eine Pulsation geachtet und dann zunächst die A. renalis komplett freigelegt. Entscheidend dabei ist die vollständige Liberalisierung des Gefäßes von umliegenden Begleitgefäßen und bindegewebigen Strukturen, um anschließend eine sichere Clip- oder Endo-GIA-Applikation durchführen zu können. Die Präparation erfolgt zum einen mit einem rechtwinkligen Endodissektor oder alternativ mit einem feinen Saugeransatz. Zur Koagulation kleinerer Begleitgefäße empfiehlt sich in diesem sensiblen Bereich die Anwendung einer bipolaren Klemme oder eines Sonosurg (Olympus).

Schritt 4: Dissektion des venösen Abflussgebietes

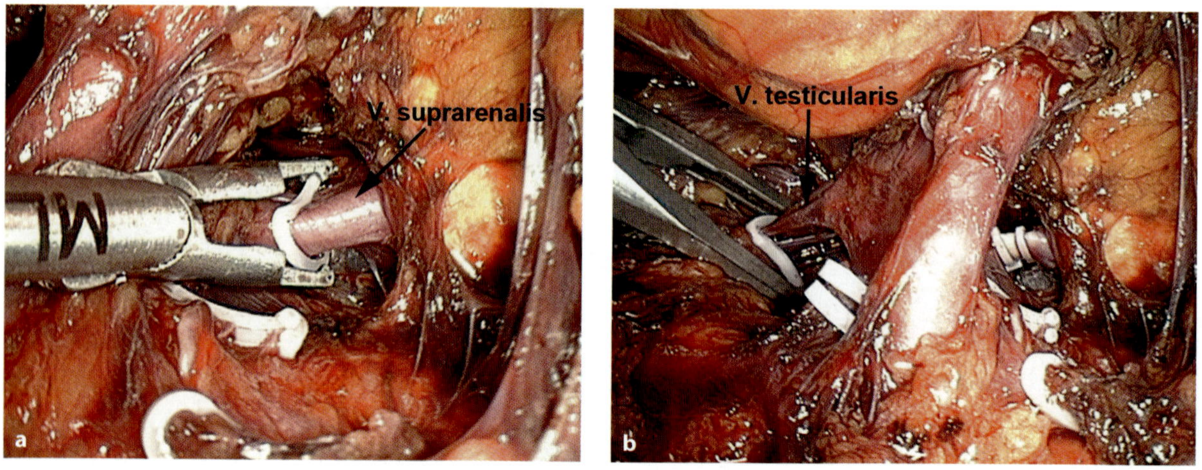

▫ **Abb. 1.144a,b**

Die Nebennierenvene kann als oberhalb in die Nierenvene mündend identifiziert werden (▫ Abb. 1.144 a). Eine V. testicularis bzw. V. ovarica sinistra kann sich als hilfreich zur Darstellung der venösen Versorgung herausstellen, sollte im Vorfeld die Identifikation der V. renalis nicht gleich gelingen (▫ Abb. 1.144 b). Lymphgewebe ist auf der linken Seite in der Regel ausgeprägter. Man sollte besonders auf die paraaortalen Lymphknoten, die in der Cisterna chyli münden, achten. Diese Lymphgefäße könne die Ursache von schwerwiegenden Lymphfisteln sein. Wenn die Nierenarterie und Nierenvene komplett von dem umliegenden lymphatischen Gewebe liberalisiert wurden, kann die Nebennierenvene mit einem 5-mm-Hem-o-lok-Clip geclipt und durchtrennt werden. Anschließend wird die Gonadalvene in selber Art und Weise geclippt.

Schritt 5: Dissektion der Nierenfettkapsel (Spendernephrektomie)

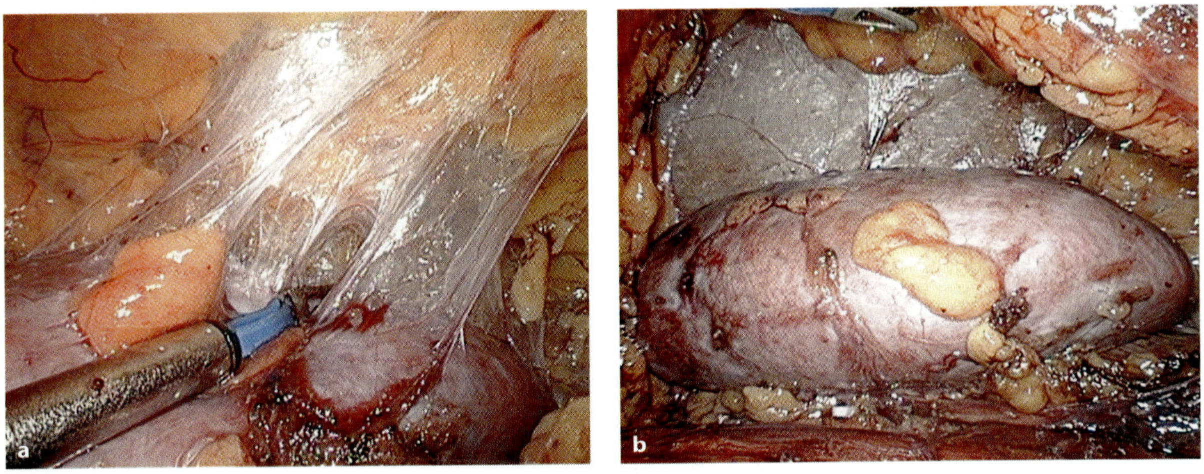

■ **Abb. 1.145a,b**

Das weitere operative Vorgehen unterscheidet sich von dem bei einer einfachen Nephrektomie bzw. einer Tumornephrektomie. Zunächst erfolgt die Identifikation der Nierenoberfläche und das Eingehen zwischen perirenalem Fetgewebe und Nierenoberfläche, ohne dabei die Nierenkapsel zu verletzen.

Das gesamte perirenale Fettgwebe wird zunächst von der Nierenoberfläche entfernt (■ Abb. 1.145). Es erfolgt überwiegend eine stumpfe Präparation. Kleinere Blutungen werden mit der bipolaren Pinzette versorgt.

Schritt 6: Harnleiterdarstellung (Spendernephrektomie)

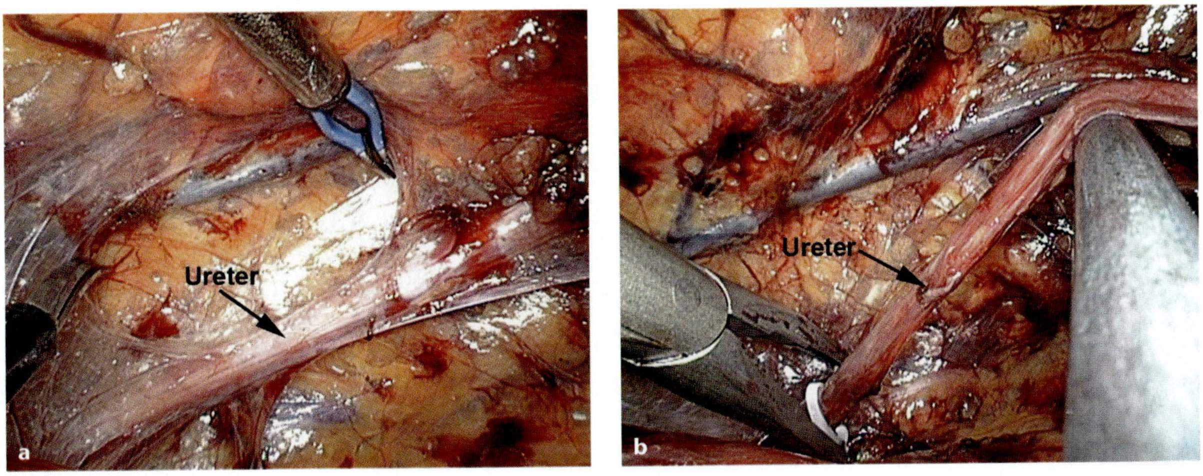

■ **Abb. 1.146a,b**

Bei der Mobilisation des Harnleiters ist bei einer Spendernephrektomie darauf zu achten, möglichst viel periureterales Bindegewebe zu erhalten und durch eine weite Präparation eine ausreichende Länge zu erzielen. Eine Skelettierung des Harnleiters kann zu einer ischämischen Nekrose führen. Im Falle einer Spende reicht es aus, das distale Ende des Harnleiters zu clippen, wobei dieser so weit distal wie möglich freigelegt wird (Höhe Iliakalgefäßkreuzung).

Schritt 7: Gefäßstieldarstellung (Spendernephrektomie)

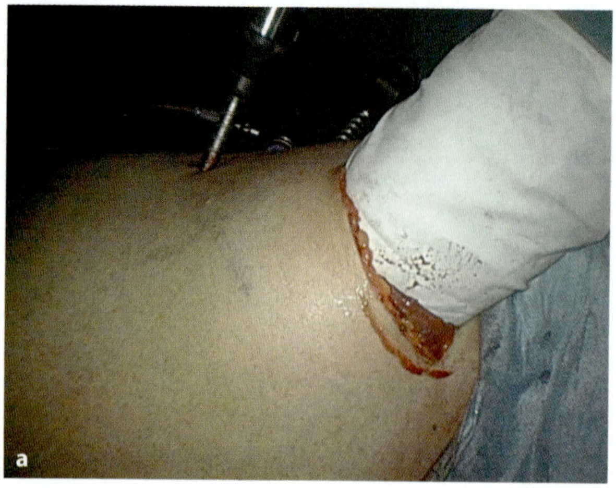

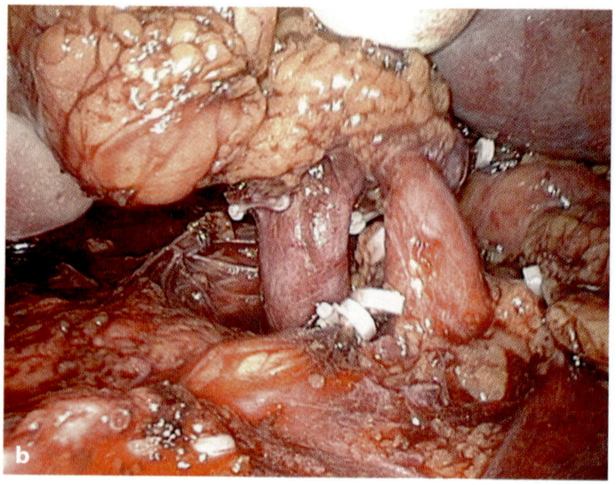

Abb. 1.147a,b

Aus Gründen der Sicherheit und Schnelligkeit (kürzest mögliche warme Ischämiezeit) bevorzugen wir ein handassistiertes Bergen der Niere. Wir erweitern den Schnitt des unteren Arbeitstrokars um bis zu 9 cm. Anschließend wird die Muskulatur gespalten und die Hand des Operateurs in den Retroperitonealraum eingeführt (Abb. 1.147 a). Nach dem Einführen der Hand wir der Gasdruck wiederhergestellt, die Niere wird unter Sicht vorsichtig angehoben und die Nierengefäße erneut dargestellt (Abb. 1.147 b).

Schritt 8: Absetzen der Gefäße (Spendernephrektomie)

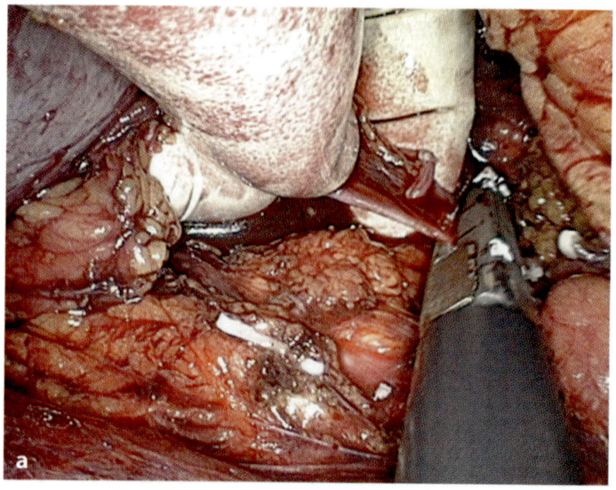

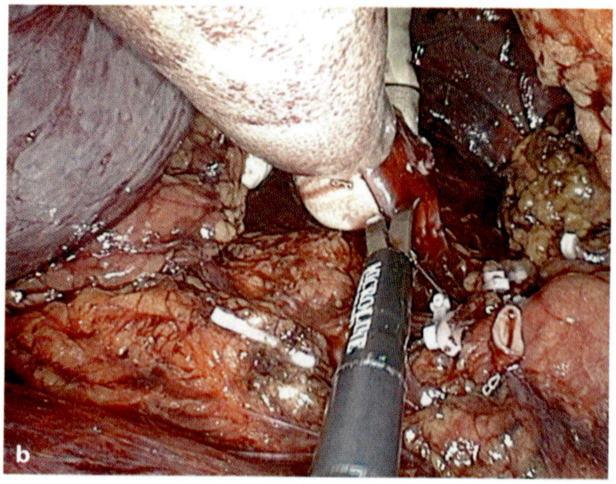

Abb. 1.148a,b

Die verbleibenden Lymphgefäße werden durchtrennt, um möglichst lange Nierengefäße zu erhalten. Nach optimaler Exposition kann mit dem Durchtrennen der Gefäße begonnen werden. Mit einem TA-30-Gefäßstapler (Autosuture®) wird die Nierenarterie innerhalb der Klammernahtlinie ligiert. Die Arterie wird unmittelbar distal der Klammernaht mit einer Schere durchtrennt. Anschließend wird die Vene mithilfe von Zeige- und Mittelfinger angehoben, um die maximale anatomische Länge zu erhalten, und dann mit dem TA-30-Stapler durchtrennt. Durch den Gebrauch des TA-30-Staplers an der Nierenvene erhält man einen deutlich längeren Gefäßstumpf als mit einem GIA-Stapler, da der TA-30-Stapler die Klammernaht nur auf der Donorseite setzt (Abb. 1.148 b).

Schritt 9: Bergung der Niere

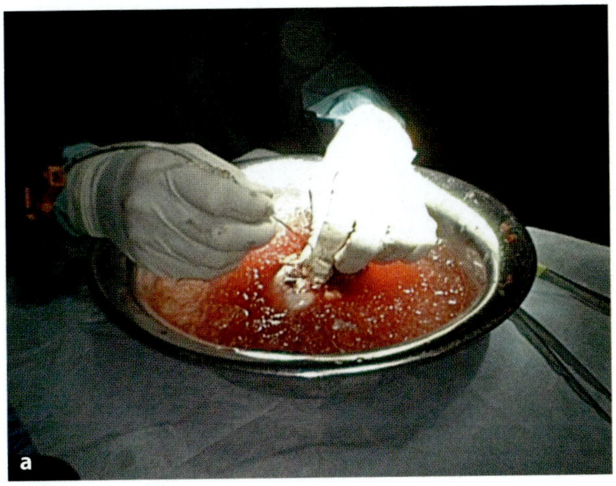

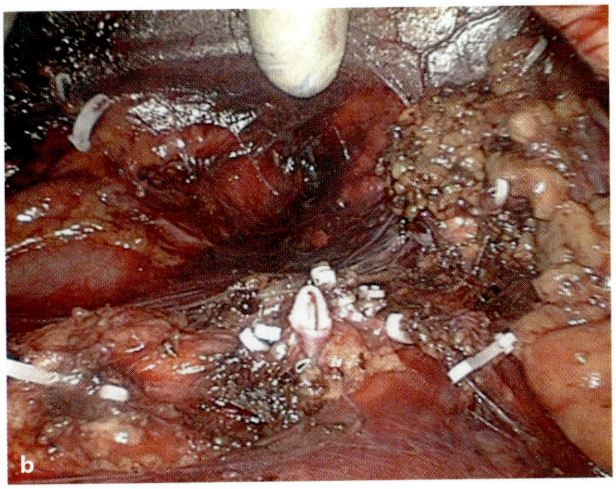

Abb. 1.149a,b

Die Niere wird zügig entfernt und anschließend sofort gekühlt. Es erfolgt der Verschluss des für die Hand erweiterten Ports, und das Pneumoretroperitoneum wird wiederhergestellt. Nach erfolgreicher Bergung des Präparats wird der Situs auf mögliche Blutungen oder verbliebene lose Fettanteile kontrolliert und eine Wunddrainage eingelegt. Prinzipiell kann in ausgewählten Fällen auch auf eine Drainageneinlage verzichtet werden.

Schritt 10: Absetzen der Nierenarterie (Alternative bei Tumornephrektomie)

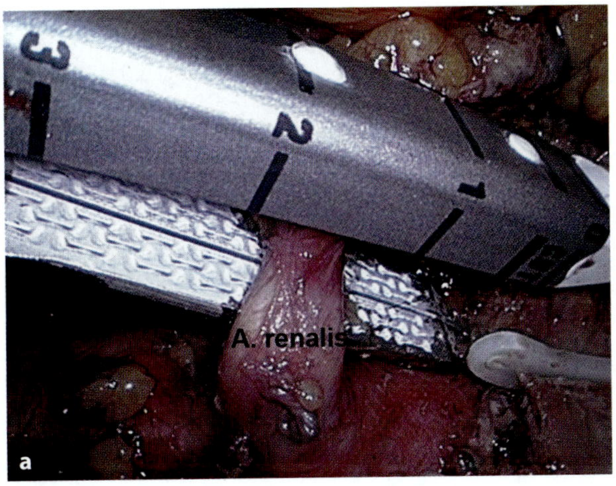

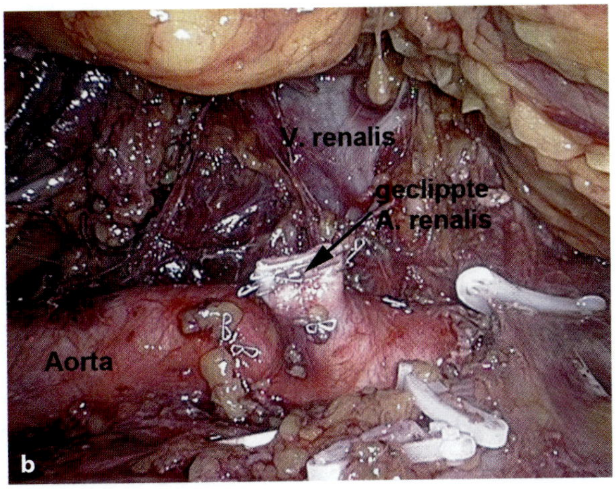

Abb. 1.150a,b

Im Falle einer einfachen oder Tumornephrektomie wird die A. renalis nach Applikation von Clips (wahlweise Hem-o-lok) oder Endo-GIA abgesetzt, bevor die Mobilisation der Niere aus ihrer Fettkapsel erfolgt (Abb. 1.150 a). Entscheidend dabei ist die vollständige Liberalisierung des Gefäßes von umliegenden Begleitgefäßen und bindegewebigen Strukturen, um anschließend eine sichere Clip- oder Endo-GIA-Applikation durchführen zu können. Nach Durchtrennung der Nierenarterie gelingt die weitere Darstellung der dahinter befindlichen Nierenvene (Abb. 1.150 b).

Schritt 11: Absetzen der Nierenvene (Alternative bei Tumornephrekomie)

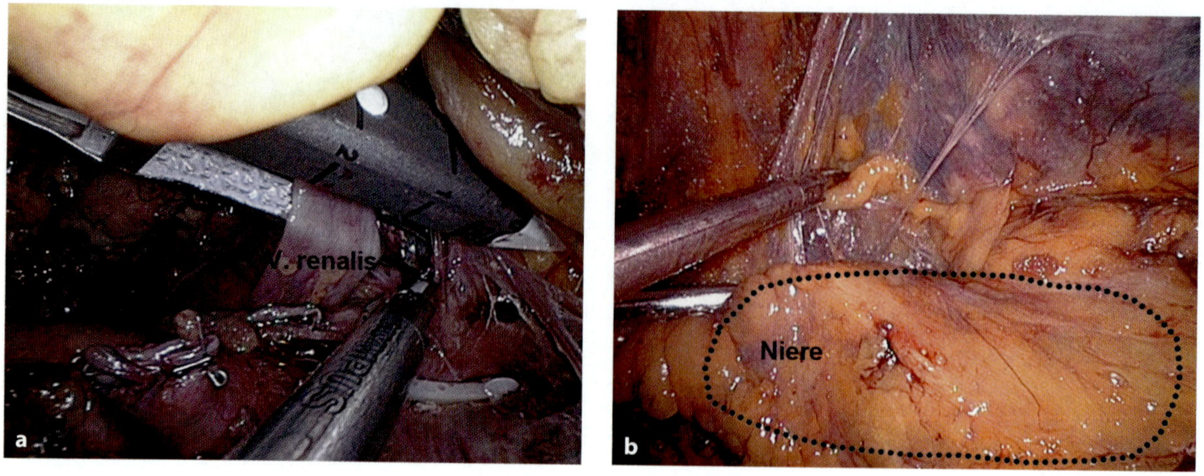

Abb. 1.151a,b

Nach Darstellung und ebenfalls kompletter Liberalisierung der V. renalis wird diese nach Endo-GIA-Applikation abgesetzt (Abb. 1.151 a). Erfassen von Clips mit einem Gefäßstapler ist eine bekannte Ursache für das Versagen von Gefäßklammernahtgeräten. Es handelt sich dabei jedoch um eine seltene Komplikation. Im Gegensatz zur Spendernephrektomie erfolgt nun die komplette Freilegung der Niere unter Wahrung der Nierenfettkapsel und der Gerota-Faszie (Abb. 1.151 b). Im günstigen Fall geht man von kaudal nach kranial entlang des M. psoas vor. Sollte ein Oberpoltumor vorliegen, wird die Nebenniere ebenfalls in das Präparat mit einbezogen.

Schritt 12: Entfernung der Niere im Bergebeutel

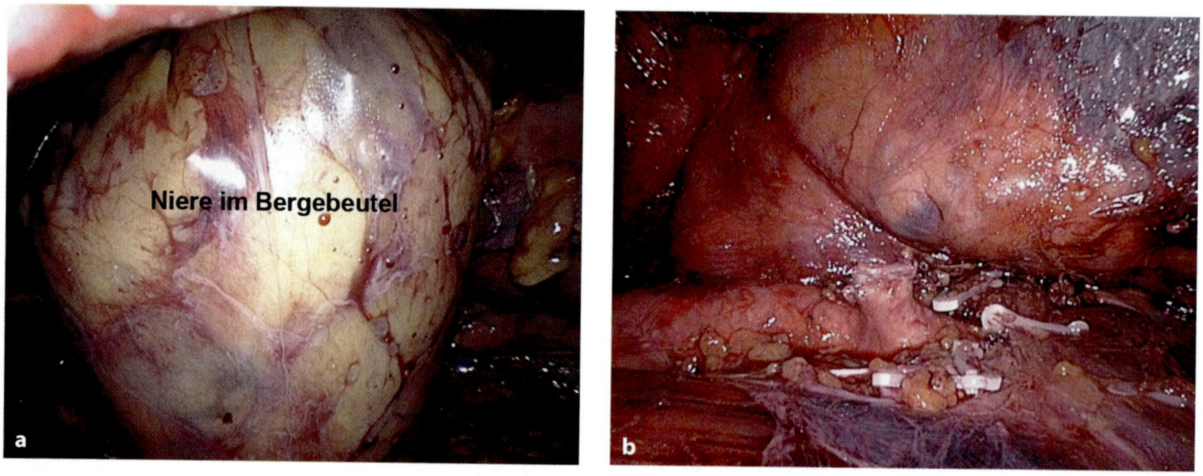

Abb. 1.152a,b

Das Präparat wird anschließend in einem Bergesack entfernt. Nach erfolgreicher Bergung des Präparats wird der Situs auf mögliche Blutungen kontrolliert und optional eine Wunddrainage eingelegt. Kleinere Blutungen können mit der bipolaren Pinzette koaguliert werden.

Schritt 13: Kontrolle und Hautnaht

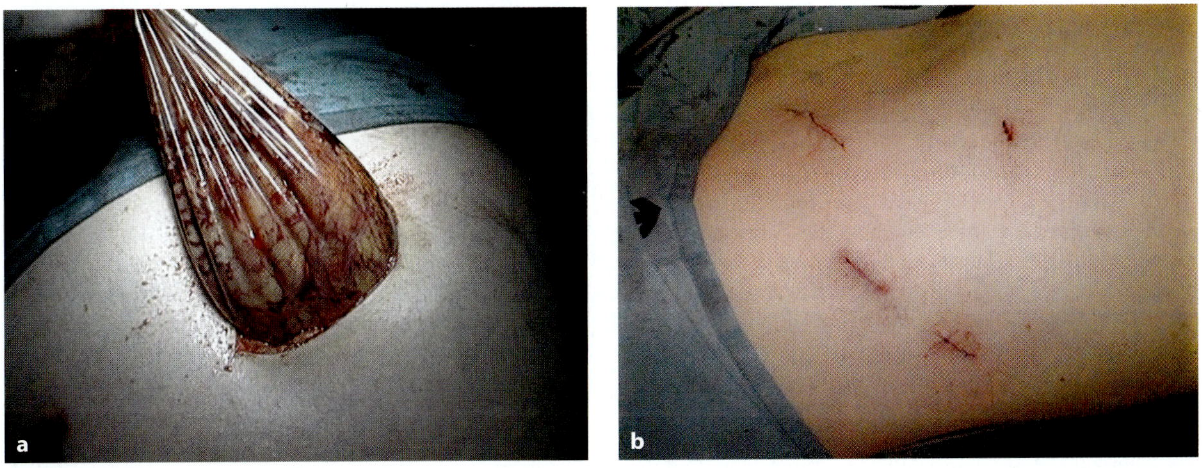

Abb. 1.153a,b

Über eine Erweiterung der ersten Hautinzision kann das Präparat geborgen werden. Eine weitere Option ist die Bergung des Präparats über einen Wechselschnitt des M. obliquus etwas oberhalb und medial der Spina iliaca anterior superior. Dabei ist jedoch auf eine ausreichende Mobilisation des Peritoneums bei der Entwicklung des Retroperitoneums zu achten. Alternativ ist die Bergung des Präparats im Bergebeutel auch über einen Hockeyschnitt im Unterbauch möglich, wobei dabei ein Wechselschnitt zu bevorzugen ist (▶ Abschn. 1.13).

Postopertives Management

- Dauerkatheterentfernung am ersten postoperativen Tag bei mobilisiertem Patienten
- Mobilisation und regulärer Kostaufbau ab dem ersten postoperativen Tag
- schmerzadaptierte Analgesie
- Kontrolle der Retentionsparameter

Literatur

1. Merrill JP, Murray JE, Harrison JH, Guild WR (1956) Successful homotransplantation of the human kidney between identical twins. JAMA 160: 277
2. Ratner LE, Ciseck LJ, Moore RG, Cigarroa FG, Kaufmann HS, Kavoussi LR (1995) Laparoscopic live donor nephrectomy. Transplantation 60: 1047-1049
3. Clayman RV, Kavoussi LR, Soper NJ, Dierks SM, Meretyk S, Darcy MD, Roemer FD, Pingleton ED, Thomson PG, Long SR (1991) Laparoscopic nephrectomy: initial case report. J Urol 146: 278-282
4. Gill IS, Uzzo RG, Hobart MG, Streem SB, Goldfarb DA, Noble MJ (2000) Laparoscopic retroperitoneal live donor right nephrectomy for purpose of allotransplantation and autotransplantation. J Urol 164: 1500-1504

1.12.2 Transperitoneale Donornephrektomie

Serdar Deger

Einleitung

Derzeit warten in Deutschland laut der Deutschen Stiftung Organtransplantation etwa 12.000 Patientinnen und Patienten auf ein Spenderorgan, über 8.000 auf eine Niere. Es warten etwa 3-mal so viele Menschen auf eine neue Niere wie Transplantate vermittelt werden können. Die durchschnittliche Wartezeit auf eine Transplantation beträgt etwa 5–6 Jahre (www.dso.de). Organknappheit stellt ein zentrales Thema in der Nierentransplantation dar, deswegen ist es wichtig, Maßnahmen für die Erweiterung des Organpools zu ergreifen [1]. Verglichen mit der Leichennierentransplantation hat die Nierentransplantation mit Lebendspende geringere technisch bedingte Probleme und sowohl bessere Kurzzeit- als auch bessere Langzeitergebnisse hinsichtlich der Transplantatfunktion [2]. Durch eine Lebendorganspende kann die Wartezeit auf eine Transplantation deutlich verkürzt werden. Die laparoskopische Donornephrektomie wird zunehmend in mehreren Transplantationszentren weltweit durchgeführt [1, 3, 4]. Es besteht die Hoffnung, dass durch den Einsatz von minimalinvasiven Techniken die Lebendspendebereitschaft sich erhöht [4].

Indikation

Der Gesetzgeber hat mit dem Transplantationsgesetz den rechtlichen Rahmen für die Lebendorganspende geschaffen. Dadurch wird sichergestellt, dass sie nur auf freiwilliger Basis und mit möglichst geringem medizinischem Risiko für den Spender erfolgt. In Deutschland sind Lebendspenden nur unter nahen Verwandten und einander persönlich eng verbundenen Personen zulässig (zu den Richtlinien der Bundesärztekammer siehe www.dso.de). Medizinische Kriterien wurden in der Konsensuskonferenz über Nierenlebendspende im Jahr 2004 in Amsterdam definiert [5].

Kontraindikationen

Alle gesetzlichen Voraussetzungen des Landes hinsichtlich der Lebendorganspende müssen erfüllt werden. Body-mass-Index, vorherige Operationen, Gefäßanomalien, Gefäßmodifikationen und die laparoskopische Erfahrung des Operateurs können relative Kontraindikationen darstellen, sind jedoch keine absoluten Kontraindikationen [6].

Präoperative Vorbereitung

- Keine spezielle Darmvorbereitung notwendig
- Rektalklysma wird am Abend appliziert
- Cephalosporin der 3. Generation als einmalige Gabe während der Operation

Schritt 1: Lagerung des Patienten

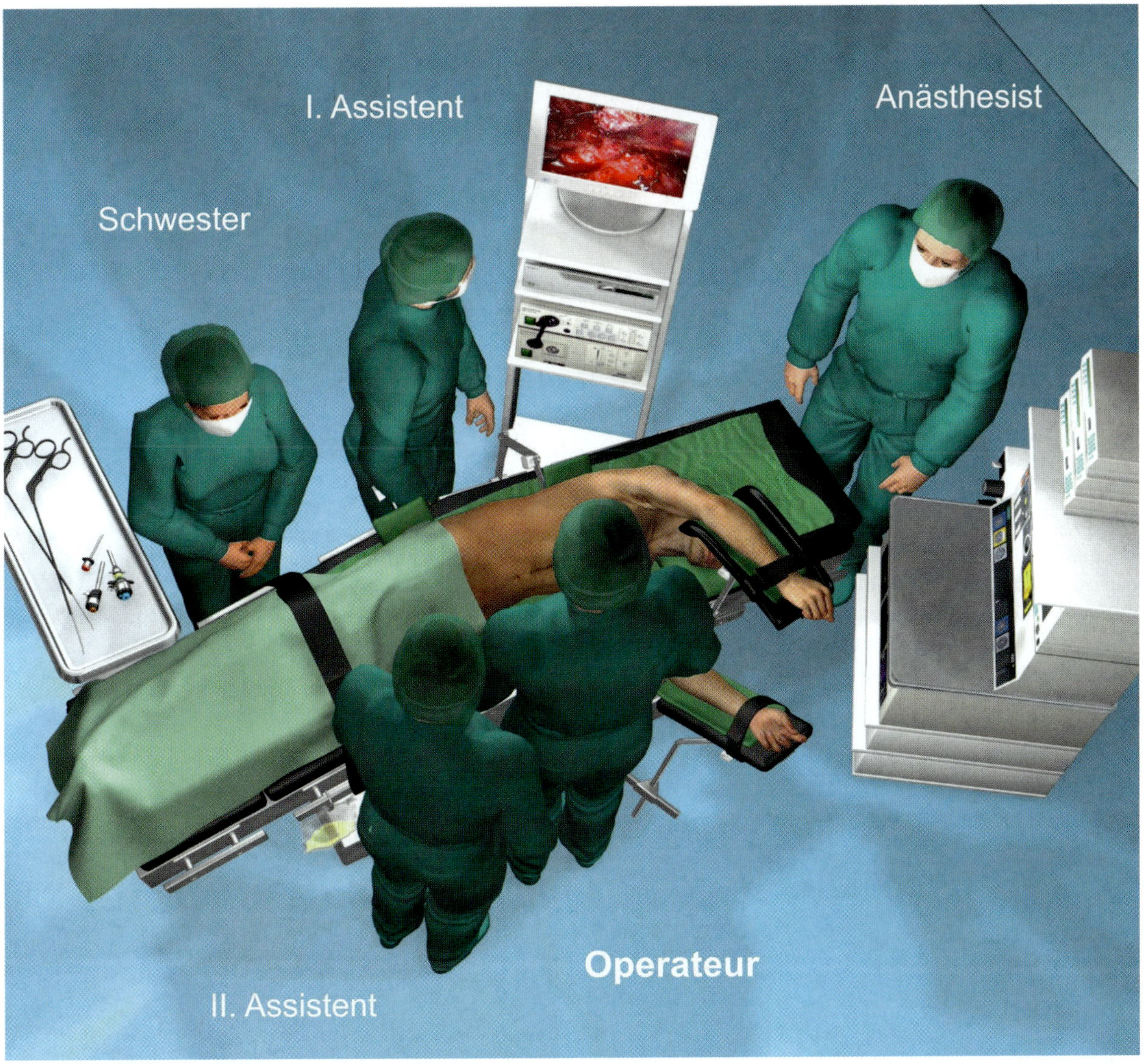

Abb. 1.154

In Rückenlage wird ein Blasenkatheter eingelegt, danach wird der Patient 45 Grad seitlich in lumbaler Position fixiert. Die Verteilung des Operationsteams am Operationstisch ist in Abb. 1.154 dargestellt. Der Operateur und die Kameraassistenz sind vor dem Patienten positioniert. Der Assistent und die Operationsschwester befinden sich auf der Gegenseite.

Schritt 2: Trokarplatzierung

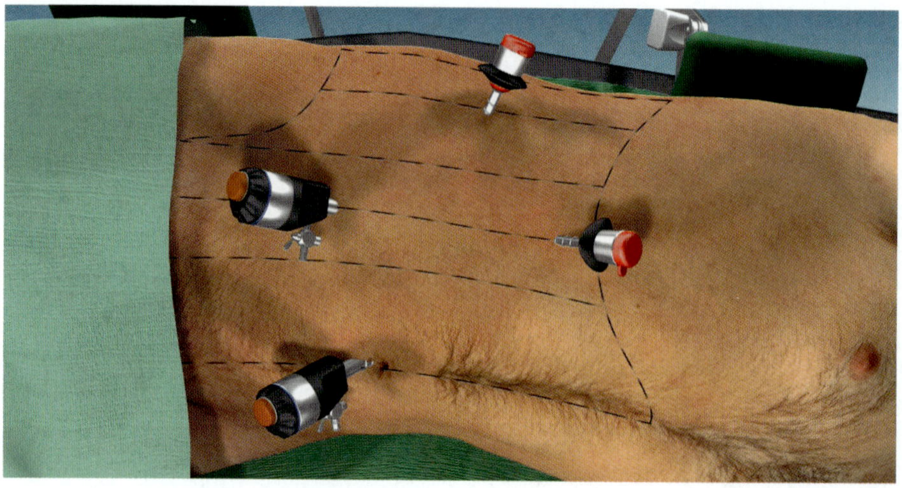

Abb. 1.155

Das Pneumoperitoneum wird mittels einer Veress-Kanüle oder einer Mini-Laparotomie in Rückenlage etabliert. Danach erfolgt die Einlage des 10-mm-Optiktrokars im Bereich des Nabels. Ein 5-mm-Arbeitstrokar wird in die obere mittlere Klavikularlinie und ein 12-mm-Trokar, der für den Einsatz von Clipsetzern und/oder Staplern benutzt wird, in die mittlere Klavikularlinie unterhalb des Nabels eingestochen. Ein weiterer 5- oder 10-mm-Trokar kann nach Mobilisation des Kolonrahmens eingesetzt werden, um die Kolonflexur oder die Leber hochzuhalten. Es kommt eine 30-Grad-Optik zum Einsatz.

Schritt 3: Nierenfreilegung (linke Seite)

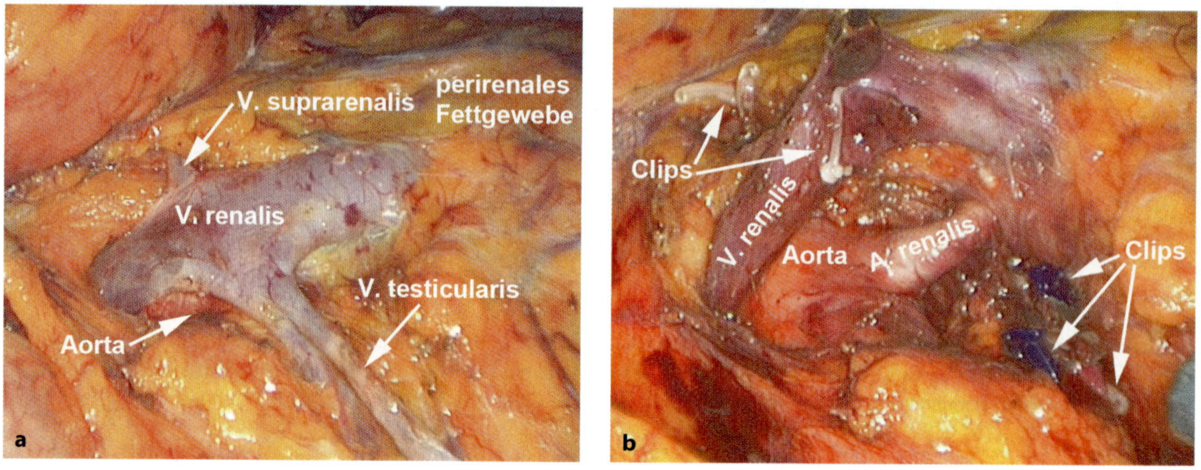

Abb. 1.156a,b

Eine ausgedehnte Mobilisation des Colon descendens ist erforderlich. Die linke Nierenvene muss komplett freigelegt werden. Alle Einmündungen anderer Venen (V. gonadalis, V. suprarenalis und Vv. lumbales) müssen dargestellt und mittels Clips versorgt werden. Clips, die auf der Organseite verbleiben, müssen nach Perfusion der Niere entfernt werden. Deswegen ist es wichtig, auf der Organseite genügend Venenlänge zu erhalten. Nach kompletter Mobilisation der Nierenvene kann die Aorta unterhalb der Nierenvene identifiziert und die Nierenarterie aufgesucht werden. Sie sollte von der Aorta beginnend bis zu einer ausreichenden Länge freigelegt werden, um doppelte Clips platzieren zu können (Abb. 1.156 b).

Schritt 4: Nierenfreilegung (rechte Seite)

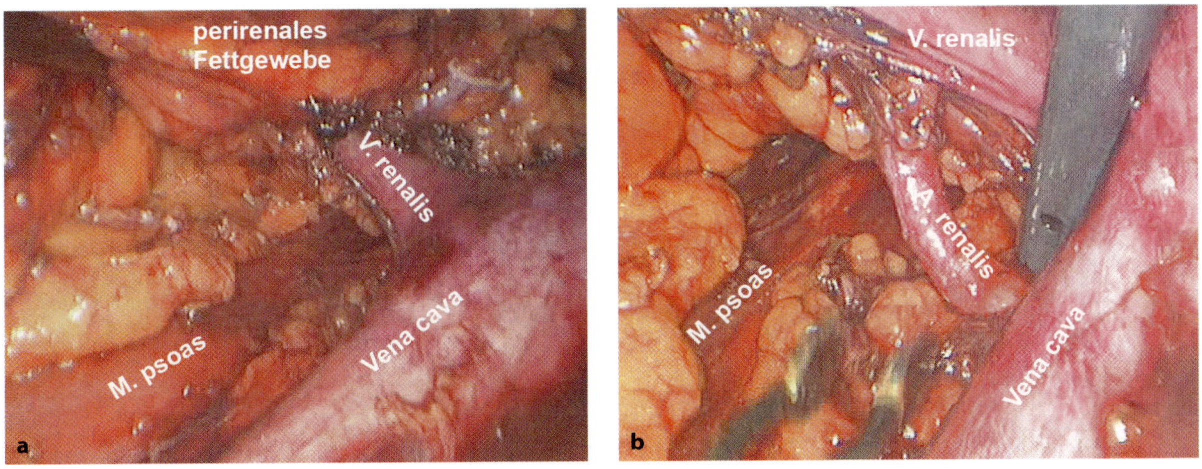

Abb. 1.157a,b

Nach Mobilisation des Colon ascendens und des Duodenums wird die V. cava inferior von 2 cm oberhalb der rechten Nierenvene bis zum Abgang der V. gonadalis freigelegt. Die rechte Nierenvene sollte von der V. cava inferior beginnend bis in den Nierenhilus freipräpariert werden (Abb. 1.157 a). Der Harnleiter kann in Höhe der Gonadalvene identifiziert werden. Nachdem die Region zwischen dem Harnleiter und der V. cava inferior exploriert wurde, kann die rechte Nierenarterie einfacher identifiziert werden. Die Mobilisation dieser Region ermöglicht, dass die V. cava inferior von ihrer Unterlage abgehoben werden kann. Nun kann die Arterie auch unterhalb der V. cava inferior kontrolliert werden. Bei früher Aufteilung der Nierenarterie kann eine interaortokavale Präparation notwendig sein, um die optimale Arterienlänge zu erreichen.

Schritt 5: Harnleiterfreilegung und Bergung der Niere

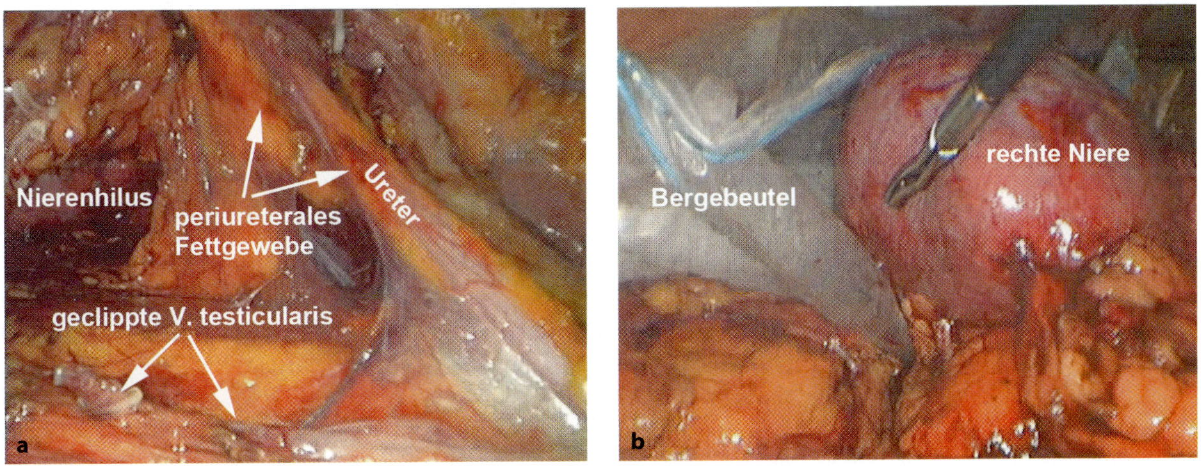

Abb. 1.158a,b

Der Harnleiter sollte bei der Mobilisation nicht traumatisiert werden. Damit eine ausreichende vaskuläre Versorgung erhalten bleibt, muss das periureterale Fettgewebe soweit möglich erhalten werden (Abb. 1.158 a). Kleine Gefäße, die den Harnleiter versorgen, sollten geclippt und nicht koaguliert werden, um einen thermalen Schaden zu vermeiden. Der Harnleiter sollte bis unterhalb der Gefäßkreuzung zwischen A. iliaca externa und A. iliaca interna freigelegt werden. Die Niere wird soweit mobilisiert, dass sie nur noch an den Gefäßen »hängt«. Über den 12-mm-Trokar wird ein Bergebeutel eingebracht und die Niere komplett in diesen verbracht (Abb. 1.158 b).

Schritt 6: Inspektion der Gefäße (rechte und linke Seite)

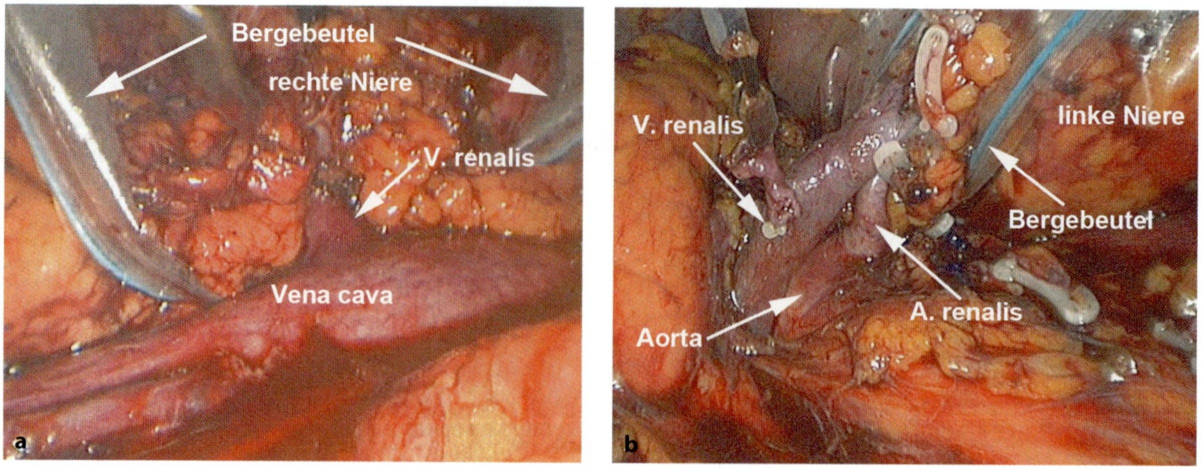

Abb. 1.159a,b

Das Einbringen der Niere in den Bergebeutel erlaubt eine Nierentraktion (Abb. 1.159 a,b), sodass die Gefäße vor der Versorgung inspiziert werden können. Die Gefäßpräparation kann jetzt komplettiert werden. Die Nierenarterie muss bis zu Aorta, die Nierenvene bis zur V. cava inferior dargestellt werden. Danach wird die laterale 10-mm-Trokarinzision bis zu 5 cm erweitert. Die Bauchwandschichten werden bis zum Peritoneum präpariert und gespalten. Damit das Pneumoperitoneum aufrechterhalten werden kann, wird das Peritoneum nicht eröffnet.

Schritt 7: Gefäßkontrolle (linke Seite)

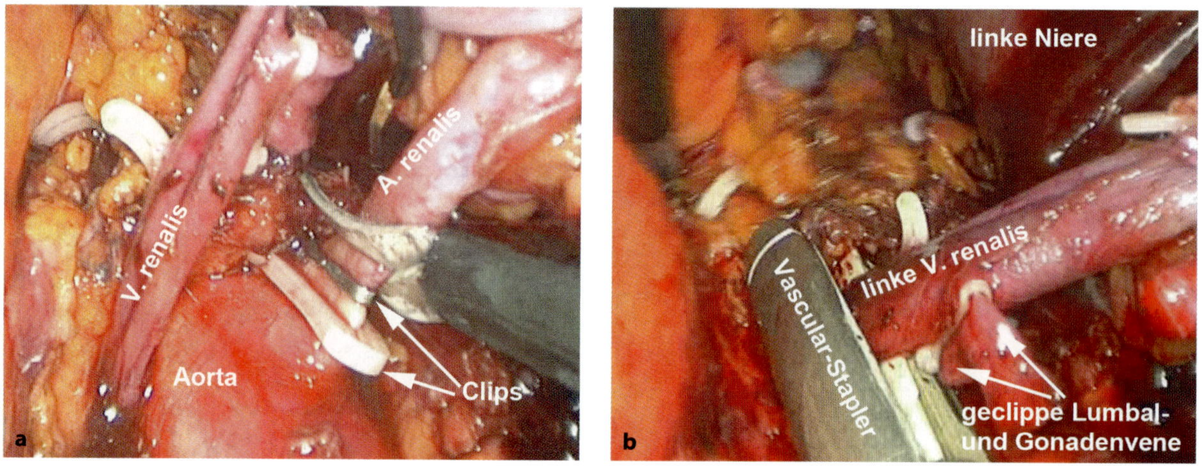

Abb. 1.160a,b

Bei der arteriellen Versorgung ist es wichtig, nachdem die zentrale Seite der Arterie doppelt geclippt wurde, das Gefäßlumen an der Nierenseite offen zu lassen. Damit kann die Arterie für die Perfusion schneller intubiert werden. Das verkürzt unnötige warme Ischämiezeit, außerdem wird eine unnötige Verletzung der Arterienintima durch das Zusammenquetschen beim Clippen vermieden (Abb. 1.160 a). Die Nierenvene wird mit einem vaskulären Stapler versorgt (Abb. 1.160 b). Die Staplerreihen an der Nierenseite müssen während der Perfusion entfernt werden. Die Vorgehensweise bei der Präparation und der Versorgung der rechten Nierenarterie (s. Schritt 8) ist identisch mit der Vorgehensweise an der linken Seite.

Schritt 8: Gefäßkontrolle (rechte Seite)

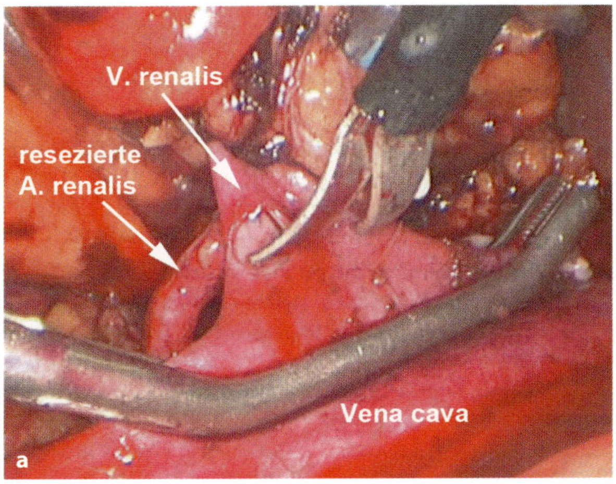

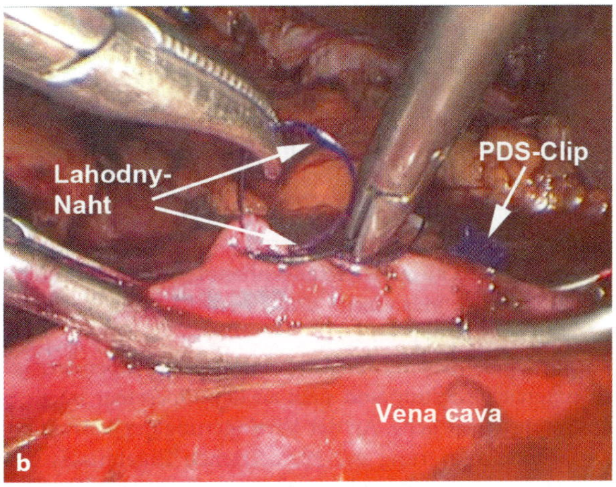

Abb. 1.161a,b

Um eine optimale Länge der rechten Nierenvene zu gewährleisten, wird eine endoskopische Satinsky-Klemme eingeführt. Diese wird in einem optimalen Winkel zur V. cava inferior über eine kleine Inzision medial der rechten Spina iliaca anterior superior unter Sicht eingebracht. Die V. cava inferior wird ausgeklemmt, die rechte Nierenvene scharf abgetrennt, das Lumen der Vene nierenwärts bleibt offen (Abb. 1.161 a). Die warme Ischämiezeit wird verkürzt, weil keine Staplerreihe entfernt werden muss. Der Bergebeutel wird verschlossen, das Peritoneum eröffnet, die Niere geborgen und dem Perfusionsteam übergeben. Der Bergungsschnitt wird verschlossen und das Pneumoperitoneum wieder etabliert. Die V. cava inferior wird mittels fortlaufender Naht versorgt (PDS 3-0, Abb. 1.161 b) und die Klemme unter Sicht entfernt.

Postoperatives Management

- Flüssigkeitsaufnahme ab 2 h postoperativ möglich, leichte Kost ab 4 h postoperativ
- Mobilisation im Sinne von Aufstehen am Abend des Operationstages
- Entfernen des Blasenkatheters spätestens 24 h nach dem Eingriff
- Kontrolle der Retentionswerte spätestens vor Entlassung

Literatur

1. Giessing M, Reuter S, Deger S, Tüllmann M, Hirte I, Budde K, Fritsche L, Slowinski T, Dragun D, Neumayer HH, Loening SA (2005) Laparoscopic versus open donor nephrectomy in Germany: Impact on donor health related quality of life and willingness to donate. Transplant Proc 37: 2011-2015
2. Thiel G (1998) Living kidney transplantation – new dimensions. Transplant Int 11: 50 –56
3. Ratner LE, Hiller J, Sroka M et al. (1997) Laparoscopic live donor nephrectomy removes disincentives to live donation. Transplant Proc 29: 3402–3403
4. Kuo PC, Johnson LB (2000) Laparoscopic donor nephrectomy increases the supply of living donor kindeys: a center-specific microeconomic analysis. Transplantation 69: 211-213
5. Delmonico F; Amsterdam Forum on the care of the live kidney donor (2005) A report of the Amsterdam Forum on the care of the live kidney donor: cata and medical guidelines. Transplantation 79: 51-66
6. Alston C, Spaliviero M, Gill IS (2005) Laparoscopic donor nephrectomy. Urology 65: 833-839

1

1.12.3 LESS-Donornephrektomie

Mihir Desai, Pascal Zehnder, Ricardo Brandina, Inderbir S. Gill

Einleitung

Die laparoskopische Nephrektomie einer Spenderniere zur Gewinnung eines homologen Organs zur Lebendtransplantation stellt heute ein Standardverfahren dar. Die Vorteile der laparoskopischen allogenen Nierentransplantation für den Spender zeigen sich in einem vergleichbaren funktionellen Ergebnis, einer kürzeren Krankenhausverweildauer, einer schnelleren Rekonvaleszenz und einem besseren kosmetischen Operationsergebnis.

Die Operation an ansonsten gesunden Organspendern ist eine Herausforderung und stellt an den Operateur höchste technische Ansprüche. An der Verringerung der Morbidität und der Verbesserung des kosmetischen Ergebnisses der Operationsmethoden wird deshalb weiter gearbeitet. Die »laparoendoscopic single-site surgery« (LESS) ist eine kürzlich geprägte Bezeichnung, die eine Gruppe von operativen Verfahren beinhaltet, die es sich zum Ziel gesetzt haben, die Operation über nur eine einzelne Hautinzision durchzuführen. Seit Kurzem wird diese Methode bei einer Anzahl von urologischen Eingriffen angewendet, zu denen auch die Donornephrektomie zählt. Auch wenn die Donornephrektomie eine risikoreiche Operation bleibt, ist das bessere kosmetische Ergebnis für den gesunden Spender von großer Wichtigkeit.

Indikation

- Lebendnierenspender, die die Kriterien für eine Nierenspende erfüllen

Kontraindikationen (relativ)

- Vorausgegangene größere abdominelle Eingriffe
- BMI >30
- rechtsseitige Niere

Präoperative Vorbereitung

- Darmvorbereitung
- niedermolekulare Heparinisierung und antibiotische Prophylaxe

Instrumente

Obwohl wir gewöhnlich die geraden laparoskopischen Standardinstrumente gebrauchen, stehen starr gebogene (Olympus Medical) oder spezielle Systeme (CambridgeEndo und Novare) zur Verfügung.

- Konventionelle laparoskopische Instrumente:
  - schmaler Darmgreifer
  - gerader Dissektor
  - rechts gewinkelter Dissektor
  - gebogener Maryland Dissektor
  - Hem-o-lok®-Clipapplikator
  - Titanclipapplikator
  - Endo-GIA-Stapler (Gefäße, Ureter)
  - 2-mm-Fasszange
- LESS:
  - Verschiedene Zugangsports wie der Quadport (Advanced Surgical Concepts) und Gelport (Applied Medical) können ebenso wie multiple konventionelle Trokare, die lediglich durch eine längere Haut- und Faszieninzision eingeführt werden, verwendet werden.
  - Eine starre (5 mm, 30 Grad) oder eine digitale Videokamera mit flexibler Spitze (EndoEye, Olympus Medical) mit koaxialem Licht und Videokabel ist speziell hilfreich bei der LESS-Operation.
  - 15-mm-Bergebeutel

Schritt 1: Lagerung des Patienten und Platzieren der Trokare

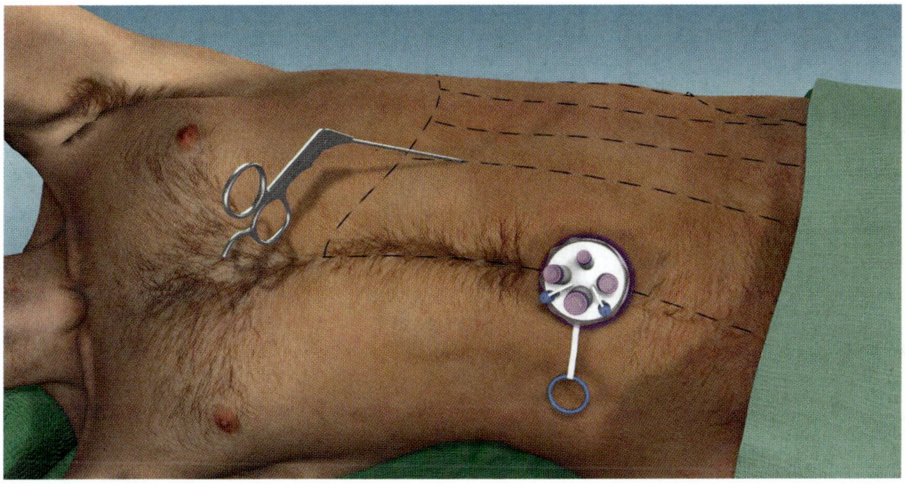

Abb. 1.162

Der Patient befindet sich in 45 Grad Seitenlage. Nun wird entweder transumbilikal via Mini-Laparotomie (Hasson-Technik) oder über eine Punktion mit Verres-Nadel im Bereich des linken Hypochondriums Gas in den Bauchraum insuffliert. Die Länge der Inzision ist abhängig davon, welcher Single-Port verwendet wird. Da eine ungefähr 4,5 cm lange vertikale intraumbilikale Hautinzision und eine ca. 6 cm lange Faszieninzision benötigt werden, um das Transplantat zu bergen, ist es vorteilhaft, die Inzision von Anfang an in ihrer gesamten Länge zu setzen, um den Arbeitsraum gut zu eröffnen und unnötige Verzögerungen zu vermeiden. Wir verwenden in der Regel den 4-Kanal-R-Port (Quadport, Olympus). Zusätzlich nutzen wir eine 2-mm-Fasszange, die lateral des M. rectus und ungefähr 2 Querfinger unterhalb des Rippenbogens in den Bauchraum eingeführt wird.

Schritt 2: Kolonmobilisation, Inzision des parietalen Peritoneums, Präparation von Ureter und Gonadalgefäßen

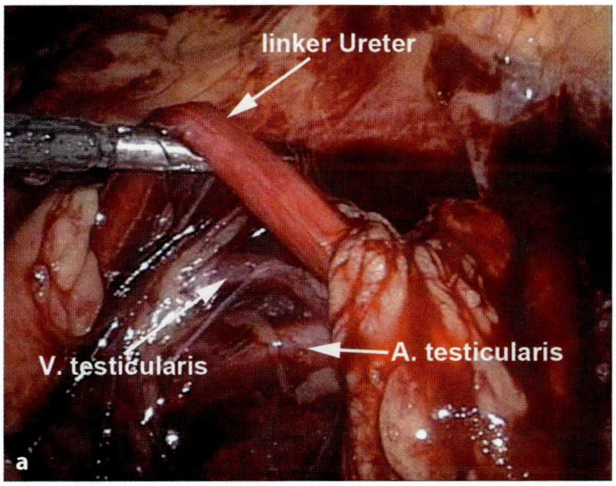

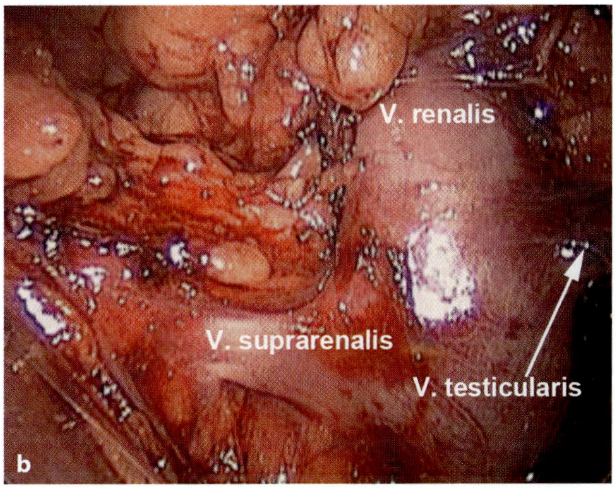

Abb. 1.163a,b

Die Technik der LESS-Donornephrektomie entspricht in allen Schritten der klassischen laparoskopischen Donornephrektomie. Das Colon descendens, die Milz und der Pankreasschwanz werden von der Gerota-Faszie mobilisiert. Kaudal vom unteren Nierenpol werden der Ureter (Abb. 1.163 a) und die Gonadalgefäße vom M. psoas und dem lateralen Rand der Aorta freipräpariert. Dabei muss das periureterale Gewebe geschont werden. Um das Freilegen zu erleichtern, kann die Fettfaserkapsel der Niere durch eine 2-0-Vicrylnaht an der lateralen Bauchwand fixiert werden. Die linke Nebennierenvene mündet typischerweise am oberen Rand der Nierenvene oder mittig bis zur Höhe der Einmündung der Gonadalgefäße (Abb. 1.163 b).

Schritt 3: Mobilisation der Nebenniere und obere Poldissektion

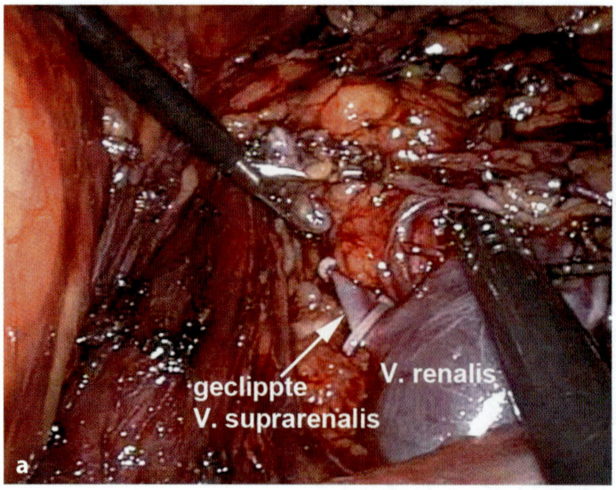

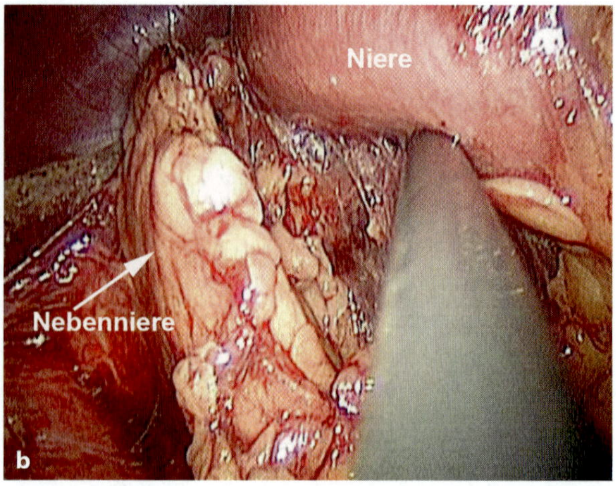

Abb. 1.164a,b

Die Nebennierenvene wird vorsichtig freipräpariert, um eine ausreichende Länge für das sichere Clippen und Absetzen zu erhalten. Dies wird durch die Mobilisation der Nebenniere vom oberen Nierenpol ermöglicht. Besondere Vorsicht ist bei der Präparation der Nebenniere geboten, da sie leicht verletzt wird. Nach der Präparation der Nebenniere ist der obere Nierenpol mobil (Abb. 1.164 b) und kann vom M. psoas abgehoben werden. Durch das Präparieren entlang der Testikular- bzw. Ovarialgefäße gelangt man zu deren Einmündung in die Nierenvene. Die V. renalis wird bis zur interaortokavalen Region freigelegt.

Schritt 4: Präparation des Nierenhilus

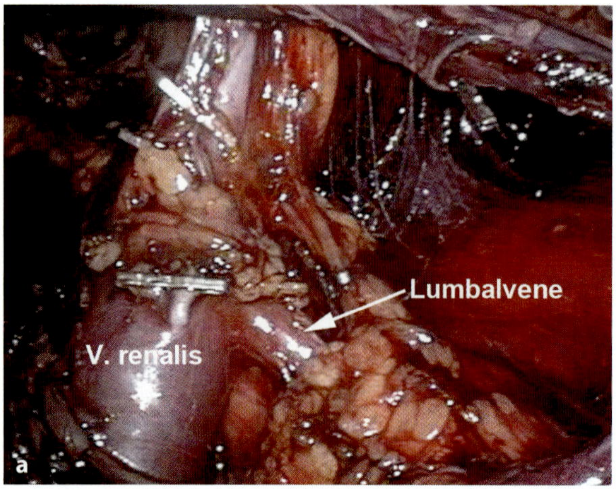

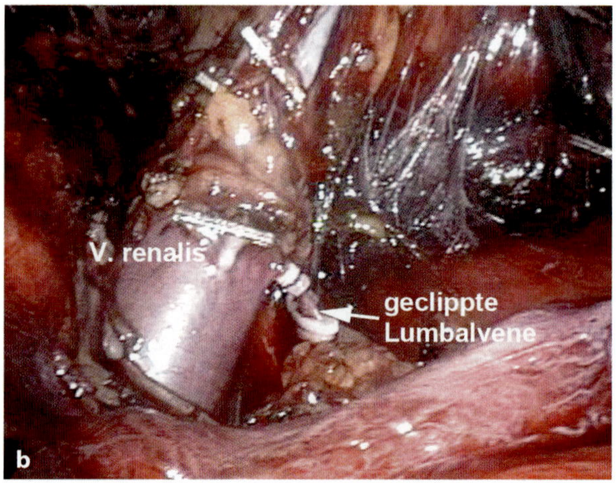

Abb. 1.165a,b

Das Freipräparieren der Hilusgefäße lässt die Äste der Lumbalvenen am Unterrand der Nierenvene erkennen, welche sorgsam und ausreichend lang freigelegt, geklippt und abgesetzt werden. Das Durchtrennen der Lumbalgefäße eröffnet den Raum zur Darstellung des Abgangs der A. renalis aus der Aorta. Für die sichere Platzierung der Clips reicht eine 1–2 cm lange Präparation. Da das Freipräparieren der A. renalis auf einer längere Strecke arterielle Gefäßspasmen auslösen kann, sollte die letztendliche Präparation erst nach der Gewinnung des homologen Transplantates ex vivo erfolgen. Gelegentlich ist bei der Arterienpräparation eine vorsichtige Retraktion der Nierenvene erforderlich. Dazu eignet sich am besten die 5-mm-Fasszange, die 2-mm-Fasszange ist aufgrund ihres spitzen Endes nicht geeignet.

Schritt 5: Absetzen des Ureters und vollständige Mobilisation der Niere

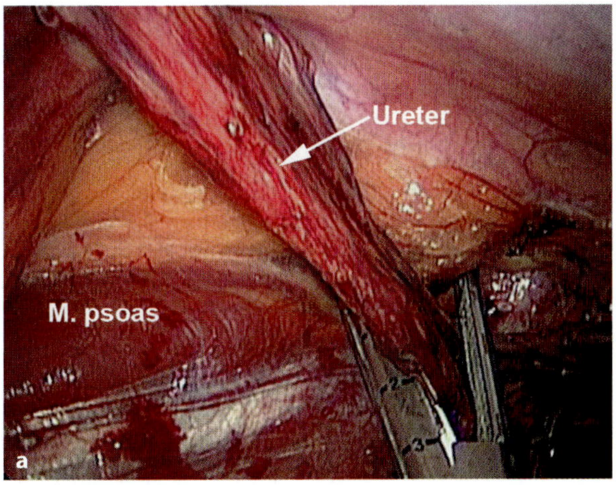

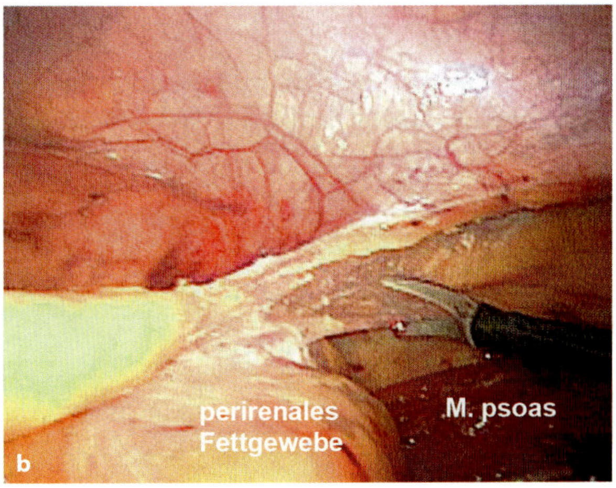

■ **Abb. 1.166a,b**

Es ist wichtig, dass die laterale Zirkumferenz der Niere bis zur kompletten Präparation des Hilus unberührt bleibt. Nach der Perfusion mit Mannitol (250 ml, 20 %) wird der Ureter ca. 10 cm unterhalb des Nierenbeckenabgangs mit einem Stapler oder Hem-o-lok ligiert und abgesetzt (■ Abb. 1.166 a). Das Nierenpacket wird vollständig mobilisiert (■ Abb. 1.166 b), ohne das perirenale Fett abzupräparieren.

Schritt 6: Gefäßkontrolle

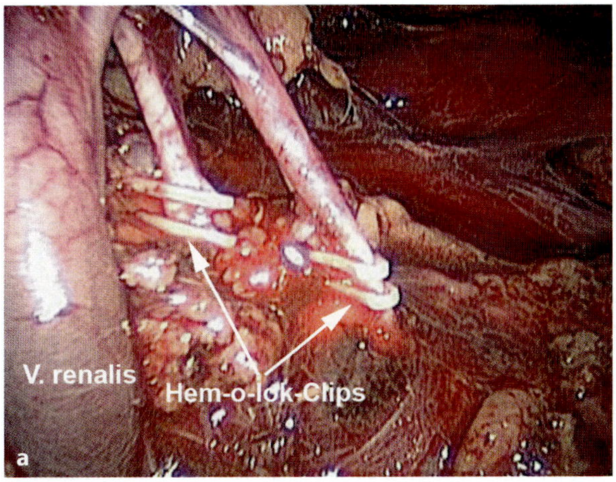

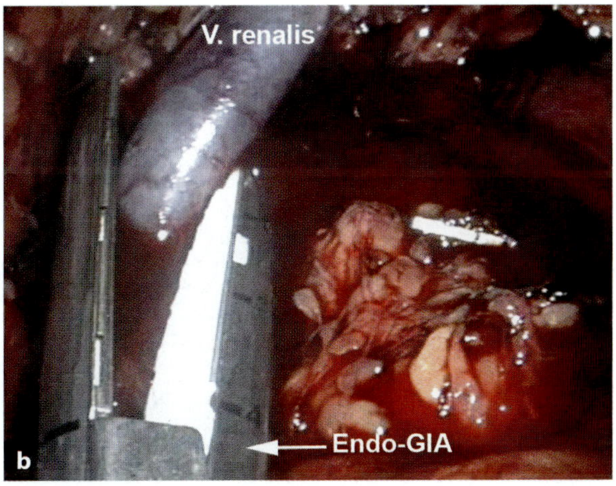

■ **Abb. 1.167a,b**

Nach dem Setzen von 2 zentralen Hem-o-lok (■ Abb. 1.167 a) und einem peripheren Titanclip wird die Nierenarterie durchtrennt. Dabei sollte ein mindestens 1–2 mm langer Gefäßstumpf am proximalsten Clip verbleiben. Die Nierenvene wird mit einem 12-mm-Endo-GIA-Gefäßstapler verschlossen (Covidien) und durchtrennt (■ Abb. 1.167 b). Die Dissektion findet interaortokaval statt. Dabei muss darauf geachtet werden, dass die A. mesenterica superior nicht verletzt wird.

Schritt 7: Gefäßkontrolle

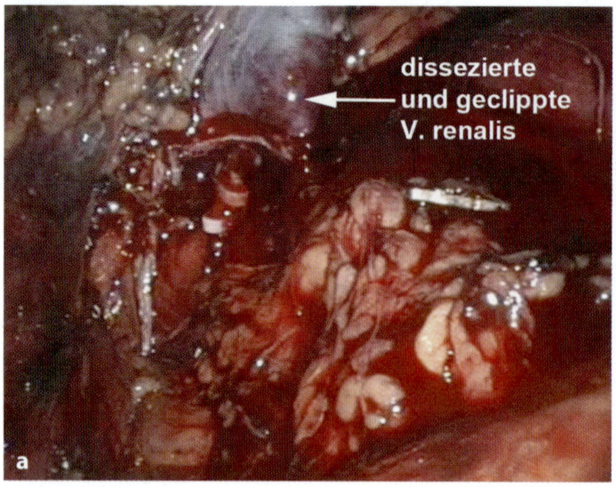

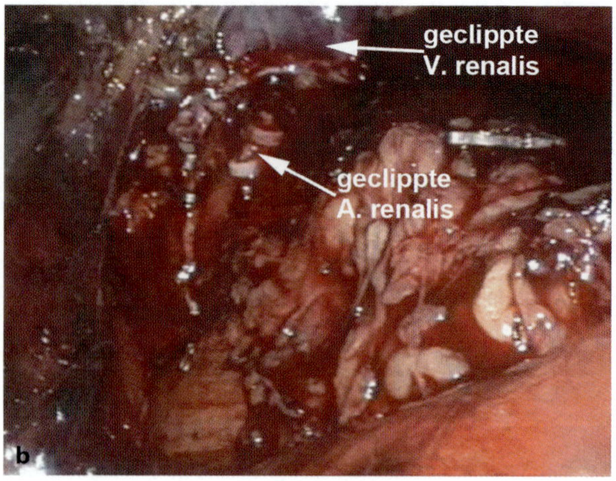

Abb. 1.168a,b

Das die Nierenvene umgebende proximale Fett- und Bindegewebe verhindert für den Fall einer »Staplerdysfunktion«, dass die Vene in den interaortokavalen Raum retrahiert. Die V. reanlis wird dann erst nach dem Setzen von zusätzlichen Titanclips durchtrennt (Abb. 1.168 a). Gelegentlich kann die Staplerlinie an der verbleibenden Seite mit Titanclips verstärkt werden. Das übrige perihiläre Gewebe wird vorsichtig geclippt und durchtrennt, um das Transplantat medial komplett auszulösen (Abb. 1.168 b).

Schritt 8: Transplantatentnahme

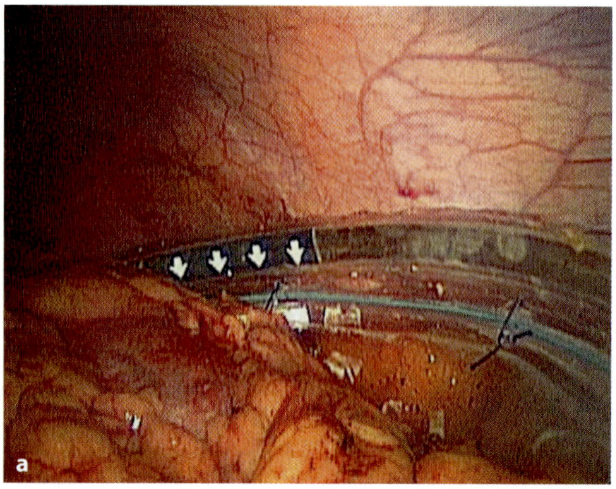

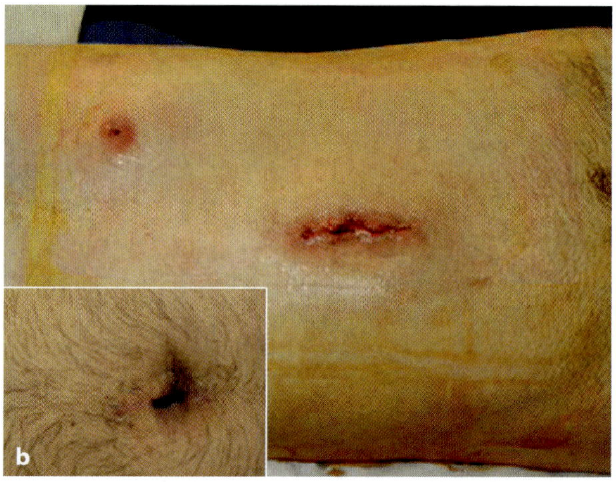

Abb. 1.169a,b

Durch den 15-mm-Port des Quadports, wird der 15-mm-Bergebeutel eingeführt (Endocath II, Covidien) und die Niere in den Bergebeutel verbracht. Nach dem Entfernen des Quadports wird der Bergebeutel mitsamt dem Transplantat durch die anfänglich gesetzte 4,5 cm lange Hautinzision und die ca. 6 cm lange Faszieninzision extrahiert. Danach wird das Transplantat zur Perfusion und nachfolgenden Transplantation übergeben. Anschließend wir der Quadport wieder eingeführt und das Operationsgebiet nochmals auf Bluttrockenheit überprüft. Abb. 1.169 b zeigt die Inzisionsstelle unmittelbar nach Entfernen des Ports sowie einen Monat postoperativ (kleines Bild).

Postoperatives Management

- Blutbild-, Elektrolytkontrolle und Säure-Basen-Status nach der Extubation sowie am folgenden Tag
- Frühmobilisation und Kostaubau ab dem ersten postoperativen Tag
- Aufklärung des Patienten: kein Gewicht >5 kg in den nächsten 6 Wochen heben

Literatur

1. Canes D, Berger A, Aron M, Brandina R, Goldfarb DA, Shoskes D, Desai MM, Gill IS (2010) Laparo-Endoscopic Single Site (LESS) versus Standard Laparoscopic Left Donor Nephrectomy: Matched-pair Comparison. Euro Urol 57: 95-101
2. Canes D, Desai MM, Aron M et al. (2008) Transumbilical single port surgery: evolution and current status. Eur Urol 54: 1020-30
3. Hadjianastassiou VG, Johnson RJ, Rudge CJ, Masmode N (2007) 2509 living donor nephrectomies, morbidity and mortality, including the UK introduction of laparoscopic donor surgery. Am J Transplant 7: 2532-7

1.12.4 Roboterassistierte Donornephrektomie

Alberto Breda

Einleitung

Die roboterassistierte Chirurgie besitzt in der Urologie große Popularität. Aufgrund der hohen Kosten und der bisher wenigen nachgewiesenen Vorteile gegenüber der klassischen Laparoskopie erfolgt die Verbreitung des DaVinci-Systems in Europa jedoch zögerlich. Insbesondere für die Nierentransplantation hat sich die laparoskopische Lebendnierenentnahme zum Standardverfahren entwickelt [1]. Die DaVinci-Nephrektomie bietet dem Patienten in bestimmten Fällen Vorteile, insbesondere da bei der Manipulation und Präparation der Nierengefäße und des Ureters eine hohe Präzision erforderlich ist. Im Prinzip existieren, wie beim klassischen laparoskopischen Eingriff, 2 Verfahren der DaVinci-Nephrektomie: die transperitoneale und die retroperitoneale Technik. Beim klassisch laparoskopischen Vorgehen hat sich gezeigt, dass keine Unterschiede zwischen den beiden Verfahren existieren [2]. In der roboterassistierten Chirurgie wird jedoch aufgrund des größeren Operationsfeldes ein transperitonealer Zugang bevorzugt.

Indikationen

- Lebendnierenspende
- radikale Nephrektomie
- einfache Nephrektomie

Kontraindikationen

- Vorherige abdominelle Eingriffe auf der Seite der Nephrektomie

Präoperative Vorbereitung

- Platzierung einer Magensonde
- Blasenkathetereinlage (18 Ch)
- Einmalgabe einer Antibiose (z. B. Cephalosporin) 30 min vor der Operation

Schritt 1: Trokarplatzierung für ein 3-Arm Robotersystem

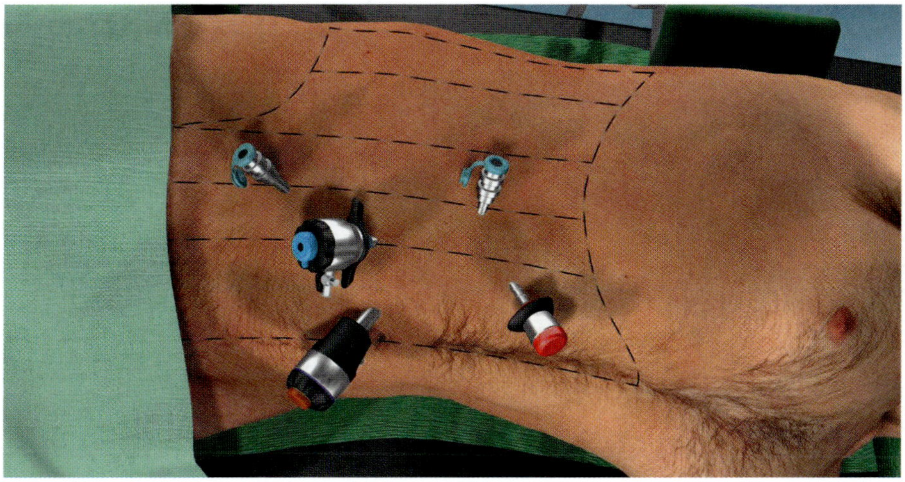

■ Abb. 1.170

Der Patient wird in 60 Grad Seitenlage und 10 Grad Trendelenburg-Position gelagert. Die Trokarplatzierung hängt vom Operateur ab. Die meisten Operateure adaptierten die klassische Rautenform mit dem Kameraport in der Mitte auf der Höhe der lateralen Grenze der Rektusscheide. Der Eingriff startet mit der Platzierung des 12-mm-Optiktrokars (blau). Danach werden zwei 8-mm-Robotertrokare auf der Medioklavikularlinie eingebracht. Die Positionen der restlichen Trokare variieren entsprechend der Anzahl der vorhandenen Roboterarme. ■ Abb. 1.170 zeigt die Konfiguration für ein 3-Arm-Robotersystem. Ein 12-mm-Arbeitstrokar (rot) wird in der Mittellinie parallel zum Kameratrokar platziert, während ein 5-mm-Trokar (rot) nahe der Mittellinie parallel zum kranialen Robotertrokar eingebracht wird.

Schritt 2: Trokarplatzierung für ein 4-Arm-Robotersystem

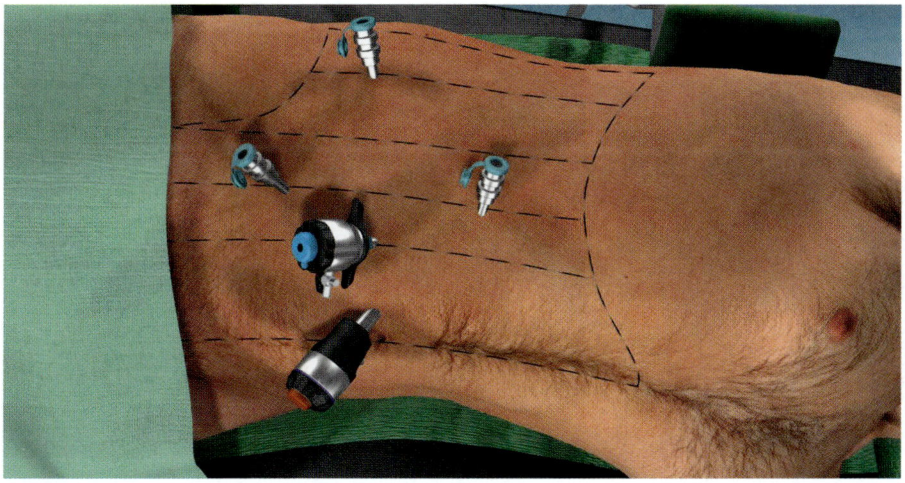

■ Abb. 1.171

Die Positionierung der Trokare für den Einsatz eines 4-Arm-Robotersystem unterscheidet sich vom 3-Arm-System. Die Positionierung der Kamera und des ersten Robotertrokars ist äquivalent zur 3-Arm-Konfiguration. Der zusätzliche vierte Robotertrokar (8 mm) wird auf der gleichen Höhe wie der Kameratrokar auf der mittleren Axillarlinie platziert. Ein Arbeitstrokar (rot, 12 mm) wird median auf der Höhe des Kameratrokars platziert. Die Anordnung der Trokare ist für die rechte und linke Nephrektomie gleich. Alle Trokare außer dem Kameratrokar, der in der offenen Hasson-Technik eingebracht wird, sollten nach Etablierung des Pneumatoperitoneums unter direkter Sicht platziert werden, um Verletzungen von Bauchorganen zu vermeiden.

Schritt 3: Mobilisation des Kolons

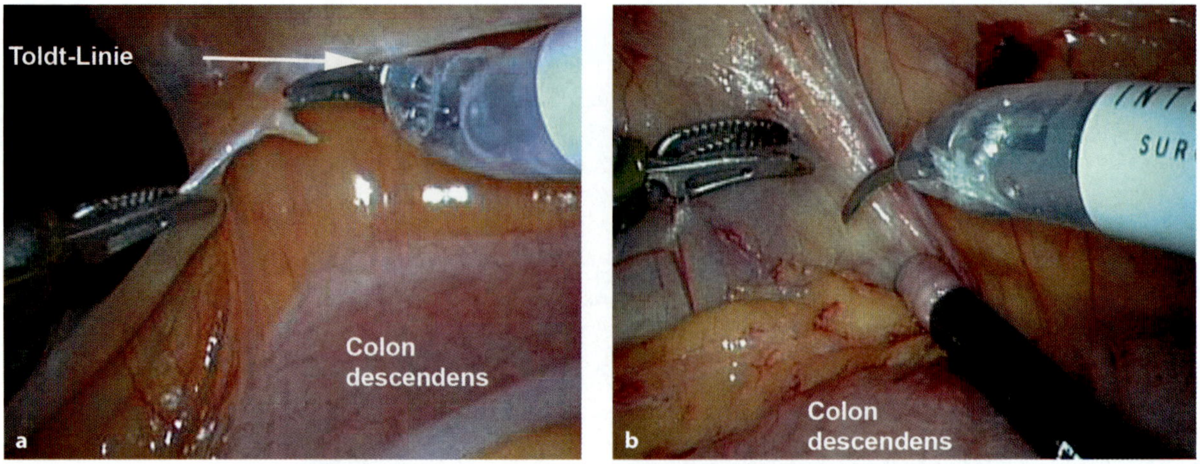

Abb. 1.172a,b

Sobald der Zugang geschaffen ist und alle Trokare platziert sind, wird der Roboter konnektiert. Der Roboter wird hinter dem Patienten und senkrecht zur Niere aufgestellt. Die eigentliche Operation beginnt mit der Mobilisation des Kolons. Die Präparation beginnt in Höhe der linken oder rechten Flexur und wird bis auf die Höhe der A. iliaca communis fortgesetzt. Abb. 1.172 a zeigt den Beginn der Dissektion entlang der Toldt-Linie. Es wird eine Kombination aus Roboterschere und -fasszange verwendet, da sowohl stumpf als auch scharf präpariert wird. Die Dissektion wird entlang der Toldt-Linie fortgesetzt Abb. 1.172 b).

Schritt 4: Mobilisation von Milz und Nebenniere

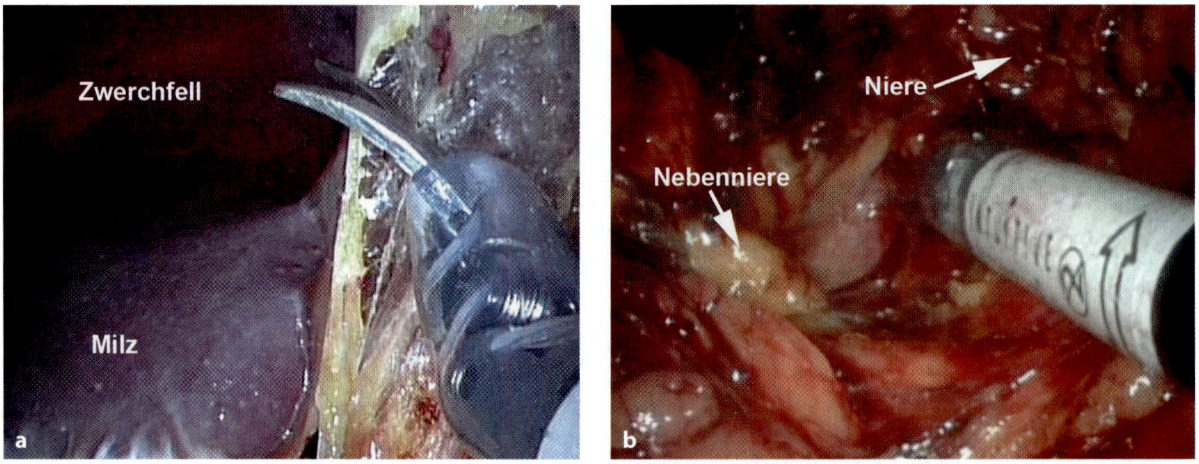

Abb. 1.173a,b

Es folgt die Mobilisation des oberen Pols der Niere. Um diesen Schritt zu erleichtern, sollte vorher die Milz bzw. die Leber (je nach Seite) mobilisiert werden. Für die linksseitige Nephrektomie wird zur kompletten Mobilisation der Milz das posteriore Peritoneum bis in Höhe des Zwerchfellschenkels inzidiert (Abb. 1.173 a). Für die rechtsseitige Nephrektomie wird das Lig. triangulare der Leber inzidiert, was ein Anheben der Leber über den 5-mm-Arbeitstrokar erlaubt. Zur vollständigen Exposition des oberen Nierenpols wird jetzt die Nierenvene identifiziert und die Schicht zwischen der Nebenniere und dem oberen Nierenpol sehr sorgfältig präpariert (Abb. 1.173 b).

Schritt 5: Präparation von Gonadalvenen und Ureter

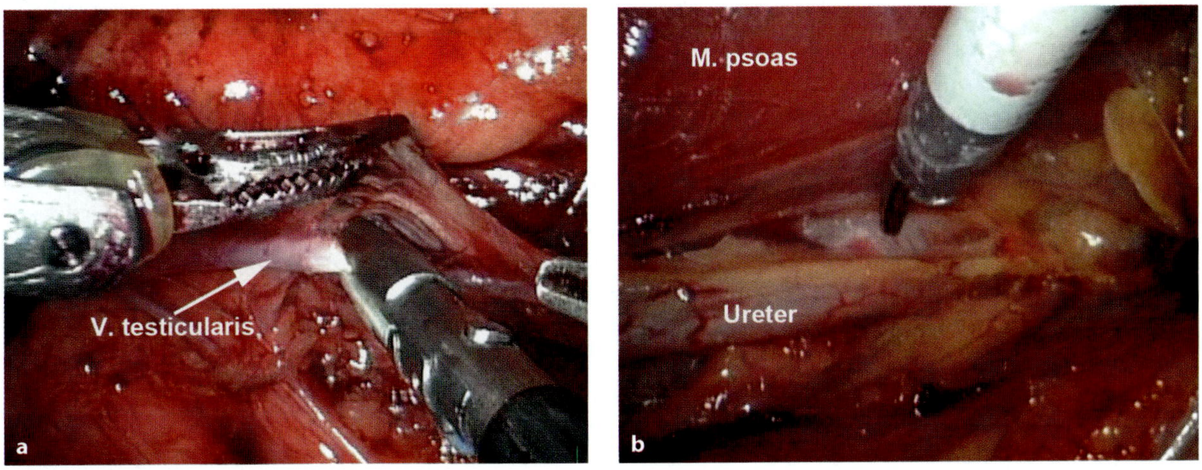

Abb. 1.174a,b

Die Operation wird jetzt im Bereich des unteren Nierenpols fortgesetzt. Die Gonadalvene und der Ureter werden identifiziert. An diesem Punkt variiert der Eingriff entsprechend der Art der Operation. Bei linksseitigen Donornephrektomien wird in den meisten Fällen wegen der längeren Nierenvene auch links entnommen. Neuere Daten zeigen, dass bei der Präparation zwischen Ureter und der Gonadalvene diese 2–3 cm von der Nierenvene entfernt sicher durchtrennt werden kann [3] (Abb. 1.174 a). Der Vorteil dieser Technik ist das leichtere Anheben der Niere und der leichtere Zugang zu den Lumbalvenen. Nun wird der Ureter bis zur Höhe der Iliakalgefäße präpariert (Abb. 1.174 b). Bei der radikalen Tumornephrektomie ist eine weniger aufwendige Präparation möglich.

Schritt 6: Präparation der A. renalis bis zur Aorta

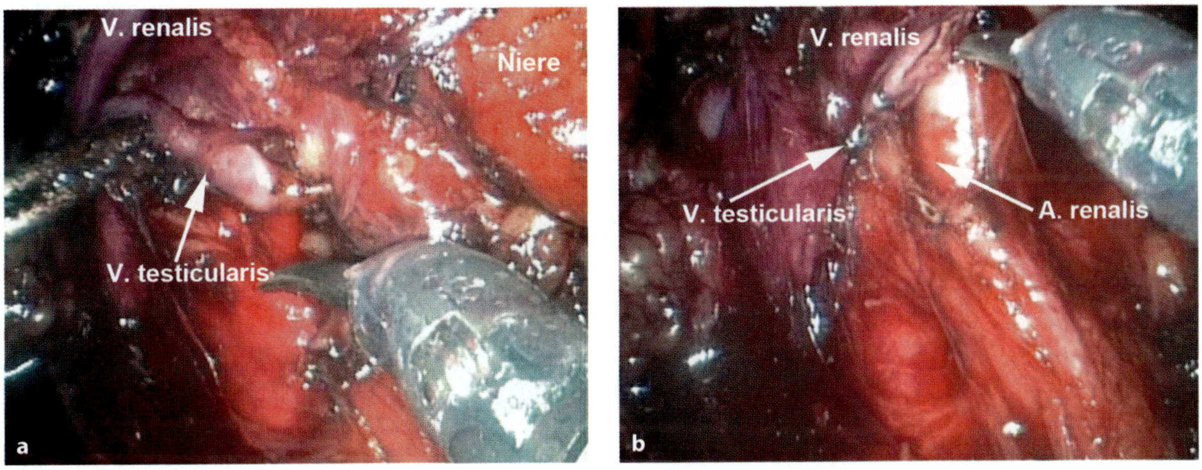

Abb. 1.175a,b

Der Ureter wird durch den Assistenten oder den vierten Roboterarm angehoben und die Dissektion der hinteren Nierenfläche stumpf fortgesetzt. Dadurch wird der Nierenhilus sichtbar. Die Präparation wird dann unterhalb des Stumpfes der Gonadalvene neu begonnen und nach kranial bis zur Nierenvene fortgesetzt (Abb. 1.175 a). Wird eine Lumbalvene identifiziert, wird diese durch den Assistenten geclippt und durchtrennt. Der Nierenhilus wird gründlich präpariert und die Nierenarterie sorgfältig bis zur Aorta freigelegt (Abb. 1.175 b). Dabei muss die komplette Länge der Arterie dargestellt werden, um die folgende Ligatur so weit wie möglich zentral setzen zu können, damit ein suffizienter Arterienstumpf für die Transplantation verbleibt.

Schritt 7: Identifikation und Dissektion der Nebennierenvene

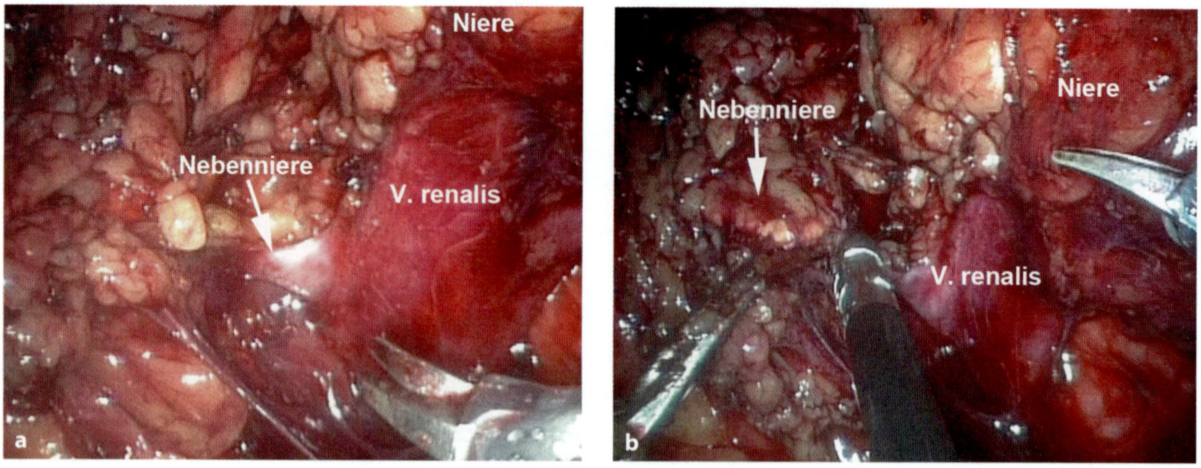

Abb. 1.176a,b

Die vorsichtige Präparation der Nierenvene exponiert die Nebennierenvene. Abb. 1.176 a zeigt freipräparierte Nebennierenvene. Das Gefäß wird mittels Clips ligiert und anschließend mit der Schere durchtrennt (Abb. 1.176 b). Die Niere wird außer am Hilus vollständig mobilisiert und von umgebendem Gewebe getrennt. Ein vierter Roboterarm erleichtert dabei die Präparation durch Anheben der Niere. An diesem Punkt wird der Roboter abgekoppelt und der Eingriff laparoskopisch fortgesetzt. Die Konversion zur laparoskopischen Operation ist nicht unbedingt notwendig. Wir glauben jedoch, dass es sicherer ist, das Organ ohne die Anwesenheit der Roboterarme im Operationsfeld zu bergen.

Schritt 8: Separates Durchtrennen der A. und V. renalis mittels GIA

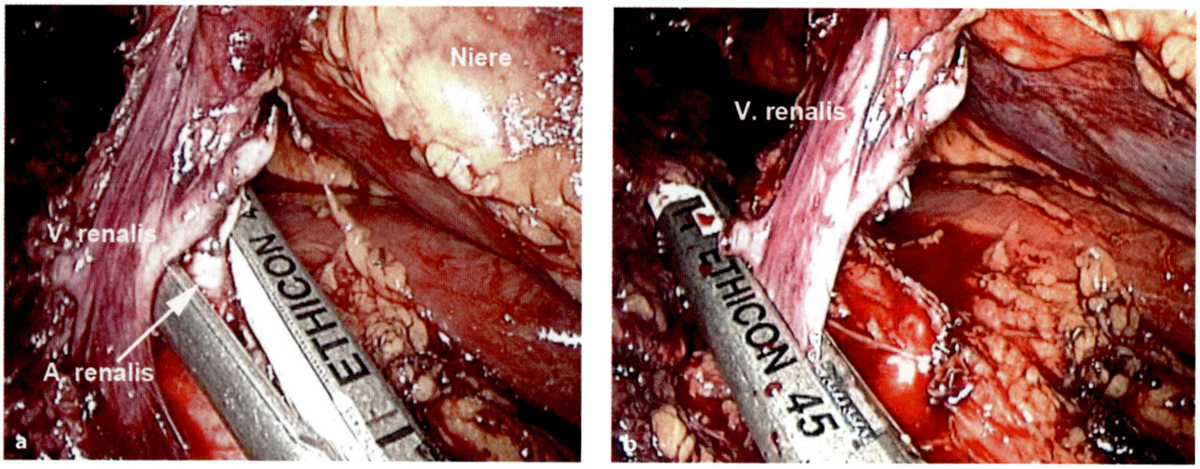

Abb. 1.177a,b

Die Faszie wird bis in Höhe des Nabels vertikal inzidiert. Ein 15-mm-Trokar wird so nahe wie möglich am Nabel eingeführt, um den Gefäßstapler und den 15-mm-Bergebeutel für die Organentnahme einführen zu können. Der Harnleiter wird in Höhe der Iliakalgefäße durchtrennt. Der erste Assistent hebt die Niere an, damit der Nierenhilus gespannt wird und die gestreckte Nierenarterie mittels Stapler zuerst durchtrennt werden kann (Abb. 1.177 a). Danach kann die Nierenvene in gleicher Weise durchtrennt werden (Abb. 1.177 b). Das Organ kann in den Bergebeutel verbracht und über einen Pfannenstielschnitt in der Mittelline entfernt werden. Dann wird es sofort auf Eis gelegt und mit kalter Perfusionslösung perfundiert.

Postoperatives Management

- Im Normalfall keine Drainageeinlage
- Entfernung des Blasenkatheters und Normalkost am ersten postoperativen Tag
- Kontrolle der Retentionswerte
- Erlangung normaler Aktivitäten meist nach 10–15 Tagen

Literatur

1. Lam JS, Breda A, Schulam PG (2007) Is laparoscopic donor nephrectomy the new standard? Nat Clin Pract Urol 4: 186-7
2. Desai MM, Strzempkowski B, Matin SF, Steinberg AP, Ng C, Meraney AM, Kaouk JH, Gill IS (2005) Prospective randomized comparison of transperitoneal versus retroperitoneal laparoscopic radical nephrectomy. J Urol 173: 38-41
3. Breda A, Bui MH, Liao JC, Gritsch HA, Schulam PG (2006) Incidence of ureteral strictures after laparoscopic donor nephrectomy. J Urol 176: 1065-8

1.13 Inzisionen zur Bergung des Organs

Jens-Uwe Stolzenburg, Rowan Casey, Minh Do, Anja Dietel, Ho Thi Phuc, Andreas Gonsior, Thilo Schwalenberg, Evangelos Liatsikos

Einleitung

Die intraabdominelle Zerkleinerung von Operationspräparaten in der Nierenchirurgie wird wegen der Unmöglichkeit einer weiteren pathologischen Untersuchung und dem Risiko einer Tumoraussaat bei einer Bergebeutelruptur nicht empfohlen. Aus diesem Grund muss das Präparat intakt geborgen werden. Die Nierenchirurgie kann mittels verschiedenster Trokarplatzierung durchgeführt werden. Aufgrund dessen gibt es verschiedenste Möglichkeiten der Inzision zur Präparatentfernung. Die folgenden Abbildungen demonstrieren die wesentlichen Möglichkeiten der Schnittführung. Die gleichen Zugänge können für die Donornephrektomie verwendet werden.

Vor dem Platzieren des ersten Ports sollte geplant werden, wo die Entfernung des Präparats erfolgen soll, da die Entnahme gewöhnlich durch die Erweiterung einer Trokareinstichstelle erfolgt. Andere Faktoren wie der Körperstatus des Patienten, die Lagerungsart, der Patientenwille (Kosmetik) und die vom Operateur favorisierte Entnahmetechnik sollten in die Entscheidung mit einfließen.

Variante 1: Präparatentfernung nach transperitonealer Nephrektomie

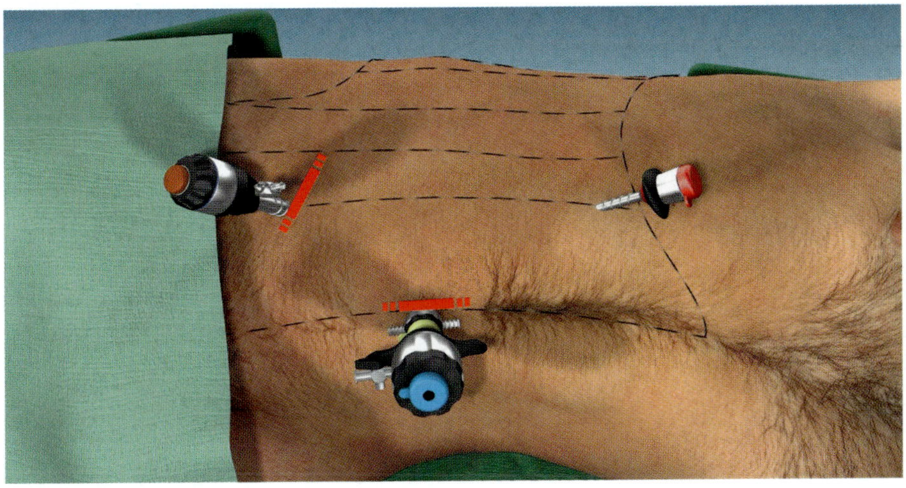

Abb. 1.178

Viele Chirurgen nutzen die Inzision am Nabel für den Kameraport (12-mm-Trokar, blau). Für die Präparatentfernung kann ein Endocatch-Bergebeutel durch diesen Port eingeführt werden, während die Optik durch den kaudalen 10- bis 12-mm Port geführt wird (rot). Das Präparat wird in den Beutel verbracht und über eine Mittellinienlaparotomie (4–6 cm in Abhängigkeit der Nieren- und Tumorgröße) direkt durch den Nabel entfernt. Die gleiche Technik wird für die Single-Port-(LESS-)Chirurgie verwendet. Alternativ kann das Präparat durch eine Erweiterung der kaudalen 10- bis 12-mm-Port-Einstichstelle über einen inguinalen Wechselschnitt entfernt werden.

Variante 2: Präparatentfernung nach transperitonealer Nephrektomie

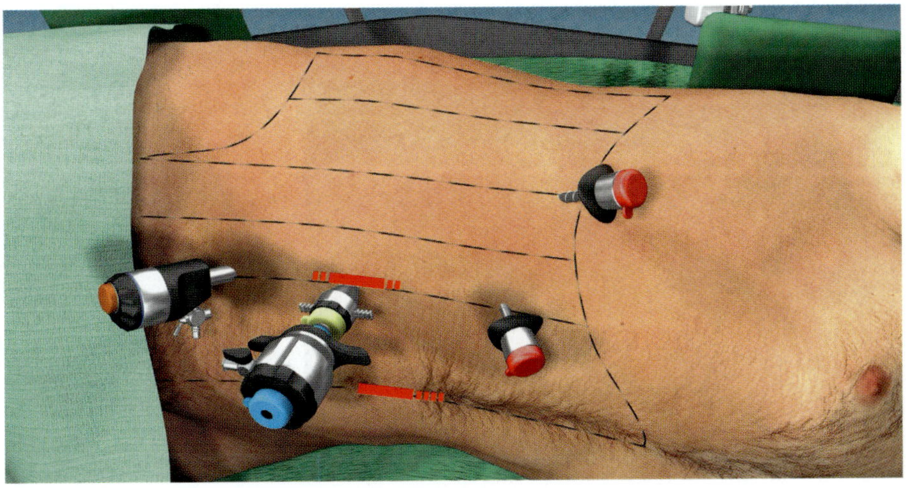

Abb. 1.179

Wenn der Kameraport paraumbilikal (Pararektallinie) platziert wird, kann das Präparat durch eine Laparotomie entlang der Pararektallinie entfernt werden (Abb. 1.179). Vorteilhaft ist dabei das Vermeiden einer Durchtrennung von Muskelfasern. Wir bevorzugen diesen Weg der Organbergung während der LESS-Chirurgie bei adipösen Patienten, wenn der Quadport paraumbilikal platziert wurde. Alternativ kann ein Endocatch-Bergebeutel separat direkt über die Inzision am Nabel (ohne Port) eingeführt werden. Die Niere wird verpackt und der Schnitt in kranialer Richtung als mediane Laparotomie erweitert. Der Schnitt kann ebenfalls periumbilikal (wie in Variante 1 gezeigt) erweitert werden.

Variante 3: Präparatentfernung nach transperitonealer Nephrektomie

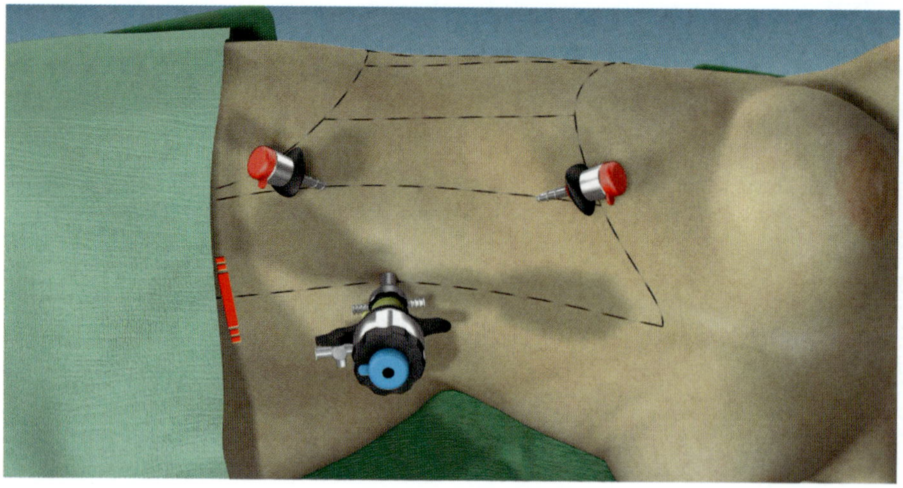

Abb. 1.180

Aus kosmetischen Gründen kann das Präparat (insbesondere bei Frauen) über einen Pfannenstiel-Schnitt entfernt werden. Dafür muss ein Endocatch-Bergebeutel suprapubisch durch eine kleine Inzision und ohne Trokar eingebracht werden. Alternativ kann der Bergebeutel durch den umbilikalen Kameraport (blau) eingebracht werden. Er wird dann vollständig verschlossen und komplett in situ verbracht. Über die Pfannenstiel-Inzision wird das gesamte Präparat anschließend geborgen.

Variante 4: Präparatentfernung nach retroperitonealer Nephrektomie

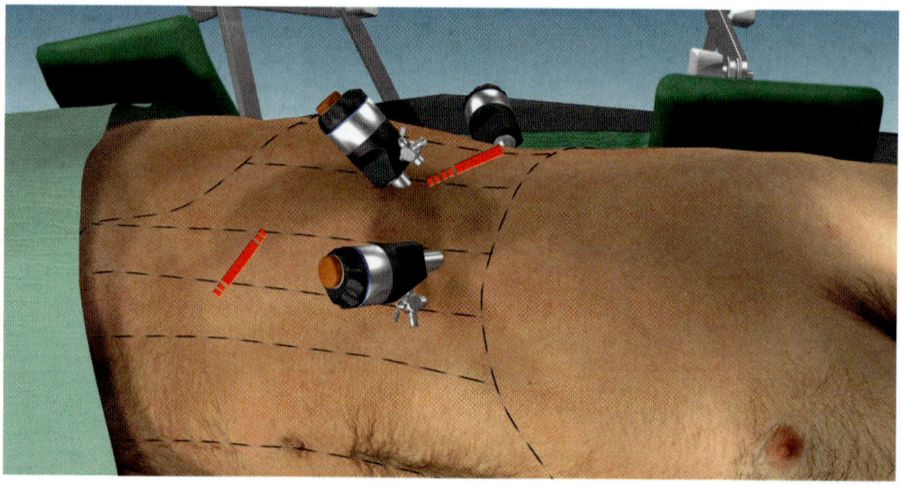

Abb. 1.181

Abb. 1.181 demonstriert die Standardtrokarstellen für ein retroperitoneales Vorgehen. Eine Möglichkeit, das Präparat zu entfernen, bietet eine M.-obliqus-Inzision oberhalb und medial der Crista iliaca anterior superior, sofern ein ausreichender Platz geschaffen und das Peritoneum beim retroperitonealen Vorgehen in dieser Region mobilisiert wurde. Alternativ kann ein Schnitt zwischen dem am weitesten lateral gelegenen Port und dem Kameraport verwendet werden. Dieser Schnitt wird am häufigsten genutzt, ungeachtet des Nachteils der notwendigen Durchtrennung tiefer Muskelschichten.

1.14 Transperitoneale Nierenbeckenplastik

1.14.1 Laparoskopische Nierenbeckenplastik

Niklas Kreutzer, Sherif Abulsorour, Rowan Casey, Jens-Uwe Stolzenburg, Andreas Gonsior, Michael C. Truß

Einleitung

Die Nierenbeckenplastik ist einer der häufigsten rekonstruktiven Eingriffe in der Urologie. Seit ersten Berichten in den frühen 1990er-Jahren ist die laparoskopische Korrektur (transperitoneal oder retroperitoneal) der Nierenbeckenabgangsstenose heutzutage ein allgemein akzeptiertes Verfahren [1, 2]. Die Vorteile des laparoskopischen Zugangs (gute Sicht, weniger postoperative Schmerzen, kleine Narben) und gleich gute funktionelle Ergebnisse wie bei der offenen Operation sogar bei kleinen Kindern wurden nachgewiesen [3, 4]. Untersuchungen zeigten eine Erfolgsrate von mehr als 95 % bei der laparoskopischen Nierenbeckenplastik [5], wobei Therapieversager zumeist auf operationstechnische Fehler, v. a. in den frühen Serien, zurückzuführen waren. Die laparoskopische Nierenbeckenplastik ist auch ein sicheres und erfolgreiches Alternativverfahren zur offenen Operation bei der Therapie des Stenosenrezidives [6, 7]. Die beschriebene diskontinuierliche Technik ist eine Adaptation der klassischen offenen Vorgehensweise.

Indikationen

- Nachweis einer Abflussbehinderung in der MAG-3-Szintigraphie
- persistierende Flankenschmerzen durch Hydronephrose und Nierenfunktionsverschlechterung in der MAG-3-Szintigraphie
- Kombination aus Nierenbeckenabgangsstenose und Nierensteinen

Kontraindikationen

- Schwangerschaft
- Nierenfunktion <15 %
- große Nierensteine

Präoperative Vorbereitungen

- Urinkultur
- Sonographie
- Nierenfunktionsszintigraphie (MAG-3-Clearance)
- (intravenöses Urogramm)
- perioperative Einzeldosisantibiose
- DJ-Schienen-Einlage (falls OP mit DJ-Schiene geplant)
- transurethraler Dauerkatheter

Schritt 1: Lagerung und Trokarplatzierung

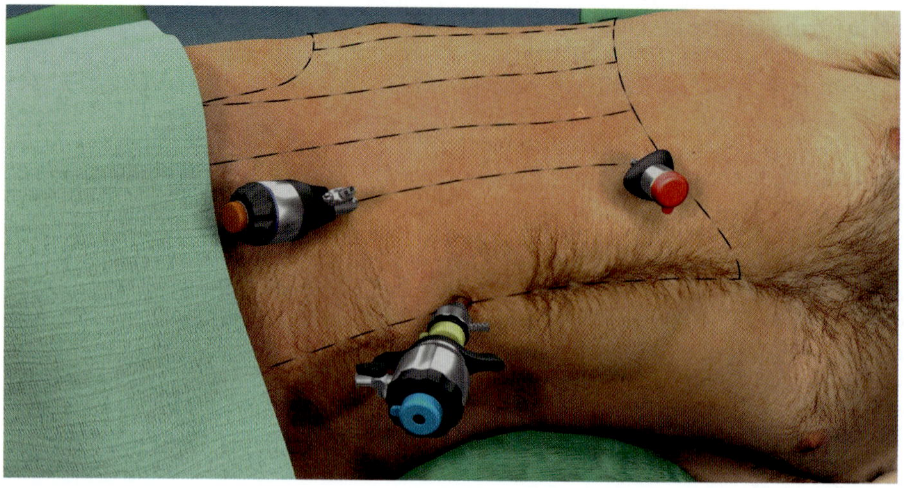

Abb. 1.182

Der Patient wird in Seitenlagerung gebracht. Eine Veress-Nadel wird supraumbilikal eingebracht zur Etablierung eines Pneumoperitoneums (Alternativ: Mini-Laparotomie, speziell bei abdominell voroperierten Patienten). Es wird der Kameratrokar (10–12 mm) eingebracht, die korrekte Lage überprüft und auf trokarinduzierte Verletzungen untersucht. Der zweite Trokar wird pararektal unterhalb des ipsilateralen Rippenbogens eingebracht. Der dritte Trokar wird auf der gleichen Seite pararektal auf Höhe der Spina iliaca anterior superior eingestochen. Die Trokargröße ist jeweils abhängig von der Größe der benutzten Instrumente. Bei einer großen, weit hinunter reichenden Leber kann das Einbringen eines weiteren Trokars unterhalb des Xiphoids helfen, die Leber wegzuhalten.

Schritt 2: Blick auf Kolonflexur und auf Gerota-Faszie nach laterokolischer Dissektion

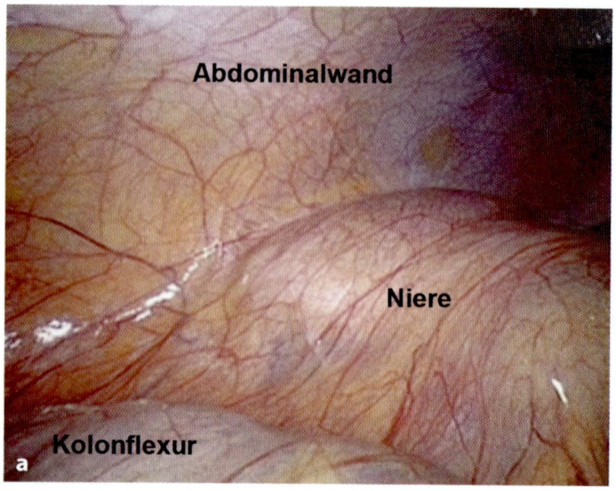

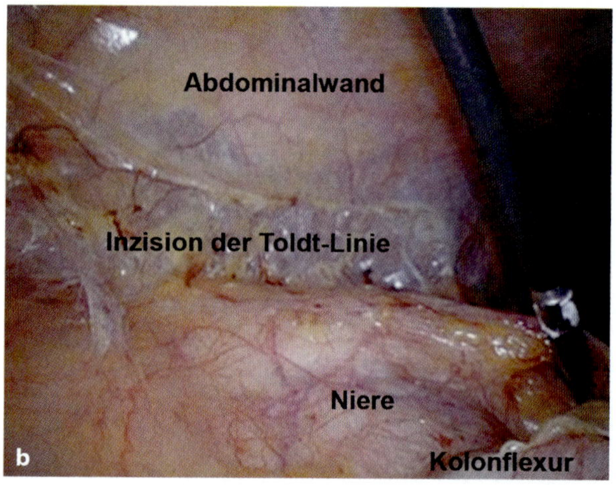

Abb. 1.183a,b

Die Toldt-Linie wird von der Kolonflexur bis hinunter zu den Iliakalgefäßen inzidiert (Abb. 1.183 b). Um an das Nierenbecken und den Harnleiter zu gelangen, muss das Kolon stumpf nach medial gelöst werden. Dabei ist Vorsicht geboten, auf der rechten Seite kann das Duodenum am Nierenbecken adhärent sein. Es muss deshalb immer zuerst identifiziert und nach medial hin abpräpariert werden. Danach werden der Ureter und das Nierenbecken sichtbar. Die Identifikation gelingt leichter, wenn zuvor ein Ureterstent gelegt wurde. Allerdings geht dadurch die Dilatation des Nierenbeckens verloren, sodass dieses ggf. als Leitstruktur fehlt. Die Niere muss normalerweise nicht mobilisiert werden.

Schritt 3: Haltenaht für Ureter und Nierenbecken

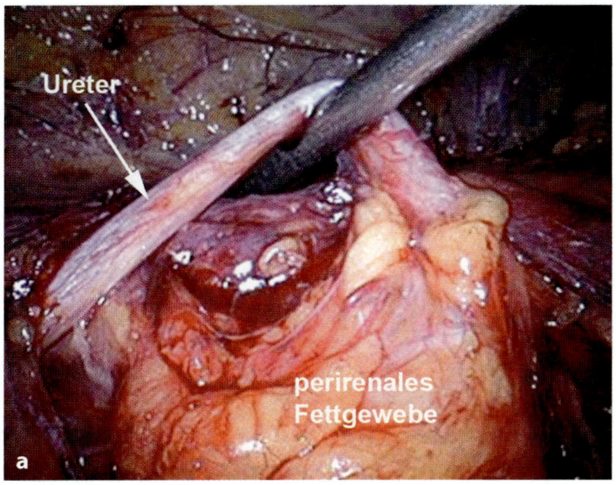

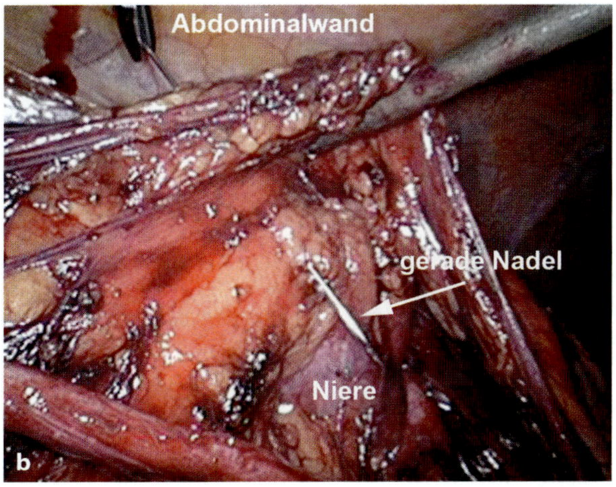

Abb. 1.184a,b

Für die Präparation von Ureter und Nierenbecken ist ein Zügel oder eine Haltenaht mit ausgeleiteten Enden durch die Abdominalwand sehr hilfreich (Abb. 1.184 a). Ein zu starker Zug sollte aber vermieden werden. Bei der Präparation des Ureters sollte auf Koagulationsstrom und Benutzung anderer Energiequellen verzichtet werden. Eventuell kreuzende untere Polgefäße müssen vom Ureter vorsichtig freipräpariert werden, eine Arterienverletzung kann zu einer partiellen Ischämie der Niere führen. Das Nierenbecken wird von anhängendem Bindegewebe durch stumpfe und scharfe Präparation befreit. Sollte das Fett der Nierenkapsel die Sicht stören, kann eine transabdominelle Haltenaht zur passagären Fixation des Gewebes nützlich sein (Abb. 1.184 b).

Schritt 4: Haltenaht an der medialen Ureterwand distal der Stenose und Eröffnung der Nierenbeckens

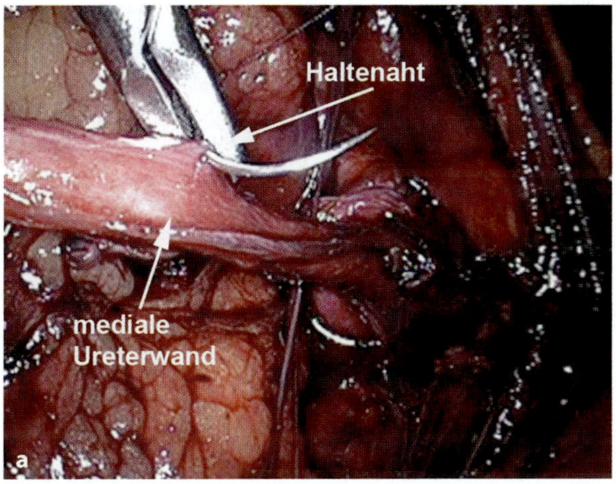

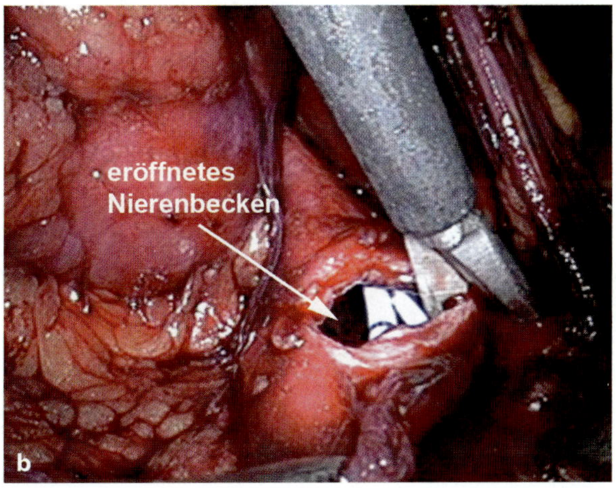

Abb. 1.185a,b

Eine Haltenaht wird medial am Ureter unterhalb der Stenose angebracht. Damit werden Verdrehungen vermieden, sie dient aber auch als Haltemöglichkeit bei der Nierenbecken-Harnleiter-Anastomose. Das Nierenbecken wird eröffnet und der stenotische Anteil mit einer Schere (z. B. Pott-Schere) reseziert. Dabei ist erneut Vorsicht geboten: Reseziert man zu viel vom Nierenbecken, können die Nierenkelche verletzt werden. Eine weitere Haltenaht kann deshalb zur Markierung am Nierenbecken angebracht werden.

Schritt 5: Spatulierung des Harnleiters lateral und Setzen der Fußpunktnaht vom Ureter zum Nierenbecken

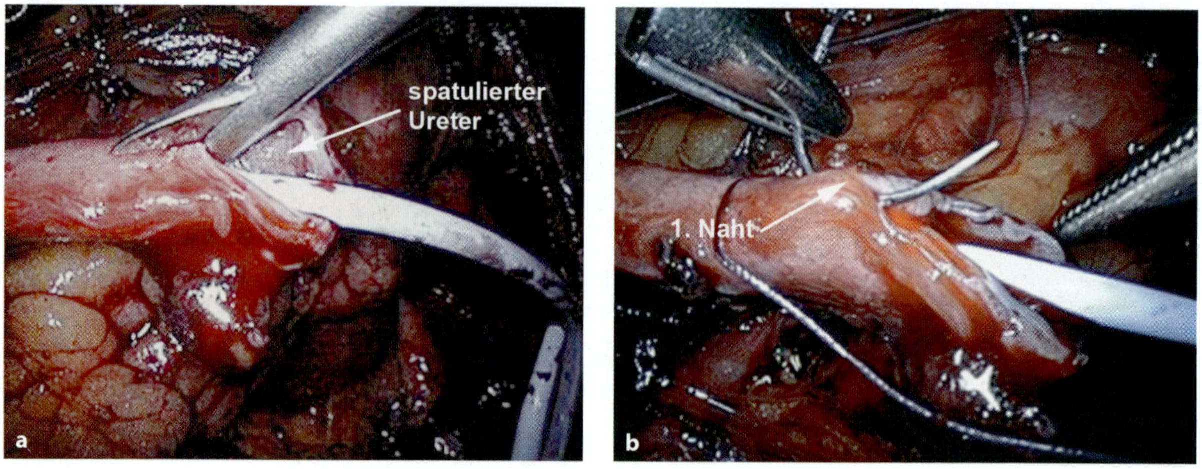

Abb. 1.186a,b

Der Ureter wird lateral über eine Strecke von 1–1,5 cm spatuliert (Abb. 1.186 a). Hierbei muss eine Verdrehung vermieden werden, dabei hilft die zuvor angebrachte Haltenaht. Kleinere Blutungen sollten nicht mittels Koagulation gestillt werden, da die Blutversorgung des Ureters sonst weiter gestört würde. Der erste Stich erfolgt vom tiefsten Punkt des spatulierten Ureters (Stich außen – innen) zum untersten Punkt des Nierenbeckens (Stich innen – außen), als Nahtmaterial dient z. B. Vicryl 4-0 mit einer RB1-Nadel (Abb. 1.186 b).

Schritt 6: Harnleiter-Nierenbecken-Anastomose

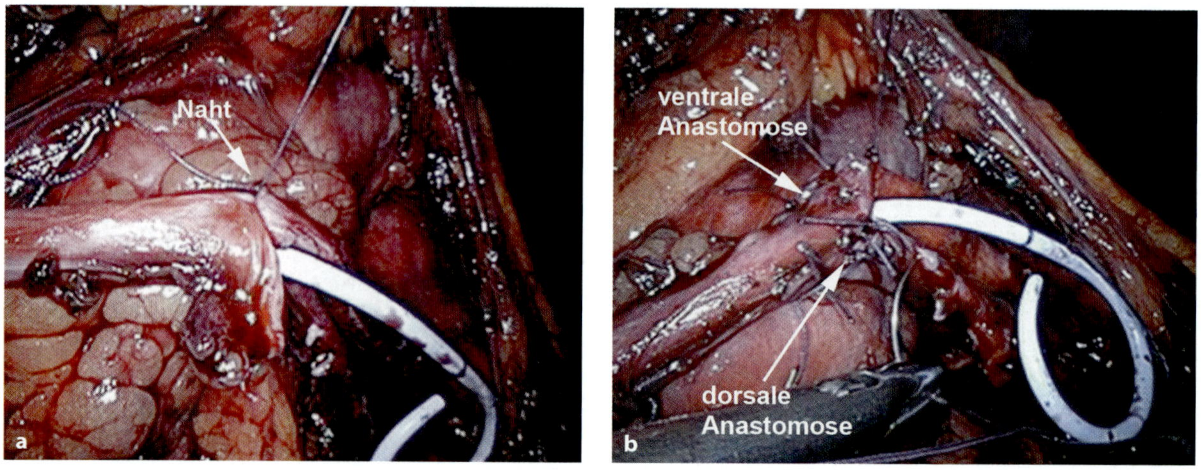

Abb. 1.187a,b

Der Knoten der Fußpunktnaht muss vorsichtig geknüpft werden, um eine gute Annäherung zu erreichen. Bei zu viel Zug muss zunächst eine Mobilisierung von Harnleiter und/oder Niere erfolgen. Hilfreich kann es sein, die 2 äußeren Ecken des Harnleiters zuerst am Nierenbecken zu befestigen. Vorder- und Rückwand der Anastomose werden mit Einzelknopfnähten jeweils in 3 mm Abstand genäht. Sollte vor dem Eingriff keine DJ-Schiene gelegt worden sein, kann dies nun in der in Kapitel ► Abschn. 1.12.2 beschriebenen Technik erfolgen.

Schritt 7: Verschluss des kranialen Nierenbeckens mit fortlaufender Naht und Situs nach Einlage einer Zieldrainage

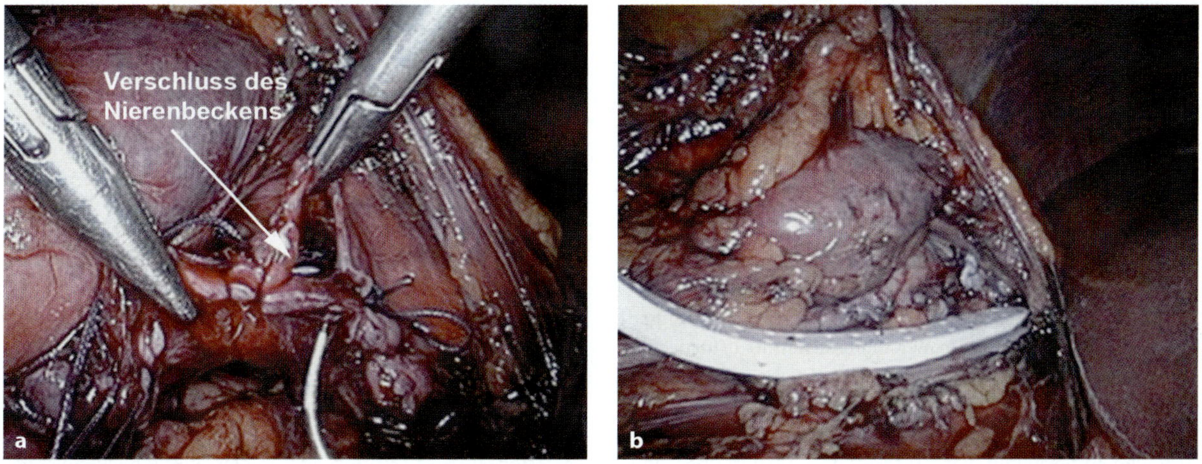

Abb. 1.188a,b

Der Ureterstent wird auf eventuelle Okklusionen durch Blutkoagel geprüft (Blasenfüllung, ggf. Blaufärbung). Für den Verschluss des restlichen Nierenbeckens beginnt man kranial mit einer fortlaufenden Naht (z. B. Vicryl 3-0; Abb. 1.188 a). Die dreieckige Lücke zwischen Nierenbecken und Harnleiterende wird durch eine Dreipunktnaht verschlossen (Nierenbecken außen – innen, Harnleiter innen – außen – innen, Nierenbecken innen – außen). Die Dichtigkeit wird durch eine erneute Füllung der Blase überprüft, bis sich auch das Nierenbecken mit Spüllösung füllt. Wenn möglich, sollte das Nierenbecken mit Fettgewebe bedeckt werden. Die Entfernung der Trokare erfolgt unter Sicht nach Einlage einer 16-Ch-Drainage (Abb. 1.188 b).

Postoperatives Management

- Sicherung einer guten Diurese
- Sonographiekontrolle am ersten postoperativen Tag
- Zystogramm mit refluxiver Füllung über den Ureterstent am dritten postoperativen Tag, bei Dichtigkeit der Anastomose Katheterentfernung
- DJ-Entfernung nach 4 Wochen und anschließend erneute Sonographiekontrolle

Literatur

1. Kavoussi LR, Peters CA (1993) Laparoscopic pyeloplasty. J Urol 150 (6): 1891-4
2. Schuessler WW, Grune MT, Tecuanhuey LV, Preminger GM (1993) Laparoscopic dismembered pyeloplasty. J Urol 150: 1795-9
3. Metzelder ML, Schier F, Petersen C, Truss M, Ure BM (2006) Laparoscopic transabdominal pyeloplasty in children is feasible irrespective of age. J Urol 175: 688-91
4. Inagaki T, Rha KH, Ong AM, Kavoussi LR, Jarrett TW (2005) Laparoscopic pyeloplasty: current status. BJU 95 Suppl 2: 102-5
5. Jarrett, TW, Chan DY, Charambura TC, Fugita O, Kavoussi LR (2002) Laparoscopic pyeloplasty: the first 100 cases. J Urol 167: 1253-6
6. Basiri, A., Behjati S, Zand S, Moghaddam SM (2007) Laparoscopic pyeloplasty in secondary ureteropelvic junction obstruction after failed open surgery. J Endourol 21: 1045-52
7. Sundaram, C.P., Grubb RL 3rd, Rehman J, Yan Y, Chen C, Landman J, McDougall EM, Clayman RV (2003) Laparoscopic pyeloplasty for secondary ureteropelvic junction obstruction. J Urol 169: 2037-40

1.14.2 Roboterassistierte Nierenbeckenplastik

H. P. Beerlage, Rowan Casey, Panagiotis Kallidonis, Evangelos Liatsikos, Jens-Uwe Stolzenburg

Einleitung

Der erste operative Eingriff bei einer Ureterabgangsstenose wurde 1886 durch Trendelenburg durchgeführt. Anderson und Hynes [1] beschrieben 1949 eine offene kontinuitätsdurchtrennende Nierenbeckenplastik, die heute als »Anderson-Hynes-Plastik« bezeichnete wird und aufgrund der guten Ergebnisse [2] zum Goldstandard der Behandlung der Ureterabgangsstenose wurde.

In der vorlaparoskopischen Ära war für den Eingriff zwangsläufig ein relativ großer Flankenschnitt erforderlich. Dies veranlasste zahlreiche Autoren zur Suche nach Alternativen. Davis et al. veröffentlichten in den 1940er-Jahren die erste offene Inzision und das Schienen des Ureters [3]. Endourologen entwickelten diese Technik und führten über einen minimal-invasiven endoluminalen Zugang eine Endopyelotomie und oder eine Ballondilatation mit oder ohne Inzision des Ureterabgangs durch. Trotz des weniger invasiven Zugangs konnten jedoch die Ergebnisse der kontinuitätsdurchtrennenden Nierenbeckenplastik nicht erreicht werden. Die durchschnittliche Erfolgsrate der endoluminalen Eingriffe bei Vorliegen einer Ureterabgangsstenose liegt 10–20 % unter der der »Anderson-Hynes-Plastik«. Zudem wurden ernsthafte Blutungen von kreuzenden Gefäßen berichtet. Im Bestreben, die guten Ergebnisse der kontinuitätsdurchtrennenden Nierenbeckenplastik mit den Vorteilen der minimal-invasiven Endopyelotomie zu verbinden, stellten Schuessler et. al. 1993 erstmalig die laparoskopische kontinuitätsdurchtrennende Nierenbeckenplastik vor [4].

Eine weitere Entwicklung der kontinuitätsdurchtrennenden laparoskopischen Nierenbeckenplastik ist die roboterassistierte Nierenbeckenplastik. Die initialen perioperativen Ergebnisse und das bisherige Follow-up dieser Technik erscheinen erfolgreich und vergleichbar mit den Ergebnissen der offen-chirurgisch durchgeführten Nierenbeckenplastik. Die bisher publizierten 25 Serien mit insgesamt 740 Patienten beschreiben eine durchschnittliche Operationszeit von 194 min, einen geschätzten Blutverlust von 50 ml, eine Dauer des stationären Aufenthalts von 2,3 Tagen und eine perioperative Komplikationsrate von 6 % bei einem mittleren Follow-up von 14,9 Monaten [5].

Schritt 1: Lagerung des Patienten

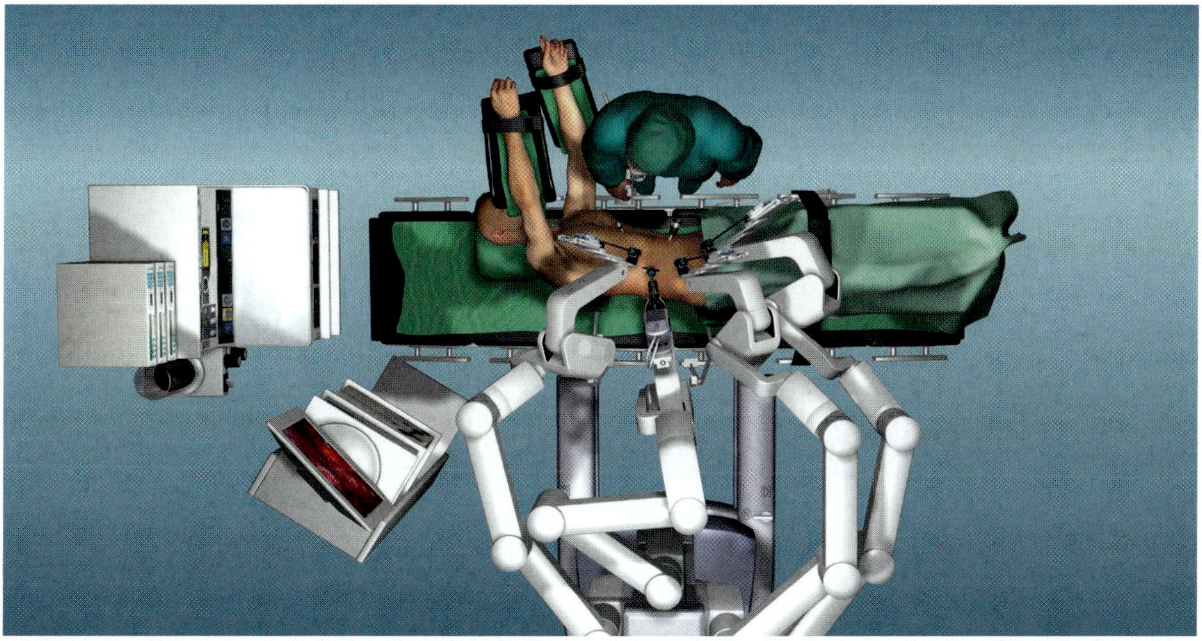

Abb. 1.189

Der Patient wird in einer seitlichen Position gelagert (▶ Abschn. 1.1). Nach entsprechender Desinfektion des Operationsfeldes erfolgt das sterile Abdecken. Die Arme des DaVinci-Systems werden jetzt mit sterilen Plastikbeuteln abgedeckt. Anschließend wird er Schritt für Schritt angedockt (▶ Abschn. 1.4). Der Assistent steht (oder sitzt) gegenüber des DaVinci-Systems. Der laparoskopische Turm einschließlich Monitor, Gasinsufflator usw. kann entweder auf der rechten oder auf der linken Seite der Roboterarme platziert werden. Die optimale Operationssaalausstattung ist eine Kombination aus einem integrierten Operationssystems wie dem Endo-Alpha (Olympus) und dem DaVinci-System, wobei der notwendige Monitor, Gasinsufflator etc. auf einer Deckenampel angebracht sind.

Schritt 2: Trokarplatzierung

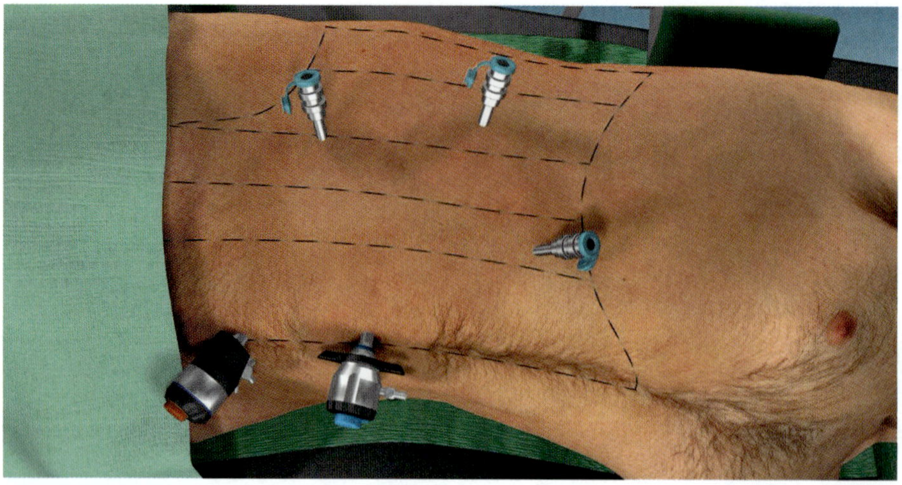

Abb. 1.190

Ein 12-mm-Optiktrokar (blau) wird bei einem schlanken Patienten via Mini-Laparotomie durch den Nabel und bei einem adipösen Patienten weiter lateral (Pararektallinie) eingebracht. Zwei 8-mm-Robotertrokare werden etwa in Höhe der vorderen Axillarlinie platziert: der eine etwas kaudal der vorderen Axillarlinie unter dem Rippenbogen, der andere nah des Beckenkamms und lateral der Medioklavikularlinie. Ein zusätzlicher 8-mm-Robotertrokar (wenn ein 4-armiges System verfügbar ist) kann in entsprechendem Abstand zwischen beiden platziert werden. Ein Arbeitstrokar (rot) wird lateral vom Optiktrokar eingebracht. Nun wird eine 30-Grad-Optik eingesetzt. Der Insufflationsdruck sollte 12 mmHg betragen.

Schritt 3: Zugang zum Retroperitoneum und Identifikation des Ureters

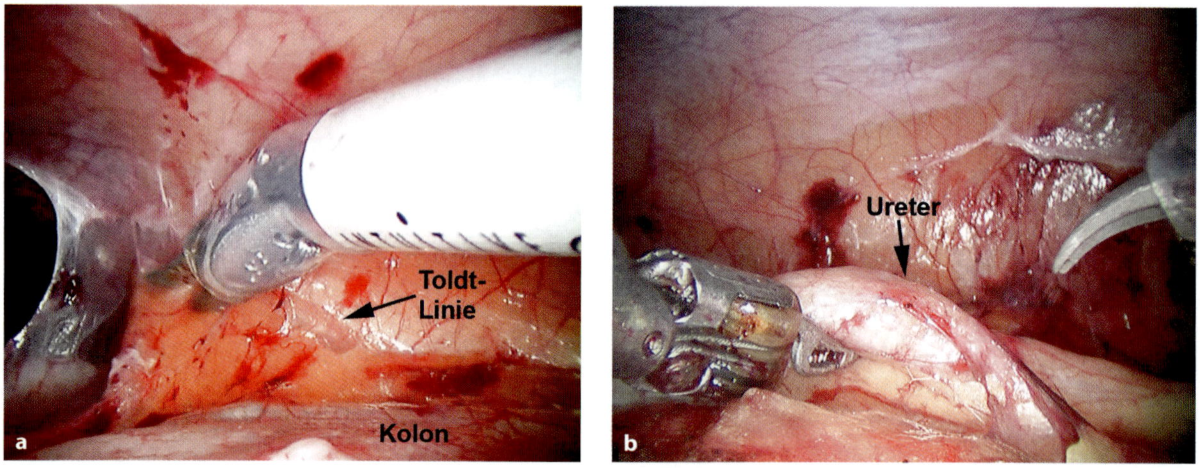

Abb. 1.191a,b

Um das Kolon zu mobilisieren, wird die Toldt-Linie inzidiert (Abb. 1.191 a). Für die Mobilisation, die mit scharfer und stumpfer Präparation erfolgt, werden Fasszange und Schere genutzt. Anschließend sollte der M. psoas identifiziert und der Ureter an der medialen Seite des M. psoas aufgesucht werden. Die Gonadalvene kann leicht irrtümlich für den Ureter gehalten werden, kann aber durch die Peristaltik des Ureters unterschieden werden. Der Ureter wird atraumatisch mit der Roboterfasszange angehoben (Abb. 1.191 b). Der vierte Roboterarm kann für eine kontinuierliche Retraktion des Harnleiters genutzt werden, während der Ureter durch die 2 oben genannten Instrumente weiter in Richtung Nierenbecken mobilisiert wird. Es ist wichtig, ein »Strippen« des Ureters von seiner Adventitia zu vermeiden.

Schritt 4: Darstellung des Nierenbeckens und des Ureterabgangs

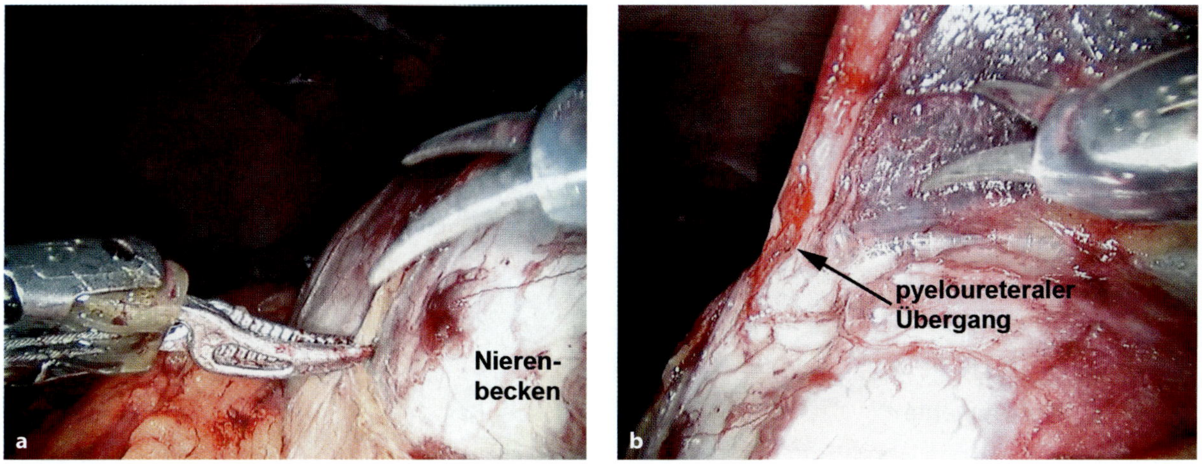

Abb. 1.192a,b

Die Mobilisation des Harnleiters in Richtung Nierenbecken sollte sorgfältig erfolgen, um ein mögliches unteres Polgefäß zu identifizieren und während der Präparation zu schonen. Das Nierenbecken wird entlang des unteren Nierenpols freipräpariert und der Ureterabgang dargestellt (Abb. 1.192 a). Ist die Präparation des Ureters abgeschlossen, kann der vierte Roboterarm das Nierenbecken anheben, um die vollständige Präparation des pyeloureteralen Übergangs zu ermöglichen und aberrierende Gefäße zu identifizieren. Ist ein aberrierendes Gefäß vorhanden, muss der pyeloureterale Übergang durchtrennt werden, damit der Ureter und das Nierenbecken vor dem aberrierenden Gefäß zum Liegen kommen. Das kreuzende Gefäß liegt abschließend dorsal der pyeloureteralen Anastomose.

Schritt 5: Durchtrennung des pyeloureteralen Übergangs und Exzision des stenotischen Segments

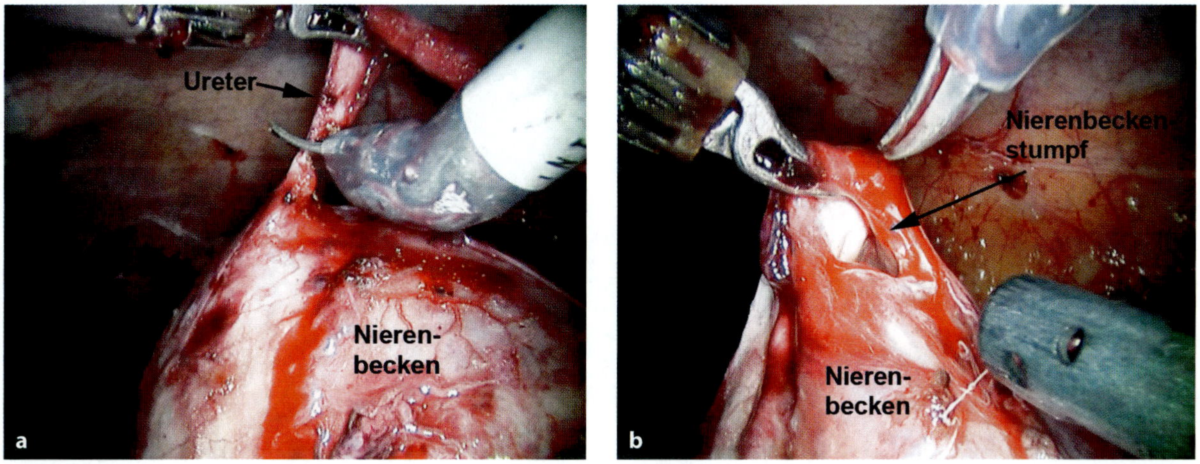

Abb. 1.193a,b

Der Ureter wird im Bereich des pyeloureteralen Übergangs distal des stenotischen Segments durchtrennt (Abb. 1.193 a). Der Ureter sollte ausreichend weit distal vom stenotischen Segment abgesetzt werden, um später die Anastomose sicher im Gesunden (gut durchbluteter, nicht stenosierter Ureter) nähen zu können. Nachdem der Ureter durchtrennt ist, wird das stenotische Segment mit dem vierten Roboterarm zurückgezogen und proximal exzidiert. Dafür wird der Einsatz von Roboterschere und Fasszange empfohlen. Die Abb. 1.193 b zeigt den Stumpf des Nierenbeckens nach Entfernung des stenotischen Segments.

1

Schritt 6: Exzision von redundantem Nierenbecken

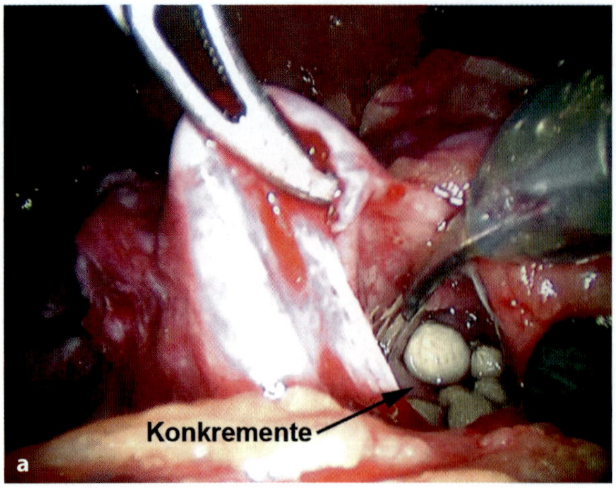

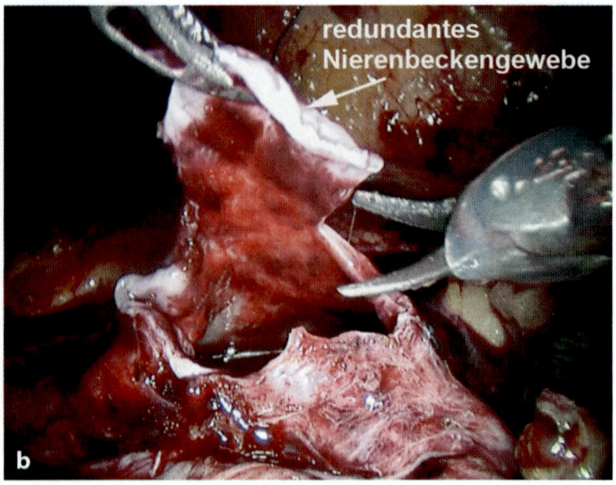

▪ Abb. 1.194a,b

Nach Exzision des stenotischen Segments ist das Lumen des Nierenbeckens gut einsehbar. Bei Vorliegen von Nierenbeckensteinen (▪ Abb. 1.194 a) müssen diese vollständig entfernt werden. Dies kann mithilfe eines flexiblen Zystoskops erfolgen, das über einen der Trokare eingeführt wird und über das dann wiederum eine Fasszange oder ein Dormia-Körbchen eingebracht werden können. Konkremente könne auch direkt durch den Assistenten mittels laparoskopischer Fasszange entfernt werden. Größere Konkremente sollten in einen Bergebeutel gepackt und am Ende der Operation geborgen werden. ▪ Abb. 1.194 b zeigt die Exzision redundanten Nierenbeckengewebes. Die Resektion sollte nicht zu ausgedehnt, beispielsweise bis an die Nierenkelche heran, durchgeführt werden.

Schritt 7: Spatulierung des Ureters

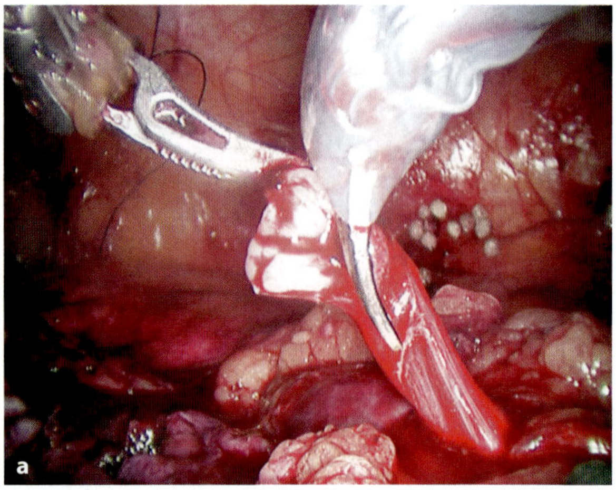

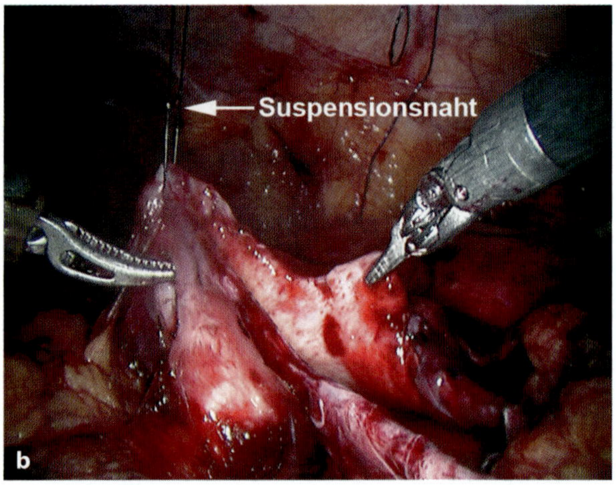

▪ Abb. 1.195a,b

Der Ureter wird nun an seiner lateralen Seite auf einer Länge von 1,5–2 cm spatuliert. Es muss zwingend darauf geachtet werden, dass der Ureter während der Inzision nicht verdreht wird. Um dies zu vermeiden, wird der Ureter mit der Roboterfasszange angehoben und fixiert und anschließend mithilfe der Roboterschere spatuliert (▪ Abb. 1.195 a). Es ist sehr hilfreich, eine gerade Nadel durch die Bauchdecke einzuführen, um die obere Ecke des Nierenbeckens aufzuhängen (▪ Abb. 1.195 b). Das vereinfacht im nächsten Schritt den Verschluss des Nierenbeckens. Diese Haltenaht ist insbesondere hilfreich, wenn nur ein 3-armiges Robotersystem zur Verfügung steht. Ansonsten kann durch den vierten Roboterarm mittels Fasszange das Nierenbecken angehoben werden.

Schritt 8: Partieller Verschluss des Nierenbeckens und Einbringen eines Führungsdrahtes zur DJ-Einlage

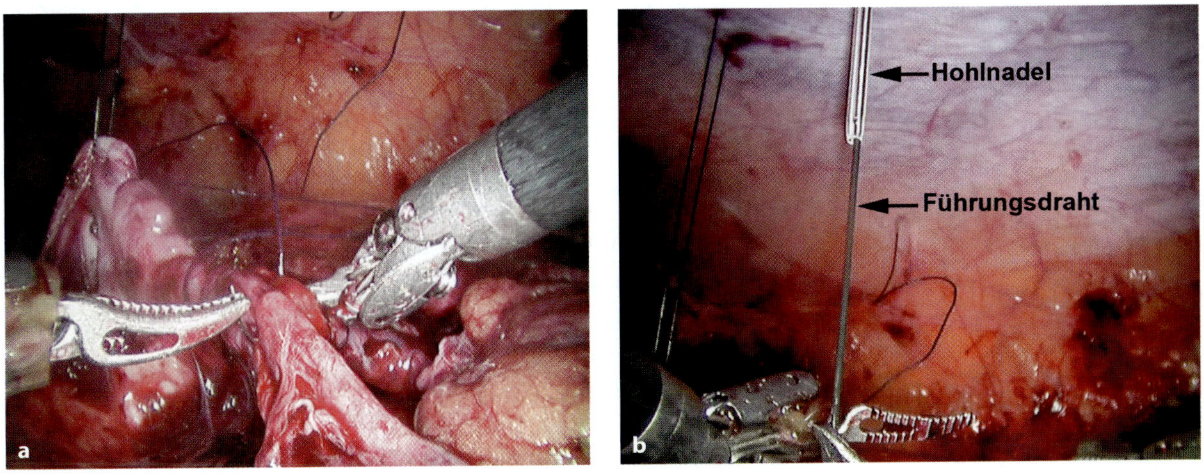

Abb. 1.196a,b

Das Nierenbecken wird mit einer fortlaufenden Naht (von kranial nach kaudal) wieder verschlossen. Dabei wird eine ausreichend große Öffnung am kaudalen Ende des Nierenbeckens für die ureteropelvine Anastomose belassen (Abb. 1.196 a). Eine große Hohlnadel wird durch die Bauchdecke eingeführt. Jetzt kann über diese ein Führungsdraht eingebracht (Abb. 1.196) und mithilfe der Roboterfasszange nach distal in den Harnleiter und weiter in die Blase geführt werden. Die Kanüle wird vor dem Einführen des DJ-Katheters wieder entfernt.

Schritt 9: Einlage des DJ-Katheters

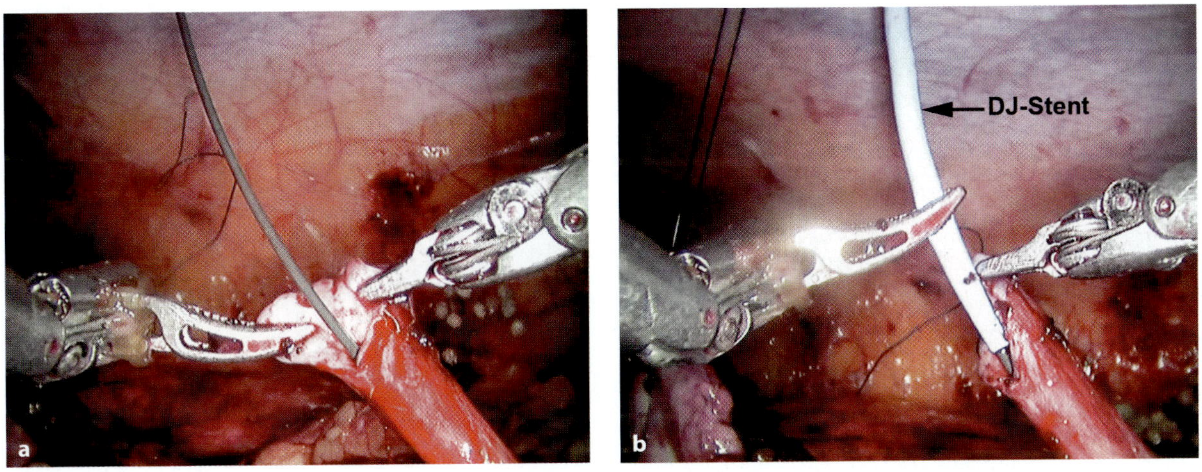

Abb. 1.197a,b

Abb. 1.197 a zeigt den Ureter mit dem eingeführten Führungsdraht, Abb. 1.197 b demonstriert das Einführen des DJ-Katheters (6 oder 7 Fr) über den Führungsdraht in den Harnleiter. Der vierte Roboterarm wird für das Halten des spatulierten Ureters genutzt, während die anderen beiden Roboterinstrumente den DJ-Katheter einführen. Der Zeitpunkt der DJ-Katheter-Einlage hängt von der Vorliebe des Operateurs ab. Viele Operateure legen den DJ-Katheter präoperativ ein, andere unmittelbar nach dem Absetzen des Ureters. Die Spatulierung des Ureters erfolgt bei beiden Methoden mit liegendem DJ-Katheter. Die hier beschriebene Methode vermeidet eine mögliche Beschädigung des DJ-Katheters beim Spatulieren.

Schritt 10: Anastomose zwischen Nierenbecken und Ureter

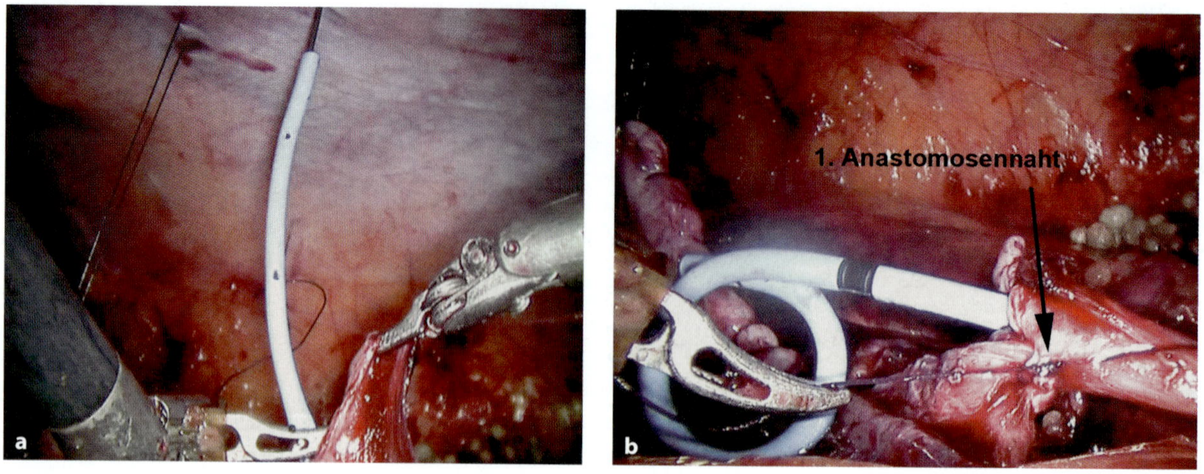

Abb. 1.198a,b

Abb. 1.198 a zeigt das Entfernen des Führungsdrahtes. Einige Zentimeter des proximalen Endes des DJ-Katheters sollten aus dem Harnleiter herausragen, damit der Stent dann optimal in das Nierenbecken eingelegt werden kann. Es erfolgt jetzt eine spannungsfreie Anastomose zwischen dem spatulierten Ende des Ureters und der Öffnung des Nierenbeckens (Einzelknopfnähte oder fortlaufende Naht, Vicryl 4-0). Die erste Naht bringt das untere Ende des spatulierten Ureters mit dem tiefsten Punkt des Nierenbeckens zusammen (Abb. 1.198 b). Die Anastomose erfordert ein sehr sorgfältiges Nähen. Jegliche Spannung muss vermieden werden. Gegebenenfalls ist eine weitere Mobilisation der Niere und/oder des Harnleiters notwendig.

Schritt 11: Anastomose zwischen Nierenbecken und Ureter

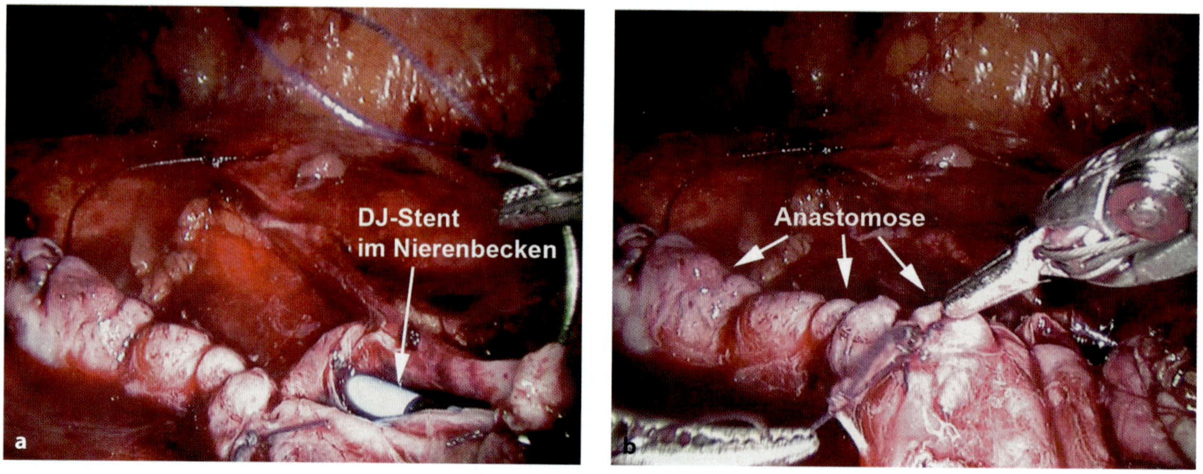

Abb. 1.199a,b

Das proximale Ende des DJ-Katheters wird nach Komplettierung der ersten Naht ins Nierenbecken verlagert (Abb. 1.199 a). Anschließend wird die Anastomose vervollständigt. Begonnen wird mit dem Nähen der posterioren Anastomose, gefolgt von der anterioren Anastomose, die fortlaufend genäht wird. Abb. 1.199 b zeigt das abschließende Ergebnis der Operation. Das Robotersystem ermöglicht durch den hohen Freiheitsgrad der Instrumente ein optimales Nähen der Anastomose. Abschließend erflog die Einlage einer Drainage über eine 8-mm-Robotertrokar-Einstichstelle. Die Trokareinstichstellen werden auf Blutungen kontrolliert. Die Faszie des 10- bis 12-mm-Trokars sollte entweder mit einer J-Nadel oder mit dem Carter-Thomason-CloseSure-System® verschlossen werden.

Postoperatives Management

- Normale Diät ab dem ersten postoperativen Tag
- Entfernung des Harnröhrenkatheters am zweiten postoperativen Tag, wenn die Drainage nicht fördert
- Entfernung der Drainage am dritten postoperativen Tag, wenn diese minimal fördert

Literatur

1. Anderson JC, Hynes W (1949) Retrocaval ureter; case diagnosed preoperatively and treated successfully by a plastic operation. British J Urology 21: 209
2. Scardino PT, Scardino PL (1981) Obstruction at the ureteropelvic junction. In: Bergman H (ed.) The ureter. New York: Springer, p. 697-716
3. Davis DM, Strong and Drake WM (1948) Intubated ureterotomy: experimental work and clinical results. J Urol 56: 851
4. Schuessler WW, Grune MT, Tecuanhuey LV, Preminger GM (1993) Laparoscopic dismembered pyeloplasty. J Urol 150: 1795-1799
5. Singh I, Hemal AK (2010) Robot-assisted pyeloplasty: review of the current literature, technique and outcome. Can J Urol 17: 5099-108

1

1.15 Retroperitoneoskopische Nierenbeckenplastik: konventionell laparoskopisch und SMART-Technik

Jens Rassweiler, Marcel Hruza, Ali Serdar Gozen, Giovannalberto Pini, Dogu Teber

Einleitung

Eine Nierenbeckenabgangsstenose ist definiert durch einen verminderten Urinfluss aus dem Nierenbecken in den proximalen Ureter, was zu einer Dilatation des Nierenhohlsystems mit der Gefahr eines Verlusts an Nierenfunktion führt. Nach Johnston (1972) können 2 Typen der Nierenbeckenabgangsstenose unterschieden werden: Extrinsische Engen werden durch Unterpolgefäße oder bindegewebige Stränge verursacht, welche den Ureter kreuzen. In den meisten dieser Fälle stellt der Nierenbeckenabgang weiterhin den tiefsten Punkt des Nierenbeckens dar. Intrinsische Nierenbeckenabgangsstenosen resultieren aus einem Verlust an elastischen Bestandteilen der Wand des proximalen Ureters zugunsten einer Vermehrung von Kollagen. Es besteht ein adynames Segment oder eine Narbe der Ureterwand, was oft mit einem hochgelegenen Ureterabgang (»high insertion«) vergesellschaftet ist.

Eine Nierenbeckenabgangsstenose kann Flankenschmerzen oder rezidivierende Harnwegsinfekte verursachen, sie kann jedoch auch asymptomatisch verlaufen. Die Diagnosestellung erfolgt mittels Sonographie, Ausscheidungsurogramm oder Nierenfunktionsszintigraphie.

Die offene Pyeloplastik, wie sie von Anderson und Hynes 1949 beschrieben wurde, ist noch immer der Goldstandard in der Therapie der Nierenbeckenabgangsstenose. Die laparoskopische Pyeloplastik hat jedoch seit ihrer Erstbeschreibung durch Schuessler 1993 an Bedeutung gewonnen. Sowohl kontinuitätserhaltende (z. B. YV-Plastik) als auch kontinuitätsunterbrechende Techniken (z. B. Anderson-Hynes-Technik) der Pyeloplastik können laparoskopisch durchgeführt werden. In mehreren Studien, in denen zusammen mehr als 1000 Patienten untersucht wurden, wurde von hohen Erfolgsraten von 88–100 % nach laparoskopischer Pyeloplastik berichtet. Dies ist vergleichbar mit den sehr guten Ergebnissen der offenen Operation [1].

Komplikationen und Konversionen sind selten und kommen meist in frühen Phasen der Lernkurve vor [2]. Bei Patienten mit simultanem Vorkommen von Nierenbeckenabgangsstenose und ipsilateraler Urolithiasis kann eine Steintherapie im Rahmen der laparoskopischen Pyeloplastik mit durchgeführt werden. Durch erfahrene Operateure kann die laparoskopische Pyeloplastik nicht nur bei Erwachsenen mit normaler Anatomie der Nieren, sondern auch bei Kindern [3] und bei Patienten mit anatomischen Varianten der Nieren (z. B. Hufeisennieren oder gekreuzte Dystopie) durchgeführt werden [4].

In der Literatur finden sich außerdem Berichte über laparoskopische Pyeloplastiken bei sekundärer Nierenbeckenabgangsstenose nach erfolglosem laparoskopischem, offenem oder endoskopischem Korrekturversuch. Diese Fälle sind, bedingt durch Fibrose und Adhäsionen, wesentlich anspruchsvoller. Die Erfolgsraten sind niedriger als bei laparoskopischer Korrektur von primären Nierenbeckenabgangsstenosen, sie sind jedoch vergleichbar zu denen nach offener Korrektur von sekundären Engen [5]. In den letzten Jahren ermöglichte die Einführung der High-Definition-(HD-)Videotechnologie die Benutzung dünnerer Optiken (5 mm) zusammen mit speziell entwickelten 3-mm-Instrumenten, was zu einer weiteren Reduktion des Zugangstraumas führte (»small incision access retroperitoneoscopic technique« = SMART, Mini-Laparoskopie). Bezüglich der roboterassistierten laparoskopischen Pyeloplastik entsprechen die Kurzzeitdaten denen der konventionellen Laparoskopie. Langzeitdaten fehlen allerdings bisher.

Indikationen

Harnleiterabgangsengen sowohl bei Erwachsenen als auch bei Kindern stellen eine Indikation zur laparoskopischen Pyeloplastik dar. Bei sehr kleinen Kindern und Patienten mit anatomischen Varianten der Nieren oder vorausgegangenen chirurgischen Eingriffen an der Niere sollte dieser Eingriff nur an erfahrenen Zentren durchgeführt werden.

Kontraindikationen

Absolute Kontraindikationen:
- maligne Erkrankungen von Niere, Ureter oder Harnblase
- funktionslose Niere
- Blutgerinnungsstörungen
- Schwangerschaft

Relative Kontraindikationen:
- akute Entzündungen der Niere oder des harnableitenden Systems
- relevanter Funktionsverlust der Niere (<15 % in der Nierenszintigraphie)

Präoperative Vorbereitung

- Einmalige Gabe eines Breitspektrumantibiotikums
- Kompressionsstrümpfe und Gabe von niedermolekularem Heparin
- transurethraler Harnblasenkatheter

Präoperative Urethrozystoskopie und retrograde DJ-Einlage auf der betroffenen Seite: Einige Autoren befürworten eher das intraoperative antegrade Einbringen der DJ-Schiene. Wir favorisieren die präoperative transurethrale retrograde Einlage: Sie ist technisch weniger schwierig und die liegende DJ-Schiene kann während der Retroperitoneoskopie die Identifikation des Ureters erleichtern. Außerdem könnten durch die präoperative Zystoskopie und die retrograde Harnleiterdarstellung vorbestehende Pathologien im Bereich der Harnblase und des Harnleiters mit Einfluss auf die Indikationsstellung zur Pyeloplastik entdeckt werden.

Schritt 1: Retroperitoneoskopischer Zugang zum Nierenbecken

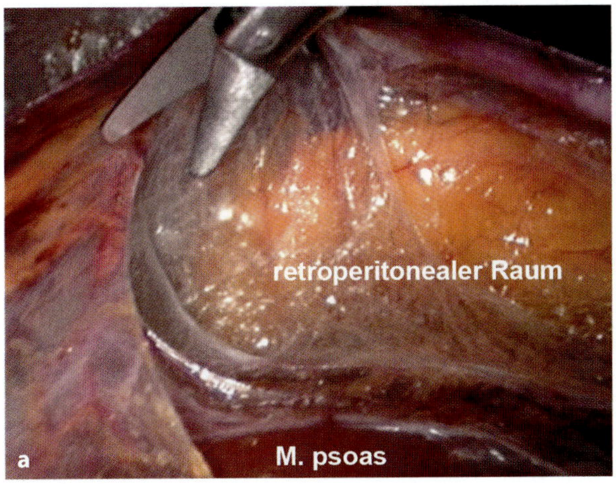

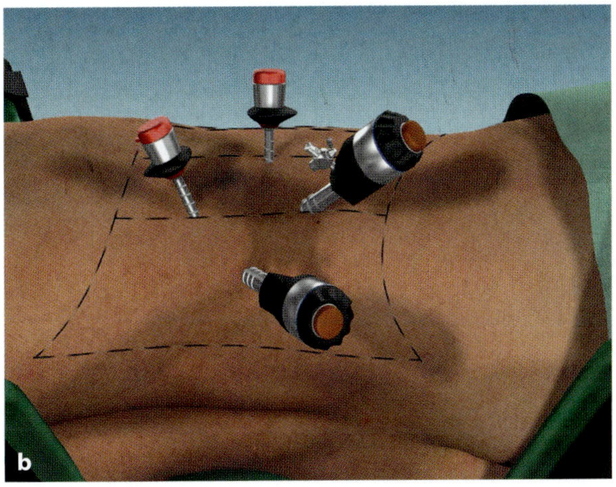

Abb. 1.200a,b

In Flankenschnittlagerung erfolgt eine 15 mm weite Hautinzision im Petit-Dreieck zwischen der Spitze der 12. Rippe und dem Beckenkamm, welche durch die lateralen Ränder des M. latissimus dorsi und des M. obliquus externus abdominis begrenzt wird. Ein Tunnel zum Retroperitonealraum wird mittels stumpfer Präparation mit einer Overhold-Klemme geschaffen und mit dem Zeigefinger dilatiert. Das Peritoneum wird von der Aponeurosis lumbodorsalis abgeschoben und eine retoperitoneale Höhle etabliert (Ballontrokarsystem optinal). Unter Kontrolle mit dem Zeigefinger werden 2 weitere Trokare (10 mm und 5 mm) platziert. Anlage eines Pneumoretroperitoneums: maximaler CO_2-Druck von 12 mmHg (bei Kindern 10 mmHg), Flussrate von 3,5 l/min. Ein vierter Trokar kann bei Bedarf eingebracht werden.

Schritt 2: SMART-Mini-Retroperitoneoskopie

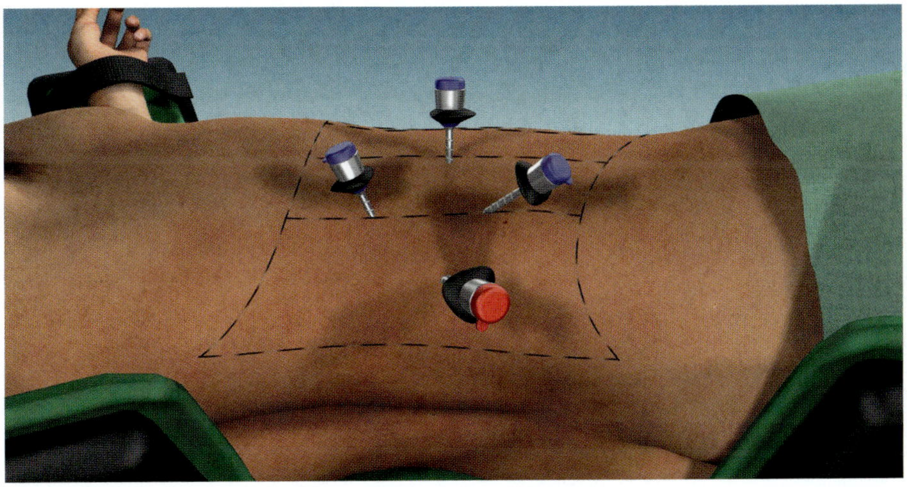

Abb. 1.201

Wir haben kürzlich die Technik der Mini-Retroperitoneoskopie (SMART) entwickelt, um die Morbidität des Eingriffs weiter zu reduzieren und die Kosmetik weiter zu verbessern. Hierbei wird nur ein 5 mm großer Tunnel ins Retroperitoneum mittels stumpfer Präparation geschaffen (Klemme, Ballonkatheter). Der Retroperitonealraum wird dann mit einem speziell gebildeten 6-mm-Ballontrokar unter endoskopischer Kontrolle geschaffen. Wir verwenden dann eine hochwertige 6-mm-HD-Weitwinkeloptik (Storz) und zwei 3-mm-Arbeitstrokare mit entsprechenden Instrumenten. Die trianguläre Anordnung der Ports bleibt unverändert.

Schritt 3: Präparation des Retroperitoneums

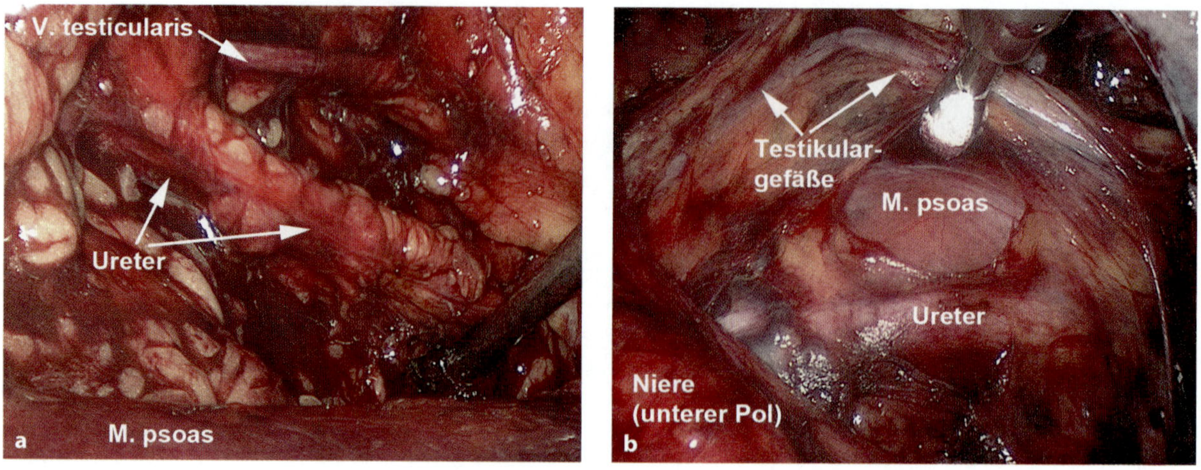

Abb. 1.202a,b

Als erster chirurgischer Schritt wird die Gerota-Faszie komplett inzidiert. Der M. psoas wird als wichtigste anatomische Leitstruktur dargestellt. Nun werden alle weiteren Strukturen wie Nierenbecken, Ureter und Gefäße dargestellt. Wir favorisieren den retroperitonealen Zugang wegen des direkten und schnellen Zugangs zum Nierenbecken und des geringen Risikos der Verletzung innerer Organe sowie des geringeren Risikos eines Ileus.

Schritt 4: Freilegung von Nierenbecken und proximalem Ureter

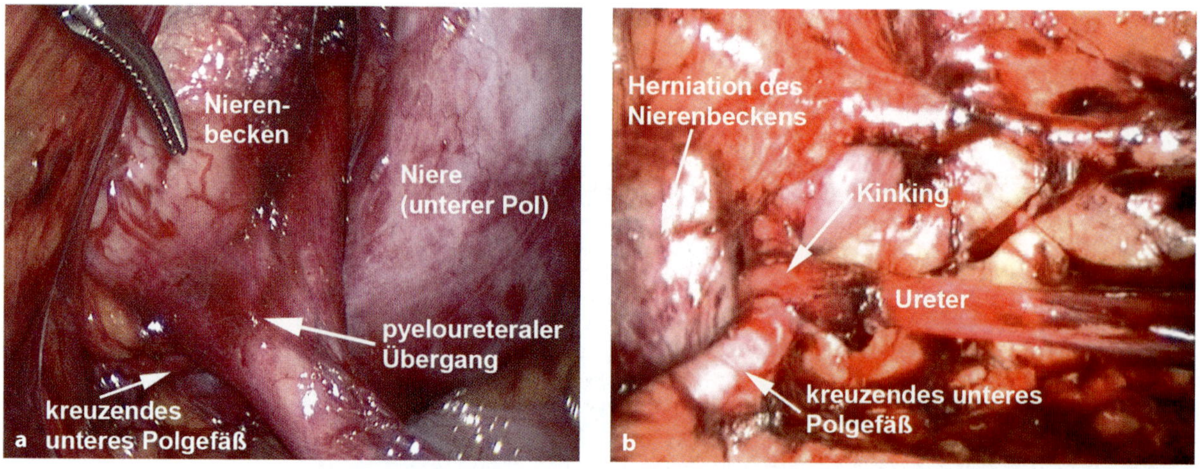

Abb. 1.203a,b

Bei der Freilegung des Nierenbeckens und des proximalen Ureters muss die Verletzung einer eventuell vorhandenen aberrierenden Arterie vermieden werden (Abb. 1.203 a). In den meisten Fällen werden solche kreuzenden Unterpolgefäße anterior des Ureters gefunden [3], manchmal sind sie mit einer Abknickung des Nierenbeckens hinter das Gefäß vergesellschaftet (Abb. 1.203 b). Eine komplette Ureterolyse muss in allen Fällen durchgeführt werden. Kleine aberrierende Venen oder bindegewebige Stränge können durchtrennt werden. Unterpolarterien bedürfen einer kompletten Dissektion, um ihre maximale kraniale Translokation zu erreichen.

Schritt 5: Vorbereitung der kontinuitätserhaltenden Pyeloplastik

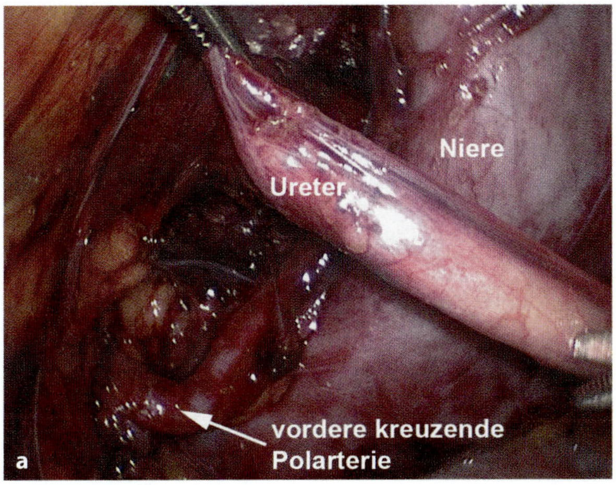

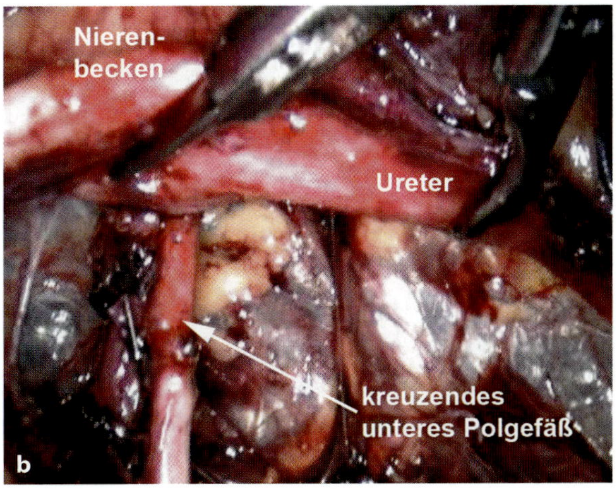

Abb. 1.204a,b

Wenn keine Notwendigkeit zur Transposition des Ureters oder zur Reduzierung der Größe des erweiterten Nierenbeckens besteht, führen wir eine nicht kontinuitätstrennende YV-Plastik durch. Dabei wird das Nierenbecken im Bereich des Nierenbeckenabgangs V-förmig inzidiert (Abb. 1.204 a).

Von der Spitze des V ausgehend erfolgt die Längsinzision des verengten Nierenbeckenabgangs und des proximalen Ureters, der auf einer Länge von 2 cm spatuliert wird. Die gesamte Inzision hat somit die Form eines Y (Abb. 1.204 b).

Schritt 6: YV-Pyeloplastik

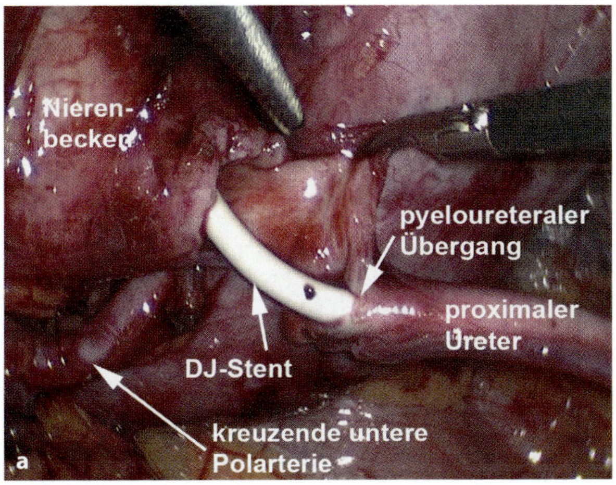

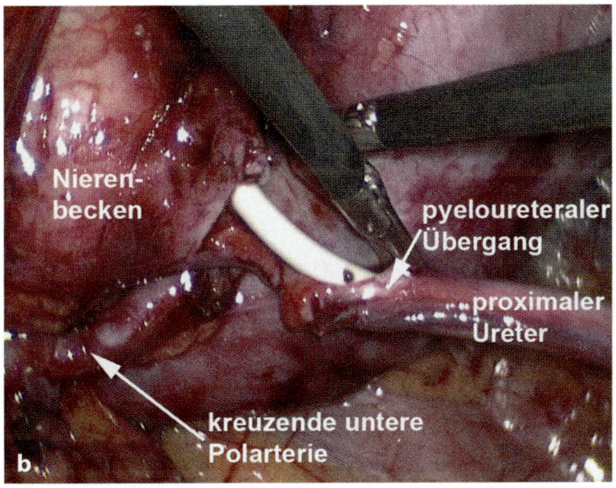

Abb. 1.205a,b

Der V-förmige Nierenbeckenlappen wird nun mittels einer fortlaufenden Naht (PDS 4-0, RB1-Nadel) an den proximalen Ureter angenäht, die Y-förmige Inzision wird somit V-förmig verschlossen. Es ist hierbei wichtig, am breiten Ende des Lappens zu beginnen, anstatt zuerst die Spitze des Lappens mit dem Ende der Ureterinzision zu verbinden; dies verringert die Spannung der Naht. Die YV-Plastik folgt demselben Prinzip wie die Technik von Anderson und Hynes: Spatulierung des Ureters und Transposition des Nierenbeckenabgangs nach kaudal. Das verengte Segment wird hierbei in das Nierenbecken integriert. Andere nicht kontinuitätstrennende Techniken wie die Längsinzision und Quervernähung des engen Abschnitts durchzuführen (Heineke-Mikulicz-Technik, Fenger-Plastik), empfehlen wir nicht.

Schritt 7: Anastomose zwischen Ureter und Nierenbecken (Anderson-Hynes)

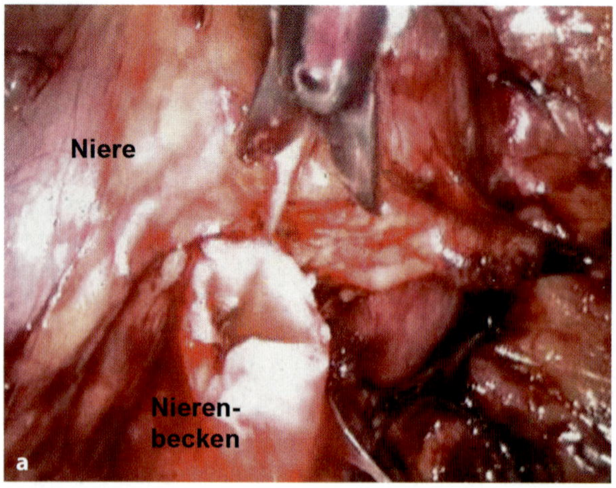

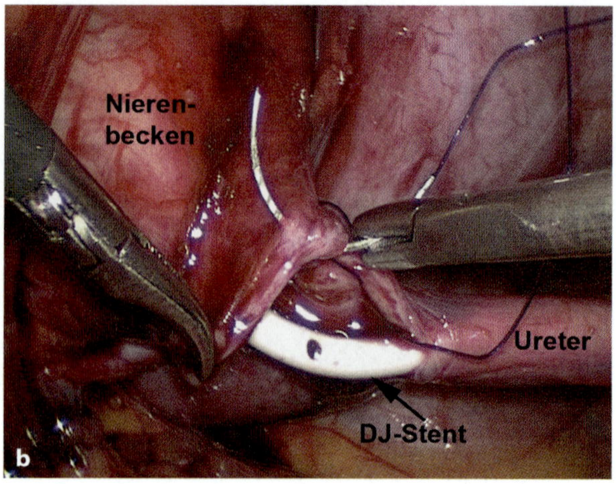

Abb. 1.206a,b

Eine Reduktion des Nierenbeckens kann vor der Anderson-Hynes-Pyeloplastik erforderlich sein (Abb. 1.206 a). Die Rekonstruktion des Nierenbeckens sollte vor der Naht der ureteropelvinen Anastomose erfolgten, um die bei der Anastomose zu überbrückende Distanz so gering wie möglich zu halten. Die Anastomose führen wir als fortlaufende Naht aus, vergleichbar mit der Van-Velthoven-Anastomose bei der radikalen Prostatektomie (Abb. 1.206): Zwei mit Nadeln armierte Nähte (PDS 4-0, RB1-Nadel) werden extrakorporal vorgeknotet. Eine Naht wird für den posterioren, die andere für den anterioren Anteil der Anastomose verwendet. Zum Schluss ist nur ein intrakorporaler Knoten zur Verbindung der beiden Nähte notwendig. Die Anastomose kann auch in Einzelknopftechnik genäht werden.

Schritt 8: Steinextraktion und Platzieren der Drainage

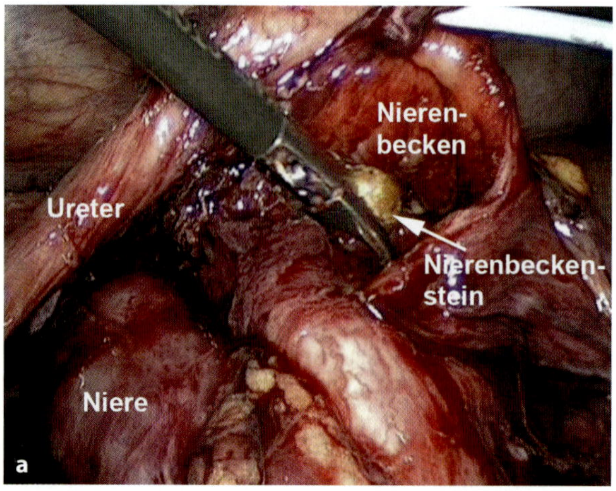

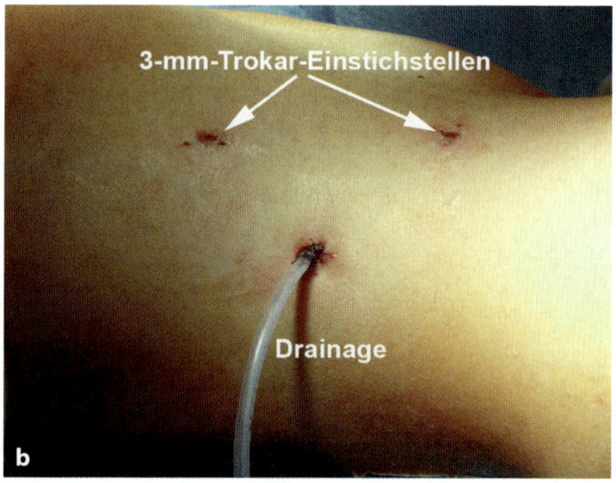

Abb. 1.207a,b

Bei Patienten mit Nierenbeckenabgangsstenose und gleichzeitigem Vorkommen von Harnsteinen im Hohlsystem kann im selben Eingriff die Steinentfernung, z. B. mittels einer Fasszange, erfolgen (Abb. 1.207 a). Falls der Stein auf diese Weise nicht erreicht werden kann, ist das Einbringen eines flexiblen Zystoskops über einen 10- oder 13-mm-Trokar möglich. Zum Ende der Operation wird eine perinephritische Drainage eingelegt. Nach dem Ablassen des Pneumoperitoneums bzw. des Pneumoretroperitoneums werden die Trokare entfernt und die Inzisionen schichtweise verschlossen (Abb. 1.207 b).

Postoperatives Management

- Entfernung des transurethralen Blasendauerkatheters 3–4 Tage nach Operation
- Entfernung der Drainage ½ bis 1 Tag nach Entfernung des Blasendauerkatheters bei sistierter Drainageförderung
- Entfernung der DJ-Schiene 4–6 Wochen nach Operation. Wir führen immer eine retrograde Röntgenkontrastuntersuchung zur Darstellung eines ungestörten Urinabflusses aus dem Nierenbecken sowie eine sonographische Kontrolle am Tag nach DJ-Entfernung durch.

Die Patienten sollten in der Nachsorge halbjährlich mittels Sonographie untersucht werden. Der dabei abgeleitete Resistancy-Index (RI) kann helfen, eine urodynamisch unbedeutende Restektasie des Nierenhohlsystems von einem manifesten Harnaufstau zu unterscheiden. Eine Nierenfunktionsszintigraphie kann zur Kontrolle 6 Monate nach Operation durchgeführt werden, bei beschwerdefreien Patienten und unauffälligem Sonographiebefund ist sie jedoch nicht unbedingt notwendig. Die meisten Rezidive nach Nierenbeckenplastik treten innerhalb der ersten 2 Jahre nach Operation auf, ein nicht unbedeutender Teil zeigt sich jedoch erst später. Deshalb bleibt die optimale Zeitdauer des Follow-up unklar.

Literatur

1. Symons SJ, Bhirud PS, Jain V, Shetty AS, Desai MR (2009) Laparoscopic pyeloplasty: Our new gold standard. J Endourol 23: 463-467
2. Rassweiler JJ, Teber D, Frede T (2008) Complications of laparoscopic pyeloplasty. World J Urol 26: 539-547
3. Rassweiler JJ, Subotic S, Feist-Schwenk M, Sugiono M, Schulze M, Teber D, Frede T (2007) Minimally invasive treatment of ureteropelvic junction obstruction: Long-term experience with an algorhythm for laser endopyelotomy and laparoscopic retroperitoneal pyeloplasty. J Urol 177: 1000-1005
4. Janetschek G, Peschel R, Frauscher F (2000) Laparoscopic pyeloplasty. Urol Clin N Am 27: 695-704
5. Sundaram CP, Grubb RL, Rehman J, Yan Y, Chen C, Landman J, McDougall EM, Clayman RV (2003) Laparoscopic pyeloplasty for secondary ureteropelvic junction obstruction. J Urol 169: 2037-2040

1.16 Transperitoneale linksseitige Adrenalektomie

Evangelos Liatsikos, Panagiotis Kallidonis, Minh Do, Jens-Uwe Stolzenburg

Einleitung

Das transperitoneale Vorgehen stellt eine Alternative zum retroperitonealen Zugang bei geplanter Adrenalektomie dar und wird häufig bei linksseitigen Nebennierentumoren angewendet. Die transperitoneale Adrenalektomie kann dabei über einen anterioren oder einen lateralen Zugang durchgeführt werden. Der anteriore transperitoneale Zugang besitzt den Vorteil, eine bilaterale Adrenalektomie durchführen zu können, ohne den Patienten umlagern zu müssen. Von erheblichem Nachteil dabei ist der limitierte Arbeitsraum im Vergleich zum lateralen transperitonealen Zugang. Bei diesem befindet sich der Patient in Seitenlage. Nach Mobilisation des Kolons »fallen« sämtliche Darmanteile aus dem Operationsgebiet, was auch das Operieren von größeren Nebennierentumoren gestattet.

Auf der linken Seite muss zudem die Milz ausreichend mobilisiert werden, um einen sicheren Zugang zu den Gefäßen der Nebenniere und der Niere zu gewährleisten. Die Entfernung der rechten Nebenniere erfordert ein Anheben der Leber, um ein übersichtliches Operationsgebiet zu erreichen. Da auf dieser Seite die Leber die Operation erheblich behindern kann, favorisieren wir bei rechtsseitigen Tumoren den retroperitonealen Zugang (▶ Abschn. 1.17).

Indikationen und Kontraindikationen

Sie sind vergleichbar mit denen beim retroperitonealen Vorgehen (▶ Abschn. 1.17) [1, 2].

Präoperative Vorbereitung

Die Vorbereitung des Patienten für das transperitoneale Vorgehen variiert, abhängig vom zu behandelnden Tumor (▶ Abschn. 1.17).

Schritt 1: Lagerung des Patienten und Trokarplatzierung

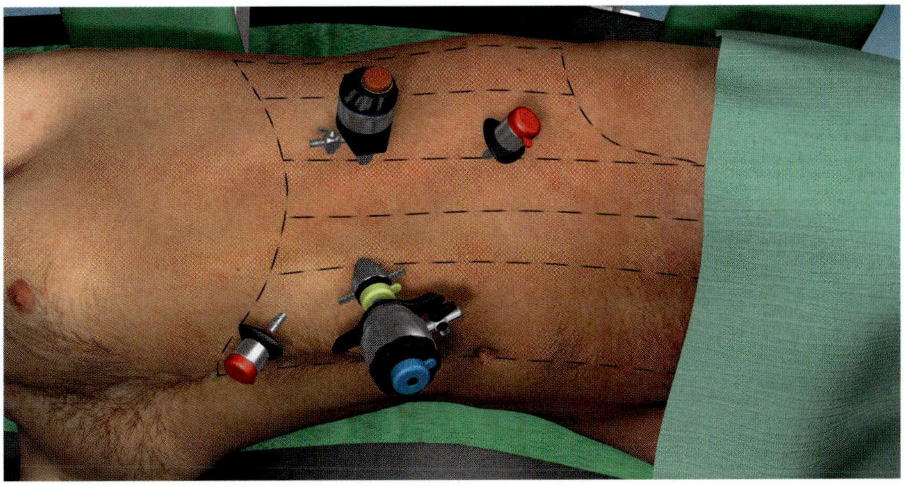

Abb. 1.208

Der Patient befindet sich in modifizierter Flankenlagerung (► Abschn. 1.1). Die Anordnung der Trokare für die laparoskopische Adrenalektomie unterscheidet sich von der laparoskopischen Nierenchirurgie. Der primäre Trokar (12-mm-Optiktrokar, blau) wird am lateralen Rand des gleichseitigen Rektusmuskels kranial des Nabels eingebracht, während ein Arbeitstrokar (12 mm, rot) in der mittleren Axillarlinie nah dem Rippenbogen und ein weiterer 5-mm-Arbeitstrokar ungefähr 2 cm kaudal des Xiphoids platziert werden. Ein vierter 5-mm-Arbeitstrokar (optional zur Retraktion der Milz oder Einbringen eines Saugers) kann oberhalb des Beckenkamms in der mittleren Axillarlinie platziert werden.

Schritt 2: Peritonealinzision und Mobilisation des Kolons

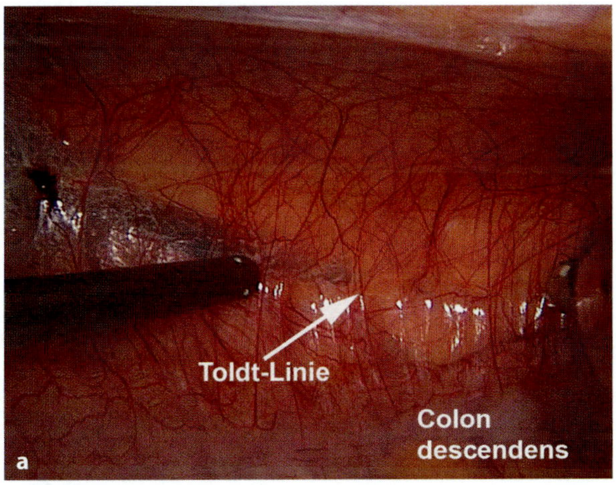

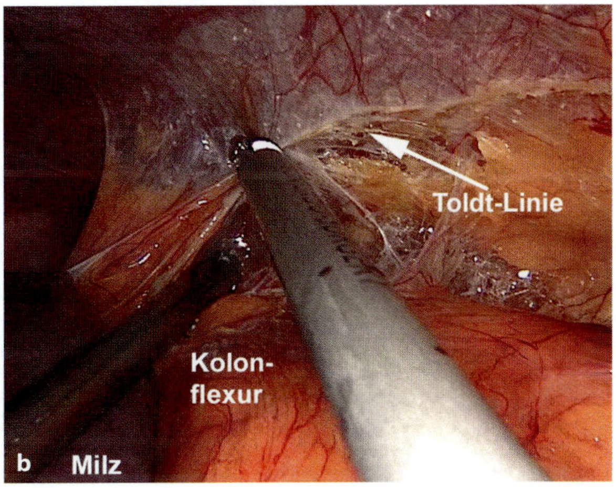

Abb. 1.209a,b

Abb. 1.209 a zeigt Orientierungspunkte für die Präparation (Toldt-Linie, weiß). Nach der Inzision erfolgt eine scharfe und stumpfe Präparation mit einem 5-mm-Instrument wie dem Sonosurge oder der elektrischen Schere. Mit einer atraumatischen Fasszange oder dem Sauger erfolgt die Retraktion des Kolons nach medial (Abb. 1.209 b). Die Flexura coli sinsitra und das Colon descendens werden nach medial mobilisiert. Die Durchtrennung des Lig. splenocolicum und des Lig. lienorenale erlaubt die Mobilisierung der Milz. Dies sollte in jedem Fall erfolgen, um eine ausreichende und »spannungsfreie« Mobilisation der Milz zu ermöglichen.

1

Schritt 3: Zugang zur Nebenniere

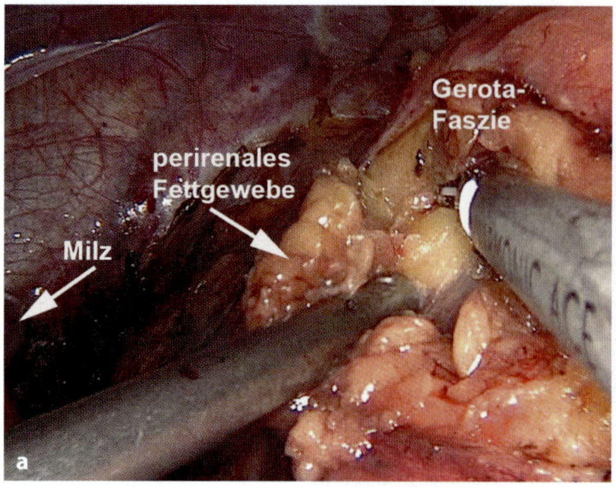

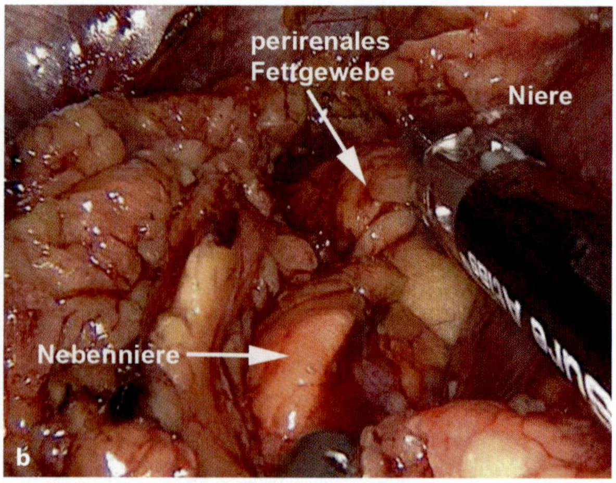

Abb. 1.210a,b

Nach Etablierung des Zugangs zum retroperitonealen Raum und Identifikation der Gerota-Faszie wird diese mittels Sonosurge eröffnet (Abb. 1.210 a) und der obere Nierenpol dargestellt. Zudem ist eine Identifikation der Nierenhilusgefäße von entscheidender Bedeutung, um deren Verletzung insbesondere bei großen Tumoren zu vermeiden und nicht zuletzt um die kaudalen Gefäße der Nebenniere sicher zu versorgen. Durch die schrittweise Entwicklung der Schicht zwischen dem Pankreasschwanz, dem oberen Nierenpol und dem Nierenhilus kann die Nebenniere dargestellt werden (Abb. 1.210 b).

Schritt 4: Präparation der Nebenniere

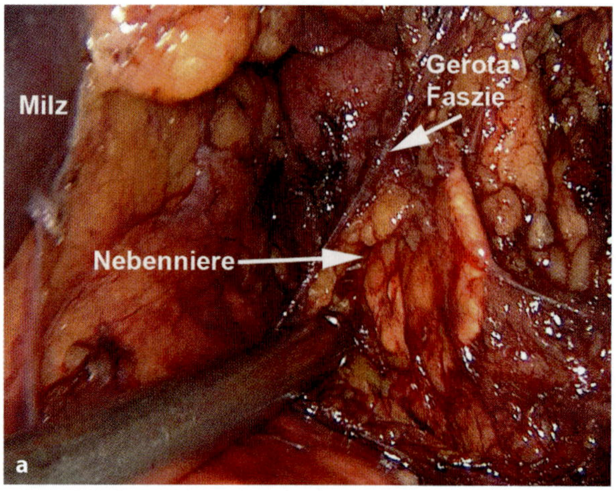

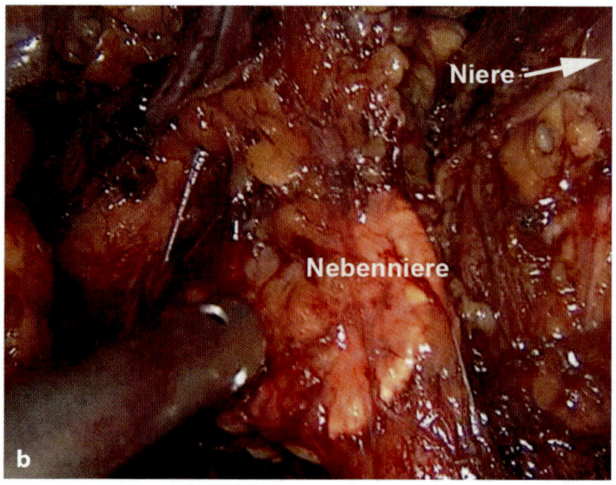

Abb. 1.211a,b

Die Nebenniere wird sorgfältig von ihren umgebenden Strukturen (Abb. 1.211) und den versorgenden Gefäßen freipräpariert. Die Blutversorgung der linken Nebenniere wird von der A. suprarenalis superior aus der linken A. phrenica inferior, der A. suprarenalis medialis aus der Aorta und der A. suprarenalis inferior aus der A. renalis gewährleistet. Die wichtigste der linken Nebennierenvenen (V. suprarenalis inferior) drainiert in die V. renalis und sollte insbesondere bei Vorliegen eines Phäochromozytoms vor jeglicher Manipulation an der Nebenniere identifiziert und geclippt werden, um eine massive Ausschüttung der Katecholamine in den Blutkreislauf zu verhindern [3].

Schritt 5: Identifizierung und Ligatur der V. adrenalis inferior

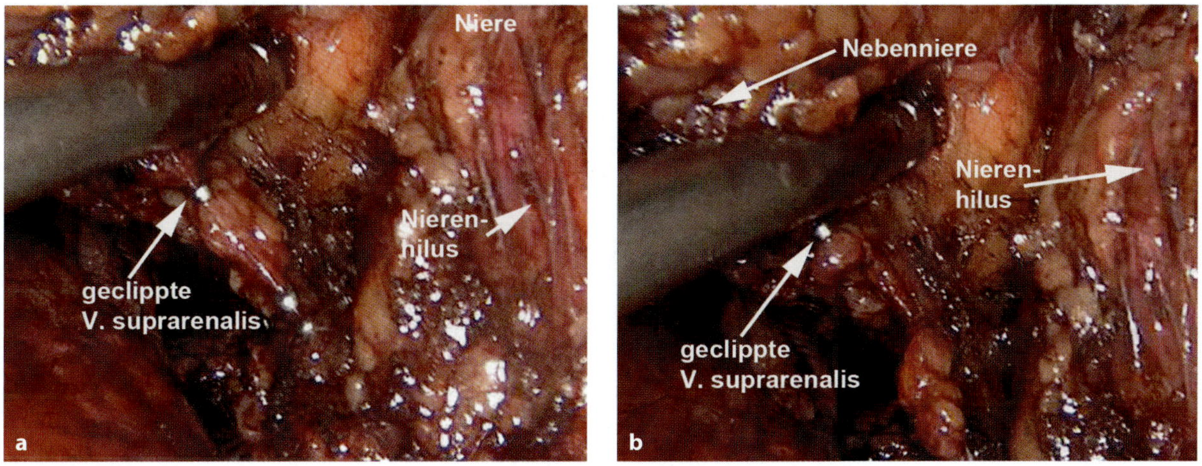

Abb. 1.212a,b

Durch ein Weghalten der Nebenniere nach lateral (Abb. 1.212 a) wird die Darstellung der versorgenden Gefäße möglich. Die V. adrenalis inferior mündet in die V. renalis. Sie kann deshalb stets am »oberen Rand« der V. renalis dargestellt werden. Aufgrund dessen sollten die Nierenstielgefäße, wie bereits beschrieben, schon in einem früheren Operationsschritt präpariert worden sein. Die Nebennierenvene wird proximal und distal durch Metallklips versorgt (Abb. 1.212 a). Anschließend erfolgt die Durchtrennung des Gefäßes zwischen den Clips. Dies sollte mit Vorsicht erfolgen, um eine Verletzung der Nierenstielgefäße zu meiden (Abb. 1.212 b).

Schritt 6: Mediale Mobilisierung der Nebenniere

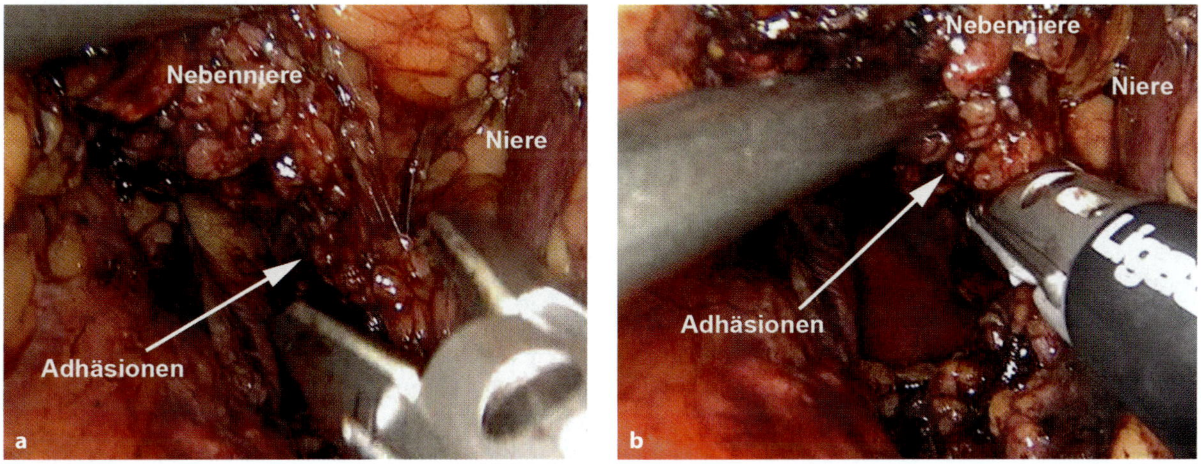

Abb. 1.213a,b

Um die A. und V. suprarenalis medialis zu versorgen, wird zunächst die mediale Grenze der Nebenniere sorgfältig freipräpariert. Diese Gefäße besitzen auf der linken Seite nur einen kleinen Durchmesser und können koaguliert, geclippt und durchtrennt werden. Die Verwendung des Ligasure (Abb. 1.213 a,b) bietet den Vorteil einer primären Versorgung und Durchtrennung ohne zusätzliches Clippen. Die Präparation in dieser Schicht wird fortgesetzt, bis der M. psoas dargestellt und die Nebenniere komplett von ihren medialen Verwachsungen befreit ist. Die Mobilisierung des Margo medialis der Nebenniere erfordert aufgrund der engen Beziehung des Organs zur Aorta (links) bzw. zur V. cava (rechts) und den Nierenstielgefäßen spezielle Sorgfalt.

Schritt 7: Laterale Mobilisierung der Nebenniere

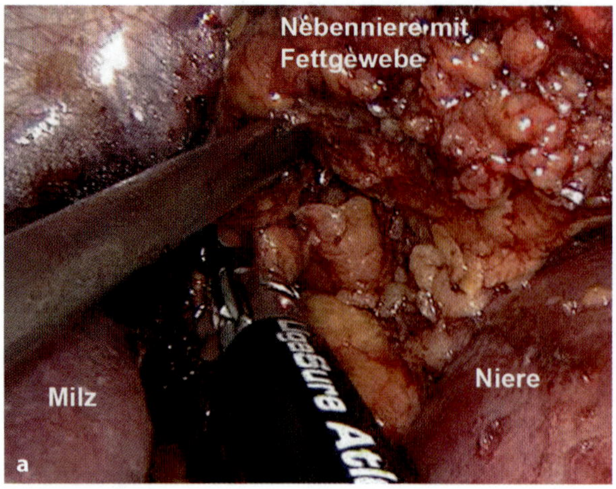

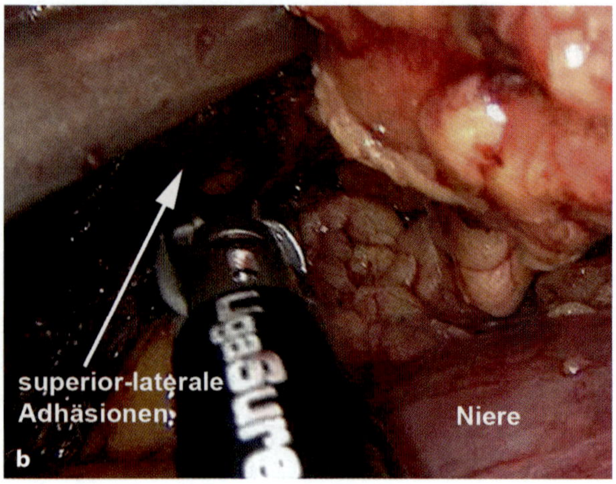

Abb. 1.214a,b

Eine zu frühe Mobilisation der lateralen Adhäsionen kann zu einer schwierigen Mobilisation des Margo medialis der Nebenniere führen. Aufgrund dessen erfolgt erst zum jetzigen Zeitpunkt eine superiore und laterale Mobilisierung der Nebenniere. Die A. suprarenalis superior (alternativ die A. phrenica inferior) wird geclippt und durchtrennt oder primär mittes Ligasure versorgt. Wir bevorzugen eine komplette Mobilisation mittels Ligasure. In seltenen Fällen können obere Nierenpolgefäße vorliegen, die die Präparation erschweren und unbedingt geschont werden müssen.

Schritt 8: Vollständige Mobilisation der Nebenniere und Präparatbergung

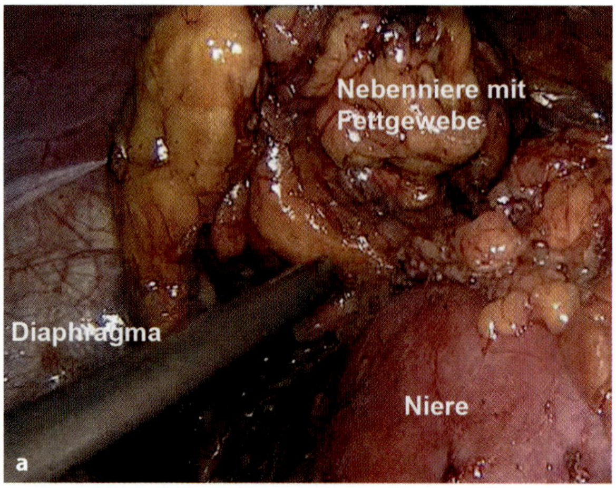

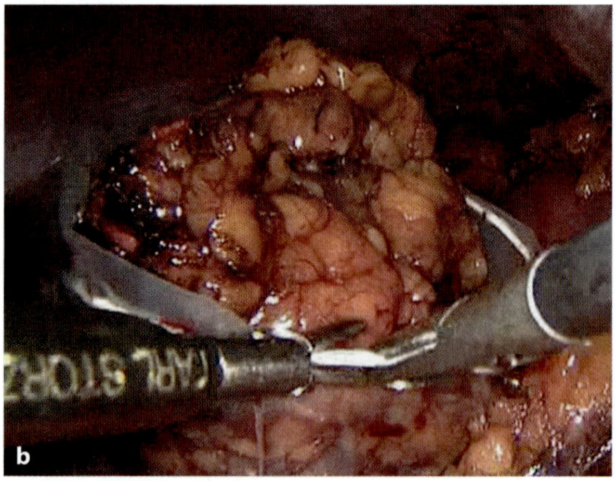

Abb. 1.215a,b

Abb. 1.215 a zeigt die vollständig präparierte Nebenniere einschließlich des umgebenden Fettgewebes. Das Organpaket wird nun komplett in einen laparoskopischen Bergebeutel (Abb. 1.215 b) gepackt und zunächst im Abdomen belassen. Ein Endocatch-Bergebeutel oder ein einfacher steriler Plastikbeutel (z. B. vom Katheter) kann für die Entfernung des Präparates genutzt werden. Eine Morcellierung oder Zerschneidung des Präparates sollte unbedingt vermieden werden. Noch vor dem Bergen erfolgt die abschließende Kontrolle des Operationsgebiets auf eine suffiziente Hämostase.

Schritt 9: Endgültige Inspektion und Entfernung der Trokare

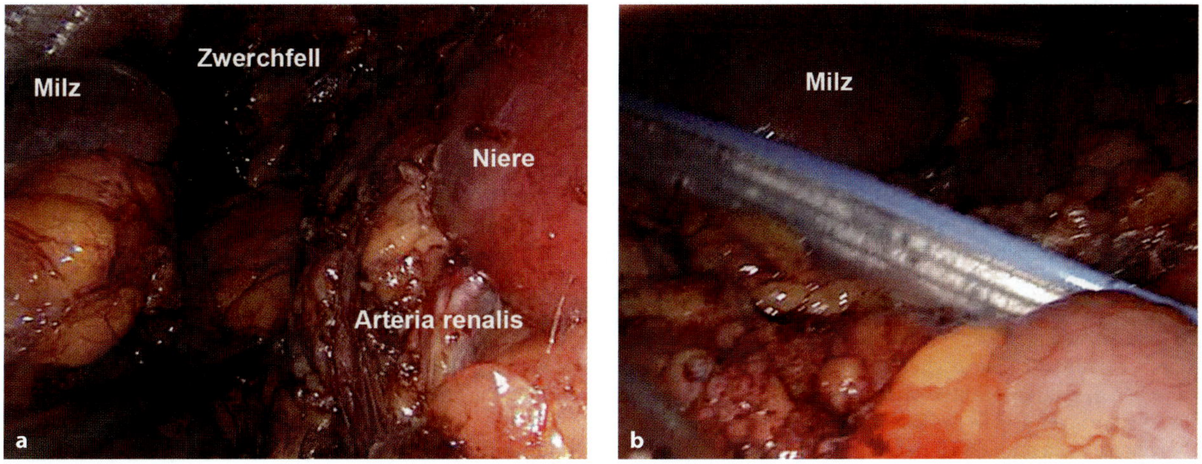

Abb. 1.216a,b

Die sorgfältige Inspektion des Operationsgebietes (Abb. 1.216 a) beinhaltet auch die Reduktion des Gasdrucks <6 mmHg, um mögliche venöse Blutungen zu identifizieren. Ein Drainage ohne Sog wird optional über den anterioren Arbeitstrokar in das Operationsgebiet eingelegt (Abb. 1.216 b). Die Trokare werden unter direkter Sicht entfernt, um Blutungen aus dem Bereich der Trokareinstichstellen sicher auszuschließen. Die Entfernung des Präparats erfolgt durch eine Erweiterung der Inzision im supraumbilikalen Trokarbereich. Der Verschluss der Faszie sollte im Bereich des Bergeschnitts und aller 10- bis 12-mm-Trokareinstichstellen erfolgen.

Postoperatives Management

- Orale oder intramuskuläre Analgesie
- Entfernung der Drainage am ersten postoperativen Tag bei minimaler Absonderung
- normale Diät und Mobilisierung des Patienten ab dem ersten postoperativen Tag
- Entfernung des Harnröhrenkatheters am ersten oder zweiten postoperativen Tag
- Rückkehr zur normalen Aktivität ab dem siebten postoperativen Tag

Literatur

1. Tanaka M, Ono Y, Matsuda T, Terachi T, Suzuki K, Baba S, Hara I, Hirao Y (2009) Urological Laparoscopic Surgery Guideline Committee, Japanese Society of Endourology and ESWL. Guidelines for urological laparoscopic surgery. Int J Urol 16: 115-25
2. Saunders BD, Doherty GM (2004) Laparoscopic adrenalectomy for malignant disease. Lancet Oncol 5: 718–26
3. Gagner M, Lacroix A, Bolte E (1992) Laparoscopic adrenalectomy in Cushing's syndrome and pheochromocytoma. New England J Med 327: 1033

1.17 Retroperitoneale rechtsseitige Adrenalektomie

Jens-Uwe Stolzenburg, Panagiotis Kallidonis, Minh Do, Rowan Casey, Anja Dietel, Andreas Gonsior, Evangelos Liatsikos

Einleitung

Snow et al. [1] waren die ersten, die das Verfahren der laparoskopischen Adrenalektomie 1991 bei gutartigen Veränderungen der Nebenniere durchführten. Des Weiteren beschrieben Gagner et al. [2] 1992 die Technik für Neoplasien. Die laparoskopische Adrenalektomie hat sich seither zur Standardbehandlung für die Mehrzahl der Nebennierentumoren entwickelt [3, 4].

Am Beispiel der Adrenalektomie zeigt sich, wie bei sonst keiner ablativen chirurgischen Operation, die Diskrepanz zwischen dem ausgedehnten offenen operativen Zugangsweg und der geringen Größe des Zielorgans. Der laparoskopische Zugang hat auch deshalb schnell eine große Bedeutung in der Adrenalchirurgie erlangt. Heutzutage werden in der Literatur verschiedene Zugangswege für eine minimal-invasive Adrenalektomie beschrieben – die laterale transperitoneale, die anteriore transperitoneale, die laterale retroperitoneale und die posteriore retroperitoneale Technik. Der laterale transperitoneale Zugang ist der am häufigsten für die laparoskopisch durchgeführte Adrenalektomie verwendete Zugangsweg. Allerdings besitzt der retroperitoneale Zugang für die rechtsseitige Adrenalektomie zahlreiche Vorteile und wird von uns meist bei rechtseitigen Nebennierentumoren angewendet.

Indikationen

- Funktionell gutartige Veränderungen (Conn-Syndrom, Cushing-Syndrom, Phäochromozytom, adrenaler Hyperandrogenismus)
- hormoninaktive Veränderungen (Ganglioneurome, Adenome, Myelolipome und Zysten)
- malignitätsverdächtige Veränderungen (primäres Nebennierenkarzinom, max. 4 cm Größe, kontinuierliches Wachstum oder suspekte MRT-/CT-Darstellung, isolierte Metastasen der Nebenniere oder Läsionen >5 cm)

Kontraindikationen

Absolute Kontraindikationen:

- gutartige Nebennierentumoren mit mehr als 10–12 cm Durchmesser wegen eines erhöhten Malignitätsrisikos
- maligne Tumoren mit lokal infiltrativem Wachstum, Venenthromben, regionale Lymphknotenbeteiligung
- Phäochromozytom ohne Vorbehandlung
- schwere kardiopulmonale Erkrankungen, Gerinnungsstörungen und maligner Hypertonus
- symptomatische Phäochromozytome während der Schwangerschaft
- aktive retroperitoneale Fibrose (M. Ormond)

Relative Kontraindikationen:

- Adipositas per magna
- bösartige Tumoren wegen des erhöhten Risikos einer Tumorzellverschleppung
- abdominelle Voroperationen assoziiert mit Verwachsungen

Präoperative Vorbereitung

- Thrombozytenaggregationshemmer mindestens 8 Tage vor der Operation absetzen
- Abklärung metabolischer Veränderungen infolge des Tumors
- Aldosteronome: Spironolaktonmedikation zur Hypertonie- und Hypokaliämieeinstellung
- Kortisol sezernierende Adenome: Blutzuckereinstellung und Steroidapplikation
- Phäochromozytome: Phenoxybenzamin für 14 Tage zur Blutdruckeinstellung, falls notwendig Antiarrhythmika

Perioperatives pharmakologisches Management [5]

Phäochromozytome:

- Phenoxybenzamin (α-Rezeptorblocker)
  - 10–14 Tage präoperativ
  - initiale Dosis von 3-mal 5 mg oral, dann Steigerung um 10–20 mg pro Tag bis auf ein Maximum von 1 mg/Tag/kg
- Propranolol (β-Rezeptorblocker, niemals vor dem α-Rezeptorblocker starten)
  - präoperativ für Patienten mit Reflextachykardie (Tachykardie >100/min)
  - 10 mg 2- bis 4-mal täglich

Morbus Cushing (unilaterale Adrenalektomie, bilaterale subtotale Adrenalektomie):

- Hydrokortison: 200 mg/24 h am Tag der Operation
- postoperativ kontinuierliche Dosisreduktion: Tag 1 150 mg/Tag, Tag 2 100 mg/Tag, weiter bis auf 20–30 mg/Tag (zusätzlich 0,05-0,2 mg Fludrokortison), höhere Dosen in Stresssituationen
- Patienten benötigen einen Hydrokortisonnotfallausweis während der Zeit der Substitution
- Stopp der Substitutionstherapie nach Erholung der Hypophyse und kontralateralen Nebenniere (einige Monate)

Morbus Conn (Aldosteronom):

- Spironolakton: 2–3 Wochen präoperativ zur Normalisierung des Blutdrucks
- Start mit niedriger Dosis 25 mg/Tag, dann bis zu 300 mg/Tag
- Kaliumsubstitution

Unilaterale Nebenniere (nach kontralateraler Entfernung der Nebenniere in der Vergangenheit):

- postoperativ kontinuierliche Hydrokortisonsubstitution: 20–30 mg/Tag (+ 0,05–0,2 mg Fludrokortison), höhere Dosen während Stresssituationen
- Patienten benötigen einen Hydrokortisonnotfallausweis

Schritt 1: Patientenlagerung und Trokarplatzierung

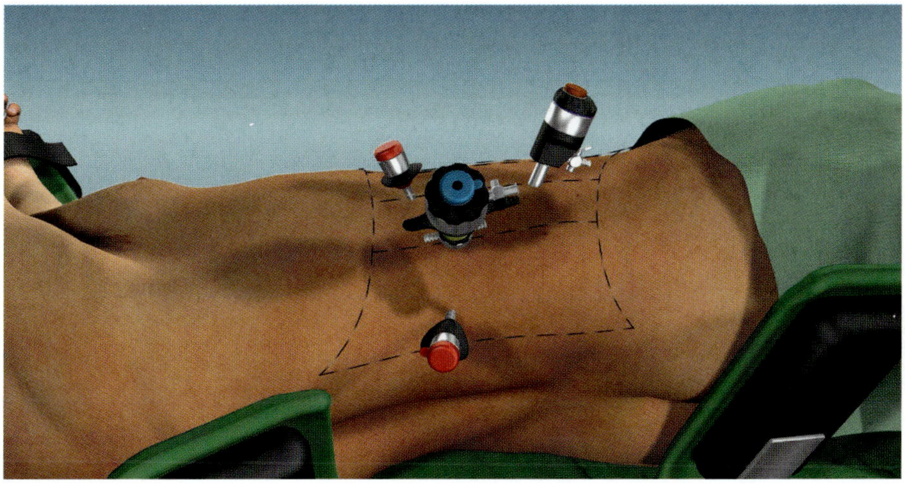

Abb. 1.217

Der Patient wird in Seitenlage gelagert und der Operationstisch »aufgeklappt« (▶ Abschn. 1.1). Der Eingriff kann entweder mit 3 oder mit 4 Trokaren durchgeführt werden. Wir bevorzugen 4 Trokare, wie in Abb. 1.217 a gezeigt. Eine Mini-Lumbotomie (2 cm Inzision) wird in der hinteren Axillarlinie 1–2 cm unterhalb der 12. Rippe gesetzt. Die Bauchwand und die Fascia transversalis werden inzidiert. Der retroperitoneale Raum wird mit dem Finger und dem Ballontrokar entwickelt und anschließend der Optiktrokar (blau) platziert. Ein 5-mm-Trokar wird unter visueller Kontrolle paravertebral eingebracht. Falls notwendig, wird die Präparation des retroperitonealen Raums fortgeführt und die restlichen 2 Trokare (5 und 10–12 mm) in der mittleren Axillarlinie platziert.

Schritt 2: Präparation des Retroperitonealraums

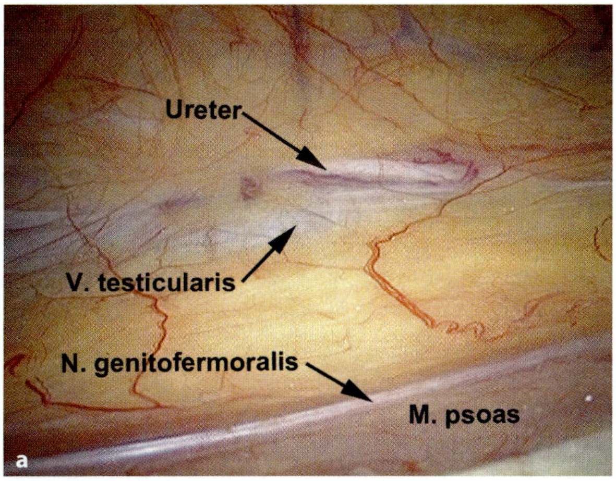

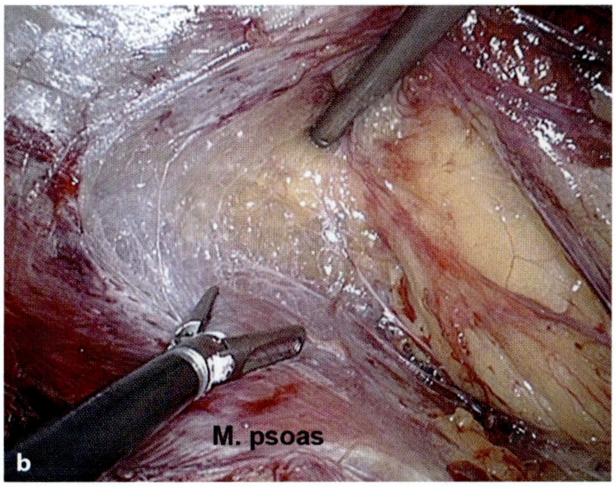

Abb. 1.218a,b

Abb. 1.218 a zeigt die typischen Orientierungspunkte nach initialer Ballondissektion und Insufflation des retroperitonealen Raums. Der M. psoas befindet sich basal. In den meisten Fällen kann der N. genitofemoralis ebenfalls identifiziert werden. Der Ureter und die parallel laufende Gonadalvene lassen sich medial des Psoasmuskels erkennen. Die Präparation des extraperitonealen Raums wird in kranialer Richtung auf dem Psoasmuskel fortgesetzt. Die Gasinsufflation hilft, den »Präparationsweg« zu identifizieren (Abb. 1.218 b).

Schritt 3: Identifikation der Nierenarterie und des Nebennierentumors

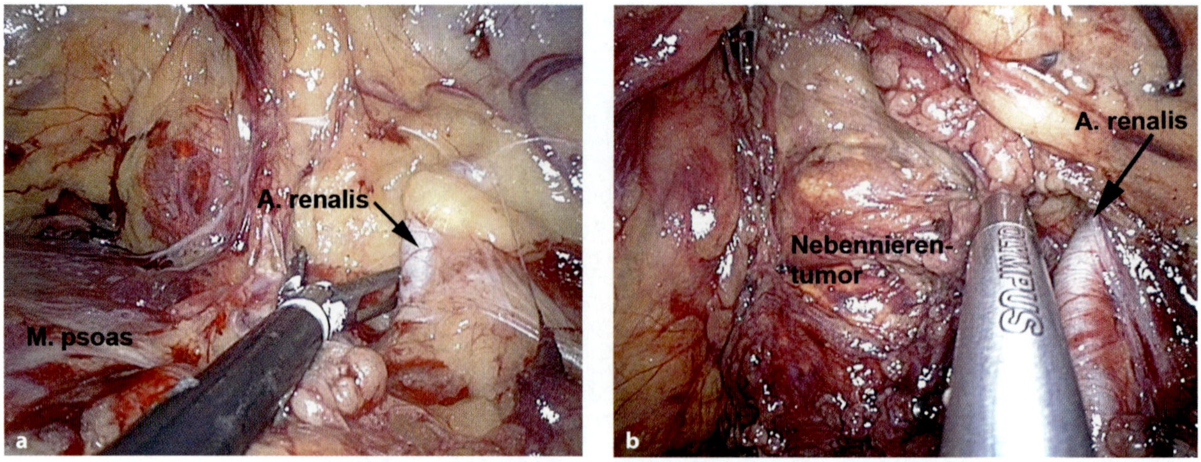

Abb. 1.219a,b

Bei der Adrenalektomie gibt es keine Notwendigkeit, den Ureter und die Testikularvene wie bei der Nephrektomie zu mobilisieren. Die Präparation sollte auf die Identifikation des Nierenhilus fokussiert werden. Abb. 1.219 a demonstriert die stumpfe Präparation der Nierenarterie. Die Arterie verläuft bei der extraperitonealen rechtsseitigen Präparation vor der Nierenvene. Der Nebennierentumor kann oberhalb der Arterie identifiziert werden. Vor der vollständigen Mobilisation des Tumors muss die Nierenvene aufgesucht und dargestellt werden.

Schritt 4: Mobilisation der V. renalis und V. suprarenalis inferior

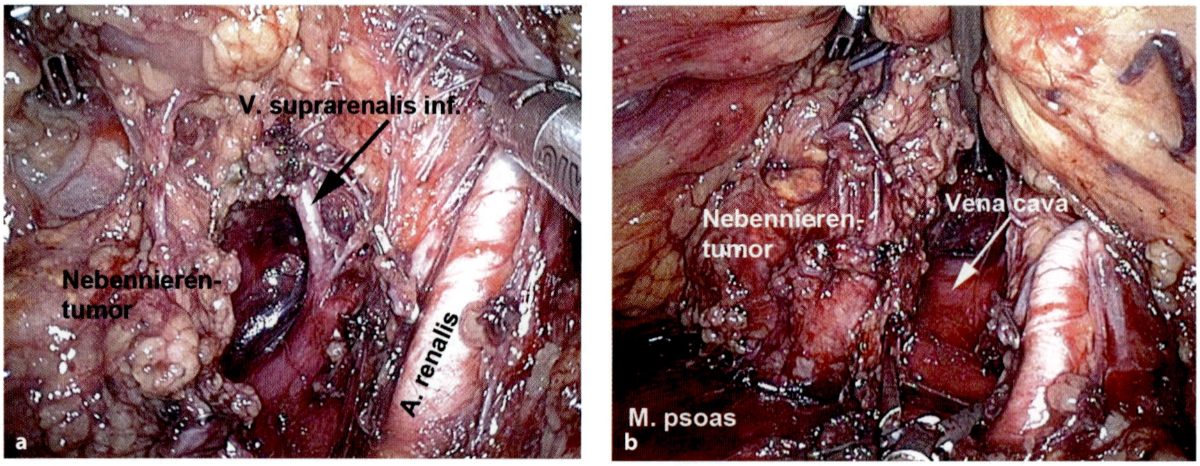

Abb. 1.220a,b

Um die V. suprarenalis inferior identifizieren zu können, muss die Nierenvene kranial und posterior der Nierenarterie aufgesucht werden (Abb. 1.220 a). Das Luxieren der Nebenniere nach lateral erleichtert die Darstellung der Gefäße. Für die Präparation bevorzugen wir die bipolare Pinzette und das Sonosurge. Die Anwendung des Ligasure-Gerätes bietet den Vorteil, die Nebennierengefäße ohne Hilfe von Clips durchtrennen zu können. Nach der Durchtrennung der V. suprarenalis inferior kann medial davon die V. cava identifiziert werden (Abb. 1.220 b).

Schritt 5: Identifikation der V. suprarenalis medialis

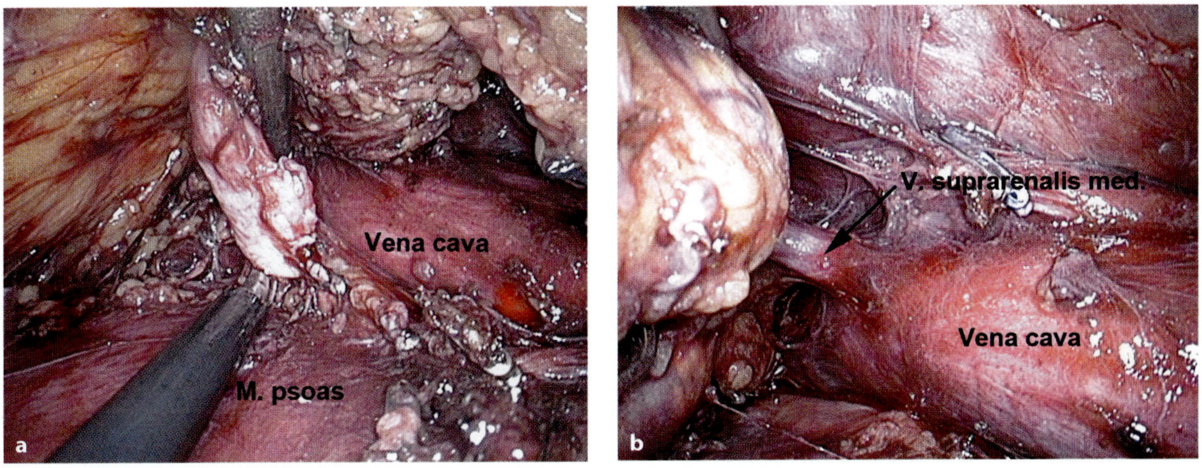

■ Abb. 1.221a,b

Die Präparation wird auf der Oberfläche der V. cava fortgesetzt. In diesem Fall muss, um die V. suprarenalis medialis darzustellen, der mediale Anteil der Nebenniere mobilisiert werden (■ Abb. 1.221 a). Die Vene wird in Kombination aus stumpfer und scharfer Präparation freigelegt und möglichst langstreckig verfolgt und präpariert. Auf der rechten Seite ist die direkt in die V. cava mündende mittlere Nebennierenvene die »Hauptvene« (■ Abb. 1.221 b) im Gegensatz zur linken Seite, wo die untere Nebennierenvene als dickere »Hauptvene« verläuft. Dies ist speziell beim Phäochromozytom wichtig, da in diesen Fällen diese Vene als erstes durchtrennt werden sollte.

Schritt 6: Durchtrennung der V. suprarenalis medialis

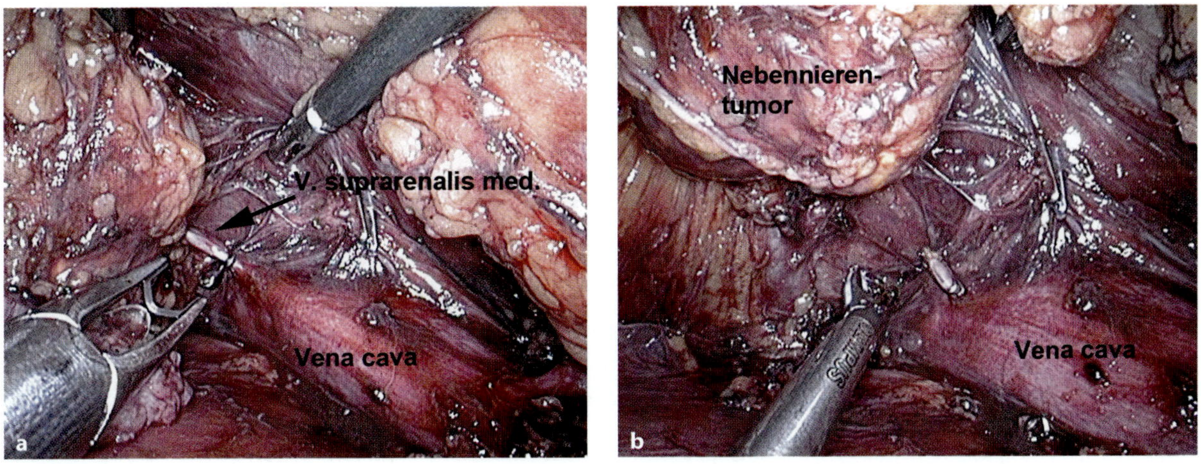

■ Abb. 1.222a,b

Metallclips können zentral und peripher zur Unterbindung des Gefäßes verwendet werden. Zentral sollten immer 2 Clips platziert werden. Alternativ können Hem-o-lok-Clips verwendet werden. Dabei sollte eine Verletzung der Nierenvene oder der V. cava vermieden werden. Als Leitstruktur während der ganzen Präparation und Mobilisation dient die V. cava. Bei versehentlicher Verletzung der V. cava können Blutungen normalerweise laparoskopisch kontrolliert werden. Aufgrund des anliegenden Gasdrucks (auf 20 mmHg erhöhen) stellt sich eine derartige Blutung meist nicht so ausgeprägt wie bei einem offenen Vorgehen dar. Der Venendefekt sollte genäht und nicht geclippt werden.

Schritt 7: Mobilisation des Nebennierentumors

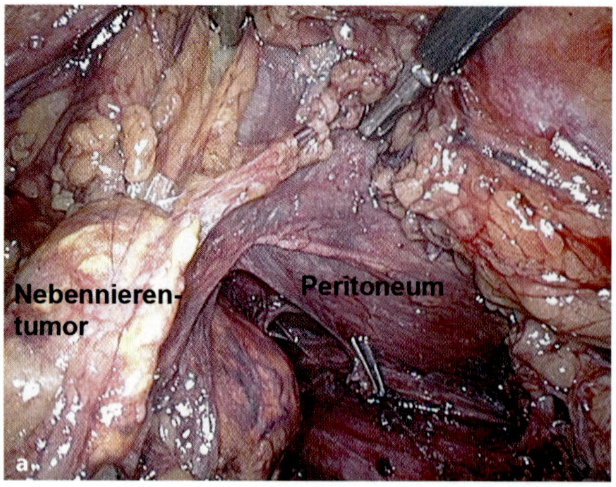

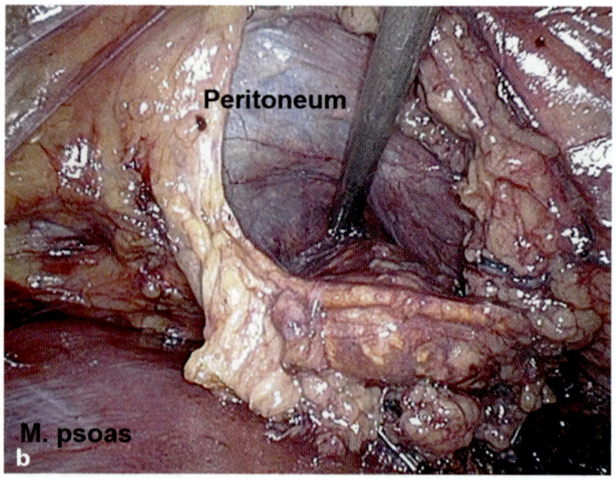

Abb. 1.223a,b

Der Nebennierentumor wird nun medial und kranial vollständig mobilisiert, dies gelingt meist stumpf oder mithilfe des Sonosurge. Die V. suprarenalis superior, welche direkt in die V. diaphragmatica inferior mündet, ist normalerweise klein und kann ebenfalls mit dem Sonosurge durchtrennt werden. Es sollte darauf geachtet werden, den Tumor während der Mobilisation nicht zu verletzen, um eine Tumorzellaussaat oder im Falle eines Phäochromozytoms eine hypertensive Krise zu vermeiden. Eine Verletzung des Peritoneums sollte vermieden werden, da dies meist mit einer deutlichen Einschränkung des retroperitonealen Raums einhergeht.

Schritt 8: Entfernung des Präparats

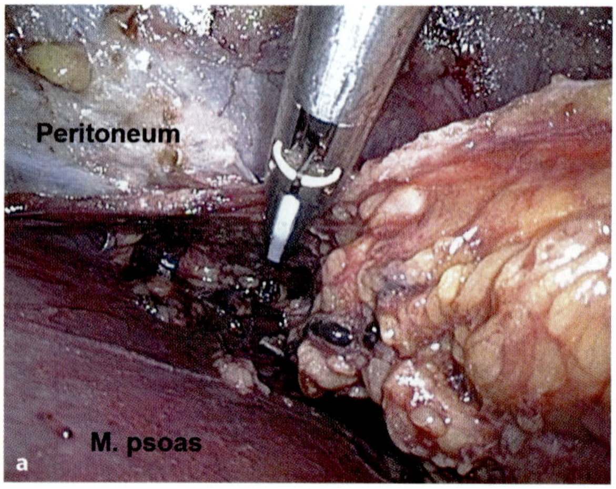

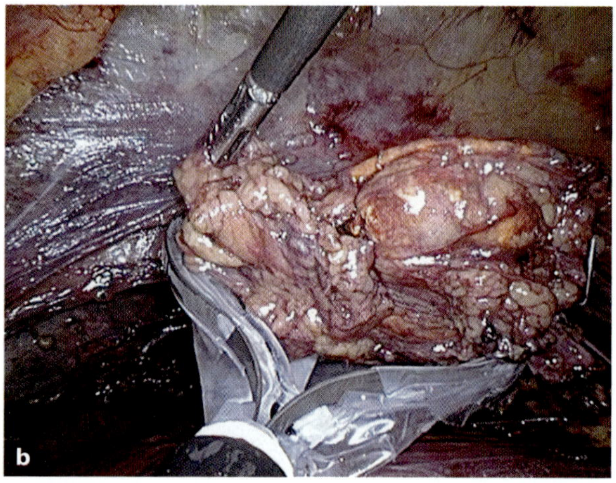

Abb. 1.224a,b

Die letzten Adhäsionen des Nebennierentumors zum Peritoneum werden vorsichtig durchtrennt. Der Tumor wird dann in einen Endocatch-Bergebeutel verbracht. Alternativ kann ein einfacher Plastikbeutel (z. B. die sterile Hülle des Drains oder des Katheterbeutels) anstatt des teuren Endocatch verwendet werden. Der Tumor darf nicht zerteilt und in Stücken durch einen Trokar entfernt werden. Der Bergebeutel kann unmittelbar über eine erweiterte 12-mm-Trokarstelle entfernt oder im unteren Anteil des Retroperitoneums bis zur Überprüfung der Hämostase »geparkt« werden.

Schritt 9: Inspektion und Drainageeinlage

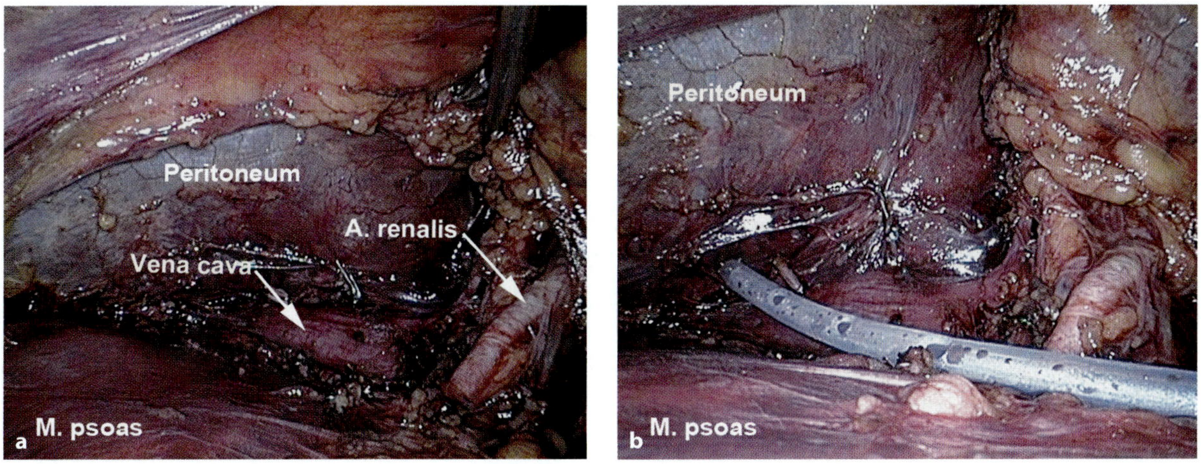

Abb. 1.225a,b

Zur Überprüfung der Hämostase sollte der Gasdruck auf ca. 5–6 mmHg gesenkt werden, denn kleine venöse Blutungen können bei höheren Gasdrücken übersehen werden. Das Platzieren einer 16-Fr-Robinson-Drainage über den anterioren 5-mm-Trokar in das Nebennierenbett ist optional. Die Trokare werden nun unter direkter visueller Kontrolle entfernt. Der Faszienverschluss ist nur bei den 10- bzw. 12-mm-Trokarstellen notwendig. Der Hautverschluss erfolgt mit Intrakutannähten.

Postoperatives Management

- Drainentfernung am ersten postoperativen Tag bei geringer Förderung
- Normalkost und Mobilisation am ersten postoperativen Tag
- regelmäßige Elektrolytkontrolle und Volumensubstitution zur Vermeidung eines prärenalen Nierenversagens bei Patienten mit primärem Hyperaldosteronismus oder Phäochromozytom
- Hydrokortisonsubstitution in fallender Dosis innerhalb der nächsten 7 Tage mit anschließender kontinuierlicher Substitution für Patienten mit primärem Hyperkortisolismus
- regelmäßige Blutdruckkontrollen
- genetische Diagnostik für alle Patienten mit Phäochromozytom, ungeachtet eines uni- oder bilateralen Auftretens oder positiver familiärer Anamnese

1.17.1 Literatur

1. Snow LL (1991) Endoscopic general surgery: an update. Laser Highlights 2: 1-3
2. Gagner M, Lacroix A, Bolte E (1992) Laparoscopic adrenalectomy in Cushing's syndrome and pheochromocytoma. New England J Med 327: 1033
3. Geeta Lal, Duh QY (2003) Laparoscopic adrenalectomy – indications and technique. Surgical Oncology 12: 105-123
4. Tanaka M, Ono Y, Matsuda T, Terachi T, Suzuki K, Baba S, Hara I, Hirao Y; Urological Laparoscopic Surgery Guideline Committee, Japanese Society of Endourology and ESWL (2009) Guidelines for urological laparoscopic surgery. Int J Urol 16: 115-25
5. Erlic Z, Rybicki L, Peczkowska M et al. (2009) Clinical predictors and algorithm for the genetic diagnosis of pheochromocytoma patients. Clin Cancer Res 15: 6378-6385

1.18 Retroperitoneoskopische Ureterolithotomie

Minh Do, Peter Tenke, Rowan Casey, Evangelos Liatsikos, Phuc Ho Thi, Adreas Gonsior, Ian Dunn, Jens-Uwe Stolzenburg

Einleitung

Die Therapie der Uretersteine hat in den letzten 2 Jahrzehnten eine Veränderung erfahren. Bei obereren und mittleren Uretersteinen werden heute die extrakorporale Stoßwellenlithotripsie (ESWL), die ureterorenoskopische Lithotripsie oder vereinzelt die perkutane Steinentfernung favorisiert [1]. Nur noch selten werden Uretersteine offen chirurgisch, meist nach frustraner Firstline-Therapie operiert. Nach der ersten Publikation einer laparoskopischen Ureterolithotomie über einen retroperitonealen Zugang von Wickham 1979 gab es zunächst keine größeren Entwicklungen im Bereich der laparoskopischen Steintherapie [2, 3]. Als wichtiger Entwicklungsschritt wird die von Gauer entwickelte Technik der Ballondissektion für die Retroperitoneoskopie gesehen [3, 4].

Die laparoskopische Ureterolithotomie ist eine Alternative zur offenen Chirurgie für die Entfernung größerer Konkremente, bei denen andere minimal-invasive Verfahren versagt haben bzw. eine komplette Steinentfernung in einer einzigen Sitzung erreicht werden soll. Proximale und mittlere Uretersteine können retroperitoneal operiert werden. Distale Uretersteine eignen sich auch für einen transperitonealen laparoskopischen Zugang. Der retroperitoneale Zugang besitzt wichtige Vorteile gegenüber dem transperitonealen Zugang. Dazu zählen eine nicht notwendige Darmmobilisation sowie das viel niedrigere Risiko der Verletzung intraabdomineller Organe. Sollte postoperativ eine Urinleckage auftreten, ist diese im drainierten Retroperitoneum weitaus weniger gefährlich als intraperitoneal (Ileusgefahr). Die retroperitoneale Technik ist gleichzeitig mit einer kürzeren Rekonvaleszenzzeit verbunden [5, 6].

Indikationen

- Große eingeklemmte Uretersteine
- Unmöglichkeit der endoskopischen, perkutanen oder extrakorporalen Steintherapie
- keine Fokussierung mit dem ESWL-Gerät möglich
- ausbleibende Steinfragmentierung
- große Konkremente, die eine Mehrfachbehandlung erfordern würden

Kontraindikationen

- Anästhesiologische Kontraindikationen
- Blutgerinnungsstörungen, laufende Antikoagulationstherapie

Präoperative Vorbereitung

- Radiologische Bildgebung zur Darstellung des Ureters und des Steins (CT, Ausscheidungsurogramm oder retrograde Ureteropyelographie)
- Kompressionsstrümpfe und eine perioperative Antibiotikaprophylaxe sind empfehlenswert

Schritt 1: Radiologische Bildgebung und DJ-Kathetereinlage

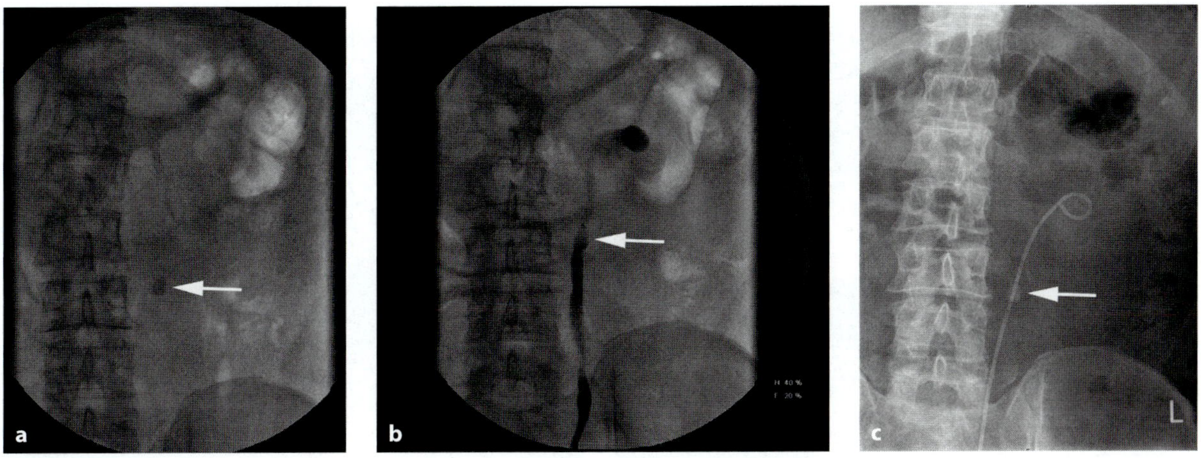

Abb. 1.226a–c

Zur Bildgebung sollten eine Computertomographie, ein Ausscheidungsurogramm oder eine retrograde Ureteropyelographie durchgeführt werden. Nach der Lokalisation des Ureterkonkrements (Ureteropyelographie) wird ein DJ-Stent (6–7 Fr) eingelegt (Abb. 1.226 c). Gelingt dies nicht, sollte zumindest versucht werden, einen dünnen Stent über einen Führungsdraht einzulegen. Die Stent-Einlage während der Lithotomie kann technisch sehr schwierig sein. Zudem hilft der präoperativ eingelegte DJ-Stent bei der intraoperativen Identifizierung des Ureters. Bei nicht passierbaren Konkrementen wird ein Führungsdraht oder ein offener Ureterkatheter unmittelbar unterhalb des Konkrements platziert und am Blasenkatheter fixiert.

Schritt 2: Patientenlagerung und Trokarplatzierung

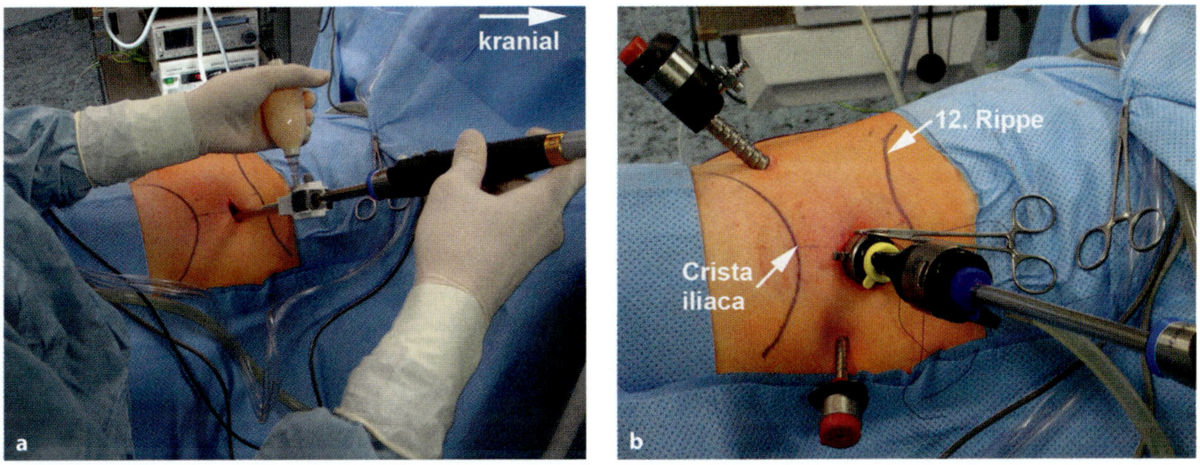

Abb. 1.227a,b

Der Patient wird in Seitenlage bei aufgeklapptem Tisch gelagert und vorbereitet (▶ Abschn. 1.1). Ein 1,5 cm langer Hautschnitt wird mittig zwischen der 12. Rippe und dem Beckenkamm auf der hinteren Axillarlinie gesetzt. Die Fascia transversalis wird inzidiert und der posteriore pararenale Raum stumpf präpariert. Ein Ballontrokar wird platziert und der retroperitoneale Raum unter Sicht entwickelt (Abb. 1.227 a). Dieser wird danach durch einen Optiktrokar ersetzt. Ein 10- bis 12-mm-Trokar (rot) wird unter laparoskopischer Führung medial des Beckenkamms in der vorderen Axillarlinie und ein weiterer 5-mm-Arbeitstrokar in der Paralumballinie platziert (Abb. 1.227 b). Das Pneumoretroperitoneum wird etabliert (12 mmHg).

Schritt 3: Anatomische Leitstrukturen und Steinlokalisation

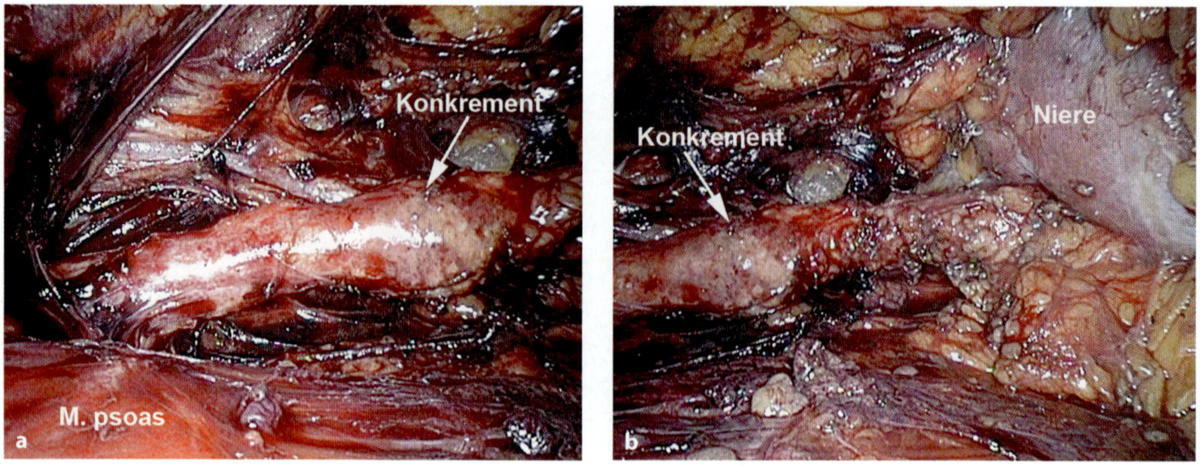

Abb. 1.228a,b

Die anatomischen Leitstrukturen können retroperitoneal rasch identifiziert werden: der M. psoas, die Gerota-Faszie, die laterale peritoneale Umschlagfalte, die Aorta (links, beachte Pulsation) und die partiell kollabierte V. cava (rechts). Der Ureter sollte unterhalb des Konkrements identifiziert und präpariert werden (Abb. 1.228 a). Üblicherweise ist der Ureter durch die Begleitentzündung im Bereich des Konkrements stark ödematös bzw. fibrotisch verändert. Daher sollte der Ureter immer distal und proximal (häufig dillatiert) des Konkrements dargestellt werden. Das Konkrement selber kann meist an der Vorwölbung des Ureters erkannt werden. Zudem ist eine Palpation mittels Fasszange möglich.

Schritt 4: Ureterotomie und Steinextraktion

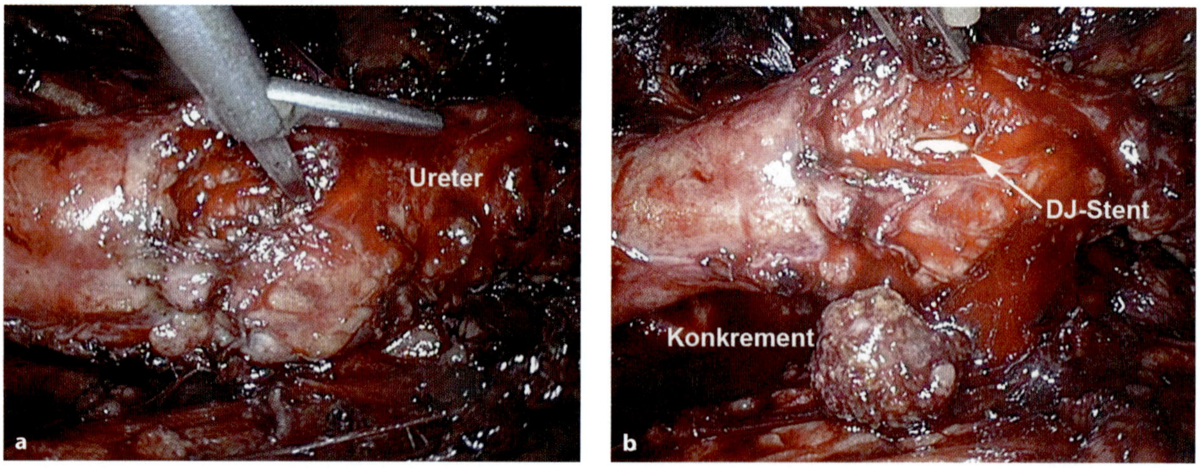

Abb. 1.229a,b

Konkremente im oberen Ureterdrittel sind meist leichter zu präparieren. Hier besteht jedoch das Risiko einer Steinmigration in das dilatierte Nierenbeckenkelchsystem. Um dies zu verhindern, sollte der proximale Ureter von kranial nach kaudal präpariert werden. Zusätzlich kann ein Gummizügel angelegt werden. Zur Inzision des Ureters direkt über dem Konkrement empfehlen wir die Verwendung einer geraden laparoskopischen Schere, um den Harnleiter longitudinal zu inzidieren (Abb. 1.229 a). Eine gebogene (Metzenbaum-) Schere ist hierfür weniger geeignet. Die Länge der Inzision hängt von der Steingröße ab. Eine Fasszange wird zur Steinextraktion genutzt (Cave: Urothelverletzungen). Nach dem Entfernen des Konkrements zeigt sich im Lumen des Harnleiters der liegende DJ-Katheter (Abb. 1.229 b).

Schritt 5: Steinentfernung und Verschluss des Ureters

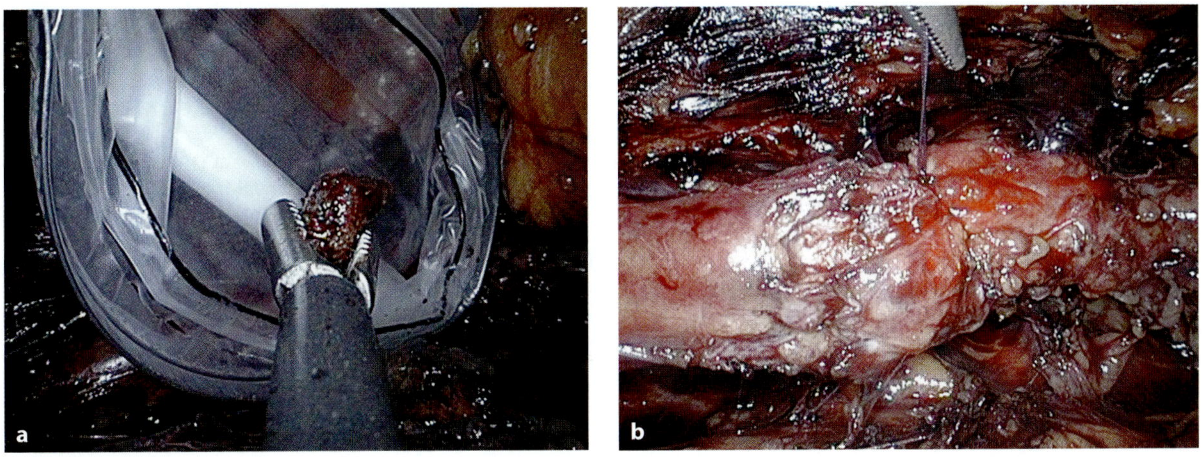

■ Abb. 1.230a,b

Die Entfernung des Konkrements mittels Dissektor oder Fasszange kann durch den 10- bis 12-mm-Port gelingen. Falls dies aufgrund der Größe des Konkrements nicht möglich ist, wird das Konkrement in einen Bergebeutel verbracht (■ Abb. 1.230 a) und am Ende der Operation über eine erweiterte Trokareinstichstelle entfernt. Eine Fragmentierung des Konkrements mit der Gefahr des Verlustes von Konkrementbröckchen sollte zwingend vermieden werden. In Fällen, bei denen der Ureterstent nicht primär in das Nierenbecken gelegt werden konnte, wird nun der Führungsdraht (anschließend der DJ-Katheter) unter laparoskopischer Führung in das Nierenbecken vorgeschoben. Mittels Einzelknopfnähten (seromuskulöse Nähte) wird der Ureterdefekt verschlossen (■ Abb. 1.230 b).

Schritt 6: Verschluss der Ureterotomie und Draineinlage

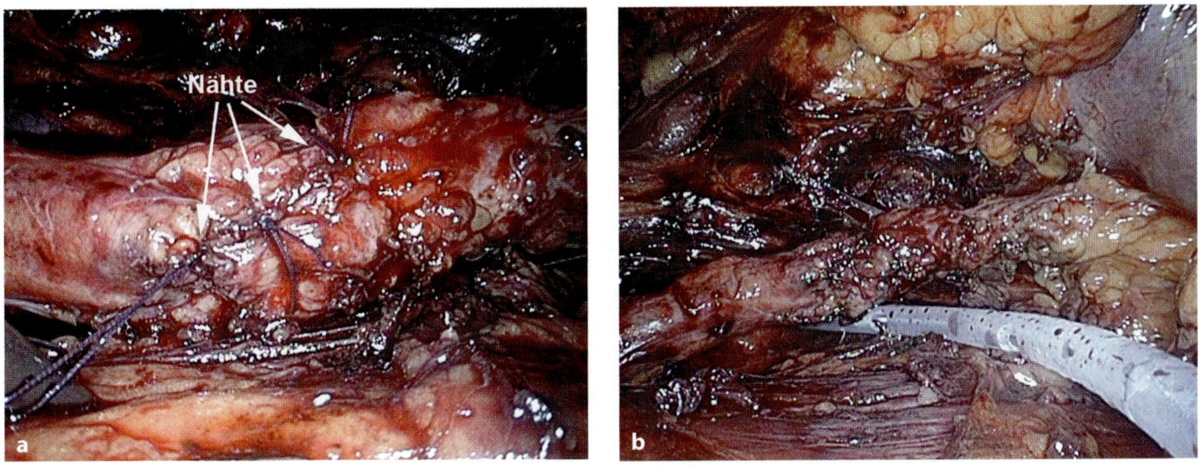

■ Abb. 1.231a,b

Die Ureterotomie wird bei liegendem Ureterstent mit 4-0-Vicryl-Einzelknopfnähten verschlossen (■ Abb. 1.231 a). Die Nähte sollten nicht zu eng nebeneinander platziert werden. Kleinere Ureterdefekte können notfalls belassen werden, da diese bei suffizienter Drainage meist problemlos abheilen. Postoperative Stenosen (Ischämie der Ureterwand, Entzündungsreaktionen) dagegen stellen schwerwiegende Komplikationen dar, die meist eine Reintervention erfordern. Es muss deshalb strengstens darauf geachtet werden, dass das Lumen des Ureters mit den Nähten nicht eingeengt wird (seromuskulöse – keine durchgreifenden – Nähte). Nach Verschluss der Ureterotomie wird eine 16-Fr-Robinson-Drainage über einen der 5-mm-Ports eingelegt (■ Abb. 1.231 b).

Postoperatives Management

- Entfernung des Blasenkatheters am zweiten oder dritten postoperativen Tag
- Entfernung des Drains bei unauffälliger Drainförderung (bei persistierender Sekretion sollte das Kreatinin aus dem Drain bestimmt werden, um eine Urinleckage zu verifizieren)
- Entfernung des Ureterstents 2–3 Wochen postoperativ
- parenterale Antibiotikagabe für weitere 24 h und anschließende orale Antibiose bis zur Stententfernung

1.18.1 Literatur

1. Marberger M, Hofbauer J, Türk C, Höbarth K, Albrecht W (1994) Management of ureteric stones. Eur Urol 25: 265
2. Wickham JEA (ed.) (1979) Surgical treatment of renal lithiasis. In Urinary Calculus Disease. New York: Churchill Livingstone; p. 145-98
3. Clayman RV, Kavaussi LR, Soper NJ et al. (1991) Laparoscopic nephrectomy: initial case report. J Urol 146: 278-81
4. Gaur DD (1992) Laparoscopic operative retroperitoneoscopy. Use of the new device. J Urol 148: 1137-9
5. Kiyota H, Ikemoto I, Asano K, Madarame J, Miki K, Yoshino Y, Hasegawa T, Ohishi Y (2001) Retroperitoneoscopic ureterolithotomy for impacted ureteral stone. Int J Urol 8: 391-397
6. Keeley FX, Gialas I, Pillai M, Chrisofos M,Tolley DA (1999) Laparoscopic ureterolithotomy: The Edinburgh experience. BJU Int 84: 765-9

Lymphadenektomie

2.1 Retroperitoneale Lymphadenektomie – 166

2.2 Transperitoneale pelvine Lymphadenektomie – 171

2.3 Extaperitoneale pelvine Lymphadenektomie – 177

2.1 Retroperitoneale Lymphadenektomie

Ingolf A Tuerk, Rowan Casey, Andreas Gonsior, Evangelos Liatsikos, Jens-Uwe Stolzenburg

Einleitung

Die aktuellen Therapieoptionen der niedrig malignen Keimzelltumoren nach einer Semikastration sind die »active surveillance«, Chemotherapie oder retroperitoneale Lymphadenektomie (RPLND). Die offene RPLND stellt bis heute den chirurgischen Goldstandard dar. Diskutiert werden muss aber die signifikante perioperative Morbidität bei diesem Eingriff und die relativ lange Rekonvaleszenz der Patienten. Die laparoskopische retroperitoneale Lymphadenektomie wurde als mögliche Alternative zur offenen Operation entwickelt.

Aktuell wird die laparoskopische RPLND nicht als Standardverfahren in den Leitlinien der European Association of Urology (EAU) empfohlen. Die L-RPLND ist jedoch in den Händen eines erfahrenen Operateurs eine exzellente Methode zur Stagingdiagnostik und sollte deshalb stets als weniger invasive Alternative zur primär offenen RPLND in Erwägung gezogen werden. Zum Staging wird die L-RPLND üblicherweise ohne retrokavale oder retroaortale Dissektion und nur zur Bestimmung des histopathologischen Status durchgeführt. Der therapeutische Wert dieser eher limitierten Dissektion ist nicht verifiziert. Momentan werden verschiedene Studien zur Bestimmung des therapeutischen Nutzens der L-RPLND durchgeführt. Die laparoskopische RPLND wurde als vergleichbar effizient im Vergleich zur offenen RPLND für das Staging des Retroperitoneums bei Patienten mit nichtseminomatösen Keimzelltumoren (NSGCT) im Stadium I beschrieben. Die Tumorkontrolle nach L-RPLND und die diagnostische Genauigkeit der L-RPLND waren vergleichbar zum offenen Vorgehen, die Morbidität war aber signifikant geringer [1, 2]. Aufgrund dessen sollte die L-RPLND für Stadium-I-Tumoren und retroperitoneale Tumoren kleineren Durchmessers im Stadium II an laparoskopischen Zentren unter Studienbedingungen durchgeführt werden [3, 4]. Zudem ist der laparoskopische Eingriff sehr gut geeignet, um einzelne größere Lymphknotenpakete im Retroperitoneum vollständig zu resezieren und histologisch zu sichern.

Der Verlust der antegraden Ejakulation ist die häufigste Langzeitfolge, die das Leben der zumeist jungen Männer nach einer solchen Operation beeinträchtigt. Mit dem Bestreben, dieses Problem zu minimieren, kann entweder eine modifizierte oder eine nerverhaltende RPLND durchgeführt werden. Bei einer rechtsseitig modifizierten Lymphadenektomie werden die rechtsseitigen postganglionären Fasern reseziert, während die linke Seite intakt bleibt und umgekehrt. Die streng unilaterale Resektion der Nerven vermeidet das Auftreten einer retrograden Ejakulation.

Indikationen

- Staging von Patienten vor oder nach Chemotherapie im klinischen Stadium I nichtseminomatöser Keimzelltumoren (NSGCT)
- NSGCT im Stadium IIa (nur erfahrene Operateure, kontrollierte Studien)

Kontraindikationen

- Eventuelle Intoleranz eines Pneumoperitoneums, z. B. bei pulmonaler Fibrose (sekundär nach Bleomycinchemotherapie)
- Blutgerinnungsstörungen

Präoperative Vorbereitung

- Darmvorbereitung 2 Tage vor der Operation
- Antibiotikaprophylaxe
- Blutgruppenbestimmung und Kreuzbluttest für 3 Blutkonserven
- fettarme Diät 1 Woche vor und 2 Wochen nach der Operation
- Magensonde und DJ-Ureterstenteinlage (optional)
- Blasenkathetereinlage nach Anästhesiebeginn

Schritt 1: Patientenlagerung und Portplatzierung (linksseitige modifizierte RPLND)

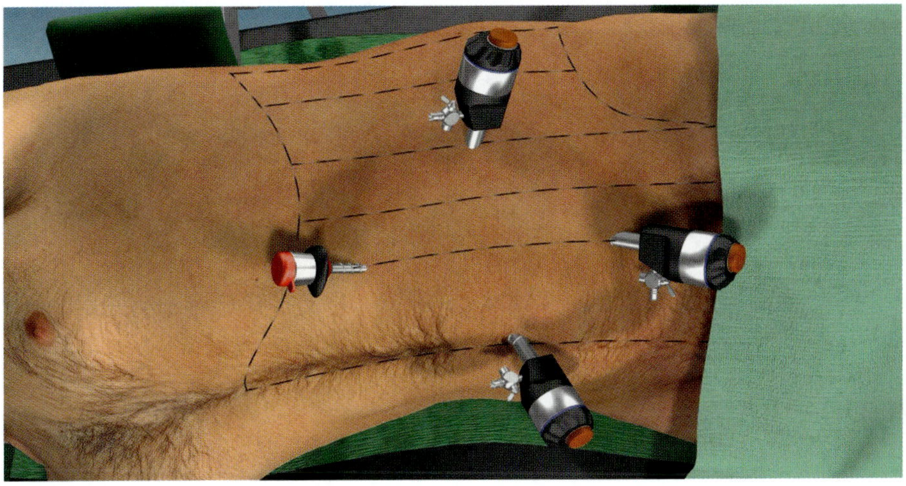

Abb. 2.1

Der Patient wird auf dem Operationstisch in 45 Grad Seitenlagerung positioniert und entsprechend sicher am Tisch fixiert, sodass dieser während des Eingriffs geneigt werden kann. Der Operationstisch wird dann in Höhe des Nabels aufgeklappt und leicht in Kopftieflage gebracht. Der Eingriff wird transperitoneal durchgeführt. Für die linksseitige RPLND wird der 12-mm-Optiktrokar im Nabel platziert. Ein 12-mm-Arbeitstrokar wird weiter kaudal auf der Pararektallinie und ein 5-mm-Arbeitstrokar auf derselben Linie kaudal des Rippenbogens platziert. Ein weiterer 12-mm-Arbeitstrokar wird auf der vorderen Axillarlinie eingebracht. Für einen rechtsseitigen Eingriff wird ein weiterer 5-mm-Trokar unterhalb des Rippenbogens zum Weghalten der Leber eingesetzt.

Schritt 2: Peritonealinzision und Mobilisation des Kolons

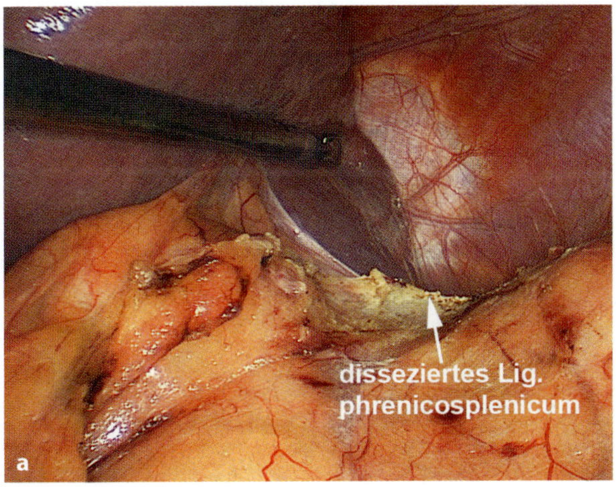

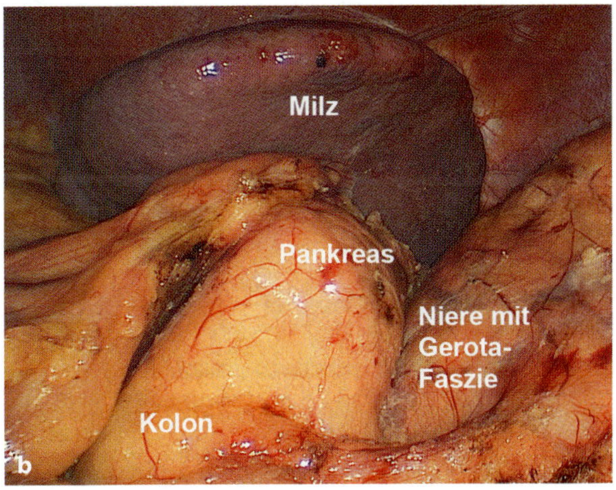

Abb. 2.2a,b

Das Peritoneum wird entlang der Toldt-Linie von der linken Kolonflexur bis zum Beckenkamm und weiter distal entlang der V. testicularis bis zum inneren Leistenring inzidiert. In kranialer Richtung muss das Lig. splenicocolicum durchtrennt werden, um den Darm und die Milz nach medial verlagern zu können (Abb. 2.2 a). Reicht die Darstellung der Strukturen nicht aus, kann die Inzision lateral zur Milz und bis zum Diaphragma verlängert werden. Damit können die Milz und der Pankreasschwanz komplett freigelegt und nach medial rotiert werden, um einen Zugang zum oberen Retroperitoneum (Abb. 2.2 b) und eine Darstellung der Aorta und der Iliakalgefäße zu ermöglichen.

Schritt 3: Präparation des linken Nierenhilus

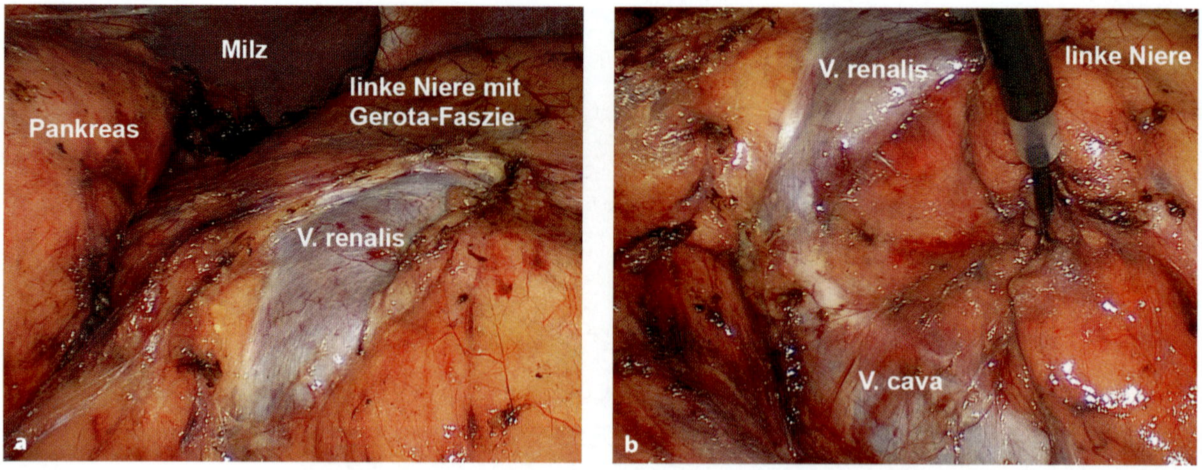

Abb. 2.3a,b

Die Mobilisation des Kolons sollte den Zugang zur Aorta und zur V. cava inferior mit den darüberliegenden Lymphknotenpaketen ermöglichen. Jetzt wird die linke Nierenvene bis zur Mündung in die V. cava freipräpariert. Der untere Nierenpol und der Ureter sollten ebenfalls präpariert werden. Anschließend wird die Oberfläche der Aorta komplett freireseziert. Besondere Vorsicht erfordern die Lumbalvenen, die linksseitig entweder in die Nierenvene oder dorsal in die V. spermatica münden. Bei der modifizierten Lymphadenektomie auf der linken Seite wird das gesamte präaortale und lateral davon befindliche Lymph- und Bindegewebe in den folgenden Grenzen entfernt: lateral der Ureter, kranial die Nierenstielgefäße und kaudal die A. mesenterica inferior.

Schritt 4: Interaortokavale Lymphknotendissektion

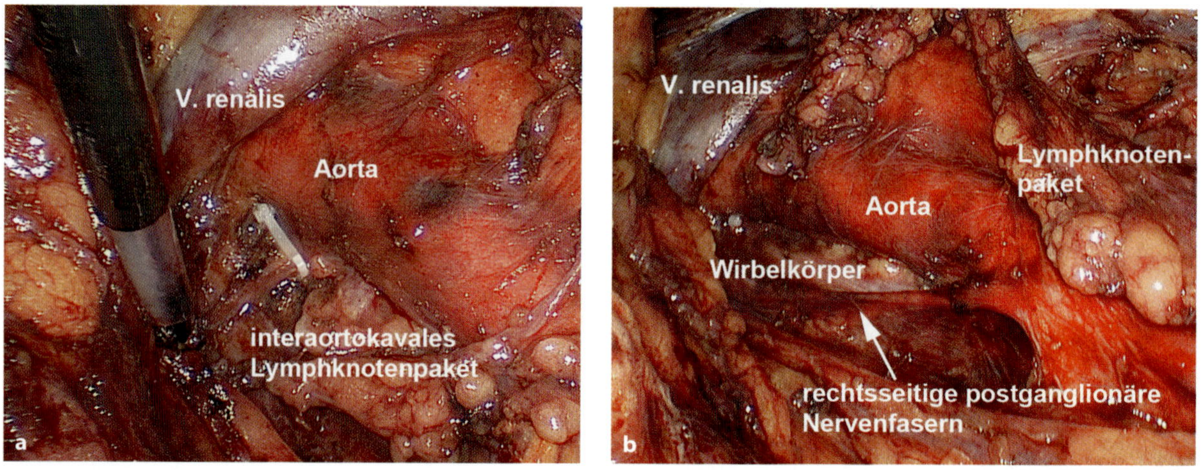

Abb. 2.4a,b

Der Ureter wird vom Lymphgewebe separiert, jedoch nicht skelettiert. Die linke Nierenvene wird nun komplett freipräpariert, um den Zugang zu den interaortokavalen Lymphknoten zu erlangen (diese können bei einer modifizierten Lymphadenektomie zu Stagingzwecken belassen werden). Die Lymphbahnen müssen großzügig geclippt werden, um die postoperative Entwicklung von Lymphozelen zu vermeiden. Abb. 2.4 a und b zeigen die wichtigsten anatomischen Strukturen. Die Präparation wird nach kaudal zu den Lumbalarterien fortgesetzt, ohne diese selbst zu tangieren. Bei einer therapeutischen L-RPLND müssen die Lumbalgefäße durchtrennt werden, um für eine komplette »Split-and-roll«-Technik hinter die Aorta und die V. cava zu gelangen.

Schritt 5: Paraaortale Lymphknotendissektion

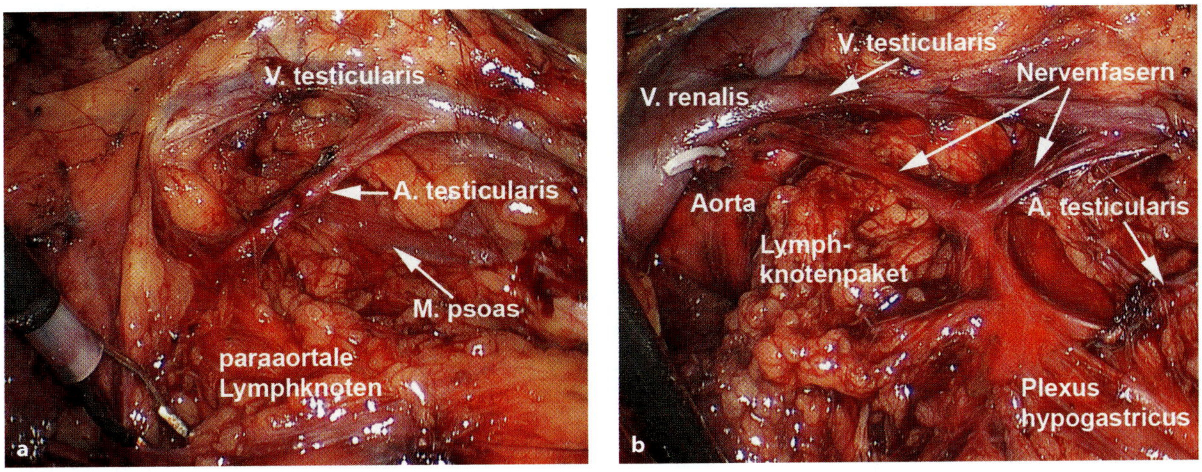

Abb. 2.5a,b

Die weitere Präparation schließt nun die interaortokavalen und präaortalen Lympknoten ein. Nach der Mobilisation der Lymphknotenpakete wird die Präparation auf der linken Seite der Aorta fortgesetzt. Dabei werden der Truncus symphathicus und das vom Rücken ausgehende linke postganglionäre Nervengeflecht dargestellt. Der Ureter und der M. psoas sind wichtige Orientierungspunkte für eine komplette Präparation der Lymphknoten. Der Plexus hypogastricus, wie in Abb. 2.5 b gezeigt, muss mittels vorsichtiger Präparation erhalten werden. Abb. 2.5 b zeigt weiterhin die Präparation der präaortalen Lymphknoten mit dem Erhalt der postganglionären Nervenfasern. Der Abgang der A. testicularis kann an dieser Stelle geclippt und durchtrennt werden.

Schritt 6: Paraaortale Lymphknotenresektion

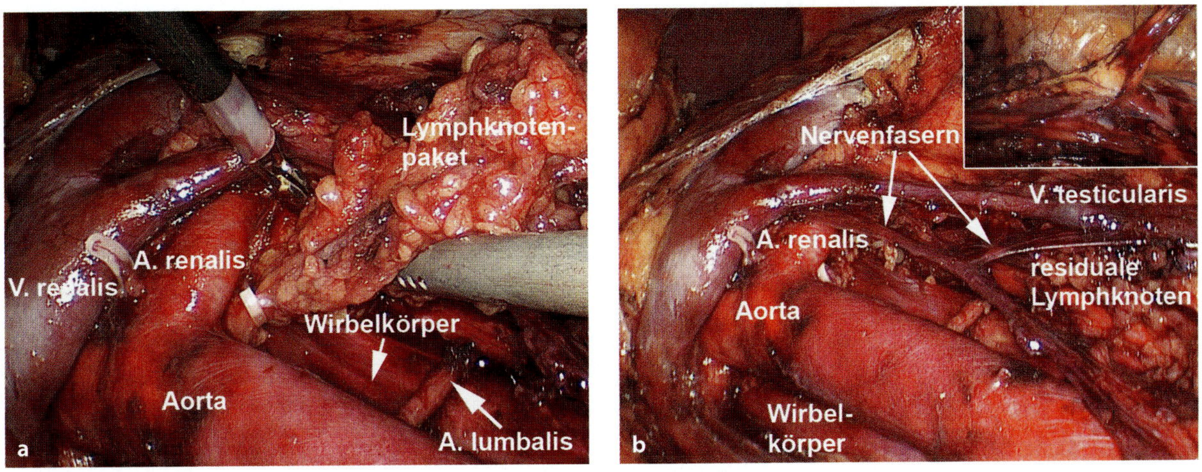

Abb. 2.6a,b

Die weitere Präparation der paraaortalen Lymphknoten mit Erhalt der postganglionären Nervenfasern ist in Abb. 2.6 a dargestellt. Die größeren Lymphgefäße unterhalb der A. renalis wurden geclippt. Vorsicht ist am Ductus thoracicus erforderlich, welcher beschädigt werden kann und dann signifikanten Lymphaszites verursacht. Die Lumbalgefäße müssen vorsichtig identifiziert und zur Vermeidung von Blutung geschont werden. In Abb. 2.6 b sind bereits die meisten Lymphknoten entfernt worden. Für die Resektion der restlichen Lymphknoten entlang der Aorta und der Aa. iliacae communes ist die Präparation und die Entfernung der Gonadalgefäße vom Nierenhilus bis zum inneren Leistenring erforderlich (Abb. 2.6 b, kleines Bild).

2

Schritt 7: Abschließende Inspektion des Situs

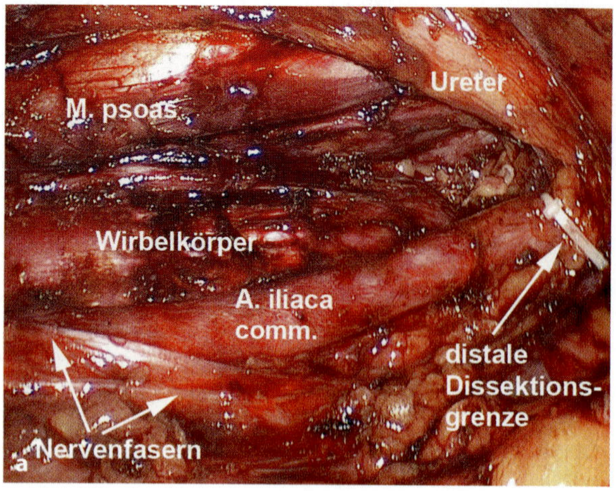

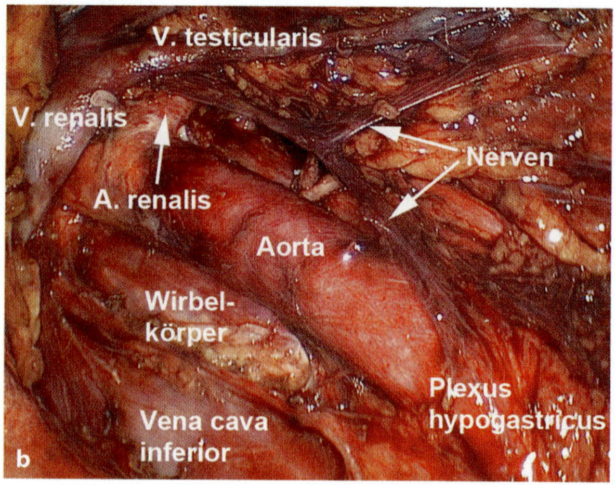

Abb. 2.7a,b

Abb. 2.7 a zeigt die komplette Entfernung der paraaortalen Lymphknoten kaudal bis zur Höhe der Überkreuzung des linken Ureters mit der A. iliaca communis. Hem-o-lok-Clips wurden an den oberen und unteren Grenzen des Resektionsgebietes verwendet. Abschließend erfolgt bei vermindertem CO_2-Druck eine Inspektion des Operationsgebietes auf etwaige Blutungen oder nicht verschlossene größere Lymphgefäße. Das Colon descendens wird in seine normale Position zurückgebracht und per Naht fixiert. Abb. 2.7 zeigt die erhaltenen Nervenfasern nach sorgfältiger Präparation der Lymphknotenpakete. Eine Draineinlage ist optional.

Postoperatives Management

- Niedermolekulares Heparin bis zur Entlassung
- fettarme Diät mit mittelkettigen Triglyceriden für 3 Wochen
- leichte Kost nach Rückkehr der Darmgeräusche
- Bilanzierung der Ausscheidung und ausreichende Flüssigkeitssubstitution

2.1.1 Literatur

1. Stephenson AJ, Klein EA (2009) Surgical management of low-stage nonseminomatous germ cell testicular cancer. BJU Int 104: 1362–8
2. Steiner H, Peschel R, Janetschek G, Höltl L, Berger AP, Bartsch G, Hobisch A (2004) Long-term results of laparoscopic retroperitoneal lymph node dissection: a single-center 10-year experience. Urology 63: 550–5
3. Rassweiler JJ, Scheitlin W, Heidenreich A, Laguna MP, Janetschek G (2008) Laparoscopic retroperitoneal lymph node dissection: does it still have a role in the management of clinical stage 1 nonseminomatous testis cancer? A European perspective. Eur Urol 54: 1004–15
4. Neyer M, Peschel R, Akkad T, Springer-Stohr B, Berger A, Bartsch G, Steiner H (2007) Long-term results of laparoscopic retroperitoneal lymph-node dissection for clinical stage 1 nonseminomatous germ-cell testicular cancer. J Endourol 21: 180–3

2.2 Transperitoneale pelvine Lymphadenektomie

Jens-Uwe Stolzenburg, Rowan Casey, Panagiotis Kallidonis, Minh Do, Anja Dietel, Mathias Winkler, Miguel Backhaus, Evangelos Liatsikos

Einleitung

Bei Patienten mit einem Prostatakarzinom bestehen heute hinsichtlich einer pelvinen Lymphadenektomie (PLA) zahlreiche Kontroversen. So konnten Untersuchungen an einer Vielzahl von Patienten mit variierendem Risiko einer Lymphknotenmetastasierung keinen signifikanten Vorteil bezüglich der biochemischen Rezidivfreiheit nachweisen. Zudem haben Patienten mit einem PSA-Wert <10 ng/ml, einer bioptischen Gleason-Summe <7 sowie klinischen T1c- oder T2-Befunden ein sehr geringes Risiko auf Lymphknotenmetastasen [1].

Gegenwärtig existieren 3 Techniken der pelvinen Lymphadenektomie: die limitierte (nur Lymphknoten der Fossa obturatoria), die Standard-PLA und die erweiterte PLA, wobei die limitierte PLA aufgrund des sehr geringen diagnostischen Wertes sehr umstritten ist. Es gibt derzeit keinen Konsens bezüglich der zu entfernenden Lymphknotengruppen in den genannten Varianten. Die Standard-PLA, welche trans- oder extraperitoneal durchgeführt werden kann, sollte die Lymphknoten aus dem Gebiet der A. und V. iliaca externa bis hin zur Iliakalbifurkation sowie der A. und V. iliaca interna als auch der Fossa obturatoria umfassen [2].

Die Entfernung von mehr als 10 Lymphknoten gegenüber einer limitierteren PLA geht mit einer Verdoppelung der Metastaseninzidenz einher (10,3 % vs. 4,6 %). Mit der erweiterten Lymphadenektomie, verglichen mit einer limitierten PLA, können bis zu dreimal mehr Lymphknoten entfernt werden [3]. Für Hochrisikopatienten ist die transperitoneale PLA Methode der Wahl, da hier auch die präsakralen Lymphknoten und die Lymphknoten im Gebiet der A. iliaca communis bis hin zur Aortenbifurkation entfernt werden können.

Indikation

- »High-« und »Intermediate-risk«-Patienten (Prostatakarzinom)
- nomogrammgestützte Patientenselektion

Kontraindikation

- Nicht korrigierbare Koagulopathien
- PLA-Limitierung durch extra- und transperitoneale Hernienversorgung mit Netzeinlage. Durch ein Netz überlagerte Lymphknotengruppen können aufgrund von Adhäsionen häufig nicht reseziert werden.

Schritt 1: Patientenlagerung und Trokarplatzierung

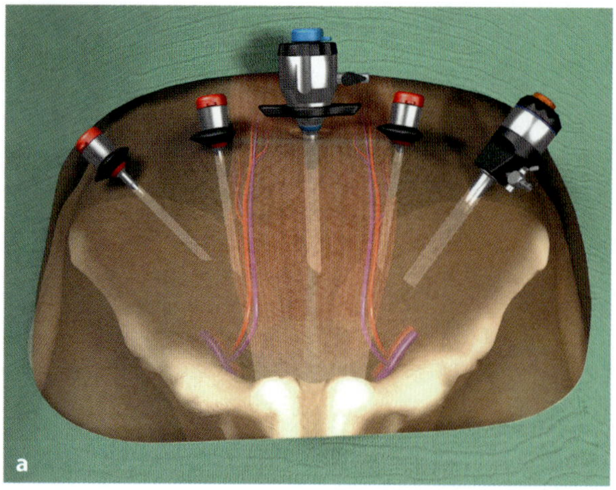

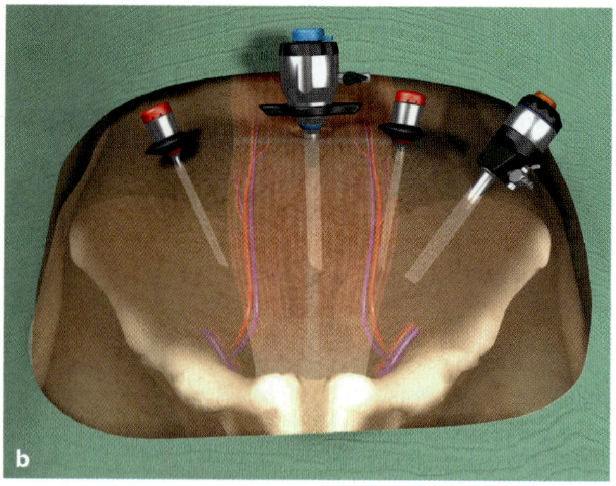

Abb. 2.8

Der Patient wird wie in ▶ Abschn. 3.2 beschrieben gelagert. Da die PLA zumeist im Rahmen einer laparoskopischen radikalen Prostatektomie (RPE) erfolgt, werden 5 Trokare verwendet (Abb. 2.8 a). Ein 12-mm-Optiktrokar wird am Nabel platziert. Die weiteren Trokare werden unter Sicht eingesetzt. Im Vergleich zum extraperitonealen Zugang werden alle Trokare 2–4 cm weiter kranial platziert, um die Dissektion weiter proximal gelegener Lymphknoten zu ermöglichen. Alternativ kann eine 4-Trokar-Technik zur Anwendung kommen (Abb. 2.8 b), z. B. falls kein Kameraassistent zur Verfügung steht und eine diagnostische PLA vor Radiotherapie geplant ist. Der Assistent führt dabei die Kamera mit seiner linken Hand und assistiert mit der rechten.

Schritt 2: Peritonealinzision und Identifikation der Iliakalgefäße

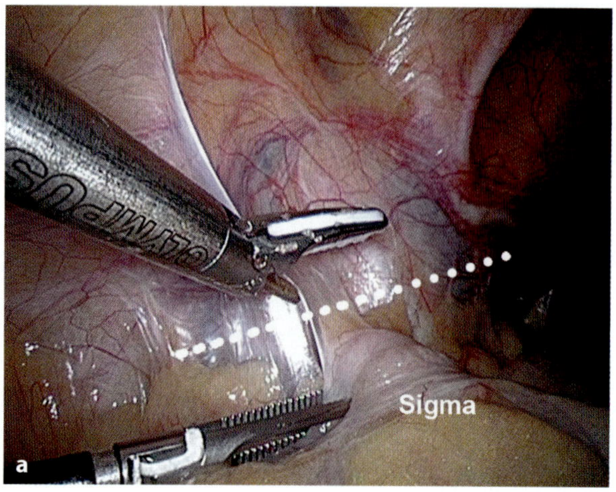

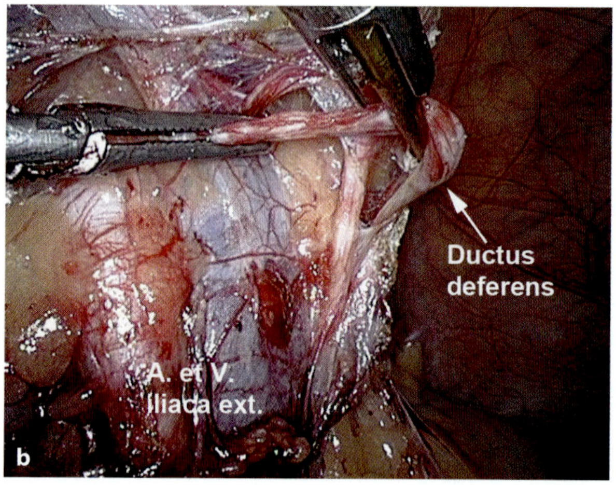

Abb. 2.9a,b

Die 25-Grad-Trendelenburg-Lagerung vermeidet das Vorfallen von Darmanteilen in das Operationsfeld. Das Peritoneum wird über den Iliakalgefäßen, lateral des Colon sigmoideum in kranial-kaudaler Richtung inzidiert (Abb. 2.9 a), um das Colon sigmoideum ausreichend zu mobilisieren. Auf der Gegenseite erfolgt die Mobilisation des Zökums. Die die externen Iliakalgefäße bedeckende peritoneale Umschlagsfalte kann anhand der darunterliegenden, pulsierenden Iliakalgefäße identifiziert werden. Bei schlanken Patienten ist die Gefäßkreuzung des Ureters zu sehen. Die A. und V. iliaca externa werden dargestellt, das Vas deferens wird identifiziert und disseziert (Abb. 2.9 b).

Schritt 3: Dissektion der Lymphknoten im Bereich der externen Iliakalgefäße

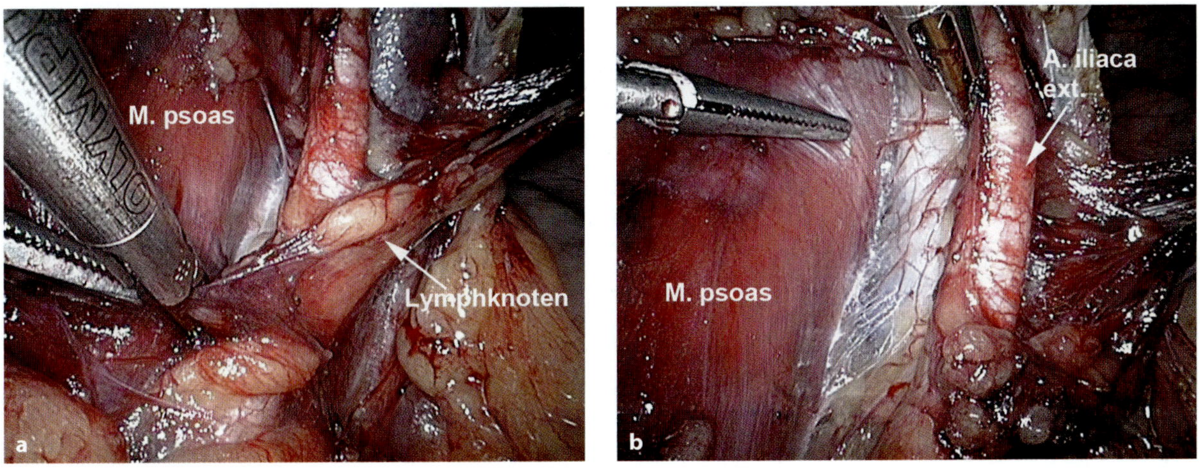

Abb. 2.10a,b

Wie in Abb. 2.10 a, b dargestellt sind die externen Iliakalgefäße nach Peritonealinzision und Dissektion des Vas deferens gut sichtbar. Zunächst erfolgt die En-bloc-Resektion der Lymphknoten im Bereich der anterioren und kranialen A. iliaca externa sowie medial des M. iliopsoas. Durch Zug zur Gegenseite mittels Fasszange unterstützt der Assistent die Präparation. Zur Lymphknotenpräparation sollten sowohl Clips als auch die Koagulation eingesetzt werden. Während größere lymphatische Gefäße geclippt werden, können kleinere koaguliert oder mit dem Sonosurge durchtrennt werden.

Schritt 4: Dissektion der Lymphknoten im Bereich der A. iliaca communis

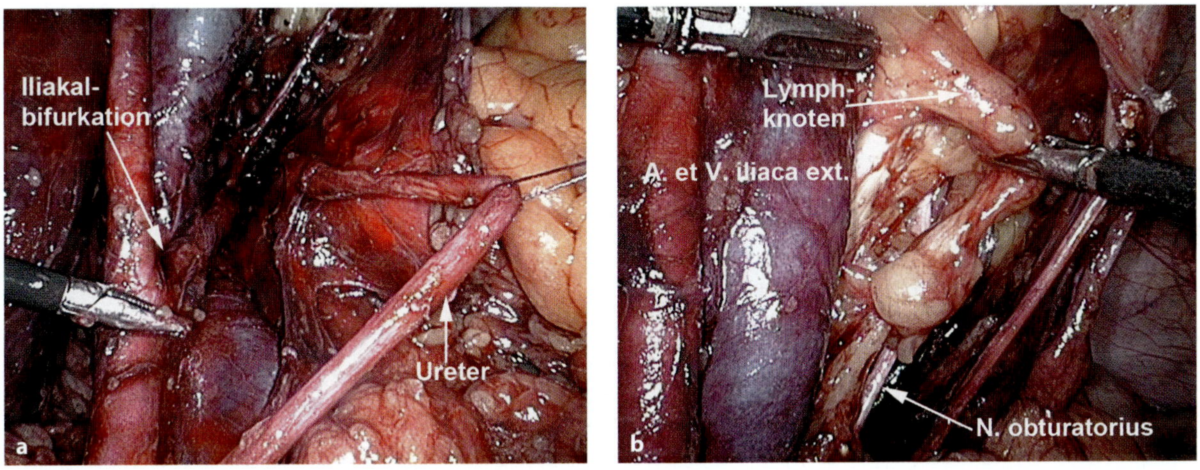

Abb. 2.11a,b

Die Lymphadenektomie wird bis zu den Vasa iliacae communes fortgeführt. Dazu kann eine längere Peritonealinzision und auch eine weitere Retraktion des Kolons erforderlich werden. A. und V. iliaca communis werden beide vollständig von Lymphknoten befreit. Dabei sollte zur Vermeidung von Ureterverletzungen der Ureter dargestellt und, wenn notwendig, durch eine Haltenaht abseits des Operationsfeldes temporär fixiert werden (Abb. 2.11 a). Anschließend können die den Arcus pubis überlagernden Lymphknoten am medialen Rand der V. iliaca externa reseziert werden (Abb. 2.11 b). Der Assistent zieht die Lymphknotengruppen während der Präparation nach medial.

Schritt 5: Dissektion der Lymphknoten im Bereich der Fossa obturatoria

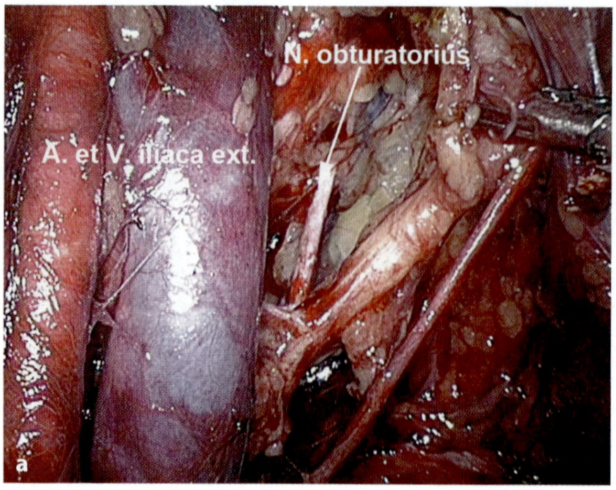

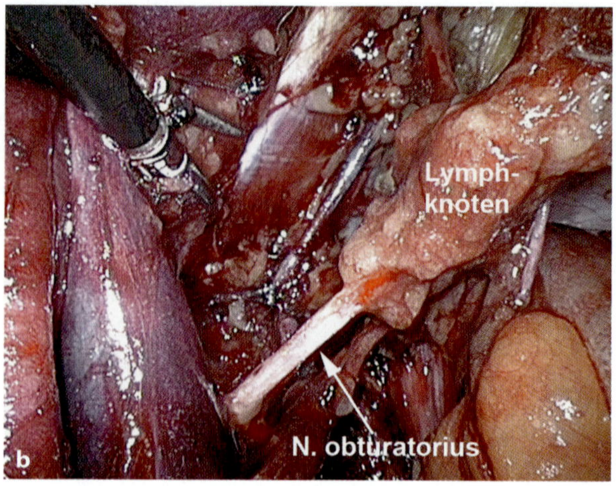

Abb. 2.12a,b

Die Präparation wird in der Fossa obturatoria fortgesetzt (Abb. 2.12 a) und darin befindliche Lymphknoten werden vollständig entfernt. Die V. iliaca externa sowie der N. obturatorius können vorsichtig entweder durch den Operateur oder den Assistenten retrahiert werden, um eine vollständige Dissektion zu ermöglichen (Abb. 2.12 b). Am Boden der Fossa obturatoria erfolgt eine vorsichtige Blutstillung mittels bipolarer Fasszange. Eine Schädigung des N. obturatorius, z. B. durch extensive Koagulation, sollte zwingend vermieden werden. Im Falle von Blutungen aus der A. und/oder V. obturatoria sollten diese geclippt werden. Idealerweise werden die Lymphknoten en-bloc entfernt und mit einem Endocatch-Beutel geborgen.

Schritt 6: Dissektion der präsakralen Lymphknoten

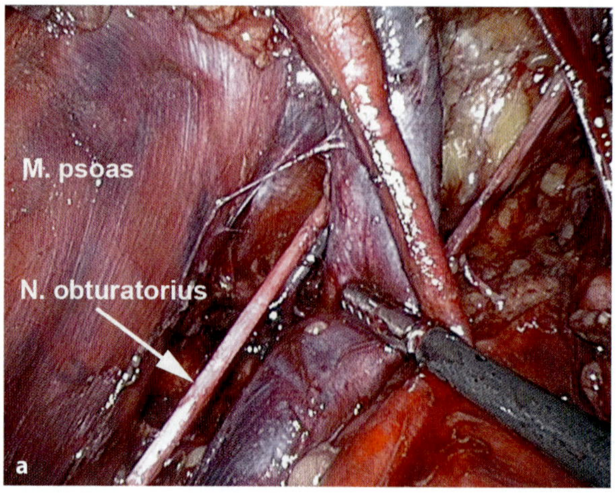

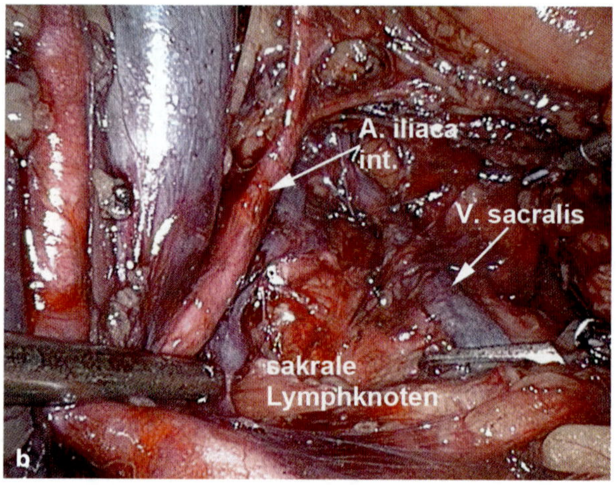

Abb. 2.13a,b

Abb. 2.13 a zeigt den Zugang zur Fossa obturatoria zwischen den Iliakalgefäßen und dem M. psoas. Auf diese Weise sollte stets die Vollständigkeit der Lymphadenektomie in der Fossa obturatoria überprüft werden bzw. die vollständige »Skelettierung« des N. obturatorius erfolgen. Nachfolgend werden die präsakralen Lymphknoten präpariert und reseziert (Abb. 2.13 b). Dazu muss die Harnblase durch den Assistenten nach medial retrahiert werden. Cave: Eine Verletzung der präsakralen Venen kann zu schwer stillbaren Blutungen führen.

Schritt 7: Lymphknotendissektion im Bereich der A. und V. iliaca interna

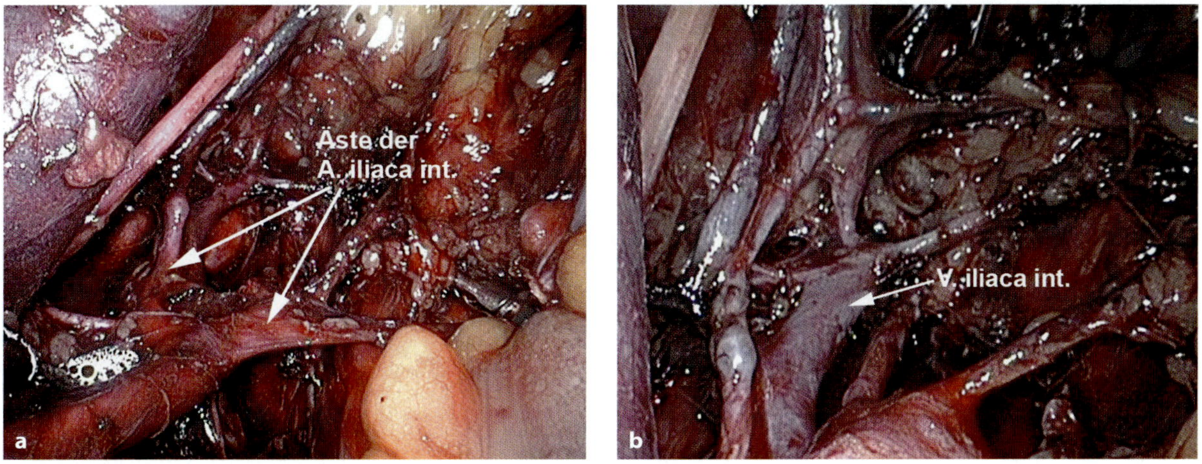

Abb. 2.14a,b

Bei Patienten mit »High-risk«-Prostatakarzinom sollte eine vollständige PLA mit »Skelettierung« der Äste der A. und V. iliaca interna erfolgen. Wie in Abb. 2.14 a gezeigt, können laparoskopisch sowohl die A. als auch die V. iliaca interna vollständig dargestellt werden. Wir bevorzugen bei der Präparation die Verwendung einer bipolaren Zange in einer Hand des Operateurs, um bei möglichen Blutungen sofort intervenieren zu können.

Schritt 8: Dissektion der Lymphknoten im Bereich der A. iliaca communis bis hin zur Aortenbifurkation

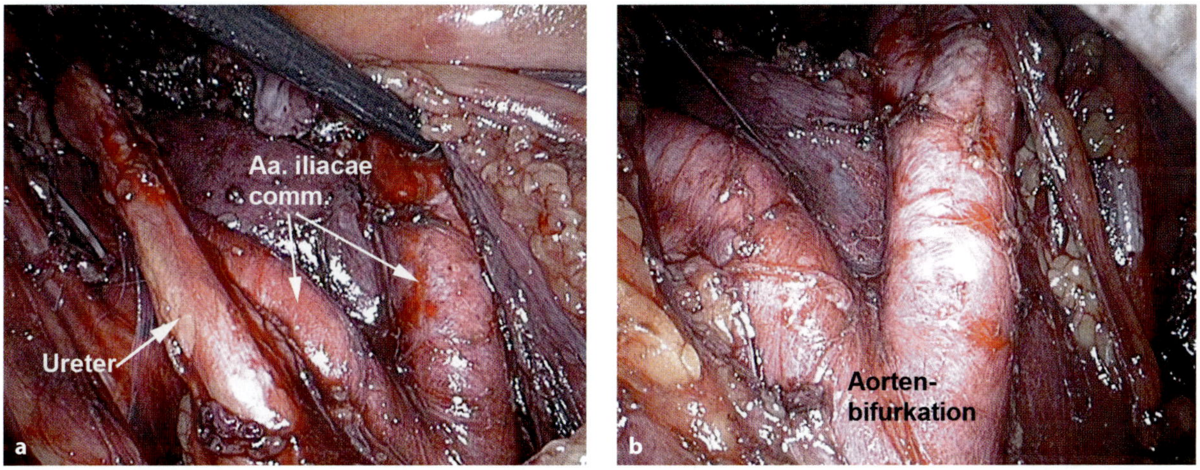

Abb. 2.15a,b

Bei einer erweiterten PLA wird die Dissektion nach kranial bis zur Aortenbifurkation fortgesetzt. Hierbei muss zur Vermeidung von Verletzungen angrenzender Organe, insbesondere des Ureters, besonders vorsichtig präpariert werden. Mit einer von außen eingebrachten Haltenaht kann der Harnleiter medial oder lateral temporär fixiert werden (Abb. 2.15 a). Die Lymphknotenpakete sollten über einem Titan- oder Hem-o-lok-Clip abgesetzt werden, um die Lymphgefäße sicher zu verschließen. Abb. 2.15 b zeigt die freipräparierte Aortenbifurkation. Abschließend wird eine Robinson-Drainage in die Fossa iliaca eingelegt.

2

Postoperatives Management

- Drainage am ersten postoperativen Tag abklemmen
- Sonographiekontrolle am Folgetag zur Lymphozelendiagnostik
- Drainageentfernung nach Lymphozelenausschluss
- Sonographiekontrolle am Tag der Entlassung

2.2.1 Literatur

1. Studer UE, Collette L (2006) Morbidity from pelvic lymphadenectomy in men undergoing radical prostatectomy. Eur Urol 50: 887–892
2. Sivalingam S, Oxley J, Probert JL, Stolzenburg JU, Schwaibold H (2007) Role of pelvic lymphadenectomy in prostate cancer management. Urology 69: 203–9
3. Briganti A, Blute ML, Eastham JH, Graefen M, Heidenreich A, Karnes JR, Montorsi F, Studer UE (2009) Pelvic Lymph Node Dissection in Prostate Cancer. Eur Urol 55: 1251–65

2.3 Extaperitoneale pelvine Lymphadenektomie

Jens-Uwe Stolzenburg, Panagiotis Kallidonis, Minh Do, Rowan Casey, Anja Dietel, Phuc Ho Thi, Alan Mc Neill, Mathias Winkler, Evangelos Liatsikos

Einleitung

Zur Durchführung einer pelvinen Lymphadenektomie stellt der extraperitoneale Zugang eine Alternative zum transperitonealen Zugang dar. Die wesentlichen Vorteile des extraperitonealen Zugangs liegen in der Vermeidung intraperitonealer Komplikationen (Ileus, Subileus, Darmverletzungen u. a.) sowie einer uneingeschränkten Durchführbarkeit bei abdominellen Voroperationen, bei denen beim transperitonealen Zugang ausgedehnte Adhäsionen die PLA erheblich beeinträchtigen können.

Eine Limitierung des extraperitonealen Zugangs stellt dagegen die nur bis in Höhe der Bifurkation der A. iliaca communis mögliche Lymphadenektomie dar. Die extendierte Lymphadenektomie (einschließlich der Lymphknoten aus dem Bereich der gesamten A. iliaca communis bis hin zur Aortenbifurkation und der präsakralen Lymphknoten) ist beim extraperitonealen Zugang technisch höchst anspruchsvoll bzw. nicht durchführbar (ausgenommen sehr schlanke Patienten).

Ein möglicher Nachteil der extraperitonealen Technik ist das häufigere Auftreten von symptomatischen Lymphozelen. Verschiedene Operationstechniken zu ihrer Vermeidung kommen heute zur Anwendung [1, 2], wobei sich die bilaterale Fensterung des Peritoneums am Ende der PLA als probate Methode zur signifikanten Reduktion der Inzidenz von Lymphozelen bewährt hat [3].

Indikationen

- Histologisch gesichertes Prostatakarzinom mit einem Gleason-Score ≥7 bei einem PSA-Wert >10 ng/ml
- nomogrammbasierte Auswahl der Patienten
- Verifizierung von vergrößerten pelvinen Lymphknoten durch ein entsprechendes bildgebendes Verfahren oder intraoperativ (relative Indikation)

Kontraindikationen

- Therapierefraktäre Koagulopathie
- vorausgegangene extraperitoneale/intraperitoneale Hernienreparation mit Netzeinlage (aufgrund von Adhäsionen kann es technisch unmöglich sein, die vom Netz bedeckte Lymphknotenregion auszuräumen)

Präoperative Vorbereitung

Die präoperative Vorbereitung des Patienten für eine pelvine Lymphadenektomie entspricht der einer endoskopischen extraperitonealen radikalen Prostatektomie.

Schritt 1: Lagerung des Patienten und Platzierung der Trokare

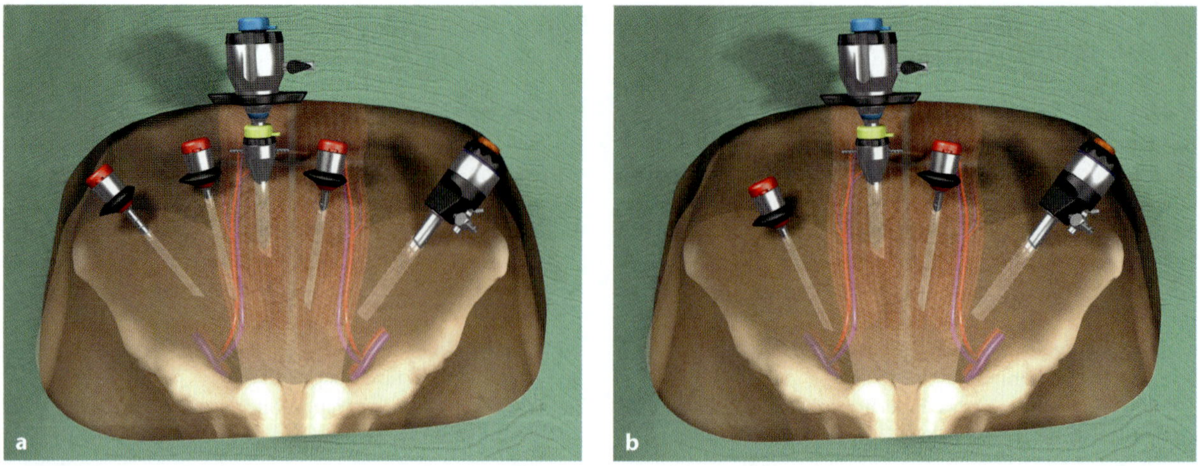

Abb. 2.16a,b

Die Lagerung des Patienten erfolgt wie bei der endoskopischen extraperitonealen radikalen Prostatektomie (▶ Abschn. 3.2). In den meisten Fällen wird die PLA während der radikalen Prostatektomie durchgeführt. Demnach werden auch dieselben Trokare und Trokarpositionen verwendet (Abb. 2.16 a). Die Trokarplatzierung wird in ▶ Abschn. 3.4 ausführlich beschrieben. Wird dagegen eine Staging-PLA durchgeführt (z. B. vor definitiver Radiotherapie), ist es auch möglich, lediglich 4 Trokare zu verwenden (Abb. 2.16 b). Im Unterschied zur 5-Trokar-Technik hält der Assistent dabei die Kamera mit der linken Hand und assistiert mit der rechten über den 5-mm-Trokar in der rechten Fossa iliaca.

Schritt 2: Lymphknotendissektion im Bereich der A. und V. iliaca externa

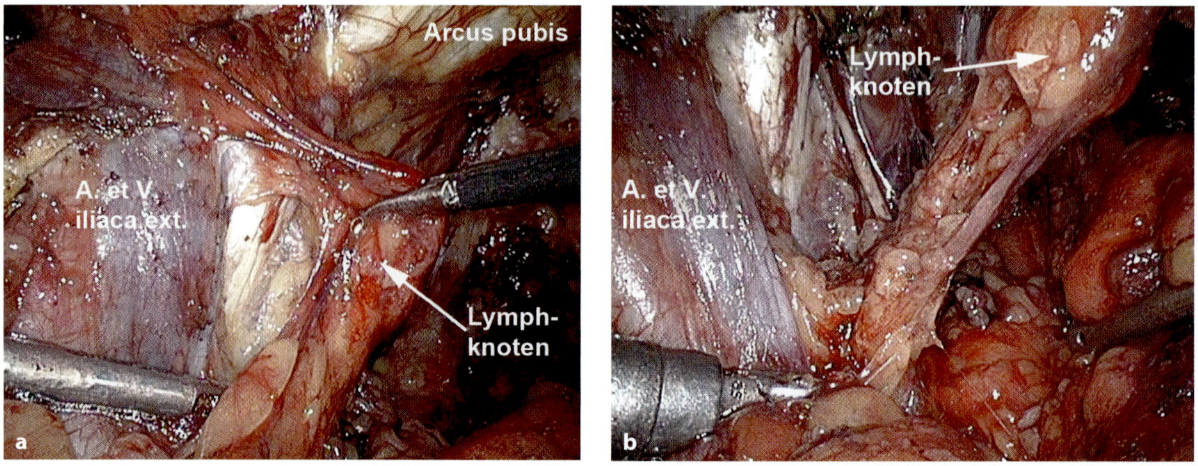

Abb. 2.17a,b

Der extraperitoneale Zugang ermöglicht eine direkte Visualisierung der A. und V. iliaca externa. Eine Mobilisation des Kolons wie beim transperitonealen Zugang ist nicht notwendig. Das erste zu entfernende Lymphknotenpaket zieht von der Mündungsstelle der V. epigastrica in die V. iliaca externa entlang derselben, über den Arcus pubis (Abb. 2.17 a) und reicht bis in die Fossa obturatoria hinein (Abb. 2.17 b). Die Lymphknoten werden vom Assistenten nach medial gezogen und schrittweise freipräpariert. Die Präparation erfordert ein vorsichtiges Dissezieren und Clippen der Lymphgefäße. Es werden außerdem alle Lymphknoten im Bereich der A. iliaca externa entfernt. Besondere Vorsicht ist bei der Präparation entlang der dünnwandigen V. iliaca externa geboten.

Schritt 3: Lymphknotendissektion im Bereich der Fossa obturatoria

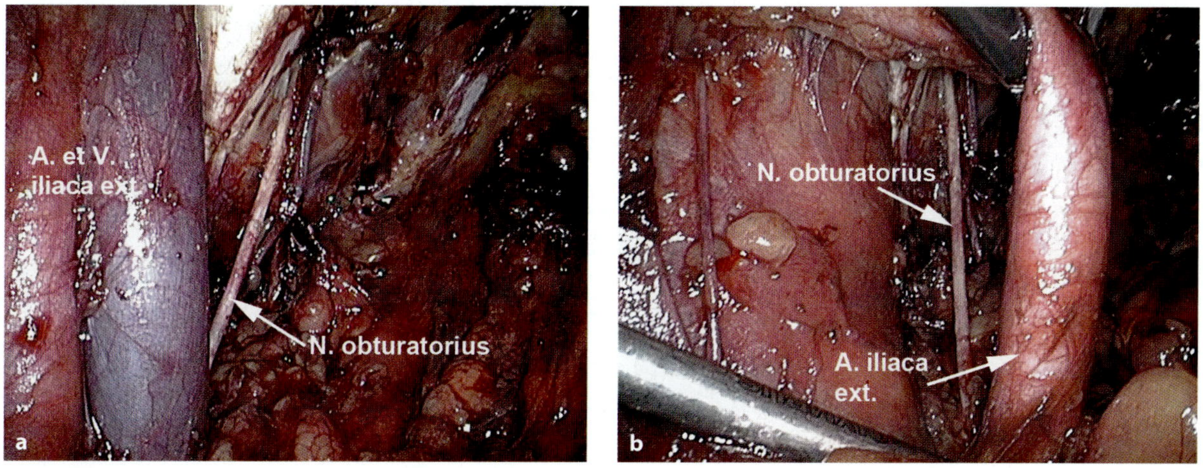

Abb. 2.18a,b

Die Präparation wird in der Fossa obturatoria fortgesetzt. Dabei sollte der N. obturatorius frühzeitig visualisiert werden, um einer möglichen Schädigung vorzubeugen. In der Tiefe der Fossa obturatoria ist eine gute Assistenz von entscheidender Bedeutung. Der Assistent nutzt seine Fasszange, um das Lymphknotenpaket nach medial zu ziehen und drückt gleichzeitig mittels Sauger die Harnblase nach medial. Der Operateur verwendet meist eine bipolare Zange und einen Sonosurg-Dissektor für die Präparation. In Abbildung B werden die A. und V. iliaca externa nach medial luxiert, um eine vollständige Ausräumung der Fossa obturatoria zu ermöglichen.

Schritt 4: Lymphknotendissektion im Bereich der Iliakalbifurkation

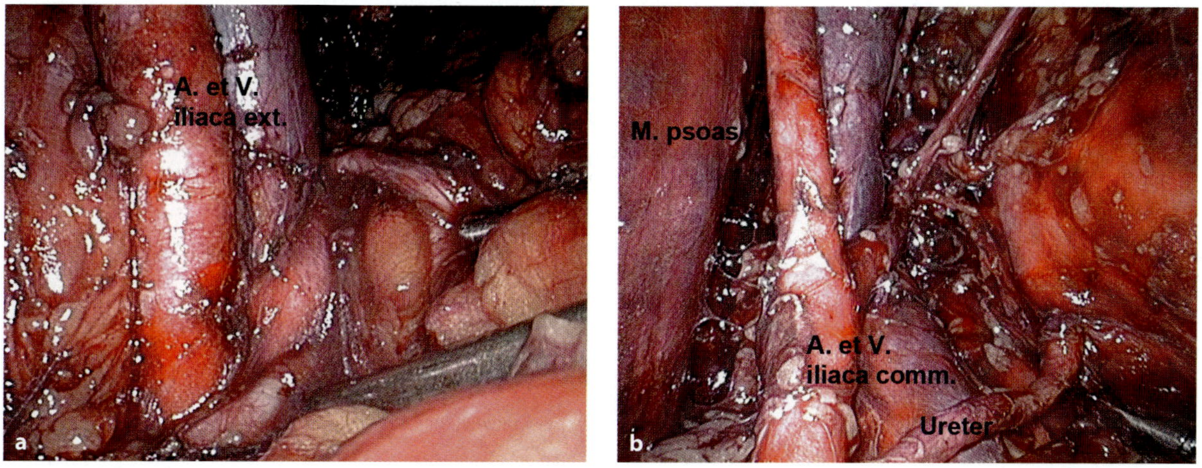

Abb. 2.19a,b

Entlang der A. iliaca externa wird die Dissektion nach kranial bis zur Bifurcatio Aa. iliacae communis fortgesetzt. Der Assistent muss dazu das Peritoneum mit der Fasszange und die Harnblase mit dem Sauger nach medial retrahieren. Abb. 2.19 a zeigt die freipräparierte Iliakalbifurkation. Der extraperitoneale Zugang ermöglicht eine Lymphadenektomie bis in Höhe der Bifurcatio Aa. iliacae communis. Bei sehr schlanken Patienten ist eine Erweiterung der PLA entlang der A. iliaca communis nach kranial möglich (Abb. 2.19 b). Dabei sollte zwingend die Überkreuzung des Ureters beachtet werden, um eine mögliche Ureterverletzung zu vermeiden.

2

Schritt 5: Lymphknotendissektion im Bereich der A. und V. iliaca interna

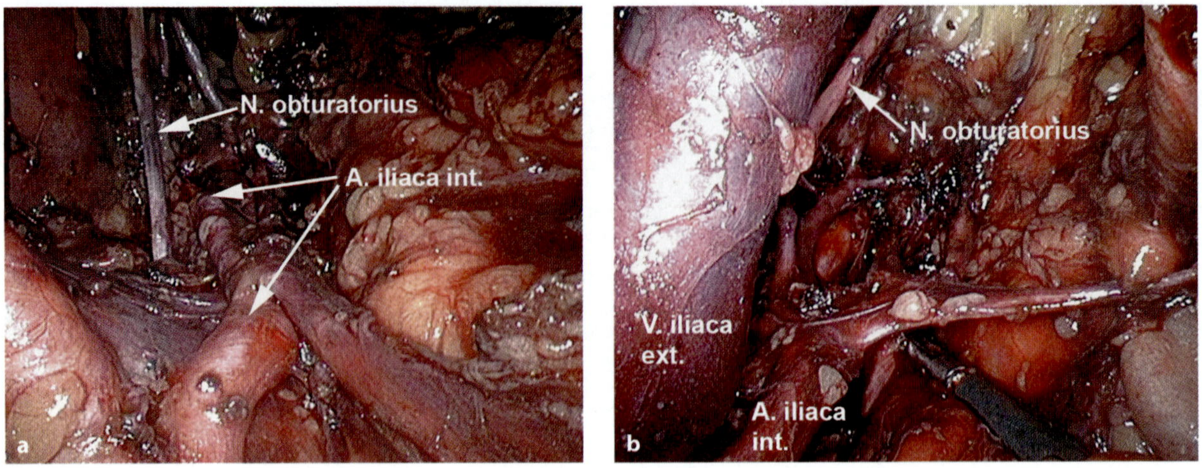

Abb. 2.20a,b

Die Dissektion wird jetzt entlang der A. iliaca interna fortgesetzt (Abb. 2.20 a). Die Äste der A. iliaca interna werden schrittweise von kranial nach kaudal freipräpariert (Abb. 2.20 b). Bei der PLA auf der kontralateralen Seite muss der Operateur die Lymphknotenpakete nach medial ziehen, während der Assistent passive »Haltefunktionen« ausführt und das jeweilige Gewebe (Blase, Peritoneum, Iliakalgefäße) retrahiert, um einen optimalen Zugang zu den Lymphknoten zu gewähren. Alternativ kann der Operateur auch die Seite wechseln. Der 12-mm-Trokar wird stets für die Lymphknotenextraktion genutzt. Ein Zerkleinern größerer Lymphknotenpakete ist möglich, bei einer PLA im Rahmen einer radikalen Zystektomie jedoch strengstens zu vermeiden.

Schritt 6: Fensterung des Peritoneums auf der rechten Seite

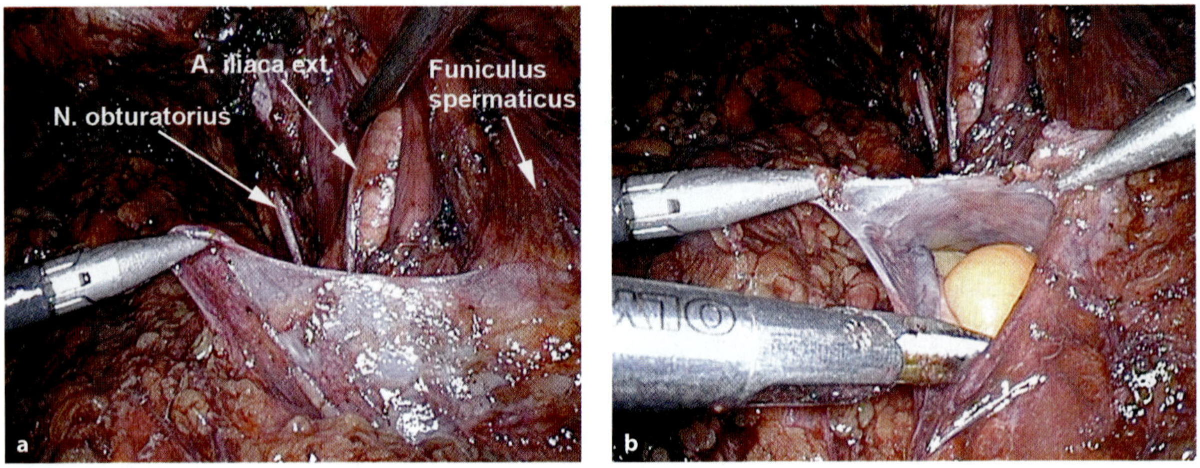

Abb. 2.21a,b

Die Fensterung des Peritoneums ermöglicht eine suffiziente Drainage in den intraperitonealen Raum und dient somit der Prävention einer symptomatischen Lymphozele. Hierfür greifen der Operateur und der Assistent jeweils eine Peritonealfalte proximal der A. iliaca externa in Höhe des Samenstrangs (Abb. 2.21 a). Zur Vermeidung von Darmverletzungen wird das Peritoneum angehoben und anschließend mittels Sonosurg inzidiert (Abb. 2.21 b). Es kommen jetzt die Darmschlingen zum Vorschein. Nachfolgend wird die Fensterung ca. 4–5 cm nach kaudal erweitert (s. Schritt 7).

Schritt 7: Fensterung des Peritoneums auf der linken Seite

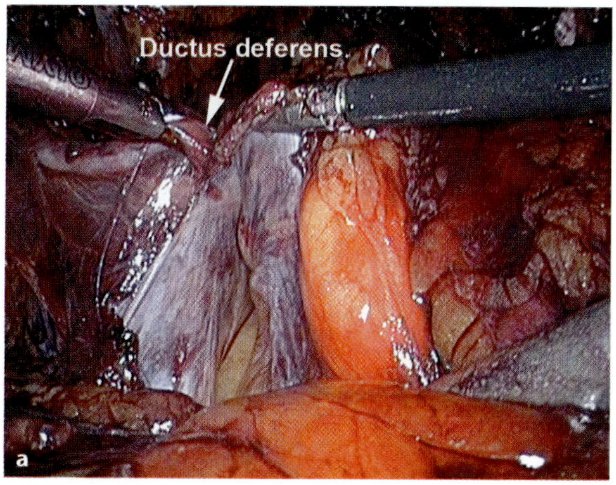

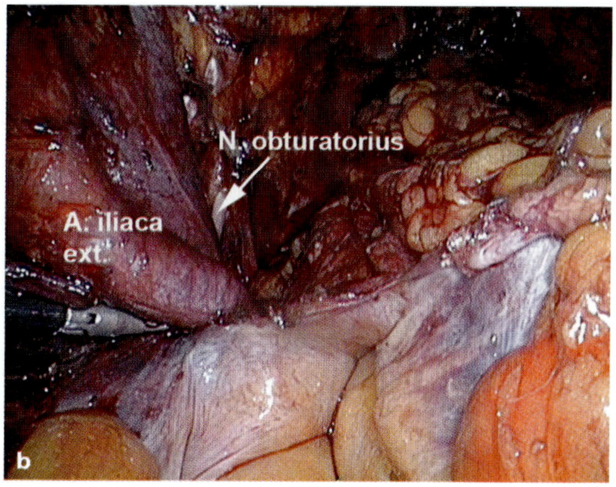

Abb. 2.22a,b

Die Inzision des Peritoneums wird nach kaudal fortgesetzt. Dabei wird der Ductus deferens distal identifiziert und durchtrennt (Abb. 2.22 a). Die Fensterung wird nun in Richtung Fossa obturatoria erweitert. Damit ist eine suffiziente Drainage der Lymphflüssigkeit in die Abdominalhöhle möglich. Im Falle von Darmadhäsionen durch vorangegangene operative Eingriffe oder bei anderen bestehenden Risikofaktoren empfehlen wir eine einseitige Fensterung (oder – wenn zu risikohaft – einen kompletten Verzicht auf Peritonealfensterung). Abschließend wird über einen der 5-mm-Trokare eine Drainage in die Fossa iliaca eingelegt.

Postoperatives Management

- Abklemmen der Drainage am ersten postoperativen Tag
- Utraschallkontrolle am Folgetag zur Detektion einer Lymphozele
- bei unauffälligem Befund Entfernung der Drainage
- Ultraschallkontrolle am Entlassungstag

2.3.1 Literatur

1. Simonato A, Varca V, Esposito M, Venzano F, Carmignani G (2009) The use of a surgical patch in the prevention of lymphoceles after extraperitoneal pelvic lymphadenectomy for prostate cancer: a randomized prospective pilot study. J Urol 182: 2285–90
2. Albala DM, Kevwitch MK, Waters WB (1993) Treatment of persistent lymphatic drainage after laparoscopic pelvic lymph node dissection and radical retropubic prostatectomy. J Endourol 7: 337–40
3. Stolzenburg JU, Wasserscheid J, Rabenalt R, Do M, Schwalenberg T, McNeill A, Constantinides C, Kallidonis P, Ganzer R, Liatsikos E (2008) Reduction in incidence of lymphocele following extraperitoneal radical prostatectomy and pelvic lymph node dissection by bilateral peritoneal fenestration. World J Urol 26: 581–6

Harnblase und Prostata

3.1 Anatomische Grundlagen der nervprotektiven Beckenchirurgie – 184

3.2 Patientenlagerung für die Beckenchirurgie – 193

3.3 Einrichten des DaVinci-Roboters für beckenchirurgische Eingriffe – 198

3.4 Extraperitonealer Zugang und Trokarplatzierung für beckenchirurgische Eingriffe – 203

3.5 Divertikulektomie der Harnblase (klassisch laparoskopisch und LESS) – 209

3.6 Ureterneuimplantation (Ureterozystoneostomie) – 218

3.7 Radikale Zystoprostatovesikulektomie – 232

3.8 Roboterassistierte Zystektomie bei der Frau – 250

3.9 Harnableitung – 260

3.10 Adenomektomie – 278

3.11 Transperitoneale radikale Prostatektomie – 292

3.12 Endoskopische extraperitoneale radikale Prostatektomie (EERPE) – 312

3.1 Anatomische Grundlagen der nervprotektiven Beckenchirurgie

Thilo Schwalenberg, Jochen Neuhaus, Panagiotis Kallidonis, Evangelos N. Liatsikos, Jens-Uwe Stolzenburg

Mit der Protektion nervaler Strukturen bei beckenchirurgischen Eingriffen konnten neue Operationstechniken etabliert werden, die zum verbesserten Funktionserhalt für Miktion, Kontinenz und Erektion im postoperativen Outcome geführt haben. Beispiele hierfür sind die nervprotektive radikale Prostatektomie [1–3] und die Zystektomie (Kontinenz, Potenz) [3, 4], die Antirefluxplastik mit Protektion des Plexus pelvicus (Blasenfunktion) [5], die radikale Hysterektomie in der Technik der totalen mesometrialen Resektion (Blasenfunktion) [6] und die nervprotektive Rektumresektion (Kontinenz, Blasenfunktion, Erektion) [7].

Sympathische Fasern aus dem Thorakolumbalmark und parasympathische Fasern aus dem Sakralmark innervieren beim Mann die Geschlechtsorgane und stehen im eigentlichen Focus nervprotektiver Operationsverfahren. Der Sympathikus hat dabei die Hauptfunktion für die Emission und Ejakulation. Adrenerge Fasern innervieren den Ductus deferens, die Drüsen von Prostata und Samenblasen sowie die glatte Muskulatur am Blasenhals, was eine retrograde Ejakulation verhindert. Schädigungen des Sympathikus können insbesondere nach retroperitonealer Lymphadenektomie auftreten. Der Parasympathikus ist der Hauptnerv für die Erektionsinduktion und bewirkt infolge der Relaxation der glatten Muskulatur die Blutfüllung der Corpora cavernosa.

■ Tab. 3.1 zeigt chronologisch wichtige Erkenntnisse zur Topographie der autonomen Nerven des Beckens, die sowohl das neuroanatomische Verständnis als auch nervprotektive Operationstechniken im Becken beeinflusst haben.

■ **Tab. 3.1** Wichtige Erkenntnisse zur Topographie der autonomen Nerven des Beckens

Autor	Erkenntnisse
Müller 1835 [F Dummler , Berlin 1836]	Detaillierte anatomische Zeichnungen autonomer Beckennerven mit Unterscheidung in sympathische und parasympathische Fasern; lateral der Prostata verlaufende Fasern innervieren den Penis und werden als Plexus prostaticus bezeichnet; Abgrenzung des N. pudendus
Budge 1858 [Virchows Archive 1858; 15]	Erste Tierexperimente mit elektrischer Stimulation des N. hypogastricus bewirken eine Reaktion an Ductus deferens und Vesiculae seminalis
Eckard 1863 [Anat Physiol 1863; 3: 123–166]	Experimentelle Untersuchungen und Beschreibung von Zusammenhängen zwischen Plexus pelvicus und der Erektion bei Tieren; Definition der Nn. erigentes als parasympathische Hauptnerven für die Erektion
Calabrisi 1955 [George Washington University School of Medicine 1955]	Beschreibung der Ursprünge der Nn. cavernosi penis und ihres anatomischen Verlaufs während der Fetal- und Embryonalphase
Davis u. Jelenko 1975 [South Med J 1975; 68 (4): 422–426]	Beobachtung von Sexualstörungen bei Patienten nach abdominoperinealer Rektumresektion; Diskussion zur Protektion des Plexus pelvicus für den postoperativen Erhalt der Sexualfunktion
Walsh u. Donker 1982 [J Urol 1982; 128 (3): 492–497]	Beschreibung des neurovaskulären Bündels und der anatomisch gerechten radikalen Prostatovesikulektomie mit Protektion des als dorsolateral gelegenen neurovaskulären Bündels; erste operative Standardisierung für die radikale Prostatovesikulektomie
Lue et al. 1984 [J Urol 1984; 131 (2): 273–280]	Vergleichende Topographie der Nerven für die Erektion zwischen Tier und Mensch an Sektionspräparaten
Lepor et al. 1985 [J Urol 1985; 133 (2): 207–212]	Detaillierte Topographie der Nn. cavernosi penis und präzise Lagebeziehung zu Urethra, endopelviner Faszie, Prostatakapsel und Denovillier-Faszie
Schlegel u. Walsh 1987 [J Urol 1987; 138 (6): 1402–1406]	Bedeutung der Protektion des neurovaskulären Bündels bei der radikalen Zystektomie
Jünemann et al. 1988 [J Urol 1988; 139 (1): 74–80]	Differenzierte Untersuchungen zum Plexus sacralis et pudendalis sowie der Sakralwurzeln S2–S4
Fritsch 1989 [Anat Embryol (Berl) 1989; 180 (1): 57–64]	Topographie des Plexus pelvicus im Fetalstadium; Definition der Bindegewebsstrukturen und embryologischen Kompartimente im Becken; Studien zur Innervation des M. sphincter urethrae

Tab. 3.1 (Fortsetzung)

Autor	Erkenntnisse
Stelzner et al. 1989 [Chirurg 1989; 60 (4): 228–234]	Anatomische Untersuchungen zur Nervprotektion für den Potenzerhalt bei Rektumresektionen an Embryonen; Beschreibung detaillierter Lagebeziehungen der Nn. splanchnici pelvis mit der Rektumvorderwand und der Nn. cavernosi penis mit dem muskulären Beckenboden; Studie zur Nervprotektion bei Rektumresektionen mit verbessertem Erhalt der Sexualfunktion
Breza et al. 1989 [J Urol 1989; 141 (2): 437–443]	Leichenstudien zur Blutgefäßanatomie am Eintritt in den Schwellkörper. Beschreibung von »Anastomosen« zwischen autonomen und somatischen Fasern an der Penisbasis
Stief et al. 1991 [J Urol 1991; 146 (3): 771–776]	Rolle des Sympathikus bei der Erektion
Paick et al. 1993 [Urology 1993; 42 (2): 145–149]	Studien an adulten Leichen mit detaillierter Beschreibung des Nervenverlaufs zwischen Prostataapex und Eintritt in den Penisschwellkörper; Abzweigung medialer Fasern der Nn. cavernosi penis zur Urethra; Anastomosen zwischen Nn. cavernosi penis und N. pudendus
Zvara et al. 1994 [Br J Urol 1994; 74 (2): 182–187]	Detaillierte Neuroanatomie des M. sphincter urethrae und des Plexus pudendalis; Innervation von intrinsischen und extrinsischen Anteilen des urethralen Sphinkters
Strasser u. Bartsch 1996 [Prostate 1996; 28 (1): 24–31]	Ausschließlich somatische Innervation des urethralen Sphinkters (»Rhabdosphinkter«) durch den N. pudendus; autonome Fasern ziehen zur Urethra ohne Beziehung zum Schließmuskel
Höckel et al. 1998 [Am J Obstet Gynecol 1998; 178 (5): 971–976]	Entwicklung einer »Liposuction-assistierten« Nervprotektion bei der radikalen Hysterektomie mit verbessertem Erhalt der Blasenfunktion
Höer et al. 2000 [Chirurg 2000; 71 (10): 1222–1229]	Leichenstudien mit detaillierter Beschreibung der autonomen Nerven und ihrer Läsionsstellen bei Beckenoperationen; Bedeutung der Läsion des Sympathikus bei hoher Ligatur der A. mesenterica inferior; Diskussion der differenten Terminologie der Beckenfaszien
Leißner et al. 2001 [J Urol 2001; 165 (5): 1652–1655]	Topographie autonomer Beckennerven, explizit des Plexus pelvicus an Thiel-Leichen, Supravitalfärbung mittels Methylenblau; Beschreibung von Verletzungsmöglichkeiten bei plastischen Operationen, insbesondere der Antirefluxplastik; Technik der Methylenblaufärbung zur Detektion autonomer Nerven wurde danach verstärkt intraoperativ eingesetzt
Akita et al. 2003 [Surg Radiol Anat 2003; 25 (5–6): 387–392]	Detaillierte Leichenstudien zu Ursprung und Verlauf autonomer und somatischer Nerven zur Innervation des urethralen Sphinkters; Bestätigung der Doppelinnervation
Kiyoshima et al. 2004 [Jpn J Clin Oncol 2004; 34 (8): 463–468]	Mikroskopische Untersuchungen des periprostatischen Gewebes bei Patienten mit nicht nervprotektiver radikaler Prostatektomie; Existenz eines streng dorsolateral lokalisierten neurovaskulären Bündels nur bei 48 %, bei 52 % verteilten sich die Nerven diffus ventrolateral ohne Ausbildung eines »Bündels«
Costello et al. 2004 [BJU Int 2004; 94 (7): 1071–1076]	Detaillierte Leichenstudie zum neurovaskulären Bündel; Klassifikation in 3 funktionelle Kompartimente (posterior/posteriolateral: Rektum; lateral: M. levator ani; anterior: Prostata/Nn. cavernosi penis); Bedeutung der N.-suralis-Graft-Plastik nach Nervenläsionen bei der radikalen Prostatektomie
Takenaka et al. 2005 [Eur Urol 2005; 48 (1): 46–52]	Interindividuelle Variationen in der Ausbildung von extramuralen Ganglien im männlichen Becken; immunhistochemische Differenzierung von sympathischen und parasympathischen Ganglien

Sympathikus und Parasympathikus

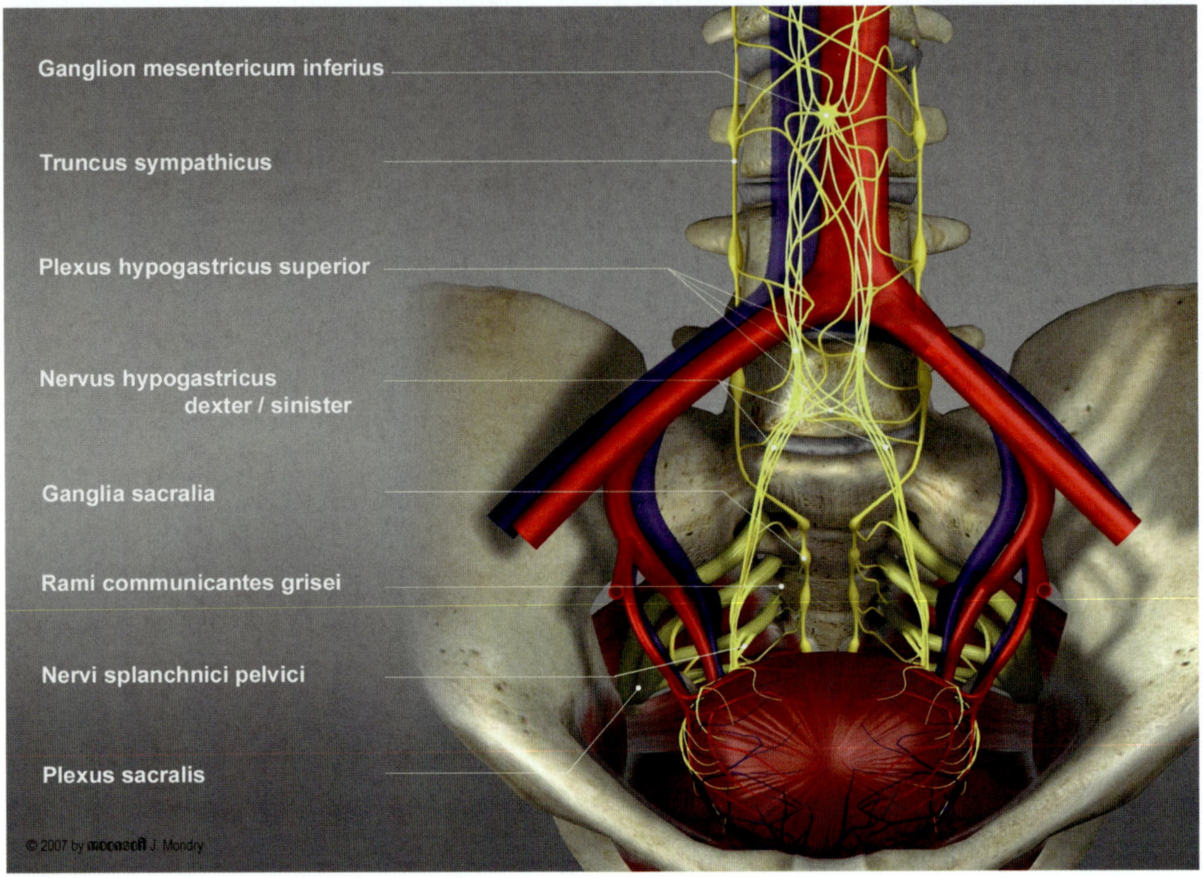

Abb. 3.1

Sympathische Nervenfasern zur Innervation des unteren Harntrakts und der männlichen Geschlechtsorgane entspringen den Segmenten Th10–12 und L1–2. Sie verlassen das Spinalmark über Rami anteriores und kommunizieren mit dem Grenzstrang über Rami albi. Der Sympathikus bewirkt eine Vasokonstriktion und innerviert die glatte Muskulatur am Blasenhals. Parasympathische Nervenfasern haben ihren Ursprung in den Segmenten S2–4 und verlaufen im Spinalnerv des Plexus pudendalis. Sie verlassen die Sakralforamina als Nn. splanchnici pelvis und nehmen einen kurzen Verlauf bis zum Plexus pelvicus (Abb. 3.2), wo sie mit sympathischen Anteilen kommunizieren. Präsynaptische parasympathische Fasern liegen der Rektumvorderwand und der dorsolateralen Prostatakapsel dicht an.

Plexus pelvicus (Plexus hypogastricus inferior, Ganglion pelvicum)

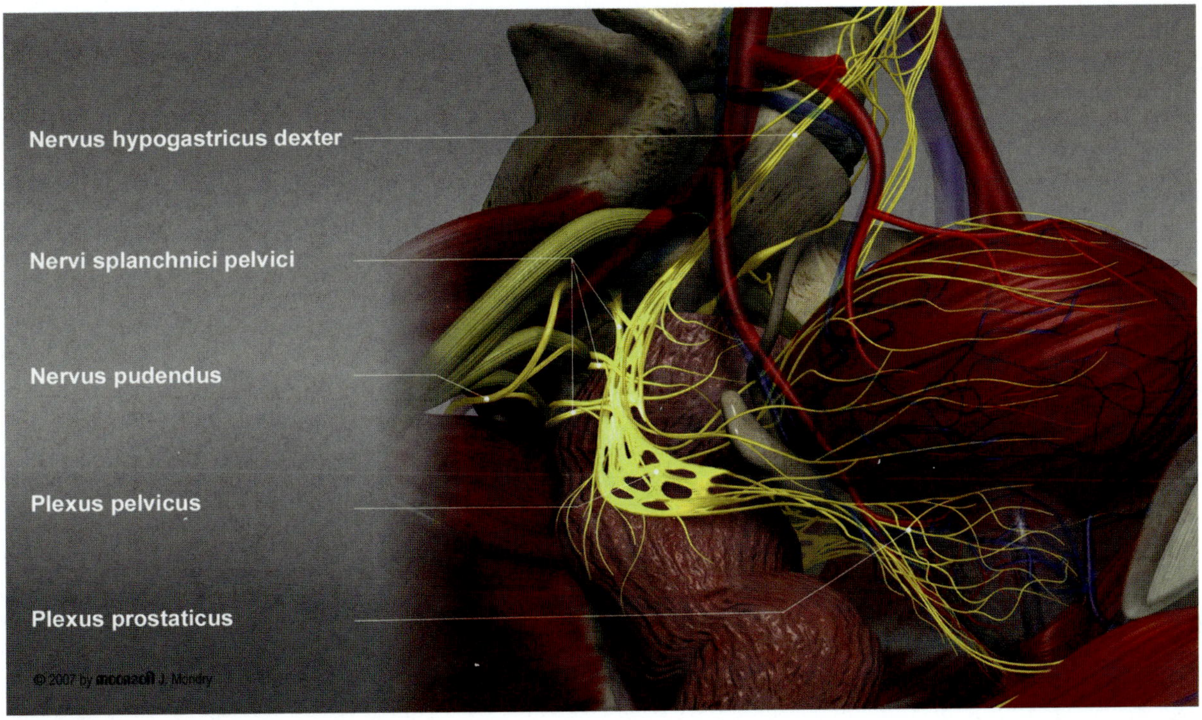

Abb. 3.2

Der Plexus pelvicus ist eine Verdichtung von Ganglien. Er vereint sympathische und parasympathische Nervenfasern und stellt die zentrale Schaltstelle für die viszeralen Beckenfunktionen dar. Er hat eine rhombenartige Ausdehnung, im längsten Durchmesser ca. 5 cm, und lagert sich dicht an die Samenblasenspitzen sowie lateral an das Rektum, die Samenblasen, die Prostata und die Blasenhinterwand an. Der Plexus pelvicus kann insbesondere bei der radikalen Zystektomie, bei Rektumresektionen, der Antirefluxplastik und der radikalen Hysterektomie verletzt werden.

Neurovaskuläres Bündel und Plexus prostaticus

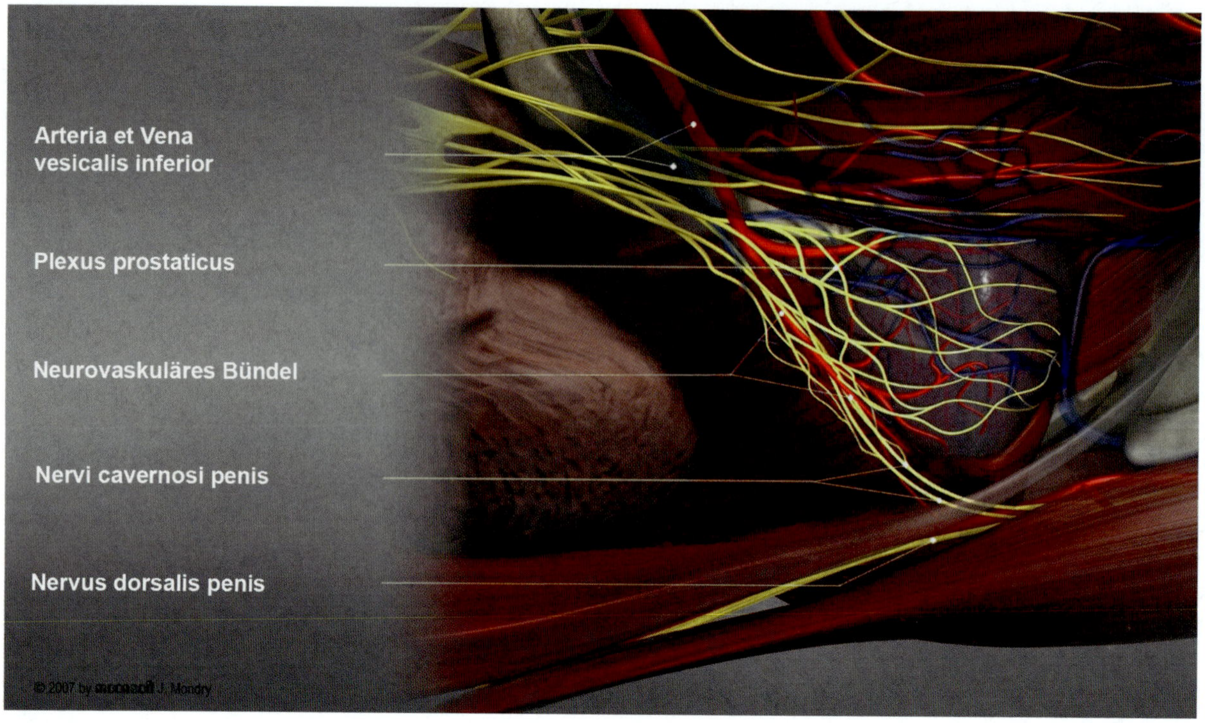

Abb. 3.3

Die nervprotektive radikale Protatektomie wurde mit dem Ziel entwickelt, den Plexus pelvicus und insbesondere die Nn. cavernosi penis zu schonen. Die Nn. cavernosi penis gehen aus dem neurovaskulären Bündel (NVB) hervor und sind als mikroskopische Struktur nur zusammen im Verlauf mit Blutgefäßen zu erkennen. Die Blutgefäße gehören zum Stromgebiet der A. und V. vesicalis inferior. Der Verlauf autonomer Nerven im (idealisierten) NVB ist interindividuell sehr variabel. Überwiegend sind flächenhaft Nervenfasern als Plexus prostaticus an der Lateralfläche und teilweise an der Hinterfläche der Prostata lokalisiert. Der somatische N. dorsalis penis, der sich aus dem N. pudendus entwickelt, verläuft außerhalb des Levatortrichters und hat keine Beziehung zum NVB.

Nn. cavernosi penis

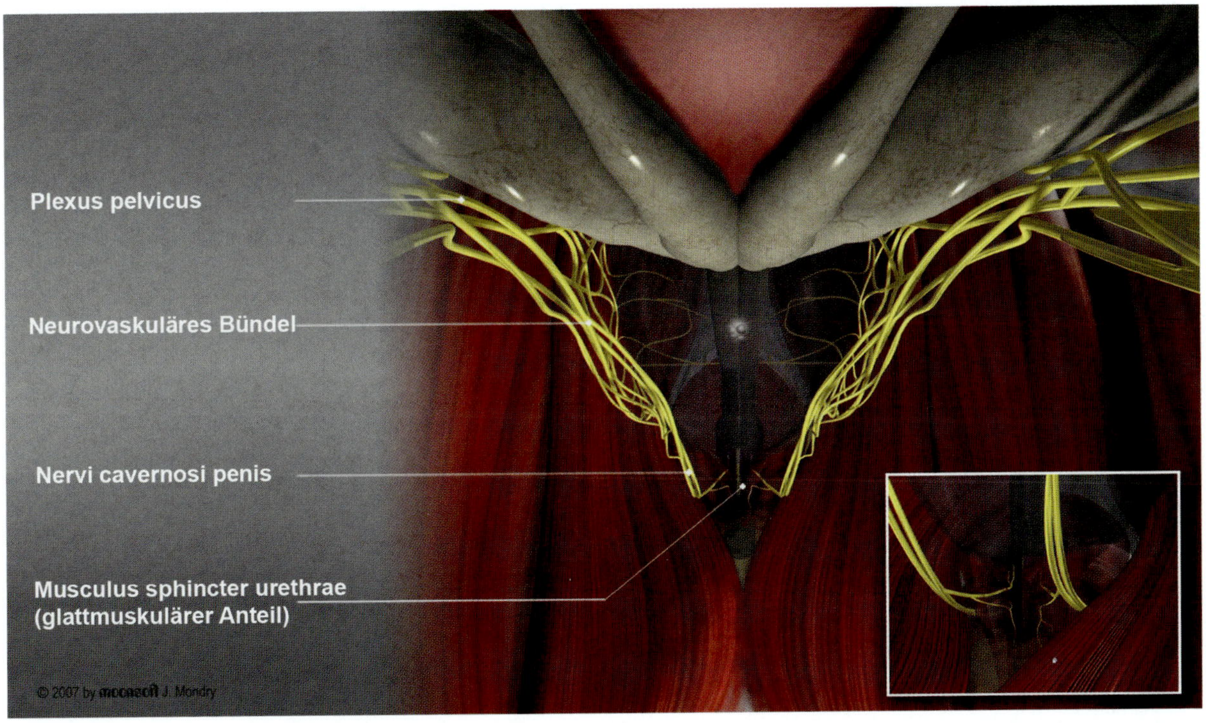

Abb. 3.4

Abb. 3.4 zeigt den Verlauf der Nn. cavernosi penis am Apex der Prostata. Dicht der Prostatakapsel angelagert ziehen sie weiter in Richtung des muskulären Beckenbodens und perforieren ihn in der 5-und 7-Uhr-Position. Hier spaltet sich der Nerv in einen medialen und einen lateralen Anteil auf. Der mediale Anteil innerviert glatte Muskulatur, die Bestandteil des urethralen Schließmuskels ist, sowie glattmuskuläre Längssysteme an Blasenhals und Harnröhre. Die lateralen Anteile verlaufen weiter zum Bulbus penis und treten mit der A. und V. profunda penis in den Penisschwellkörper ein und realisieren die Erektion. Bei parasympathischer Stimulation werden die kavernösen Sinus erweitert, was einen vermehrten Bluteinstrom bewirkt.

N. pudendus

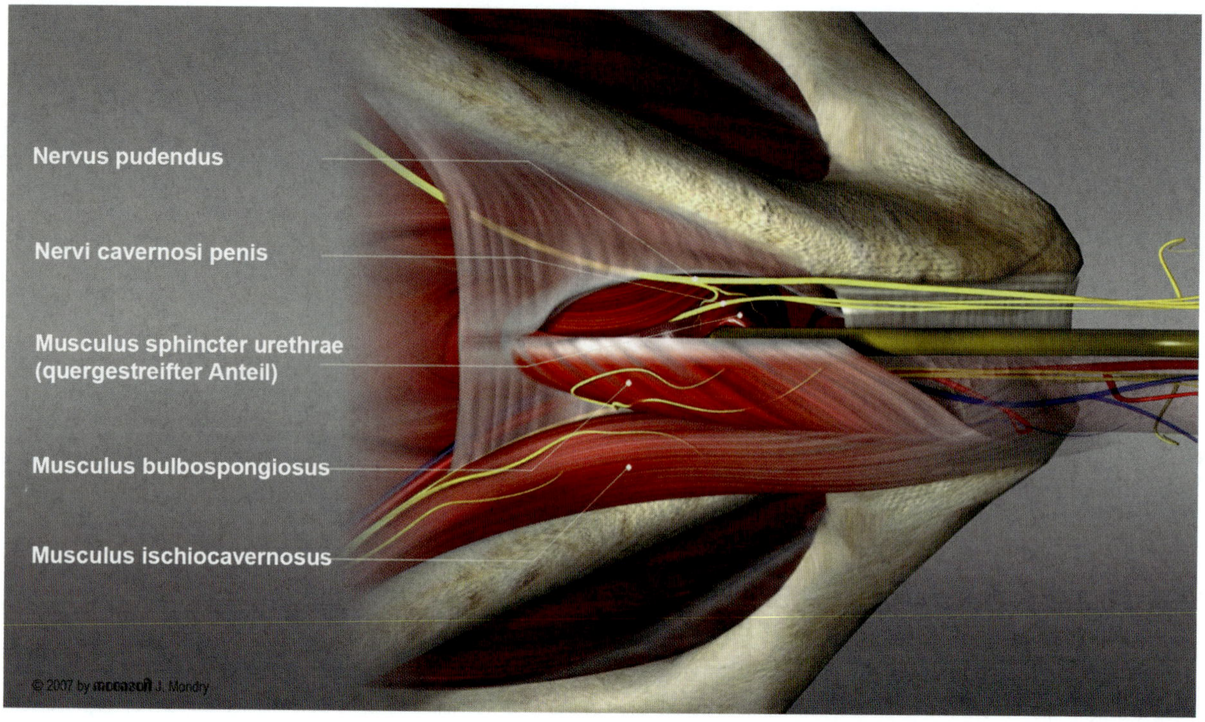

Abb. 3.5

Der N. pudendus geht als somatischer Nerv aus dem Plexus pudendalis hervor und verläuft im Becken zusammen mit A. und V. pudenda interna. Der Nerv verlässt die Beckenhöhle im Alcock-Kanal, einer Fasziendopplung des M. obturatorius internus, und ist hier in der Nähe der Spina ischiadica zu lokalisieren. Der N. pudendus ist der somatosensible Nerv für die Innervation der Haut der äußeren Geschlechtsorgane und innerviert als somatomotorischer Nerv den M. bulbocavernosus et ischiocavernosus sowie den quergestreiften Anteil des urethralen Sphinkters. Verletzungsmöglichkeiten bestehen insbesondere bei Beckenfrakturen und vaginalen Eingriffen.

Prinzip der intrafaszialen nervprotektiven radikalen Prostatektomie

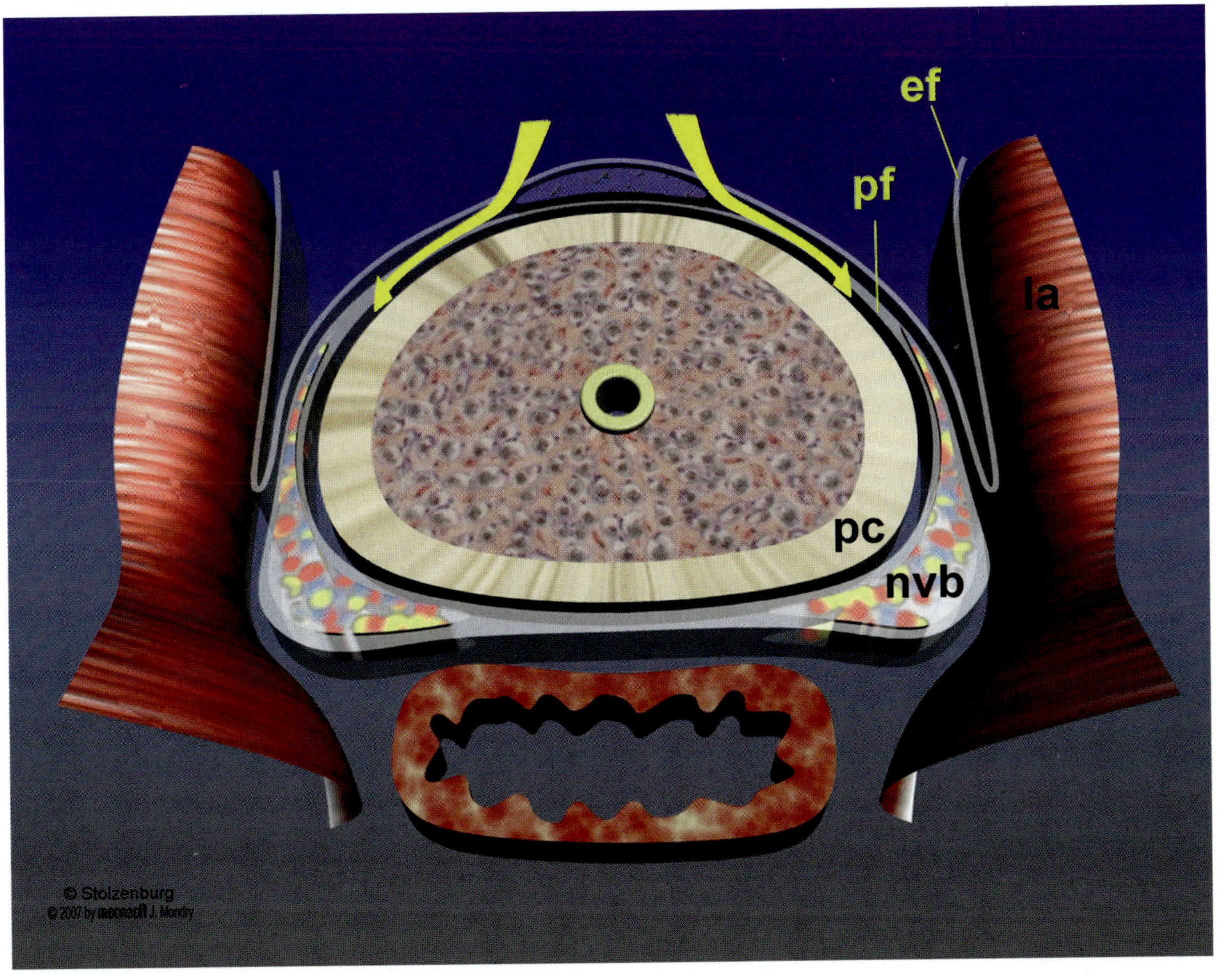

Abb. 3.6

Bei der intrafaszialen Technik der nervprotektiven endoskopischen extraperitonealen Prostatektomie wird die endopelvine Faszie (ef) nur ventral und medial der puboprostatischen Ligamente inzidiert, die bindegewebige Verankerung zum M. levator ani (la) bleibt vollständig erhalten. Die Dissektion der Prostata wird entlang der Prostatakapsel (pc) durchgeführt, wobei die lateral gelegene gefäßführende periprostatische Faszie (pf) intakt bleibt. Die dorsale Präparationsschicht liegt zwischen Prostatakapsel und Denonvillier-Faszie.

3

Interfasziale und intrafasziale nervprotektive radikale Prostatektomie

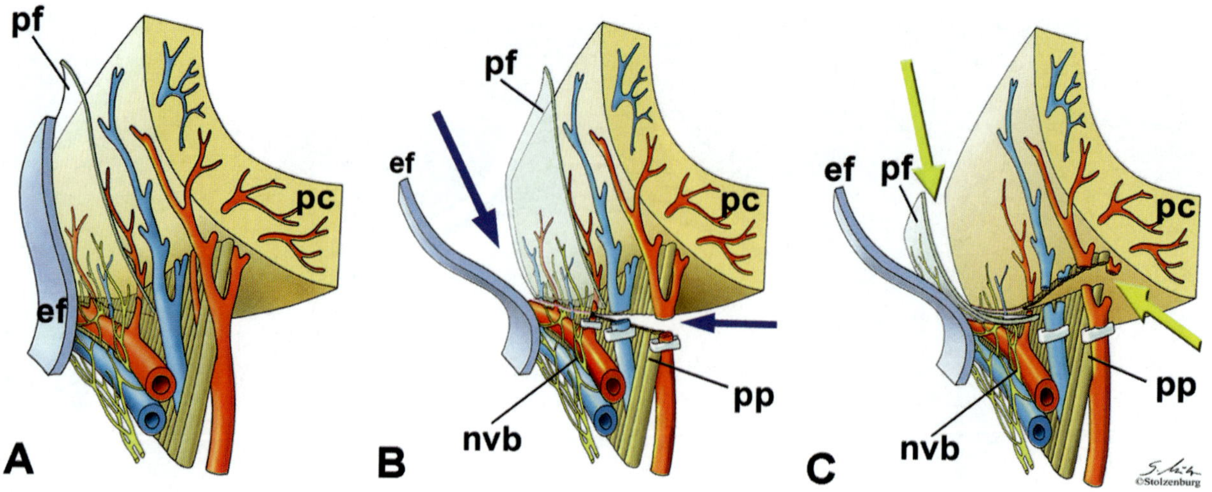

■ **Abb. 3.7a–c**

Die Prostata wird durch die endopelvine (ef) und die periprostatische Faszie (pf) umschlossen (■ Abb. 3.7 a). Bei der interfaszialen Technik wird die endopelvine Faszie inzidiert und das neurovaskuläre Bündel (nvb) posteriolateral separiert (■ Abb. 3.7 b). Bei der intrafaszialen Technik gehören die endopelvine Faszie, die periprostatische Faszie und die Denonvillier-Faszie nicht zum Resektat, da die Präparation direkt auf der Prostatakapsel (pc) durchgeführt wird (■ Abb. 3.7 c).

3.1.1 Literatur

1. Schwalenberg T, Neuhaus J, Liatsikos E, Winkler M, Loffler S, Stolzenburg JU (2010) Neuroanatomy of the male pelvis in respect to radical prostatectomy including three-dimensional visualization. BJU Int 105: 21-27
2. Stolzenburg JU, Rabenalt R, Tannapfel A, Liatsikos EN (2006) Intrafascial nerve-sparing endoscopic extraperitoneal radical prostatectomy. Urology 67: 17-21
3. Walsh PC, Schlegel PN (1988) Radical pelvic surgery with preservation of sexual function. Ann Surg 208: 391-400
4. Schlegel PN, Walsh PC (1987) Neuroanatomical approach to radical cystoprostatectomy with preservation of sexual function. J Urol 138: 1402-1406
5. Leissner J, Allhoff EP, Wolff W et al. (2001) The pelvic plexus and antireflux surgery: topographical findings and clinical consequences. J Urol 165: 1652-1655
6. Hockel M, Horn LC, Hentschel B, Hockel S, Naumann G (2003) Total mesometrial resection: high resolution nerve-sparing radical hysterectomy based on developmentally defined surgical anatomy. Int J Gynecol Cancer 13: 791-803
7. Stelzner F, Fritsch H, Fleischhauer K (1989) The surgical anatomy of the genital nerves of the male and their preservation in excision of the rectum. Chirurg 60: 228-234

3.2 Patientenlagerung für die Beckenchirurgie

Jens-Uwe Stolzenburg, Rowan Casey, Jens Mondry, Minh Do, Anja Dietel, Tim Haefner, Thilo Schwalenberg, Evangelos Liatsikos

Schritt 1: Rückenlagerung

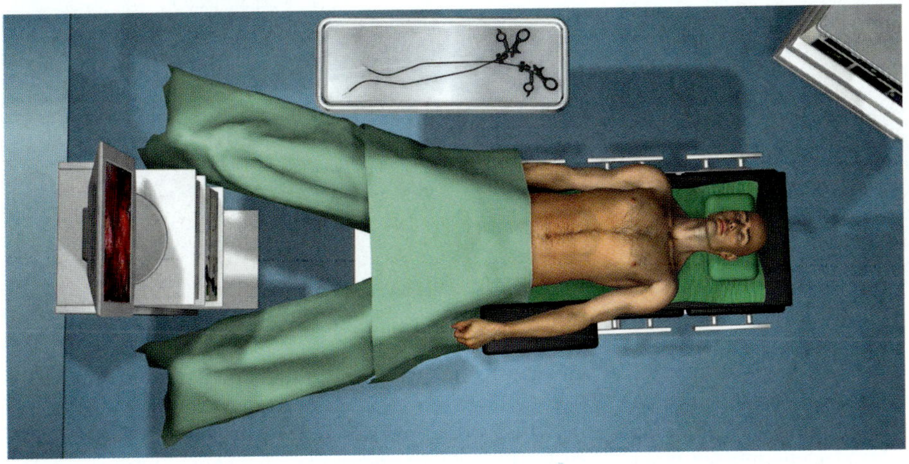

Abb. 3.8

Die folgenden Abbildungen zeigen Details der von uns bevorzugten Lagerung der Patienten bei beckenchirurgischen Eingriffen. Der Patient wird in Rückenlage gelagert. Dies kann in klassischer Trendelenburg-Lagerung oder mit gespreizten Beinen (auf Beinhaltern) erfolgen. Die Lagerung mit gespreizten Beinen hat 3 wesentliche Vorteile. Erstens erlaubt sie, den Monitor und den Laparoskopieturm näher am Patienten und damit ergonomischer für den Operateur und den Assistenten zu platzieren. Zweitens kann dadurch unmittelbar vor einem Eingriff (falls notwendig) eine Zystoskopie ohne Umlagerung durchgeführt werden. Drittens erlaubt es intraoperativ den Zugang zum Perineum. Zur Vermeidung einer Überstreckung der Kniegelenke werden diese mittels Gelrolle in der Fossa poplitea unterpolstert.

Schritt 2: Lagerung der Arme

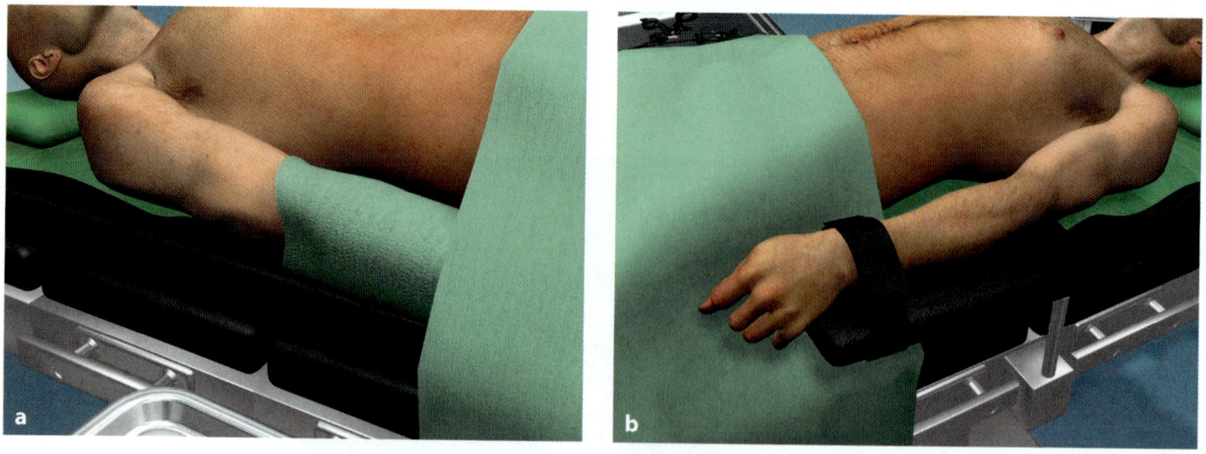

Abb. 3.9a,b

Beide Arme sollten seitlich am Patienten gelagert werden. Der rechte Arm wird in ein Tuch eingeschlagen, beide Enden unter den Rücken gezogen und der Arm somit nahe am Rumpf fixiert. Der Ellenbogen und das Handgelenk müssen innerhalb des Tuches liegen (Abb. 3.9 a). Am rechten Oberarm wird die Blutdruckmanschette angelegt. Der linke Arm wird auf einer Armhalterung mit Klettband fixiert (Abb. 3.9 b). Zwei periphere intravenöse Zugänge werden für anästhesiologische Zwecke platziert und mit einer Infusionsverlängerung konnektiert, sodass der intravenöse Zugang nach Abdeckung des Kopfes weiterhin gut zugänglich ist.

Schritt 3: Fixierung des Patienten

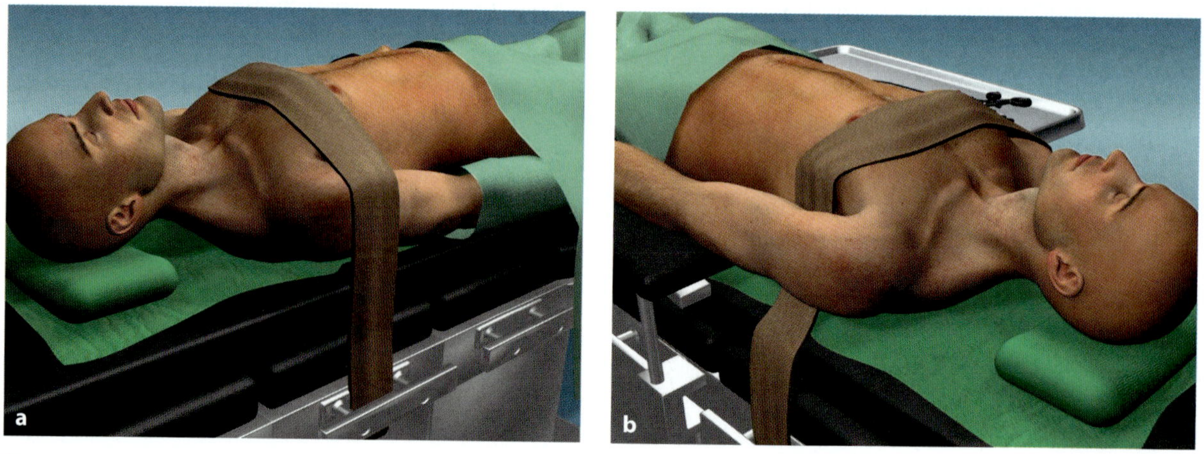

Abb. 3.10a,b

Bedingt durch die Kopftieflage bei beckenchirurgischen Eingriffen muss jeder Patient am Operationstisch fixiert werden, um ein Verrutschen während des Eingriffs zu vermeiden. Die Fixierung sollte sicher und stabil sein, da eine nachträgliche Korrektur der Lage mit fixierten Armen sehr schwierig bzw. aufwendig ist. Abb. 3.10 a und b demonstrieren die Lage eines von uns verwendeten gepolsterten Brustgurtes in Relation zur rechten und linken Schulter. Der Brustgurt dient dem Schutz vor einem möglichen Verrutschen und nicht der primären Fixation. Er sollte locker angezogen und nicht zu straff angelegt werden. Wir verwenden keine Schulterstützen, um eine Verletzung des Plexus brachialis zu vermeiden. Selbst bei einer 25-Grad-Kopftieflage bietet der Brustgürtel eine ausreichende Sicherheit.

Schritt 4: Kopftieflage (extra- und transperitonealer Eingriff)

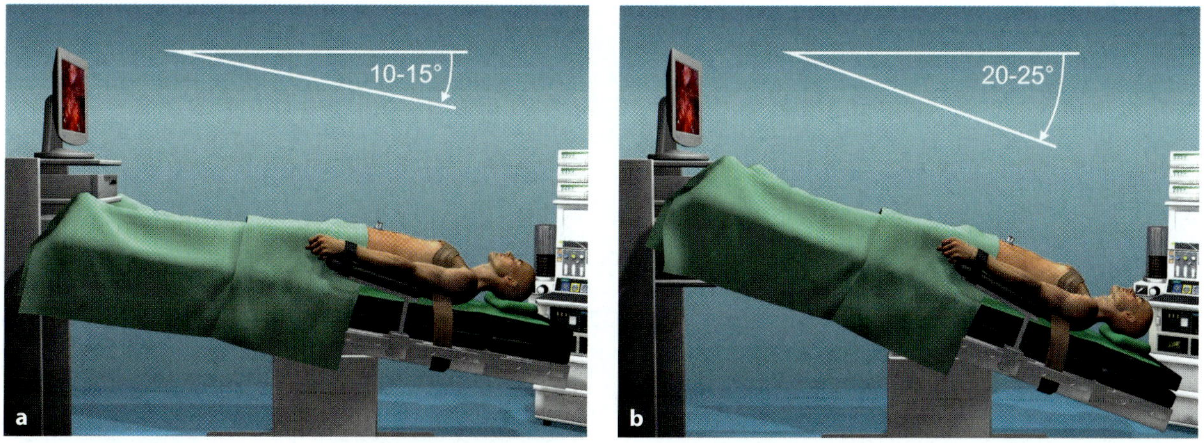

Abb. 3.11a,b

Für einen beckenchirurgischen Eingriff ist im Allgemeinen eine Kopftieflage des Patienten notwendig. Während eines extraperitonealen Eingriffs besteht keine Notwendigkeit für eine extreme Trendelenburg-Lagerung (10–15 Grad, Abb. 3.11 a). Abb. 3.11 b demonstriert eine übliche, extremere Trendelenburg-Position (20–25 Grad), notwendig für die meisten transperitonealen Eingriffe, um einen ausreichenden Zugang zu den Beckenorganen ohne Darminterposition zu erlangen. Diese extreme Kopftieflage kann bei Patienten mit kardiorespiratorischer Komorbidität oder intrakraniell pathologischen Veränderungen anästhesiologische Probleme hervorrufen und stellt für diese Patienten eine relative Kontraindikation für einen solchen Eingriff dar.

Schritt 5: Operatives Set-up

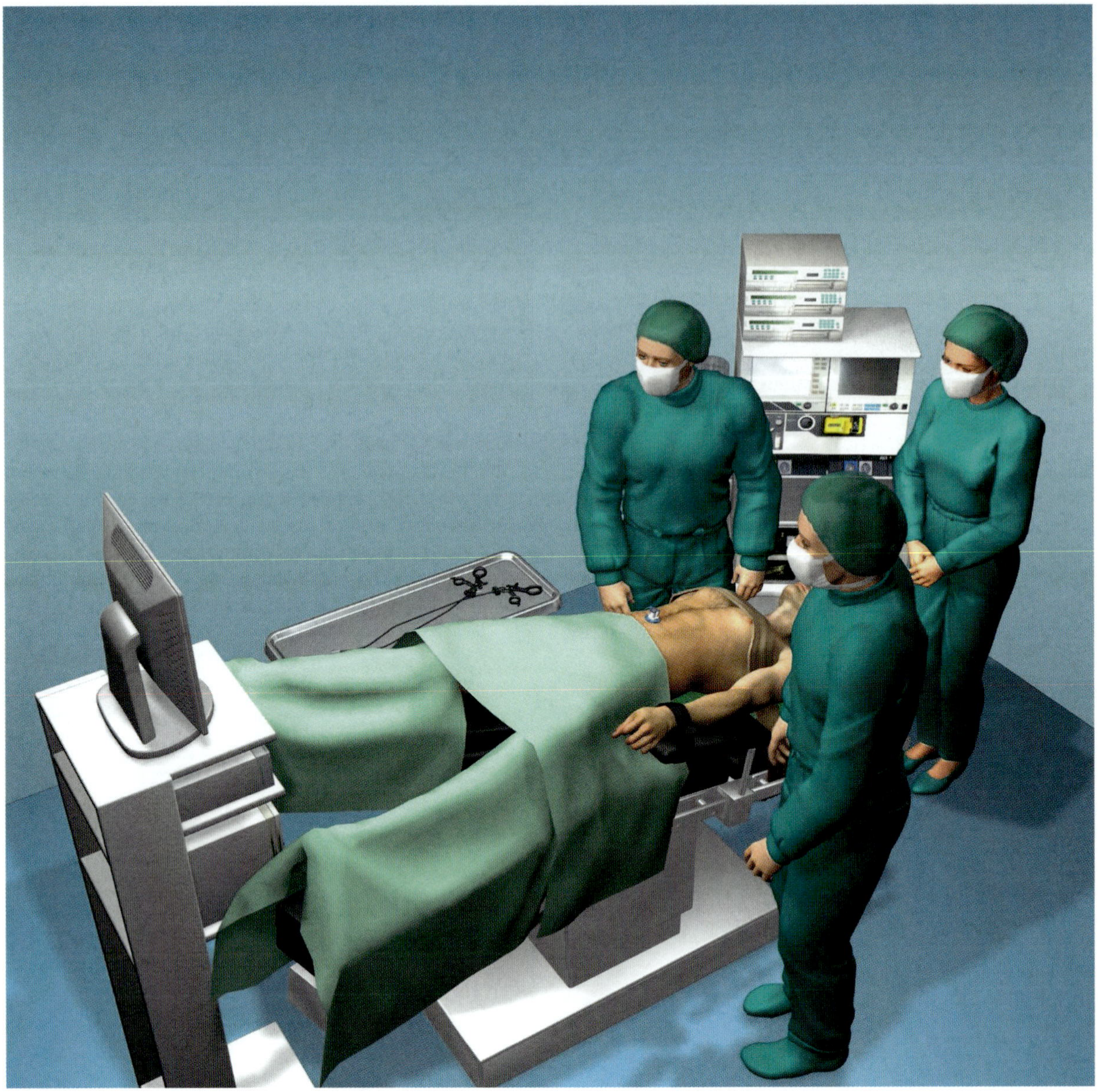

Abb. 3.12

Abb. 3.12 gibt einen Überblick über die Konfiguration des Operationssaals. Zur Aufrechterhaltung der Körpertemperatur wird der Patient mit einem »Bair-Hugger« oder einer Decke abgedeckt. Es sollte darauf geachtet werden, dass dem Patienten vor der Operation Kompressionsstrümpfe angelegt wurden. Bei den meisten beckenchirurgischen Eingriffen steht der Operateur auf der linken Patientenseite, der Assistent gegenüber. Der Kamerahalter steht hinter dem Kopf des Patienten. Die sterile Schwester kann ebenfalls die Funktion des Kameraführens übernehmen. Alternativ kann ein Kameraroboter (z. B. Freehand® Kamerahalter) eingesetzt werden.

Schritt 6: Anatomische Leitstrukturen zur Trokarplatzierung

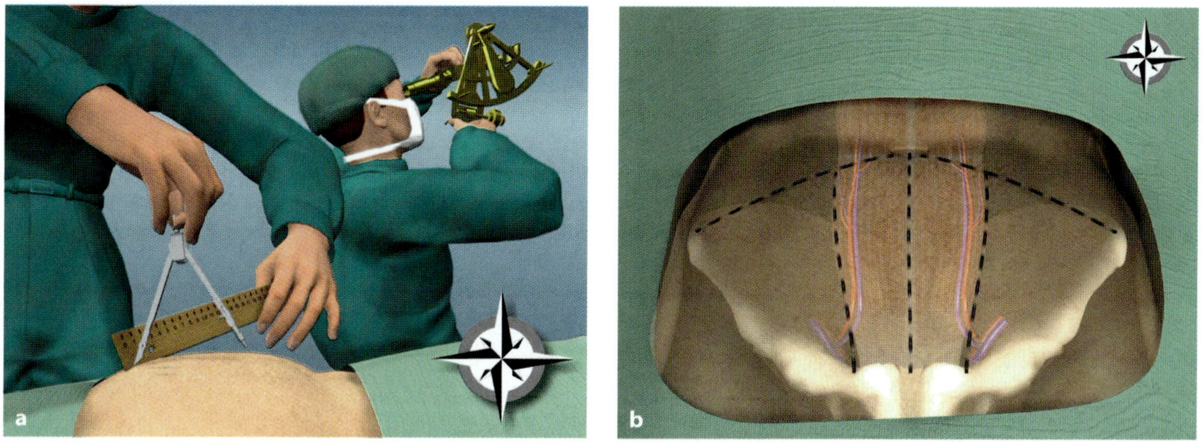

Abb. 3.13a,b

In den folgenden Kapiteln werden für jeden einzelnen Eingriff die empfohlenen Trokarpositionen dargestellt. Deren Lage wird anhand anatomischer Orientierungspunkte bzw. Linien erläutert, die in Abb. 3.13 b dargestellt sind. Eine solche Linie verbindet beidseits den Nabel und die Spina iliaca anterior superior. Drei weitere orientierende Linien verlaufen vertikal zwischen Nabel und Symphyse entlang der Linea alba sowie beidseits pararektal. Beim Einbringen der Trokare sollte stets beachtet werden, dass etwas medial der Pararektallinien die epigastrischen Gefäße verlaufen. Entsprechend dem Patientenhabitus und aufgrund von Voroperationen können die Trokarpositionen von Patient zu Patient variieren und nicht immer so präzise wie in Abb. 3.13 a festgelegt werden.

3

3.3 Einrichten des DaVinci-Roboters für beckenchirurgische Eingriffe

Jens-Uwe Stolzenburg, Ingolf Tuerk, Panagiotis Kallidonis, Christopher Anderson, Harry Beerlage, Evangelos Liatsikos

Einleitung

Die roboterassistierte laparoskopische radikale Prostatektomie (RALP) ist heute ein Standardeingriff für die Behandlung des lokal begrenzten Prostatakarzinoms [1, 2]. Des Weiteren stellt die roboterassistierte laparoskopische radikale Zystektomie (RALC) eine Alternative zur offenen und laparoskopischen radikalen Zystektomie dar. Die Anwendung des Robotersystems benötigt für jede Prozedur eine Vorbereitung. In diesem Kapitel wird das Einrichten des Robotersystems für die RALP im Detail beschrieben. Die Vorbereitung für die RALC ist ähnlich, die Unterschiede werden jeweils kurz dargestellt.

Schritt 1: Einrichten und steriles Einpacken der Roboterarme für die Operation

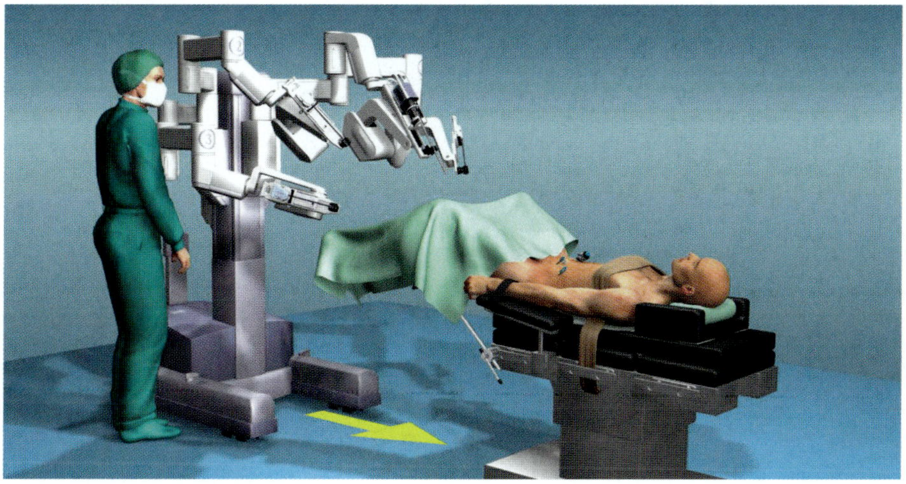

Abb. 3.14

Die Konsole des Roboters wird gestartet. Das System durchläuft den Selbsttest, die Komponentenerkennung sowie die Kamera- und Linsenkalibrierung. Die operateurspezifischen Einstellungen an der Konsole (Höhe, Visus) werden vorgenommen. Die Bewegungen der Roboterarme und der Kamera werden getestet und das System in den Standbymodus geschaltet. Alle Arme und Elemente des DaVinci-Systems, die in Kontakt mit dem Patienten oder dem Operationsteam kommen, werden noch abseits vom Operationstisch steril eingepackt. Die Roboterarme werden vor dem Heranfahren an den Patienten angehoben und zusammengebracht. Abb. 3.14 zeigt das System, welches von kaudal an den Patienten herangefahren wird.

Schritt 2: Patientenlagerung und Trokarplatzierung

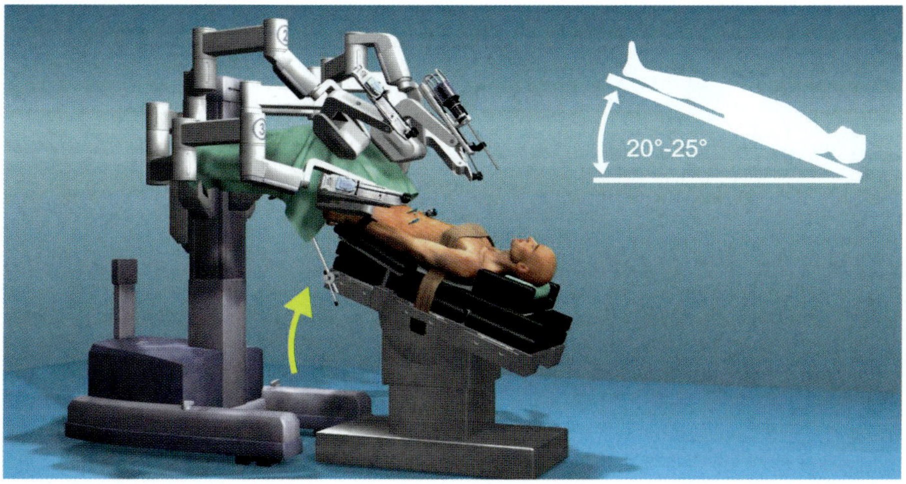

Abb. 3.15

Der Patient wird in Rückenlage mit gespreizten Beinen gelagert, und die Ports werden eingeführt. Für das Einführen der entsprechenden Ports werden z. B. eine Veress-Nadel für den transperitonealen Zugang oder ein Ballondissektor für den extraperitonealen Zugang genutzt (▶ Abschn. 1.2 und ▶ Abschn. 3.4). Nach Einführen des Kameratrokars werden alle anderen Trokare unter Sicht platziert (▶ Abschn. 3.11.2 und 3.12.3). Die trans- und extraperitoneale RALP kann entweder mit einem 3-Arm- oder 4-Arm-System erfolgen. Wir demonstrieren hier das Set-up eines 4-Arm-Systems. Nachdem das Robotersystem am Fußende des Patienten platziert wurde, wird der Patient in eine Trendelenburg-Position (20–25 Grad) gebracht.

Schritt 3: Andocken der Kamera

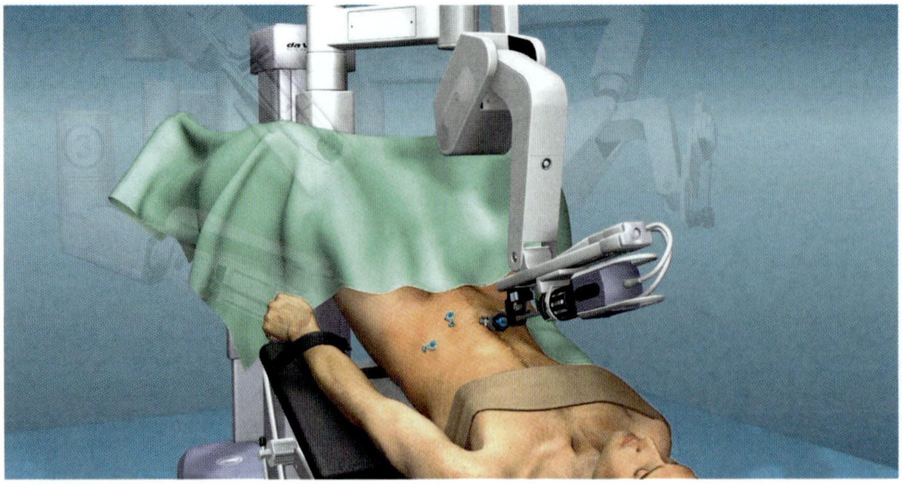

Abb. 3.16

Beim Lagern des Patienten in Trendelenburg-Position sollte ein Kontakt des Patienten mit dem Robotersystem vermieden werden. Anschließend werden die Roboterarme schrittweise angedockt. Das Einführen der Optik erfolgt nach dem Andocken des Kameraarms am umbilikalen Port. Aufgrund der im Umfang relativ dicken Optik, die jedoch ein 3-dimensionales stereoskopisches Sehen ermöglicht, muss dieser Trokar einen Durchmesser von 10–12 mm besitzen. Bei sehr adipösen Patienten wird der Kameratrokar zur Durchführung einer RALP weiter kaudal eingebracht. Bei einer Zystektomie (RALC) dagegen wird der Optiktrokar a priori ca. 4 cm kranial des Nabels platziert.

Schritt 4: Andocken des rechten Arbeitstrokars

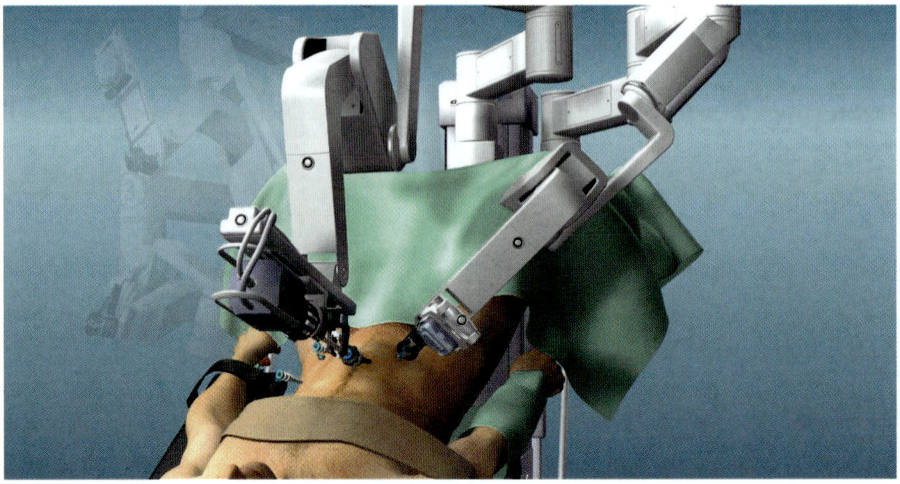

Abb. 3.17

Die übrigen Roboterarme werden an den dafür geeigneten Trokaren (8 mm) angedockt und anschließend mit den Instrumenten versehen. Zuerst wird der Arm rechts des Optiktrokars konnektiert. Abb. 3.17 zeigt die angedockte Kamera und den rechten Roboterarm. Der hohe Grad an Beweglichkeit der Instrumente ermöglicht eine anspruchsvolle Präparation und Nahttechnik. Es ist wichtig zu wissen, dass nach dem Anbringen der Roboterarme an die Trokare ein Zug auf die Bauchwand ausgeübt wird. Wenn die Arme in ihre letztendliche Position gebracht wurden, muss abschließend kontrolliert werden, dass kein Druck auf Körperteile des Patienten ausgeübt wird.

Schritt 5: Ankoppeln des dritten Roboterarms

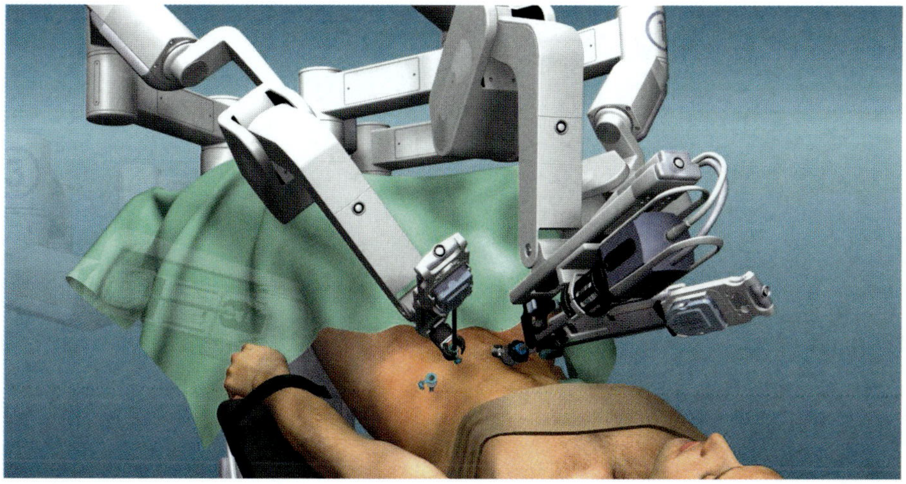

Abb. 3.18

Der Roboterarm links des kameraführenden Roboterarms wird dann an dem entsprechenden 8-mm-Port angedockt. Die 2 mittleren Roboterarme links und rechts der Optik sind entscheidend für die Durchführung der Operation. Alle chirurgischen Schritte können mit den daran befindlichen Instrumenten durchgeführt werden. Die Positionierung der Arbeitstrokare und der entsprechenden Ports variiert zwischen dem extraperitonealen und transperitonealen Vorgehen für die Prostatektomie. Für die extraperitoneale Prostatektomie und bei adipösen Patienten werden die mittleren Arbeitstrokare im Vergleich zum transperitonealen Vorgehen mehr kaudal gesetzt. Bei der RALC werden die Arbeitstrokare mehr lateral platziert.

Schritt 6: Ankoppeln des vierten Roboterarms

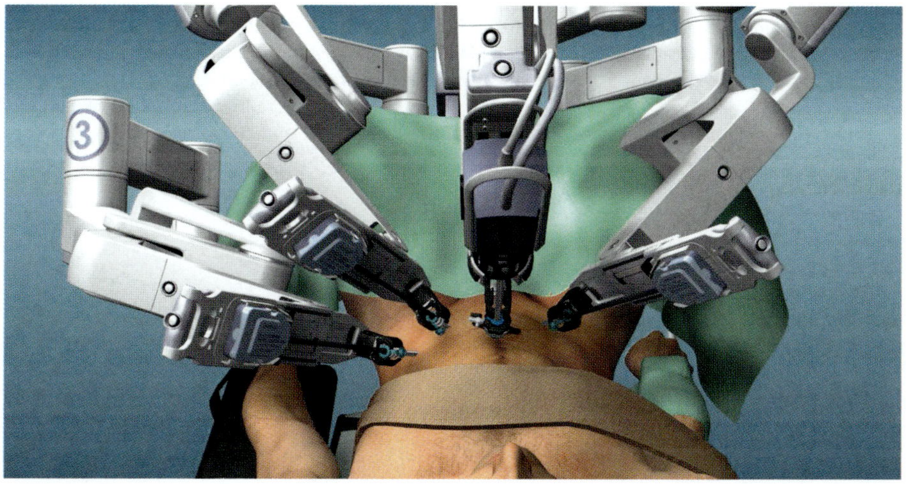

Abb. 3.19

Das System ist nach Ankoppeln des letzten Arms fertig aufgestellt. Ein genaues und bedachtes Platzieren der Roboterarme vermeidet Kollisionen der Instrumente intraoperativ. Bei einem transperitonealen Vorgehen ermöglicht der vierte Roboterarm eine einfachere Präparation, da durch den vierten Arm Zug ausgeübt werden kann, während die beiden anderen Arme aktiv präparieren. Das Ankoppeln des vierten Arms kann beim extraperitonealen Vorgehen schwierig sein, da die kaudale Positionierung der Trokare die Bewegungsfreiheit der Roboterarme limitiert. Deshalb sollte der Einsatz eines vierten Roboterarms für die extraperitoneale Prostatektomie entsprechend der anatomischen Gegebenheiten optional erfolgen.

3

Schritt 7: Aktivierung des Robotersystems

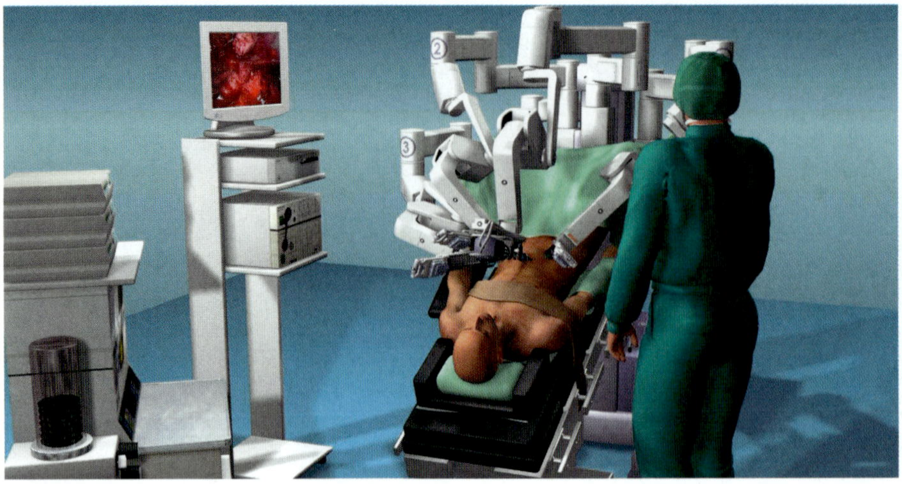

Abb. 3.20

Wenn alle Roboterarme konnektiert sind, ist das System einsatzbereit. Es ist wichtig, während des Eingriffs keine Verletzungen der Bauchwand oder der Beine des Patienten durch die Roboterarme zu verursachen. Deshalb sollten alle Arme vorsichtig angedockt und stets auf eine ausreichende Bewegungsfreiheit hin überprüft werden. Im Operationssaal wird ein zusätzlicher Bildschirm so platziert (Abb. 3.20), dass der Assistent, der nicht an der Konsole sitzt, eine gute und gerade Sicht auf den Monitor hat. Neben dem Robotersystem werden meist auf einem klassischen laparoskopischen Turm oder einer Deckenampel zusammen mit dem Monitor die notwendige Lichtquelle und der Gasinsufflator platziert.

3.3.1 Literatur

1. Ficarra V, Novara G, Artibani W, Cestari A, Galfano A et al. (2009) Retropubic, laparoscopic, and robot-assisted radical prostatectomy: a systematic review and cumulative analysis of comparative studies. Eur Urol 55: 1037-63
2. Xylinas E, Ploussard G, Salomon L, Paul A, Gillion N, Laet KD et al. (2010) Intrafascial nerve-sparing radical prostatectomy with a laparoscopic robot-assisted extraperitoneal approach: early oncological and functional results. J Endourol 24: 577-82
3. Kasraeian A, Barret E, Cathelineau X, Rozet F, Galiano M, Sanchez-Salas R, Vallancien G (2010) Robot-assisted laparoscopic cystoprostatectomy with extended pelvic lymphadenectomy, extracorporeal enterocystoplasty, and intracorporeal enterourethral anastomosis: initial Montsouris experience. J Endourol 24: 409-13
4. Pruthi RS, Nix J, McRackan D, Hickerson A, Nielsen ME, Raynor M, Wallen EM (2010) Robotic-Assisted Laparoscopic Intracorporeal Urinary Diversion. Eur Urol 57: 1013-21
5. Manoharan M, Katkoori D, Kishore TA, Antebie E (2010) Robotic-assisted Radical Cystectomy and Orthotopic Ileal Neobladder Using a Modified Pfannenstiel Incision. Urology 77: 491-3

3.4 Extraperitonealer Zugang und Trokarplatzierung für beckenchirurgische Eingriffe

Jens-Uwe Stolzenburg, Minh Do, Anja Dietel, Alan McNeill, Roman Ganzer, Andreas Gonsior, Ho Thi Phuc, Matthias Winkler, Evangelos Liatsikos

Schritt 1: Patientenlagerung

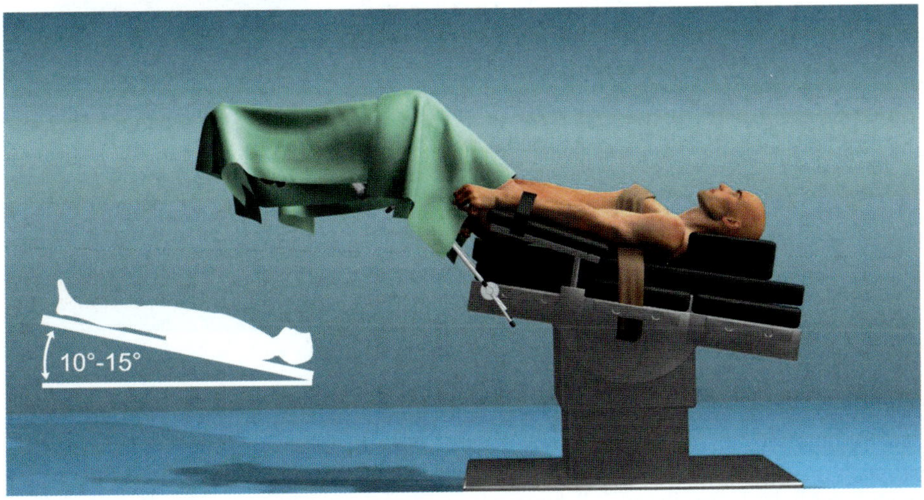

Abb. 3.21

Der Patient wird, wie in ► Abschn. 3.2 ausführlich beschrieben, in Rückenlage mit leicht gespreizten Beinen gelagert. Der Laparoskopieturm (schiebbarer Wagen oder Deckenampel) wird am Fußende, leicht zwischen den Beinen des Patienten platziert. Der Patient wird in Abhängigkeit vom Eingriff und seiner Konstitution in 10–15 Grad Kopftieflage gekippt. Mit zunehmender Erfahrung bei extraperitonealen Eingriffen haben wir realisiert, dass es keine Notwendigkeit für eine extreme Trendelenburg-Lagerung bei derartigen Eingriffen gibt, da der Darm nicht in das Operationsfeld prolabieren kann und auch bei geringer Kopftieflage ein ausreichend großer »Raum« zum Operieren zur Verfügung steht.

Schritt 2: Hautschnitt und Inzision der vorderen Rektusscheide

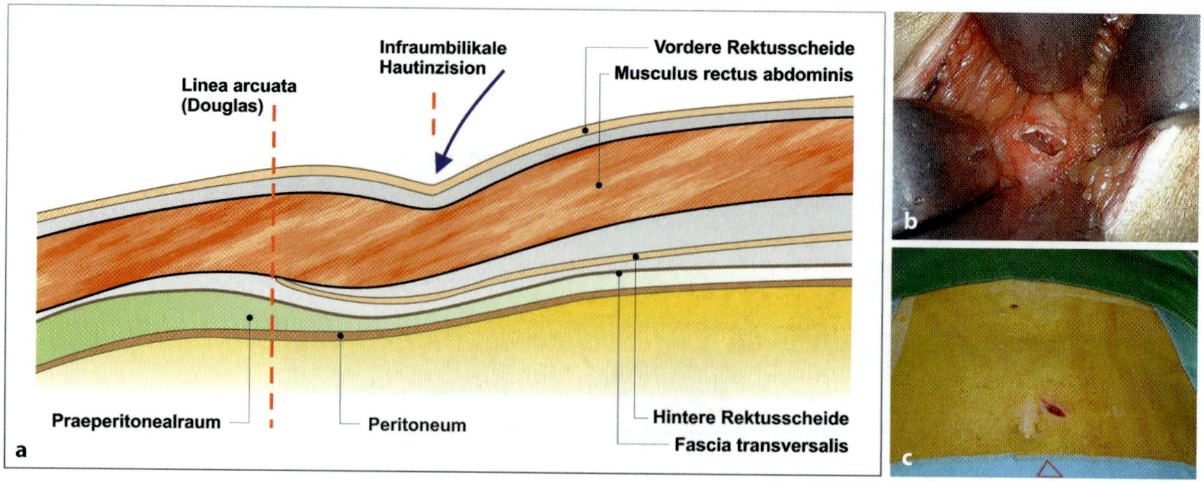

Abb. 3.22a–c

Ein 12–15 mm langer Schnitt wird 1 cm unterhalb und lateral des Nabels gesetzt (rechts infraumbilikale Inzision, Abb. 3.22 c). Wir bevorzugen, nicht in der Mittellinie zu inzidieren, um Verwachsungen im Bereich der Linea alba zu meiden. Abb. 3.22 a zeigt die Schichten der Bauchwand. Nach Setzen der Hautinzision wird stumpf bis zur anterioren Rektusscheide präpariert. Diese wird horizontal inzidiert (Abb. 3.22 b). Diese Inzision wird, um Blutungen zu vermeiden, stumpf mittels Schere erweitert. Sobald die vordere Rektusfaszie horizontal inzidiert ist, werden die longitudinal verlaufenden Fasern des M. rectus abdominis sichtbar.

Schritt 3: Stumpfe Präparation des Rektusmuskels und »Fingerdissektion« des Präperitonealraums

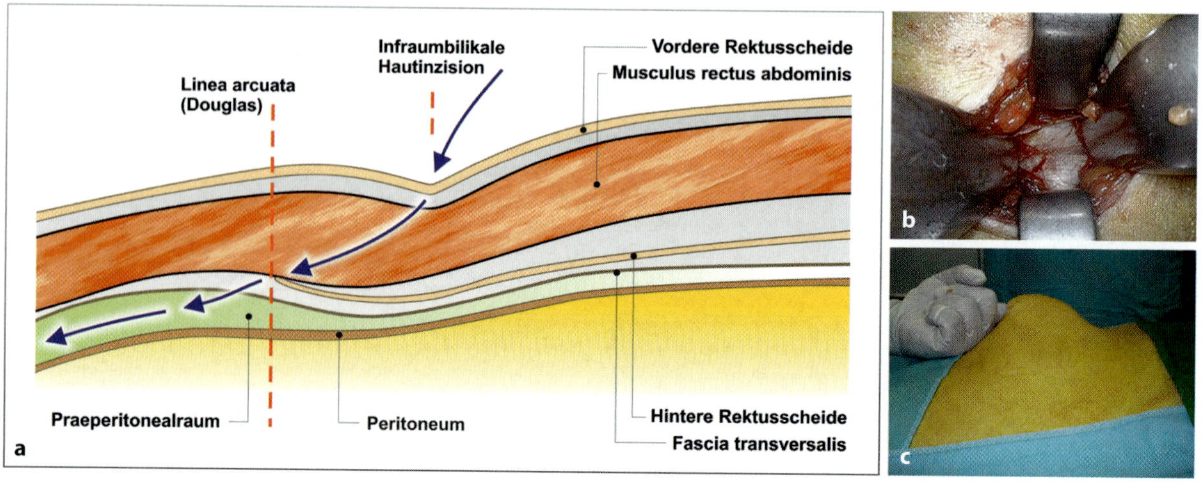

Abb. 3.23a–c

Die Fasern des M. rectus abdominis werden stumpf auseinandergedrängt, und die hintere Rektusscheide wird dargestellt (Abb. 3.23 b). Hilfreich sind dabei schmale Langenbeck-Haken mit leicht flexierter Spitze. Bei sehr adipösen Patienten sind besonders lange Haken notwendig. Der Raum zwischen dem Rektusmuskel und der hinteren Rektusscheide wird stumpf mit dem Zeigefinger der rechten Hand in Richtung der Symphyse entwickelt (Abb. 3.23 c). Vorsicht ist hinsichtlich der epigastrischen Gefäßen geboten. Eine extensive Präparation mittels Fingern ist insgesamt nicht notwendig. Eine Mobilisation der hinteren Rektusscheide des M. rectus abdominis, die eine Platzierung des Ballontrokars erlaubt (s. Schritt 4), ist ausreichend.

Schritt 4: Ballondissektion des Präperitonealeraumes

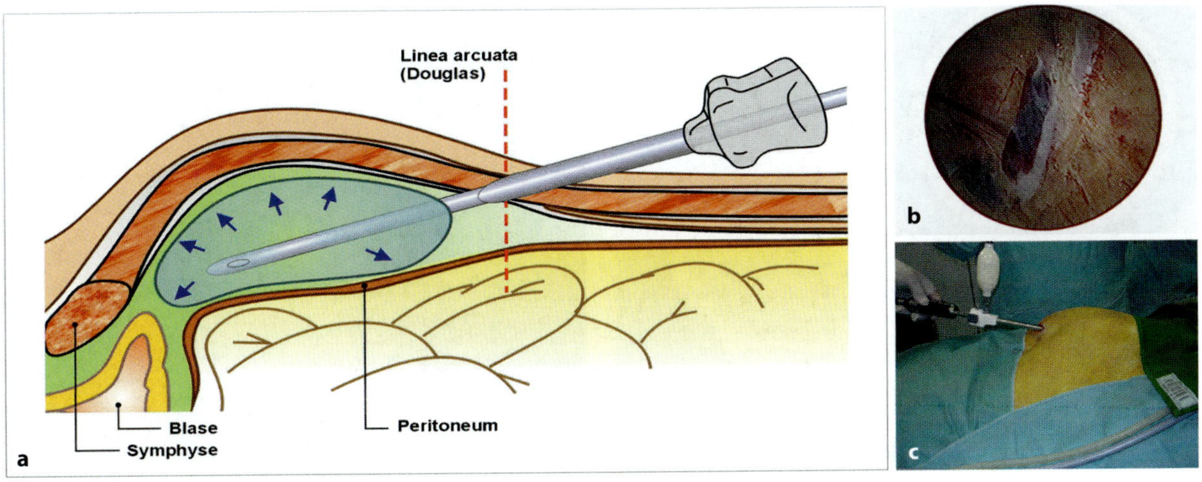

Abb. 3.24a–c

Ein Ballontrokar wird entlang der hinteren Rektusscheide, die in Höhe der Linea arcuata endet, in den Retzius-Raum eingebracht. Danach wird das Laparoskop in den Ballontrokar geschoben und der Präperitonealraum unter direkter visueller Kontrolle durch Aufpumpen des Ballons entwickelt (Abb. 3.24 c). Die epigastrischen Gefäße, die ventral an der Bauchwand verlaufen, sollten durch den transparenten Ballon hindurch zu sehen sein. Die epigastrischen Gefäße und der Schambeinbogen sind die wichtigsten anatomischen Orientierungspunkte während der Ballondilatation. Der Arcus pubis wird gewöhnlich gegen Ende der Ballondissektion sichtbar.

Schritt 5: Platzierung des Optiktrokars und des ersten 5-mm-Trokars

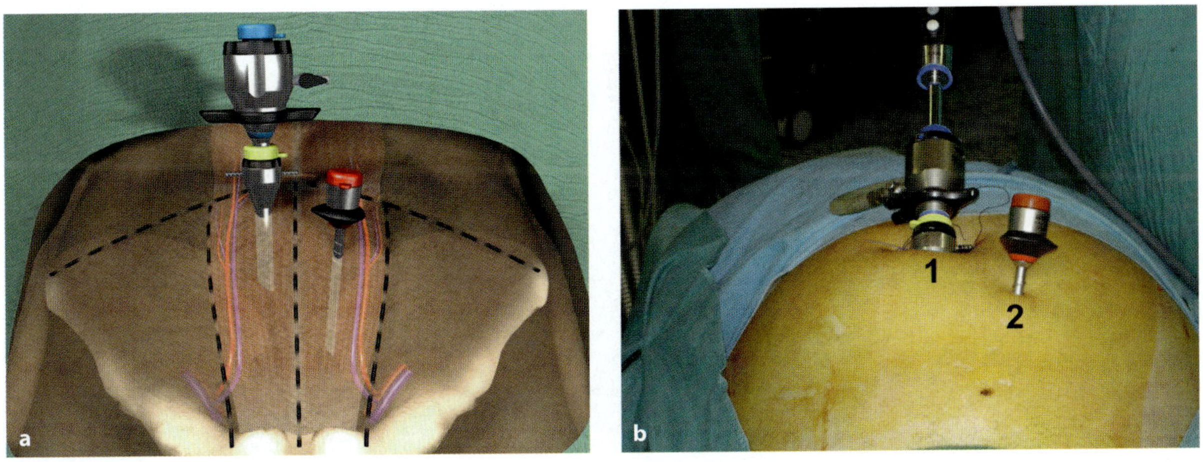

Abb. 3.25a,b

Der Ballontrokar wird entfernt, und anschließend werden Haltenähte durch die inzidierte vordere Rektusscheide gelegt. Diese Haltenähte sollten durch die jeweils lateralen Enden der Inzision verlaufen und können am Ende der Operation gleich zum Verschluss der Rektusfaszie verwendet werden. Ein Optiktrokar (Typ Hassan) wird eingeführt und mittels dieser Haltenähte straff fixiert (Trokar 1), um ein Entweichen des CO_2-Gases zu vermeiden. Nach der Insufflation mit CO_2 (empfohlener Druck: 12 mmHg) wird ein 5-mm-Trokar (Trokar 2) 2 Fingerbreit links-lateral der Mittellinie platziert (Höhe: in einem Verhältnis von ⅓ zu ⅔ zwischen Nabel und Schambein).

Schritt 6: Trokarplatzierung in der rechten Fossa iliaca (»Assistententrokare«)

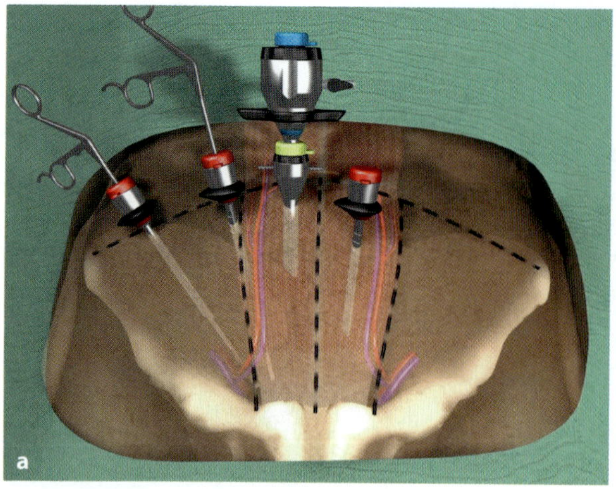

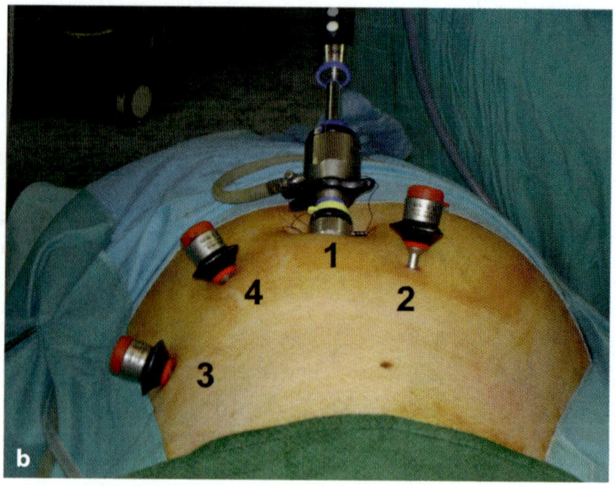

Abb. 3.26a,b

Ein 5-mm-Trokar (Trokar 3) wird 2 Finger medial der rechten Spina iliaca anterior superior platziert (auf der Linie zwischen Spina iliaca anterior superior und Nabel). Ein weiterer 5-mm-Trokar (Trokar 4) wird auf derselben Linie in Höhe der Überkreuzung der rechten Pararektallinie eingebracht. Die Lage dieses Trokars kann in Abhängigkeit vom Verlauf der epigastrischen Gefäße stark nach kaudal/ medial oder lateral variieren (s. Schritt 7).

Schritt 7: Vermeidung von Verletzungen der epigastrischen Gefäße

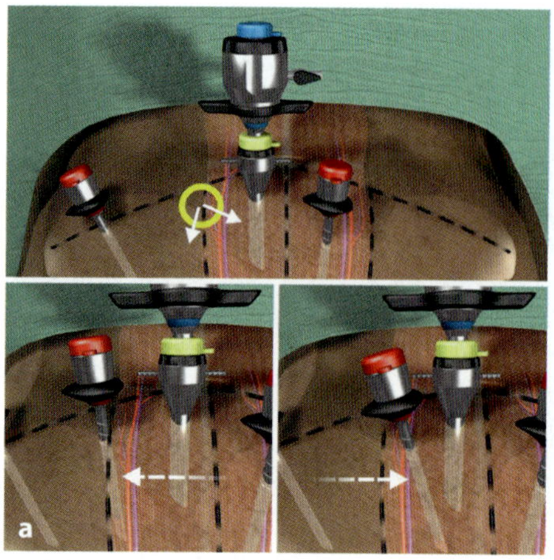

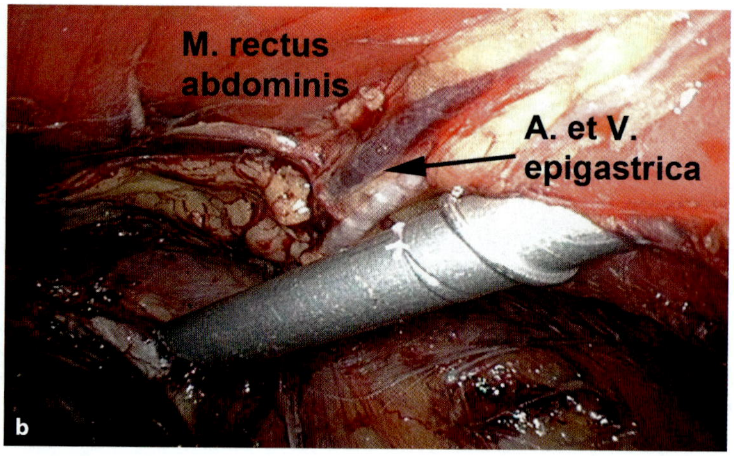

Abb. 3.27a,b

Eine Verletzung der epigastrischen Gefäße kann während des Einführens des vierten Trokars auftreten. Dieser ist damit der »gefährlichste« Trokar hinsichtlich möglicher auftretender iatrogener Blutungen. Vor dem Platzieren sollte immer eine sorgfältige Inspektion der Abdominalwand erfolgen. Dazu wird von Innen die Bauchwand mit dem Laparoskop inspiziert und angeleuchtet (»Diaphanoskopie«), um den Verlauf der epigastrischen Gefäße zu verifizieren. Der 5-mm-Trokar sollte anschließend stets unter Sicht platziert werden. Seine Position kann je nach Verlauf der epigastrischen Gefäße stark variieren (Abb. 3.27 a). Eine weitere Möglichkeit, das Risiko einer Blutung zu vermindern, besteht in der Verwendung eines Versaports® (▶ Abschn. 1.2.3).

Schritt 8: Präparation des linken Präperitonealraums

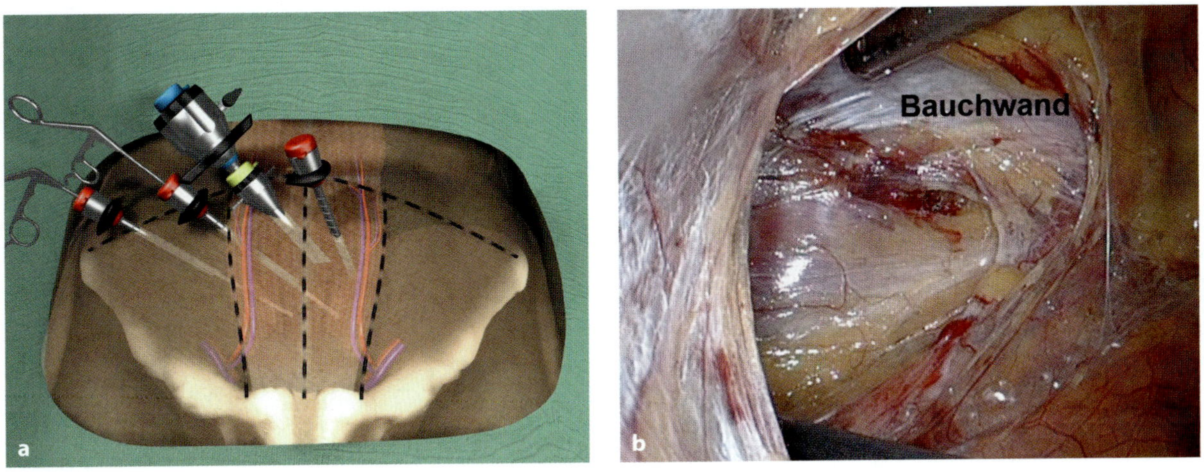

Abb. 3.28a,b

Über die Trokare 3 und 4 erfolgt durch den Assistenten oder den Operateur, der dann die Seite wechseln muss, die Präparation des linken Präperitonealraums (Abb. 3.28 a). Die Präparation orientiert sich zunächst am Verlauf des Arcus pubis, der von rechts nach links dargestellt wird. Anschließend werden zunächst die V. ilica externa, dann die A. iliaca externa und anschließend der Samenstrang identifiziert. Ventral werden jetzt die epigastrischen Gefäße dargestellt. Unmittelbar unter diesen kann gefahrlos nach lateral präpariert werden, wobei das Peritoneum vorsichtig nach kranial mobilisiert wird und die Bauchdeckenmuskulatur zur Darstellung kommt (Abb. 3.28 b). Bei den meisten Patienten gelingt eine vollständig stumpfe Mobilisation des Peritoneums.

Schritt 9: Platzierung des 12-mm-Trokars in die linke Fossa iliaca

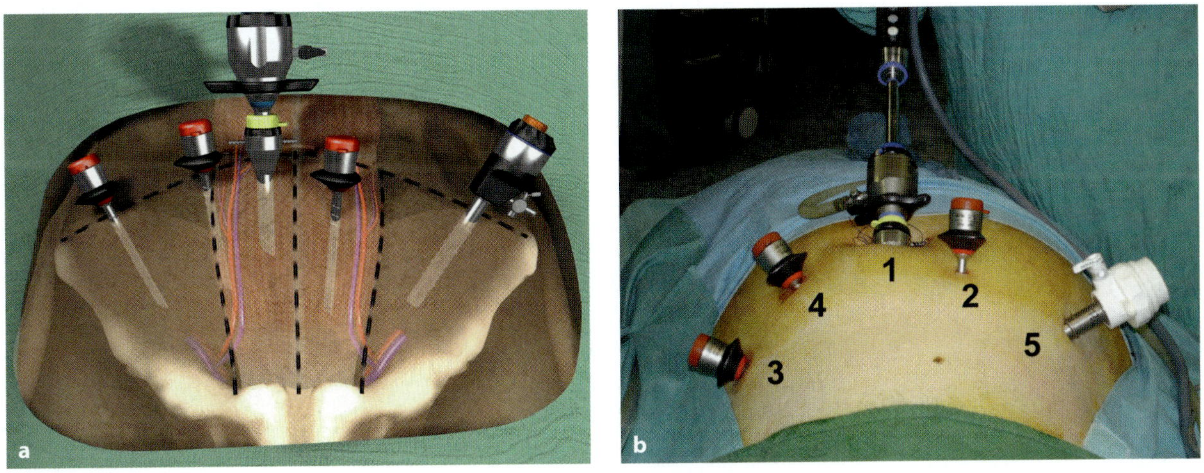

Abb. 3.29a,b

Ein weiterer 12-mm-Trokar wird ca. 3 Fingerbreit medial der Spina iliaca anterior superior sinistra platziert (auf einer gedachten Linie zwischen der Spina iliaca anterior superior und dem Nabel). Dieser Trokar ist derjenige, durch den Gewebe wie Lymphknotenpakete entnommen werden kann. Des Weiteren werden durch diesen 12-mm-Trokar sämtliche Nadeln eingeführt und entfernt. Wird dieser Trokar zu weit lateral oder zu kaudal platziert, kann dies insbesondere bei der apikalen Präparation oder der urethrovesikalen Anastomose bei der radikalen Prostatektomie erhebliche Probleme bereiten, da das über diesen Trokar eingeführte Instrument häufig nicht um den Arcus pubis herum bis in das Becken eingeführt werden kann und mit diesem kollidiert.

3

Schritt 10: Komplettes Trokar-Set-up für beckenchirurgische Eingriffe

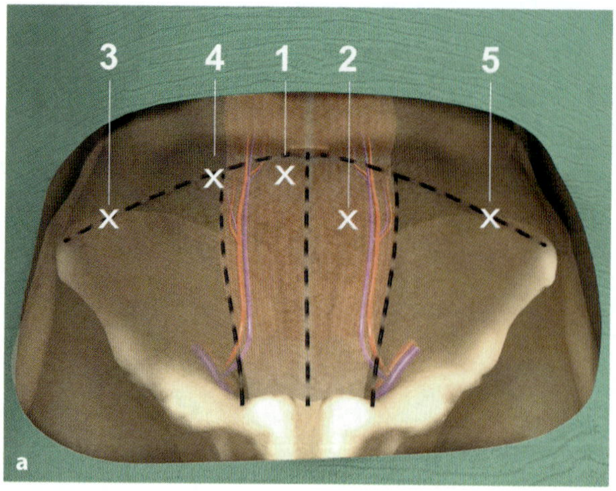

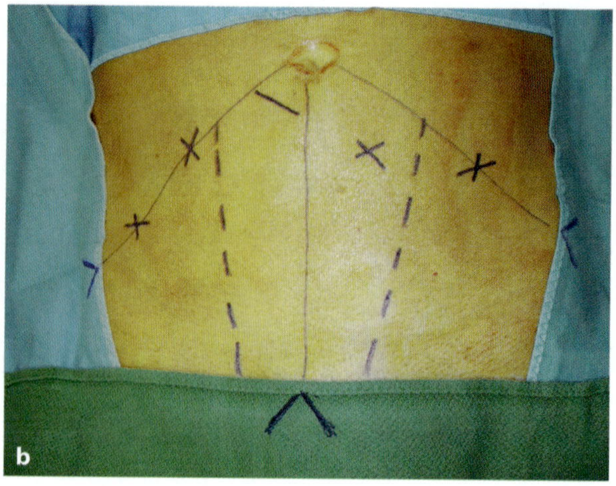

Abb. 3.30a,b

Die Position aller Trokare und die Reihenfolge ihrer Platzierung ist in Abb. 3.30 a noch einmal in einer schematischen Zeichnung zusammengefasst. Abb. 3.30 b zeigt den gleichen Sachverhalt eingezeichnet am Bauch eines Patienten. Die in Abb. 3.30 b gezeichneten imaginären Linien sind, wie bereits erläutert, für die Orientierung und eine optimale Trokarplatzierung hilfreich: vom Nabel zur Spina iliaca anterior superior (durchgehende Linie), Pararektallinie (gestrichelte Linie) und die Mittellinie (durchgehende Linie).

Schritt 11: Trokarplatzierung bei adipösen oder sehr großen Patienten

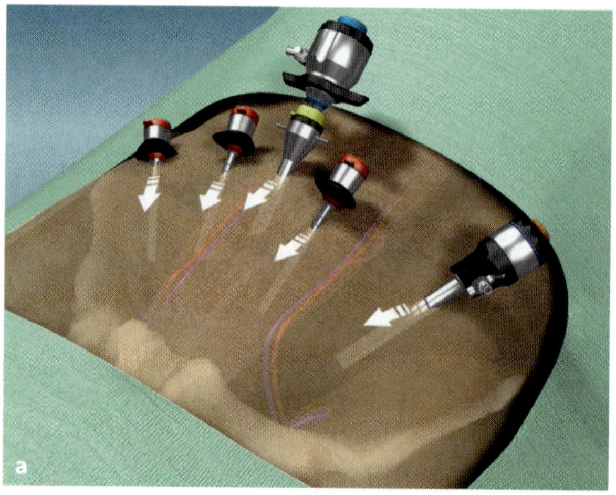

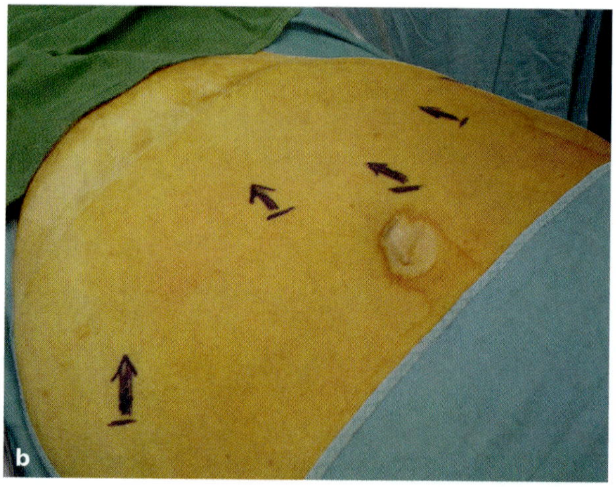

Abb. 3.31a,b

Bei sehr adipösen (Adipositas per magna) oder sehr großen Patienten sollten in Abhängigkeit von der Körpergröße alle Trokare 1–3 cm weiter kaudal platziert werden (Abb. 3.31 a schematisch, b am Patienten), um einen optimalen Zugang zu den Beckenorganen zu ermöglichen. Alternativ können extra lange Trokare und extra lange Instrumente verwendet werden. Die Prinzipien der Trokarplatzierung sind dieselben wie bei allen anderen Patienten. Bei extrem adipösen Patienten ist eine größere Kopftieflage (15 Grad anstatt 10 Grad) empfehlenswert.

3.5 Divertikulektomie der Harnblase (klassisch laparoskopisch und LESS)

Jens-Uwe Stolzenburg, Minh Do, Rob Mills, Holger Till, Rowan Casey, Anja Dietel, Panagiotis Kallidonis, Evangelos Liatsikos

Einleitung

Ein Blasendivertikel ist eine dünnwandige Ausstülpung der Blasenschleimhaut. Angeborene Divertikel sind selten und meist solitär [1]. Erworbene Divertikel sind viel häufiger, können multipel vorhanden sein und sind oft die Folge einer Blasenauslassobstruktion. Kleine Divertikel bleiben meist asymptomatisch und bedürfen keiner Therapie. Größere Divertikel führen häufig zu Symptomen einer unzureichenden Blasenentleerung (Restharn, Steinbildung, Infektion) und bedürfen dann einer chirurgischen Intervention [2]. Im Fall einer chirurgischen Intervention sind verschiedene Verfahren anwendbar: endoskopische Verödung (nur bei kleinen Divertikeln, insgesamt niedrige Erfolgsrate) oder die Divertikelabtragung über einen offenen, einen laparoskopischen transperitonealen oder endoskopischen extraperitonealen Zugang [3, 4]. Die Abtragung des Divertikels kann direkt oder transvesikal erfolgen. Der laparoskopische Eingriff wird zunehmend als LESS-Eingriff (»laparoscopic endoscopic single site surgery«) durchgeführt.

Vor einer chirurgischen Intervention sollte eine Zystoskopie erfolgen. Damit kann die Lage des Divertikels insbesondere zu den Ureterostien verifiziert werden. Häufig ist eine Schienung der Harnleiter mit DJ-Kathetern notwendig, um das Risiko einer Ureterverletzung während der Divertikelabtragung zu minimieren. Selten befindet sich das Ureterostium direkt im Divertikelhals, was eine Ureterneuimplantation zum Zeitpunkt der chirurgischen Intervention notwendig macht [5]. Im Folgenden beschreiben wir die Technik sowohl der klassisch laparoskopischen als auch der LESS-Divertikulektomie.

Indikationen

- Blasenentleerungsstörung mit großem Restharnvolumen
- Divertikelstein
- Schmerzen oder rezidivierende Harnwegsinfektionen

Kontraindikationen

- Aktive Harnwegsinfektion

Präoperative Vorbereitung

- Steriler Mittelstrahlurin
- präoperative Einzelgabe eines Breitspektrumantibiotikums

Schritt 1: Zystoskopie und Platzierung eines Ballonkatheters im Divertikel

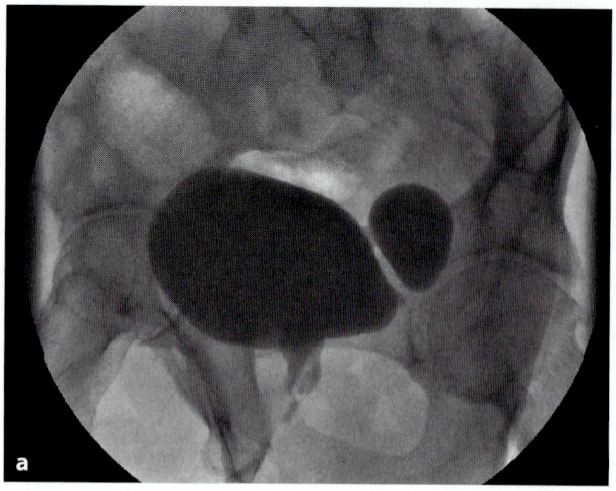

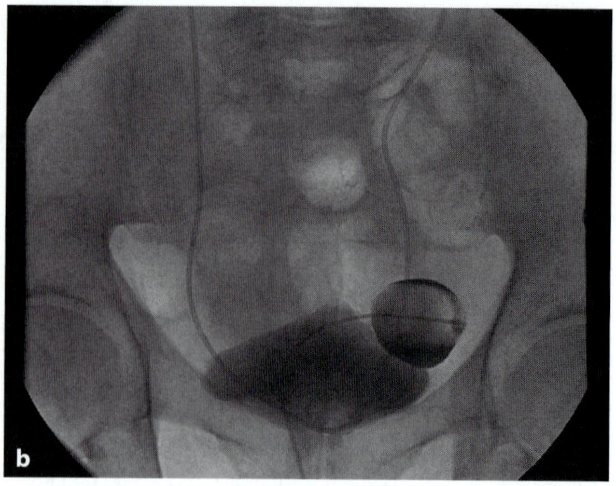

Abb. 3.32a,b

Die Zystographie zeigt das Divertikel an der (linken) Blasenhinterwand (Abb. 3.32). Zystoskopisch erfolgt je nach Lage des Divertikels die ein- oder beidseitige DJ-Katheter-Einlage. Anschließend wird ein stabiler Führungsdraht im Divertikel platziert. Ein Ballonkatheter (mit ausreichend großem Ballon, bei großem Divertikel bis 100 ml) mit offener Spitze wird über den Draht im Divertikel platziert. Der Ballon des Katheters wird im Divertikel geblockt (Abb. 3.32 b). Dies sollte unter röntgenologischer Kontrolle erfolgen (Cave: Dislokation des Katheters beim Einführen möglich). Der Ballon erleichtert die intraoperative Identifizierung des Divertikels und macht so eine »direkte« Divertikelpräparation möglich.

Schritt 2: Patientenlagerung und Operationsvorbereitung

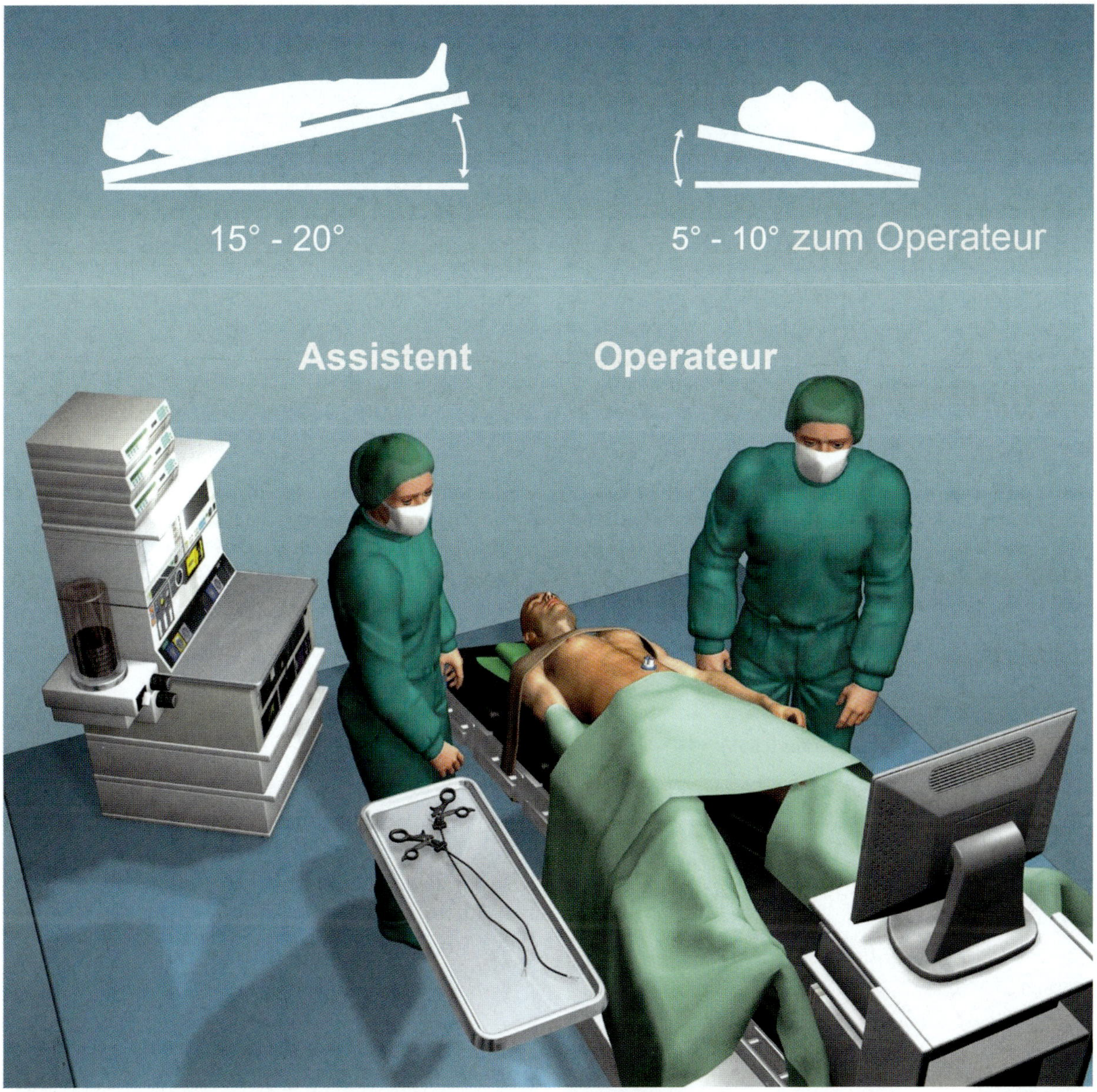

Abb. 3.33

Abb. 3.33 zeigt das operative Set-up für den Eingriff. Der Patient wird auf dem Rücken in 15–20 % Kopftieflage gelagert. Bei LESS-Eingriffen wird der Tisch zusätzlich zum Operateur gekippt, um die Ergonomie für den Operateur zu verbessern. Der Operateur steht auf der linken Patientenseite und der Assistent gegenüber. Der Assistent kann sich auch am Kopfende des Tisches befinden, um bei LESS-Eingriffen die Kamera zu führen.

Schritt 3: Trokarplatzierung

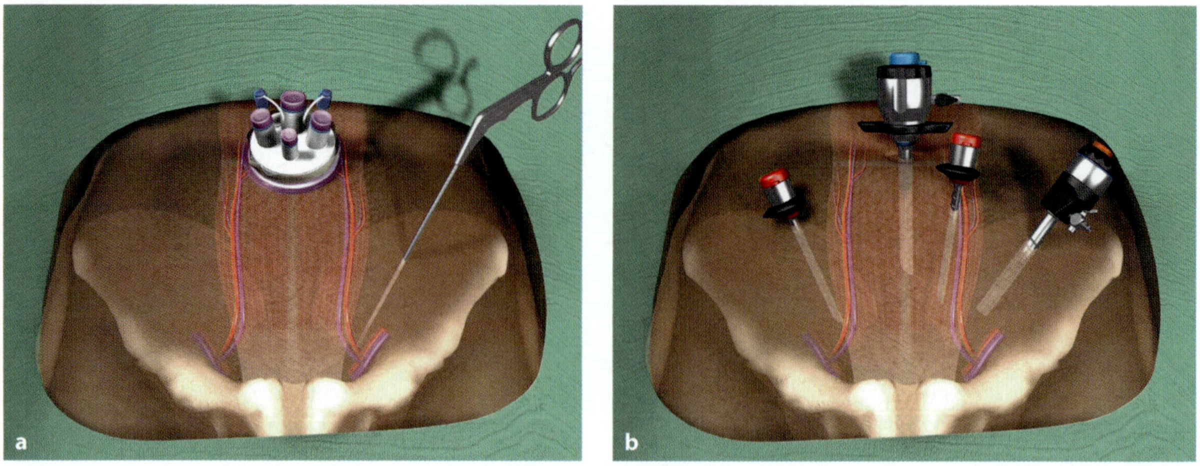

■ **Abb. 3.34a,b**

■ Abb. 3.34 zeigt die Lage des Quadports für die LESS-Prozedur (umbilikal). Zur Rekonstruktion der Blasenwand ist bei diesen Eingriffen die Verwendung eines zusätzlichen Mini-Laparoskopie-Instruments (2,5 mm) empfehlenswert, dass auch ohne Trokar direkt durch die Bauchwand eingeführt werden kann (»needlescopic instrument«, ■ Abb. 3.34 a). ■ Abb. 3.34 b demonstriert die Trokarplatzierungen für die konventionelle laparoskopische Divertikulektomie (Optiktrokar umbilikal, ein 10- bis 12-mm-Trokar und zwei 5-mm-Trokare).

Schritt 4: Inzision des Peritoneums (LESS)

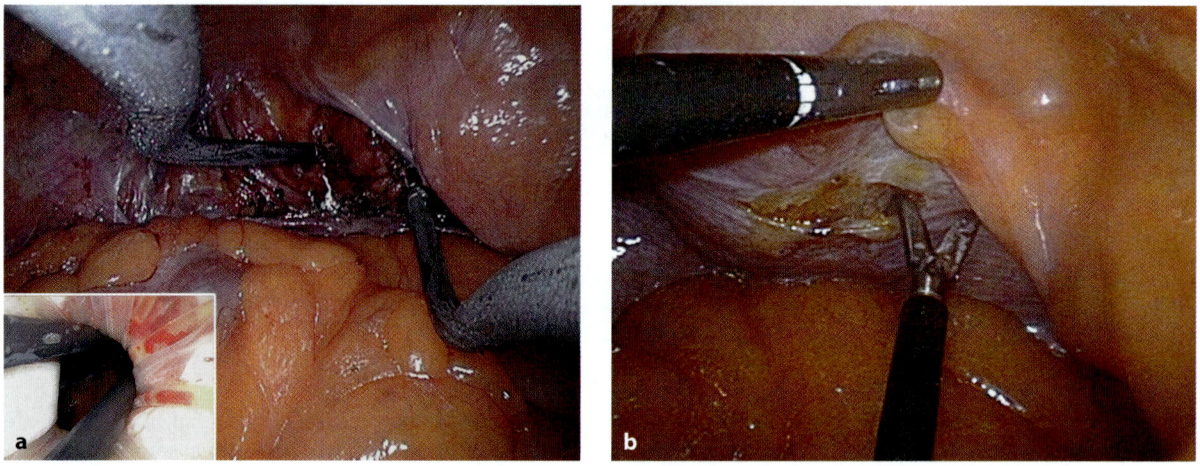

■ **Abb. 3.35a,b**

Während des LESS-Verfahrens werden alle Instrumente über den Quadport/Triport eingeführt. Zwei der am häufigsten verwendeten doppelt gebogenen Instrumente (Fasszange und Schere) sind in ■ Abb. 3.35 gezeigt. Durch die Kopftieflagerung wird der Darm aus dem Becken nach kranial verlagert und die Präparation im Becken möglich. Durch Palpation mit den laparoskopischen Instrumenten kann der im Divertikel befindliche Katheterballon unmittelbar lokalisiert werden. Ein intermittierender Zug am Katheter erleichtert die Identifizierung (Cave: Katheterdislokation). Anschließend wird das Peritoneum über dem Divertikel inzidiert (■ Abb. 3.35). Das Peritoneum wir dabei mithilfe der doppelt gebogenen Fasszange angehoben.

Schritt 5: Ventrale und laterale Präparation des Divertikels (LESS)

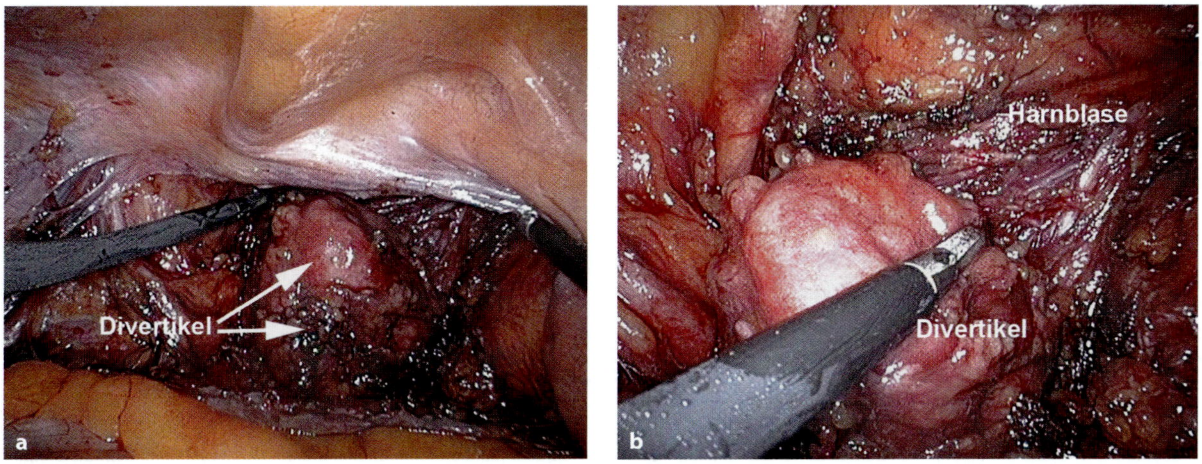

Abb. 3.36a,b

Es erfolgt jetzt die schrittweise Präparation des Divertikels. Die Präparation wird ventral begonnen und nach lateral fortgesetzt, bis der Divertikelhals zur Darstellung kommt. Die horizontale Inzision des Peritoneums sollte groß genug sein, um das ganze Divertikel zu exponieren. Wenn das Divertikel unmittelbar in Ureternähe lokalisiert ist, sollte der Ureter vor der Divertikelpräparation identifiziert, präpariert und angeschlungen werden. Dies erfolgt mithilfe einer langen geraden Nadel, die über die Bauchwand eingestochen, unter dem Ureter durchgeführt und wieder nach außen ausgestochen wird. Durch Zug und Fixierung der Naht auf der Bauchwand kann der Ureter in der gewünschten Position fixiert werden.

Schritt 6: Präparation des Divertikelhalses (LESS)

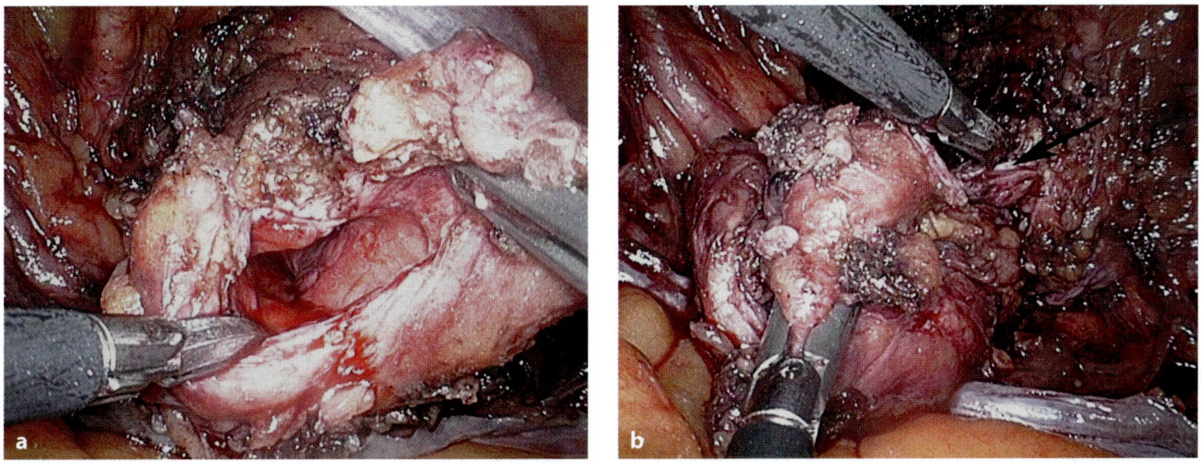

Abb. 3.37a,b

Kann der Divertikelhals nicht eindeutig identifiziert und präpariert werden, sollte das Divertikel eröffnet werden (Abb. 3.37 a). Dies erlaubt eine sichere Identifizierung der Grenzen des Divertikels einschließlich des Divertikelhalses. Abb. 3.37 b zeigt den vollständig präparierten Divertikelhals (Pfeil). Bei Vorliegen von massiven Verwachsungen kann eine fragmentierte Resektion des Divertikels notwendig sein. Es ist sicher zu stellen, dass das gesamte Divertikel abgetragen wird und keine kleineren Reste in situ verbleiben.

Schritt 7: Präparation und Inzision des Divertikels (konventionelle Laparoskopie)

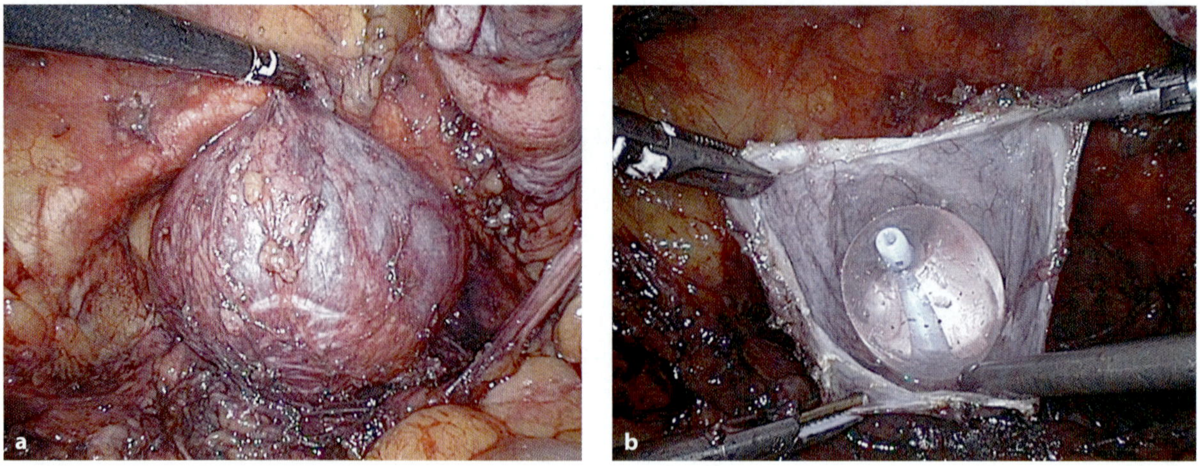

◘ Abb. 3.38a,b

◘ Abb. 3.38 a und b zeigen ein vollständig präpariertes Divertikel beim konventionell laparoskopischen Eingriff. Auch hier erlaubt der im Divertikel befindliche Ballonkatheter eine sichere Identifikation und Präparation des Divertikels. Nach Inzision des Divertikels wird der Ballonkatheter sichtbar (◘ Abb. 3.38 b). Bei konventionellen laparokopischen Eingriffen wird die Präparation zumeist mithilfe des Sonosurge und der bipolaren Fasszange durchgeführt. In schwierigen Fällen kann ein zusätzlicher 5-mm-Trokar in der rechten Fossa iliaca platziert werden, um eine Assistenz mittels Sauger und Fasszange zu ermöglichen (◘ Abb. 3.38 b).

Schritt 8: Identifikation des Divertikelhalses (konventionelle Laparoskopie)

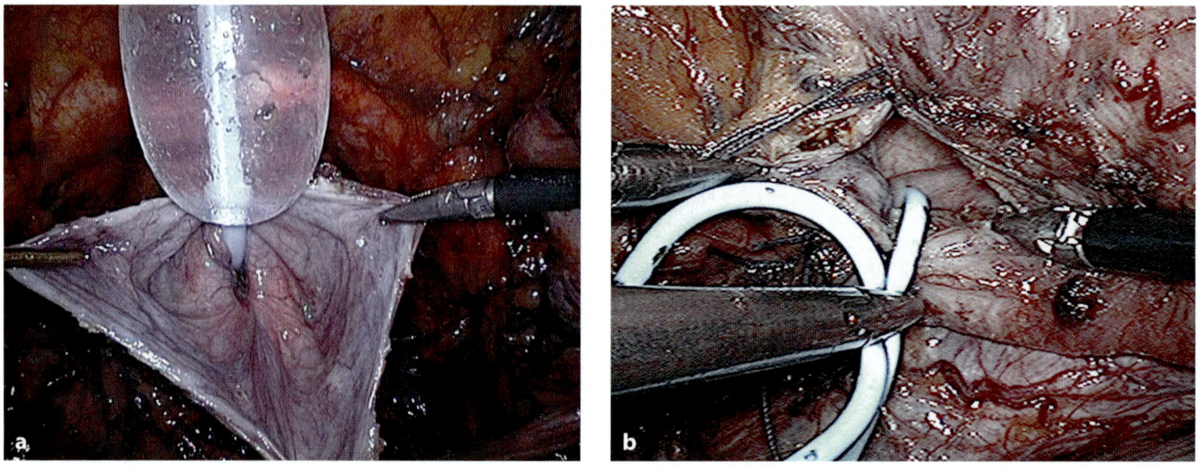

◘ Abb. 3.39a,b

Durch Zug am Katheter und Luxation des Divertikels nach kranial wird der Divertikelhals sichtbar (◘ Abb. 3.39 a). Der Katheter wird zurückgezogen und damit der Übergang zur Harnblase sichtbar. Das Divertikel wird einschließlich des Divertikelhalses komplett abgetragen. Die Identifikation der Ureterostien wird durch die eingelegten Ureterstents erleichtert (◘ Abb. 3.39 b), dies reduziert das Risiko einer Verletzung derselben. Wie in diesem Fall können die DJ-Katheter während dieses Schrittes entfernt werden oder alternativ zum Zeitpunkt der Katheterentfernung am achten bis zehnten postoperativen Tag mittels flexiblem Zystoskop.

Schritt 9: Präparation der Hinterwand des Divertikels und des Divertikelhalses (LESS)

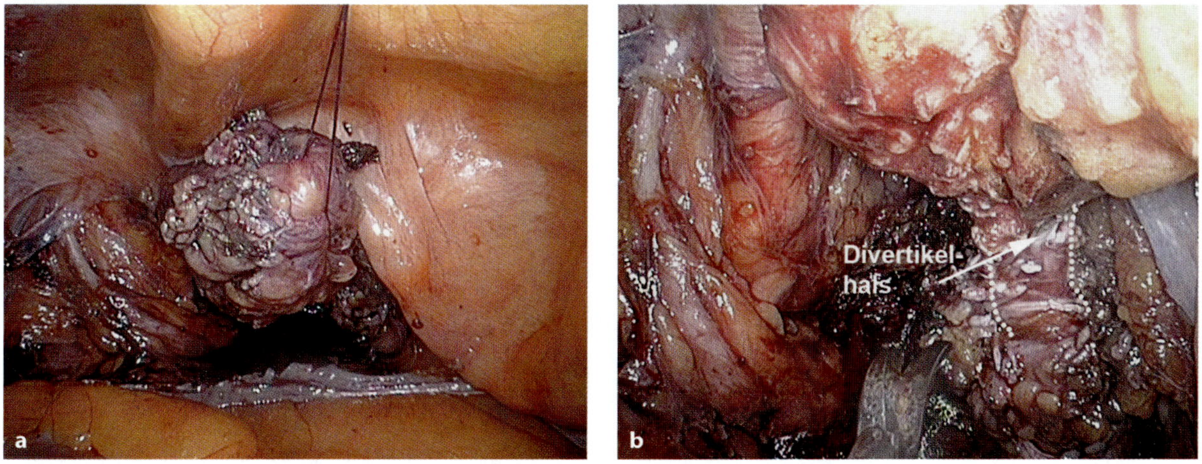

■ Abb. 3.40a,b

Die Präparation der Hinterwand des Divertikels und des Divertikelhalses kann insbesondere bei LESS-Eingriffen schwierig sein. Erleichtert wird dies durch eine von außen eingebrachte Nahtfixierung (■ Abb. 3.40 a). Wie bei der Ureteranschlingung beschrieben wird eine lange gerade Nadel unter direkter visueller Kontrolle durch die Bauchwand, anschließend durch das Divertikel und wieder zurück durch die Bauchwand nach außen gestochen. Durch Zug und Fixierung auf der Bauchwand wird das Divertikel exponiert. Die Hinterwand des Divertikels und auch der Divertikelhals (■ Abb. 3.40 b) können so sicher dargestellt werden.

Schritt 10: Vollständige Divertikelresektion und Naht der Blasenwand (LESS)

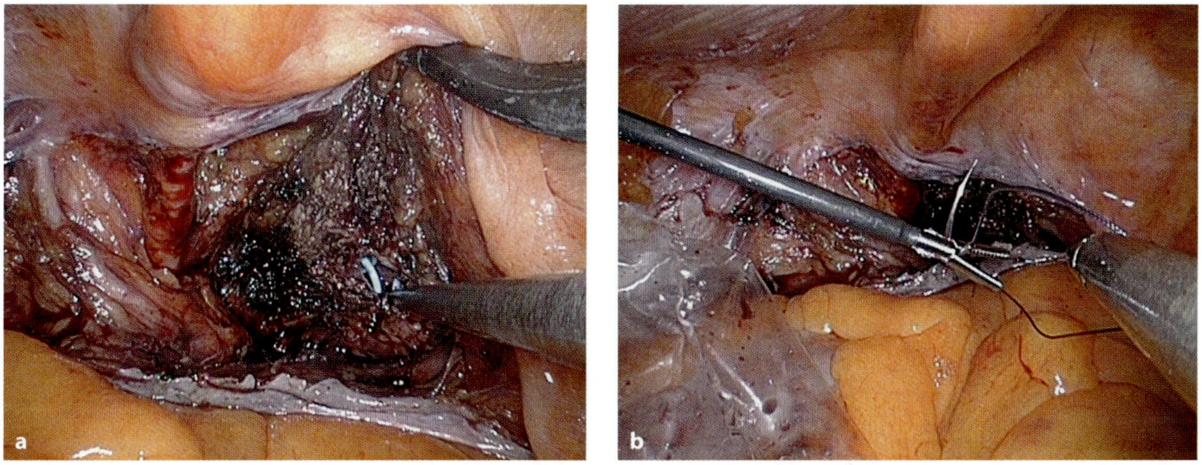

■ Abb. 3.41a,b

■ Abb. 3.41 a zeigt den Blasendefekt mit intravesikal sichtbarem DJ-Katheter nach vollständiger Divertikelresektion. Das resezierte Divertikel wird in einen Endocatch-Bergebeutel (unten links, ■ Abb. 3.41 b) verbracht und später bei der Entfernung des Quadports geborgen. Bei der LESS-Technik wird der Blasendefekt mit einem geraden Nadelhalter und der gebogenen Zange genäht (■ Abb. 3.41 a). Technisch einfacher ist das Nähen bei Verwendung eines zusätzlichen 2,5-mm-Instruments (»needlescopic instrument«), welches nach Stichinzision der Haut direkt in die Bauchhöhle eingestochen wird. Dies erlaubt eine zum Nähen notwendige Triangulation des Nadelhalters (Quadport) und der 2,5-mm-Fasszange (■ Abb. 3.41 b).

Schritt 11: Verschluss der Blasenwand (LESS)

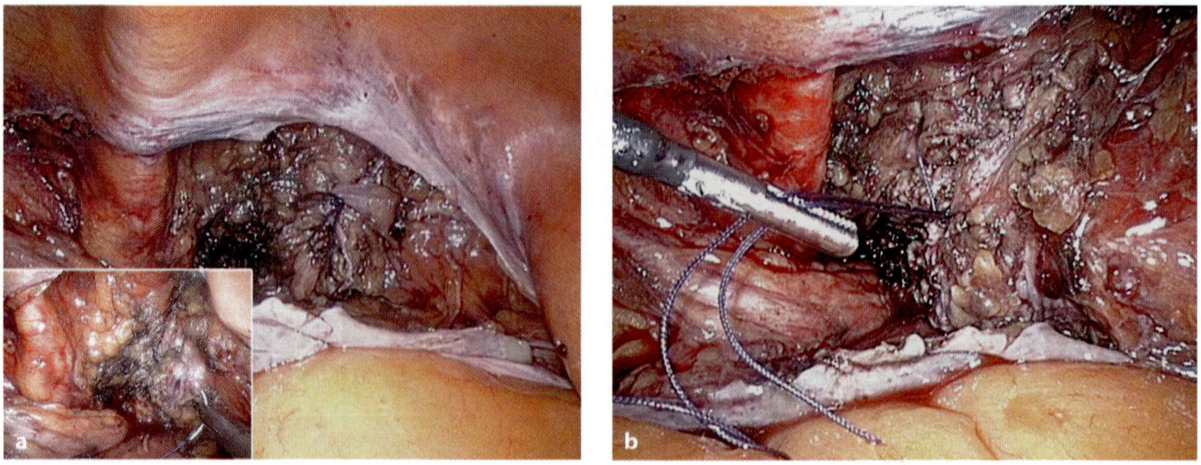

Abb. 3.42a,b

Der Defekt in der Blasenwand wird mit Einzelknopfnähten oder in fortlaufender Nahttechnik (Polysorb 2-0, GU-46-Nadel, Covidien oder Vicryl 2-0, UR-6-Nadel, Ethicon) verschlossen (Abb. 3.42 a). Zum Blasenverschluss, insbesondere bei LESS-Eingriffen, empfiehlt sich die Verwendung von selbsthaltenden Nähten (V-Loc® 90, GU-46-Nadel, Covidien). Nach dem Blasenverschluss wird die Blase mit 200–300 ml Kochsalzlösung gefüllt, um die Wasserdichtigkeit der Naht zu überprüfen (Abb. 3.42 b). Falls notwendig, müssen weitere Nähte gesetzt werden. Es muss zwingend darauf geachtet werden, dass durch eine zu tiefe Naht keine versehentliche Fixation der DJ-Katheter oder ein Verschluss eines eng an das Divertikel heranreichenden Ureterostiums erfolgt.

Schritt 12: Peritonealverschluss und Draineinlage (LESS)

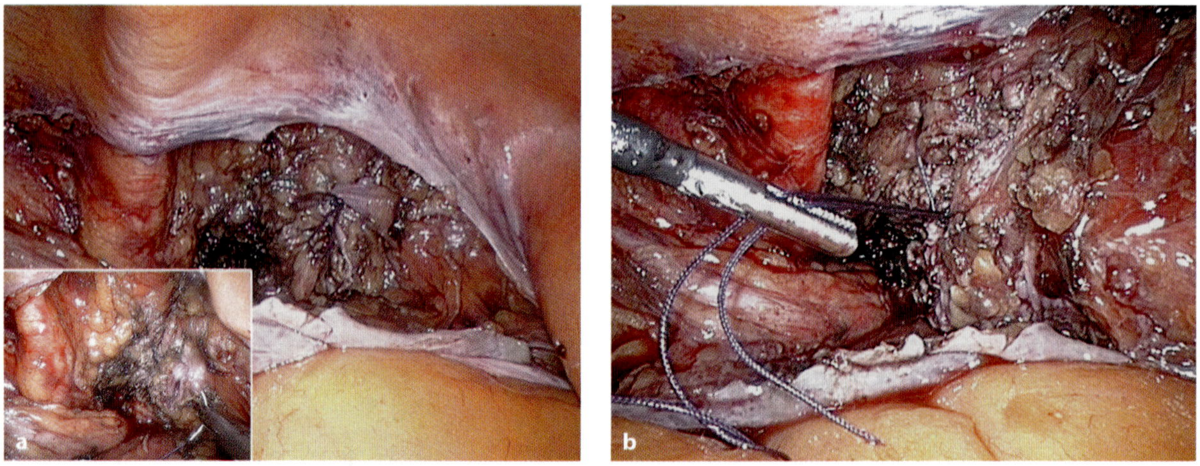

Abb. 3.43a,b

Sobald die Harnblase wasserdicht verschlossen ist, kann das Peritoneum mit einer fortlaufenden Naht oder mit Einzelknopfnähten verschlossen werden (Abb. 3.43 a). Ein vollständiger Peritonealverschluss ist jedoch nicht zwingend notwendig. In Abb. 3.43 b ist die Peritonealöffnung nicht vollständig verschlossen, was die Einlage eines Redon-Drains über die 3-mm-Hautinzision in den Extraperitonealraum (alternativ über den Quadport) erlaubt. Der Bergebeutel mit dem Divertikel wird in den Quadport gezogen und dann mit diesem entfernt. Abschließend erfolgt der sichere Verschluss der umbilikalen Mini-Laparotomie (Cave: Nabelhernien).

Postoperatives Management

Der Katheter sollte für 8–10 Tage in situ belassen und ein Zystogramm vor der Katheterentfernung durchgeführt werden. Eine Antibiotikagabe bis zur Katheterentfernung ist empfehlenswert.

3.5.1 Literatur

1. Blane CE, Zeron JM, Bloom DA (1994) Bladder diverticula in children. Radiology 190: 695-7
2. Wilson B, Klufio G (1985) The radiological and urodynamic significance of large bladder diverticula. Clin Radiol 36: 521-4
3. Faramarzi-Roques R, Calvet C, Gateau T, Ballanger PH (2004) Surgical treatment of bladder diverticula: Laparoscopic approach. J Endourol 18: 69-72
4. Thawini A, McLeod A, Nambirajan T (2008) Laparoscopic bladder diverticulectomy. J Laparoendosc Adv Surg Tech A 18: 849-51
5. Shukla AR, Bellah RA, Canning DA et al. (2004) Giant bladder diverticula causing bladder outlet obstruction in children. J Urol 172: 1977-9

3.6 Ureterneuimplantation (Ureterozystoneostomie)

3.6.1 Roboterassistierte Psoas-Hitch-Technik (Politano-Leadbetter)

Alexandre M. Mottrie, Vincenzo Ficarra, Nazareno Suardi, Geert Denaeyer

Einleitung

Das Management der distalen Ureterstrikturen ist eine anspruchsvolle Aufgabe. Wenn die ureterale Länge nach Resektion des pathologischen Ureteranteils für die direkte Reimplantation in die Harnblase nicht ausreichend ist, kann zusätzliche Länge durch eine Psoas-Hitch-Technik erzielt werden. Dies macht eine Mobilisation der Blase erforderlich, um eine spannungsfreie Anastomose zu erreichen. Die Harnleiterreimplantation mittels »Psoas-Hitch« wurde erstmals von Zimmermann et. al. 1960 beschrieben [1]. Harrow modifizierte diese Technik durch einen zusätzlichen submukösen Tunnel, um einen Reflux zu verhindern [2]. Der Psoas-Hitch hat den Vorteil, die urotheliale Kontinuität zu erhalten und die Funktion des normalen kontralateralen Ureters nicht zu beeinträchtigen. Diese Technik verhindert z. B. auch chronische Harnwegsinfektionen und Elektrolytverschiebungen, die bei einer Transureteroureterostomie oder einer Ileuminterposition auftreten können [3].

Der Einsatz des DaVinci-Roboters ist insbesondere bei ausgedehnten rekonstruktiven Eingriffen wie der radikalen Prostatektomie und der Nierenbeckenplastik von Vorteil. Auch bei der Ureterreimplantation mit Psoas-Hitch-Technik scheint dies der Fall zu sein [4]. Die Technik wird im Folgenden Schritt für Schritt beschrieben.

Indikationen

- Distale Harnleiterläsionen (Strikturen, Fisteln, Tumore)
- Rezidivoperationen nach vorausgegangener primärer Ureterneuimplantation

Kontraindikationen

- Aktive Harnwegsinfektionen
- neurogene Blasendysfunktion
- Schrumpfblase, Blase mit niedriger Kapazität
- maligne Blasentumoren

Präoperative Vorbereitung

- Zystogramm zur Bestimmung der Blasenkapazität
- Röntgen der Nieren, Ureter und Blase bei malignen Erkrankungen
- Röntgen (retrograde Ureteropyelographie und/oder i.v.-Urogramm), um die obere und untere Grenze des pathologisch veränderten Ureters festzulegen
- klare Flüssigkeiten und Darmvorbereitung einen Tag präoperativ

Schritt 1: Patientenlagerung

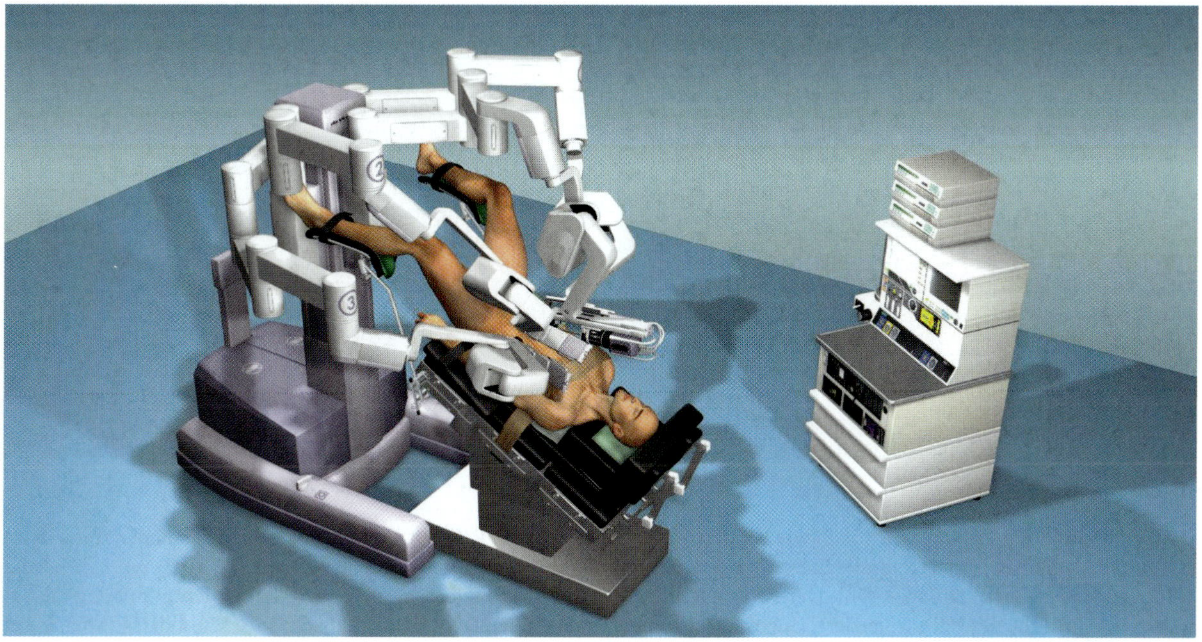

Abb. 3.44

Der Patient wird auf dem Rücken in 20 Grad Kopftieflage gelagert und leicht zur kontralateralen Seite gekippt. Anschließend wird er fixiert und abgedeckt. Alle Druckpunkte sollten sorgfältig gepolstert werden. Danach wird der Patient katheterisiert. Die sterile Katheterisierung auf dem Operationstisch erlaubt eine intraoperativ Füllung und Entleerung der Blase während der verschiedenen Schritte der Operation, welche gewöhnlich transperitoneal durchgeführt wird.

Schritt 2: Trokarplatzierung

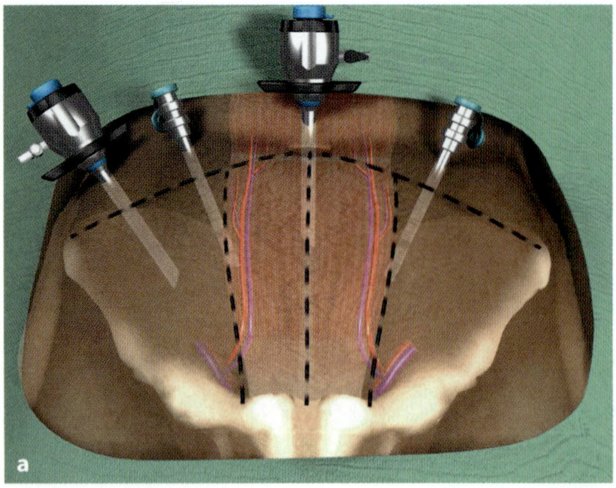

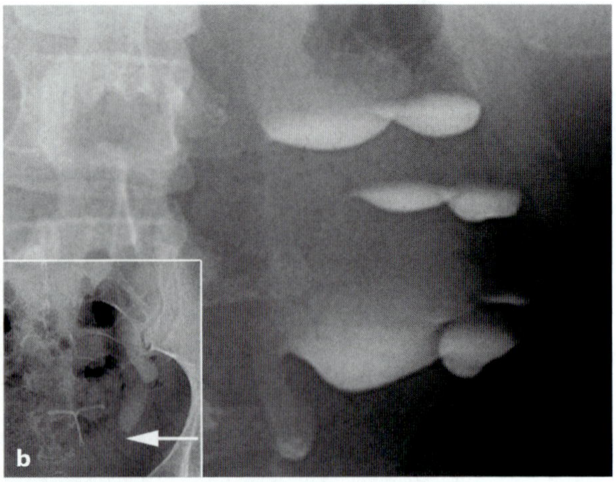

Abb. 3.45a,b

Die Lokalisation der Trokare ist ähnlich wie bei der roboterassistierten radikalen Prostatektomie. Es werden jedoch nur 3 Roboterarme genutzt (Abb. 3.45 a). Der 12-mm-Kameratrokar wird in Höhe des Nabels platziert. Ungefähr 8 cm lateral des Nabels wird beidseits ein 8-mm-Roboterarm platziert. Ein 12-mm-Trokar für den Assistenten wird kontralateral der geplanten Rekonstruktion und mediokranial der Spina iliaca anterior superior platziert (Abb. 3.45 a). Abb. 3.45 b zeigt das Ausscheidungsurogramm einer Patientin mit einer distalen Ureterstriktur (Pfeil) als typische Kandidatin für eine Resektion der Striktur und Ureterneuimplantation.

Schritt 3: Präparation des Ureters und des Blasendachs, Psoas-Hitch

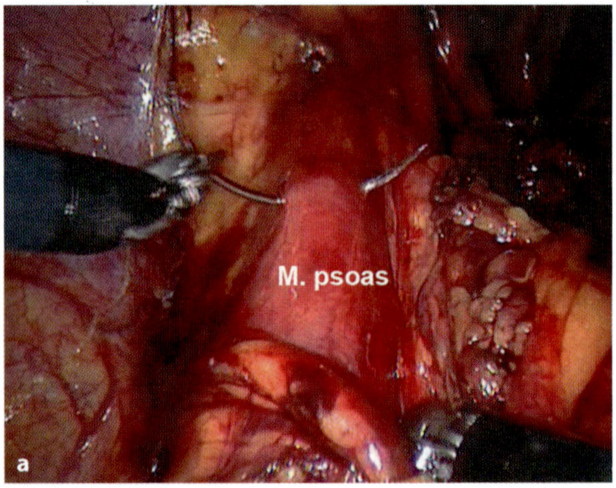

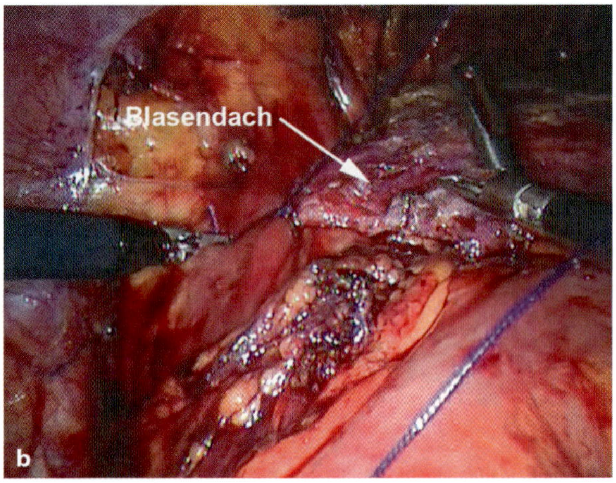

Abb. 3.46a,b

Zunächst wird der Ureter im Bereich der Kreuzung mit den Iliakalgefäßen identifiziert und mobilisiert. Unmittelbar kranial der Ureterobstruktion wird der Ureter distal geclippt und durchtrennt. Der Ureter wird jetzt sorgfältig weiter nach kranial mobilisiert, um eine spannungsfreie Implantation in Höhe des M. psoas zu ermöglichen. Die Blase wird mit ca. 200 ml normaler Kochsalzlösung aufgefüllt und mobilisiert. Kann die Blase nicht ausreichend mobilisiert werden, kann die kontralaterale Gefäßversorgung der Blase (A. vesicalis superior) durchtrennt werden. Im Gegensatz zur offenen Chirurgie wird der Psoas-Hitch durchgeführt, indem die hintere Blasenwand in eine Richtung mit dem gleichseitigen Robotertrokar gebracht wird, um so einen Zugang zur Tunnelung der Submukosa zu erhalten.

Schritt 4: Psoas-Hitch, Eröffnung der Blase, submuköser Tunnel

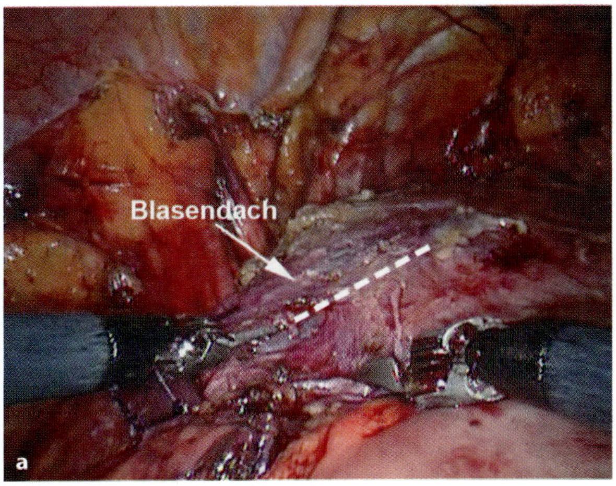

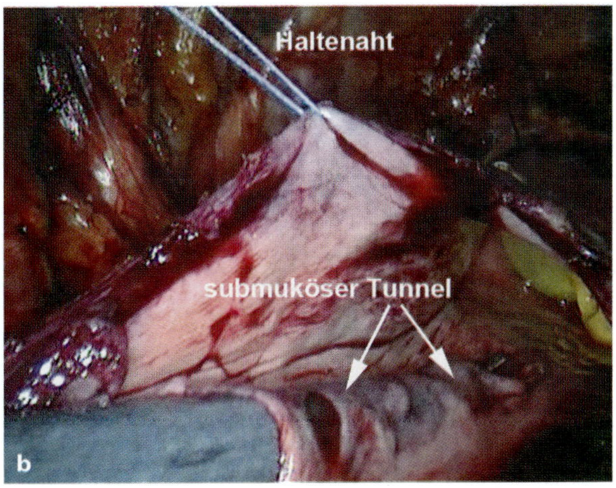

Abb. 3.47a,b

Das Blasendach wird mit 2 Vicrylnähten in einem Abstand von ca. 1,5 cm am M. psoas fixiert (Abb. 3.46 b). Das Blasendach wird vom Psoas-Hitch beginnend in Richtung Blasenhals über eine Länge von 6–7 cm eröffnet (Abb. 3.47 a). Mit einer geraden Nadel werden durch die Bauchdecke 2 Stiche durch die inzidierte Blasenwand platziert, um die Blaseninzision offen zu halten, einen leichten Zugang zur posterioren Blasenmukosa zu erhalten und so die submuköse Tunnelierung zu ermöglichen (Abb. 3.47 b). Die Submukosa wird in Höhe des Psoas-Hitch eröffnet. Mit der monopolaren Schere wird eine avaskuläre Schicht eröffnet. Dies erfolgt in Richtung des geplanten Tunnels. Ist der Tunnel ungefähr 4 cm lang, wird die Mukosa perforiert.

Schritt 5: Antirefluxiver Tunnel und Beginn der Ureterozystoneostomie

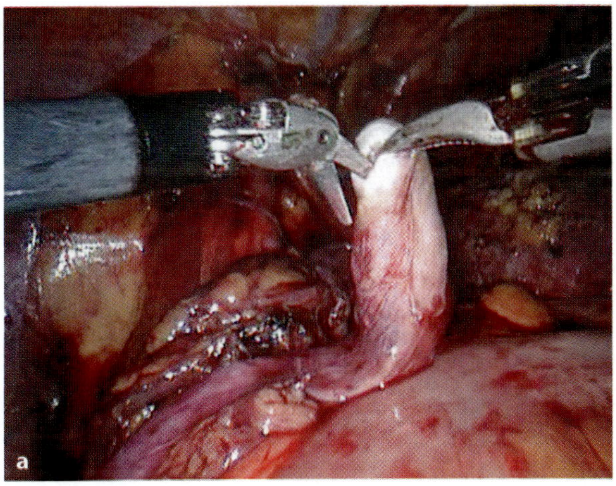

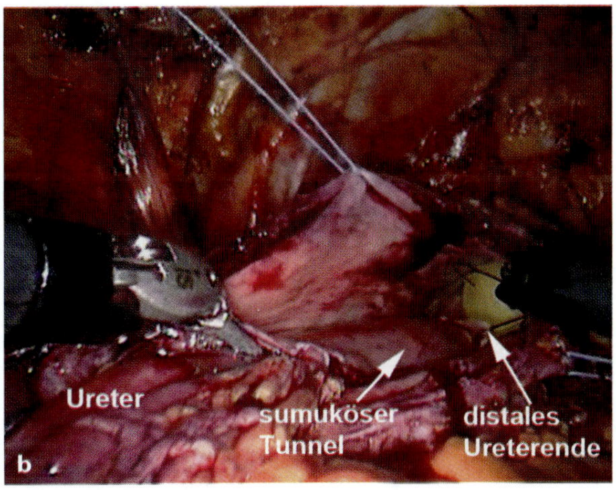

Abb. 3.48a,b

Der Ureter wird jetzt anterior über eine Länge von 1–1,5 cm spatuliert (Abb. 3.48 a). Es ist wichtig, dass die ventrale Seite des Ureters (nicht der posteriore Anteil) spatuliert wird. Eine ca. 5 cm lange Naht wird am distalen Ende des Ureters platziert. Eine ProGrasp®-Fasszange wird gegen die monopolare Schere getauscht. Dann wird das distale Ende der Naht des Ureters gefasst und durch den submukösen Tunnel gezogen. Dabei wird der Ureter sorgfältig ohne Spannung durch den Tunnel gezogen (Abb. 3.48 b).

Schritt 6: Ureterozystoneostomie

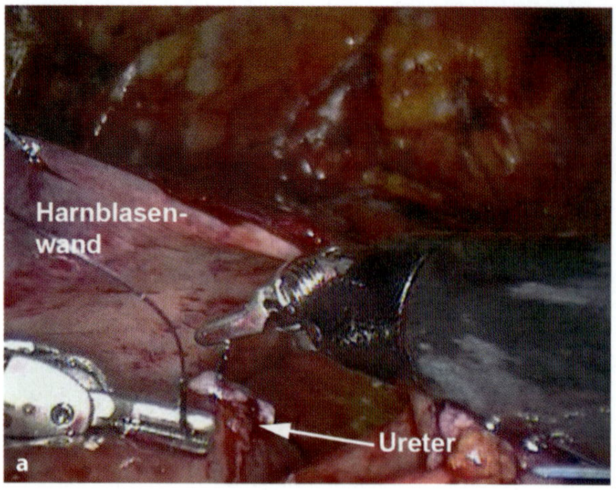

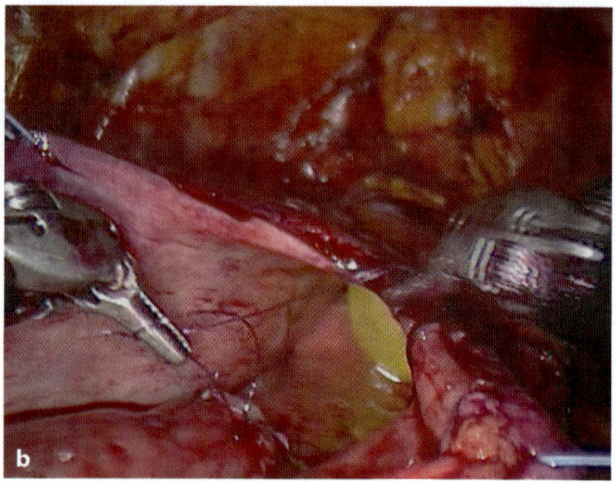

Abb. 3.49a,b

Die Ureterozystoneostomie beginnt mit zwei 4-0-Monocryl-Ankernähten, welche durch den distalen Ureter und die gesamte Blasenwand gestochen werden. Mit 3 oder mehr Monocryl-Einzelknopfnähten durch den spatulierten Ureter und die Blasenmukosa wird der Ureter vollständig fixiert (Abb. 3.49 a). Anschließend bringt der Assistent einen Führungsdraht durch den 12-mm-Trokar in den spatulierten Ureter ein. Der Operateur manipuliert den Führungsdraht mit einer Fasszange durch die Ureterozystoneostomie vom Harnleiter bis in das Nierenbecken.

Schritt 7: Einlage eines DJ-Katheters und Verschluss der Blase

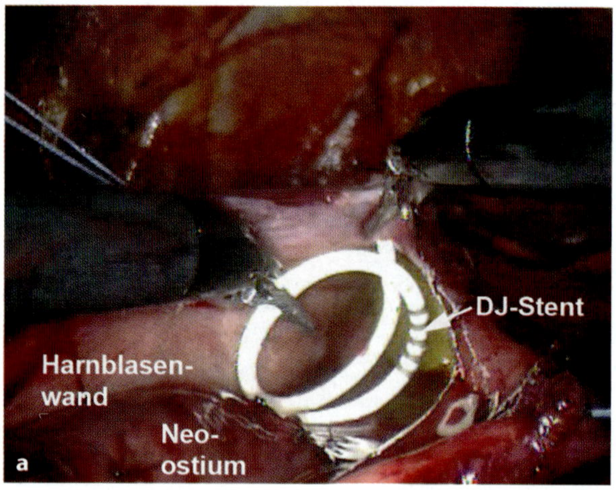

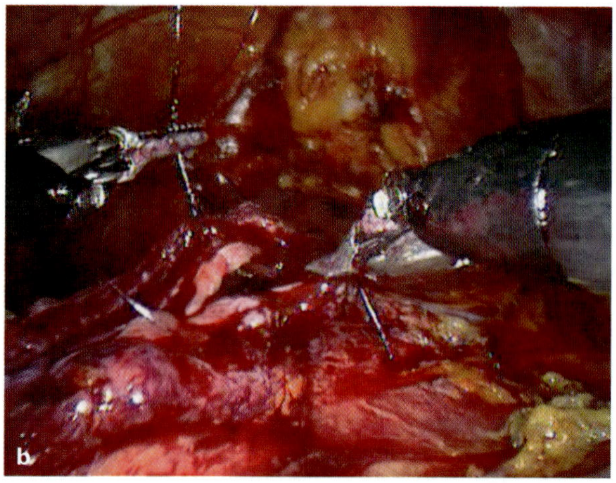

Abb. 3.50a,b

Wenn der Führungsdraht platziert ist, wird der DJ-Katheter vorsichtig darüber eingebracht. Dies erfolgt zunächst durch den Assistenten vom lateralen 12-mm-Trokar aus und anschließend durch den Operateur, der den DJ-Katheter mit der Fasszange in die korrekte Position bringt. Der Führungsdraht kann jetzt entfernt werden. Abb. 3.50 a zeigt das distale Ende des DJ-Katheters in der Blase. Die Blase wird nun 2-schichtig, am Psoas-Hitch beginnend, verschlossen (Abb. 3.50 b). Die Blasenmukosa wird mit einer fortlaufenden 4-0-Monocrylnaht und der M. detrusor mit einer fortlaufenden 2-0-Vicrylnaht verschlossen. Die Muskularis sollte nicht zu straff über dem Ureter in Höhe des Psoas-Hitch verschlossen werden, um sekundäre Strikturen im Implantationsbereich zu vermeiden.

Schritt 8: Vollständiger Verschluss der Blase und postoperative Zystographie

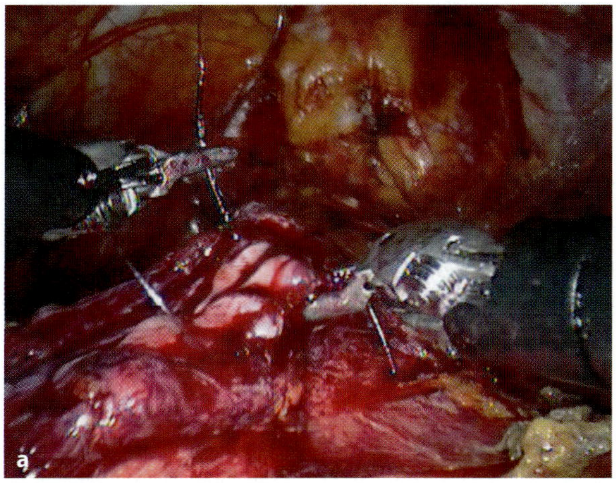

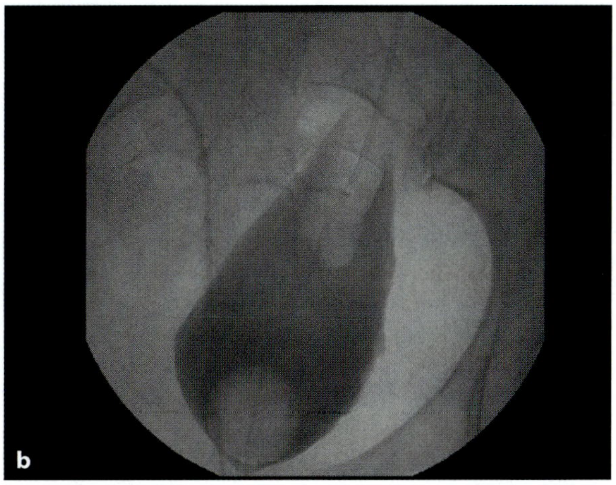

Abb. 3.51a,b

Abb. 3.51 a zeigt den vollständigen, 2-schichtigen Blasenverschluss am Ende der Operation. Die Einlage einer Drainage erfolgt durch den lateralen Robotertrokar. Der Foley-Katheter wird für 7–10 Tage belassen. Abb. 3.51 b zeigt eine am siebten postoperativen Tag durchgeführte Zystographie. Man erkennt den linksseitigen DJ-Katheter, den linksseitigen Psoas-Hitch und den Dauerkatheter, über den die Zystographie durchgeführt wurde. Ein Paravasat liegt nicht vor, und der Blasenkatheter kann sicher entfernt werden.

Postoperatives Management

- Entfernung des Katheters nach Zystographie am siebten postoperativen Tag
- Entfernung des DJ-Katheters nach 3–4 Wochen
- i.v.-Urogramm oder Ultraschall der Nieren nach 3 Monaten zur Kontrolle der Anastomose

Literatur

1. Zimmerman IJ, Precourt WE, and Thompson CC (1960) Direct ureterocysto-neostomy with the short ureter in the cure of ureterovaginal fistula. J Urol 83: 113-115
2. Harrow BR (1968) A neglected maneuver for ureterovesical reimplantation following injury at gynaecologic operations. J Urol 100: 280-284
3. Ahn M, and Loughlin KR (2001) Psoas hitch ureteral reimplantation in adults – analysis of a modified technique and timing of repair. Urology 58: 184-187
4. Patil NN, Mottrie A, Sundaram B, Patel VR (2008) Robotic-assisted laparoscopic ureteral reimplantation with psoas hitch: a multi-institutional, multinational evaluation. Urology 72: 47-50

3.6.2 Roboterassistierte Boari-Plastik

Ingolf A. Tuerk, Rowan Casey, Evangelos Liatsikos, Jens-Uwe Stolzenburg

Einleitung

Casati und Boari beschrieben 1894 erstmals die Technik der Neuimplantation des Harnleiters in einen Blasenlappen am Kaninchenmodell [1]. 1947 wurde dies erstmals am Menschen durchgeführt [2]. Die Technik und die Ergebnisse des heute standardisierten Verfahrens der minimal-invasiven Boari-Lappenplastik (laparoskopisch und roboterassistiert) wurden von verschiedenen Gruppen publiziert [3, 4]. Die Boari-Plastik ist eine ideale Methode bei Läsionen des mittleren und distalen Ureters und erlaubt die spannungsfreie Überbrückung eines bis zu 10–15 cm langen Ureterdefekts.

Roboterassistierte laparoskopische Chirurgie wurde erfolgreich bei Patienten, bei denen eine Operation des distalen Ureters erforderlich war, angewendet. Dabei konnten die Vorteile der Laparoskopie gegenüber der offenen Chirurgie in Bezug auf eine verbesserte Sicht, einen geringeren Schmerzmittelbedarf und eine kürzere Hospitalisation gezeigt werden. Nichtsdestotrotz ist das Beachten grundlegender Prinzipien der offenen Chirurgie auch bei allen laparoskopischen Eingriffen, insbesondere bei der Boari-Plastik, von großer Wichtigkeit.

Indikationen

- Ureterläsionen des mittleren und unteren Ureters (Strikturen, Fisteln, Tumore)
- Rezidivoperationen nach vorausgegangener primärer Ureterneuimplantation

Kontraindikationen

- Aktive Harnwegsinfektion
- neurogene Blasendysfunktion
- Schrumpfblase, niedrige Blasenkapazität
- maligne Blasentumoren

Präoperative Vorbereitung

- Zystogramm zur Bestimmung der Blasenkapazität
- i.v.-Urogramm oder Kontrast-CT von Nieren, Ureter und Blase bei malignen Erkrankungen
- retrograde Ureteropyelographie, um die genaue kaudokraniale Ausdehnung der Ureterveränderung zu verifizieren
- keine feste Nahrung, nur klare Flüssigkeiten und Darmvorbereitung einen Tag präoperativ

Schritt 1: Lagerung des Patienten

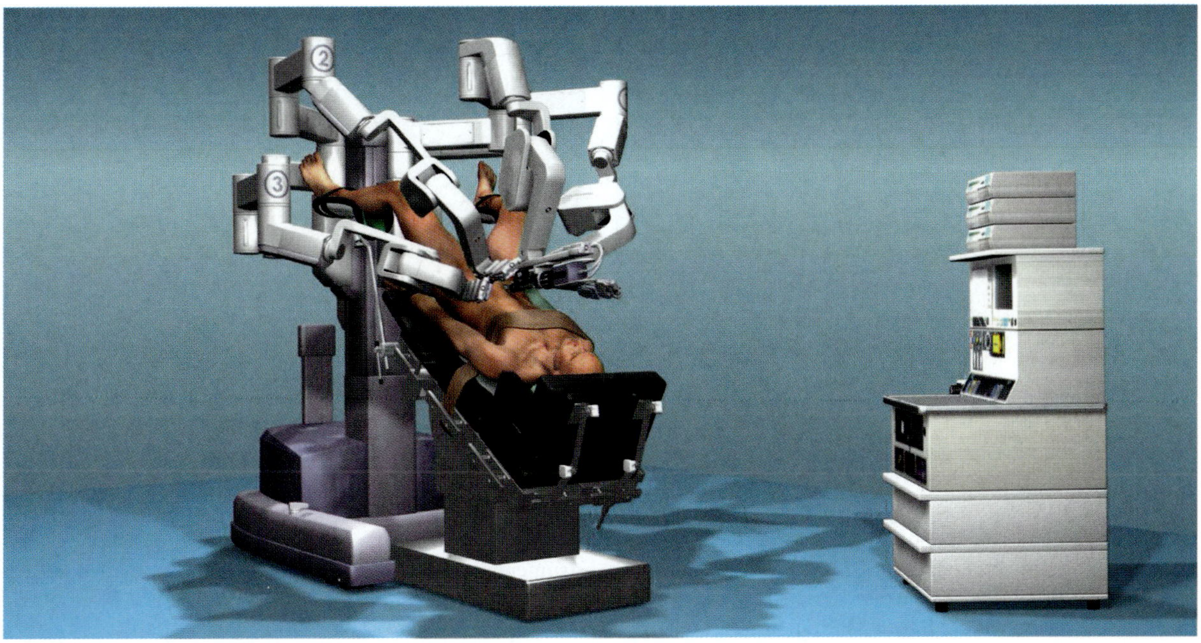

Abb. 3.52

Die Operation wird transperitoneal durchgeführt. Der Patient wird in eine Rückenlagerung mit 20 Grad Kopftieflage gebracht. Anschließend erfolgt die sterile Katheterisierung auf dem Operationstisch. Dadurch ist das Auffüllen der Harnblase während der Operation, wie bereits im vorangegangenen Kapitel beschrieben, möglich. Normalerweise ist der Kopf des Patienten komplett abgedeckt (nicht im Bild gezeigt) und damit auch nicht für den Anästhesisten zugänglich. Der Assistent sitzt auf der linken Seite des Patienten und nutzt den 12-mm- und den 5-mm-Trokar (Abb. 3.53). Der Operateur sitzt während der gesamten Operation an der Roboterkonsole.

3

Schritt 2: Platzierung der Trokare

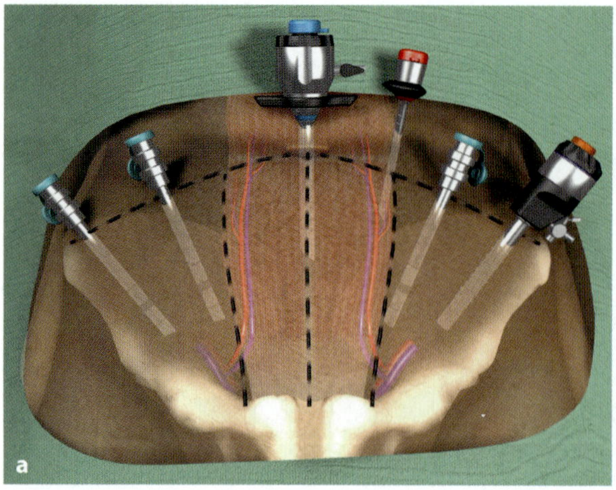

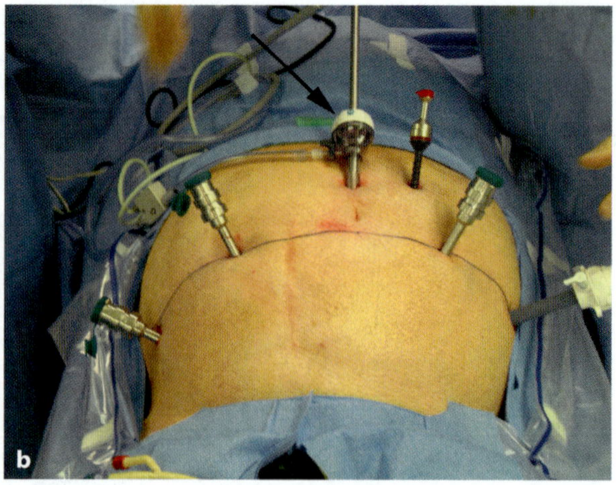

Abb. 3.53a,b

Die Position der Trokare ist ähnlich wie bei der roboterassistierten Prostatektomie. Ein 12-mm-Kameratrokar wird 3–4 cm kranial des Nabels platziert. Drei Fingerbreit lateral dieses Trokars wird auf der linken Seite ein 5-mm-Trokar für den Sauger platziert. Drei 8-mm-Trokare für die DaVinci-Instrumente und ein 12-mm-Trokar für den Assistenten werden entlang einer Linie in Höhe des Nabels platziert (Abb. 3.53 a und b).

Schritt 3: Präparation des distalen Ureters

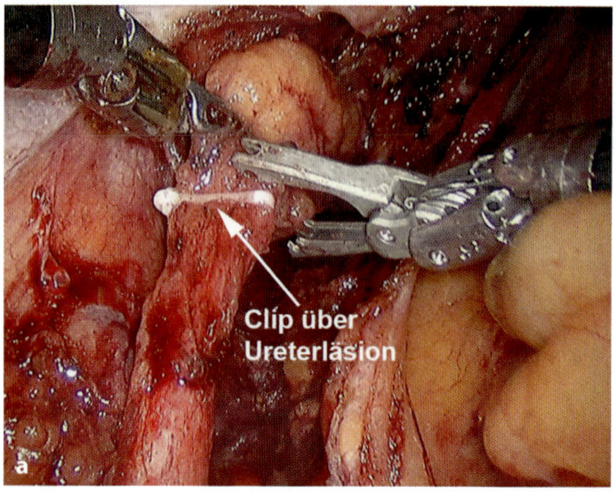

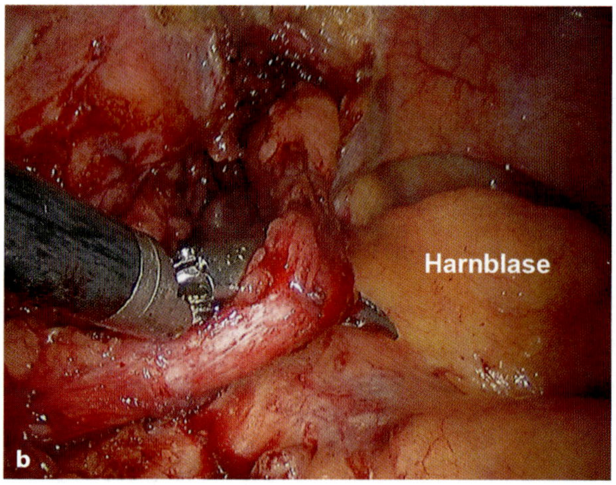

Abb. 3.54a,b

In diesem Fall wird der Harnleiter durch einen distalen Uretertumor links obstruiert. Unter weitestgehender Schonung der periureteralen Blutversorgung wird der distale linke Ureter identifiziert und mobilisiert (Abb. 3.54 a). Die gesamte Länge des Defekts wird intraoperativ (in Übereinstimmung mit der retrograden Ureteropyelographie) verifiziert. Die Präparation des distalen linken Ureters wird bis zur Mündung in die Harnblase fortgesetzt. Distal und proximal des Tumors werden mit entsprechendem Sicherheitsabstand Clips appliziert (Abb. 3.54 u. Abb. 3.55), insbesondere um ein Auslaufen des Urins und so eine potenzielle Tumorausbreitung während der Resektion zu vermeiden.

Schritt 4: Ureterteilresektion und Resektion der Blasenmanschette

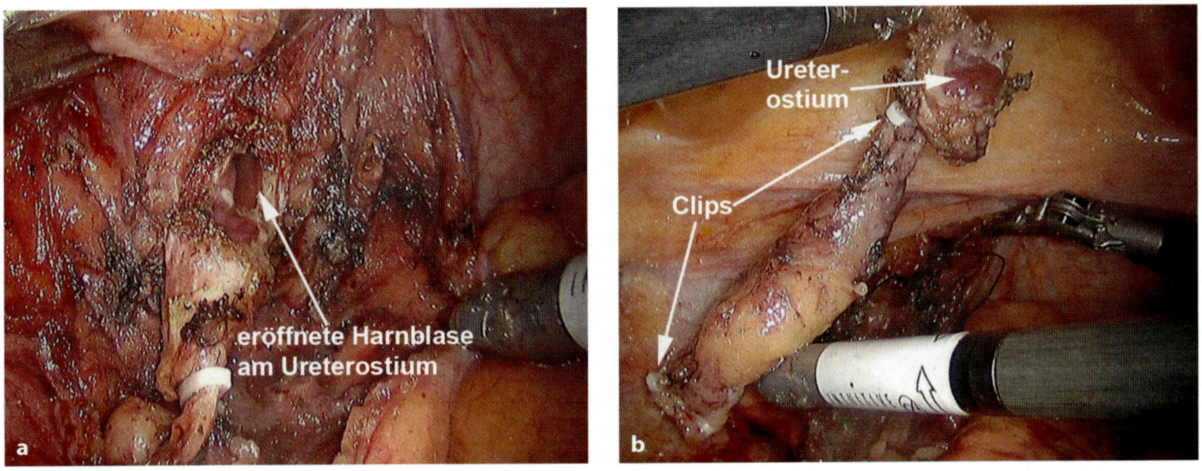

Abb. 3.55a,b

Der Ureter wird distal einschließlich einer Blasenmanschette vollständig mobilisiert. Die Blase wird jetzt um das Ureterostium herum (Blasenmanschette) in Richtung des Ureters eröffnet (Abb. 3.55 a). Das komplette Ureterostium einschließlich einer Blasenmanschette wird unter direkter Sicht mit dem Präparat (Ureter) reseziert, wobei zwangsläufig die Blase eröffnet wird. Abb. 3.55 b zeigt das vollständig resezierte Präparat: den distalen Ureter mit kranialem und kaudalem Clip zur Vermeidung einer Tumorzellaussaat sowie die Blasenmanschette

Schritt 5: Verschluss des Blasendefekts und Mobilisation der Harnblase

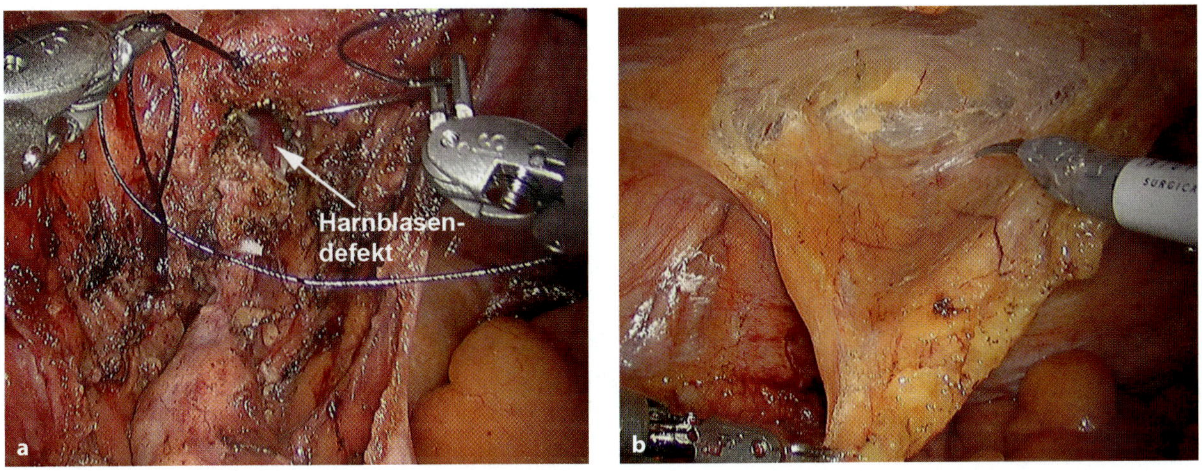

Abb. 3.56a,b

Der Blasendefekt wird mit einer 2-schichtigen fortlaufenden 2-0-Vicrylnaht (SH-Nadel) verschlossen (Abb. 3.56 a). Dabei werden zunächst die Mukosa und die Muskularis genäht. Für den Verschluss der Serosa können Einzelknopfnähte verwendet werden. Die Blase wird nun ausgiebig mobilisiert, um eine adäquate Länge für eine spannungsfreie Anastomose zu erhalten. Ausgehend vom Retzius-Raum mit Darstellung des Arcus pubis wird zunächst die Vorderwand und anschließend die Seitenwand beidseits mobilisiert. Die ausreichende Mobilisation der kontralateralen Seite ist für die weiteren Schritte der Operation von besonderer Bedeutung. Auf der ipsilateralen Seite sollte posterior keine ausgedehnte Dissektion erfolgen (Cave: Blutversorgung des Boari-Lappens).

Schritt 6: Bildung des Boari-Lappens

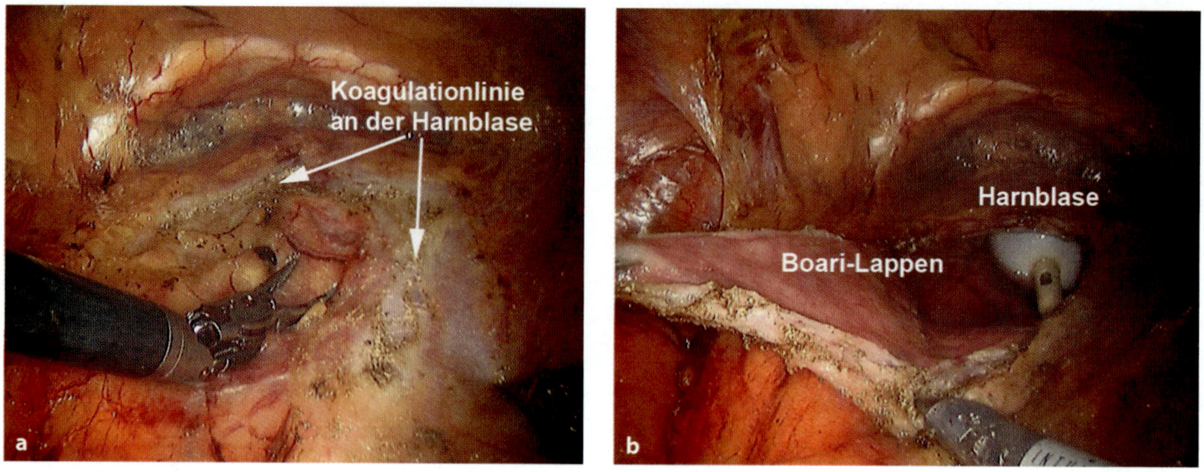

■ Abb. 3.57a,b

Die mobilisierte Harnblase wird mit 300 ml Kochsalzlösung gefüllt. Um die Orientierung zu erleichtern, werden die Grenzen des Boari-Lappens im perivesikalen Fett durch Koagulation markiert (■ Abb. 3.57 a). Der Lappen sollte zunächst quer über die Blase und anschließend schräg in Richtung der kontralateralen Seite verlaufen. Die Basis sollte breiter als der Hals sein, um eine gute Durchblutung zu gewährleisten.

■ Abb. 3.57 b demonstriert die Entwicklung des Boari-Lappens. Die Basis wird von der kontralateralen Seite der Blase ausgehend zunächst quer zur Gegenseite und dann in Richtung des zu implantierenden Harnleiters präpariert, um schließlich als Lappen aus dem Becken in Richtung Ureter herausgeklappt zu werden.

Schritt 7: Ureterozystoneostomie

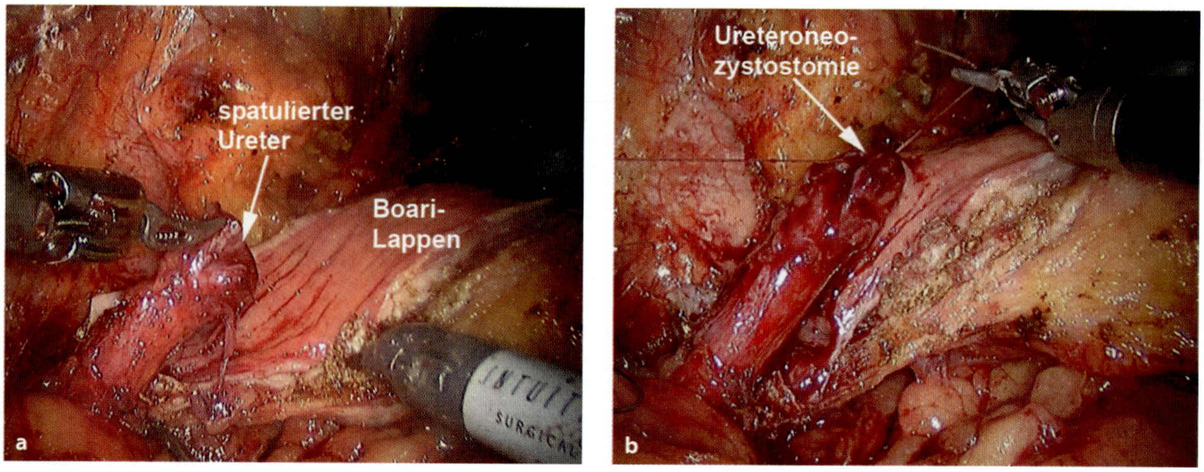

■ Abb. 3.58a,b

Der Ureter und der Boari-Lappen werden aneinandergelegt, um sicherzugehen, dass die Länge des Harnleiters für eine spannungsfreie Anastomose ausreichend ist. Anschließend wird der Ureter anterior mittels kalter Schere spatuliert (■ Abb. 3.58 a). Dieser ist häufig aufgrund der längeren Obstruktion dilatiert, was die Spatulierung vereinfacht. Eine klassische Mukosatunnelung ist jedoch bei dickwandigem Ureter sehr schwierig und kann zum Einreißen der Mukosa führen (Alternative: s. Schritt 9). ■ Abb. 3.58 b zeigt, wie der Ureter bei nicht antirefluxiver Implantation mit drei 4-0-Vicryl-Einzelknopfnähten (RB-1-Nadel) am Boari-Lappen fixiert wird. Zur späteren Harnleitertunnelung sollten diese Ankernähte ausreichend weit kaudal erfolgen.

Schritt 8: Einlage der Ureterschiene (DJ-Katheter)

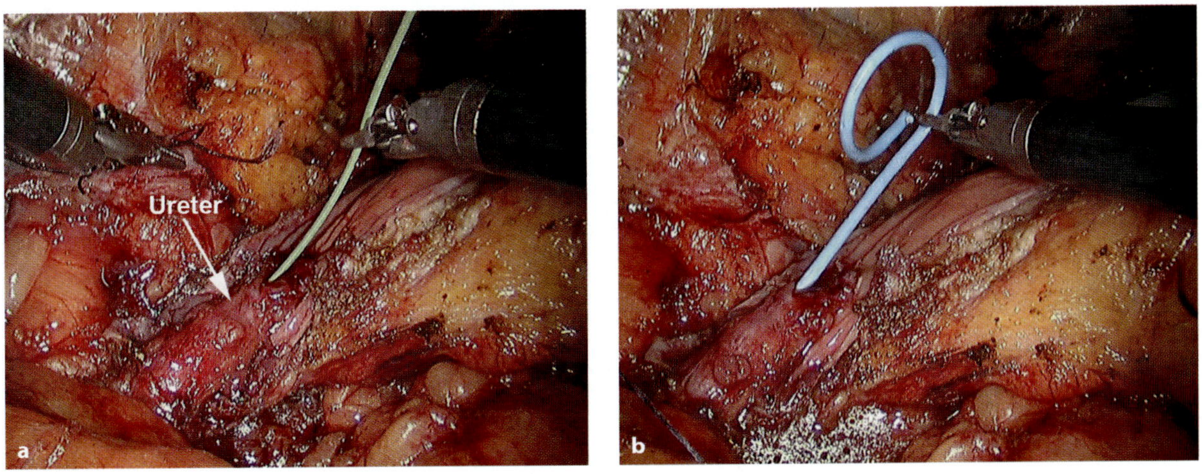

Abb. 3.59a,b

Durch den 5-mm-Trokar des Assistenten wird ein Führungsdraht in den Situs eingebracht und mithilfe der Roboterinstrumente (Fasszange) in den spatulierten Ureter eingeführt. Dieser wird dann über den Ureter bis ins Nierenbecken vorgeschoben (Abb. 3.59 a). Über den Führungsdraht wird durch denselben 5-mm-Trokar ein DJ-Katheter eingeführt. Der Führungsdraht wird anschließend entfernt (Abb. 3.59 b). Der DJ-Katheter sollte lang genug sein, damit die Ureterschiene sicher im Nierenbecken und in der Blase (nicht im Boari-Lappen) liegt.

Schritt 9: Verschluss des Boari-Lappens

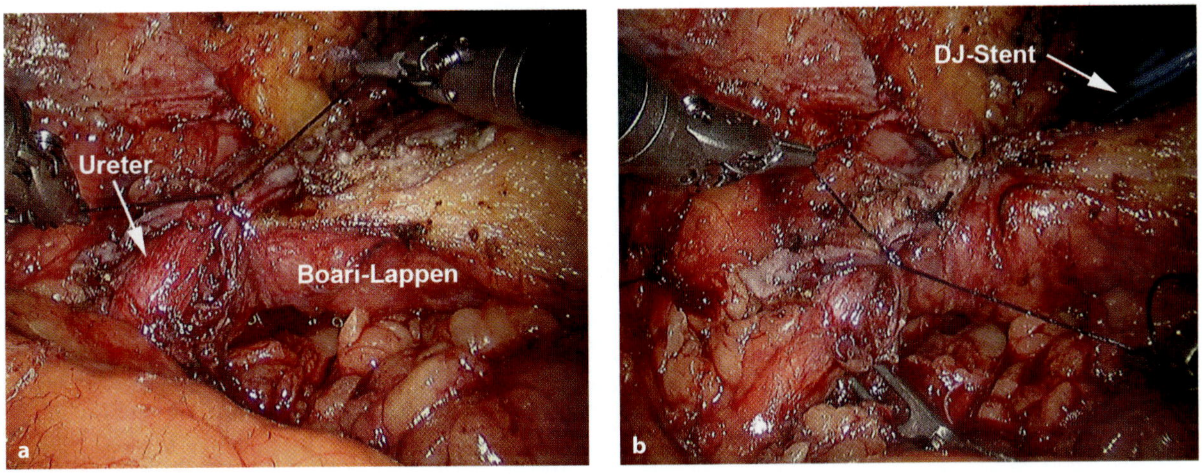

Abb. 3.60a,b

Wie bereits beschrieben implantieren wir insbesondere dilatierte Ureteren nicht antirefluxiv. Der Boari-Lappen wird über dem fixierten Ureter einschichtig mit 2-0-Vicryl-Einzelknopfnähten (SH-Nadel) tubulär in Richtung Blase verschlossen. Dieser Verschluss des Boari-Lappens kann auch 2-schichtig erfolgen (zunächst Urothel, dann die Muskularis und die Serosa). Eine Alternative zur klassischen Mukosatunnelung besteht in einer Inzision der Mukosa unter dem Ureter. Der Ureter wird auf der Muskularis verankert und die inzidierte Mukosa wieder über dem verankerten Ureter vereinigt. Anschließend erfolgt das bereits beschriebene tubuläre Vernähen des Boari-Lappens.

Schritt 10: Blasenverschluss und Psoas-Hitch

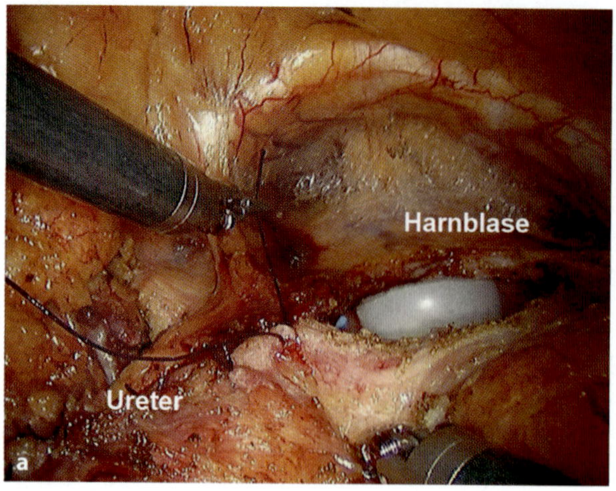

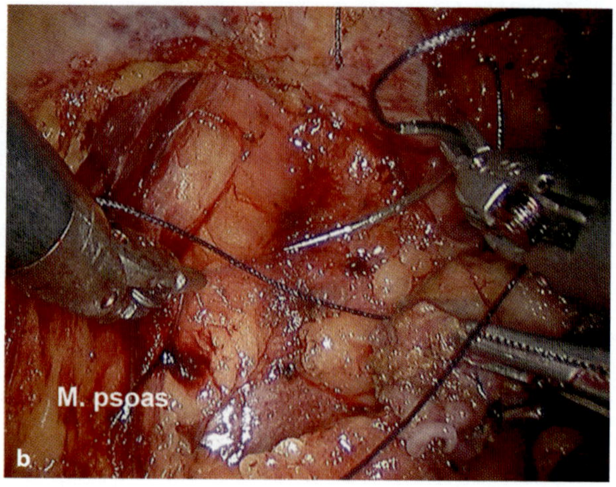

Abb. 3.61a,b

In Abb. 3.61 a kann man den in der Harnblase befindlichen Ballon des Harnblasenkatheters erkennen. Dieser anteriore, durch das Herausschneiden des Boari-Lappens entstandene, große Blasendefekt wird jetzt sorgfältig verschlossen. Der Blasenverschluss kann einschichtig oder zweischichtig erfolgen. Die Naht wird jeweils am Boari-Lappen begonnen und bis zur Basis der Blaseninzision fortgeführt. Nach dem vollständigen Verschluss der Harnblase erfolgt eine Fixierung des Boari-Lappens am M. psoas (Psoas-Hitch). Dazu wird der Boari-Lappen mit 3 Vicrylnähten (0, CT-1-Nadel) am M. psoas pexiert, um die Ureterozystoneostomie weiter zu stabilisieren. Es ist stets darauf zu achten, dass der Ureter nicht unter Spannung steht.

Schritt 11: Hämostase und abschließende Inspektion

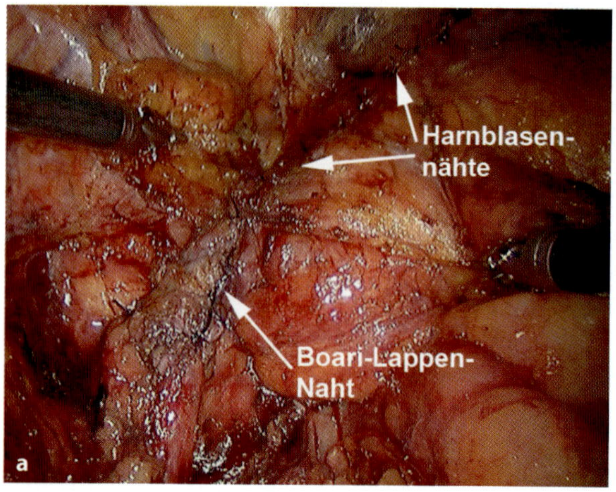

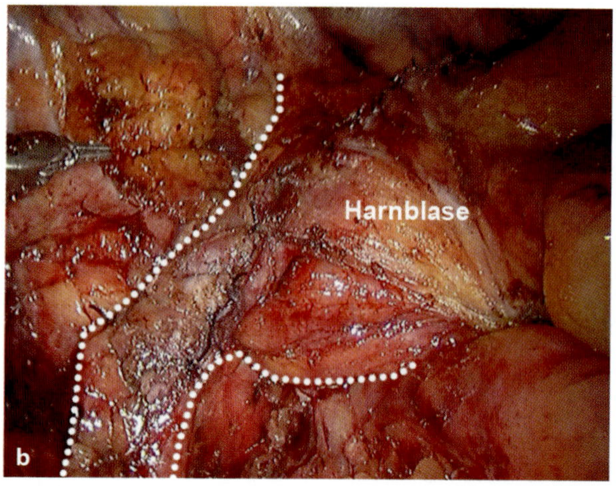

Abb. 3.62a,b

Abb. 3.62 a und b zeigen den Situs am Ende der Operation. Die Einlage eines suprapubischen Katheters vor dem Blasenverschluss ist prinzipiell nicht notwendig. Um zu prüfen, ob größere Lecks vorhanden sind, wird die Harnblase mit 200 ml steriler Kochsalzlösung gefüllt. Zur besseren Visualisierung von Paravasaten kann optional eine verdünnte Methylenblaulösung verwendet werden. Leckagen werden mit Einzelknopfnähten verschlossen. Unter Reduzierung des Gasdrucks erfolgt jetzt eine abschließende Inspektion des Operationsgebietes auf Hämostase. Eine Robinson-Drainage (ohne Sog) wird in die linke Fossa iliaca über einen der Trokare eingelegt.

Postoperatives Management

- Entfernung des Harnröhrenkatheters nach einer Zystographie am zehnten postoperativen Tag
- Entfernung des DJ-Katheters nach 4–6 Wochen
- Ausscheidungsurographie oder Sonographie der Nieren nach 3 Monaten zur Kontrolle der Abflussverhältnisse

Literatur

1. Casati E, Boari A (1894) Contributo sperimentale alla plastic dell'uretere. Communicazione preventive. Atti Acad Sci Med Nat 14: 149
2. Ockerblad NF (1947) Reimplantation of the ureter into the bladder by a flap method. J Urol 57: 845
3. Gözen AS, Cresswell J, Canda AE, Ganta S, Rassweiler J, Teber D (2010) Laparoscopic ureteral reimplantation: prospective evaluation of medium-term results and current developments. World J Urol 28: 221-6
4. Symons S, Kurien A, Desai M (2009) Laparoscopic ureteral reimplantation: a single center experience and literature review. J Endourol 23: 269-74
5. Schimpf MO, Wagner JR (2009) Robot-assisted laparoscopic distal ureteral surgery. JSLS 13: 44-9

3.7 Radikale Zystoprostatovesikulektomie

3.7.1 Laparoskopische radikale Zystoprostatovesikulektomie

Jens-Uwe Stolzenburg, Tony Riddick, Thilo Schwalenberg, Anja Dietel, Minh Do, Rowan Casey, Evangelos Liatsikos

3

Einleitung

Die offene radikale Zystektomie mit der erweiterten pelvinen Lymphadenektomie stellt heute den Goldstandard der Therapie bei Patienten mit organbegrenzten muskelinvasiven oder High-risk-Blasenkarzinomen dar [1]. Die radikale Zystektomie ist ein komplexer Eingriff mit einer signifikant erhöhten Morbiditäts- und Mortalitätsrate, insbesondere bei Patienten in hohem Lebensalter. Die laparoskopische radikale Zystektomie hat das Ziel, die qualitativ hochwertigen Ergebnisse der offenen Methode mit den Vorteilen der weniger invasiven Laparoskopie im Sinne einer geringeren Morbidität besonders bei dieser Patientengruppe zu kombinieren.

Seit der Publikation erster Ergebnisse durch Sánchez de Badajoz [3] und Puppo [4] entwickelt sich die laparoskopische Zystektomie zu einer standardisierten Technik, die vor allem in Zentren mit laparoskopischer Expertise durchgeführt wird [5, 6]. Obwohl für die laparoskopische Zystektomie noch keine umfangreichen Langzeitergebnisse vorliegen, sind die bisherigen Ergebnisse in der Tumornachsorge vergleichbar mit denen offener chirurgischer Interventionen. Ergebnisse größerer Studien zeigen, dass die Laparoskopie auch bei der Zystektomie den Anforderungen onkologischer Prinzipien wie Tumorkontrolle, tumorfreie Resektionsränder und der Möglichkeit einer adäquaten erweiterten Lymphadenektomie gerecht wird [2]. Technisch ist ein vollständig intrakorporales Vorgehen (Zystektomie und Harnableitung) durchaus machbar, allerdings bei signifikant verlängerter Operationszeit und vermehrtem Auftreten perioperativer Komplikationen. Mit den aktuell verfügbaren Techniken werden die besten Ergebnisse erreicht, indem die Zystektomie und erweiterte Lymphadenektomie laparoskopisch durchgeführt werden und die Harnableitung über einen limitierten offenen Zugang erfolgt.

Indikationen (EAU-Leitlinien 2009/2010)

- Multipel rezidivierende High-grade-Tumoren (trotz Resektion und intravesikaler Chemotherapie)
- High-grade-Tumoren*
- High-grade-Tumoren* mit zusätzlichem In-situ-Karzinom
- T1-Tumoren mit hohem Progressionsrisiko (multifokal, >3 cm), Infiltration der Basallamina
- Nichtansprechen auf BCG-(Bacillus-Calmette-Guérin-)Therapie bei Cis-Tumoren
- muskelinvasive Blasentumore: empfohlen beim Blasentumor im Stadium T2–4a N0–NX M0

Kontraindikationen

- Lokal weit fortgeschrittene Blasentumoren (relativ)
- vorhergehende Beckenbestrahlung oder Prostataoperationen (relativ)
- ausgedehnte Bauchoperationen (relativ)
- kardiovaskuläre Nebenerkrankungen

Präoperative Vorbereitung

- Kutanes Anzeichnen der Ausleitung des Ileumconduits
- 100 ml Sorbitol 2 Tage vor dem Eingriff, per os nur Zufuhr klarer Flüssigkeiten
- 2 Einheiten Moviprep® einen Tag präoperativ, per os nur Zufuhr klarer Flüssigkeiten
- Darmeinlauf einen Tag präoperativ
- Breitspektrumantibiose
- Thromboseprophylaxe (Kompressionsstrümpfe und niedermolekulares Heparin) bis zur ambulanten Weiterbehandlung
- Einlage einer Magensonde und eines Harnblasenkatheters im Operationssaal

* Schlecht differenzierte Grad-3-Tumoren (entsprechend WHO-Grading 1973) sind äquivalent zu den papillären urothelialen High-grade-Karzinomen (entsprechend dem erneuerten WHO/ISUP [International Society of Urological pathology] Grading-System 2004)

Schritt 1: Patientenlagerung und Trokarplatzierung

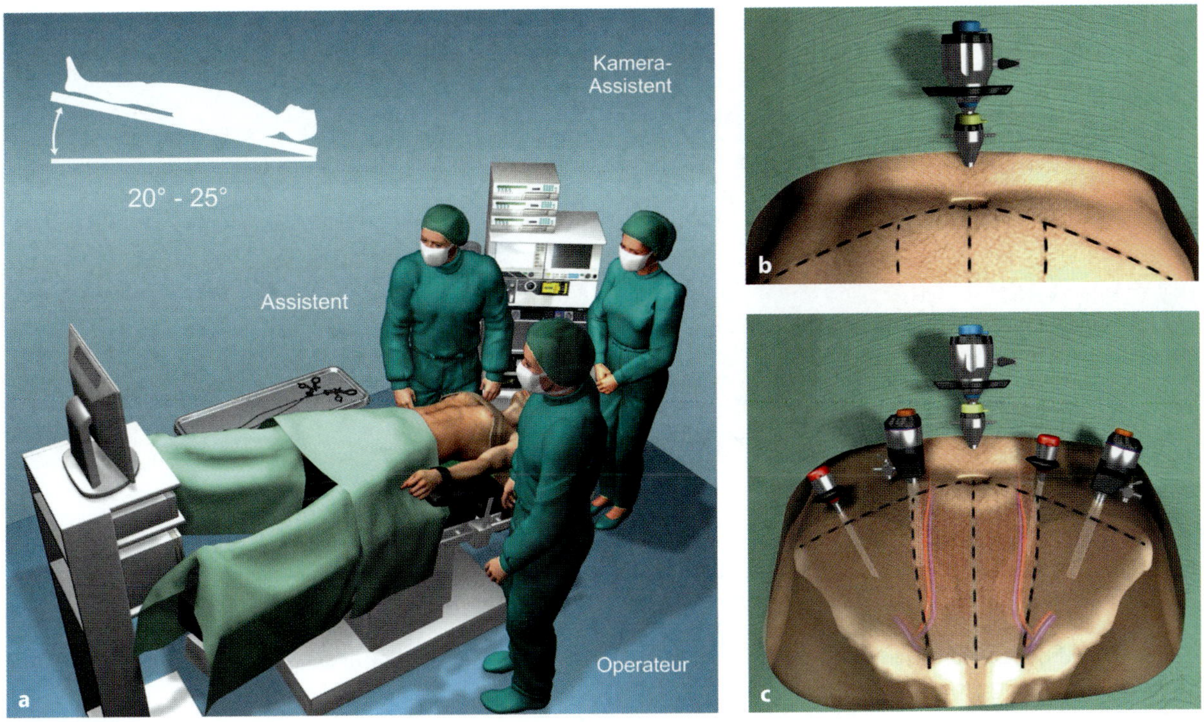

Abb. 3.63a,b

Der Patient wird in Rückenlage (Trendelenburg) in 20–25 Grad Kopftieflage gebracht. Der Operateur steht auf der linken Seite des Patienten, der Assistent gegenüber und der Kamerahalter hinter dem Kopf des Patienten. Es wird eine 15-mm-Inzision 3–4 cm kranial des Nabels für die Platzierung des Kameraports gesetzt (Abb. 3.63 b). Zwei 12-mm- und zwei 5-mm-Ports werden in Nabelhöhe rechts und links des Nabels platziert (Abb. 3.63 c). Diese im Gegensatz zur radikalen Prostatektomie weiter kranialen Portpositionen ermöglichen eine erweiterte Lymphadenektomie, die bis kranial der Aortenbifurkation erfolgen kann. Bei geplantem Ileumconduit ist die Position des rechten 12-mm-Ports variabel bzw. sie sollte so gewählt werden, dass diese Trokareinstichstelle am Ende der Operation zum Ausleiten des Dünndarmsegments genutzt werden kann.

Schritt 2: Anatomische Leitstrukturen

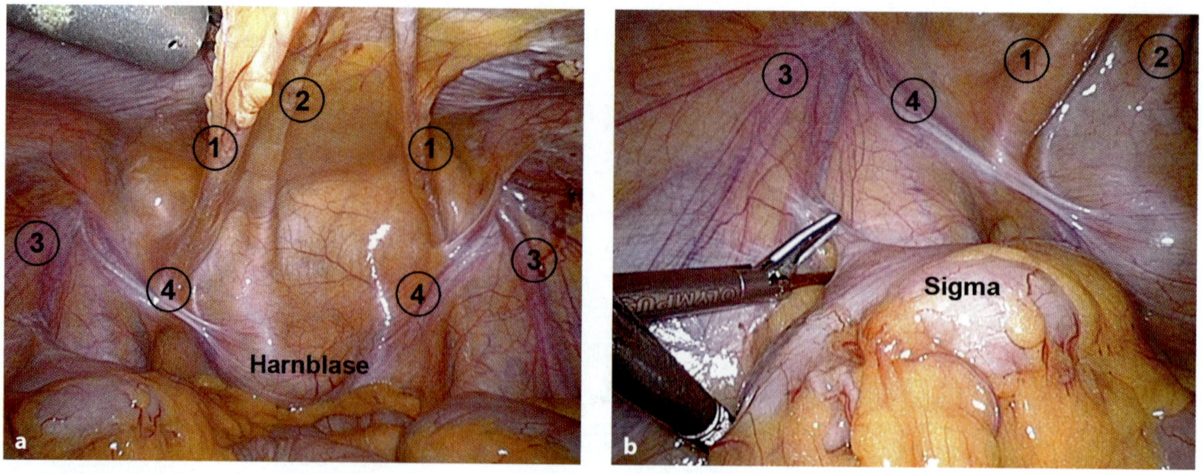

Abb. 3.64a,b

Im kleinen Becken findet man orientierend an der vorderen Bauchwand die rechte und linke obliterierte Umbilikalarterie (1, Plica umbilicalis medialis) und den obliterierten Urachus in der Mittellinie (2, Plica umbilicalis medianum). Der Samenstrang (3) und der Ductus deferens (4) lassen sich bilateral identifizieren. Vorliegende Verwachsungen müssen vor der Peritonealinzision gelöst werden. Im nächsten Schritt werden das Colon descendens und das Sigmoid mobilisiert (Abb. 3.64 b). Auf der rechten Seite muss das Zökum mobilisiert werden. Für die erweiterte Lymphadenektomie werden das Colon ascendens und descendens entlang der Toldt-Linie mobilisiert.

Schritt 3: Präparation des Samenstrangs und Mobilisation der Samenblasen

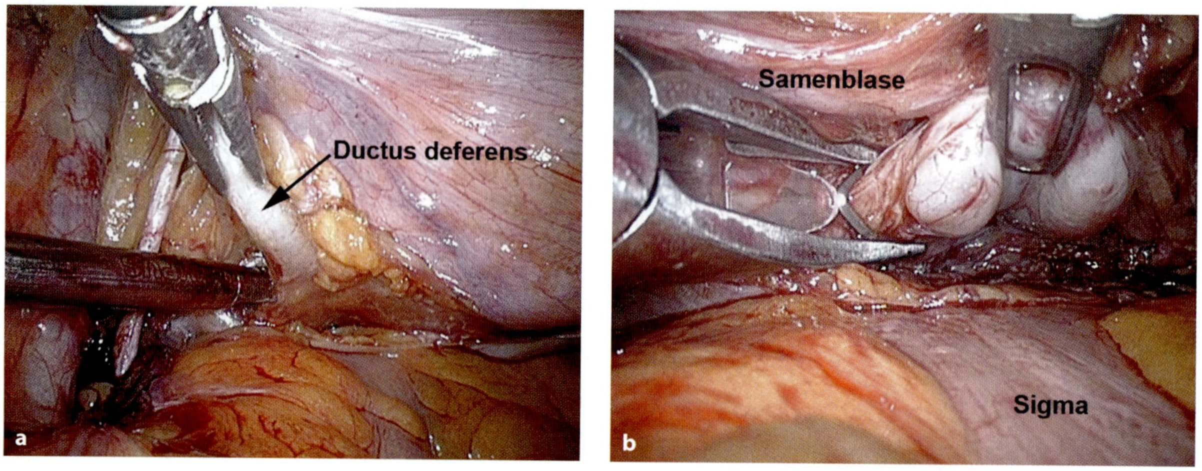

Abb. 3.65a,b

Die peritoneale Inzision wird auf jeder Seite in Richtung Becken entlang des Ductus deferens weitergeführt. Der Ductus deferens wird beidseitig vollständig mobilisiert (Abb. 3.65 a) und dabei der jeweils ampulläre Anteil freipräpariert. Die Samenblasen lassen sich leicht lateral des Ductus deferens identifizieren und vollständig präparieren. Bei nerverhaltendem Vorgehen wird die Region der Samenblasenspitzen mit der kalten Schere unter Verwendung von Clips zur Blutstillung präpariert (Abb. 3.65 b), um eine Verletzung des Plexus pelvicus zu vermeiden. Bei nicht nerverhaltendem Vorgehen kann die komplette Präparation mit dem Sonosurge erfolgen.

Schritt 4: Inzision der Denonvillier-Faszie

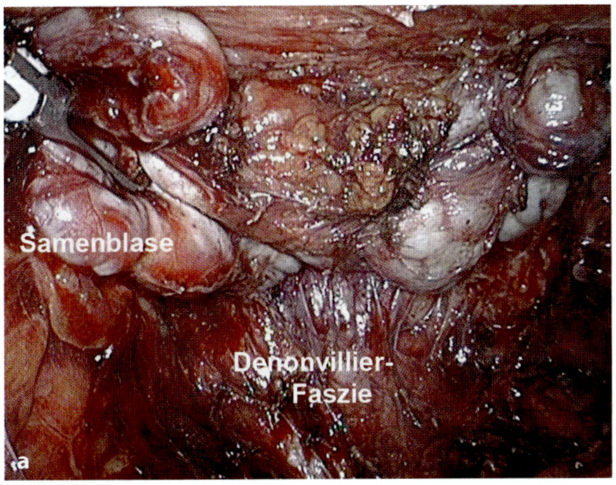

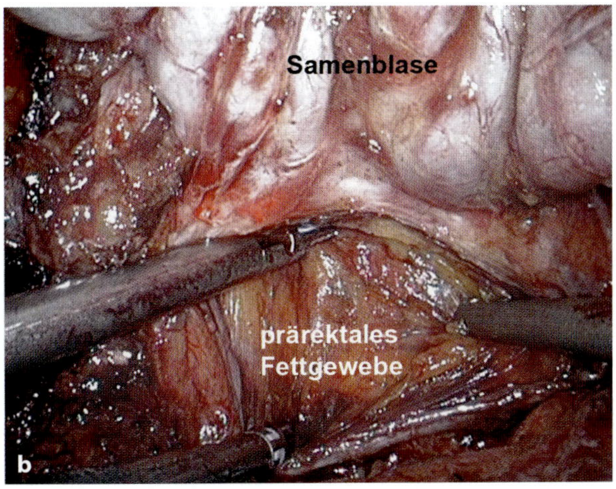

▪ Abb. 3.66a,b

Nach der Präparation der Samenblasen zieht der Assistent die rechte Ampulla ductus deferentis sowie die rechte Samenblase und der Operateur die linke Ampulle und die linke Samenblase in kraniolateraler Richtung. Dadurch wird die Denonvillier-Faszie exponiert (▪ Abb. 3.66 a). Das hintere Blatt der Denonvillier-Faszie wird inzidiert, und das prärektale Fettgewebe (gelbliche Farbe) kommt zur Darstellung (▪ Abb. 3.66 b). Die Präparation wird jetzt streng entlang der Mittellinie teils stumpf und teils scharf bis zum Prostataapex fortgesetzt, um Verletzungen des Gefäß-Nerven-Bündels zu vermeiden. Dabei präpariert man dicht an der Prostatahinterfläche.

Schritt 5: Pelvine Lymphadenektomie (PLA I)

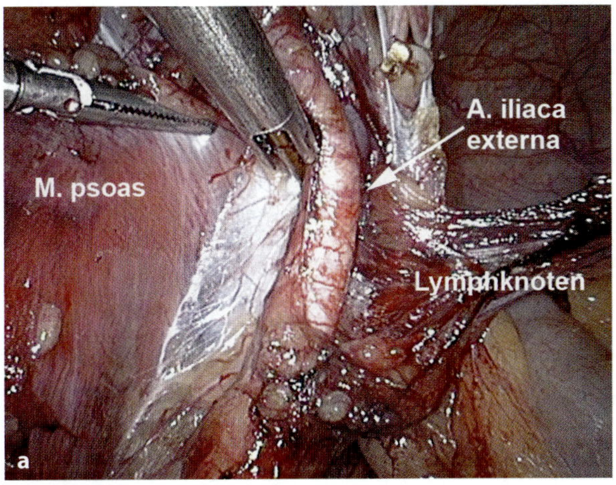

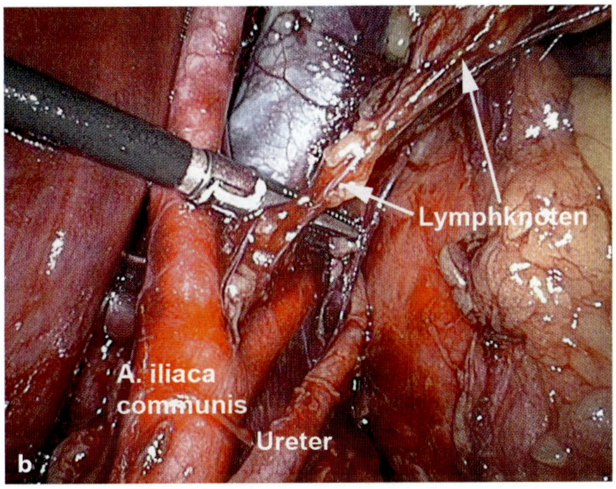

▪ Abb. 3.67a,b

Bei Patienten mit einem Urothelkarzinom ist eine erweiterte PLA wesentlicher Bestandteil der radikalen Zystektomie, da hier in zahlreichen Studien ein Benefit hinsichtlich des krebsspezifischen Überlebens bei Vorliegen von Metastasen nachgewiesen werden konnte. Die Technik ist im Detail in ▶ Abschn. 2.3 beschrieben. Zunächst werden die Lymphknotenpakete um die A. und V. ilica externa abpräpariert (▪ Abb. 3.67 a). Die Lymphadenektomie muss dabei die A. und V. communis einschließen (▪ Abb. 3.67 b). Die Präparation sollte in kranialer Richtung mindestens bis in Höhe der Aortenbifurkation erfolgen. Einige Autoren empfehlen die Präparation kranial bis zur A. mesenterica inferior auszudehnen.

Schritt 6: Pelvine Lymphadenektomie (PLA II)

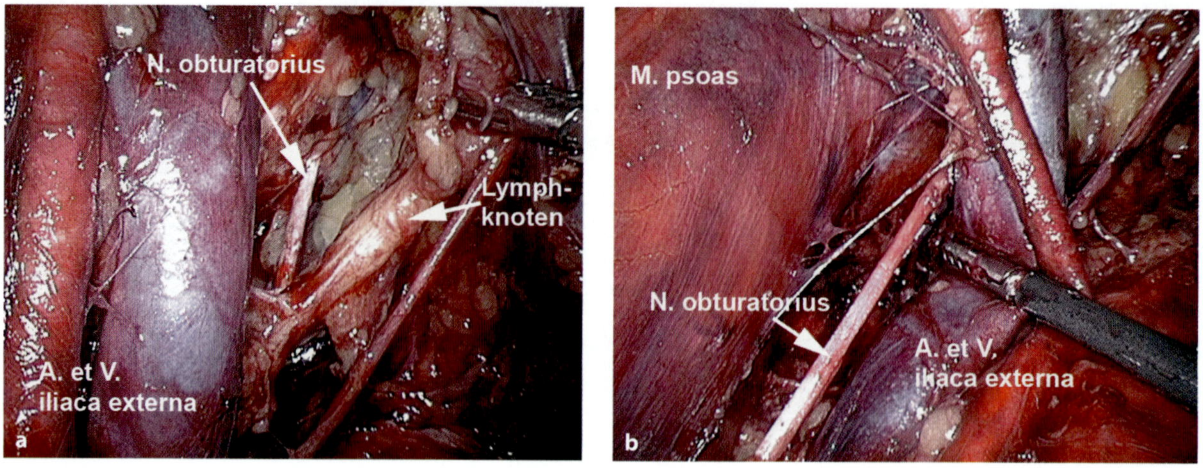

Abb. 3.68a,b

Der Assistent fixiert mittels Fasszange das Lymphknotenpaket unter gleichmäßigem, leichtem Zug zur Gegenseite (Abb. 3.68 a), während der Operateur die PLA durchführt. Die Fossa obturatoria sollte vollständig ausgeräumt werden. Die Lymphadenektomie im Bereich der Fossa obturatoria erfolgt außerdem über den Zugang zwischen M. psoas und A. und V. iliaca externa, wie in Abb. 3.68 b gezeigt. Bei Blutungen aus den Obturatoriusgefäßen sollten diese geclippt und extensives Koagulieren vermieden werden. Eine thermische Schädigung des Obturatoriusnervs verursacht durch extensive Koagulation eine Nervenläsion, welche den Patienten postoperativ erheblich beeinträchtigen kann.

Schritt 7: Pelvine Lymphadenektomie (PLA III)

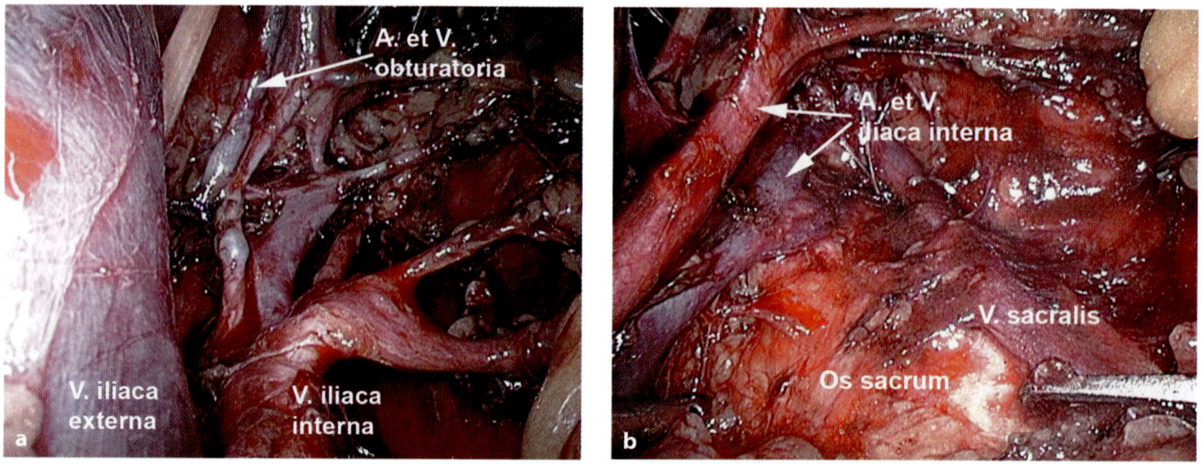

Abb. 3.69a,b

Bei einer erweiterten pelvinen Lymphadenektomie werden alle Äste der internen Iliakalgefäße von Lymphknoten befreit (Abb. 3.69 a). Die Lymphadenektomie muss die präsakralen Lymphknoten einschließen. Letztendlich sollten das Os sacrum bei einer vollständigen Präparation wie in Abb. 3.69 b dargestellt werden. Alle Lymphknoten sollten soweit möglich en-bloc und intakt in einen Bergebeutel verbracht werden. Für das korrekte klinische Staging wird die Verwendung mehrerer Bergebeutel für jedes Level auf jeder Seite empfohlen. Das Zerkleinern der Lymphknotenpakete in Teile, um sie etwa aus einem 12-mm-Trokar bergen zu können, kann zur Tumoraussaat oder zu Portmetastasen führen und sollte deshalb vermieden werden.

Schritt 8: Präparation des Ureters

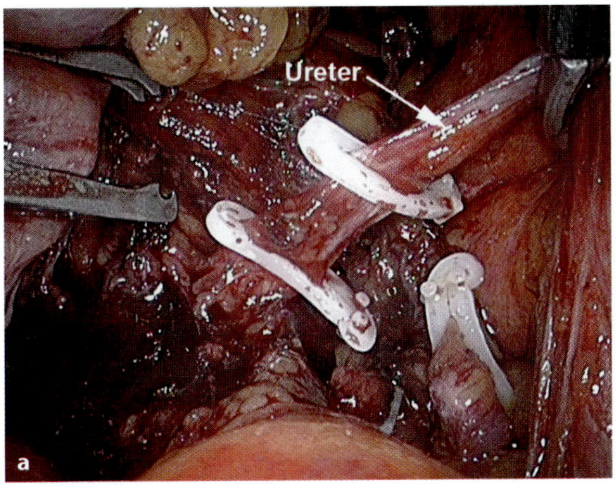

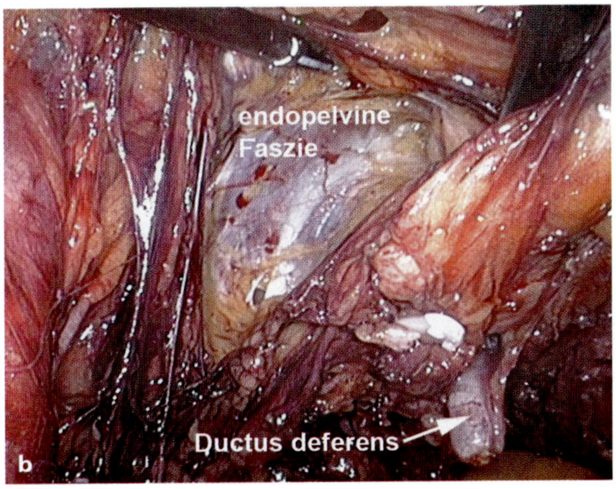

Abb. 3.70a,b

Nach erfolgter Lymphadenektomie wird der Ureter, der während der PLA bereits dargestellt wurde, bis zur Einmündung in die Harnblase mobilisiert. Eine vollständige Skelettierung des Ureters sollte vermieden werden (Cave: Ureternekrose), z. B. indem eine Gewebebrücke (Blutzufuhr) zwischen dem Ureter und den gonadalen Gefäßen erhalten wird. Auf der linken Seite muss der Ureter so nahe wie möglich an der Harnblase abgesetzt werden, um eine ausreichende Länge für eine ureteroileale Anastomose, speziell im Fall der Anlage eines Ileumconduits, zu gewährleisten. Der Ureter wird zwischen 2 Clips durchtrennt (Abb. 3.70 a) und vom distalen Ende eine Probeexzision zum Schnellschnitt entnommen. Anschließend wird die endopelvine Faszie dargestellt (Abb. 3.70 b).

Schritt 9: Präparation der Blasenpfeiler

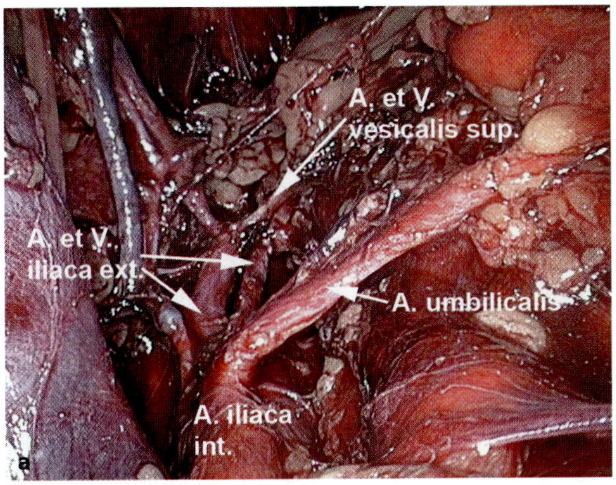

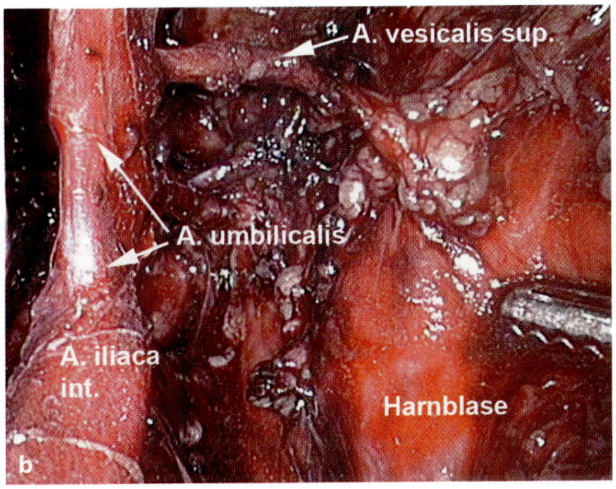

Abb. 3.71a,b

Die A. vesicalis superior entspringt bei den meisten Patienten als erster Ast aus der A. umbilicalis, welche aus der A. iliaca interna hervorgeht (Abb. 3.71 a). Abb. 3.71 b zeigt die topographische Anatomie im Detail. Es gibt eine Reihe von anatomischen Variationen, welche in Schritt 10 gezeigt werden. Obwohl einige Autoren die Durchführung der PLA nach der Zystektomie bevorzugen, erlaubt eine vorherige PLA eine exzellente Darstellung der Blasenpfeiler und das selektive Clippen der einzelnen Gefäße.

Schritt 10: Versorgung der Blasenpfeiler (anatomische Varianten)

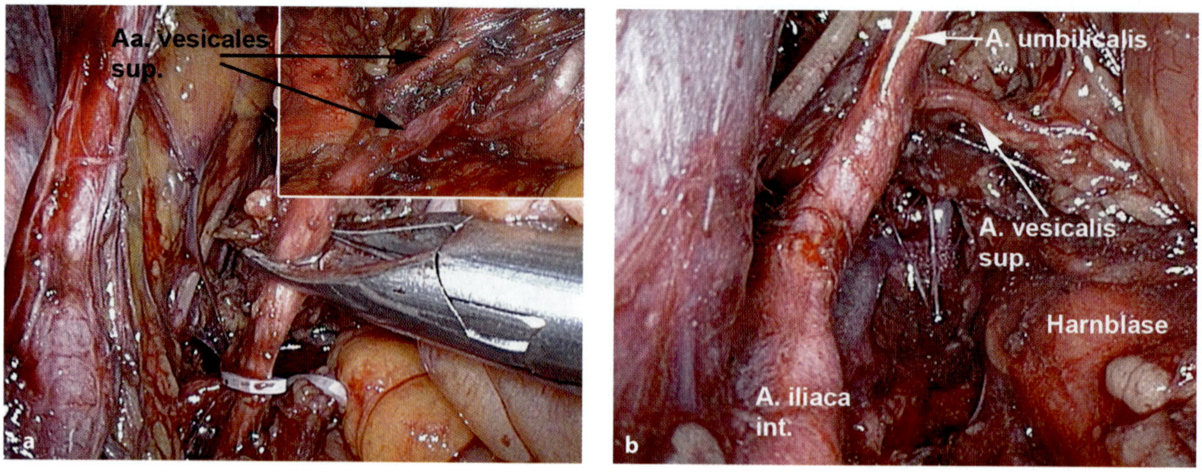

Abb. 3.72a,b

Zur Versorgung der Harnblasenpfeiler wird die A. umbilicalis zwischen 3 Hem-o-lok-Clips durchtrennt (2 Clips nach zentral, 1 Clip nach peripher). Nach peripher können auch Titanclips verwendet werden (Abb. 3.72 a). Alternativ kann selektiv die A. vesicalis superior in gleicher Weise geclippt und anschließend durchtrennt werden. Abb. 3.72 a zeigt die anatomische Variante zweier Vesikalarterien, welche direkt aus der A. iliaca interna entspringen (kleines Bild). Abb. 3.72 b zeigt eine weitere anatomische Variante, bei der die A. umbilicalis und die A. vesicalis superior zusammen aus der A. iliaca interna entspringen. Bei schweren, nicht beherrschbaren Blutungen aus den Blasenpfeilern kann die A. iliaca interna kaudal des Ursprungs der A. glutealis superior geclippt werden.

Schritt 11: Zugang zum Retzius-Raum

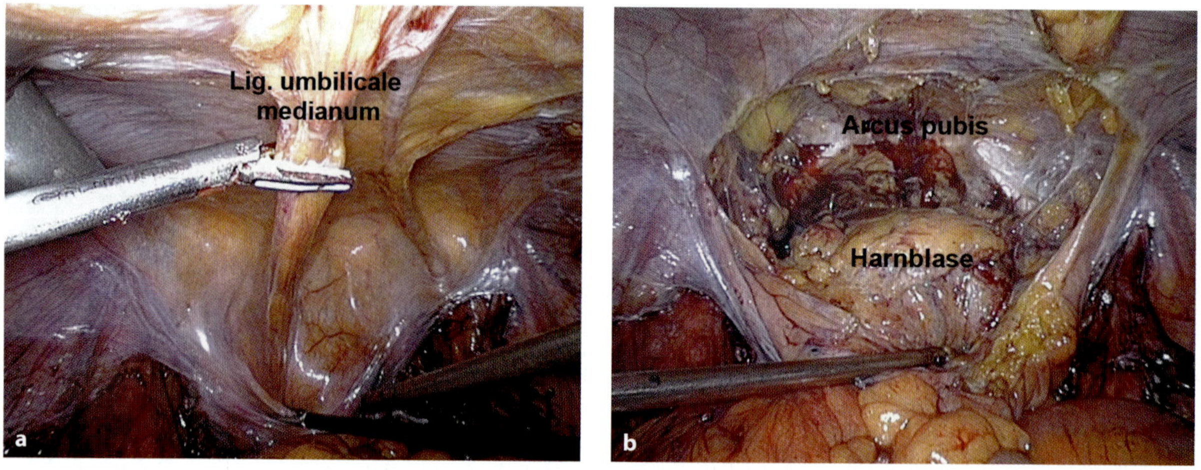

Abb. 3.73a,b

Die Operation wird mit der Präparation des Retzius-Raums fortgesetzt. Das ventrale Peritoneum (Lig. umbilicale medianum) wird mittels Sonosurge inzidiert (Abb. 3.73 a). Auftretende Blutungen können bipolar koaguliert werden. Die Inzision wird beidseits bis zur Plica umbilicalis medialis erweitert. Die Präparation erfolgt dabei streng von medial nach lateral.

Die Präparation des Retzius-Raums wird jetzt in der Mittellinie bis zur Darstellung der Symphyse und des Arcus pubis fortgesetzt (Abb. 3.73 b). Erst jetzt wird das Peritoneum in lateraler Richtung bis zum Inguinalring inzidiert. Schließlich kann lateral die gesamte Harnblase bis zur endopelvinen Faszie mobilisiert werden.

Schritt 12: Inzision der endopelvinen Faszie und Ligatur des Plexus Santorini

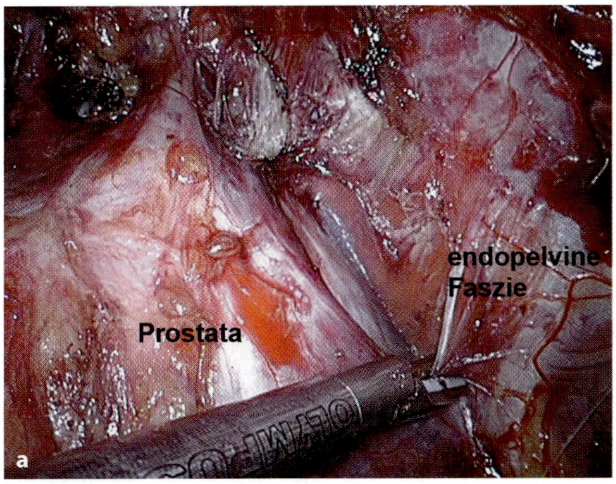

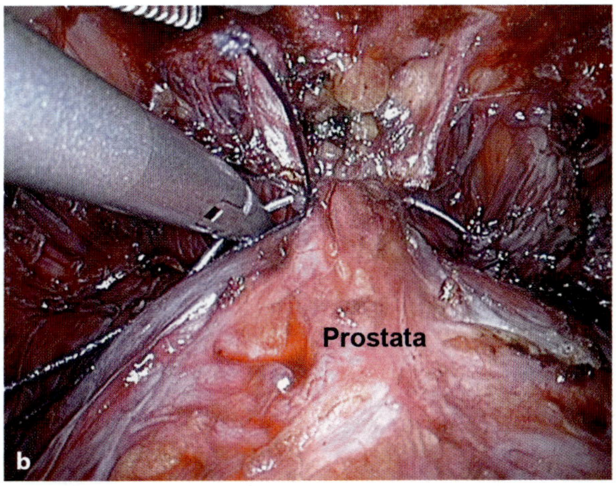

Abb. 3.74a,b

Die endopelvine Faszie wird jetzt auf beiden Seiten inzidiert (Abb. 3.74 a). Dadurch kommen die Lateralfläche der Prostata, der Apex prostatae und der M. levator ani deutlich zur Darstellung. Anschließend werden beide puboprostatischen Bänder durchtrennt. (Cave: der Plexus Santorini liegt direkt unter den puboprostatischen Bändern). Der Plexus Santorini wird anschließend von links nach rechts umstochen (Abb. 3.74 b) und ligiert (Polysorb 2-0, GS-22-Nadel, leicht aufgebogen). Eine zweite Umstechung mit der gleichen Naht garantiert eine optimale Hämostase (Abb. 3.74 b).

Schritt 13: Schonung des neurovaskulären Bündels und Urethrapräparation

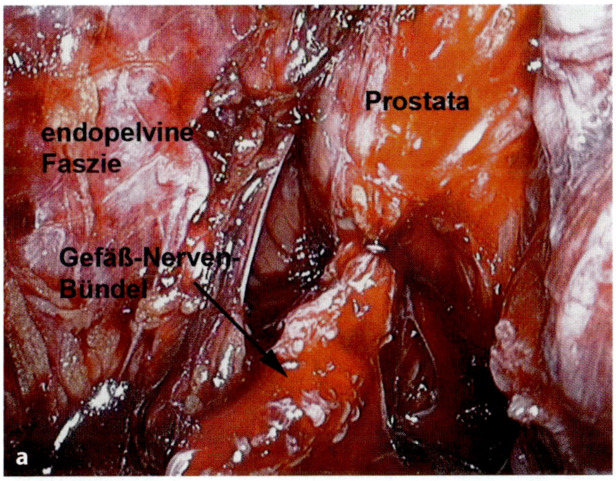

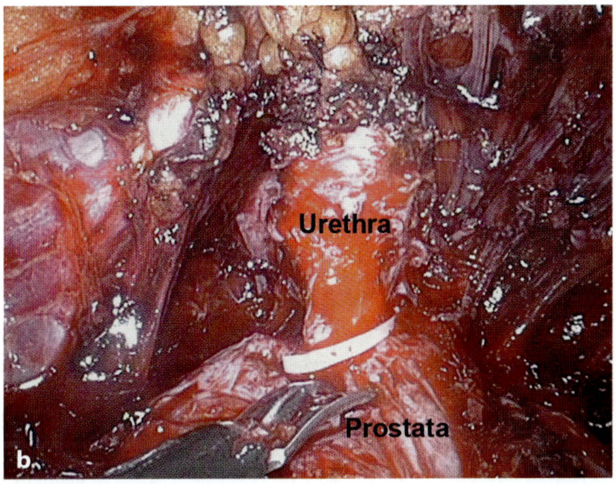

Abb. 3.75a,b

Die Exploration der Prostatahinterfläche und der Prostatapfeiler erfolgt durch kranioventralen Zug an den Samenblasen zur kontralateralen Seite durch den Assistenten. Die Prostatapfeiler werden geclippt und mit »kalter« Schere Schritt für Schritt durchtrennt. Bei nerverhaltendem Vorgehen sollte eine Verwendung des Sonosurge vermieden werden (Cave: Hitzeentwicklung an der Instrumentenspitze schädigt neurovaskuläre Strukturen). Bei der weiteren Präparation des neurovaskulären Bündels werden ausschließlich Clips zur Hämostase verwendet (Abb. 3.75 a). Abschließend wird die Urethra dargestellt, geclippt (vorher Katheter zurückziehen) und anschließend kaudal des Clips durchtrennt. Eine Urinkontamination des Bauchraums ist zwingend zu vermeiden.

Schritt 14: Abschließende Inspektion und Hämostase

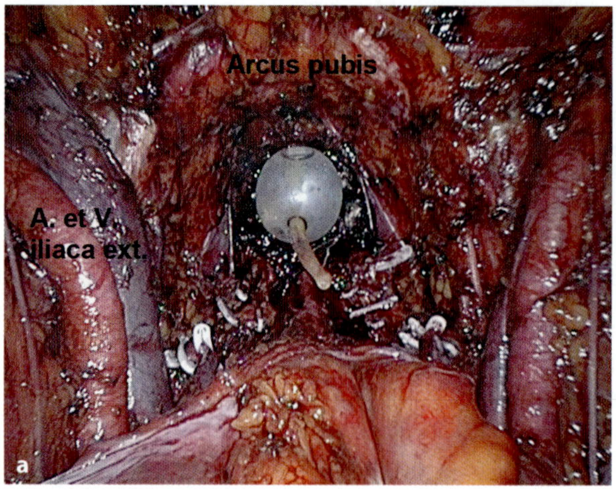

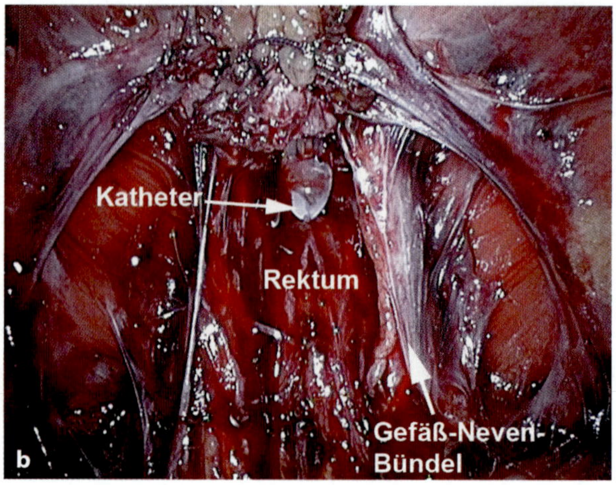

■ Abb. 3.76a,b

■ Abb. 3.76 a zeigt die Sicht ins Becken nach radikaler Zystoprostatovesikulektomie. Kleinere urethrale Blutungen können durch Surgicel (Tabotamp®), dass durch Zug am geblockten Katheter angepresst wird, kontrolliert werden (■ Abb. 3.76 a). ■ Abb. 3.76 b zeigt die beidseits erhaltenen Gefäß-Nerven-Bündel. Eine Koagulation sollte bei nerverhaltendem Vorgehen vermieden werden. Bei bestehenden arteriellen Blutungen empfehlen wir eine Umstehung mittels Vicryl 4-0. Zur Versorgung venöser Sickerblutungen kann Tachosil® oder Floseal® verwendet werden. Wird eine rektale Verletzung vermutet, sollte das Becken mit Wasser und das Rektum über ein Darmrohr mit Luft gefüllt werden – aufsteigende Luftblasen sprechen für eine Leckage.

Schritt 15: Bergung des Präparates

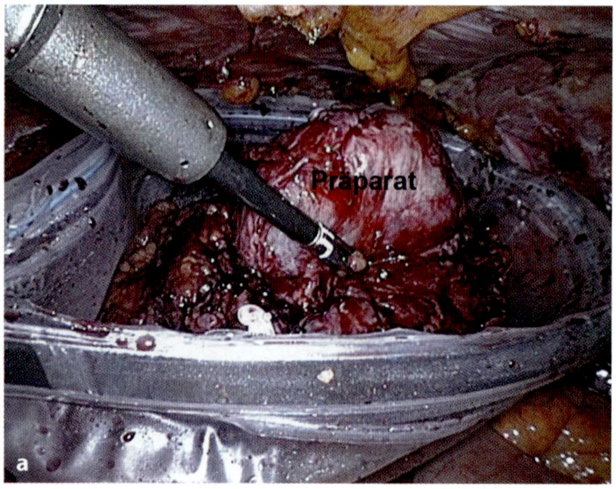

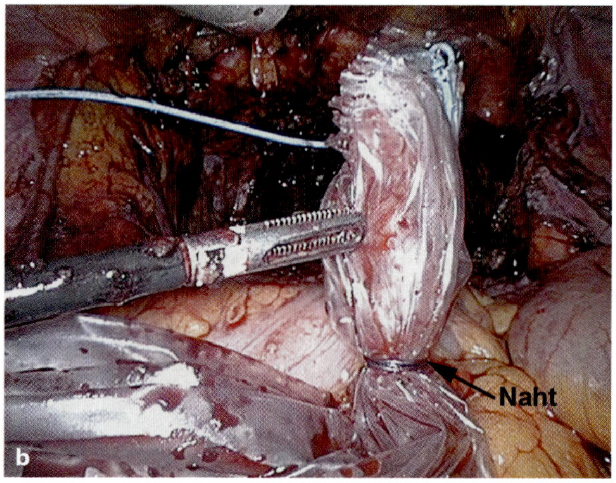

■ Abb. 3.77a,b

Das gesamte Präparat wird in einen Endocatch-Bergebeutel verbracht, der dann teilweise durch den 12-mm-Trokar in der linken Fossa iliaca nach außen gezogen wird. Dies erlaubt den Verschluss des Beutelhalses mittels separater Naht (■ Abb. 3.77 b), bevor er wieder in die Bauchhöhle gelegt wird. Die Naht verschließt den Beutel sicher und verhindert eine ungewollte Tumoraussaat. Der Bergebeutel wird abschließend über eine mediale Laparotomie (ausgehend vom Optiktrokar nach kaudal über den Nabel hinaus) entfernt. Die Bergebeutel mit den Lymphknotenpaketen werden gleichzeitig entfernt.

Schritt 16: Ureteroileale Anastomose

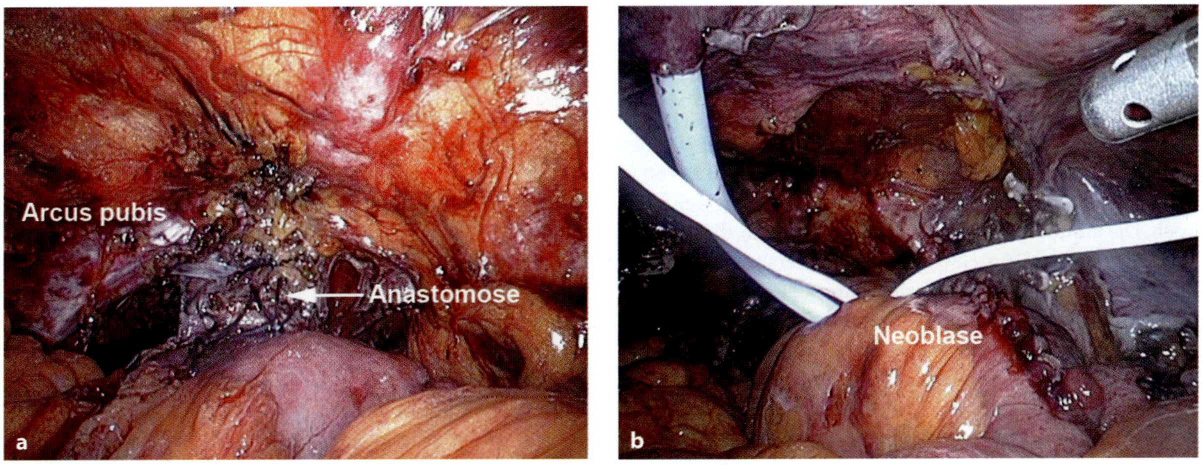

Abb. 3.78a,b

Ist der Patient für eine Neoblase geeignet, wird diese extrakorporal genäht (▶ Abschn. 3.9.2). Die komplett genähte Neoblase einschließlich der 2 Ureterstents und des suprapubischen Katheters (die separat ausgeleitet werden, Abb. 3.78 b) wird im Becken platziert und die Laparotomiewunde verschlossen. Das Pneumatoperitoneum wird nach Platzierung aller Trokare angelegt und die Anastomose laparoskopisch genäht (6–8 Einzelknopfnähte). Die Technik ist vergleichbar mit der Anastomose bei der EERPE (zuerst wird die dorsale Anastomose, beginnend bei 8 Uhr, dann werden beidseits die laterale und abschließend die ventrale Anastomose genäht; ▶ Abschn. 3.12.2, Schritt 10). Abschließend werden 1–2 Drainagen über die lateralen Porteinstichstellen im Becken platziert.

Postoperative Nachbehandlung

- Zeitige Mobilisation
- Weiterführen der Thromboseprophylaxe
- Entfernung der Magensonde am ersten postoperativen Tag
- orale Antibiose für 5 Tage
- Drainentfernung bei geringer Förderung und keiner Urinleckage am dritten bis fünften postoperativen Tag
- beim Ileumconduit: Ureterstententfernung am 14. und 15. Tag (nur ein Stent pro Tag)
- bei der Neoblase: Zystographie am 14. postoperativen Tag; bei Dichtheit der Neoblase kann der suprapubische Katheter entfernt werden, nachfolgend dann die Ureterschienen (nur eine Ureterschiene pro Tag)

Literatur

1. Dalbagni G, Genega E, Hashibe M, Zhang ZF, Russo P, Herr H, Reuter V (2001) Cystectomy for bladder cancer: a contemporary series. J Urol 165: 1111-1116
2. Irwin BH, Gill IS, Haber GP, Campbell SC (2009) Laparoscopic radical cystectomy: current status, outcomes, and patient selection. Curr Treat Options Oncol 10: 243-55
3. Sánchez de Badajoz E, Gallego Perales JL, Reche Rosado A, Gutiérrez de la Cruz JM, Jiménez Garrido A (1995) Laparoscopic cystectomy and ileal conduit: a case report. J Endourol 9: 59-62
4. Puppo P, Perachino M, Ricciotti G, Bozzo W, Gallucci M, Carmignani G (1995) Laparoscopically assisted transvaginal radical cystectomy. Eur Urol 27: 80-84
5. Puppo P, Naselli A (2005) Laparoscopic radical cystectomy. Curr Urol Rep 6: 106-108
6. Simonato A, Gregori A, Lissiani A, Bozzola A, Galli S, Gaboardi F (2003) Laparoscopic radical cystoprostatectomy: a technique illustrated step by step. Eur Urol 44: 132-138

3.7.2 Roboterassistierte radikale Zystoprostatovesikulektomie

Stefan Siemer, Jörn Kamradt, Michael Stöckle

Einleitung

Beim muskelinvasiven Blasenkarzinom stellt die radikale Zystektomie die Standardoperationsmethode dar. Bei einer geringen Mortalität von 1–3 % ist die Morbidität mit 25–60 % nach offener Operation auch in den letzten Jahren weiterhin hoch. Die minimal-invasive Operationsmethode, die roboterassistierte radikale Zystektomie (RARC), verspricht aus einer Reihe von Gründen eine Verringerung der Komplikationsrate: geringeres Gewebetrauma, verringerter Blutverlust, geringere Transfusionsrate, frühere Nahrungsaufnahme und kürzerer Krankenhausaufenthalt. Der Preis dafür ist wahrscheinlich eine längere Operationsdauer [1].

Da das Präparat über einen Bergeschnitt entfernt werden muss, kann die Operationsdauer durch die Anlage einer extrakorporalen Harnableitung über den Bergeschnitt signifikant reduziert werden. Alternativ kann die Harnableitung intrakorporal erfolgen [2, 3]. Aufgrund der methodischen Vorteile der robotischen Operation (3-D-Sicht, Endowrist-Instrumente, intuitive Bewegung u. a.) sind auch Vorteile gegenüber der herkömmlichen Laparoskopie zu erwarten [4].

Indikationen

- Muskelinvasives Blasenkarzinom, für eine Zystektomie geeignet (▶ Abschn. 3.7.1)

Kontraindikationen

- Frische Thrombose
- Tumorinfiltration in Nachbarorgane (T4-Tumoren)

Präoperative Vorbereitung

- Blasenkatheter
- Magensonde
- Single-shot-Antibiose
- Thromboseprophylaxe

Schritt 1: Patientenlagerung und Trokarposition

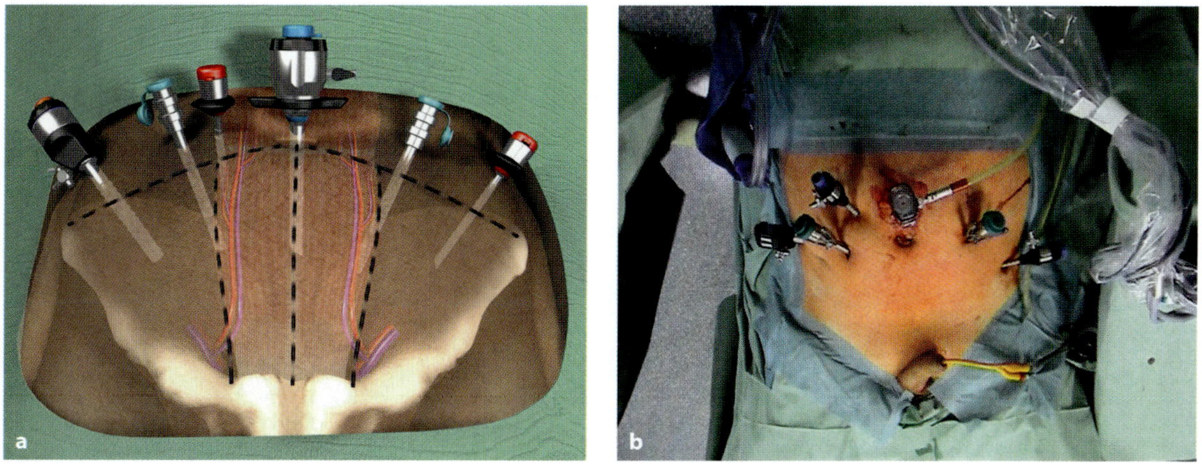

Abb. 3.79a,b

Es wird ein 3 cm langer, supraumbilikal gelegener Hasson-Zugang gesetzt und ein 12-mm-Kameratrokar unter Sicht platziert (alternativ Punktion mit Verres-Nadel). Es erfolgt die Gasinsufflation. Die DaVinci-Arbeitstrokare (8 mm) werden jeweils eine Hand breit lateral des Nabels unter Sicht eingeführt. Bei einem 4-Arm-System wird der vierte Robotertrokar oberhalb der Spina iliaca anterior superior links eingeführt. Alternativ kann hier ein 5-mm-Port für den Assistenten eingebracht werden. Ein weiterer 5-mm-Trokar wird zwischen dem rechten DaVinci-Port und der Kamera, ein 12-mm-Port oberhalb der Spina iliaca anterior superior rechts angelegt. Anschließend wird der Patient in Trendelenburg-Lage (Rückenlage, ca. 40–45 Grad Kopftieflage) mit gespreizten Beinen auf konventionellen Beinstützen gelagert.

Schritt 2: Kolonmobilisation und Harnleiterpräparation

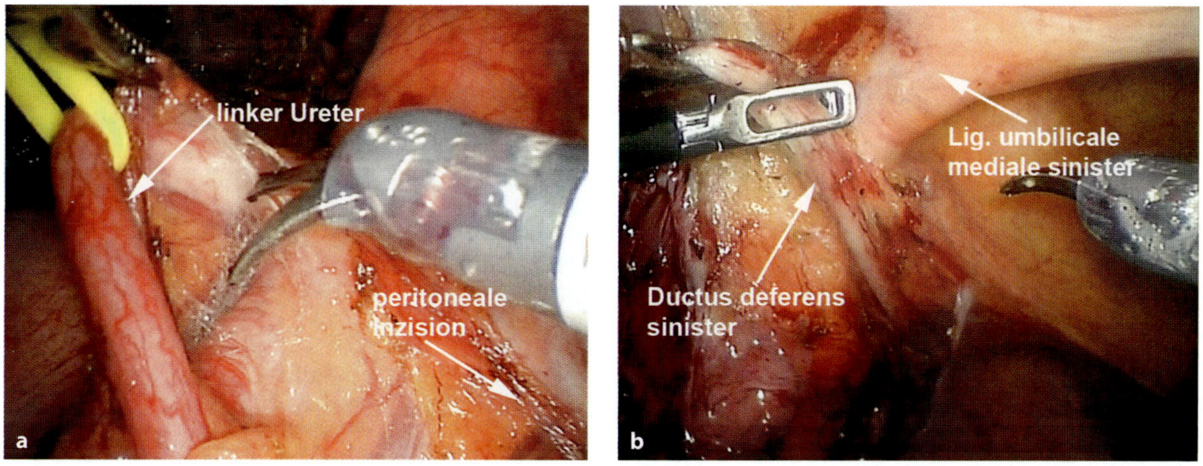

Abb. 3.80a,b

Nach Mobilisation des Sigmas wird zunächst der linke Harnleiter aufgesucht und über einen Zügel (mit Clip gesichert) dargestellt (Abb. 3.80 a). Somit kann der Harnleiter nach Inzision des Peritoneums unter Schonung der periureteralen Gefäße mühelos bis prävesikal mobilisiert werden. Zudem erfolgt eine Mobilisation des Harnleiters nach kranial, um später ausreichend Strecke für die entsprechende Harnableitung zu haben. Anschließend wird der Ductus deferens dargestellt und durchtrennt. Dies erfolgt symmetrisch auf beiden Seiten (Abb. 3.80 b).

Schritt 3: Dissektion von Blase und Rektum

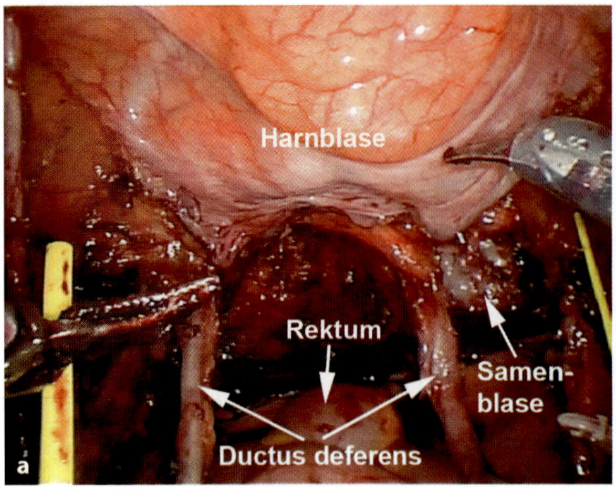

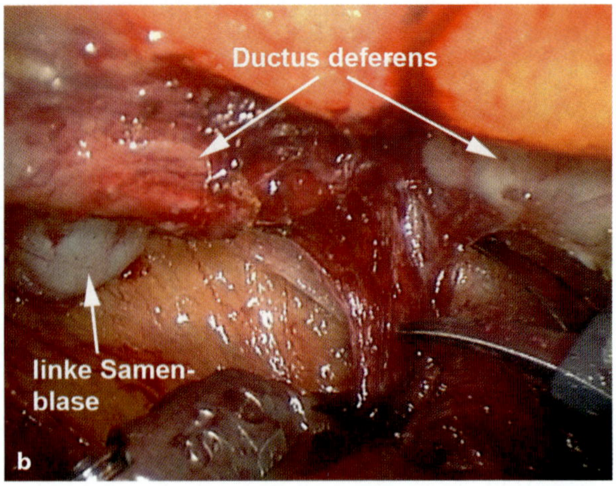

Abb. 3.81a,b

Entlang der Ductus deferentes wird das Peritoneum in Richtung Douglas-Raum inzidiert. Hierbei werden die Inzisionen in der Mittellinie miteinander vereinigt. Abschieben des Rektums/Peritoneums von der Blasenhinterwand in der avaskulären Schicht (Abb. 3.81 a). Bei fraglicher Tumorinfiltration wird das Peritoneum an der Harnblase belassen. Darstellen der Samenblasen beidseits. Die Präparation erfolgt möglichst weit nach lateral. Präparation bis an die Umschlagfalte der Denonvillier-Faszie.

Schritt 4: Inzision der Denonvillier-Faszie

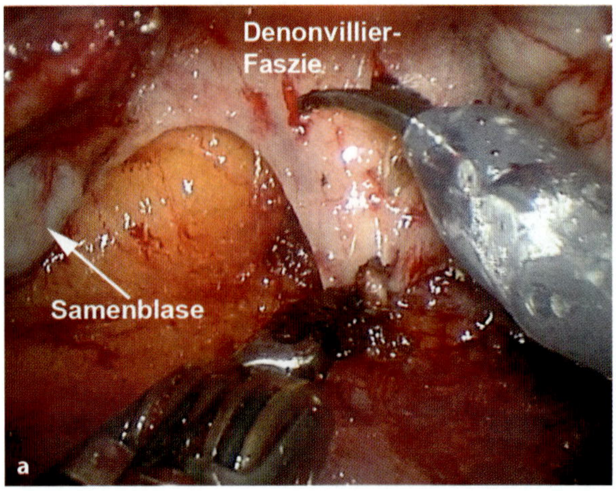

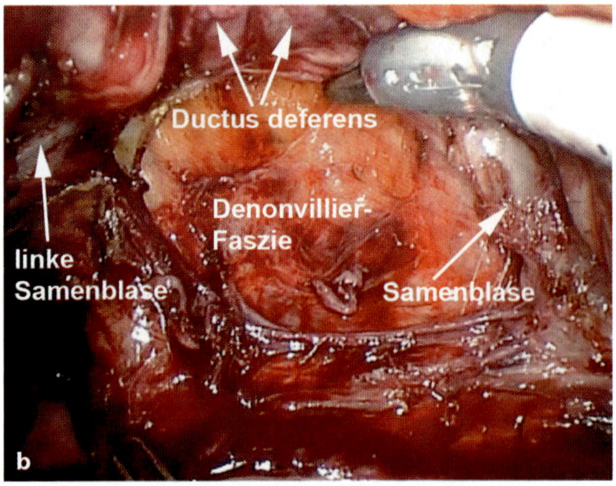

Abb. 3.82a,b

Inzision der Denonvillier-Faszie und Abschieben des Rektums von der dorsalen Prostatafläche. Bei gewünschtem Nerverhalt kann eine intrafasziale Präparation erfolgen (▶ Abschn. 3.12.2, Schritt 4), wobei präoperativ ein Prostatakarzinom ausgeschlossen werden muss. Die Präparation in dieser Schicht sollte soweit wie möglich in Richtung Harnröhre und nach lateral durchgeführt werden. Dies erleichtert später das Absetzen der Prostatapfeiler. Auf Strom (monopolar) sollte möglichst verzichtet werden.

Schritt 5: Vorbereitende Dissektion zur Lymphadenektomie

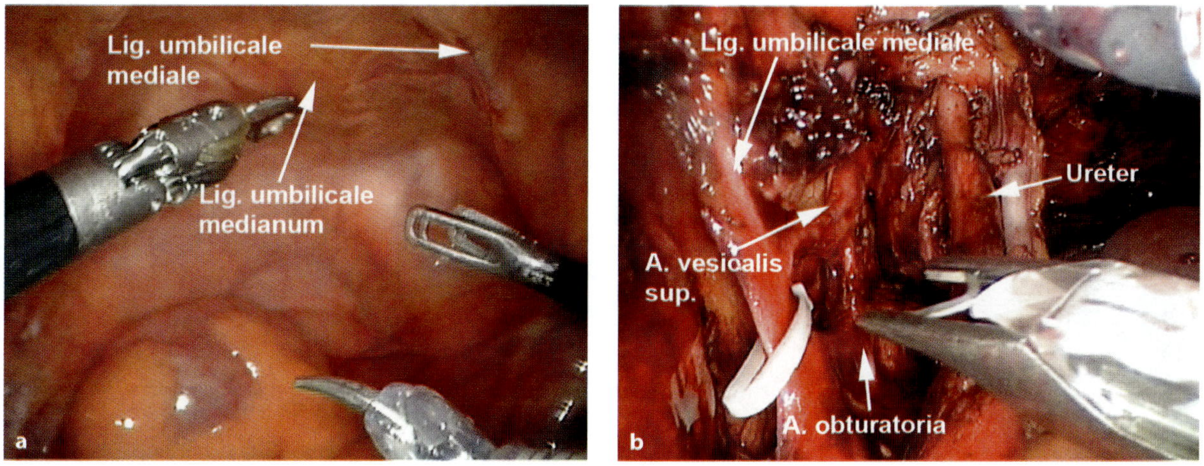

Abb. 3.83a,b

Die Lymphadenektomie beginnt mit der Inzision lateral der Plica umbilicalis medialis (möglichst bis zum Nabel) und der Präparation des Retz-Raums bis auf die endoplevine Faszie. Inzision der endopelvinen Faszie und Präparation möglichst weit bis an die Harnröhre heranreichend. Dies erleichtert später das Absetzen des Prostatapfeilers. Die Plica umbilicalis wird bis zu ihrer Einmündung in die A. iliaca interna verfolgt und hier abgesetzt (Abb. 3.83 b).

Schritt 6: Lymphadenektomie (limitiert oder extendiert)

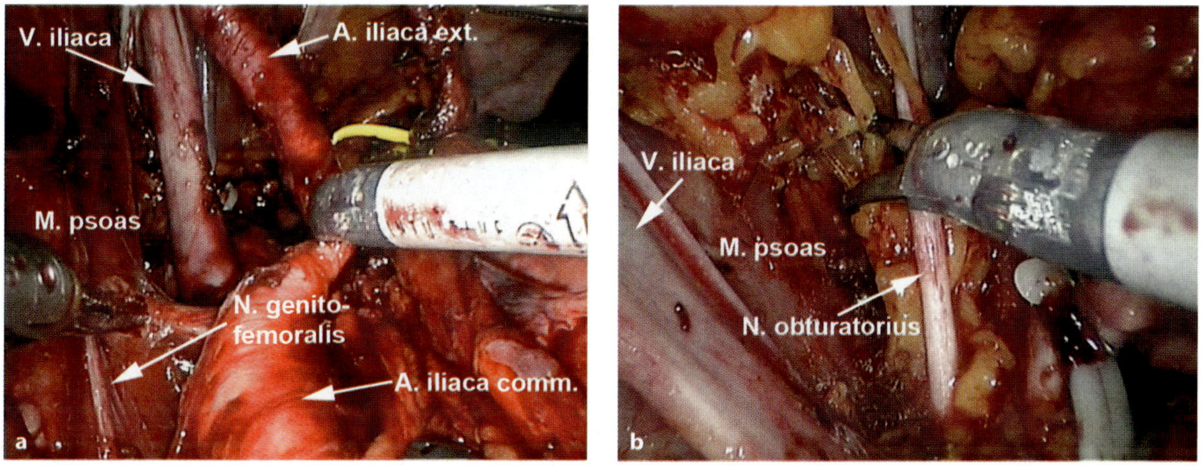

Abb. 3.84a,b

Je nach Indikation erfolgt eine Standard- oder ausgedehnte Lymphadenektomie. Hierbei stellen die Vasa spermatica die laterale Grenze, der N. obturatorius die dorsale Grenze dar. Sämtliche Lymphknoten, auch zwischen dem M. psoas und den Gefäßen, werden entfernt. Hierbei erleichtert eine Präparation zwischen M. psoas und den Gefäßen die vollständige Lymphknotenentfernung (Abb. 3.84 b). Bei der Standardlymphadenektomie wird die A. iliaca communis freigelegt (Abb. 3.84 a). Die Lymphadenektomie erfolgt symmetrisch auf beiden Seiten. Die Lymphknoten werden separat in einen Bergebeutel aufgenommen und nicht über den Trokar (Tumorzellaussaat!) geborgen.

Schritt 7: Harnleiterpräparation

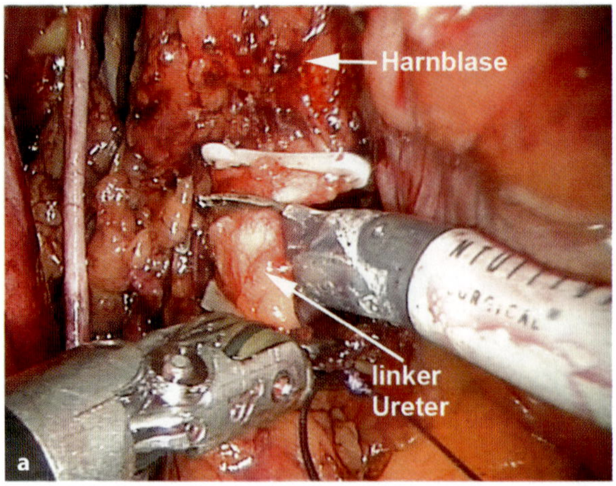

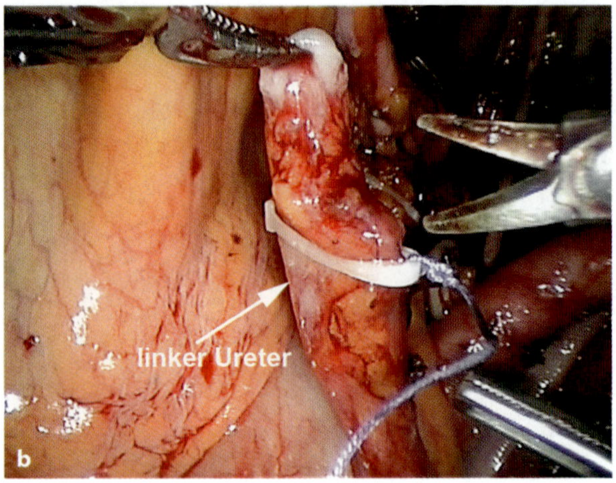

Abb. 3.85a,b

Beide Harnleiter werden prävesikal zwischen 2 Hem-o-lok-Clips (10 mm) abgesetzt (Abb. 3.85 a). Hierbei ist der proximale Clip mit einem ca. 10 cm langen Vicrylfaden gesichert (um später leichter aufgefunden bzw. unter dem Mesokolon hindurchgezogen zu werden). Dieser Faden wurde extrakorporal an den Clip geknotet. Ein ca. 1 cm langes Harnleitersegment wird zur Schnellschnittuntersuchung exzidiert und eingeschickt (Abb. 3.85 b).

Schritt 8: Durchtrennung von Blasen- und Prostatapfeiler

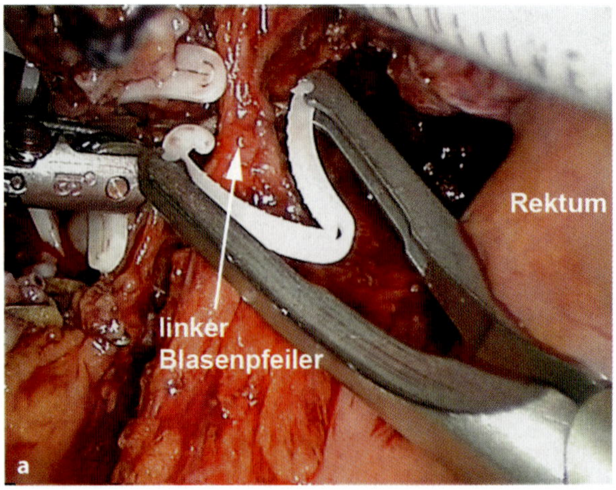

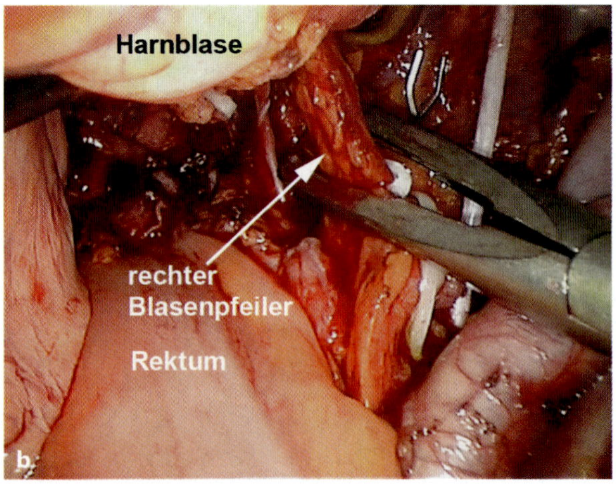

Abb. 3.86a,b

Über den vierten DaVinci-Arm (alternativ Assistent mit Fasszange) wird durch Zug an dem Ductus deferens (alternativ an der Plica umbilicalis) der Blasenpfeiler aufgespannt. Schrittweise kann anschließend der Blasenpfeiler durchtrennt werden. Hierbei werden die Gefäße dargestellt und über Hem-o-lok-Clips abgesetzt. Vor allem größere Venen sollten zwischen 2 Clips durchtrennt werden, um den Blutverlust zu minimieren. Bei einer nerverhaltenden Operation sollte lateral der Harnleitereinmündung in die Harnblase und lateral der Samenblasen kein Koagulationsstrom mehr verwendet werden. Die Präparation der Seitenpfeiler erfolgt soweit in Richtung Harnröhre wie möglich. Limitierend kann hierbei die noch an der Bauchwand hängende Harnblase sein.

Schritt 9: Ventrale Mobilisation und Fortführung der Blasen- und Prostatapfeilerdissektion

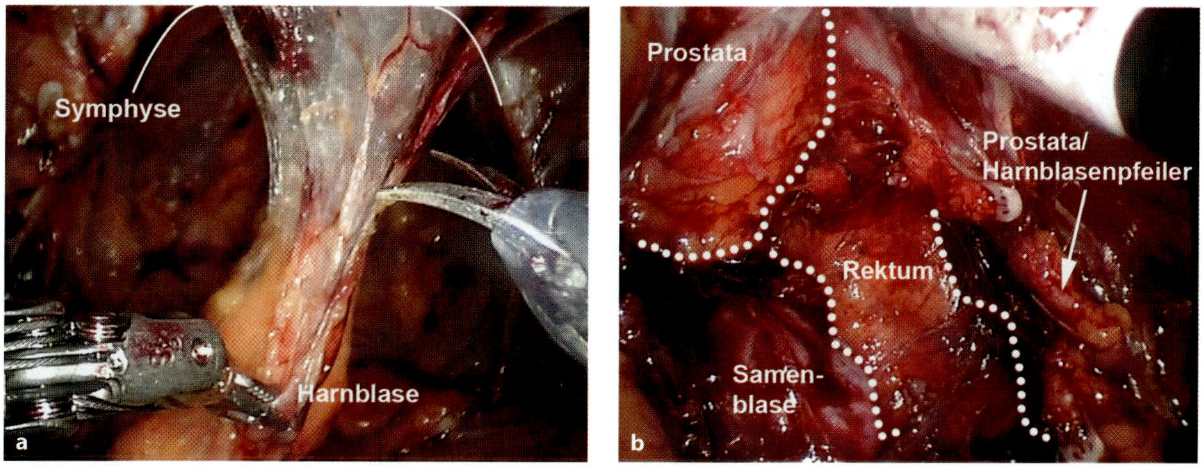

Abb. 3.87a,b

Nachdem beide Seitenpfeiler der Harnblase abgesetzt wurden, wird die Harnblase von der Bauchdecke abgesetzt (Abb. 3.87 a). Das möglichst lange Belassen an der Bauchdecke hat den Vorteil, dass das Gesamtpräparat deutlich einfacher angehoben und vom Rektum abpräpariert werden kann. Möglichst nah am Nabel werden die Plicae umbilicalis mediana und medialis durchtrennt. In einer fast avaskulären Schicht kann die Harnblase nun von der Bauchdecke gelöst werden. Anschließend wird das Gesamtpräparat mithilfe des vierten DaVinci-Arms nach links gedreht und fixiert (alternativ Assistent von links). Somit lässt sich der Prostatapfeiler gut darstellen (Abb. 3.87 b).

Schritt 10: Apikale Präparation und Urethradissektion

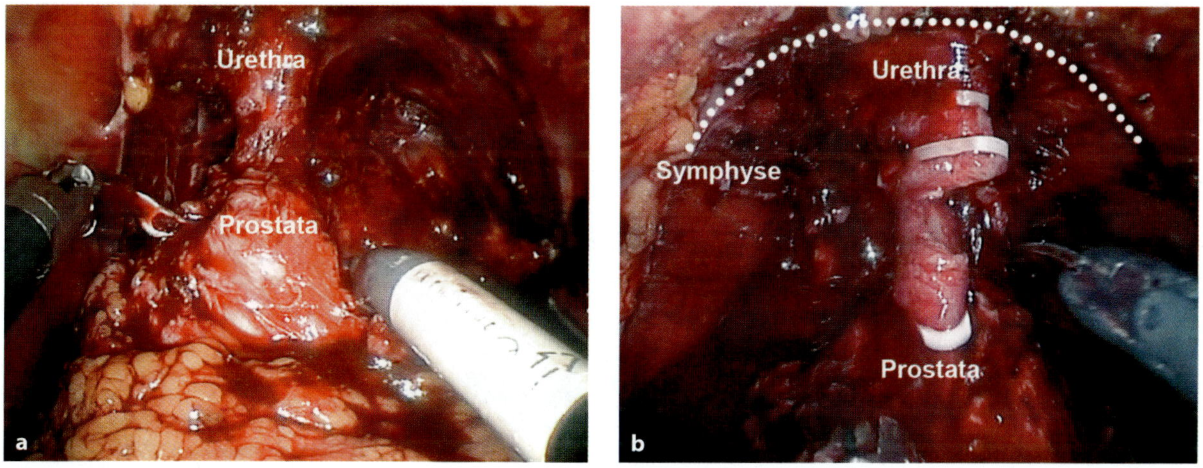

Abb. 3.88a,b

Das neurovaskuläre Bündel wird dargestellt und erhalten bzw. radikal entfernt. Zur Verbesserung der Kontinenzsituation werden bei geplanter Neoblase die puboprostatischen Bänder geschont. Durchtrennung des Plexus Santorini (bei Nerverhalt ohne Strom). Komplettes, zirkuläres Mobilisieren der Harnröhre, dabei Harnröhre nicht inzidieren (Tumorzellaussaat!). Die Harnröhre wird nach Katheterentfernung über einen Clip prostatanah verschlossen (Abb. 3.88 b). Bei orthotoper Harnableitung wird der Harnröhrenstumpf offen belassen, bei Anlage eines Conduits kann die Harnröhre über einen weiteren Clip verschlossen werden. Nach Absetzen der Harnröhre retrahieren sich die Venen und die Blutung sistiert meist, bei persistierender Blutung erfolgt eine 4-0-Vicryl-Umstechungsnaht.

Schritt 11: Bergung des Präparates

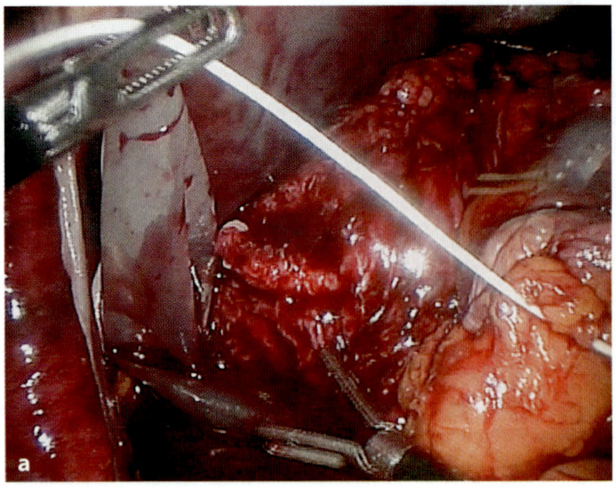

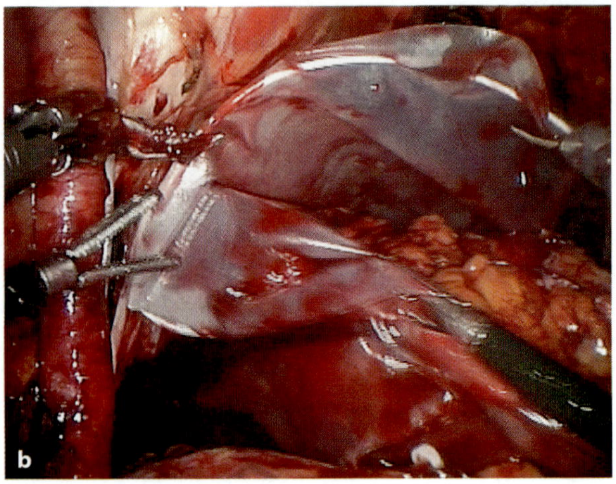

Abb. 3.89a,b

Bergung des Zystoprostatovesikulektomiepräparates in einem Bergebeutel und Kontrolle auf Bluttrockenheit. Über ein Darmrohr (prä- oder intraoperativ eingelegt) kann eine Dichtigkeitsprüfung des Rektums durchgeführt werden. Bei nicht eindeutigem Befund kann das kleine Becken mit Kochsalzlösung aufgefüllt und über das Darmrohr Luft appliziert werden. Zeigen sich Luftblasen in der Kochsalzlösung, liegt eine Rektumverletzung vor.

Schritt 12: Harnleiter-Darm-Anastomose

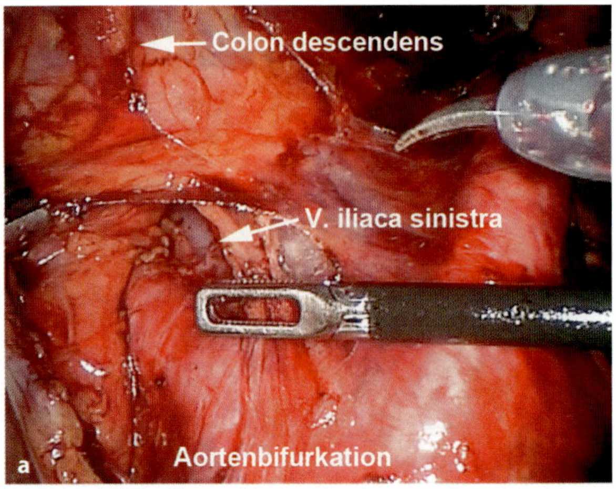

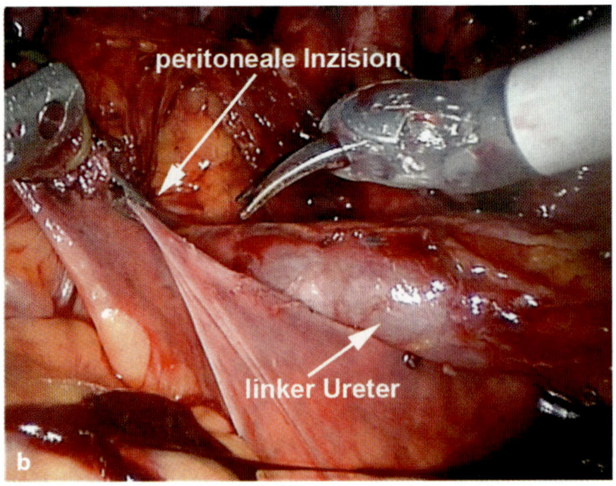

Abb. 3.90a,b

Unabhängig von der Harnableitung bevorzugen wir die Harnleiter-Darm-Implantation in der Technik nach Wallace. Zur Vorbereitung der Harnableitung muss der linke Harnleiter unter dem Mesokolon nach rechts geführt werden. Die Öffnung durch das Mesokolon muss ausreichend groß sein, um das Harnleiterende spannungsfrei und ohne Abknickung auf die rechte Seite zu ziehen. Hierbei sollte der Harnleiter bis an die Bauchdecke auf der rechten Seite verlagert werden können, um später über den kleinen Bergeschnitt eine spannungsfreie Anastomose mit dem Conduit bzw. der Ersatzblase zu gewährleisten. Zum Abschluss des Eingriffs erfolgt eine sorgfältige Kontrolle auf Bluttrockenheit. Gegebenenfalls kann der Intraabdominaldruck auf 4–5 mmHg gesenkt werden, um kleinere Blutungsquellen zu identifizieren.

Postoperatives Management

- Fast-track-Konzept:
  - rascher Kostaufbau
  - frühzeitiges Mobilisieren (ca. 6 h nach der Operation)
- Gabe von Simeticon (Sab simplex) bei Bedarf

Literatur

1. Wang GJ, Barocas DA, Raman JD, Scherr DS (2008) Robotic vs. open radical cystectomy: prospective comparison of perioperative outcomes and pathological measures of early oncological efficacy. BJU Int 101: 89-93
2. Hemal AK (2009) Role of robot-assisted surgery for bladder cancer. Curr Opin Urol 19: 69-75
3. Kaul SA, Menon M (2007) Da Vinci assisted cystoprostatectomy and urinary diversion: a paradigm shift in surgical management of bladder cancer. Minerva Urol Nefrol 59: 149-57
4. Dasgupta P, Rimington P, Murphy D, Challacombe B, Hemal A, Elhage O, Khan MS (2008) Robotic assisted radical cystectomy: short to medium-term oncologic and functional outcomes. Int J Clin Pract 62: 1709-14

3.8 Roboterassistierte Zystektomie bei der Frau

Jörn Kamradt, Stefan Siemer, Michael Stöckle

Einleitung

Beim muskelinvasiven Blasenkarzinom stellt die radikale Zystektomie die Standardoperationsmethode dar. Sie beinhaltet bei der Frau neben der Entfernung der Harnblase auch die Entfernung des Uterus, der Adnexen sowie der anterioren Vaginalwand. Bei jüngeren, prämenopausalen Frauen können die Adnexen belassen werden. Bei einer geringen Mortalität von 1–3 % ist die Morbidität mit 25–60 % nach offener Operation auch in den letzten Jahren weiterhin hoch.

Die minimal-invasive Operationsmethode, die roboterassistierte radikale Zystektomie (RARC), verspricht aus einer Reihe von Gründen eine Verringerung der Komplikationsrate: geringeres Gewebetrauma, verringerter Blutverlust, geringere Transfusionsrate, frühere Nahrungsaufnahme und kürzerer Krankenhausaufenthalt. Der Preis dafür ist wahrscheinlich eine längere Operationsdauer [1]. Aufgrund der methodischen Vorteile der robotischen Operation (3-D-Sicht, Endowrist-Instrumente, intuitive Bewegung u. a.) sind auch Vorteile gegenüber der herkömmlichen Laparoskopie zu erwarten [2]. Da das Präparat z. T. über einen Bergeschnitt (Alternativ: Vagina) entfernt werden muss, kann die Operationsdauer durch die Anlage einer extrakorporalen Harnableitung über den Bergeschnitt signifikant reduziert werden. Alternativ kann die Harnableitung intrakorporal erfolgen [3, 4]. In dem vorliegenden Abschnitt wird die Technik der RAPC bei weiblichen Patienten vorgestellt.

Indikationen

Für eine Zystektomie geeignete Patientinnen mit
- muskelinvasivem Blasenkarzinom
- stromainvasivem High-risk-Blasenkarzinom (pT1 G3)
- nicht ausresezierbarem oberflächlichem Blasenkarzinom
- einem unter Instillationstherapie rezidivierendem Karzinoma in situ (Harnblasenkarzinom)

Kontraindikationen

- Frische Thrombose
- organüberschreitender Tumor mit Infiltration der Nachbarorgane (T4)
- vorbekannte iliakale Lymphknotenmetastasen (Risiko der intraoperativen Tumoraussaat)

Präoperative Vorbereitung

- Blasenkatheteranlage
- Magensonde
- Single-shot-Antibiose
- Thromboseprophylaxe
- Scheidentamponade
- Klysma

Schritt 1: Lagerung der Patientin und Trokarposition

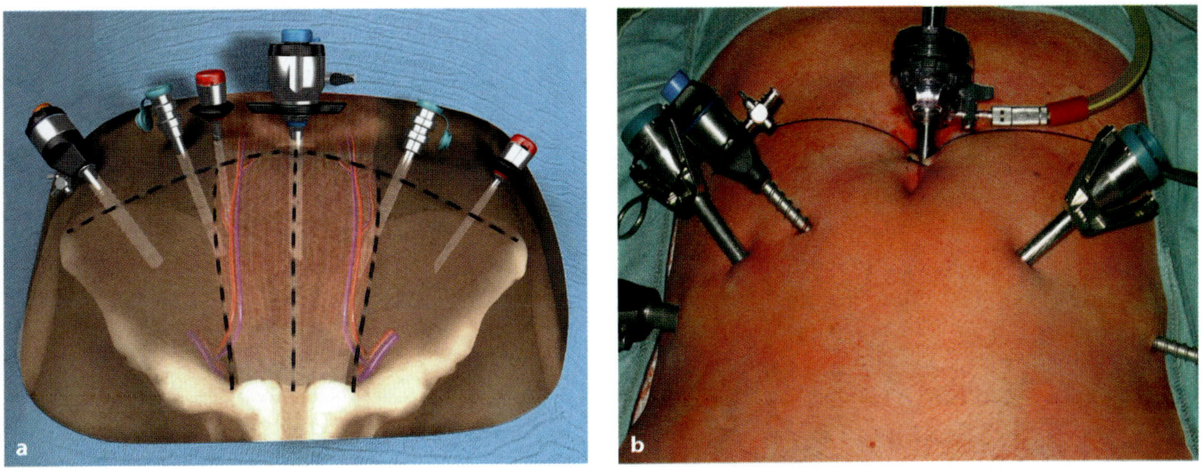

Abb. 3.91a,b

Die Patientin wird in Rückenlage mit abduzierten Beinen gelagert. 3 cm lange supraumbilikale Mini-Laparotomie zur Einlage des 12-mm-Kameratrokars unter Sicht in Hasson-Technik. Die DaVinci-Arbeitstrokare (8 mm) werden jeweils eine Hand breit lateral des Nabels unter Sicht eingeführt. Bei einem 4-Arm-System wird der vierte Robotertrokar oberhalb der Spina iliaca anterior superior links eingeführt. Alternativ kann hier ein 5-mm-Port für den Assistenten eingebracht werden. Ein weiterer 5-mm-Trokar wird zwischen dem rechten DaVinci-Port und der Kamera, ein 12-mm-Port oberhalb der Spina iliaca anterior superior rechts angelegt (Abb. 3.91 a). Anschließend wird die Patientin in eine modifizierte Trendelenburg-Lage (Rückenlage, ca. 40–45 Grad Kopftieflage) gebracht.

Schritt 2: Mobilisation des Sigmas und des linken Harnleiters

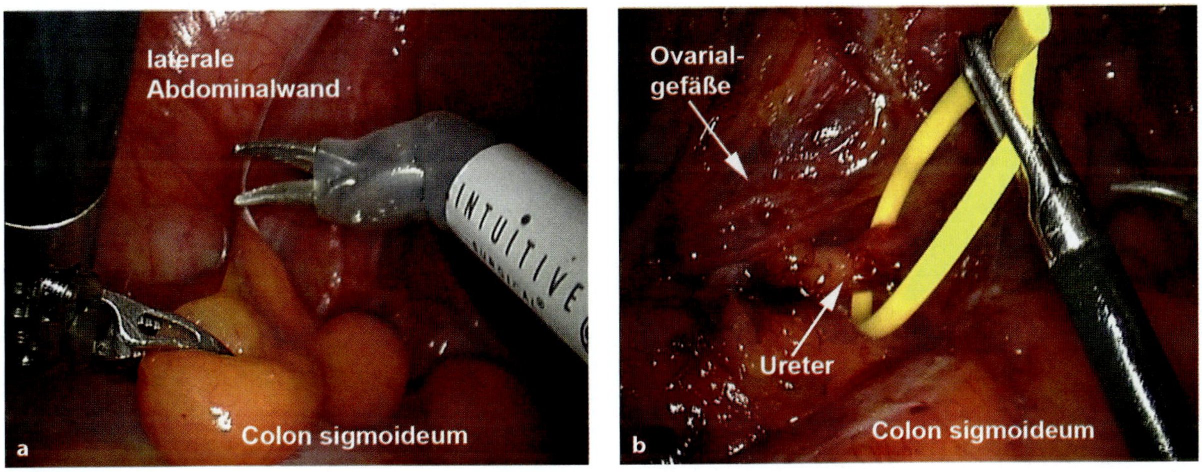

Abb. 3.92a,b

Mobilisierung des Colon sigmoideum entlang der Toldt-Linie (Abb. 3.92 a), sodass sich auf dem M. psoas die von kranial kommenden Ovarialgefäße und der linke Harnleiter darstellen (Abb. 3.92 b). Zur Erleichterung der weiteren Präparation kann der Harnleiter mit einem Gefäßzügel, der mit einem Clip gesichert ist, angeschlungen und aufgespannt werden. Bei der weiteren Mobilisierung des Harnleiters sollte das periureterale Fett belassen werden (Schonung der Gefäßversorgung des Ureters). Die Ovarialgefäße werden lateral von der Beckenwand bis zum Ovar in der avaskulären Schicht bis zum Lig. teres uteri präpariert. Hierdurch öffnet sich ein extraperitonealer Raum mit lateraler Begrenzung durch die Iliakalgefäße und die Fossa obturatoria.

Schritt 3: Präparation des Cavum Retzii

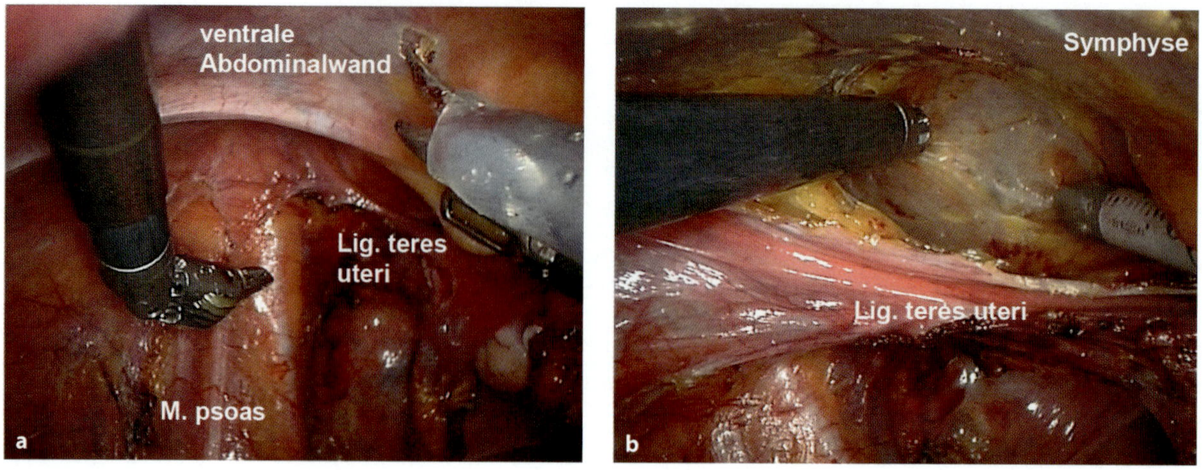

Abb. 3.93a,b

Präparation des paravesikalen Raums. Hierzu Inzision des Peritoneums lateral der Plica umbilicalis medialis (Abb. 3.93 a). Typischerweise stellt sich durch das einströmende Gas die avaskuläre Schicht dar, mit deren Durchtrennung der Raum bis auf die Beckenbodenfaszie im kleinen Becken entwickelt werden kann. Die Grenzen der Präparation stellen die Plica umbilicalis medialis, das Lig. teris uteri dorsal und die Abdominalwand ventral dar (Abb. 3.93 b). Die Präparation erfolgt kombiniert stumpf und scharf. Hierbei muss sorgfältig auf die Vasa epigastrica inferior geachtet werden, die im präperitonealen Raum verlaufen und geschont werden müssen.

Schritt 4: Präparation des Lig. teres uteri

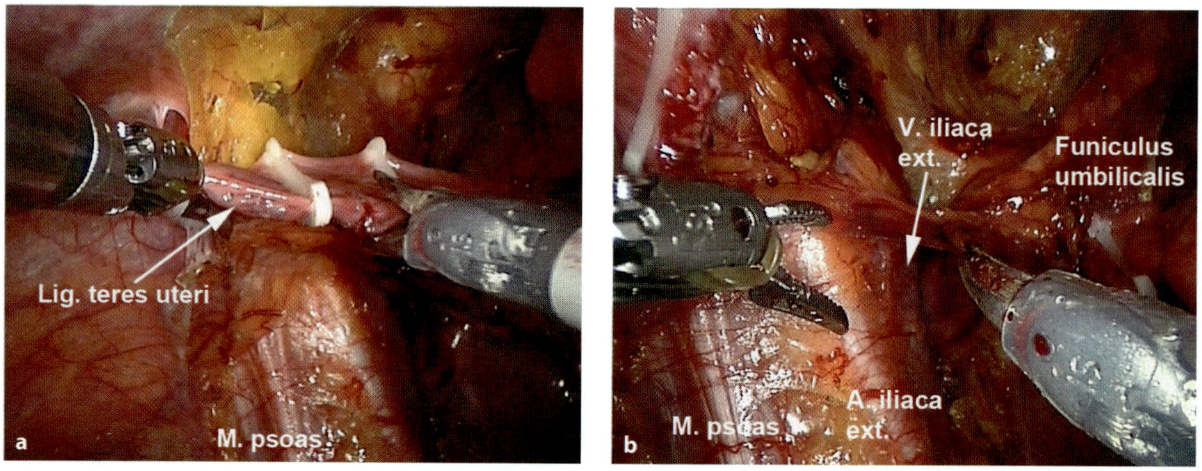

Abb. 3.94a,b

Nach Entwicklung des Cavum Retzii wird die anterolaterale Blasenwand gelöst. Das Lig. teres uteri, als Brücke zwischen den beiden präparierten Räumen, kann nun nach Ligatur durchtrennt werden (Abb. 3.94 a). Hierfür können auch Hem-o-lok-Clips oder Metallclips verwendet werden. Blase und Uterus werden komplett von der seitlichen Beckenwand mobilisiert. Somit stellt sich der Zugang zur Fossa obturatoria optimal dar (Abb. 3.94 b). Die gesamte Region, von den Iliakalgefäßen bis zum N. obturatorius, ist nun für die spätere Lymphadenektomie optimal dargestellt.

Schritt 5: Präparation des rechten Harnleiters und des Cavum Retzii

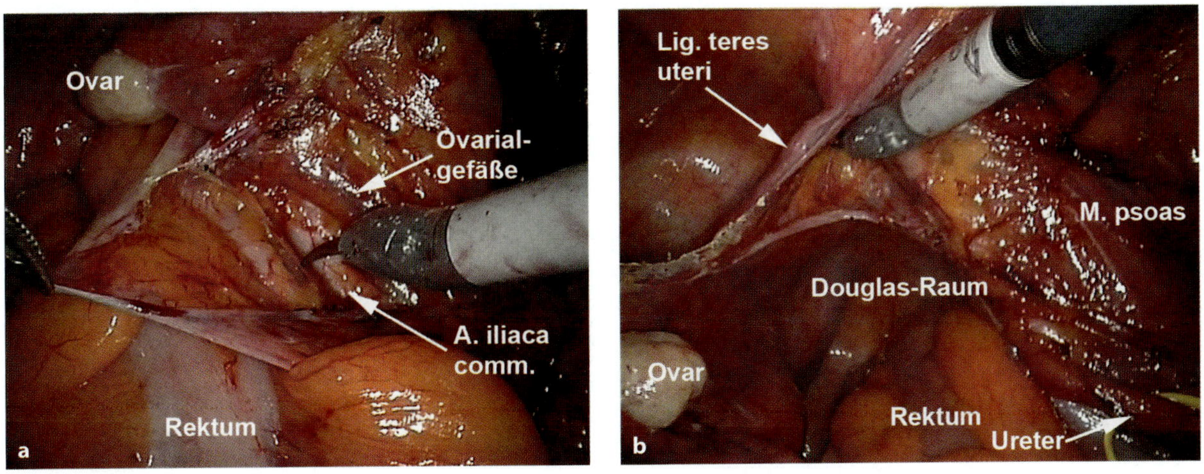

Abb. 3.95a,b

Auf der rechten Seite wird das Peritoneum über der A. iliaca communis inzidiert. Darstellen der Ovarialgefäße (Abb. 3.95 a). Der Harnleiter und die Ovarialgefäße werden sorgfältig wie oben beschrieben mobilisiert. Ein sorgfältiger Umgang mit dem Harnleiter (keine Traktion!), unter Belassen des periureteralen Gewebes um den Harnleiter, verringern das Risiko von Strikturen und Verletzungen. In einigen Fällen ist zuvor eine Mobilisierung des terminalen Ileums und des Zökalpols notwendig, um den Harnleiter und die Ovarialgefäße aufzusuchen. Hierbei wird das Zökum in Richtung Douglas-Raum präpariert (Abb. 3.95 b). In der Nähe des Darms muss auf jegliche Anwendung von Strom verzichtet werden. Die Präparation erfolgt anschließend bis an die endopelvine Faszie.

Schritt 6: Pelvine Lymphadenektomie I

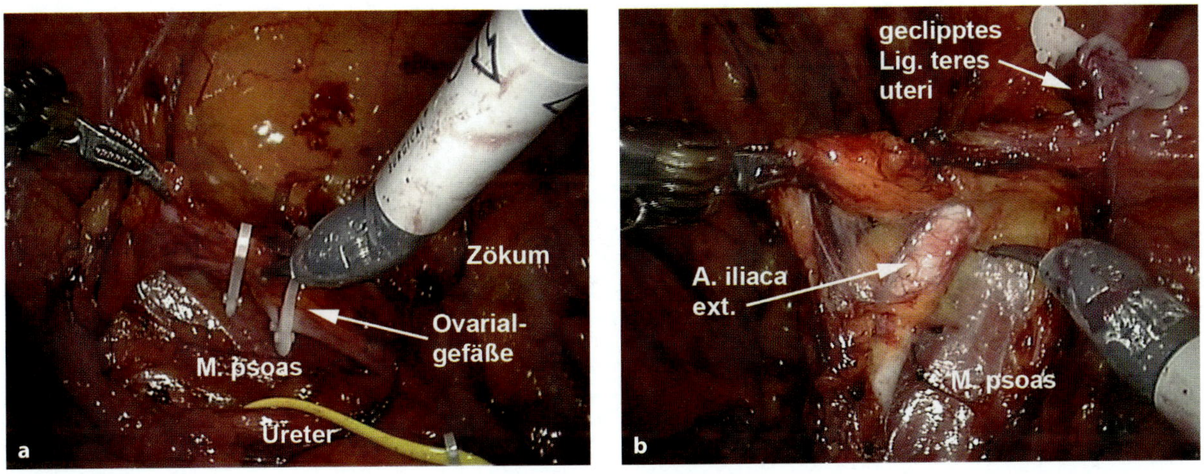

Abb. 3.96a,b

Das rechte Lig. teres uteri wird ebenfalls über Hem-o-lok-Clips durchtrennt. Anschließend werden die anteriore Blasenwand und der Uterus mobilisiert. Die rechten Iliakalgefäße und die Fossa obturatoria können dargestellt werden. Die Vasa ovarica stellen die laterale Grenze der Lymphadenektomie dar. Zwischen Hem-o-lok-Clips werden die Ovarialgefäße durchtrennt (Abb. 3.96 a), was die anschließende Lymphadenektomie erleichtert. Die pelvine Lymphadenektomie beinhaltet das Lymphgewebe um die Vasa iliaca externa und interna und die Lymphknoten in der Fossa obturatoria. Die Lympknotendissektion beginnt über dem M. psoas und wird über die Iliakalgefäße bis in die Fossa obturatoria entwickelt.

Schritt 7: Pelvine Lymphadenektomie II

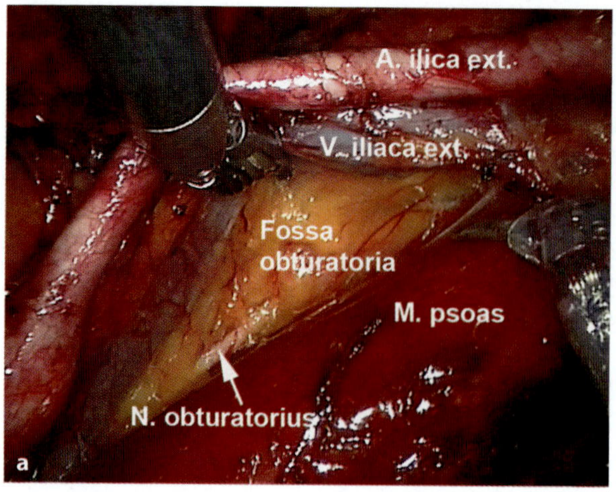

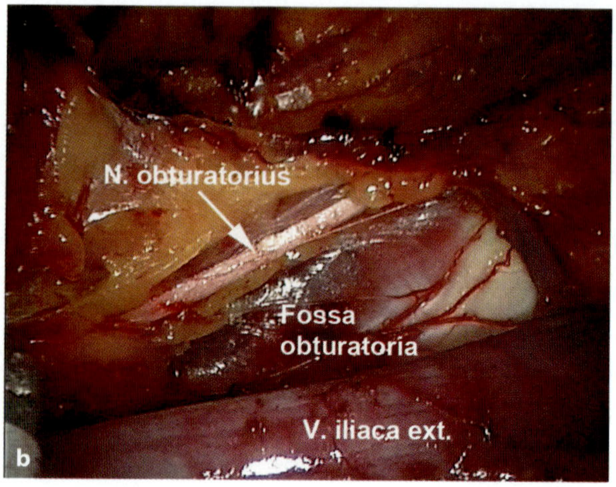

Abb. 3.97a,b

Das Gewebe wird vom M. psoas und der Iliakalarterie mobilisiert. Es folgt die Ausräumung des Gewebes um die A. und V. iliaca und die »Ausräumung« der Fossa obturatoria bis zum N. obturatorius (Abb. 3.97 a). Die Beweglichkeit der Endowirst-Instrumente erleichtert dieses Manöver enorm. Ist der N. obturatorius komplett von seinem umgebenden Gewebe befreit, ist die Lymphadenktomie abgeschlossen (Abb. 3.97 b). Die anatomischen Grenzen der Lymphadenektomie sind folgende:

- lateral: M. iliopsoas
- medial: Lig. umbilikale
- kaudal: N. obturatorius
- anterior: knöcherne Struktur des Beckens
- kranial: Confluens der V. iliaca externa und interna.

Sämtliche Lymphknoten in dieser Region sollten möglichst en bloc exzidiert werden.

Schritt 8: Pelvine Lymphadenektomie III

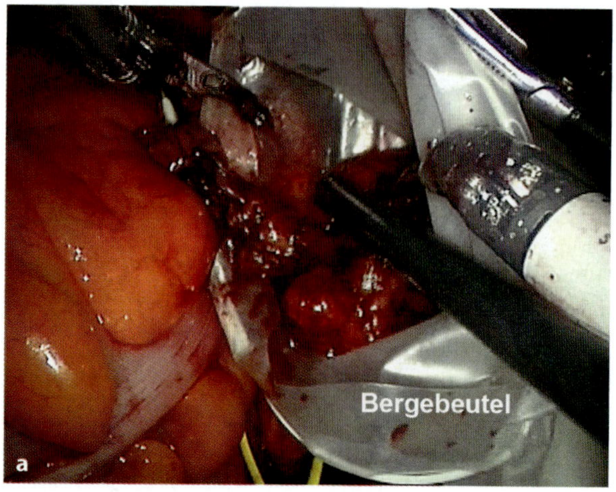

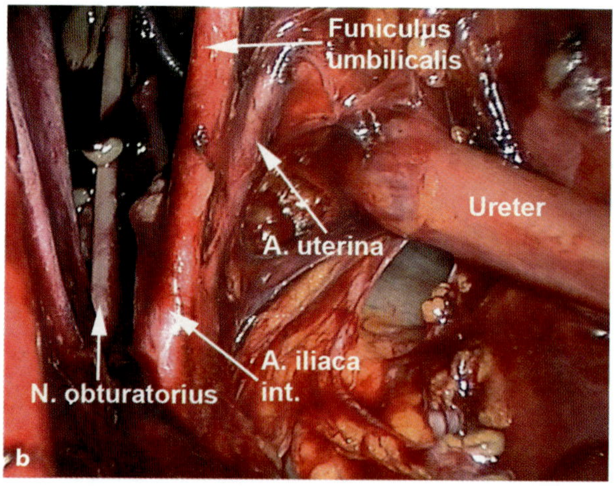

Abb. 3.98a,b

Das Lymphknotengewebe wird in einen Bergesack verbracht und nicht über einen Trokar geborgen, um das Risiko einer möglichen Tumorzellaussaat zu minimieren (Abb. 3.98 a). Erfolgt eine erweiterte Lymphadenektomie (Vasa iliaca communis), sollte dieses Gewebe entsprechend der histologischen Klassifikation (TNM-Klassifikation von 2010) separat in einem Bergesack aufgenommen werden. Für die anschließende Zystektomie sind somit alle größeren Gefäße bereits freigelegt. Dieses Vorgehen erleichtert den Zugang zu den Blasengefäßen, die aus der A. iliaca interna abgehen (Abb. 3.98 b). Die pelvine Lymphadenektomie kann aber ebenso nach der Zystektomie erfolgen.

Schritt 9: Präparation der Abgänge der A. iliaca interna

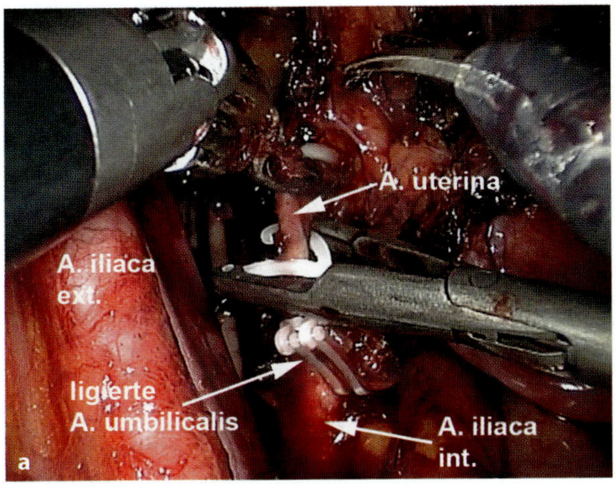

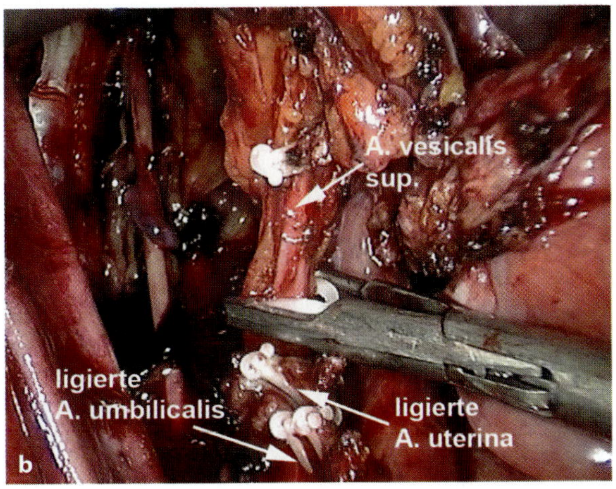

Abb. 3.99a,b

Es folgt die Präparation entlang der A. iliaca interna, die als Leitstruktur dient. Als Erstes kommt hier die Chorda umbilicalis zur Darstellung, die über Hem-o-lok-Clips durchtrennt wird (Abb. 3.99 a). Es folgen die Abgänge der A. uterina und der A. vesicalis superior als erster Ast der blutversorgenden Gefäße der Harnblase (Abb. 3.99 b). Diese Gefäße werden einzeln präpariert und dann nach Ligatur bzw. Anlegen von Clips (2 proximal, 1 distal) durchtrennt.

Schritt 10: Dorsale Inzision des Peritoneums

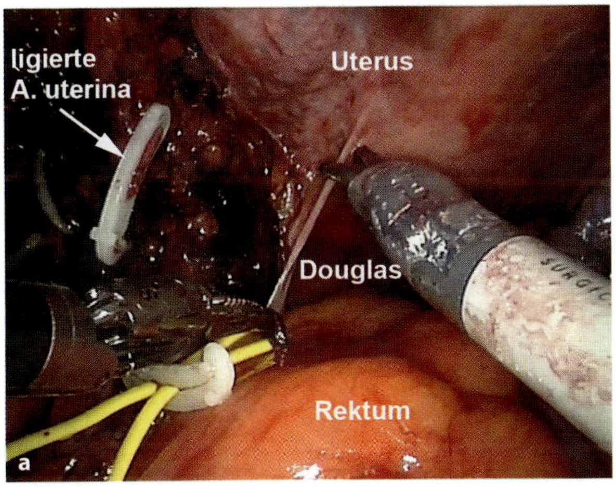

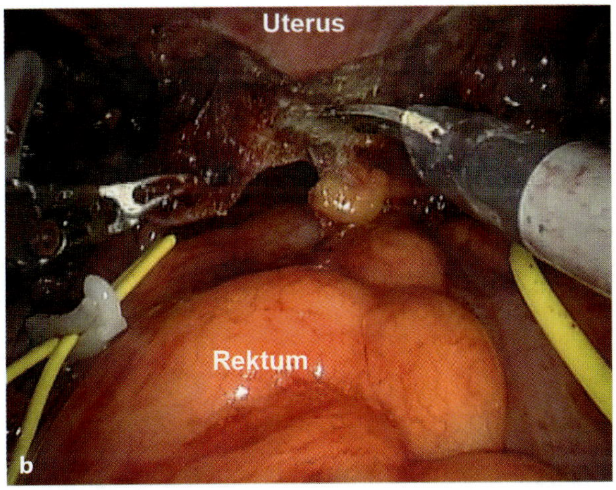

Abb. 3.100a,b

Als nächster Schritt wird nun das Peritoneum auf Höhe der Fornix vaginae jeweils von lateral kommend inzidiert. Zur besseren Orientierung kann durch Bewegung eines in die Vagina eingeführten Stieltupfers oder Hegar-Stiftes die Lage der Fornix visualisiert werden. Mit dem vierten Roboterarm wird der Uterus angehoben. Abb. 3.100 a demonstriert die Inzision des Peritoneums an der linken lateralen Fornix der Vagina. In Abb. 3.100 b ist die komplette Inzision der posterioren Fornix erkennbar. Die Präparation erfolgt sowohl mit der Schere als auch durch stumpfes Abschieben, wobei Blutungen sorgfältig koaguliert werden.

Schritt 11: Präparation der Harnleiter

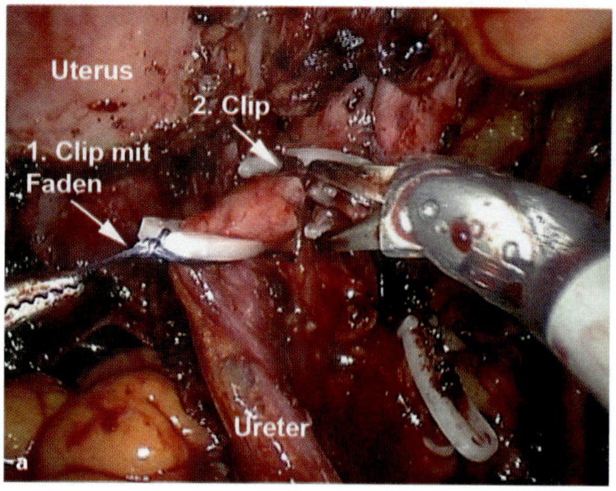

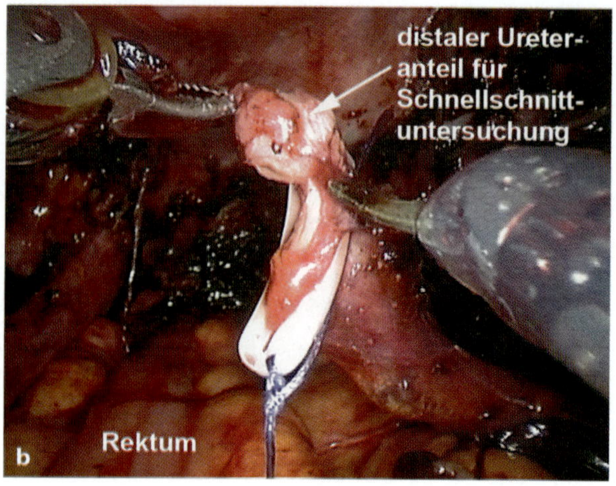

Abb. 3.101a,b

Die Harnleiter werden nun (soweit noch nicht erfolgt) bis zur Blasenmündung mobilisiert und dort nach Ligatur durchtrennt. Hierzu wird ein mit einem Vicrylfaden verknoteter Hem-o-lok-Clip 1–2 cm vor der Blasenmündung gesetzt und ein zweiter Clip direkt an die Blasenmündung (Abb. 3.101 a). Das Harnleiterstück zwischen den beiden Clips wird zur Schnellschnittuntersuchung abgegeben (Abb. 3.101 b). Die Schnellschnittuntersuchung erfolgt bei beiden Ureteren. Unter Zug am Vicrylfaden können die Harnleiter problemlos manövriert werden.

Schritt 12: Inzision der hinteren Fornix der Vagina

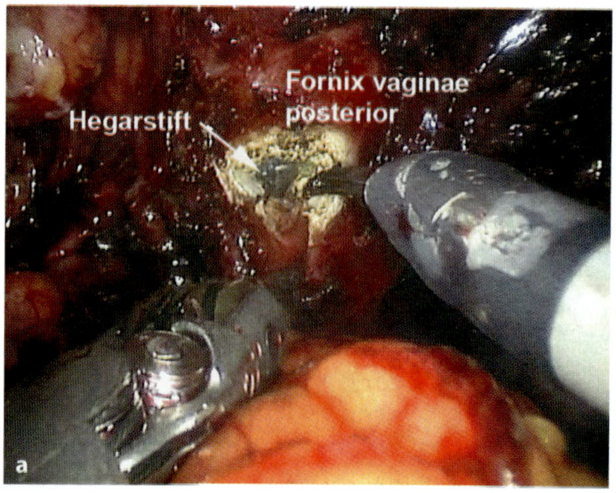

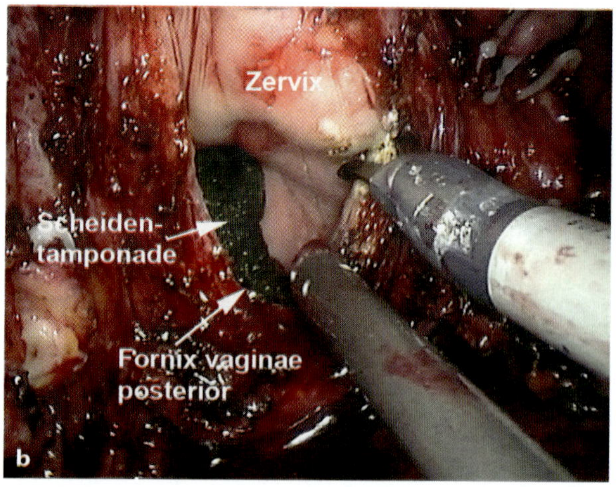

Abb. 3.102a,b

Nun wird die Fornix vaginae mit der heißen Schere inzidiert (Abb. 3.102 a). Eine sorgfältige Koagulation ist erforderlich. Auch hierbei ist ein vaginal liegender Stieltupfer oder Hegar-Stift zur Orientierung und als Widerlager hilfreich. Die Inzision der Vaginalwand wird beidseits U-förmig nach anterior bis zur Harnröhre fortgeführt (Abb. 3.102 b). Mit dem vierten Roboterarm wird der Uterus angehoben, der Assistent sollte die hintere Scheidenwand nach dorsal ziehen, um die Präparation zu vereinfachen.

Schritt 13: Präparation der Blasenpfeiler und ventrale Mobilisation

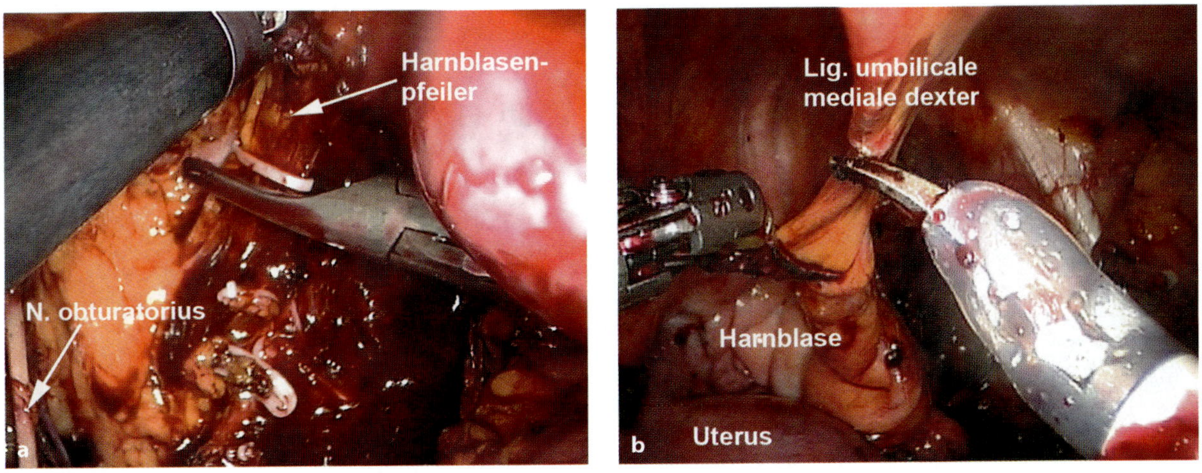

Abb. 3.103a,b

Da die Blase noch an der vorderen Bauchwand hängt, ist der Zugang zu den lateralen Blasenpfeilern erleichtert. Die Blase wird zur gegenüberliegenden Seite gezogen, was zu einem Zug am Blasenpfeiler führt. Die Gefäße und der restliche Blasenpfeiler werden schrittweise über Hem-o-lok-Clips durchtrennt. In Abb. 3.103 a ist das Setzen eines Hem-o-lok-Clips auf den Blasenpfeiler unter Zug dargestellt. Die Harnblase muss nun noch von der ventralen Bauchwand gelöst werden. Nach Durchtrennung der Chordae umbilicales und des Urachus mit der heißen Schere erfolgt die Mobilisierung in der avaskulären Schicht bis in das kleine Becken (Abb. 3.103 b).

Schritt 14: Harnröhrendissektion und Bergung des Präparates

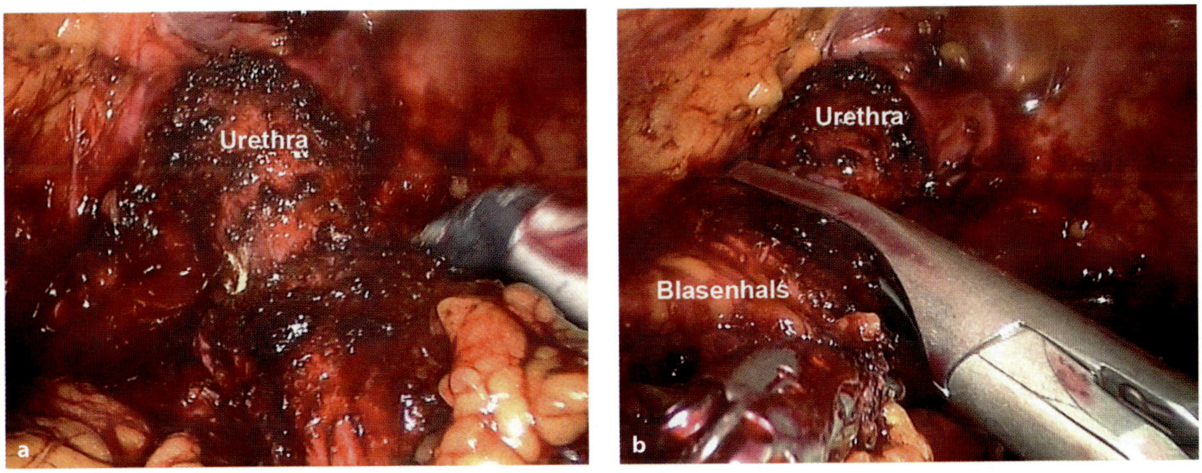

Abb. 3.104a,b

Ist ein Ileumconduit oder ein heterotoper Pouch geplant, wird die Harnröhre mit dem anterioren Scheidendach bis zum Meatus externus exzidiert. Ein orthotoper Pouch erfordert den Erhalt der Harnröhre. Hierbei wird die Harnröhre und der Blasenhals komplett dargestellt und zirkulär freipräpariert (Abb. 3.104 a). Der Blasenkatheter wird entfernt und die Harnblase am Blasenhals mit einem Hem-o-lok-Clip verschlossen, um eine Tumorzellaussaat zu vermeiden (Abb. 3.104 b). Das Präparat aus Harnblase, Uterus, Ovarien und anteriorer Vaginalwand wird in einem Bergesack deponiert. Je nach Größe wird das Präparat über die Vagina oder über eine kleine mediane Unterbauchlaparotomie geborgen. Die Vagina wird mit einer kräftigen PDS-Naht verschlossen.

Schritt 15: Transposition des linken Ureters auf die rechte Seite

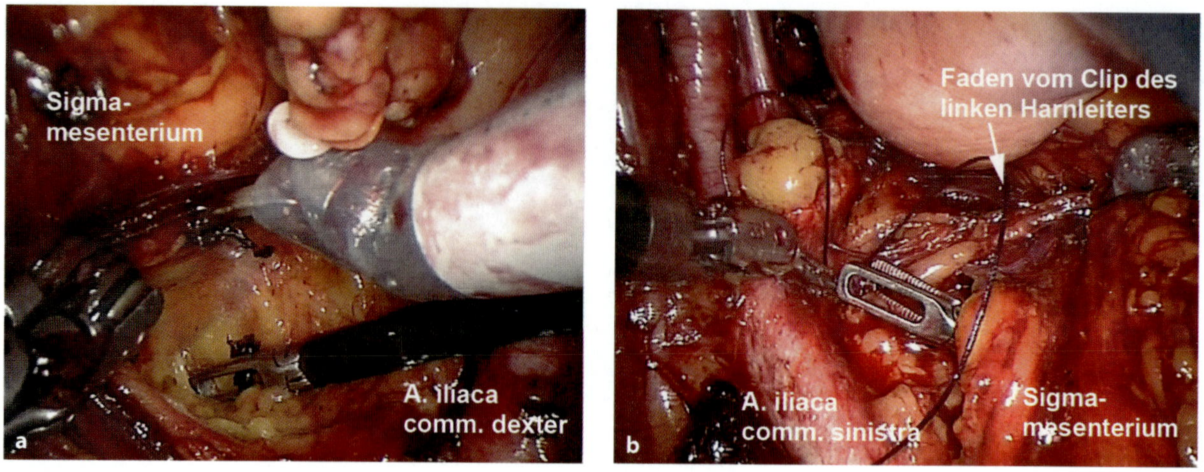

Abb. 3.105a,b

Das Peritoneum entlang der rechten A. iliaca communis wird bis möglichst nahe an die Aortenbifurkation heran inzidiert. Hierbei müssen das Mesenterium bzw. die Mesenterialgefäße sorgfältig geschont werden. Eine laparoskopische Fasszange wird eingebracht (Abb. 3.105 a). Anschließend wird das Colon descendens bzw. das Sigmoid nach rechts verlagert, sodass die linke A. iliaca communis zur Darstellung kommt. Hier wird die Fasszange dargestellt und der linke Harnleiter an der Ligatur gefasst (Abb. 3.105 b). Nun kann der Harnleiter unter dem Mesenterium des Sigmoids vorsichtig nach rechts verlagert werden.

Schritt 16: Platzierung der Anastomosenfäden für eine Neoblase

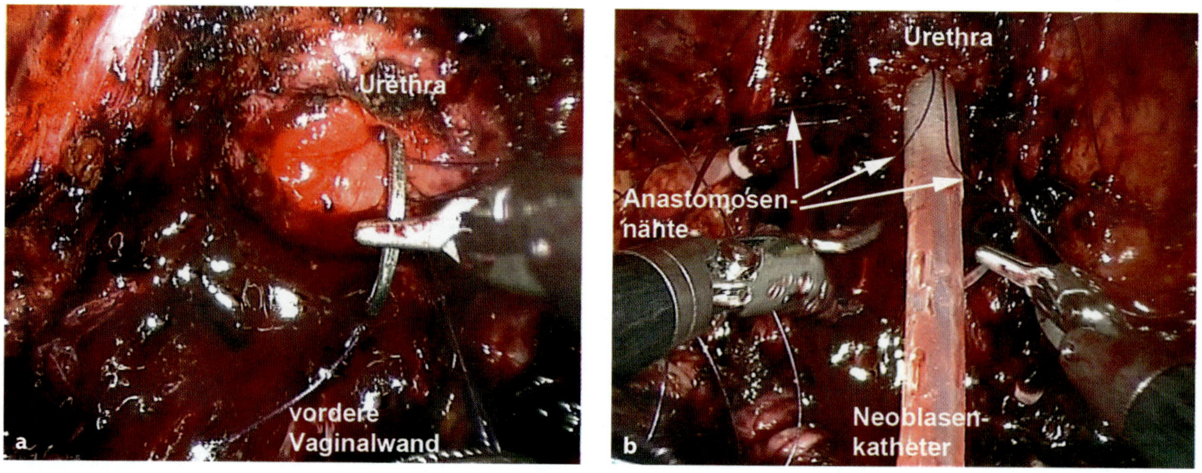

Abb. 3.106a,b

Ist als Harnableitung ein orthotoper Blasenersatz vorgesehen, können die Anastomosenfäden vorgelegt werden. Hierbei werden die Anastomosenfäden an der Harnröhre mit dem DaVinci-System gestochen. Die Stichrichtung erfolgt von innen nach außen (Abb. 3.106 a). Die zusätzlichen Freiheitsgrade der robotischen Instrumente sind dabei im Vergleich zur konventionellen Laparoskopie ein wesentlicher Vorteil. In Abb. 3.106 b sind bereits einzelne Anastomosenfäden vorgelegt.

Postoperatives Management

- Fast-track-Konzept:
  - rascher Kostaufbau
  - frühzeitiges Mobilisieren (ca. 6 h nach der Operation)
- Gabe von Simeticon (Sab simplex) bei Bedarf

Literatur

1. Wang GJ, Barocas DA, Raman JD, Scherr DS (2008) Robotic vs. open radical cystectomy: prospective comparison of perioperative outcomes and pathological measures of early oncological efficacy. BJU Int 101: 89-93
2. Dasgupta P, Rimington P, Murphy D, Challacombe B, Hemal A, Elhage O, Khan MS (2008) Robotic assisted radical cystectomy: short to medium-term oncologic and functional outcomes. Int J Clin Pract 62: 1709-14
3. Hemal AK (2009) Role of robot-assisted surgery for bladder cancer. Curr Opin Urol 19: 69-75
4. Kaul SA, Menon M (2007) Da Vinci assisted cystoprostatectomy and urinary diversion: a paradigm shift in surgical management of bladder cancer. Minerva Urol Nefrol 59: 149-57

3.9 Harnableitung

3.9.1 Extrakorporales Ileumconduit

Stefan Siemer, Jörn Kamradt, Michael Stöckle

Einleitung

Die mininmal-invasive laparoskopische oder (roboterunterstützte) DaVinci-Zystektomie stellt eine hohe Anforderung an den Operateur, mit zum Teil langen Operationszeiten. Zur Bergung des Präparates ist in der Regel ein Bergeschnitt erforderlich. Über diesen ohnehin notwendigen Zugangsweg lässt sich jede Form der Harnableitung konstruieren, also ohne dass dafür das Zugangstrauma eigens vergrößert werden muss. Dadurch kann auch die Operationsdauer auf eine Dimension reduziert werden, die in etwa der der offenen Operation entspricht [1, 2]. Der Bergeschnitt kann als Leistenschnitt, als mediane Laparotomie unterhalb des Nabels oder als Pararektalschnitt über eine Länge von 4–6 cm erfolgen [3]. Wir bevorzugen den Zugangsweg subumbilikal mit einem guten Zugang sowohl zum terminalen Ileum als auch zu beiden Harnleiterenden, die zuvor robotisch im rechten Unterbauch positioniert wurden.

Indikationen

- Kontraindikationen zum orthotopen Blasenersatz
- Infiltration der Harnröhre
- bestehende Harninkontinenz

Kontraindikationen

- Kurzdarmsyndrom
- M. Crohn

Präoperative Vorbereitung

- Markierung der Conduitposition mit wasserfestem Stift
- Blasenkatheter
- Magensonde (wird postoperativ entfernt)
- Single-shot-Antibiose
- Thromboseprophylaxe

Schritt 1: Harnleiterspatulierung und -splintung

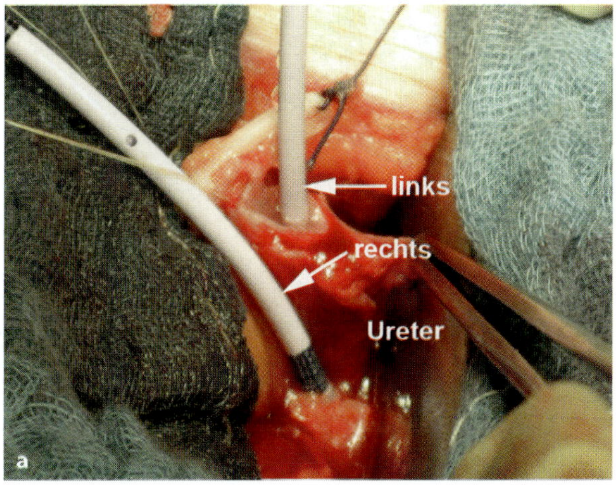

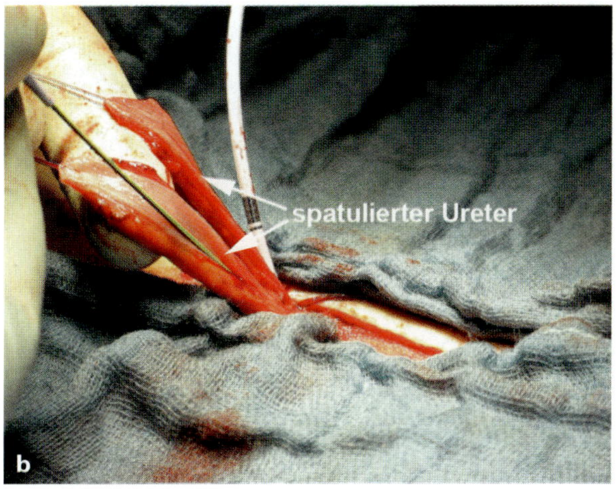

Abb. 3.107a,b

Nach Abdocken des DaVinci-Systems wird der Patient in Rückenlage gelagert und die Trokare entfernt. Hautinzision (ca. 4–6 cm) subumbilikal. Aufsuchen beider Harnleiterenden, die mit Clips verschlossen sind (somit keine Urinkontamination des Abdomens!). Die Clips werden von den dilatierten Harnleitern entfernt. Einführen der Harnleitersplinte, wobei bevorzugt Mono-J-Katheter (6–8 Ch) verwendet werden (Abb. 3.107 a). Vor allem auf die korrekte Lage des linken Katheters ist zu achten (Cave: Abknicken des Harnleiters unter dem Mesokolon!). Für die Harnleiter-Darm-Anastomose bevorzugen wir die Technik nach Wallace [4]. Hierfür werden zunächst beide Harnleiter auf einer Strecke von ca. 3 cm spatuliert (Abb. 3.107 b).

Schritt 2: Wallace-Anastomose

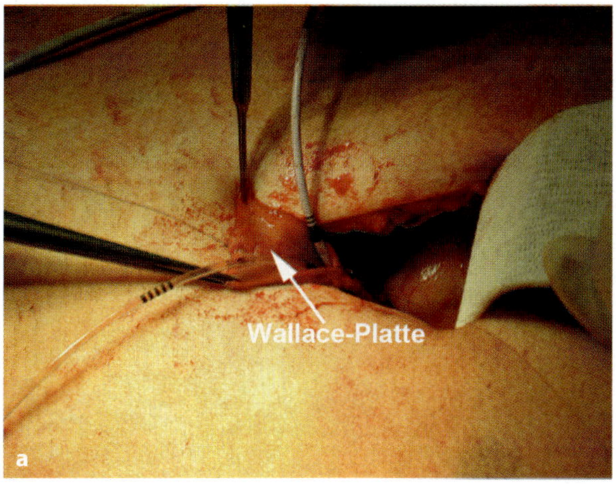

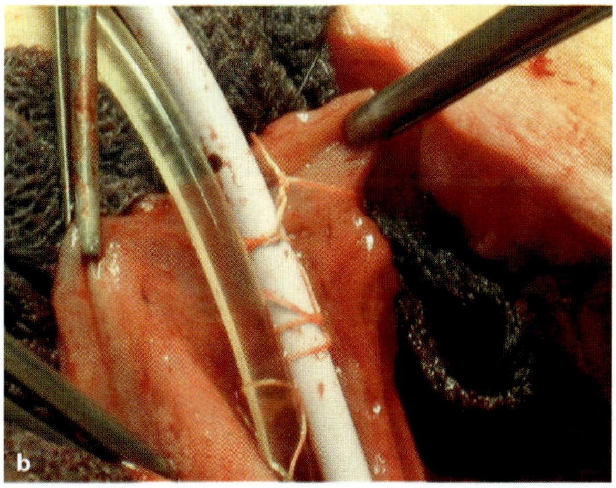

Abb. 3.108a,b

Mit fortlaufender 5-0-Monocryl-Naht werden die spatulierten Ureterenden Seit-zu-Seit miteinander anastomosiert (»Wallace-Platte«). Hierbei ist darauf zu achten, dass die Naht genau am tiefsten Punkt des spatulierten Harnleiters beginnt. Anschließend werden beide Harnleitersplinte an der Wallace-Platte mit 5-0-Vicryl-Rapid-Fäden fixiert (Abb. 3.108 b). Die Vorderwand der Wallace-Platte wird auf einer Strecke von ca. 5–8 mm mit Einzelknopfnähten zu einem Monotube vernäht. Anschließend wird die Wallace-Platte nach intraperitoneal (platzsparend!) verlagert.

3

Schritt 3: Mobilisation des Ileums

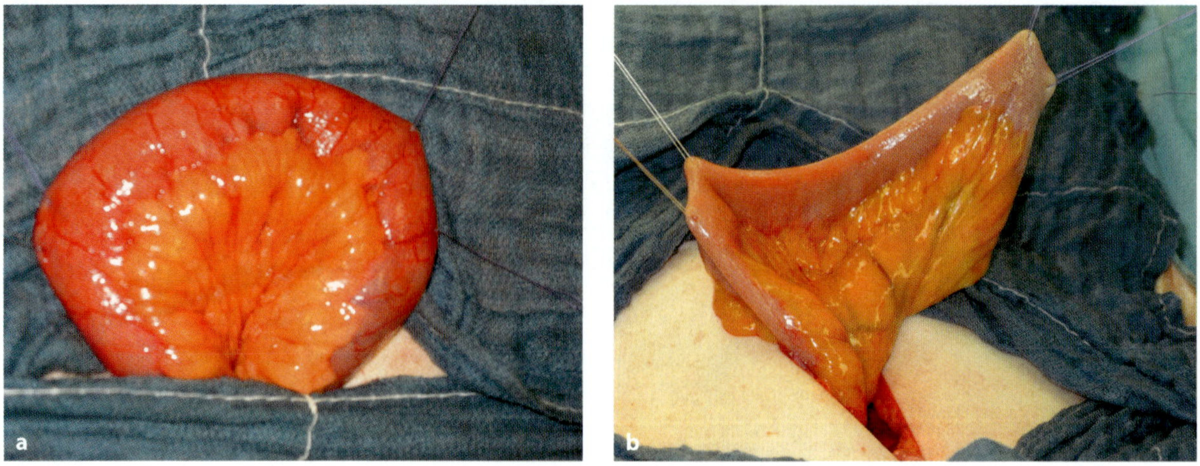

Abb. 3.109a,b

Auch bei der kleinen Hautinzision (ca. 4–6 cm) kann das terminale Ileum (ca. 15 cm aboral von der Bauhin-Klappe entfernt) meist problemlos vor die Bauchdecke verlagert werden (Abb. 3.109 a). Bei Verwachsungen müssen diese zuvor mit angedocktem DaVinci-System gelöst werden, da eine Adhäsiolyse über den kleinen Bergeschnitt meist nur eingeschränkt möglich ist. In der Regel werden 10–12 cm Dünndarm für ein Ileumconduit benötigt. Nur bei sehr adipösen Patienten sollte ein längeres Darmsegment verwendet werden.

Schritt 4: Dissektion von Ileum und Mesenterium

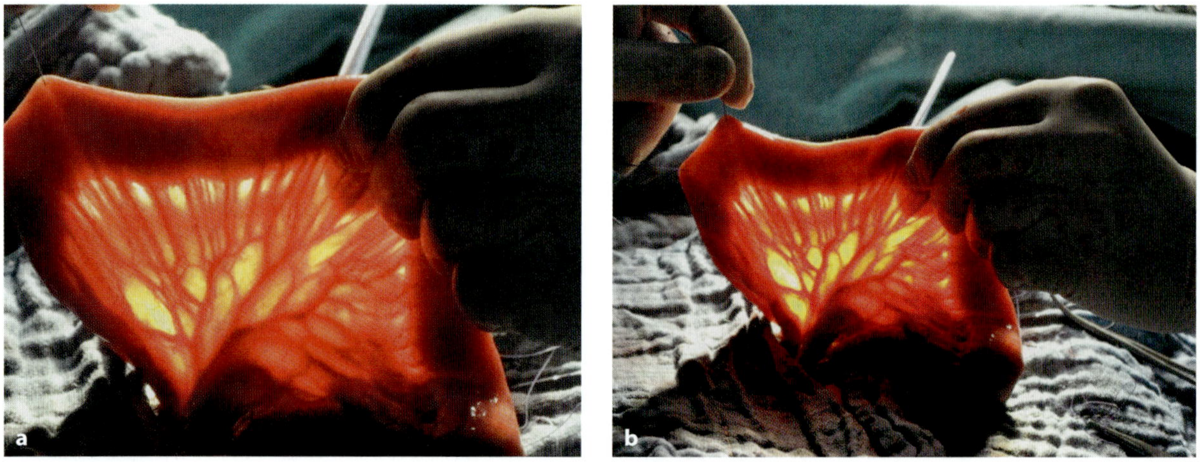

Abb. 3.110a,b

Unter diaphanoskopischer Kontrolle können die Gefäßarkaden gut dargestellt werden. Anschließend wird unter Berücksichtigung der Gefäßarkaden das Mesenterium mit dem elektrischen Messer inzidiert. Größere Gefäße werden ligiert. Hämatome sollten vermieden werden, da sie zu schwerwiegenden Komplikationen führen können. Mindestens eine, besser aber zwei Gefäßarkaden müssen zur Aufrechterhaltung der Conduitdurchblutung erhalten bleiben. Die Durchtrennung des Dünndarms am oralen und am aboralen Ende des Conduits wird mit der Schere durchgeführt. Zuvor wurde die Laparatomiewunde mit Bauchtüchern abgedeckt, um eine Stuhlkontamination des Abdomens zu vermeiden. Reinigung des Conduits mit Kochsalzlösung.

Schritt 5: Darmanastomose

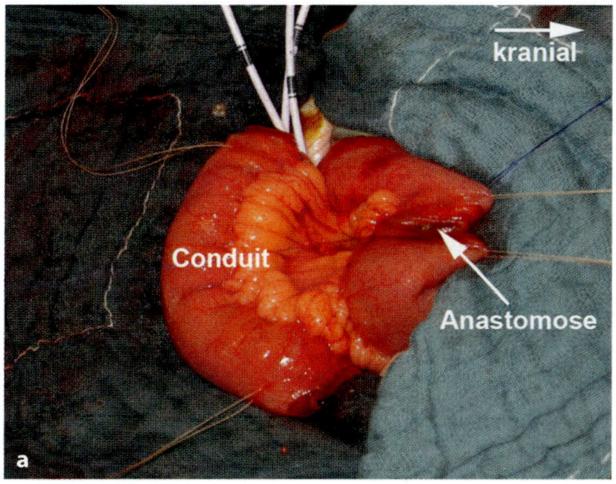

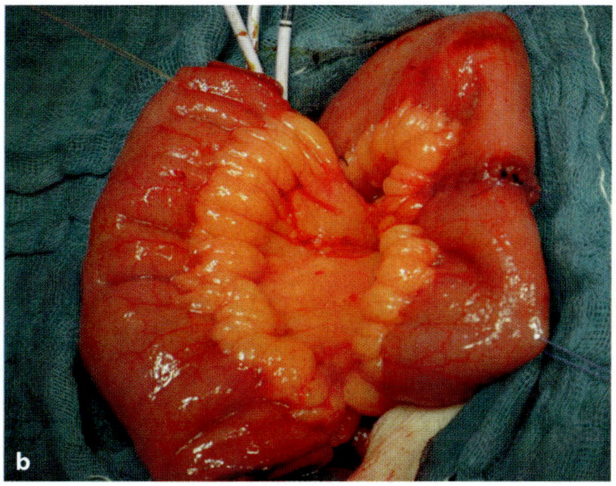

Abb. 3.111a,b

Mesenterialfett wird zur Erleichterung der Anastomose in diesem Bereich entfernt. Es erfolgt anschließend die Reanastomosierung der Dünndarmenden. Hierfür verwenden wir eine fortlaufende seromuskuläre Naht (PDS 4-0), bei der die Mukosa unberührt bleibt. Alternativ kann der Dünndarm 2-schichtig verschlossen werden. Vor allem beim kleinen Zugangsweg ist sorgfältig darauf zu achten, dass eine unbemerkte Rotation der Darmschlingen vermieden wird. Eine spätere Kontrolle intraabdominell ist beim kleinen Zugangsweg meist nicht möglich. Zudem muss darauf geachtet werden, dass die Dünndarmanastomose oberhalb des Conduits verläuft, um eine Ileusfalle zu vermeiden. Verschluss des Mesenterialschlitzes mit Vicryl-3-0- oder -4-0-Einzelknopfnähten (Cave: Ileusfalle! Abb. 3.111 b).

Schritt 6: Harnleiter-Darm-Anastomose

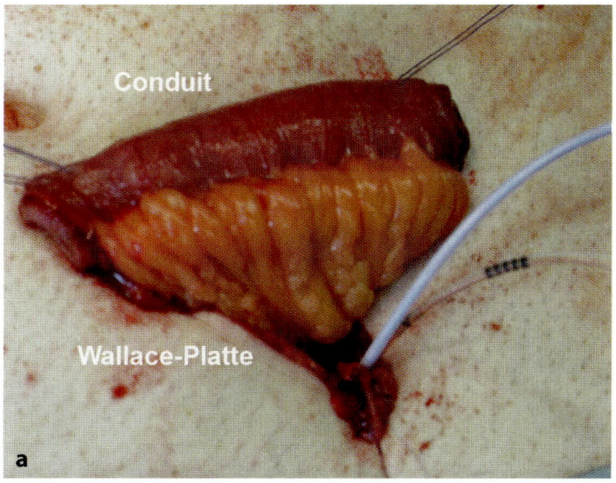

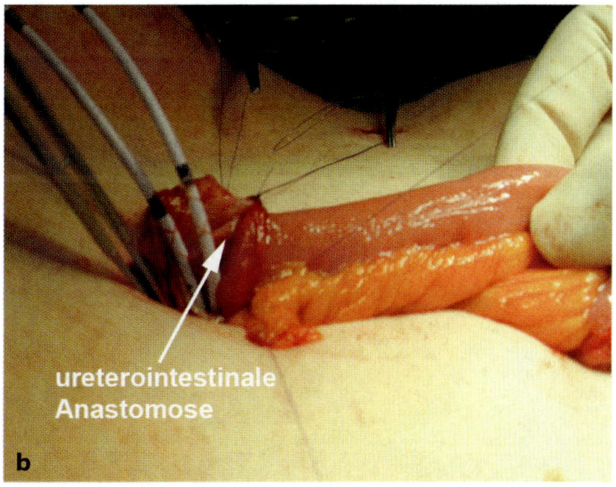

Abb. 3.112a,b

Die Wallace-Platte wird auf Hautniveau gebracht (Abb. 3.112 a), und die Harnleiter-Darm-Anastomose erfolgt mit 4-0-Monocrylnähten (fortlaufend, Abb. 3.112 b). Für eine suffiziente Anastomose sollte darauf geachtet werden, dass die Darmschleimhaut invertiert wird. Die Splinte werden vor dem Verschluss der Vorderwand mit einer Kornzange durch das Conduit ausgeleitet. Nach Fertigstellung der Anastomose erfolgt eine Dichtigkeitsprüfung, indem das Conduit mit ca. 60 ml Kochsalzlösung befüllt wird. Bei suffizienter Anastomose wird diese nach intraperitoneal verlagert.

Schritt 7: Anlage des Ileumconduits

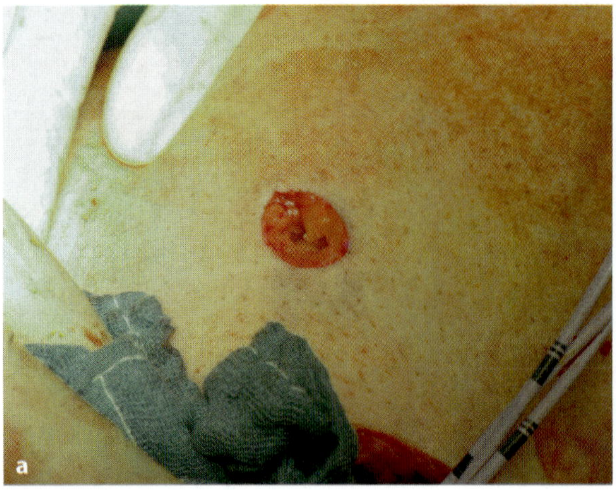

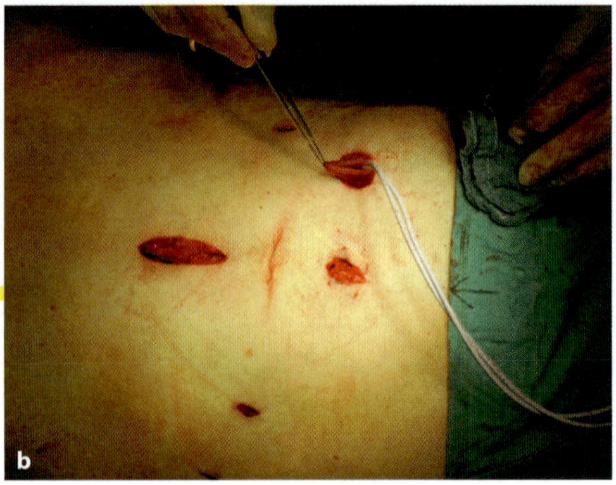

Abb. 3.113a,b

Zirkuläres Ausschneiden der präoperativ eingezeichneten Conduitaustrittsstelle (möglichst eine Trokarinzision, Abb. 3.113 a). Präparation bis auf die Faszie, sternförmige Inzision der Faszie und Ausleitung des Conduits durch den M. rectus abdominis (Vermeidung einer späteren parastomalen Hernie). Fixation des Conduits an der Faszie mit Vicryl-Einzelknopfnähten. Evertierende 3-0-Monocryl-Einzelnknopfnähte zur Fixierung des Conduits an der Haut (Abb. 3.113 b). Es sollte darauf geachtet werden, dass das Conduit einen gestreckten Verlauf durch das Abdomen einnimmt. Vor allem zu lange Conduitdarmabschnitte können in den nachfolgenden Jahren zu Problemen (Abknickung) führen.

Schritt 8: Abschließende Kontrolle und Hautverschluss

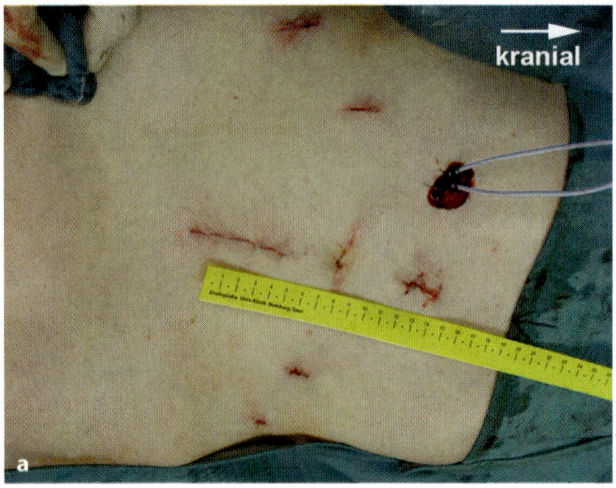

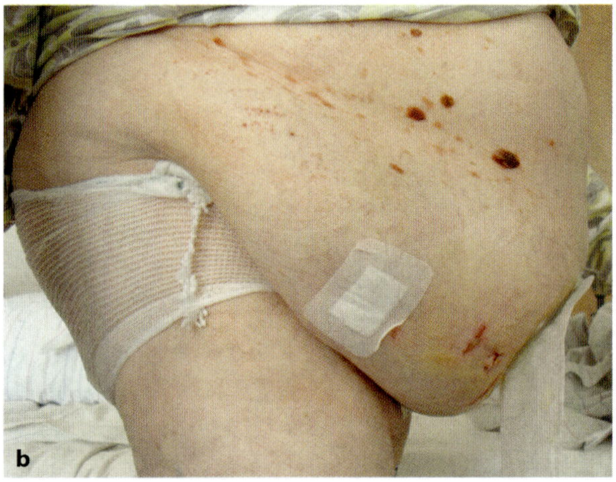

Abb. 3.114a,b

Abschließend erfolgt eine Kontrolle auf Bluttrockenheit. Auf die Einlage einer Wunddrainage kann in aller Regel verzichtet werden. Wundverschluss mit Fasziennähten (mediane Laparotomie, 12- oder 10-mm-Trokare), Subkutannähte, Intrakutannähte, steriler Verband. Hautinzisionen im Bereich der Stomaplatte sollten sorgfältig verschlossen werden, um später überschüssige Narbenbildung und das damit verbundene erhöhte Risiko der Stomaplatteninsuffizienz zu vermeiden. Gerade auch adipöse Patienten scheinen durch das deutlich reduzierte Gewebetrauma von dem minimal-invasiven Vorgehen zu profitieren.

Postoperatives Management

- Fast-track Konzept
  - rascher Kostaufbau
  - frühzeitige Mobilisation (6 h nach Operation)
- Entfernen der Harnleitersplinte nach 8–10 Tagen

Literatur

1. Hemal AK (2009) Role of robot-assisted surgery for bladder cancer. Curr Opin Urol 19: 69-75
2. Kaul SA, Menon M (2007) Da Vinci assisted cystoprostatectomy and urinary diversion: a paradigm shift in surgical management of bladder cancer. Minerva Urol Nefrol 59: 149-57
3. Dasgupta P, Rimington P, Murphy D, Challacombe B, Hemal A, Elhage O, Khan MS (2008) Robotic assisted radical cystectomy: short to medium-term oncologic and functional outcomes. Int J Clin Pract 62: 1709-14
4. Wallace DM (1966) Ureteric diversion using a conduit: a simplified technique. Br J Urol 38: 522-27

3.9.2 Extrakorporaler orthotoper Harnblasenersatz (Neoblase)

Thilo Schwalenberg, Evangelos Liatsikos, Jens-Uwe Stolzenburg

Einleitung

Die orthotope Neoblase ist die von beiden Geschlechtern am besten akzeptierte kontinente Harnableitung nach Zystektomie. Die Hauptargumente für die Neoblase gegenüber anderen Formen des kontinenten Harnblasenersatzes sind die Nutzung des urethralen Schließmuskels und die Wiederherstellung der Integrität des Harntrakts. Subjektiv geben die Patienten an, das Gefühl für die Blasenfüllung zurückzuerlangen und die Entleerung bewusster realisieren zu können.

In den letzten Jahren hat sich die Indikation für die Neoblase entscheidend erweitert, die Techniken zur Ureterimplantation haben sich weiterentwickelt, die Prinzipien der Formierung der Segmente zur Konstruktion der Neoblase gelten als etabliert und in der chirurgischen Technik als gut reproduzierbar. In vielen Zentren, so auch in unserer Klinik, kommt die Technik nach Hautmann mit der W-förmigen Konfiguration der detubularisierten Dünndarmsegmente zur Anwendung. Die Art der Anordnung als Kugel garantiert bei einer ausreichenden Kapazität eine kleinst mögliche Innenoberfläche und einen geringen Innendruck und reduziert somit das Ausmaß der metabolischen Azidose und auch die Refluxaktivität entscheidend.

Wir streben eine Neoblasenkapazität von 400–500 ml an, was mit einer Länge von 60 cm separierten Dünndarms zu erreichen ist. Die Kapazität der Neoblase entspricht somit der originären Harnblase und den physiologischen Miktionsintervallen, zudem wird mit dieser Kapazität die Wandelastizität der Neoblase langfristig erhalten.

Minimal-invasive Operationstechniken haben das Feld der offenen Chirurgie verändert. Für die Technik der Neoblase erscheint es unerheblich, ob diese intra- oder extrakorporal realisiert wird. Entscheidend ist die Sicherheit und Reproduzierbarkeit im operativen Vorgehen und die Qualität des operativen Ergebnisses.

Indikationen

Alle Patienten, sowohl mit malignen als auch benignen Erkrankungen der Harnblase, sind bei funktioneller Intaktheit des urethralen Schließmuskels und kurativer Zystektomie Kandidaten für eine Neoblase. In den letzten Jahren hat sich die Indikation für die Neoblase erweitert. Eine orthotope Rekonstruktion ist heute auch möglich bei Tumoren, die am Blasenauslass und in der prostatischen Harnröhre lokalisiert sind, kontraindiziert nur bei Tumorinfiltration des Prostatastromas und des urethralen Absetzungsrandes. Die in der Vergangenheit routinemäßig entfernte weibliche Harnröhre ist heute nicht mehr Standard, sodass ein orthotoper Harnblasenersatz auch bei Frauen möglich ist. Der Paradigmenwechsel für die Indikationen zur orthotopen Neoblase wurde im Rahmen einer Konsensuskonferenz weltweit führender Zentren im Jahr 2004 formuliert [1].

Kontraindikationen

- Inkomplette Tumorresektion
- multifokales Carcinoma in situ der Harnröhre
- Tumorinvasion des Prostatastromas
- neurogene Beckenbodendysfunktion
- hintere Exenteration ohne Möglichkeit einer Omentuminterposition
- chronische Niereninsuffizienz (Serumkreatinin >150–200 µmol/l)
- chronische Hydronephrose
- Kurzdarmsyndrom
- chronisch-entzündliche Darmerkrankungen
- radiogene Enteritis
- rezidivierende Urethralstrikturen
- Unmöglichkeit des intermittierenden Selbstkatheterismus
- erhebliche physische und kognitive Einschränkungen (das Alter ist keine absolute Kontraindikation)

Präoperative Vorbereitung

- Wir bevorzugen eine zweitägige Darmvorbereitung
  - Tag 1 ausschließlich Flüssigkost und 100 ml Sorbitol oral
  - Tag 2 Moviprep® oral oder andere darmreinigende Substanzen
- Markierung der Ausleitungsstelle auf der Bauchdecke für ein mögliches Conduit
- intraoperativer Beginn der Antibiose mit Cefuroxim und Metronidazol

Schritt 1: Hautschnitterweiterung

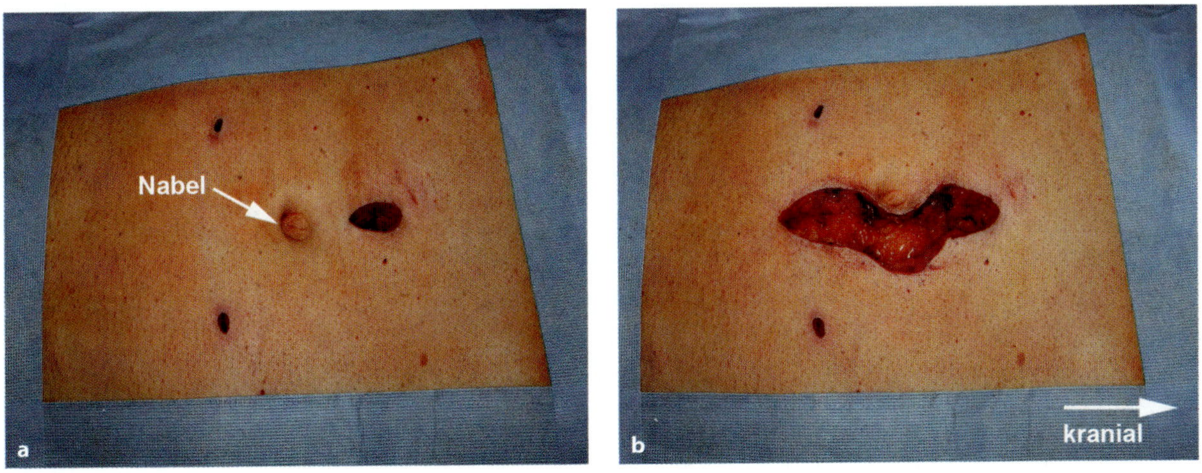

■ **Abb. 3.115a,b**

■ Abb. 3.115 a zeigt die Bauchdecke nach Portentfernung. Auf einer Länge von 8–10 cm erfolgt die mediane Laparotomie mit Linksumschneidung des Nabels bis zur Kameraportinzision. Der Zugang sollte nicht zu weit kranial des Nabels angelegt werden, um Probleme bei der Mobilisation des Darmmesenteriums zu vermeiden. Wir bevorzugen diese Art der Inzision (kranial und kaudal des Nabels), um die Kameraportinzision mit zu nutzen. Alternativ wäre auch eine intraumbilikale mediane Laparotomie möglich.

Schritt 2: Zugang zur Bauchhöhle und Mobilisation des Dünndarms

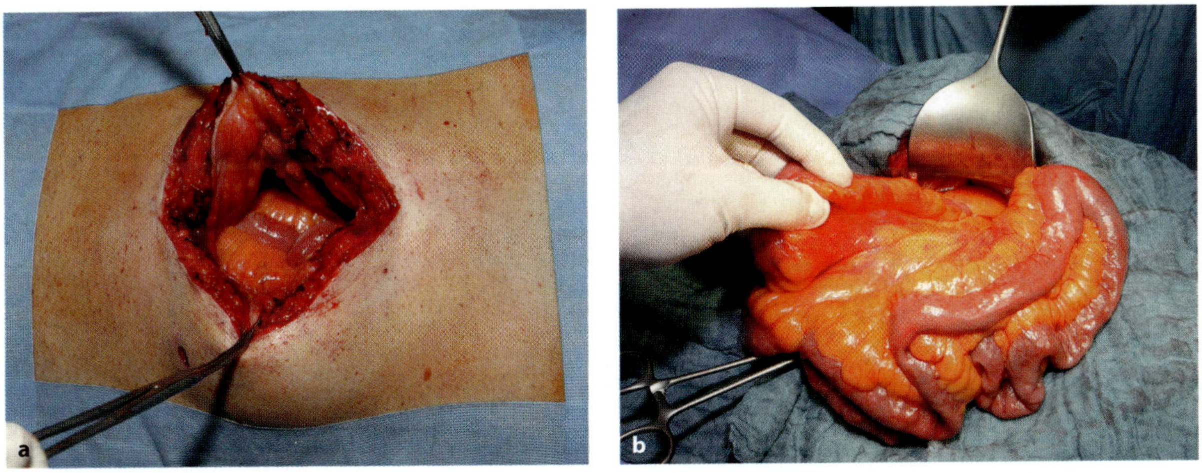

■ **Abb. 3.116a,b**

Die Peritonealränder werden mit Mikulicz-Klemmen gefasst, sodass für die Hand des Operateurs der Zugang zur Bauchhöhle gut möglich ist (■ Abb. 3.116 a). Wegen des bei der Zystektomie erzeugten Pneumoperitoneums sollte die Bauchhöhle auf okkulte Blutungen inspiziert werden. Der Assistent retrahiert dabei die Wundränder, der Operateur verlagert das terminale Ileum nach außerhalb der Bauchhöhle (■ Abb. 3.116 b). Die Orientierung am Darmkonvolut muss sorgfältig erfolgen, um eine mögliche Torsion der Mesenterialwurzel zu vermeiden. Anders als bei der offenen Zystektomie, bei der der Bauchraum und die Mesenterialstrukturen leicht einsehbar sind, müssen bei der Mini-Laparotomie der Darmschlingenverlauf und die Lage des Mesenteriums streng kontrolliert werden.

Schritt 3: Transillumination der Mesenterialgefäße, Dünndarmresektion und Dünndarmanastomose

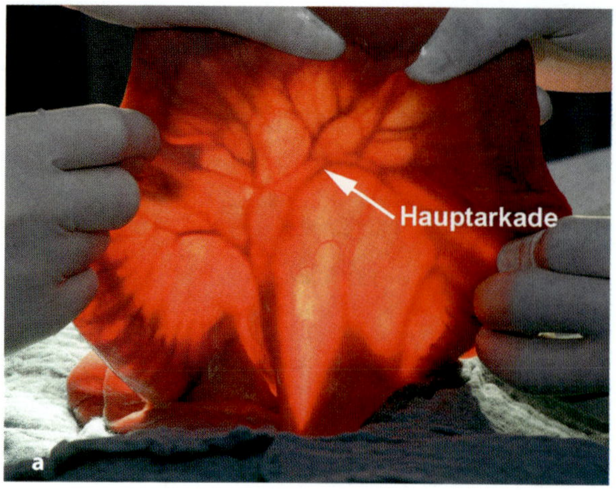

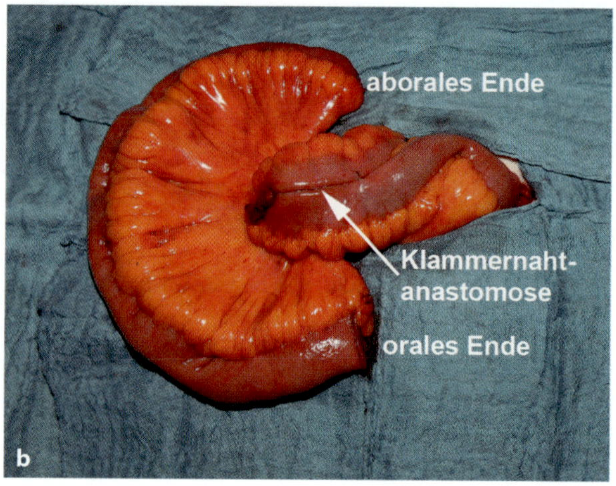

Abb. 3.117a,b

Abb. 3.117 zeigt die Technik der Transillumination zur Beurteilung des Gefäßverlaufes. Die Hauptarkade muss unbedingt erhalten werden. Etwa 50–60 cm des terminalen Ileums werden 10 cm distal der Ileozökalklappe separiert. Die Dünndarmanastomose realisieren wir als funktionelle End-zu-End-Anastomose in Klammernahttechnik (Abb. 3.117 b). Die separierten Ileumsegmente werden kaudal der Dünndarmanastomose verlagert, das Mesenterialfenster wird zur Vermeidung einer Darmstrangulation verschlossen. Bevor der Dünndarm für die Neoblase separiert wird, ist auf eine ausreichende Länge des Mesenteriums für eine spannungsfreie Anastomose zu achten, ggf. muss die Mesenterialwurzel entsprechend mobilisiert werden. Eine weit über 60 cm hinausgehende separierte Dünndarmlänge sollte vermieden werden.

Schritt 4: W-förmige Konfiguration der Darmsegmente und Detubularisation

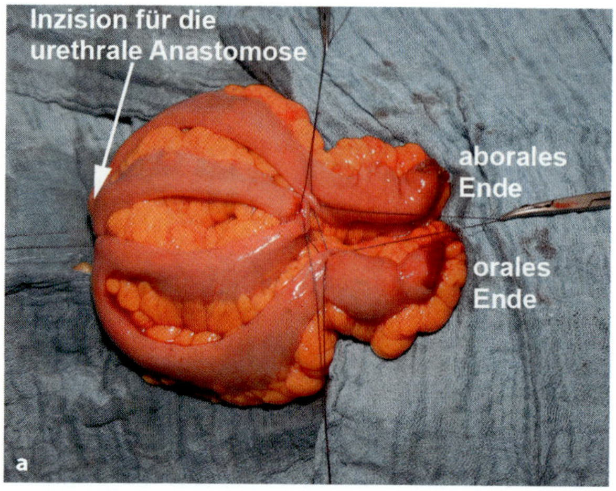

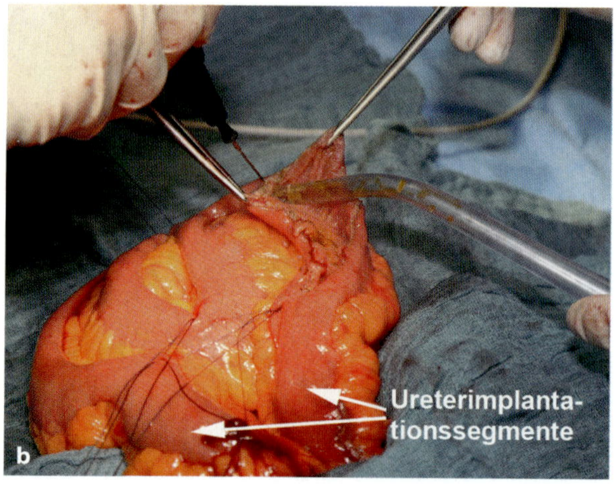

Abb. 3.118a,b

Das Ileum wird als »W« konfiguriert und mittels Ecknähten gehalten (Abb. 3.118 a). Für die Ureterimplantation wird beidseits ein Segment von ca. 5 cm Länge separiert. Diese Segmente können entsprechend verlängert werden, wenn die Ureterlänge für eine spannungsfreie Implantation zu kurz erscheint. Die Detubularisation wird streng antimesenterial durchgeführt (Abb. 3.118 b). Es empfiehlt sich, auf dem eingelegten (Kunststoff-)Sauger als Führung mit der Diathermienadel die Darmwand zu inzidieren. Wenn die Zirkumferenz des Darms sehr klein ist, kann unter Umständen die urethrale Anastomose wegen der dicht benachbarten seitlichen Darmwandnaht gefährdet sein. Hier kann eine bogenförmige Verlagerung der Inzisionslinie bei der Detubularisation mehr Platz für die spätere Anastomose schaffen.

Schritt 5: Naht der seitlichen Dünndarmränder und Konstruktion der Hinterwand

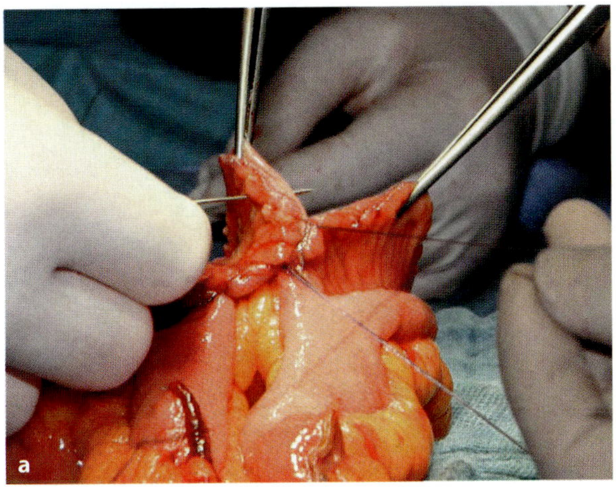

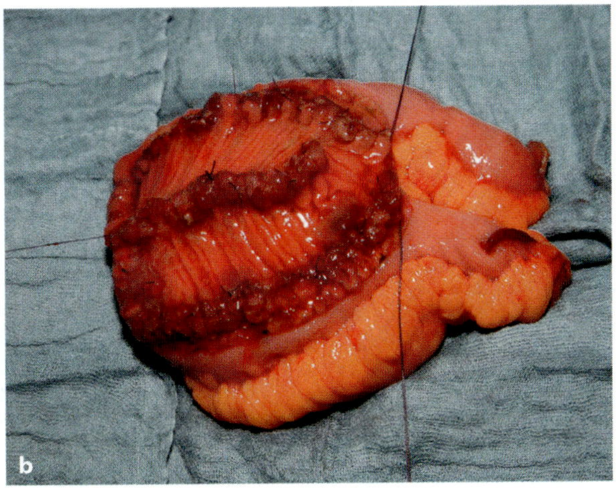

Abb. 3.119a,b

Die freien Ileumränder werden allschichtig mittels resorbierbarem 3-0-Nahtmaterial (Polyglactin oder Polydioxanon) fortlaufend genäht. Die Verwendung einer geraden Nadel zur Naht der Darmränder erleichtert und beschleunigt das Prozedere. Zur Sicherung der fortlaufenden Naht setzen wir einige Einzelknopfnähte. Die Ränder der Hinterwand sind in Abb. 3.119 b vollständig geschlossen. Die Stelle der Urethraanastomose sollte vor dem Schluss der Vorderwand festgelegt werden und keinen Kontakt zur fortlaufenden Nahtreihe haben.

Schritt 6: Vorderwandverschluss und Vorbereitung der Ureterimplantation

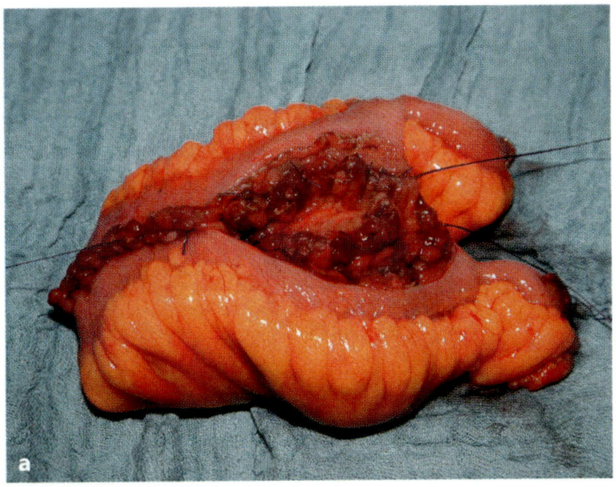

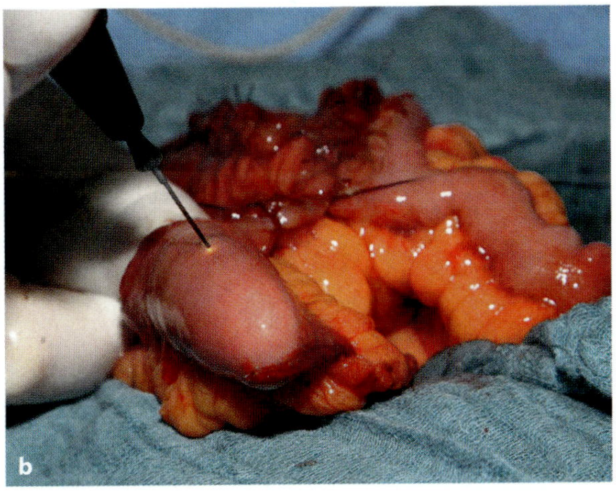

Abb. 3.120a,b

Die Vorderwand der Neoblase wird nun soweit verschlossen (Abb. 3.120 a), dass ein kontrolliertes Eingehen noch möglich ist. Vor dem kompletten Vorderwandverschluss sollten die Urethra (Silikonkathetereinlage 20 Ch) und beide Ureteren anastomosiert werden. Hierbei ist auf eine adäquate Ureterenlänge bei entsprechender Verlagerung der Neoblase in die Beckenregion zu achten. Die separierten Darmsegmente für die Ureterimplantation sind antimesenterial partiell zu inzidieren, um die Ureteren nach Durchzug durch die Darmwand anastomosieren zu können. Zur zusätzlichen Entlastung der Neoblase kann fakultativ ein suprapubischer Katheter eingelegt werden.

Schritt 7: Vorbereitung der Ureterimplantation

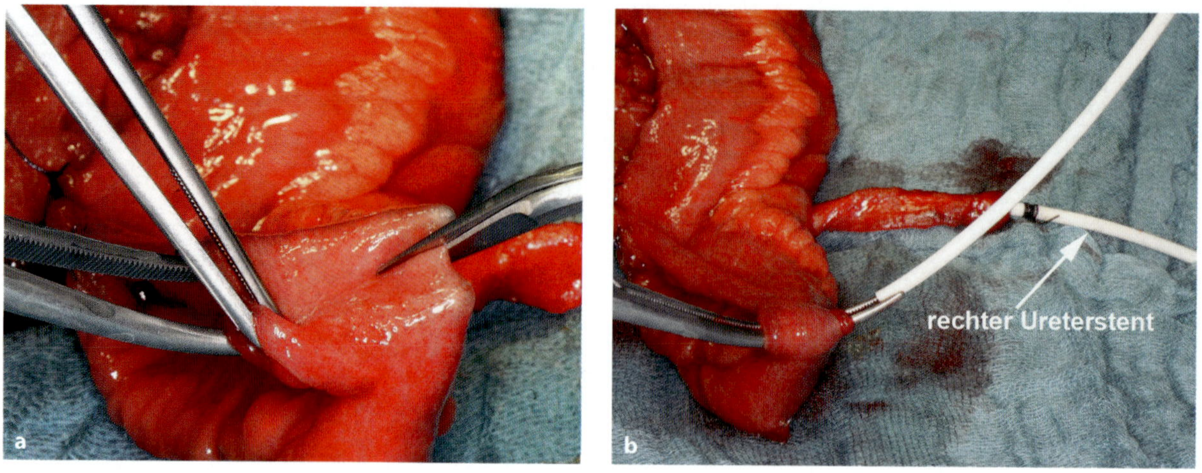

Abb. 3.121a,b

Die Darmwand wird von außen zwischen den Dissektorbranchen inzidiert (Abb. 3.121 a), der mit einem Ureterstent (Mono-J-Stent, 7 oder 8 Ch) geschiente Harnleiter durch die Darmwand lumenwärts ohne eine submuköse Tunnelung verlagert (Abb. 3.121 b). Das Ureterende wird nun für die Anastomose längsspatuliert. Die Nähte der Anastomose setzen wir intraluminal, um eine größere Sicherheit zu erreichen. Der Ureterstent wird an der Lumenseite des Darms mit schnell resorbierbarem Nahtmaterial fixiert.

Schritt 8: Refluxive Ureterimplantation (»Button-hole«-Technik)

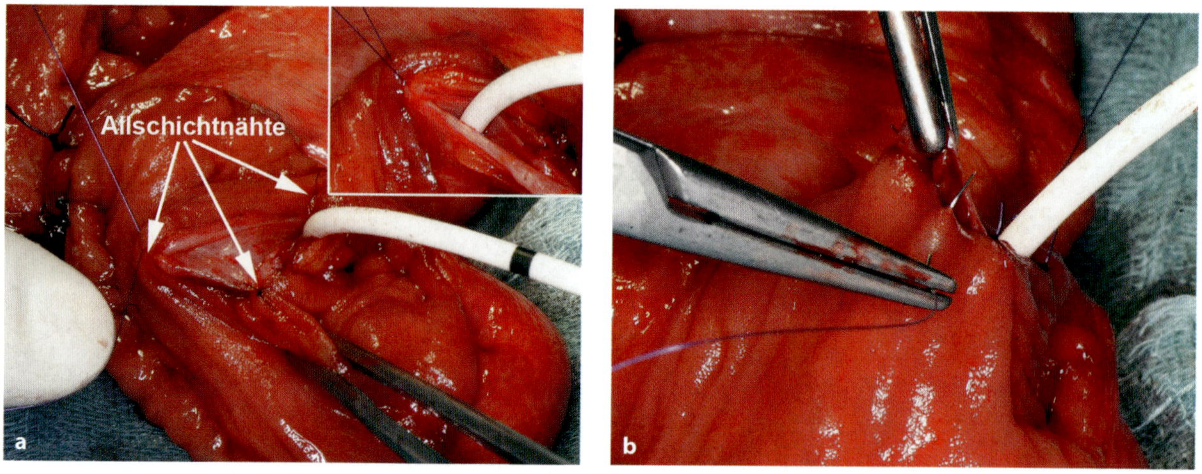

Abb. 3.122a,b

Der feste Sitz des implantierten Ureters wird im Wesentlichen durch 3 Ecknähte erreicht, die die gesamte Darmwand fassen (Abb. 3.122 a). Zwischen diesen Nähten wird der Ureterrand nur mit der Darmmukosa adaptiert, was für die Dichtheit ausreicht und die Blutperfusion an der Anastomose verbessert (Abb. 3.122 b). Als Nahtmaterial verwenden wir Polydioxanon 5-0. Diese sogenannte »Button-hole«-Technik hat folgende Grundzüge: 1. direkter Ureterdurchzug durch die Darmwand ohne submuköse Tunnelung, 2. Längsspatulation des Ureters, 3. Ureterfixation mit 3 allschichtigen Ecknähten, 4. Mukosaadaptation.

Schritt 9: Komplette Ureteranastomose und Neoblasenverschluss

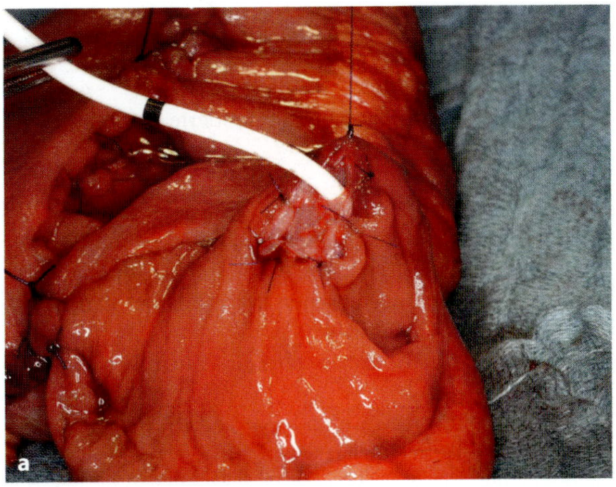

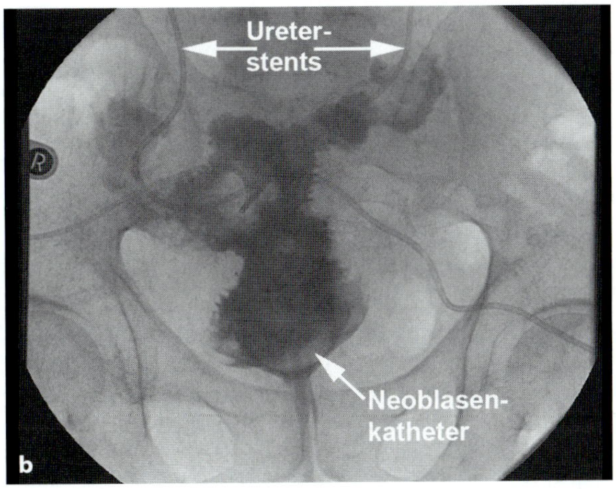

Abb. 3.123a,b

Die Ureterimplantation ist abgeschlossen. Hilfreich erweist sich die erste (proximale) Ecknaht, mit der durch Hochzug der Ureterrand zur Anastomosennaht besser präsentiert werden kann (Abb. 3.123 a). Wir sichern den Ureterstent mittels schnell resorbierbarem Nahtmaterial an der inneren Darmwand. Die Ureterstents werden gekreuzt durch eine separate Inzision an der Neoblasenvorderwand nach außen geleitet und dann weiter durch die Bauchdecke. Wegen möglicher Fistelungen vermeiden wir einen Durchzug durch die Nahtreihen. Die uretherale Anastomose wird in Kapitel 3.7.1 (Abb. 3.78) beschrieben. Abb. 3.123 b zeigt ein Zystogramm der Neoblase am 14. postoperativen Tag. Die jetzt noch geringe Kapazität ist nach Katheterentfernung auf 400–500 ml zu optimieren.

Postoperative Versorgung

- Parenterale Ernährung in Abhängigkeit der Darmpassage, Kostaufbau ab dem dritten postoperativen Tag
- Antibiose mit Cefuroxim und (optional) Metronidazol bis zum siebten postoperativen Tag
- täglich Blasenspülungen zur Schleimentleerung
- Ureterstents mehrmals täglich auf freien Abfluss kontrollieren, ggf. regelmäßig anspülen
- Zystographie am 14. postoperativen Tag; bei Dichtheit der Neoblase kann der suprapubische Katheter entfernt werden, nachfolgend dann die Ureterschienen
- Entfernung des transurethralen Katheters am 21. postoperativen Tag, längere Verweildauer bei schwierigen Anastomosenverhältnissen
- nach Katheterentfernung sollte der Patient den Selbstkatheterismus zur Restharnkontrolle und Schleimentleerung erlernen
- Konditionierung der Neoblase durch regelmäßige Miktionsintervalle bis zum Erreichen einer Blasenkapazität von 400–500 ml
- Laborkontrolle des Säure-Basen-Status und der Retentionsparameter
- Sonographie zur Verlaufskontrolle der Entleerungssituation und Beurteilung des oberen Harntrakts

Literatur

1. Hautmann RE, Abol-Enein H, Hafez K, Haro I, Mansson W, Mills RD, Montie JD, Sagalowsky AI, Stein JP, Stenzl A, Studer UE, Volkmer BG (2007) Urinary diversion. World Health Organization (WHO) Consensus Conference on Bladder Cancer. Urology 69: 17-49

3.9.3 Intrakorporaler orthotoper Harnblasenersatz (Neoblase)

N. Peter Wiklund, Abolfazl Hosseini, Martin C. Schumacher, Martin N. Jonsson

Einleitung

Die Rekonstruktion der Harnableitung, insbesondere wenn sie komplett intrakorporal erfolgt, ist technisch sehr anspruchsvoll. Derzeit gibt es weltweit Erfahrungen mit mehr als 200 roboterassistierten Harnableitungen nach radikaler Zystektomie [1, 2]. In der Literatur werden roboterassistierte intrakorporale Ileumconduits, Neoblasen-Urethra-Anastomosen (bei extrakorporal genähter Neoblase) und komplette orthotope Neoblasen beschrieben [3, 4]. Ob die Neoblase intra- oder extrakorporal durchgeführt wird, hängt von der Vorliebe des Operateurs ab [5]. Einer der wichtigsten Faktoren, die die Entscheidung für die extra- oder intrakorporale Harnableitung beeinflusst, ist die meist längere Zeit, die für eine intrakorporale Rekonstruktion notwendig ist. Das komplette intrakorporale Vorgehen ist sicher bei weiblichen Patienten von Vorteil, da die Bergung des Präparates transvaginal erfolgen kann. Bei männlichen Patienten ist hierfür eine Laparotomie notwendig. Die gleiche Inzision kann dann auch zum Nähen der Harnableitung genutzt werden. Zurzeit kann die intrakorporal durchgeführte Harnableitung in den Händen erfahrener Operateure an Zentren mit entsprechend hohen Patientenzahlen empfohlen werden.

Indikationen

- Patienten, die für eine roboterassistierte Zystektomie geeignet sind

Kontraindikationen

- Eingeschränkte Nierenfunktion (Serumkreatinin <1,8 mg/dl oder Kreatininclearance <60 ml/min)
- Infiltration der prostatischen Urethra beim Mann (relative Kontraindikation)
- Infiltration des Blasenhalses bei der Frau (relative Kontraindikation)
- niedrige pulmonale Compliance, sodass eine Trendelenburg-Lage nicht toleriert wird
- Patienten mit ausgedehnten abdominellen Voroperationen (relative Kontraindikation)

Präoperative Vorbereitung

- Für die intrakorporale orthotope Neoblase: Beginn mit einer mechanischen Darmvorbereitung (osmotische Laxantien) 1 Tag präoperativ
- für die extrakorporale Harnableitung: Klistier am frühen Morgen
- 1 Tag präoperativ Anzeichnen der Lokalisation des Stomas
- 1 Tag präoperativ Beginn der Antithrombosebehandlung mit niedermolekularem Heparin
- intravenöse Gabe eines Breitspektrumantibiotikums unmittelbar vor Beginn der Operation

Schritt 1 : Patientenlagerung

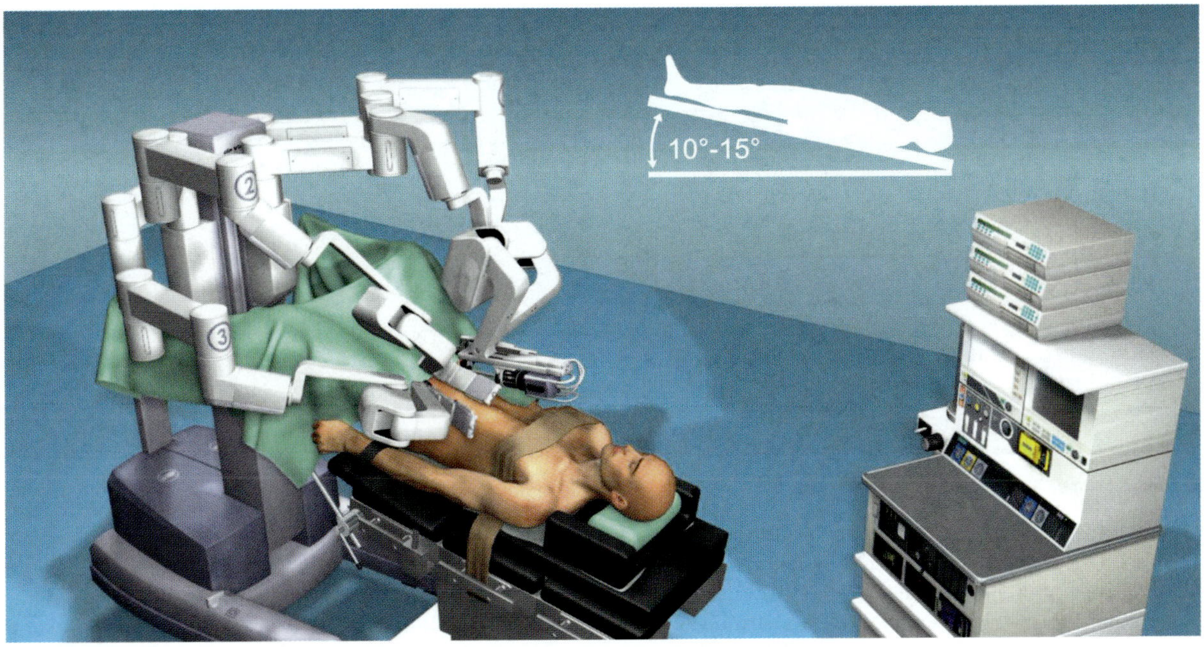

Abb. 3.124

Bei der roboterassistierten radikalen Zystektomie muss der Patient in einer extremen Trendelenburg-Position (20–25 Grad) gelagert werden, um einen suffizienten Zugang zu den Beckenorganen ohne Vorfallen des Darms zu ermöglichen. Nachdem die radikale Zystoprostatektomie und die ausgedehnte pelvine Lymphadenektomie erfolgt sind, wird die Harnableitung durchgeführt. Für die Harnableitung ist die extreme Trendelenburg-Lage nicht mehr notwendig und nicht sehr hilfreich. Die Kopftieflage wird auf 10–15 Grad reduziert.

3

Schritt 2: Platzierung der Trokare

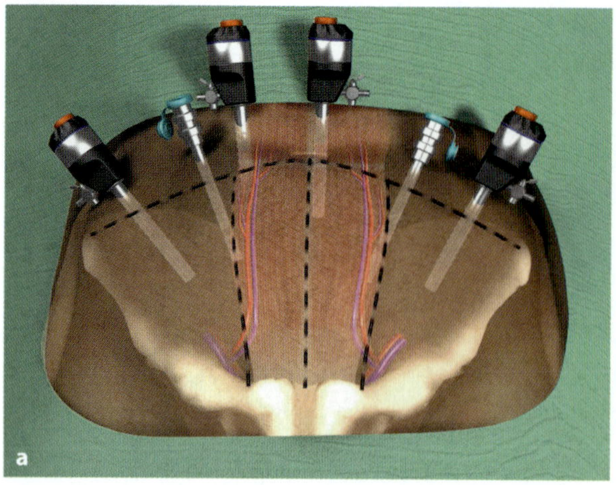

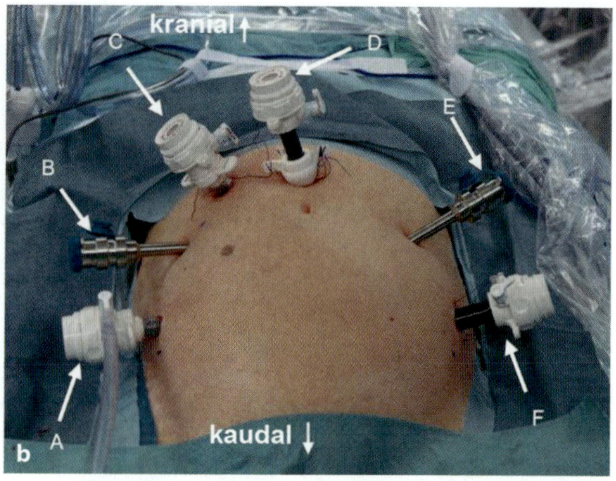

■ Abb. 3.125a,b

■ Abb. 3.125 zeigt die Trokarplatzierung für das Standard DaVinci-System. Wird das DaVinci-Si-System genutzt, sollten alle Trokare 3 cm weiter kranial im Vergleich zum Standardsystem (nicht Si) platziert werden (längere Instrumente). Die Möglichkeit, die Trokare weiter kranial zu platzieren, ist während der Lymphknotenpräparation hilfreich, da das Gebiet der Aortenbifurkation so leichter zu erreichen ist. Außerdem wird die Mobilisierung des Ileums durch eine weiter kraniale Platzierung der Trokare erleichtert. Die Trokare, welche in ■ Abb. 3.125 b als B und E bezeichnet werden, sind 8-mm-Trokare für die Roboterarme, während der 15-mm-Trokar F für den vierten Arm (Fassen und Klammern) nützlich ist. Der Kameratrokar ist mit D bezeichnet.

Schritt 3: Die ileourethrale Anastomose

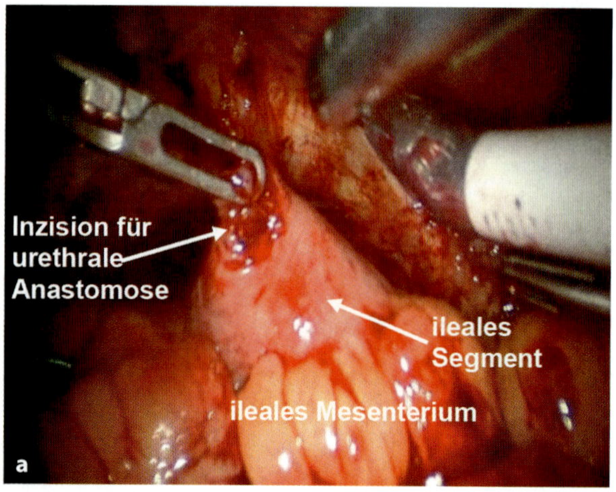

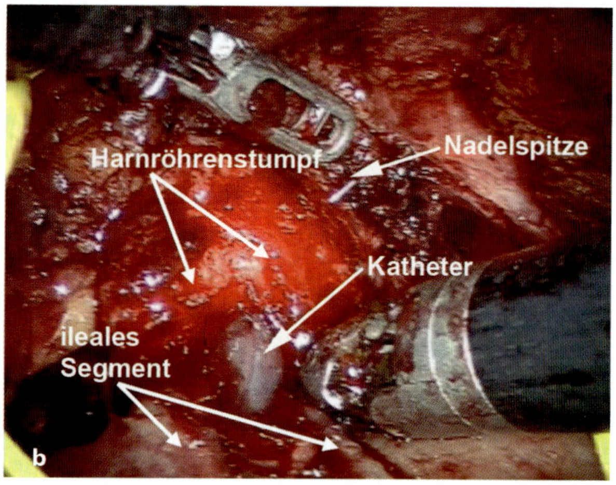

■ Abb. 3.126a,b

Für die initialen Schritte wird eine 0-Grad-Optik verwendet. Das Ileum wird ausreichend mobilisiert, um zur Urethra hinunterzureichen und eine spannungsfreie Anastomose zwischen Urethra und Neoblase zu nähen. Durch das primäre Nähen der ileourethralen Anastomose wird die Neoblase von Anfang an korrekt im kleinen Becken platziert. Mit der Roboterschere erfolgt an der antimesenterialen Seite des Ileums eine Inzision mit einem Durchmesser von 20 Ch (■ Abb. 3.126 a). Die Anastomose erfolgt entsprechend der Van-Velthoven-Technik mit einer fortlaufenden Naht mit zwei 18 cm langen 4-0-Biosyn®-Nähten, welche für 10–12 Stiche ausreichend sind (■ Abb. 3.126 b). Ein Nadelhalter und eine Fasszange werden für die Anastomose genutzt.

Schritt 4: Ausschalten von 50 cm Ileum zur Konfiguration der Neoblase

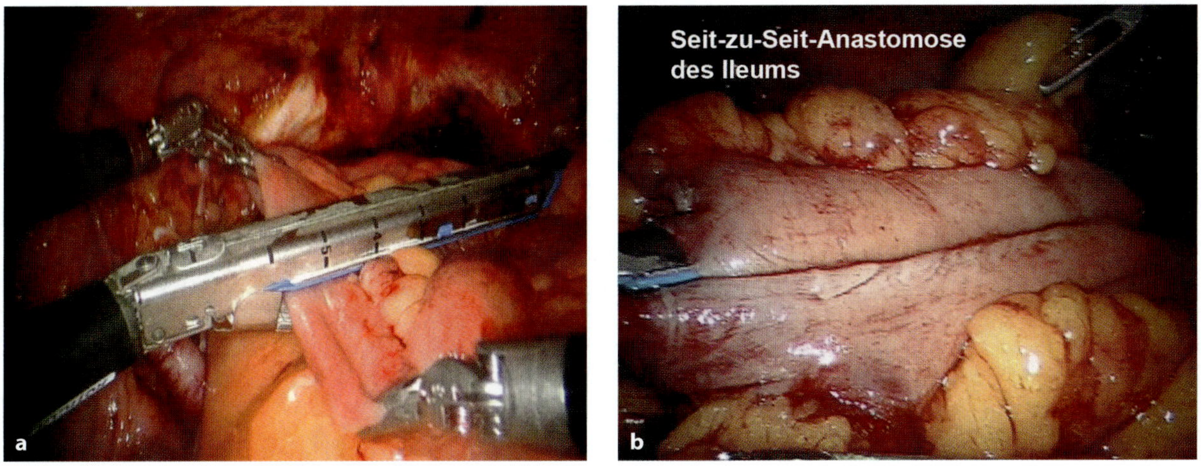

Abb. 3.127a,b

Die orthotope Neoblase wird aus einem 50 cm langen Segment des terminalen Ileums gebildet. Das terminale Ileum selbst (15–20 cm) sollte geschont werden. Der Darm wird mit einem laparoskopischen Intenstinal-Endo-GIA-Stapler (60 mm) proximal und distal durchtrennt (Abb. 3.127 a). Der Assistent führt das Klammernahtgerät durch den 15-mm-Trokar auf der linken Seite ein. Das Ileum wird 40 cm proximal der ileourethralen Anastomose mit dem Stapler versorgt. Die Kontinuität des Dünndarms wird mithilfe eines 60-mm-Intestinal-GIA wiederhergestellt. Der Stapler wird in das proximale und distale Ende des Ileums eingeführt und beide Seiten antimesenterial aneinandergelegt (Abb. 3.127 b). Die wichtigen Mesenterialgefäße sollten während der gesamten Operation beachtet und nicht verletzt werden.

Schritt 5: Detubularisierung des Ileums

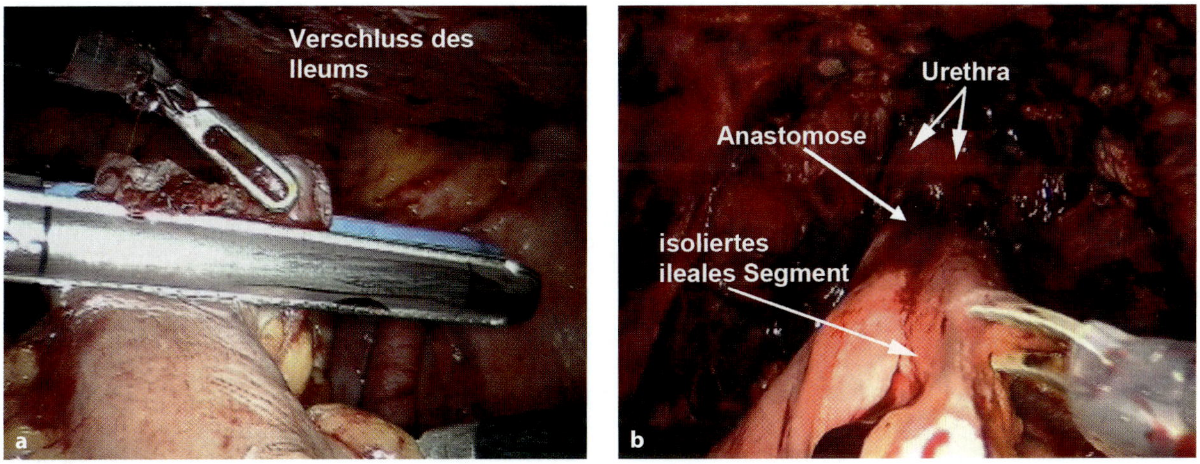

Abb. 3.128a,b

Mittels Endo-GIA werden die noch offenen Enden der Ileumschenkel verschlossen (Abb. 3.128 a). Die distalen 40 cm des isolierten Ileumsegmentes werden antimesenterial mit der kalten Schere inzidiert (detubularisiert). Dabei sollten die bereits genähten Harnröhrenanastomosenähte beachtet werden (Abb. 3.128 b). 10 cm Ileum des afferenten isoperistaltischen Schenkels werden zur Harnleiterimplantation intakt gelassen. Anschließend wird der posteriore Anteil des Studer-Reservoirs mit mehreren fortlaufenden Nähten (25 cm, 3-0 Biosyn®) seromuskulär verschlossen. Die distale Hälfte des anterioren Anteils des Reservoirs wird mit einer 25 cm langen 3-0-Biosyn®-Naht verschlossen. Die proximale Hälfte des anterioren Anteils des Reservoirs bleibt zunächst auf einer Länge von ca. 3 cm offen.

Schritt 6: Präparation des Ureters für die Harnleiter-Darm-Anastomose

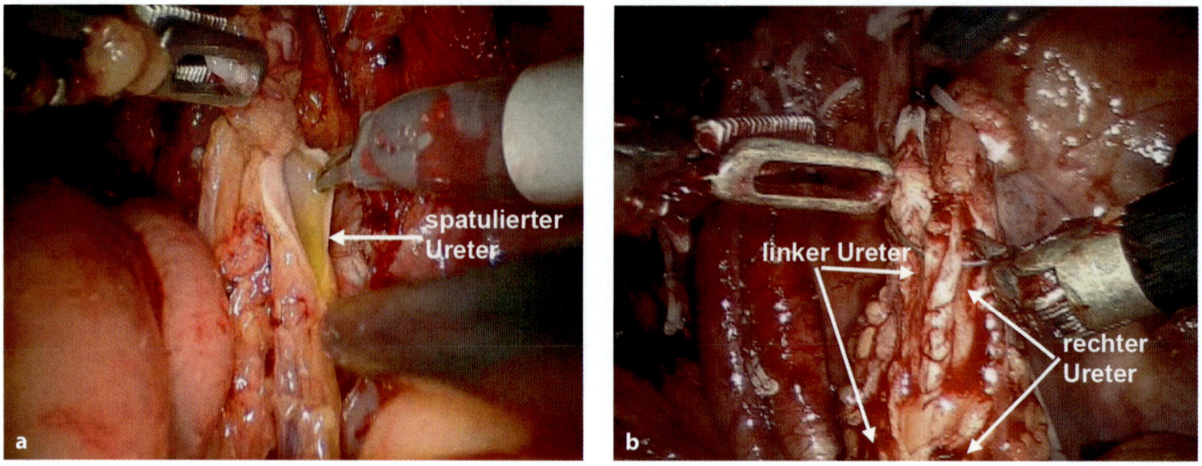

Abb. 3.129a,b

Die Anastomose zwischen Ureter und dem afferenten Schenkel der Neoblase wird entsprechend der Wallace-Technik und mithilfe einer 0-Grad-Optik durchgeführt. Zur Retraktion wird am distalen Ende jedes Ureters eine 3-0-Biosyn®-Naht platziert. Der linke Ureter wird unter dem Mesenterium des Sigmas auf die rechte Seite geführt. Der distale Anteil des Ureters wird inzidiert und auf einer Länge von 2 cm spatuliert (Abb. 3.129 a). Die posterioren Wände der Ureteren werden mit einer 15 cm langen fortlaufenden 4-0-Biosyn®-Naht Seit-zu-Seit vernäht (Abb. 3.129 b). Bevor die Anastomose zwischen den Ureteren und der isolierten Dünndarmschlinge erfolgt, werden zwei 40 cm lange Mono-J-Stents in Seldinger-Technik durch zwei separate 4-mm-Zugänge im Unterbauch eingeführt.

Schritt 7: Harnleiter-Neoblasen-Anastomose

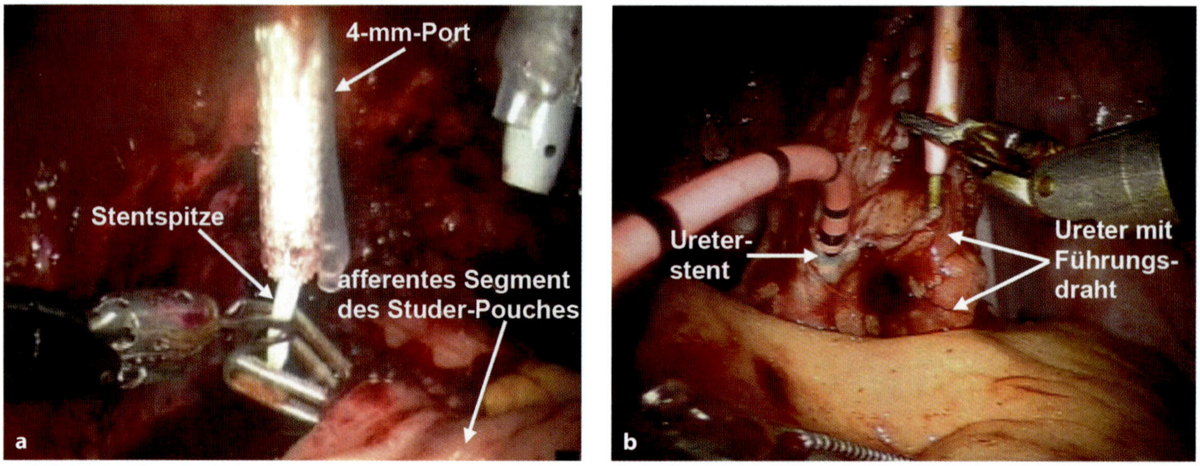

Abb. 3.130a,b

Die Schienen werden durch die Trokare platziert und in den afferenten Schenkel eingeführt (Abb. 3.130 a). An den Haltenähten der Harnleiter wird leicht gezogen, und die Schienen werden auf beiden Seiten in die Ureteren bis zum Nierenbecken geschoben. Der distale Anteil der Schienen wird durch die Wand der Neoblase gezogen. Die Harnleiter werden dann mit einer 15 cm fortlaufenden 4-0-Biosyn®-Naht mit dem afferenten Schenkel des Studer-Pouches anastomosiert (Abb. 3.130 b). Nachdem die ureterovesikale Anastomose beendet ist, wird der distale Anteil der Mono-J-Schienen durch den lateralen Trokar gezogen und an der Haut fixiert.

Schritt 8: Verschluss des Studer-Reservoirs

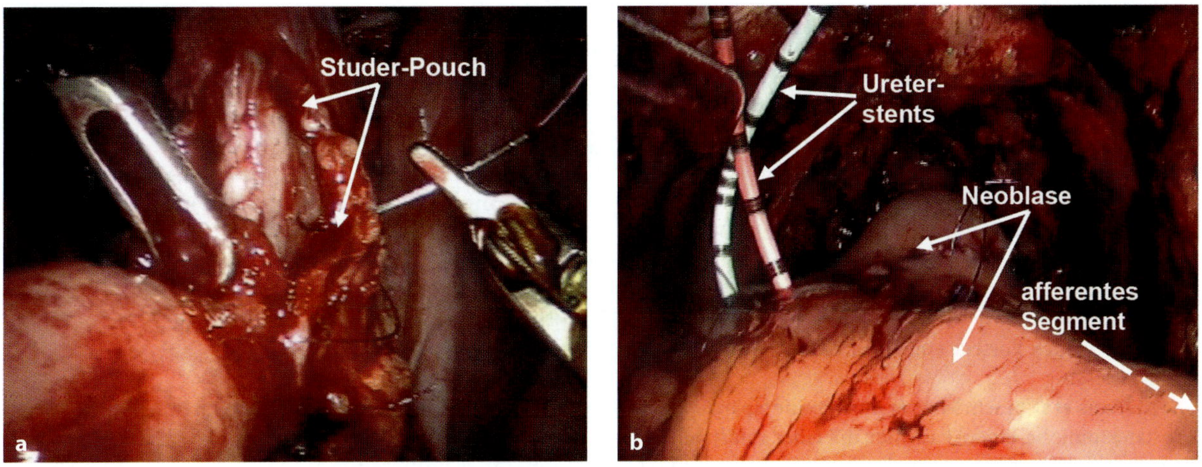

Abb. 3.131a,b

Der verbleibende Teil des Reservoirs wird nun mit einer fortlaufenden 3-0-Biosyn®-Naht und mithilfe einer 0-Grad-Optik verschlossen (Abb. 3.131 a). Der Ballon des Dauerkatheters wird mit 10 ml geblockt. Die Neoblase wird mit 50 ml Kochsalz gefüllt und auf Dichtigkeit geprüft (Abb. 3.131 b). Bei Vorliegen eines Lecks werden zusätzliche Nähte platziert. Eine 21-Ch-Drainage wird eingeführt und im kleinen Becken platziert. Die Drainage sollte so gelegt werden, dass sie nicht den Nähten der Neoblase anliegt. Bei Frauen kann abschließend das Zystektomiepräparat durch die Vagina geborgen werden. Bei Männern wird das Präparat durch eine vergrößerte infraumbilikale Inzision (3–4 cm) in der Mittellinie der Bauchwand entfernt.

Postoperatives Management

- Fortführung der Antibiose für 5 Tage postoperativ
- Entfernung der Drainage, wenn die Menge der Drainageflüssigkeit weniger als 200 ml/Tag ist
- Entfernung der Harnleiterschienen am siebten postoperativen Tag
- 30 min vor Entfernung der Schienen erfolgt eine Single-shot-Antibiose mit 240 mg Gentamicin
- Entfernung des Katheters aus der Neoblase am 21. postoperativen Tag

Literatur

1. Binder J, Kramer W (2001) Robotically-assisted laparoscopic radical prostatectomy. BJU Int 87: 408–410
2. Guru KA, Kim HL, Piacente PM, Mohler JL (2007) Robot-assisted radical cystectomy and pelvic lymph node dissection: initial experience at Roswell Park Cancer Institute. Urology 69: 469-74
3. Hemal AK, Abol-Enein H, Tewari A, Shrivastava A, Shoma AM, Ghoneim MA, Menon M (2004) Robotic radical cystectomy and urinary diversion in the management of bladder cancer. Urol Clin North Am 31: 719-29
4. Menon M, Hemal AK, Tewari A, Shrivastava A, Shoma AM, Abol-Ein H, Ghoneim MA (2004) Robot-assisted radical cystectomy and urinary diversion in female patients: technique with preservation of the uterus and vagina. J Am Coll Surg 198: 386–93
5. Guru KA, Jonsson MN, Wiklund NP (2008) Robot-assisted Radical Cystectomy. In: John H, Wiklund P (eds.) Robotic Urology. Heidelberg: Springer, pp. 189-202

3.10 Adenomektomie

3.10.1 Laparoskopische Adenomektomie

René Sotelo Noguera, Camilo Mejia Buendia

Einleitung

Die offene Chirurgie ist der Goldstandard für die Behandlung der gutartigen, symptomatischen Prostatahyperplasie bei Vorliegen eines sehr großen Adenoms. Seit 2002 wurden viele Studien durchgeführt, die diese Technik in laparoskopischer Weise umsetzten. Dabei wurden vergleichbare funktionelle Ergebnisse wie bei der offenen Adenomektomie erzielt, jedoch auch Vorteile eines laparoskopischen Vorgehens nachgewiesen.

Mariano et al. beschrieben erstmalig eine laparoskopische Prostatektomie bei einem Patienten mit einer gutartigen Prostatavergrößerung (BPH) [1]. In diesem Fallbericht wurde eine longitutinale vesikokapsuläre Inzision zur Entfernung eines 120-g-Adenoms mit insgesamt 4 hämostatischen Nähten beschrieben. Van Velthoven et al. beschrieben ihre ersten Erfahrungen mit der laparoskopischen extraperitonealen Millin-Prostatektomie bei 18 Patienten in Anlehnung an die offene Technik [2]. Sotelo et al. zeigten eine Technik der horizontalen Inzision der Blase oberhalb des zystoprostatischen Überganges [3–4]. Diese laparoskopische Technik wurde bei 17 Patienten mit einer symtomatischen signifikanten Prostatahyperplasie und in 7 Fällen auch mit Roboterunterstützung eingesetzt. Eine französische Gruppe veröffentlichte eine Technik mit fingerunterstützter Enukleation des Adenomgewebes [5]. In diesem Kapitel werden wir die Technik der laparoskopischen Adenomektomie im Detail beschreiben.

Indikationen

Indikationskriterien sind eine symptomatische BPH und ein mittels transrektalem Ultraschall (TRUS) bestimmtes Prostatavolumen von 60 ml oder mehr.

Kontraindikationen

- Prostatakarzinom
- Adipositas per magna
- Antikoagulanzientherapie
- anästhesiologische Kontraindikationen

Präoperative Vorbereitung

Die präoperative Vorbereitung schließt die Anamnese, körperliche und rektale Untersuchung sowie Routinelaboruntersuchungen mit ein. Dabei sollte das PSA, der IPSS (International Prostate Symptom Score), die Lebensqualität (»Quality of life« Fragebogen), eine Uroflowmetrie und ein transrektaler Ultraschall mit Bestimmung des Prostatavolumens erhoben werden. Antikoagulanzien sollten mindestens 8 Tage vor dem geplanten Eingriff abgesetzt werden.

Schritt 1: Trokarplatzierung (extraperitoneal)

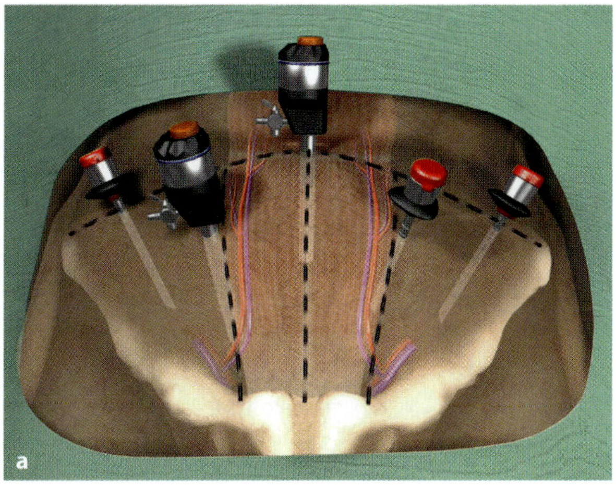

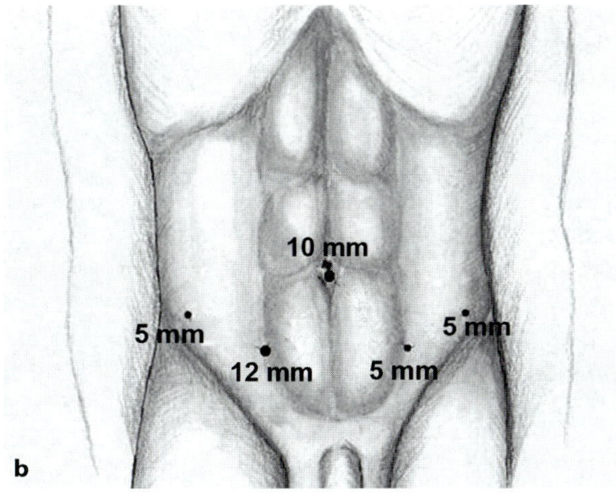

Abb. 3.132a,b

Es werden 5 Ports sowohl für den extraperitonealen als auch für den transperitonealen Zugang verwendet. Die Operation erfolgt in Allgemeinanästhesie und Trendelenburg-Lagerung des Patienten. Der Kameratrokar wird nach der Ballondissektion des Präperitonealraums beim extraperitonealen Vorgehen knapp rechts unterhalb des Nabels platziert. Alle anderen Trokare werden wie in Abb. 3.132 a gezeigt platziert. Beim transperitonealen Vorgehen werden alle Trokare auf einer Linie zwischen dem Nabel und der Spina iliaca anterior superior eingesetzt. Der mediale Trokar wird 2–3 cm lateral vom Nabel, der laterale 2–3 cm medial der Spina iliaca platziert.

Schritt 2: Präparation des Retzius-Raums und Beginn der Zystotomie

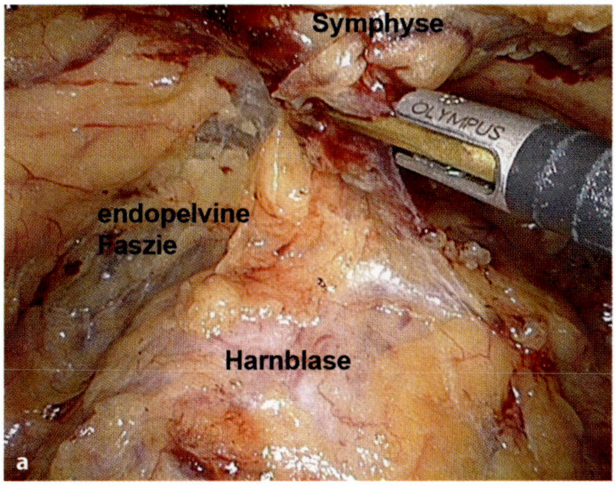

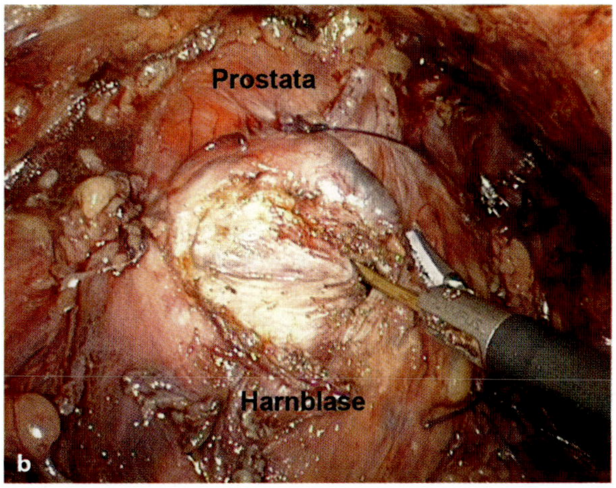

Abb. 3.133a,b

Nach der Mobilisation der Blase gelangt man beim transperitonealen Vorgehen in den Retzius-Raum. Beim extraperitonealen Vorgehen ist eine Mobilisation der Harnblase nicht notwendig, da der Retzius-Raum direkt durch die Ballondilatation zugänglich wird. Die anteriore Kapsel der Prostata wird von bedeckendem Fettgewebe befreit (Abb. 3.133 a). Eine blutstillende Naht wird nahe der Prostatabasis gesetzt, womit die Prostata gleichzeitig nach ventral gezogen werden kann. Etwa 1–2 cm proximal des zystoprostatischen Übergangs wird eine transversale Zystotomie gesetzt (Abb. 3.133 b). Dafür wird eine Ultraschallschere (Sonosurge) oder ein elektrisches Häkchen verwendet, um eine gute Hämostase zu garantieren.

Schritt 3: Zystotomie

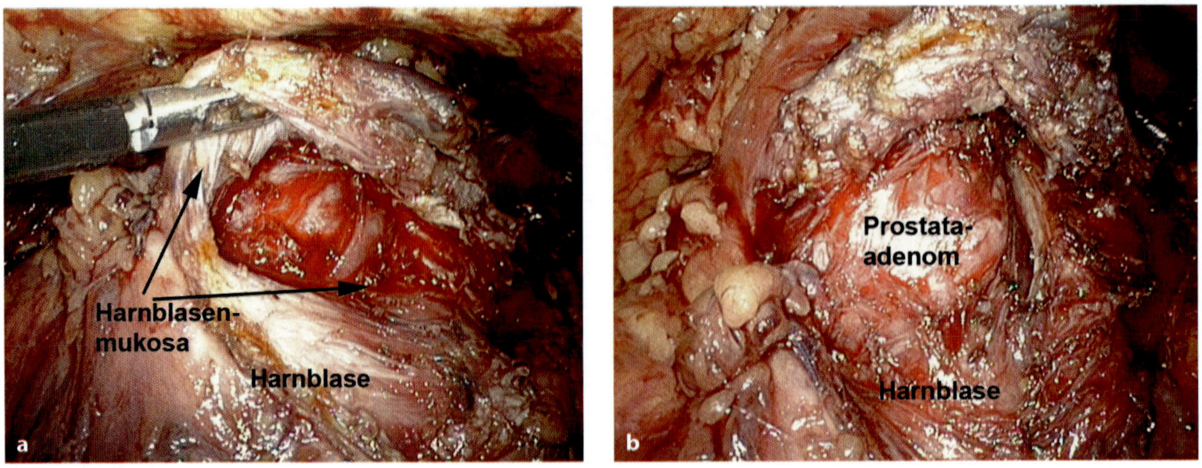

Abb. 3.134a,b

Der anteriore Blasenhals wird inzidiert, sodass das Blasenlumen sichtbar wird (Abb. 3.134 a). Alternativ kann der Schnitt am zystoprostatischen Übergang gesetzt werden, je nach Belieben des Operateurs. Die Prostata und die Blasenmukosa werden dargestellt und sorgfältig inspiziert. Die Ureterostien sollten identifiziert werden. Diese liegen normalerweise sehr nahe am Mittellappen und können bei der Adenomexzision leicht verletzt werden. In schwierigen Fällen ist beiderseits ein DJ-Stent vor der Operation zu empfehlen, womit die Ostien permanent visualisiert werden können. Abb. 3.134 b zeigt den sich in das Blasenlumen vorwölbenden Mittellappen der Prostata.

Schritt 4: Platzieren einer Haltenaht durch den Mittellappen

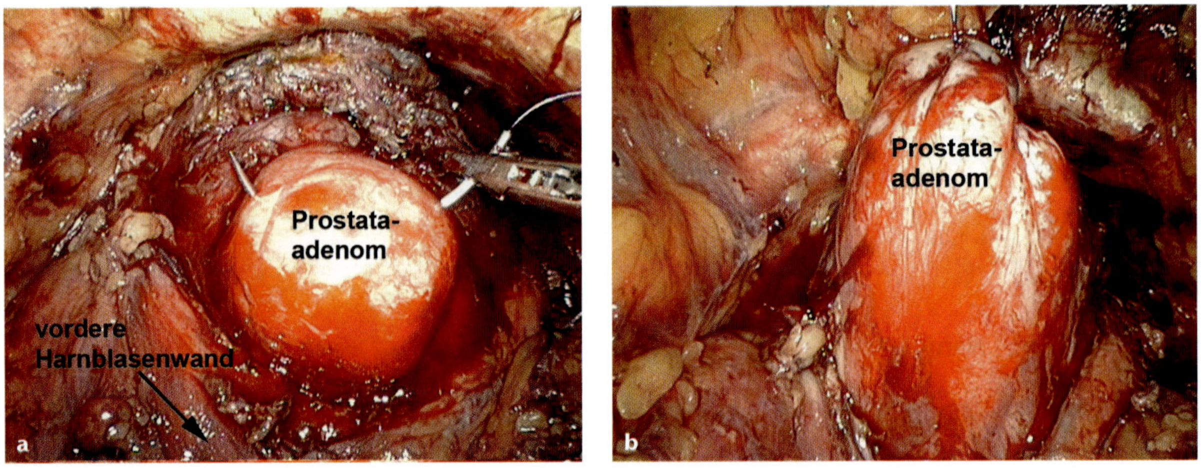

Abb. 3.135a,b

Ein großer sich vorwölbender Mittellappen kann mithilfe einer Haltenaht auf effektive Weise nach ventral gezogen werden. Die Naht wird in üblicher laparoskopischer Weise mittels Keith-Nadel oder mit einem Carter-Thomason-Portverschlusssystem gelegt. Abb. 3.135 a demonstriert das Platzieren der Haltenaht mithilfe des Nadelhalters. Die beiden Enden werden durch die Bauchwand gezogen und außerhalb gestrafft und fixiert. Damit wird ein kontinuierlicher Zug auf das Adenom in Richtung der Bauchwand gewährleistet, um die Präparation des Adenoms zu erleichtern (Abb. 3.135 b). Ein permanentes Hochhalten des Adenoms mittels Fasszange durch den Assistenten ist nicht empfehlenswert.

Schritt 5: Inzision der Blasenmukosa und subkapsuläre Präparationsebene

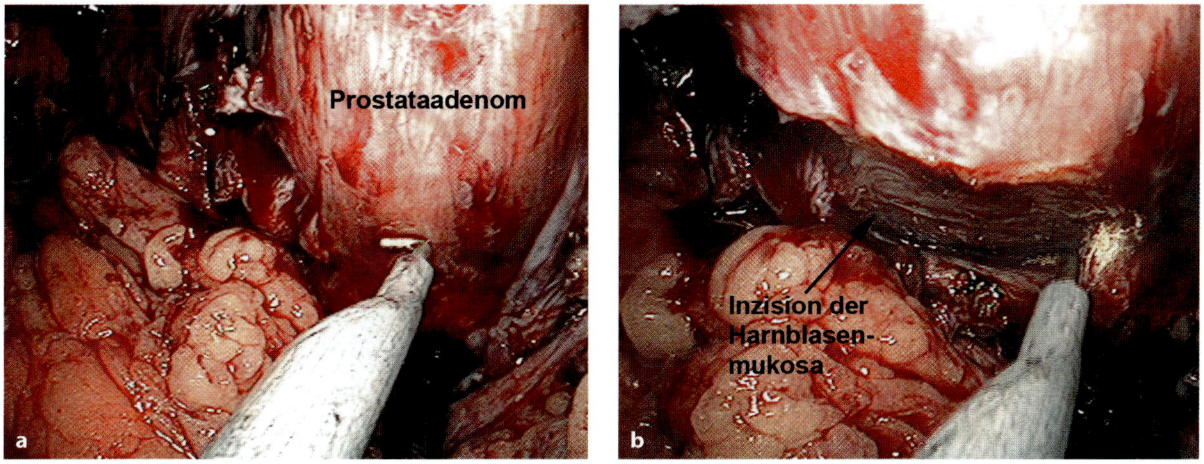

▪ Abb. 3.136a,b

Die Exzision des Prostataadenoms wird mit einer horizontalen posterioren Inzision der das Adenom bedeckenden Blasenmukosa auf der Seite des Blasenhalses begonnen (▪ Abb. 3.136 a). Diese semizirkuläre Mukosainzision wird zwischen 8 und 6 Uhr begonnen und wird bis 4 Uhr weitergeführt. Der Schnitt wird schrittweise vertieft, bis das Adenom an seiner charakteristischen Textur erkennbar zum Vorschein kommt. Stumpf und mit dem Elektrokauter wird die Präparation fortgeführt, um zur entsprechenden subkapsulären Schicht (außerhalb des Adenomgewebes, innerhalb der Prostatakapsel) zu gelangen (▪ Abb. 3.136 b). Ein Monocrylfaden an einer CT-1-Nadel wird durch einen der Seitenlappen zum Fixieren gestochen. Dieser Seitenlappen wird zuerst präpariert.

Schritt 6: Mukosainzision und Beginn der Adenomenukleation

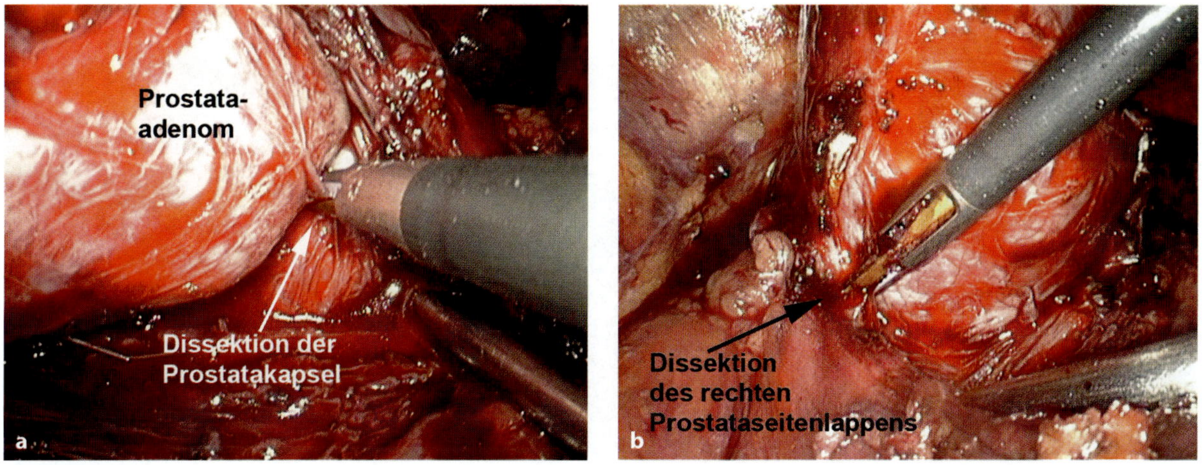

▪ Abb. 3.137a,b

Das Adenom wird nun schrittweise mittels Sonosurge (oder elektrischen Häkchen) enukleiert. Der linke laterale Lappen wird dabei zuerst entfernt. ▪ Abb. 3.137 a zeigt das Durchtrennen von Verwachsungen an der proximalen Seite der subkapsulären Schicht zwischen dem linken Seitenlappen und der Prostatakapsel. Die initiale Mukosainzision wird semizirkulär komplettiert, um eine gute Darstellung des darunterliegenden Prostatagewebes zu erhalten (▪ Abb. 3.137 b). Der Assistent unterstützt den Vorgang durch Druck auf das Adenom mit dem Sauger zur gegenüberliegenden Seite. Meist wird dadurch erst die Schicht zwischen Prostataadenom und der Kapsel deutlich sichtbar.

Schritt 7: Adenomenukleation

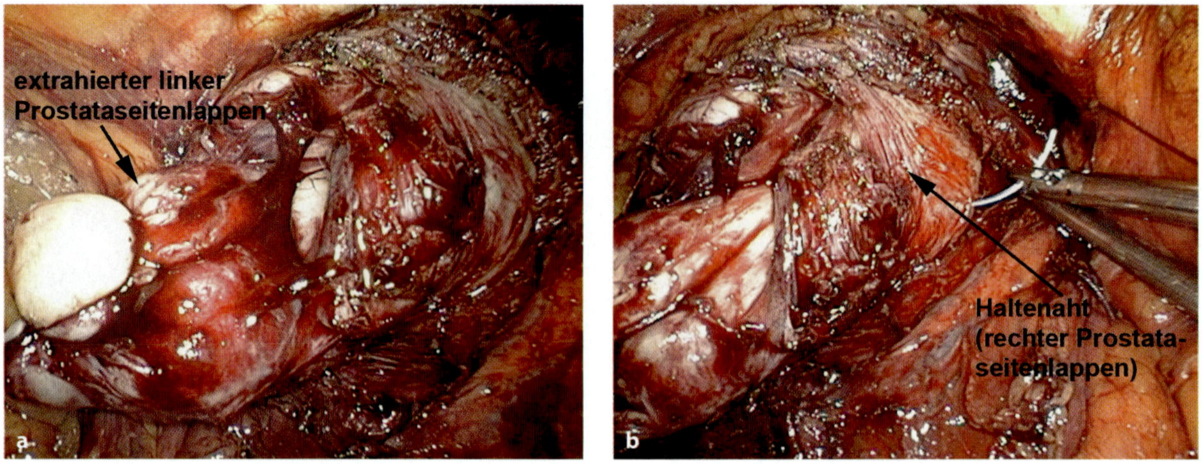

■ Abb. 3.138a,b

Die Präparation wird nach distal entlang einer avaskulären subkapsulären Schicht bis zum Apex fortgeführt. Gleichzeitig saugt der Assistent und drückt das Adenom mit dem Sauger nach lateral. Die Hämostase blutender Gefäße wird mit dem Elektrokauter oder der Ultraschallschere erreicht. ■ Abb. 3.138 a zeigt den vollständig von der Kapsel mobilisierten linken Prostataseitenlappen. Danach erfolgt die Präparation des rechten Seitenlappens. ■ Abb. 3.138 b zeigt die Platzierung der Haltenaht am rechten Seitenlappen. Die Enukleation des rechten Seitenlappens wird äquivalent zur linken Seite vorgenommen. Spezielle Aufmerksamkeit sollte dem Apex der Prostata gelten. Manipulationen an der Urethra können zu Verletzungen oder zum Ausreißen des externen Sphinkters führen.

Schritt 8: Enukleation mittels Sotelo-Prostatotom

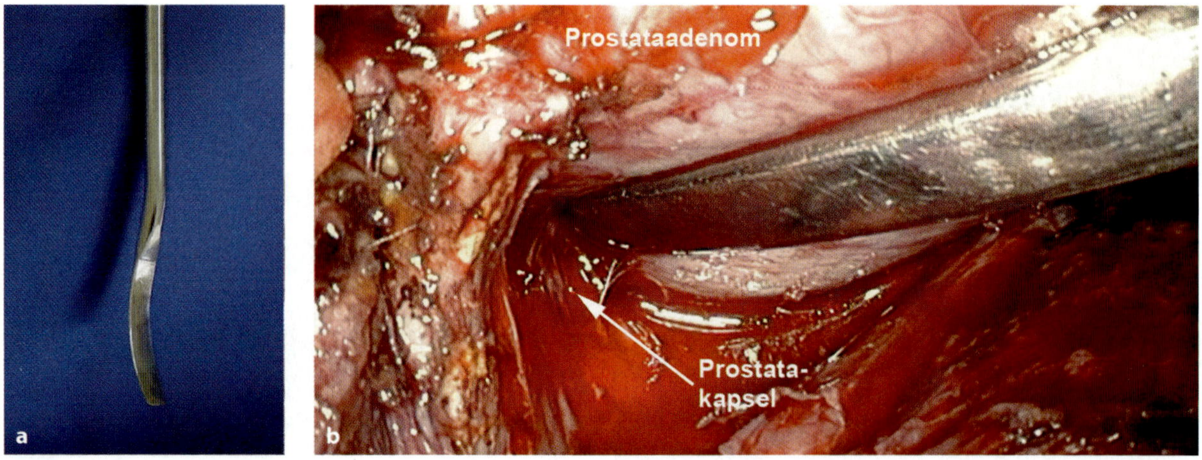

■ Abb. 3.139a,b

■ Abb. 3.139 a zeigt die Enukleation des Adenoms mittels Sotelo-Prostatotom. Das ist ein metallisches Instrument, ähnlich einer Curette oder einem Osteotom. Das Instrument ermöglicht das präzise Lösen von Verwachsungen zwischen dem Adenom und der Kapsel entlang der subkapsulären Schicht (■ Abb. 3.139 b). Leichte Drehbewegungen ermöglichen die stumpfe Enukleation des Adenoms. Die leicht gekrümmte Form des Instrumentes imitiert die runde Oberfläche des Adenoms. Es ist wichtig, eine scharfe Präparation zum Apex hin zu vermeiden, um eine Schädigung des Sphinkters auszuschließen.

Schritt 9: Absetzen der Urethra

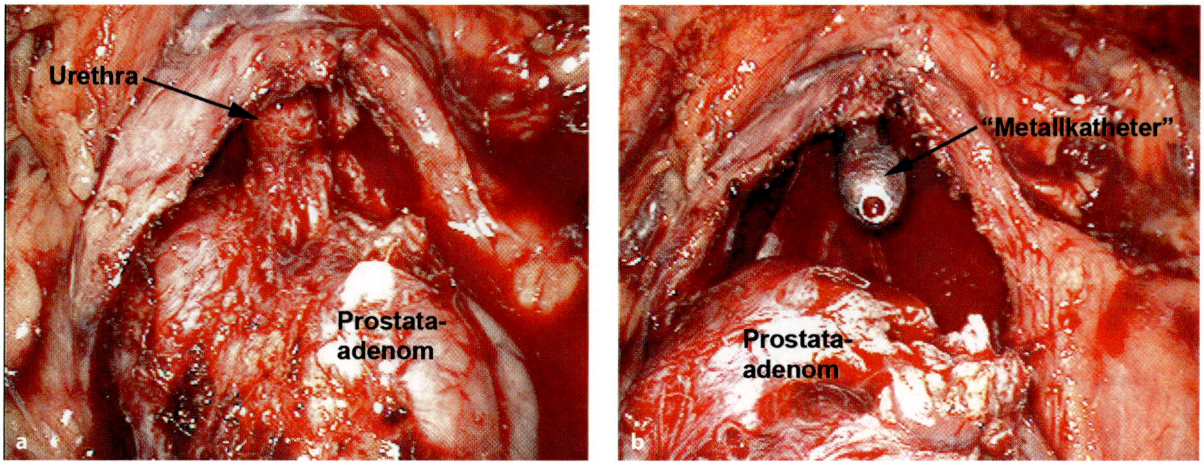

Abb. 3.140a,b

Abb. 3.140 a zeigt das komplett mobilisierte Adenom. Beide Seitenlappen sind mobilisiert und nur noch an der Urethra adhärent. Die Urethra wird nun intrakapsulär abgesetzt und das Adenom entfernt (Abb. 3.140 b). Dabei sollte vorsichtig vorgegangen werden, um den Sphinkter nicht zu verletzen. Die Urethra wird deshalb nur mit der kalten Schere und niemals mittels Sonosurg abgesetzt. Koagulationen am oder nahe des Sphinkters sollten vermieden werden. Während der Präparation des Adenoms am Apex sollte nur geringer Zug angewendet werden, um die Urethra nicht auszureißen. Zur Darstellung der Urethra wird ein Blasenkatheter eingelegt.

Schritt 10: Hämostase

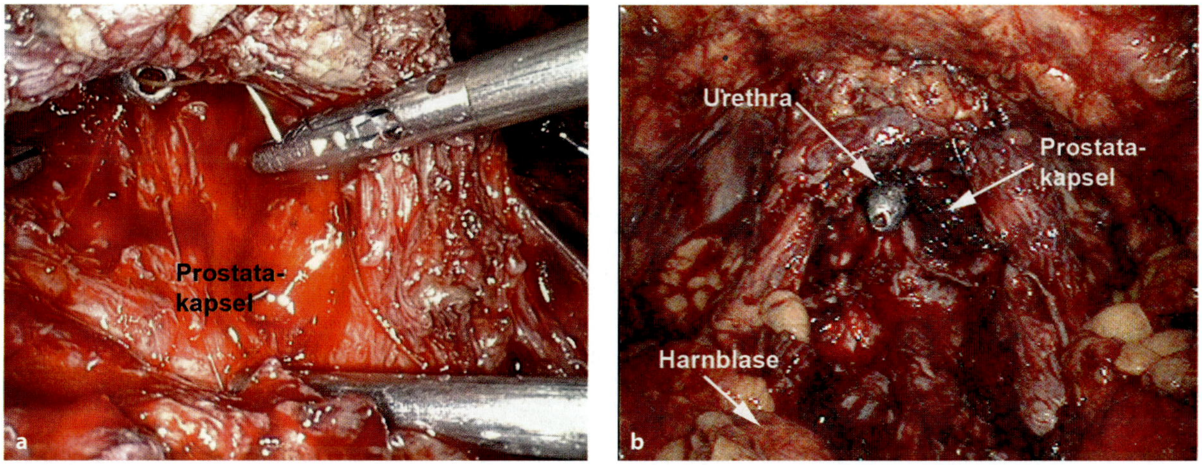

Abb. 3.141a,b

Die Hämostase sollte jeweils während der Präparation erfolgen, um die Enukleation unter klarer Sicht durchführen zu können. Falls notwendig wird koaguliert, oder es werden blutstillende Nähte bei 4–5 und 7–8 Uhr an der proximalen Kapsel gesetzt (Abb. 3.141 a). An diesen Stellen verlaufen die die Prostata versorgenden Blutgefäße. Signifikante Blutungen sind hier nicht ungewöhnlich, sie müssen mit einer blutstillenden Naht versorgt werden. Abb. 3.141 b zeigt die weite Prostataloge und die wesentlichen anatomischen Strukturen nach der Entfernung des Adenoms.

Schritt 11: Trigonisation

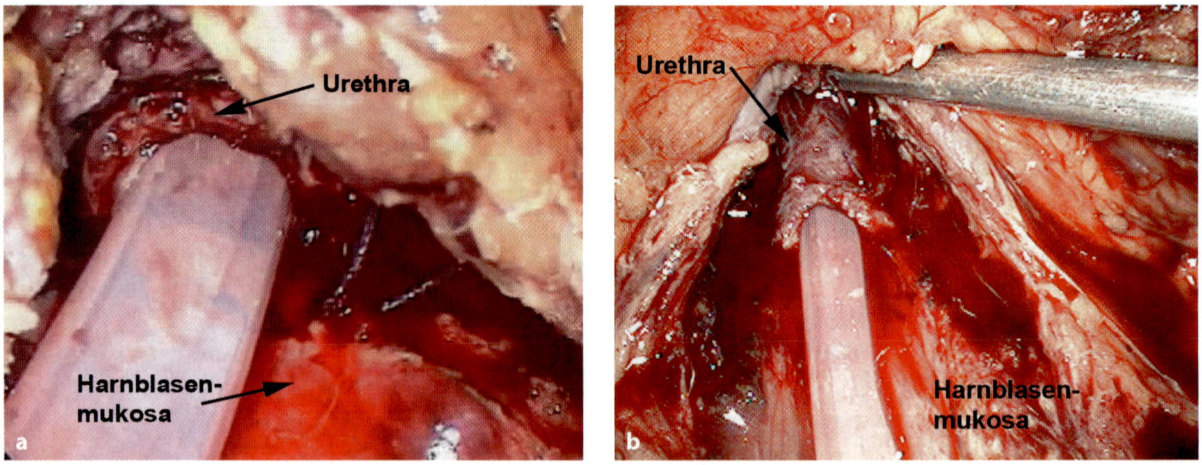

Abb. 3.142a,b

Bei überhängenden oder hypermobilen Rändern des inzidierten Blasenhalses wird der Blasenhals mit Nähten an die Prostataloge oder die Hinterwand der Urethra angenähert, um eine Trigonisierung des Blasenhalses bzw. der enukleierten Höhle zu erreichen. Abb. 3.142 a zeigt im Detail, wie die Urethra und die Blasenhalsmukosa mit einer Naht fixiert und approximiert werden. Die Nähte können an der Hinterwand der Prostataloge oder an der Urethra selbst fixiert werden. Abb. 3.142 b zeigt in der Übersicht die vollständige Trigonisation. Der Blasenhals wurde hier an die posteriore Urethrawand genäht. Die Trigonisation stabilisiert das Gewebe. Überlappendes Gewebe könnte wie eine Klappe wirken und die Miktion postoperativ beeinflussen.

Schritt 12: Verschluss des Blasenhalses

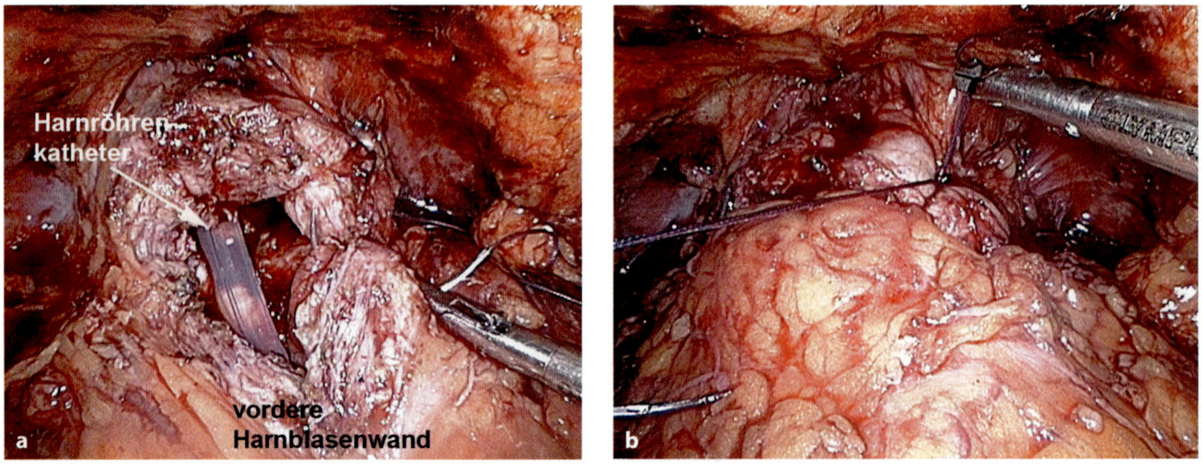

Abb. 3.143a,b

Nach ausreichender Hämostase wird ein Spülkatheter (22 oder 24 Fr) eingelegt. Der Katheterballon wird mit 25–30 ml Kochsalzlösung geblockt. In Abb. 3.143 a ist der Beginn des Verschlusses der transversalen Inzision der Blase dargestellt. Die Zystotomie wird mit einer zweischichtigen fortlaufenden Vicrylnaht (CT-1-Nadel) wasserdicht verschlossen. Abb. 3.143 b zeigt die vollständig verschlossene Zystotomie. Die Spülung wird an den Katheter angeschlossen und die Naht auf Wasserdichtigkeit geprüft. Abschließend wird eine sogfreie Drainage eingelegt und das Adenom mithilfe eines Endobags über den linken lateralen Trokar entfernt. Das Operationsgebiet wird nochmals sorgfältig inspiziert, die Trokare werden entfernt und die Wunden schichtweise verschlossen.

Postoperatives Management

- Dauerspülung für 12 h (falls Blutungen nicht sistieren, dann längere Dauerspülung)
- Entfernung des Blasenkatheters nach 5–7 Tagen

Literatur

1. Mariano MB, Graziottin TM, Tefelli MV (2002) Laparoscopic prostatectomy with vascular control for benign prostatic hyperplasia. J Urol 167: 2528-2529
2. Van Velthoven R, Peltier A, Laguna MP et al. (2004) Laparoscopic extraperitoneal adenomectomy (Millin): pilot study on feasibility. Eur Urol 45: 103-109
3. Sotelo R, Spaliviero M, Garcia-Segui A, Novoa J, Desai MM, Kaouk JH, Gill IS (2005) Laparoscopic retropubic simple prostatectomy. J Urol 173: 757-760
4. Sotelo R, Clavijo R, Carmona O, Garcia A, Banda E, Miranda M, Fagin R (2008) Robotic simple prostatectomy. J Urol 179: 513-515
5. Njinou Ngninkeu B, de Fourmestreaux N, Lufuma E (2007) Digitally-assisted laparoscopic prostatic adenomectomy: a preliminary report of 75 cases. J Urol 177: 578-579

3.10.2 LESS-Adenomektomie

René Sotelo, Camilo Giedelman, Mihir Desai

Einleitung

Die chirurgische Behandlung der symptomatischen Prostatahyperplasie (BPH) hängt im Wesentlichen von der Drüsengröße ab. Im Allgemeinen werden Enukleationstechniken (z. B. offen, laparokopisch oder die transurethrale Holmium: Yttrium-Aluminum-Garnet-Enukleation) für große und sehr großvolumige Adenome bevorzugt. Diese Techniken ermöglichen die Entfernung eines großen Adenomvolumens mit vergleichbarem Langzeitergebnis wie bei transurethralen Ablations- oder Resektionsverfahren. Vielversprechende Ergebnisse wurden von der laparoskopischen und roboterassistierten Adenomektomie berichtet. Diese Techniken stellen eine Alternative zur offenen Adenomektomie bei ausgewählten Patienten mit LUTS (»lower urinary tract symptoms«), bedingt durch großvolumige Prostataadenome dar.

Die Entwicklung neuartiger Single-Port-Systeme und spezieller Single-Port-Instrumente ermöglicht die Durchführung vieler laparoskopischer Operationen einschließlich der hier beschriebenen LESS-Adenomektomie in einer nahezu narbenfreien Art und Weise durch einen einzigen Zugang im Bereich des Nabels [1–3].

Die laparoendoskopische Single-site-Adenomektomie (LESS) kann über einen Single-Port, welcher am Nabel platziert wird, mittels transperitonealem Zugang erfolgen. Der transperitoneale Zugang ist anspruchsvoller, da die Harnblase nach dorsal luxiert werden muss und die Enukleation nicht durch den Finger unterstützt werden kann. Zudem muss am Ende des Eingriffs die Zystotomie laparoskopisch und wasserdicht verschlossen werden.

Der Eingriff kann ebenso über einen suprapubisch direkt in der Blase platzierten Port erfolgen. Die Blase wird vor dem Platzieren des Ports mit Luft gefüllt. Es können sowohl Standardinstrumente als auch speziell geformte LESS-Instrumente verwendet werden [4–5]. In diesem Kapitel setzen wir den Fokus auf den transvesikalen Zugang.

Indikationen

Indikationskriterien sind eine symptomatische BPH und ein mittels TRUS bestimmtes Prostatavolumen von größer 60 ml.

Kontraindikationen

- Prostatakarzinom
- Adipositas per magna
- Antikoagulanzientherapie
- anästhesiologische Kontraindikationen

Präoperative Vorbereitung

Die präoperative Vorbereitung schließt die Anamnese, körperliche und rektale Untersuchung sowie Routinelaboruntersuchungen ein. Dabei sollten das PSA, der IPSS (International Prostate Symptom Score), die Lebensqualität (»Quality of life« Fragebogen), eine Uroflowmetrie und ein transrektaler Ultraschall mit Bestimmung des Prostatavolumens erhoben werden. Antikoagulanzien sollten mindestens 8 Tage vor dem geplanten Eingriff abgesetzt werden.

Schritt 1: Operatives Set-up

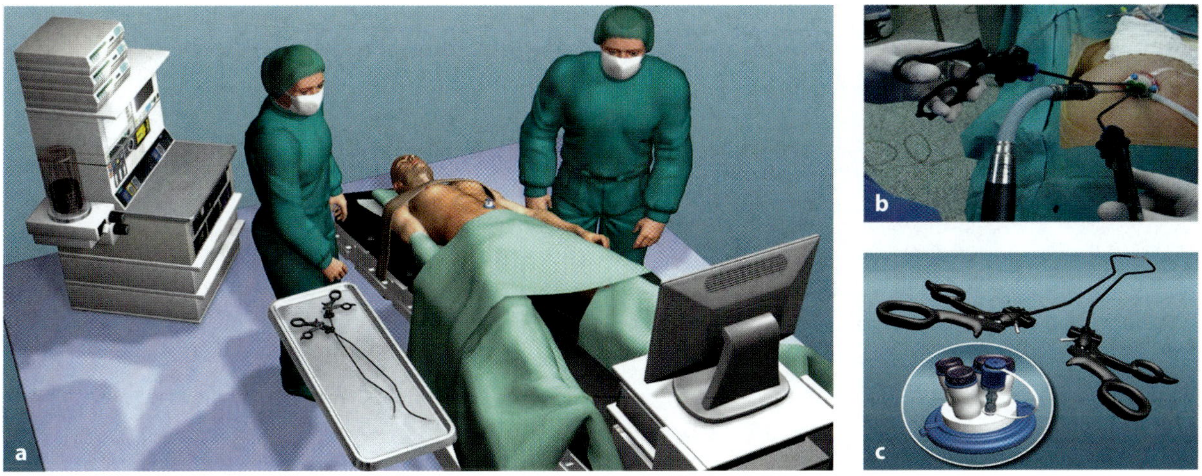

■ **Abb. 3.144a–c**

Alle Eingriffe werden unter Allgemeinanästhesie durchgeführt. Der Patient wird in eine modifizierte Steinschnitt-Lagerung gebracht (■ Abb. 3.144 a). Die LESS-Adenomektomie kann über einen einzelnen Multilumen-Port durch einen transperitonealen Zugang am Nabel praktiziert werden. Multilumen-Ports erlauben das simultane Einführen von verschiedenen Instrumenten durch den gleichen Schnitt. Speziell doppelt gebogene Instrumente wurden entwickelt, um komplexe Eingriffe durch nur einen Port durchführen zu können (■ Abb. 3.144 b, c). Eine Kombination mit konventionellen laparoskopischen Instrumenten ist jederzeit möglich und zu empfehlen. Zudem erhöht die Anwendung einer im Bereich des Handgriffs biegbaren Optik (■ Abb. 3.144 c) die Bewegungsfreiheit der Instrumente.

Schritt 2: Einsetzen des Multilumentriports (transvesikaler Zugang)

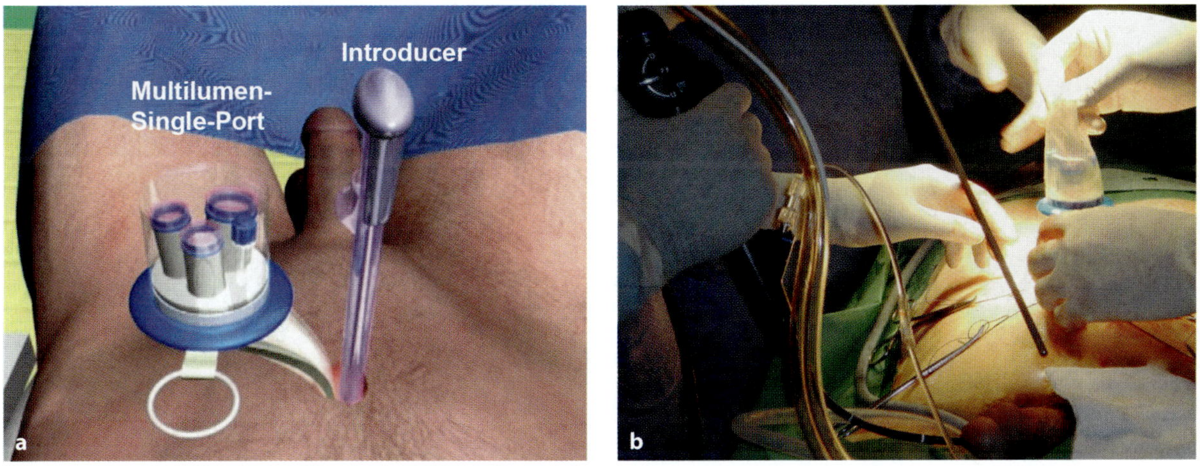

■ **Abb. 3.145a,b**

Zu Beginn der Operation wird eine Urethrozystoskopie durchgeführt und die Blase mit Kochsalzlösung gefüllt. Suprapubisch wird eine ca. 2,5 cm lange Hautinzision bis auf die Rektusfaszie gesetzt. Die Blasenwand wird dargestellt, und 2 Haltenähte (Vicryl 2-0) werden gelegt. Zwischen den Haltenähten wird die Blasenwand inzidiert. Dann wird der innere Ring des Triports mittels Introducer in die Blase eingesetzt (■ Abb. 3.145 a). Durch Zug am »Plastikschlauch« des Ports (■ Abb. 3.145 b) wird der innere Ring an die Bauchwand gepresst. Der äußere Ring wird straff dagegen geschoben. Die Bauchwand befindet sich somit zwischen dem inneren und äußeren Ring des Triports. Nach dem Kürzen des Plastikschlauches wird die Kappe des Triports aufgesetzt, und der Port ist luftdicht verschlossen.

Schritt 3: Platzierung des Multilumenports

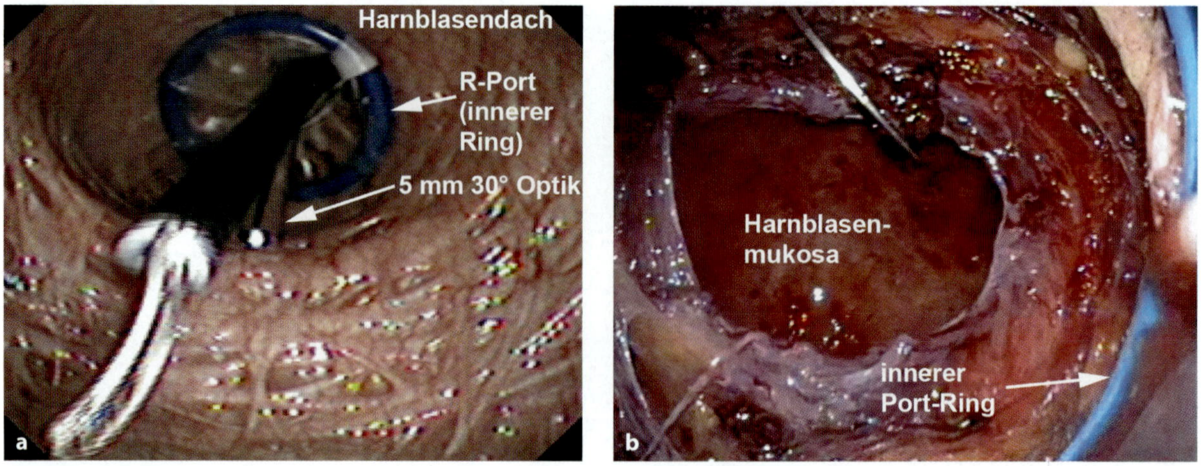

Abb. 3.146a,b

Das Einsetzen des Triports wird zystoskopisch kontrolliert (Abb. 3.146 a). Nach vollständiger Konnektierung des Triports wird CO_2-Gas insuffliert. Die bereits platzierten resorbierbaren Nähte, die durch alle Wandschichten der Blase gestochen wurden, werden gegenüberliegend fixiert. Die Nähte ermöglichen permanenten Zug, erleichtern das Einführen des Trokars und werden zum Verschließen des Defekts am Ende des Eingriffs verwendet. Die Inzision der Faszie und der Blase sollte kleiner als 2,5 cm sein, da ansonsten der innere Ring des Triports leicht aus der Blasenwand und durch die Faszie dislozieren würde. Abb. 3.146 b zeigt solch einen dislozierten inneren Ring des Triports außerhalb der Blase.

Schritt 4: Inzision der Blasenmukosa

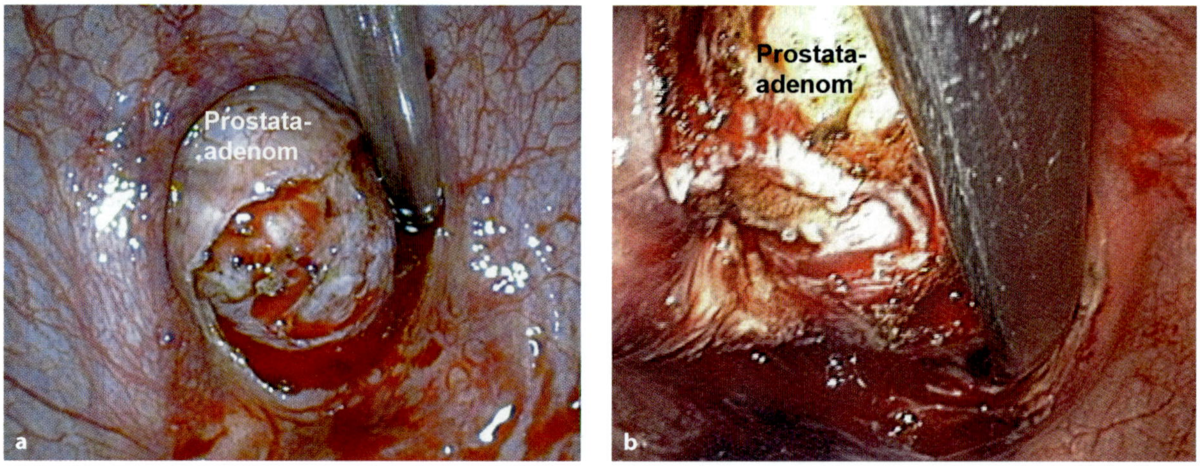

Abb. 3.147a,b

Die Blasenmukosa wird U-förmig unmittelbar über dem Adenom mittels Häkchenelektrode inzidiert. Diese Inzision wird bis 3 bzw. 9 Uhr erweitert (Abb. 3.147 a). Unmittelbar lateral des internen Meatus liegt eine rötliche Zone der Mukosa, welche als Leitstruktur für die Mukosainzision dient. In dieser Schicht wird bis zum Sichtbarwerden des weißlichen Adenomgewebes präpariert. Die Schicht zwischen der chirurgischen Kapsel und dem Adenom wird mit dem Elektrokauter und dem Sauger entwickelt. Ein separates Exzidieren eines mobilisierten Adenomlappens ermöglicht eine hervorragende Sicht auf das »Restadenom« (Abb. 3.147).

Schritt 5: Enukleation des Adenoms (Sotelo-Prostatotomie)

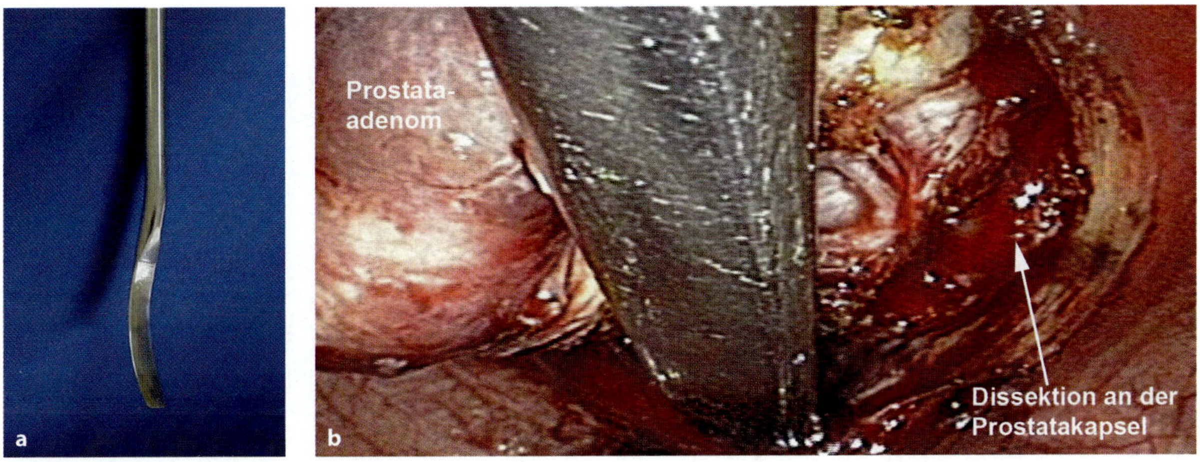

Abb. 3.148a,b

Verschiedene Verfahren wurden entwickelt, um die Enukleation des Adenoms zu erleichtern. Die Anwendung eines Sotelo-Prostatotoms (Abb. 3.148 a), ein Instrument ähnlich einer Curette oder einem Osteotom, erleichtert die Enukleation des Adenoms während der laparoskopischen Adenomektomie. Seine metallische, gebogene Spitze mit einer kalten, scharfen Klinge auf der distalen Seite wird zur Durchtrennung des Gewebes zwischen dem Adenom und der Prostatakapsel während der zirkumferenten Präparation verwendet (Abb. 3.148 b). Das Instrument ermöglicht eine effiziente und präzise Präparation des Adenoms.

Schritt 6: Enukleation des Adenoms mit dem Finger und transurethrale apikale Inzision

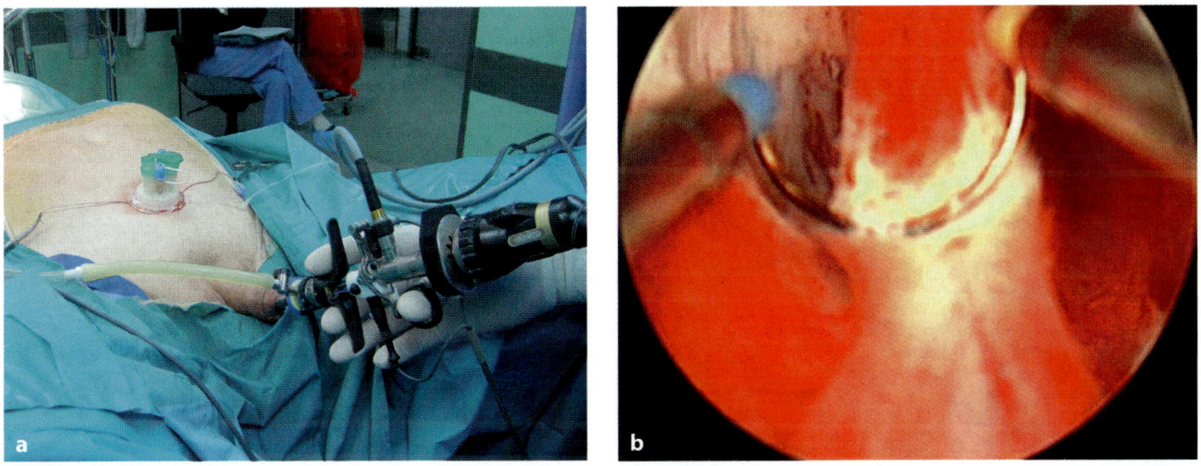

Abb. 3.149a,b

Alternativ kann nach dem Entfernen der Triportklappe zur Enukleation des Adenoms der rechte Zeigefinger nach intravesikal eingeführt und eine zügige Enukleation des distalen Anteils des Adenoms vorgenommen werden. Der linke Finger wird in das Rektum eingeführt, um die Prostata anzuheben. Sobald die Präparation mit dem Finger beendet ist, wird die Triportklappe wieder eingesetzt. Das Pneumatovesikum wird für die Dissektion der Urethra und des Prostataapex erneut etabliert. Die Dissektion im Bereich des Apex prostatae kann erleichtert werden, indem unmittelbar nach dem Platzieren des Triports, vor jeglicher Präparation in kaudaler Richtung, eine Inzision der Urethra mit einem bipolaren Resektoskop erfolgt.

Schritt 7: Hämostase

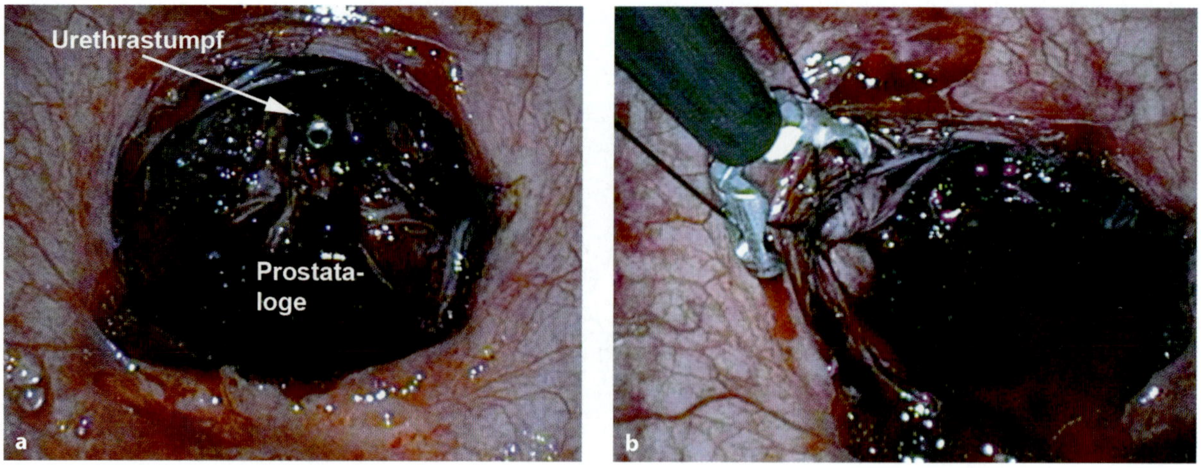

Abb. 3.150a,b

Abb. 3.150 a zeigt die weite Prostatahöhle nach vollständiger Adenomektomie. Zur Hämostase werden bogenförmige blutstillende Nähte (»figure-eight sutures«) mithilfe eines extrakorporalen Knotenpushers gesetzt (Abb. 3.150 b). Die Nähte werden durch die verbliebene Prostatakapsel bei 4 und 8 Uhr gestochen, um die Hauptgefäße der Prostata zu kontrollieren. Nach temporärer Reduzierung des Gasdrucks werden die lateralen Prostatapedikel sorgfältig auf Blutungen kontrolliert. Kleinere Blutungen lassen sich mittels mono- oder bipolarer Koagulation stillen. Im Zweifelsfall werden noch weitere resorbierbare Nähte gesetzt.

Schritt 8: Trigonisation und Verschluss der Blase

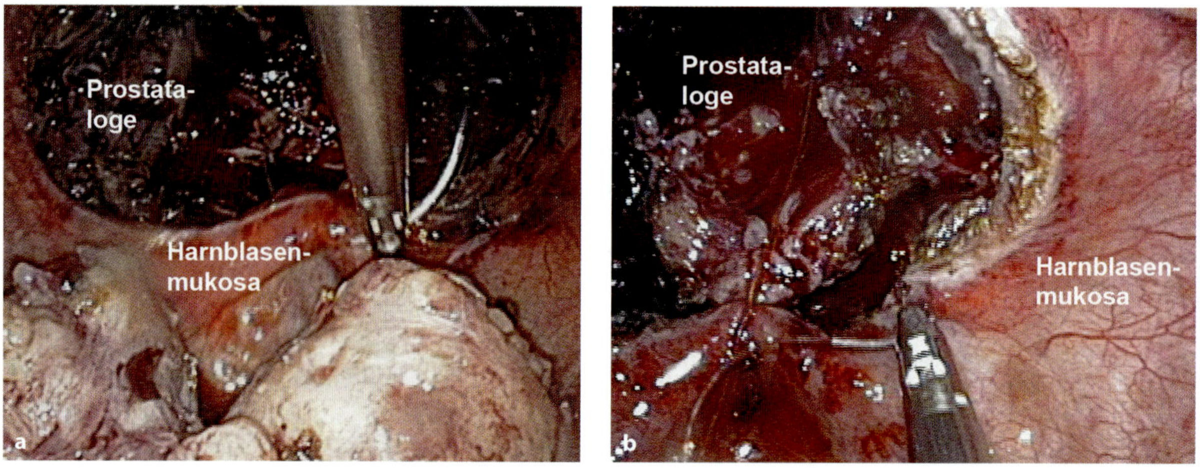

Abb. 3.151a,b

Das Prostataadenom, das temporär am Blasenboden »zwischengelagert« wurde, wird durch den Triportring entfernt, nachdem es mit Allice-Zangen in mehrere Teile zertrennt wurde. Nach der Adenomentfernung kann die Trigonisation der Prostataloge durch Vernähen des posterioren Blasenhalsstumpfes mit dem Apex bzw. der Urethra erfolgen. Der extrakorporale Knotenpusher ist für diesen Schritt bei LESS-Eingriffen sehr hilfreich. Die Blasenhalsöffnung kann mit einer 3-0-Vicrylnaht versorgt werden.

Schritt 9: Einlage eines suprapubischen und transurethralen Katheters

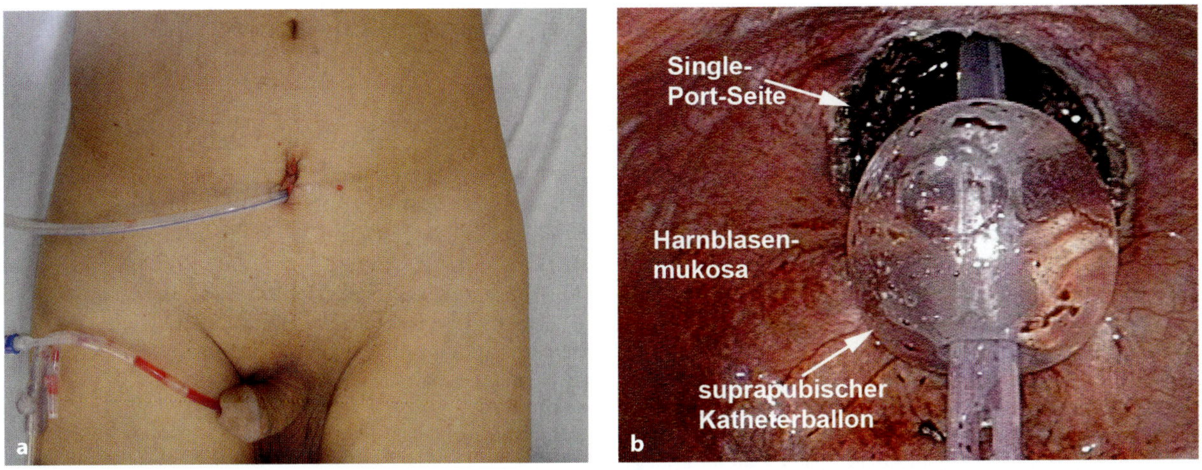

Abb. 3.152a,b

Nach dem Entfernen des Triports können die Haltenähte an der Blasenwand geknüpft und zusätzliche Nähte zum wasserdichten Verschluss der Blaseninzision appliziert werden. Durch den inneren Ring des Triports kann jedoch auch, je nach Stärke der Blutung, ein suprapubischer Katheter eingeführt werden, um eine permanente Dauerspülung zu ermöglichen. Der geblockte Ballon des suprapubischen Katheters verschließt die Zystotomie im Bereich des Triports (Abb. 3.152 b). Abb. 3.152 a zeigt die postoperative Situation mit liegendem suprapubischem und transurethralem Katheter.

Postoperatives Management

- Belassen des suprapubischen Katheters für 2–3 Tage
- Entfernung des Blasenkatheters am sechsten postoperativen Tag

Literatur

1. Sotelo R, Spaliviero M, Garcia-Segui A, Novoa J, Desai MM, Kaouk JH, Gill IS (2005) Laparoscopic retropubic simple prostatectomy. J Urol 173: 757-760.
2. Sotelo R, Clavijo R, Carmona O et al. (2008) Robotic simple prostatectomy. J Urol 179: 513-515
3. Rane A, Rao P, Rao P (2008) Clinical evaluation of a novel laparoscopic port (R-Port) in urology and evolution of the single laparoscopic port procedures (SLIPP) and one port umbilical surgery (OPUS). Eur Urol Suppl 7: 193
4. Sotelo R, Astigueta J, Desai M, Canes D et al. (2009) Laparoendoscopic single-site surgery simple prostatectomy: initial report. Urology 74: 626-630
5. Desai M, Aron M, Canes D, Fareed K et al. (2008) Single-port transvesical simple prostatectomy: initial clinical report. Urology 72: 960-965

3.11 Transperitoneale radikale Prostatektomie

3.11.1 Transperitoneale laparoskopische radikale Prostatovesikulektomie

Bertrand Guillonneau, Heidi Rayala

Einleitung

Seit der ersten laparoskopischen radikalen Prostatektomie 1992 durch Schuessler et al. hat diese Operationsmethode eine schnelle Entwicklung erfahren [1]. Die chirurgischen Prinzipien der offenen Prostatektomie, definiert durch Patrick Walsh, wurden in die minimal-invasive Laparoskopie übertragen. Zahlreiche Gruppen konnten die konstant reproduzierbaren Vorteile des laparoskopischen Vorgehens wie der reduzierte Blutverlust, verkürzter Krankenhausaufenthalt und verminderte postoperative Schmerzen demonstrieren [2–4].

Aktuell stehen anstatt der onkologischen und funktionellen Ergebnisse immer wieder Fragen der Kosten (roboterassistierte Laparoskopie) und der Lernkurve (klassische Laparoskopie) im Mittelpunkt der Diskussion, wenn über Vor- und Nachteile der laparoskopischen Techniken diskutiert wird. Zweifelsohne wird sich die laparoskopische Prostatektomie, mit oder ohne Roboterassistenz, zum Standardverfahren entwickeln, zumal zukünftige Urologengenerationen primär in diesen Techniken ausgebildet werden.

Die laparoskopische radikale Prostatektomie kann entweder durch ein transperitoneales oder extraperitoneales Vorgehen durchgeführt werden. Wir bevorzugen aus folgenden Gründen ein transperitoneales Vorgehen: Es kann eine ausgedehnte Lymphadenektomie durchführt werden, es liegt ein größerer Arbeitsraum vor, was besonders in der frühen Lernphase hilfreich ist, bei Patienten mit vorangegangener Netzimplantation zum Hernienverschluss ist dieser Zugang einfacher und es scheint weniger Spannung auf der urethrovesikalen Anastomose zu liegen.

Dagegen können durch den extraperitonealen Zugang schwere, wenn auch selten auftretende, intraperitoneale Komplikationen (Darmverletzungen, intraperitoneale Blutungen, intraperitoneales Urinleckage) primär verhindert werden. Allerdings, so glauben wir, sind solche Komplikationen auch bei dem transperitonealen Vorgehen durch ein gutes Training und durch ein sorgfältiges und vorsichtiges Vorgehen weitestgehend zu vermeiden.

Indikationen

- Bioptisch gesichertes, lokales Prostatakarzinom, Lebenserwartung >10 Jahre, Patient kein Kandidat für eine »active surveillance«
- Salvage-Prostatektomie

Absolute Kontraindikationen

- Lipomatosis pelvis
- intrakranielle Erkrankungen (Tumoren, arteriovenöse Malformation oder ein zerebrales Aneurysma) können durch die prolongierte Trendelenburg-Position zu einem zunehmenden intrakraniellen Druck führen

Präoperative Vorbereitung

- Keine spezifische Nahrungsumstellung oder Darmvorbereitung erforderlich
- niedermolekulares Heparin, um thrombotische Komplikationen bei Risikopatienten zu verhindern
- Gabe eines Cephalosporins 30 min präoperativ

Schritt 1: Patientenposition und Trokarplatzierung

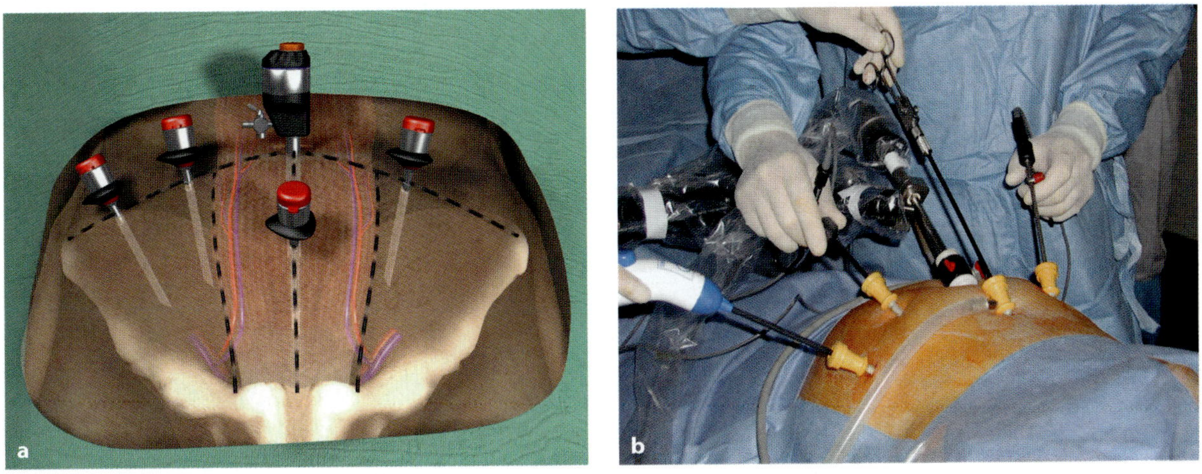

Abb. 3.153a,b

Der Patient wird in einer Trendelenburg-Position gelagert. Der transperitoneale Zugang wird mittels Veress-Kanüle, wie bereits in ▶ Abschn. 1.2 beschrieben, geschaffen. Unsere bevorzugte Trokarplatzierung umfasst einen periumbilikalen 10-mm-Trokar für die 0-Grad-Optik, zwei 5-mm-Arbeitstrokare in beiden Medioklavikularlinien etwas unterhalb des Nabels und lateral der epigastrischen Gefäße, einen 5-mm-Trokar für den Assistenten lateral des rechtsseitigen Arbeitstrokars und einen 5-mm-Trokar in der Mittellinie zwischen Nabel und Symphyse. Wir bevorzugen einen großen Abstand zwischen den Trokaren des Operateurs. Wie Abb. 3.153 b zeigt, arbeitet die rechte Hand des Operateurs über den Trokar rechts des Nabels, greift also zur Gegenseite hinüber. Die pelvine Lymphadenektomie (PLND) wird vor der Prostatektomie durchgeführt.

Schritt 2: Posteriorer Zugang und Dissektion der Samenblasen

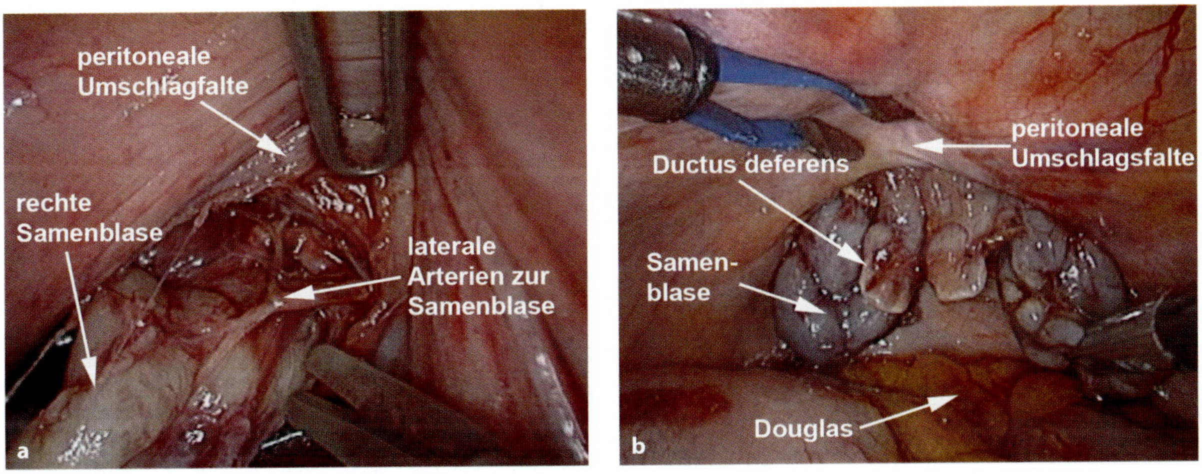

Abb. 3.154a,b

Der posteriore Zugang zu den Samenblasen kann nach vorangegangenen Operationen, engem Becken oder bei Adipositas schwierig sein. Bei diesen Patienten werden die Samenblasen anterior nach der Blasenhalsdissektion präpariert. Horizontale Eröffnung des Peritoneums und Fortführung der Dissektion, bis die Denonvillier-Faszie, welche die Samenblasen bedeckt, identifiziert und horizontal inzidiert werden kann. Die Ampullen der Ductus deferentis werden medial identifiziert und nach lateral verfolgt, geclippt und durchtrennt. Drei Hauptarterien der Samenblasen müssen kontrolliert werden: 1. posterorlateral zum Ductus deferens die A. vesiculodeferentialis, 2. ein hypogastrischer Ast der A. iliaca interna zu den Samenblasenspitzen, der aufgrund der Nähe zum Plexus hypogastricus inferior geclippt werden muss, und 3. posteriore Gefäße vom Prostatapfeiler.

Schritt 3: Fortführung der posterioren Dissektion und anteriore Mobilisierung der Harnblase

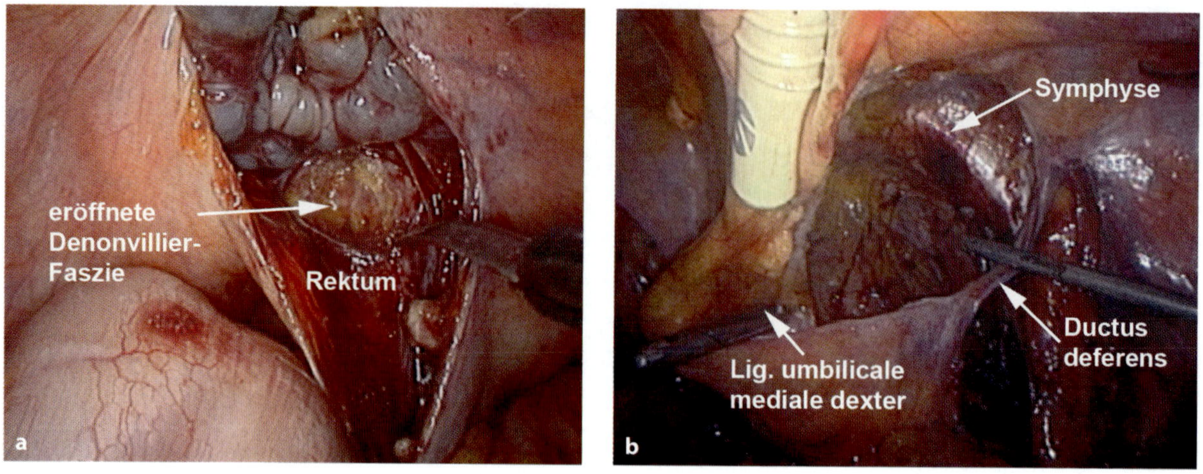

Abb. 3.155a,b

Zur Darstellung der Denonvillier-Faszie retrahiert der Assistent die freipräparierten Samenblasen. Die Faszie wird in der Mitte horizontal auf der Hinterfläche der Prostata inzidiert, um so einen Zugang zur retroprostatischen Schicht zu erhalten. Die Dissektion wird soweit als möglich in dieser Schicht fortgeführt (Abb. 3.155 a). Anschließend wird die Blase ventral mobilisiert. Das rechte Lig. umbilicale mediale wird nach unten und medial retrahiert. Das anteriore Peritoneum wird lateral bis zur Kreuzung des Vas deferens mit dem Lig. umbilicale mediale inzidiert. Beginnend auf der rechten Seite wird das Peritoneum dann bis zum Lig. umbilicale medianum inzidiert, um in eine avaskuläre Schicht vor der Blase zu gelangen (Cavum Retzii). Die Blase bleibt zunächst anterior durch das Lig. umbilicale mediale und medianum fixiert (Abb. 3.155 b).

Schritt 4: Dissektion des superfizialen Venenplexus und der endopelvinen Faszie

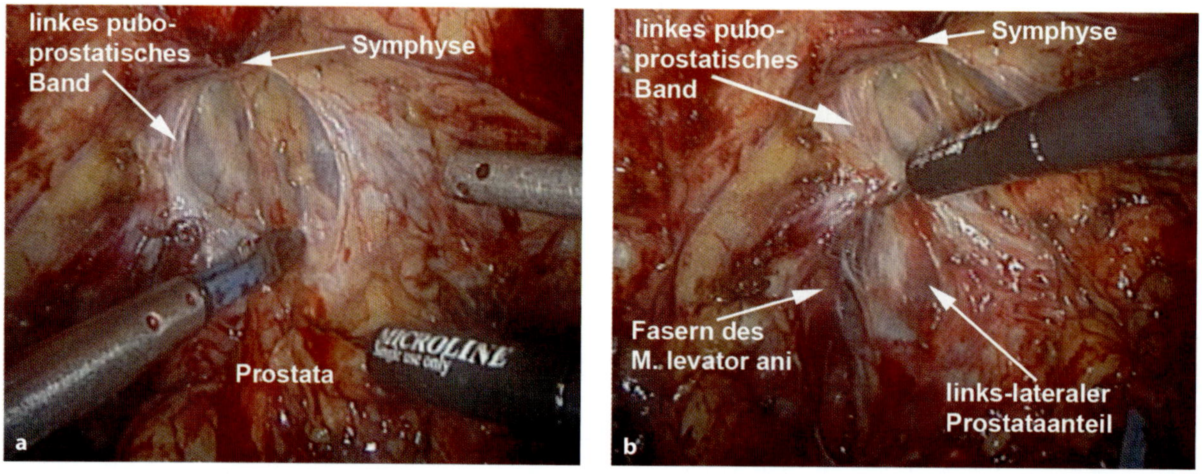

Abb. 3.156a,b

Die Prostata wird auf beiden Seiten vom Fettgewebe befreit, um die endopelvine Faszie, die puboprostatischen Bänder und die dazwischen verlaufende Vene darzustellen. Die oberflächliche dorsale Vene wird koaguliert (Abb. 3.156 a) und durchtrennt. Die endopelvine Faszie wird an der Basis der Prostata inzidiert und der Raum zwischen der Faszie des M. levator ani und der prostatischen Faszie entwickelt. Die Inzision wird nach anterior fortgeführt. Bei einer nerverhaltenden Operation wird diese Schicht nicht weiter nach posterior entwickelt, um die neurovaskulären Bündel nicht zu verletzen. Die puboprostatischen Bänder werden durchtrennt (Abb. 3.156 b). Der dorsale Venenplexus (Plexus Santorini) wird zum jetzigen Zeitpunkt noch geschont bzw. noch nicht durchtrennt.

Schritt 5: Dissektion des Blasenhalses

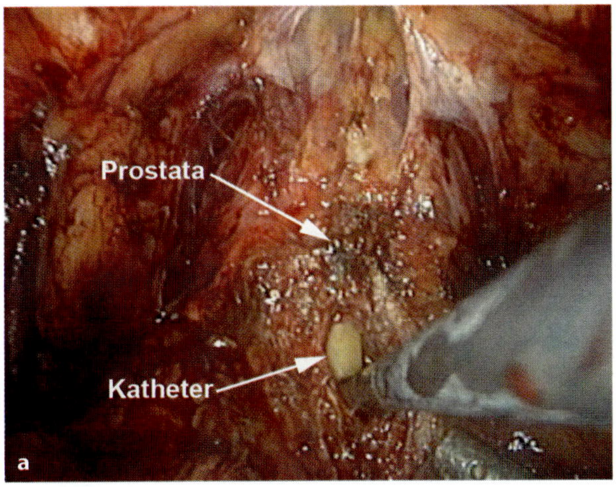

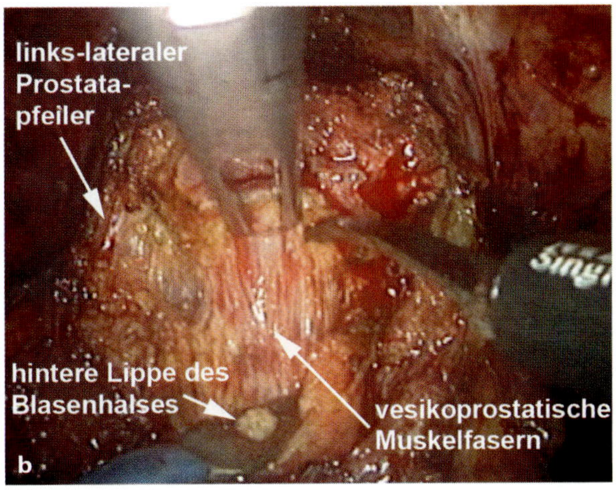

Abb. 3.157a,b

Der Blasenhals wird horizontal inzidiert, wobei wir keine Blasenhalsschonung durchführen. Den eigentlichen Blasenhals kann man durch die typische longitudinale Muskulatur erkennen. Nach Eröffnung desselben wird der Katheter hervorluxiert (Abb. 3.157 a), seine Spitze über die Symphyse fixiert und von außen durch die Schwester unter Zug gesetzt. Dadurch wird die Prostata nach ventral angehoben, und die Ureterleiste und der posteriore Blasenhals werden deutlich sichtbar. Die vesikoprostatische Muskulatur (Abb. 3.157 b) wird dargestellt und inzidiert. Nach der Inzision kommen die Samenblasen zur Darstellung. Der Katheter wird gelöst, der Hinterrand der Prostata wird gefasst (Abb. 3.157 b), und die Samenblasen werden durch den Assistenten nach ventral luxiert.

Schritt 6: Durchtrennung der lateralen Prostatapfeiler und extrafaszialer Nerverhalt

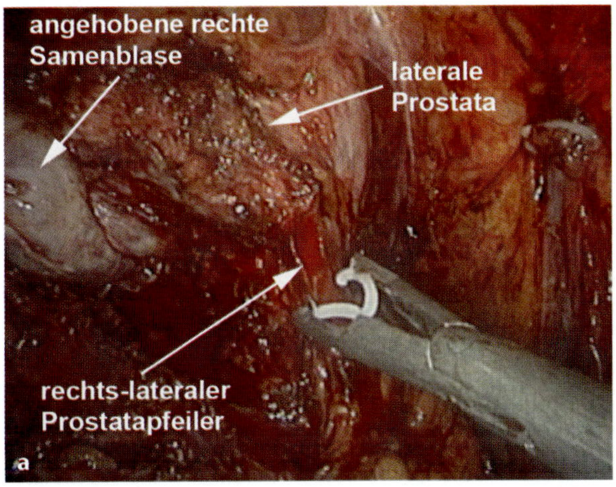

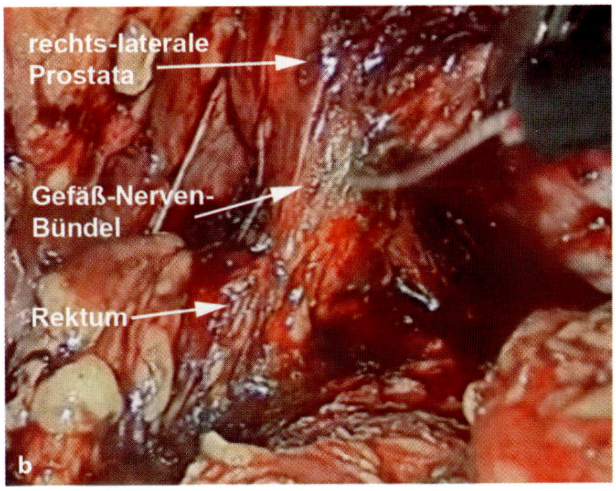

Abb. 3.158a,b

Prinzipiell existieren 3 Techniken: 1. eine intrafasziale Dissektion (zwischen Prostatakapsel und prostatischer Faszie), 2. eine interfasziale Dissektion (lateral der prostatischen Faszie und medial des neurovaskulären Bündels) und 3. eine extrafasziale Dissektion (lateral der Faszie des M. levator ani). Der Assistent retrahiert die Samenblasen und den Ductus zur Gegenseite. Die extrafasziale Dissektion beginnt lateral der Denonvillier-Faszie mit der Clippung (Abb. 3.158 a) und Durchtrennung der Prostatapfeiler. Die Resektion umfasst die Samenblasen, die Prostata und lateral die Gefäß-Nerven-Bündel. Koagulation kann für jegliche Hämostase genutzt werden. Die Darstellung des Rektums ist während der posterioren Dissektion notwendig (Abb. 3.158 b). Die Dissektion der distalen Prostata wird erst zu einem späteren Zeitpunkt nach Durchtrennung des Plexus Santorini durchgeführt.

Schritt 7: Interfaszialer und intrafaszialer Nerverhalt

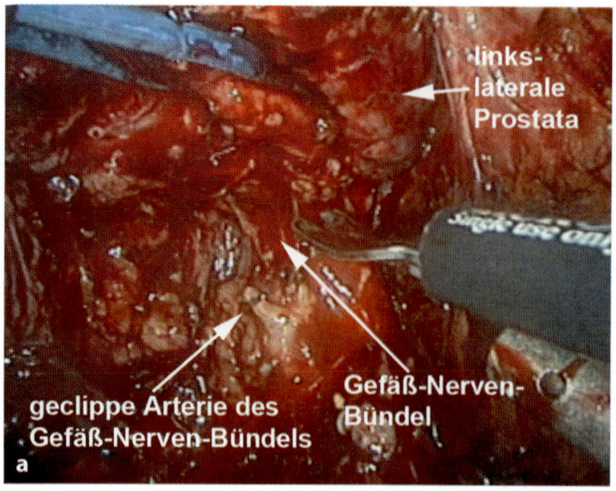

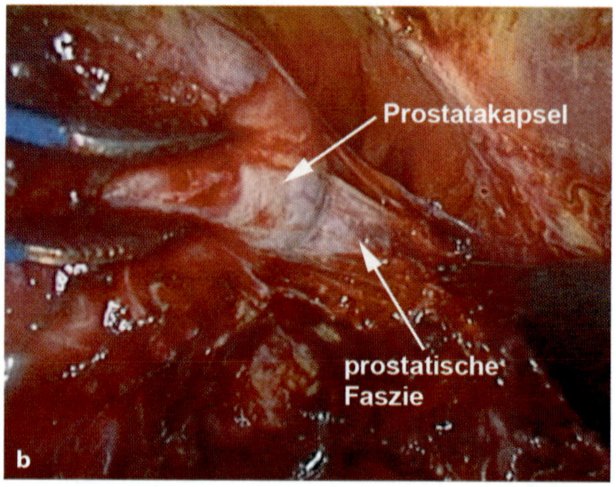

Abb. 3.159a,b

Die interfasziale Technik schont das neurovaskuläre Bündel partiell. Die prostatische Faszie wird reseziert und die Nerven, die am nächsten der Prostata anliegen, werden letztendlich geopfert. Von Vorteil ist, dass die Ausdehnung des Nerverhalts entlang der Länge der Prostata auf die präoperativen Tumorcharakteristika und die Bildgebung »adjustiert« werden kann. Die intrafasziale Dissektion ist funktionell effizienter, hat aber ein höheres Risiko des positiven Absetzungsrandes. Das Ziel ist eine komplette Schonung des neurovaskulären Bündels einschließlich der prostatischen Faszie. Posterior beginnend wird entlang der inzidierten Denonvillier-Faszie der Kontur der Prostata gefolgt und das neurovaskuläre Bündel komplett mit der prostatischen Faszie stumpf von der Kapsel abgeschoben (Abb. 3.159 b).

Schritt 8: Durchtrennung und Umstechung des dorsalen Venenplexus

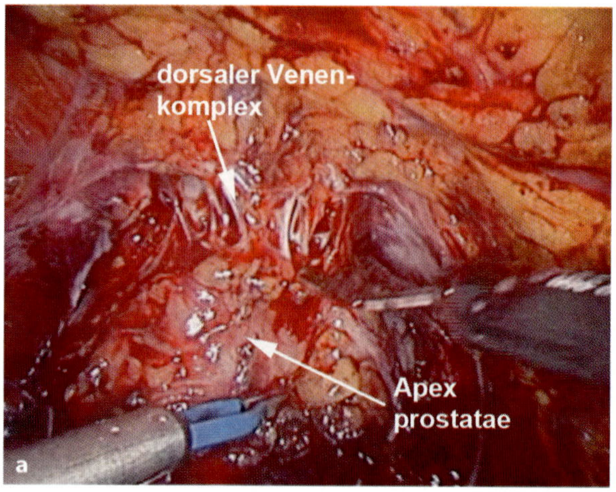

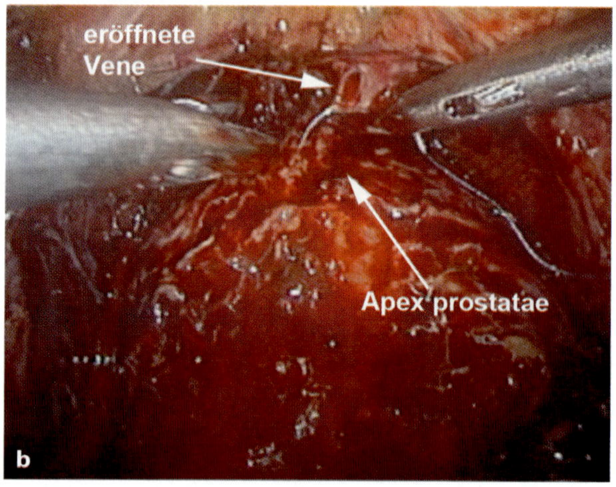

Abb. 3.160a,b

Der Apex prostatae wird präpariert und der dorsale Venenkomplex dargestellt. Dieser wird anschließend scharf ohne vorherige Ligatur inzidiert. Der intraabdominelle Druck kann, wenn dabei ausgedehnte venöse Blutungen auftreten, bis auf 20 mmHg angehoben werden. Die Richtung der Inzision ist zu Beginn senkrecht zum Gefäßplexus, dann wird sie geändert und entlang der Oberfläche des Apex prostatae fortgesetzt. Das Anheben der Prostata zu einer Seite erlaubt den Blick von lateral auf den Apex prostatae in Bezug auf die Urethra und zeigt den Winkel der Inzision (Abb. 3.160 a). Wenn der Venenkomplex durchtrennt ist, wird der intraabdominelle Druck auf 12 mmHg gesenkt und offene Venen mit Vicryl 3-0 (RB1-Nadel) umstochen (Abb. 3.160 b), wobei 2 Umstechungen notwendig sein können.

Schritt 9: Mobilisation des neurovaskulären Bündels vom Apex prostatae

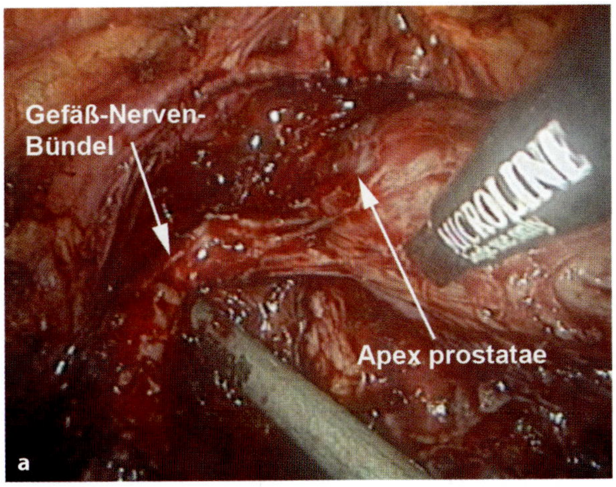

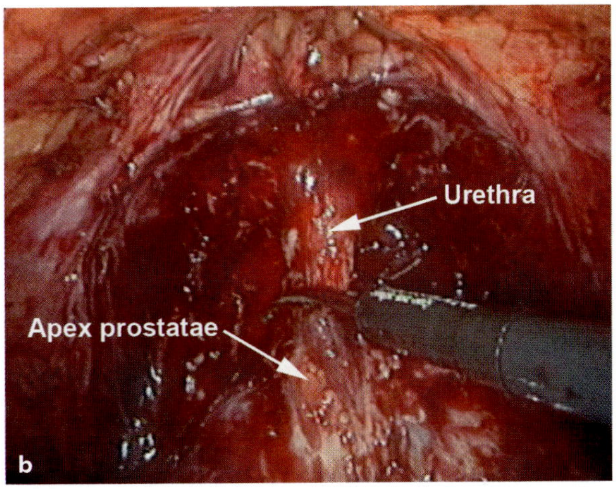

Abb. 3.161a,b

An diesem Punkt der Präparation ist das distale Drittel der Prostata am besten einzusehen. Der Apex prostatae und der Übergang zur Urethra werden nun vollständig freipräpariert. Wenn erforderlich kann dazu eine Béniqué-Sonde benutzt werden. Ein laterales Anheben der Prostata erlaubt eine bessere Darstellung der Urethra und der posterioren distalen Fixierung der Denonvillier-Faszie auf dem M. rectourethralis. Zudem können die verbleibenden Verwachsungen zwischen dem Apex der Prostata und dem darunterliegenden Rektum präziser inzidiert werden. Die Urethra wird nun zirkulär durchtrennt, wobei eine entsprechende Länge der Urethra maximal geschont werden sollte. Auf keinen Fall darf dorsal in die Prostata geschnitten werden, die häufig posterior weiter nach kaudal reicht als ventral.

Schritt 10: Einbringen des Bergebeutels und posteriore urethrovesikale Anastomose

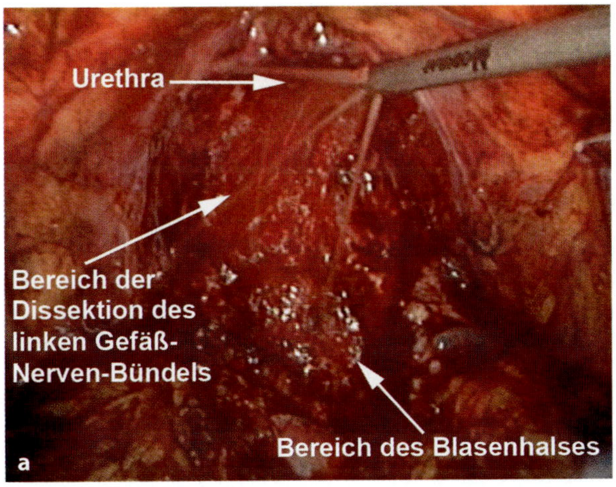

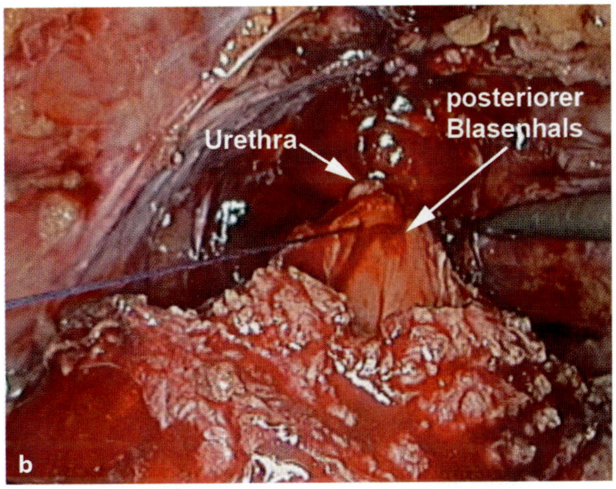

Abb. 3.162a,b

Ein 10-mm-Bergebeutel wird durch den Kameratrokar eingebracht und eine 5-mm-Kamera eingeführt, um die Prostata im Bergebeutel zu platzieren. Dieser wird kopfwärts außerhalb des Arbeitsfeldes gelagert. Bei suspekten Resektionsrändern wird die Prostata unmittelbar zum Schnellschnitt gesendet. Das neurovaskuläre Bündel wird nach ausgiebiger Spülung begutachtet (Abb. 3.162 a) und kleinere Blutungen geclippt oder koaguliert. Einzelknopfnähte werden für die Anastomose genutzt (theoretisch weniger Ischämie, bessere Approximation bei Zugspannung). Es erfolgen 4 dorsale Einzelknopfnähte mit Vicryl 3-0 in einer Innen-außen-Technik (erst Urethra, dann Harnblase). Eine Béniqué-Sonde führt die Nadel in die Urethra und verhindert das Durchstechen der gegenüberliegenden Urethrawand. Die Knoten liegen intraluminär (Abb. 3.162 b).

Schritt 11: Laterale und anteriore urethrovesikale Anastomose

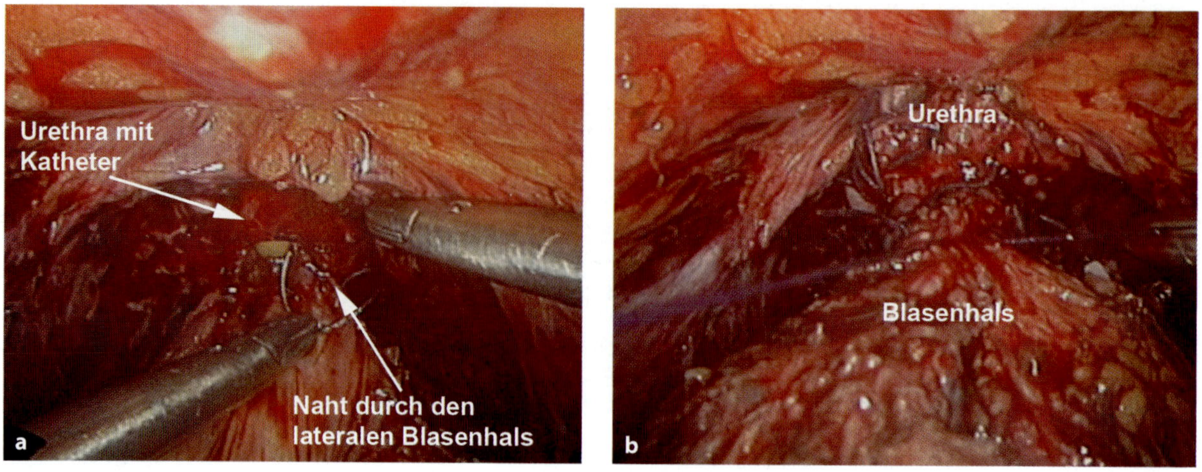

Abb. 3.163a,b

Für die laterale Anastomose werden im Allgemeinen 2 Vicrylnähte benötigt. Diese werden zunächst von außen nach innen am lateralen Blasenhals und dann von innen nach außen durch die Urethra (Abb. 3.163 a) gestochen. Somit kommt der Knoten außerhalb der Anastomose zum Liegen. Ein abschließender U-Stich komplettiert die Anastomose. Dieser wird zunächst durch den anterioren Blasenhals (außen-innen), dann durch die anteriore Urethra (innen-außen) und die freien Ränder des puboprostatischen Bandes, danach durch das kontralaterale puboprostatische Ligament und die kontralaterale anteriore Urethra (außen-innen) und abschließend durch den kontralateralen anterioren Blasenhals (innen-außen) gestochen. Durch das Einbeziehen der puboprostatischen Bänder wird eine Suspension der Urethra erreicht (Abb. 3.163 b).

Schritt 12: Verschluss des Blasenhalses und abschließende Inspektion

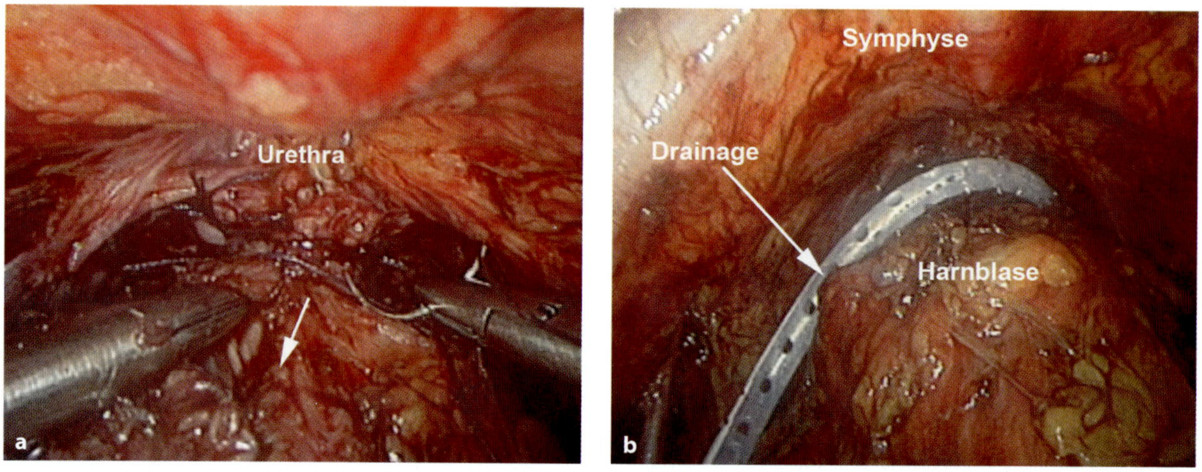

Abb. 3.164a,b

Mit einer fortlaufenden 3-0-Vicrylnaht wird der noch offene anteriore Blasenhals (in Tennisschlägerform) verschlossen (Abb. 3.164 a). Ein 18-Fr-Blasenkatheter wird eingelegt und der Ballon mit 10 ml Kochsalzlösung geblockt. Die Blase wird mehrfach gespült, um mögliche Koagel zu entfernen. Um mögliche Anastomosenlecks zu identifizieren, wird die Harnblase mit 180 ml Kochsalzlösung gefüllt. Falls erforderlich werden zusätzliche Nähte platziert. Eine Drainage wird durch einen lateralen 5-mm-Trokar eingebracht und über die Anastomose gelegt (Abb. 3.164 b). Der intraabdominelle Druck wird reduziert und eine endgültige Inspektion des Operationsgebietes durchgeführt. Die Trokarinzision des Kameratrokars am Nabel wird erweitert, um den Bergebeutel mit dem Präparat zu entfernen.

Postoperatives Management:

- Schmerzmedikation
- Flüssigkeitsdiät am Operationstag, normale Kost am ersten postoperativen Tag
- niedermolekulare Heparinisierung ab dem ersten postoperativen Tag bis zur Entlassung
- Drainageentfernung meist am ersten postoperativen Tag (ggf. Kreatininbestimmung aus der Drainage zur Erkennung eines Paravasats)
- Entfernung des Katheters am fünften bis achten postoperativen Tag ohne Zystographie möglich, falls kein Verdacht auf ein Anastomosenleck vorliegt

Literatur

1. Schuessler WW, Kavoussi LR, Clayman RV, Vancaillie TG (1992) Laparoscopic Radical Prostatectomy: initial case report. Journal of Urology 147: A246
2. Rassweiler J, Seemann O, Schulze M, Teber D, Hatzinger M, Frede T (2003) Laparoscopic versus open radical prostatectomy: a comparative study at a single institution. J Urol 169: 1689-93
3. Bhayani SB, Pavlovich CP, Hsu TS, Sullivan W, Su LM (2003) Prospective comparison of short-term convalescence: laparoscopic radical prostatectomy versus open radical retropubic prostatectomy. Urology 61: 612-6
4. Guillonneau B (2008) The case for laparoscopic radical prostatectomy. J Endourol 22: 2045-6

3.11.2 Roboterassistierte transperitoneale radikale Prostatektomie

Alexander Mottrie, Nazareno Suardi, Jamil Rehman, Mattia Sangalli

Einleitung

Das Ziel und die Qualitätskriterien der roboterassistierten Prostatektomie unterscheiden sich nicht von denen der offenen radikalen Prostatektomie: komplette Entfernung des gesamten prostatischen Gewebes, minimale Morbidität des Eingriffs und möglichst hohe postoperative Lebensqualität [1, 2]. Mit der Verbesserung der onkologischen Ergebnisse stehen heute die funktionellen Ergebnisse (Kontinenz und Potenz) mehr und mehr im Vordergrund des Interesses.

Die Einführung der Robotertechnologie (DaVinci-Roboter) hat die Möglichkeiten, minimal-invasive Operationen mit Präzision und Perfektion durchzuführen, stark verbessert und dazu beigetragen, dass heute die Morbidität des Eingriffs gering ist. Der DaVinci-Roboter bietet eine exzellente 3D-Visualisierung des Beckens. Dies in Kombination mit den intuitiv zu steuernden Roboterarmen, die die gleichen Freiheitsgrade wie die menschliche Hand besitzen, erlauben es einem offen-chirurgisch tätigen Urologen, die roboterassistierte radikale Prostatektomie ohne große Probleme zu erlernen. Grundlage dafür sind natürlich die Kenntnis der Anatomie und das Beherrschen einer standardisierten Technik der radikalen Prostatektomie [3–5].

Die »Aalst-Technik« der roboterassistierten Prostatektomie, die in den letzten Jahren von uns entwickelt wurde, hat letztendlich zum Ziel, die Tumorkontrolle, die Schonung des »normalen« Gewebes, das die Prostata umgibt, und die funktionellen Ergebnisse weiter zu verbessern [6].

Indikationen

- Klinisch lokalisiertes Prostatakarzinom bei Patienten mit einer Lebenserwartung >10 Jahre

Kontraindikationen

- Fortgeschrittene oder metastasierte Tumoren
- anästhesiologische Kontraindikationen (schwere kardiale oder pulmonale Erkrankungen)

Präoperative Vorbereitung

- Einwilligungserklärung
- Darmvorbereitung: Magnesiumzitrat, 2 Flaschen am Abend vor der Operation
- Gerinnungsstatus (Pausierung der Antikoagulation)
- Thromboseprophylaxe: eine halbe Dosis niedermolekulares Heparin wird vor der Operation und die normale Dosis am nächsten Tag gegeben; die Behandlung wird bis 4 Wochen nach der Operation fortgeführt
- perioperative Antibiotikaprophylaxe: Cephalosporin der zweiten Generation, ein Bolus wird vor der Einleitung der Anästhesie gegeben

Schritt 1: Patientenlagerung

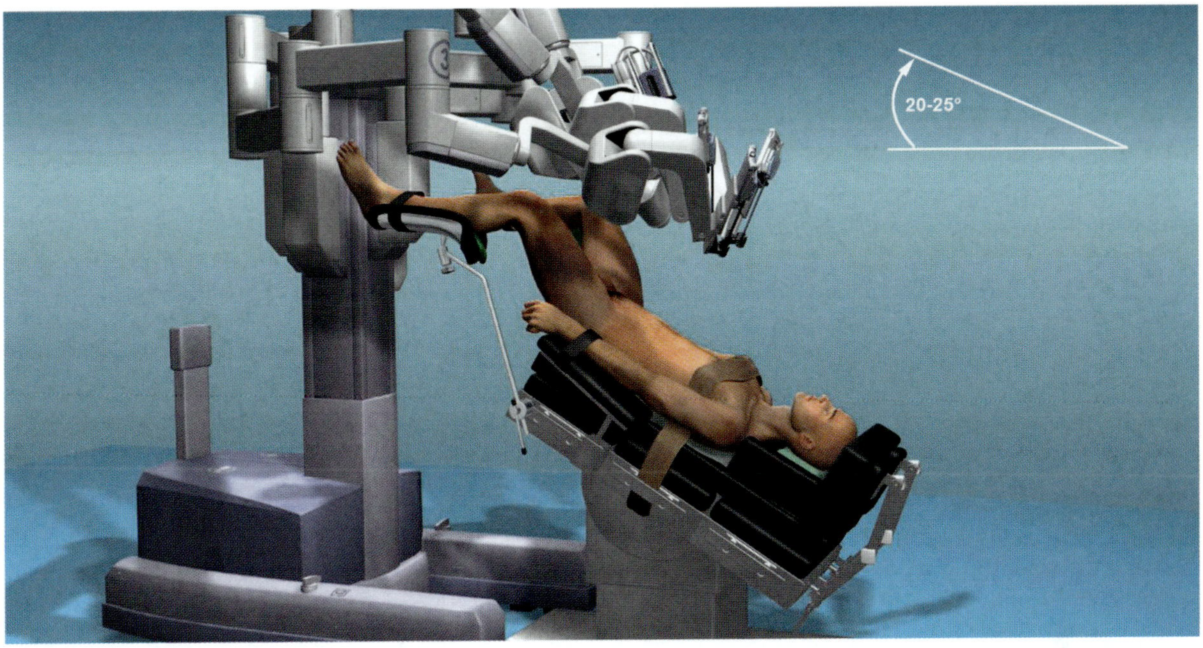

■ **Abb. 3.165**

Nach Einleitung der Allgemeinanästhesie und Platzierung der Magensonde wird der Patient in eine »halbe« Steinschnitt-Position gebracht. Dazu werden die Beine in gut gepolsterten Allen®-Beinhaltern (Steigbügel) gelagert. Zur Thromboseprophylaxe müssen Kompressionsstrümpfe angelegt werden. Die Beine werden gespreizt, um einen freien Zugang zum Perineum zu ermöglichen und um den DaVinci-Roboter zwischen den Beinen positionieren zu können. Der Patient wird sicher fixiert und in Trendelenburg-Lagerung gebracht (■ Abb. 3.165). Nach Desinfektion des Operationsgebiets wird steril ein 18-Fr-Foley-Katheter eingelegt und in der Harnblase mit 15 ml geblockt.

3

Schritt 2: Trokarplatzierung

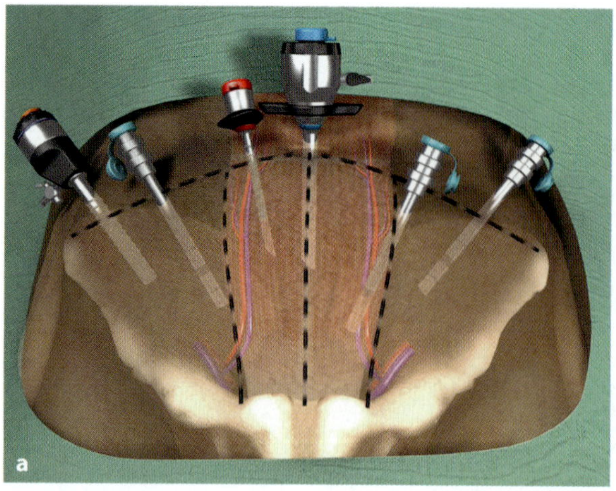

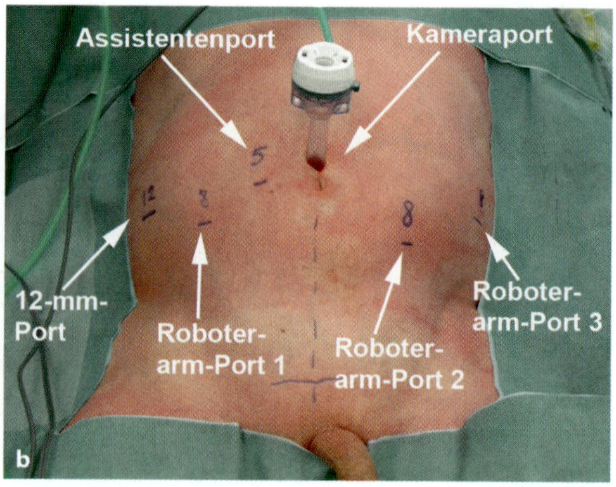

Abb. 3.166a,b

Es erfolgt eine supraumbilikale 12-mm-Inzision. Das Pneumoperitoneum (15 mmHg) wird mithilfe einer Veress-Kanüle angelegt, gefolgt von der Trokarplatzierung (12 mm). Zwei 8-mm-Trokare werden ca. 7–10 cm (eine Hand breit) lateral des Nabels in Richtung der Spina iliaca anterior superior platziert (ca. 2,5 cm lateral des M. rectus und 2 cm unterhalb des Nabels). Ein 5-mm-Trokar (Assistententrokar) wird lateral des Kameratrokars und oberhalb des rechten Robotertrokars platziert. Ein zweiter 12-mm-Trokar für den Assistenten wird 7–10 cm direkt lateral zum rechten Robotertrokar platziert (ca. 5 cm oberhalb der Spina iliaca anterior superior in der vorderen Axillarlinie). Ein dritter 8-mm-Robotertrokar (für den vierten Roboterarm) wird 7–10 cm lateral des linken Robotertrokars 2 cm oberhalb und anterior zur Spina iliaca anterior superior platziert.

Schritt 3: Mobilisierung der Harnblase

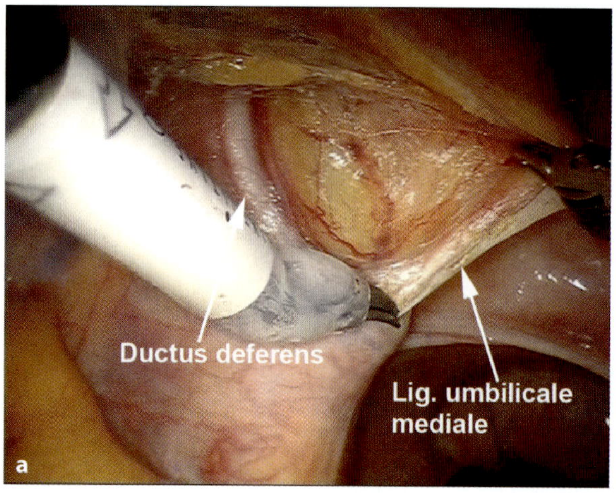

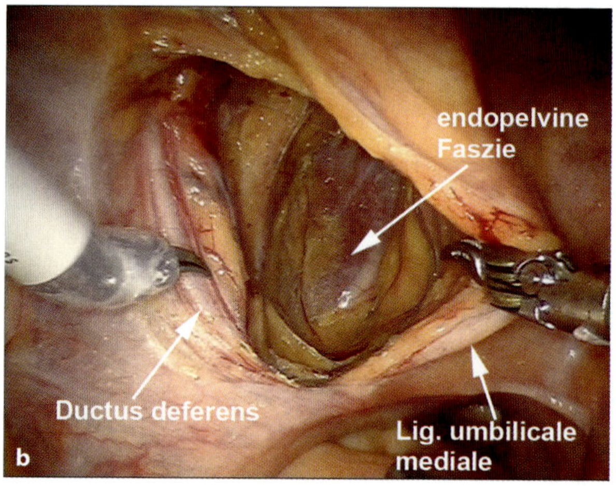

Abb. 3.167a,b

Die Eröffnung des Peritoneums erfolgt beidseits in einem dreieckigen Raum, welcher begrenzt ist durch das Lig. umbilicale mediale, das Vas deferens und die Bauchdecke. Das Lig. umbilicale mediale wird anschließend gefasst und nach kaudomedial gezogen (mit einem Gegenzug durch den vierten Arm). Mit der monopolaren Schere wird das Peritoneum lateral des gefassten Ligaments inzidiert, um so einen Zugang zum retropubischen Raum zu erhalten. Diese Peritonealinzision wird in dem beschriebenen Dreieck weiter entlang des Ducuts deferens fortgeführt (Abb. 3.167 a). Man sieht ein Gebiet mit schaumig erscheinendem, avaskulärem Fettgewebe. Die Dissektion wird entlang der lateralen Beckenwand fortgeführt, bis die endopelvine Faszie in der Tiefe sichtbar wird (Abb. 3.167 b).

Schritt 4: Zugang zum extraperitonealen Retzius-Raum

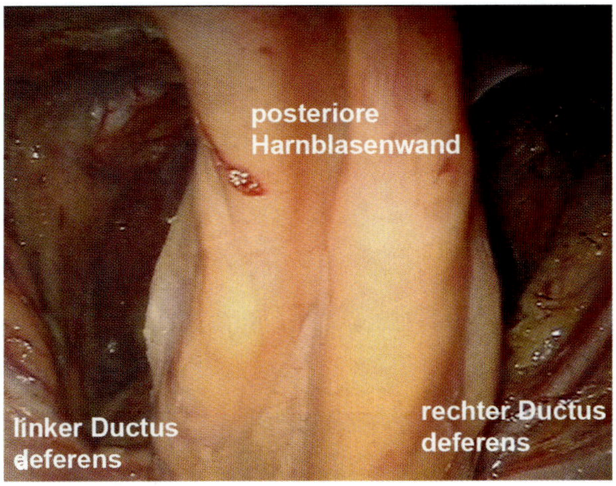

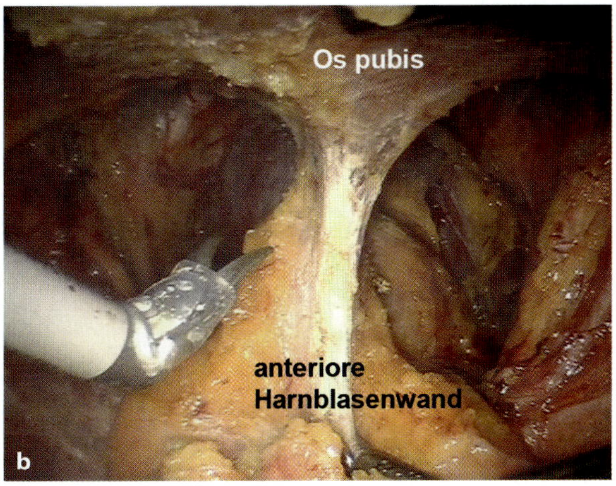

Abb. 3.168a,b

Nach der Darstellung der endopelvinen Faszie auf beiden Seiten wird die Präparation nach medial fortgeführt. Dabei muss der Urachus durchtrennt werden. Die Präparation erfolgt von beiden Seiten von lateral nach medial, sodass die Blase nur noch durch prävesikales Fettgewebe am Os pubis fixiert ist (Abb. 3.168 b). Letztendlich wird der prävesikale Raum hinter dem Os pubis eröffnet bis die Blase komplett gelöst ist.

Schritt 5: Eröffnung der endopelvinen Faszie

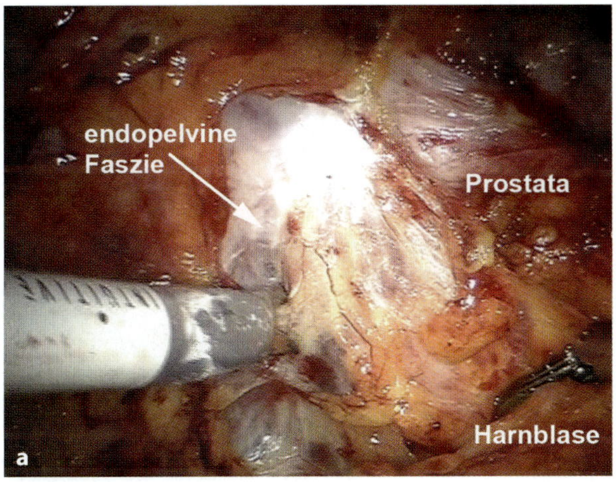

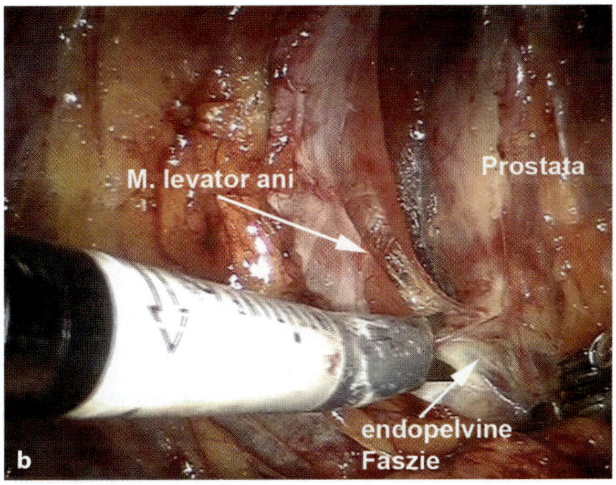

Abb. 3.169a,b

Nach der kompletten Mobilisierung der Harnblase werden die Prostata und die endopelvine Faszie vom periprostatischen Fett befreit. Jetzt sind die einzelnen Strukturen wie die puboprostatischen Bänder, die Prostata und der vesikoprostatische Übergang sowie die Harnblase deutlich dargestellt. Die endopelvine Faszie, welche die Beckenhöhle und die Prostata bedeckt, wird inzidiert, um so einen Zugang zur lateralen Oberfläche der Prostata und zum M. levator ani zu erhalten (Abb. 3.169 b).

Schritt 6: Identifizierung des Blasenhalses

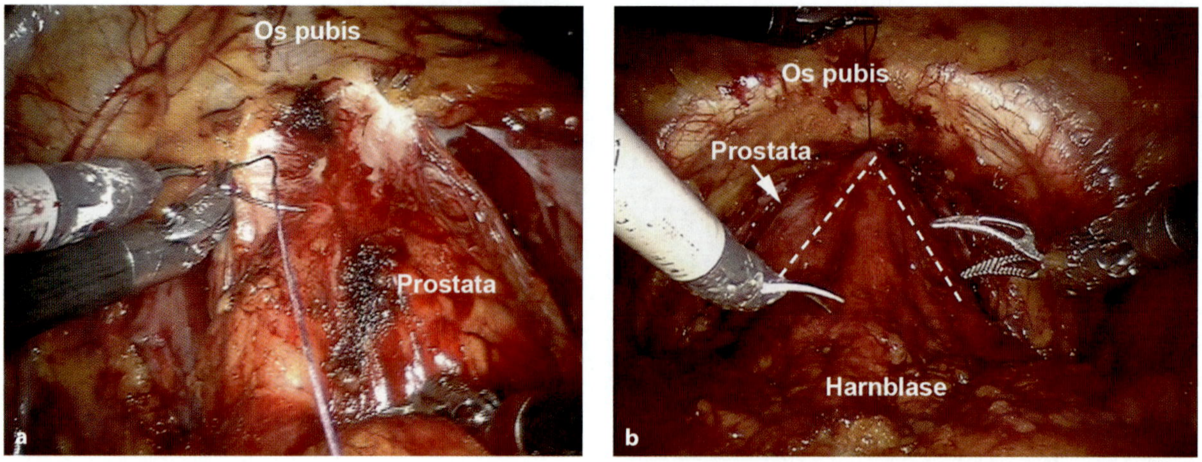

Abb. 3.170a,b

Zum Anheben der Prostata wird in der Mitte der Prostata eine Haltenaht (Vicryl 2-0) platziert (Abb. 3.170 a). Jetzt wird der Blasenhals als »umgekehrtes V« auf der Prostata sichtbar (Abb. 3.170 b). Mit der bipolaren Fasszange wird der Blasenhals am direkten Übergang zur Prostata nach medial stumpf freipräpariert. Die Kombination von leichtem Zug der Blase nach kranial und Zug am Katheter erleichtert eine klare Identifizierung des vesikoprostatischen Übergangs.

Schritt 7: Laterale Blasenhalsmobilisation

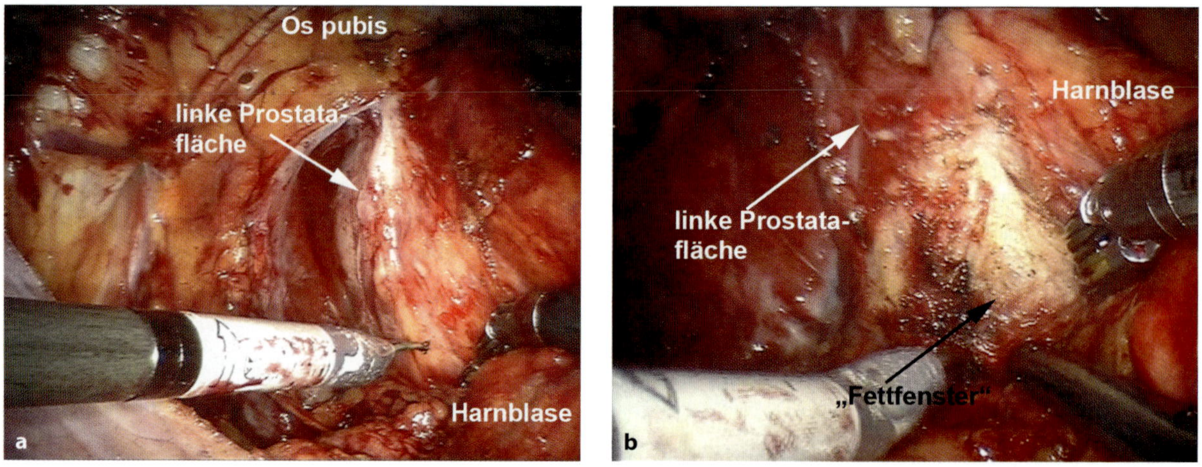

Abb. 3.171a,b

Nach Entblockung des Katheterballons wird der Blasenhals mit der monopolaren Schere von lateral freipräpariert (Abb. 3.171 a). Die Schicht zwischen Blasenhals und Prostata wird lateral auf beiden Seiten des Blasenhalses identifiziert. Man folgt bei der Präparation der gekrümmten Oberfläche der Prostatabasis. Die Harnblase und die Prostata werden retrahiert, und so wird der vesikoprostatische Übergang identifiziert. Die Präparation wird weiter fortgeführt, bis das posterolaterale »Fettfenster« kurz vor Erreichen der Samenblasen sichtbar wird. Der Raum zwischen der Basis der Prostata und dem Blasenhals tritt jetzt mehr und mehr zu Tage.

Schritt 8: Präparation des vorderen Blasenhalses

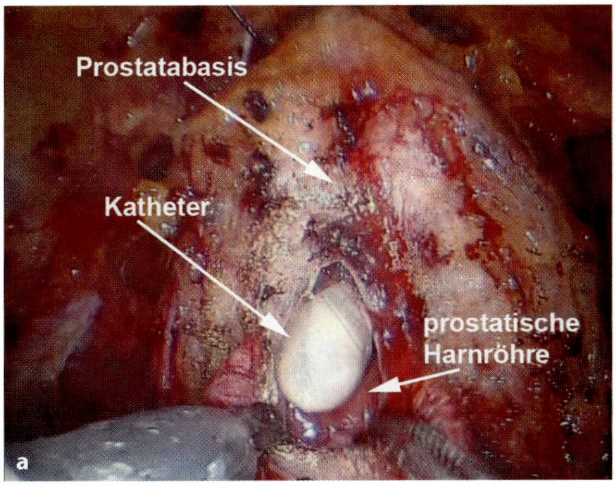

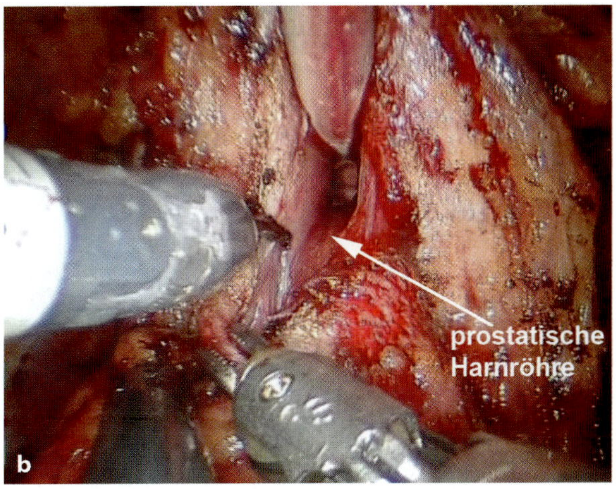

Abb. 3.172a,b

Die Blasenhalsinzision erfolgt in der Mittellinie und wird vertieft, bis der Foley-Katheter freiliegt und die Harnblase eröffnet ist (Abb. 3.172 a). Nach Durchtrennung des ventralen Blasenhalses wird der hintere Blasenhals unmittelbar sichtbar. Als Orientierung dient die deutlich sichtbare Mukosa des Blasenhalses. Sobald der Katheter sichtbar ist, wird dieser durch den vierten Roboterarm mithilfe einer ProGrasp®-Fasszange gefasst. Der Roboterarm zieht dann den Katheter nach kranioventral, um die posteriore Präparation durchzuführen (Abb. 3.172 b).

Schritt 9: Präparation des hinteren Blasenhalses

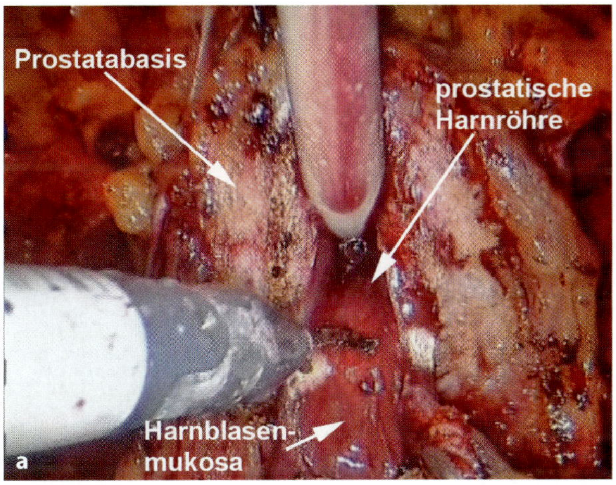

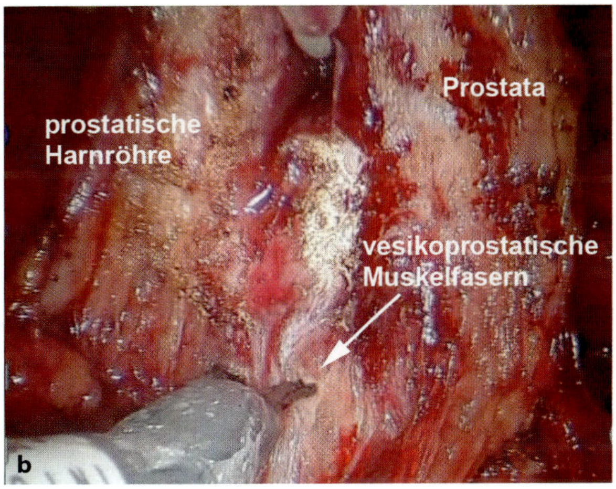

Abb. 3.173a,b

Vor Beginn der Dissektion des hinteren Blasenhalses sollte der laterale Blasenhals vollständig durchtrennt sein. Dazu wird mit der bipolaren Fasszange eine Seite der Blasenöffnung gefasst und ein leichter Zug angelegt, sodass dann mithilfe der Schere sorgfältig der laterale Anteil des Blasenhalses von der Prostata schrittweise abpräpariert werden kann (Abb. 3.173 a). Sehr sorgfältig wird jetzt unter direkter Sicht der hintere Blasenhals inzidiert. Nach der kompletten Inzision des Blasenhalses wird die vordere Muskelschicht der Denonvillier-Faszie (M. vesicoprostaticus) freigelegt (Abb. 3.173 b).

Schritt 10: Präparation der Vasa deferentes und der Samenblasen

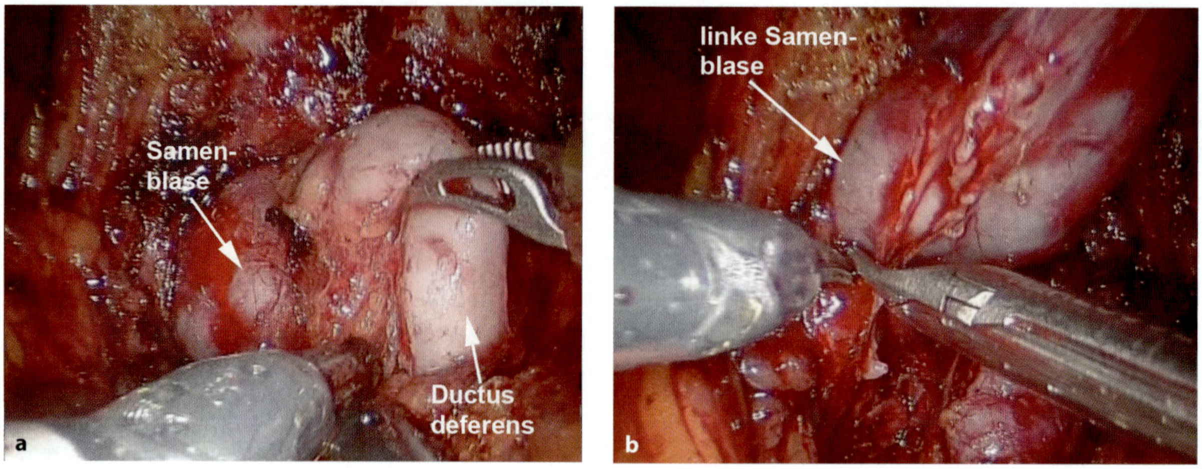

Abb. 3.174a,b

Die anteriore Denonvillier-Faszie wird transversal nah der Prostata inzidiert. In der Nähe der Samenblasen sollte Elektrokoagulation nur sehr vorsichtig verwendet werden, um eine Verletzung der kavernösen Nerven zu vermeiden. Nach der Mobilisation des Vas deferens (Abb. 3.174 a) wird dieses durchtrennt. Das freie Ende des Ductus deferens wird gefasst und nach kranial gezogen. Auf diese Weise wird der Zugang zu den Samenblasen erleichtert, die nun schrittweise freipräpariert werden. Die Gefäße an den Samenblasenspitzen werden geclippt (Abb. 3.174 b). Anschließend werden die Samenblasen lateral freipräpariert. Die verbleibenden arteriellen Gefäße, die die Samenblasen versorgen, werden ebenfalls geclippt und durchtrennt.

Schritt 11: Retroprostatische Präparation I

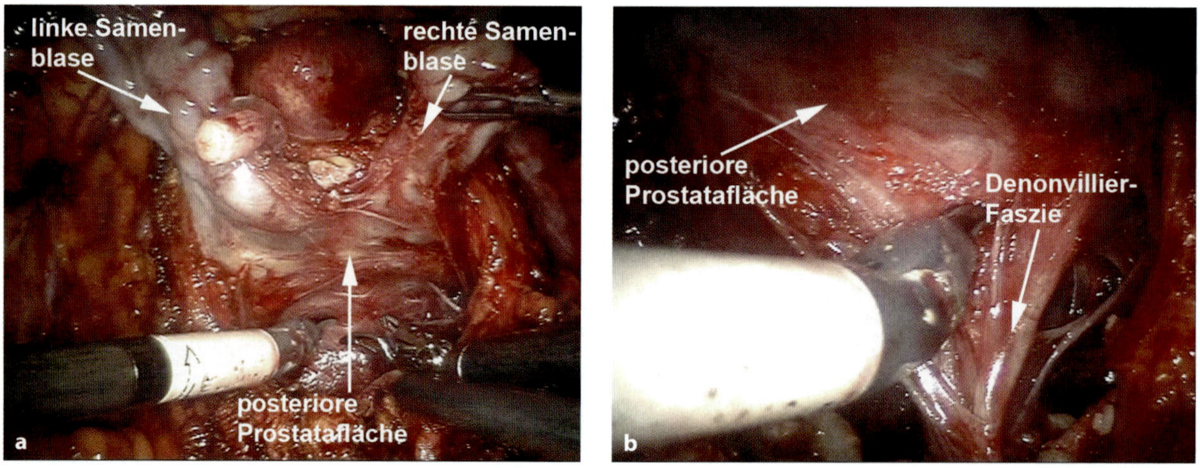

Abb. 3.175a,b

Der vierte Arm des DaVinci wird jetzt genutzt, um die Prostata durch Fassen der linken Samenblase nach ventral und kranial zu ziehen, während der Assistent die rechte Samenblase fasst (Abb. 3.175 a). Die Denonvillier-Faszie wird nur wenige Millimeter unterhalb ihrer Basis inzidiert. Die hintere Denonvillier-Faszie hat ein charakteristisches perlmuttartiges weißes Aussehen. Bei Niedrigrisikopatienten, bei denen die Gefäß-Nerven-Bündel erhalten werden, wird die hintere Schicht der Denonvillier-Faszie (welche zahlreiche Nervenfasern enthält) auf dem Rektum belassen. Bei Hochrisikopatienten ist die Denonvillier-Faszie Teil des Präparates.

Schritt 12: Retroprostatische Präparation II

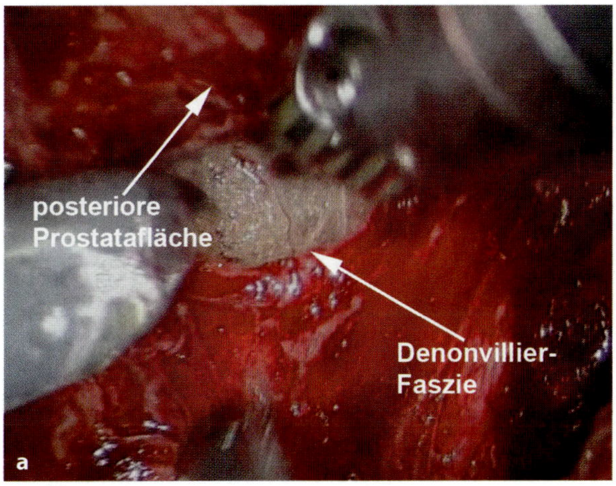

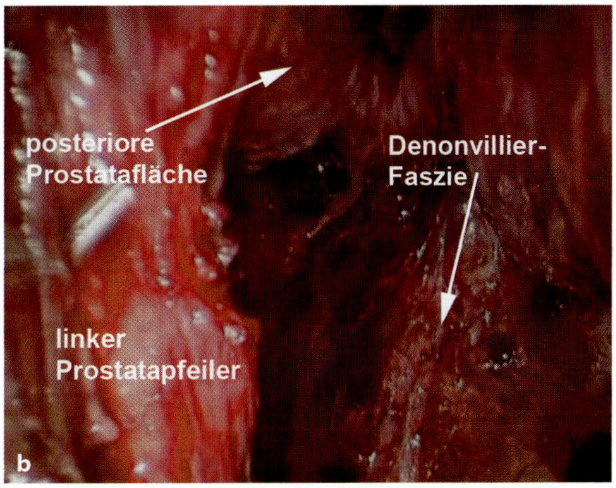

Abb. 3.176a,b

Nach Inzision der Denonvillier-Faszie wird das prärektale Fett sichtbar. Die Inzision wird weiter zwischen Prostata und Denonvillier-Faszie nach lateral entlang der gesamten Breite der Prostata fortgeführt. Das Rektum wird mithilfe der Schere und unter direkter Sicht von der Prostata separiert. Die Schicht zwischen Denonvillier-Faszie und Prostata wird weiter nach distal durch stumpfe und scharfe Präparation entwickelt. Die Präparation wird weiter bis zum Apex und lateral entlang der Gefäß-Nerven-Bündel fortgeführt. Bei Hochrisikopatienten erfolgt die Präparation zum Apex zwischen Prostata und Rektum auf der Oberfläche des Rektums im perirektalen Fett. Die posteriore Oberfläche der Prostata wird dabei von der Denonvillier-Faszie bedeckt.

Schritt 13: Antegrade Mobilisation der Gefäß-Nerven-Bündel

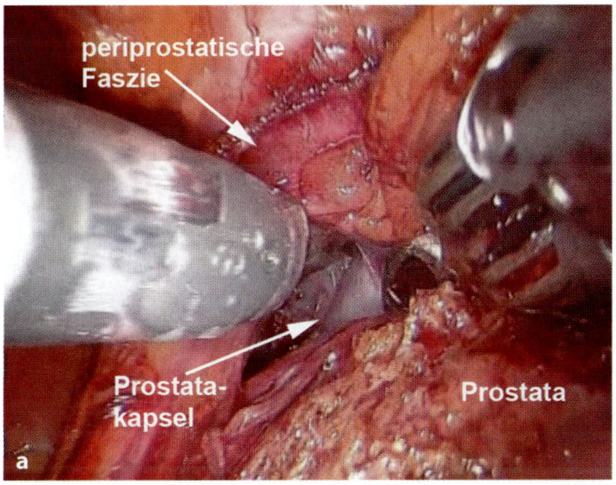

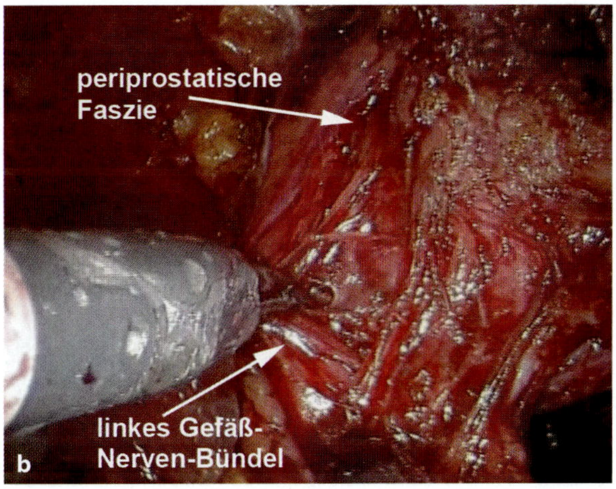

Abb. 3.177a,b

Die neurovaskulären Bündel sollten mindestens partiell vor der Durchtrennung der Prostatapfeiler gelöst werden. Die Schicht zwischen der Prostatakapsel und prostatischen Faszie wird eröffnet (Abb. 3.177 a). Die viszerale Umschlagfalte der endopelvinen Faszie umgibt die Prostata als periprostatische oder laterale prostatische Faszie und wird in Richtung der puboprostatischen Bänder bzw. des Apex prostatae inzidiert. Dadurch erscheint am posterior-lateralen Rand der Prostata eine feine Linie oder »Falte«, welche bei Präparation des Gefäß-Nerven-Bündels in Richtung Urethra hilft bzw. diese führt. Das Gefäß-Nerven-Bündel kann in dieser Schicht nach lateral mobilisiert und schrittweise von der Prostata gelöst werden (Abb. 3.177 b).

Schritt 14: Selektive Durchtrennung der Prostatapfeiler

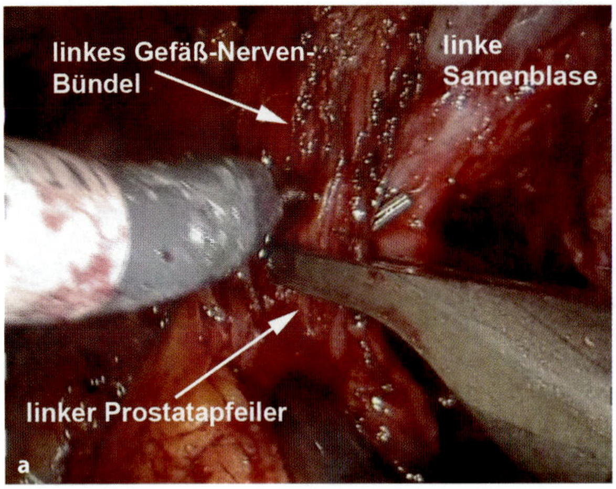

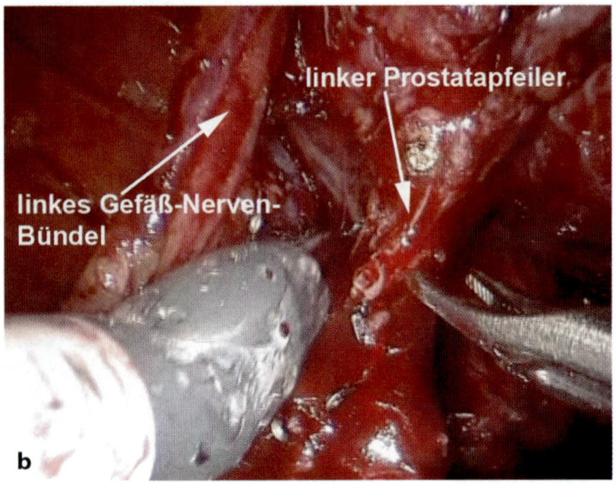

■ **Abb. 3.178a,b**

Die Prostatapfeiler werden durch eine dünne Fettschicht von dem posterior-lateral gelegenen Gefäß-Nerven-Bündel abgegrenzt. Die lateralen Prostatapfeiler werden durch Zug am Vas deferens oder der Samenblase nach kranial und zur kontralateralen Seite dargestellt (■ Abb. 3.178 a). Die Gefäße in den Prostatapfeilern werden so freipräpariert, dass große Hem-o-lok-Clips oder Titanclips zur Versorgung derselben genutzt werden können (■ Abb. 3.178 b). Bei Hochrisikopatienten wird nach Ligatur und Durchtrennung der Prostatapfeiler die Prostatektomie anterior durch eine extrafasziale Technik mit Resektion der prostatischen Faszie und der neurovaskulären Bündel bis zum Apex fortgeführt.

Schritt 15: Schonung der Gefäß-Nerven-Bündel

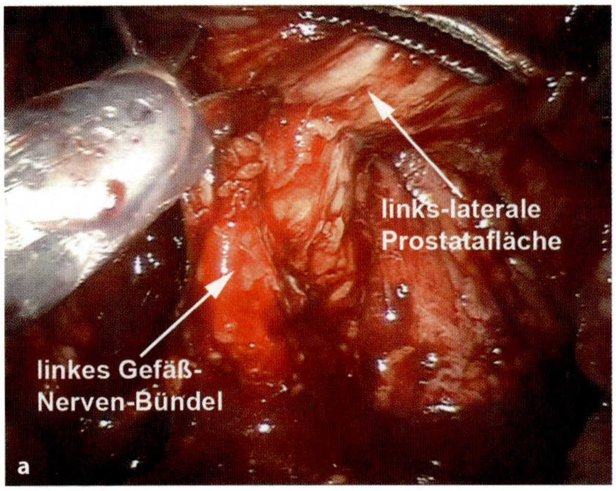

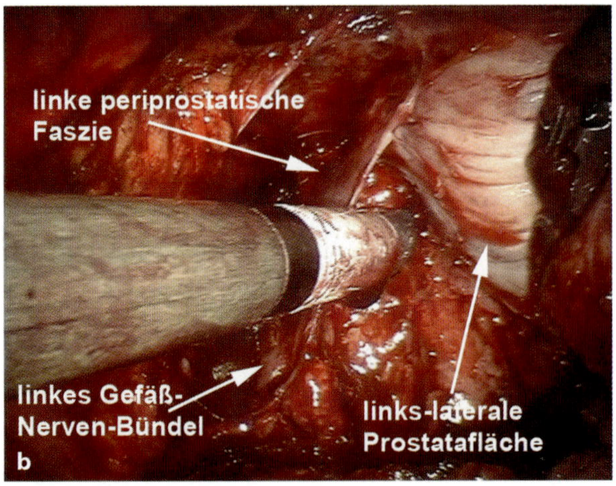

■ **Abb. 3.179a,b**

Die Präparation wird entlang der lateralen Seite der Prostata bis zum Apex direkt auf der Prostatakapsel (unter der endopelvinen Faszie) fortgeführt. Dabei wird die Prostata nach medial gezogen (■ Abb. 3.179 a). Kleine arterielle und venöse Gefäße, die vom Gefäß-Nerven-Bündel kommend zur Prostata ziehen (perforierende Äste), werden mit kleinen 2-mm-Clips versorgt und anschließend durchtrennt. Durch stumpfe oder scharfe Präparation werden die Gefäß-Nerven-Bündel schrittweise Richtung Apex prostatae mobilisiert (■ Abb. 3.179 b). Die Präparation wird auf beiden Seiten fortgeführt, bis der Apex der Prostata erreicht ist. Dabei sollte sichergestellt sein, dass die neurovaskulären Bündel komplett gelöst sind. Das Präparat ist jetzt nur noch durch die Urethra und den dorsalen Venenkomplex fixiert.

Schritt 16: Tangentiale Durchtrennung des dorsalen Venenplexus (Plexus Santorini)

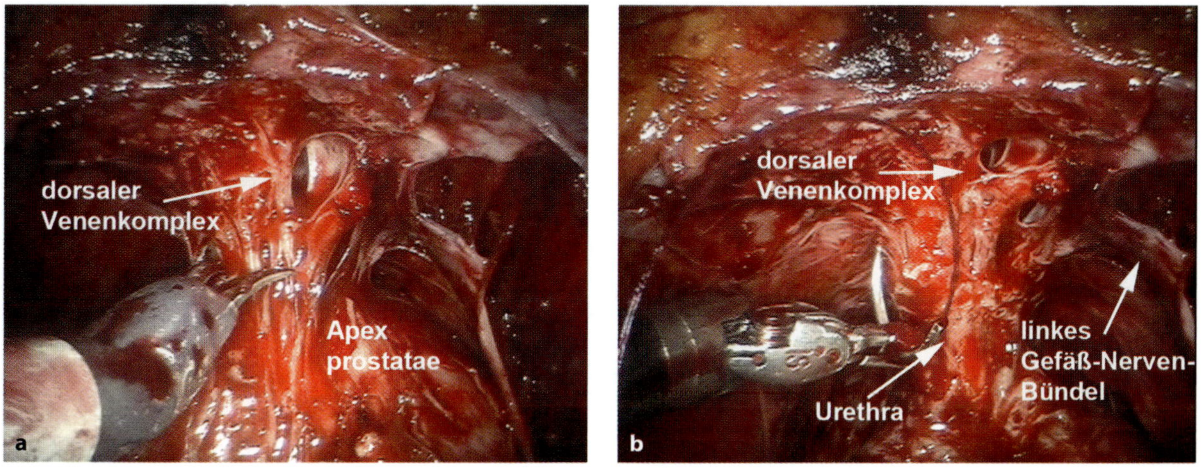

Abb. 3.180a,b

Der vierte Roboterarm fasst jetzt die Prostata an der am Anfang der Operation platzierten Haltenaht und zieht sie nach kranial. Der intraabdominelle Druck wird auf 20 mmHg erhöht. Die puboprostatischen Ligamente und der dorsale Venenkomplex (Plexus Santorini) werden tangential nahe der Prostata durchtrennt, bis eine avaskuläre Schicht erreicht wird, die die Urethra vom dorsalen Venenplexus trennt. Nach vollständiger Präparation des dorsalen Venenplexus wird dieser mit einer fortlaufenden Naht mit Monocryl 3-0 (UR-6-Nadel) ligiert (Abb. 3.180 b).

Schritt 17: Apikale Dissektion

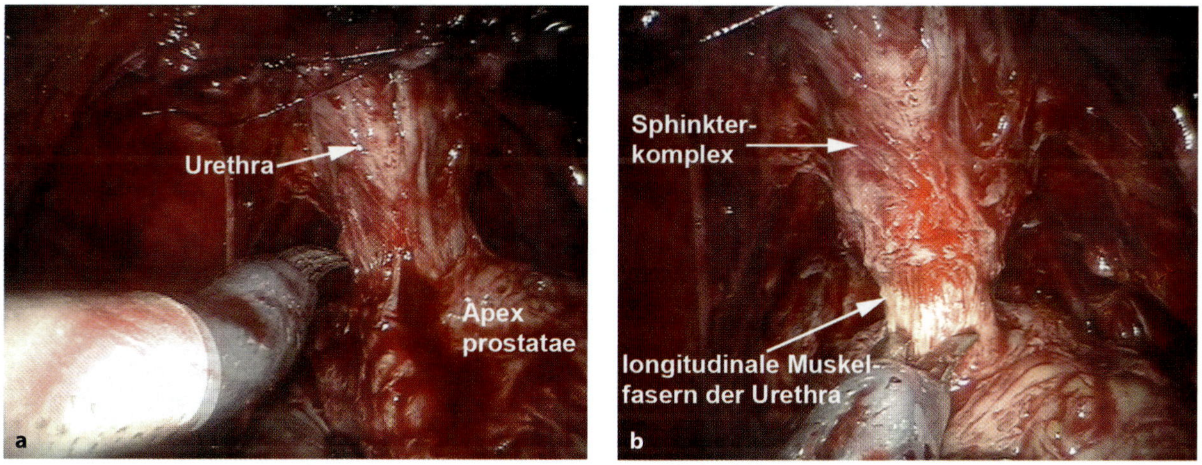

Abb. 3.181a,b

Der beste Weg, die Urethra darzustellen, ist, sie entlang der Kontur der Prostata nah am Apex zu präparieren. Nach Durchtrennung des apikalen Pfeilers (Walsh-Pfeiler) und Abschieben der Faszie kann die Urethra ausreichend lang mobilisiert werden. Die laterale Präparation trennt jegliche residuale Verwachsungen zwischen den Gefäß-Nerven-Bündeln und der Prostata. Die Urethra wird anterior unmittelbar unterhalb des Apex prostatae eröffnet, sodass der Katheter sichtbar wird. Die posteriore Wand der Urethra und der darunterliegende M. rectourethralis werden nah der Prostata mit der kalten Schere durchtrennt. Die Prostata wird dabei nach kranial gezogen. Die Durchtrennung des M. rectourethralis löst die Prostata komplett. Anschließend wird diese in einen laparoskopischen Bergesack verbracht.

Schritt 18: Posteriore muskulofasziale Rekonstruktion (Rocco-Stich)

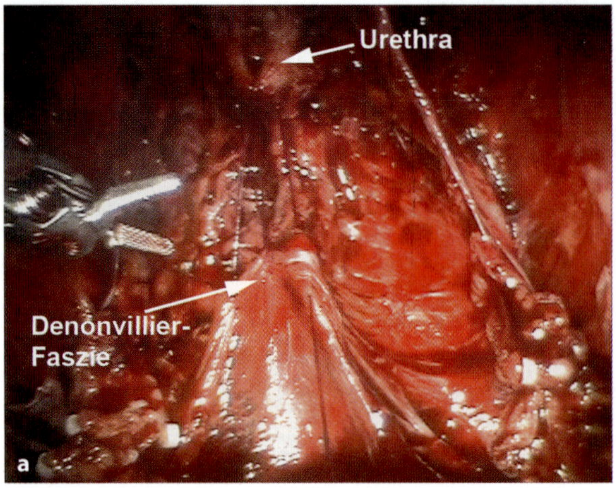

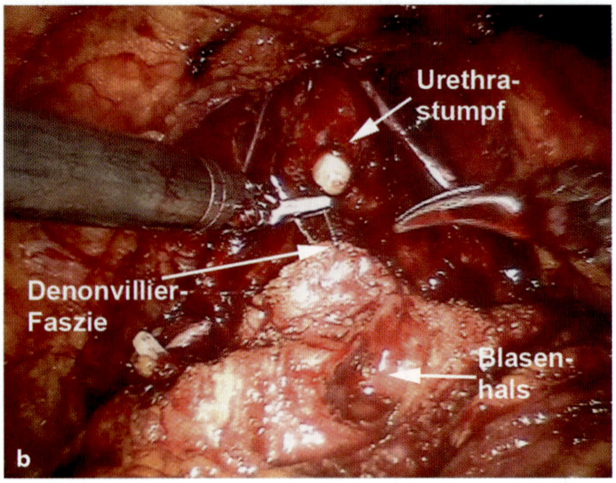

Abb. 3.182a,b

Die hintere Schicht der Denonvillier-Faszie (fibröse Schicht) wird mit einer fortlaufenden Naht (Monocryl 3-0, UR-6-Nadel) mit dem hinteren Sphinkterkomplex von links nach rechts vernäht (Abb. 3.182 a). Diese Naht wird dann in einer zweiten Schicht zurück nach links fortgeführt. Dabei werden die anteriore Denonvillier-Faszie (muskulär) und die urethrovesikale Anastomose mit gefasst. Ziel dieser Naht ist es, die posteriore Anatomie durch die Verbindung der Denonvillier-Faszie mit dem urogenitalen Diaphragma wiederherzustellen (Abb. 3.182 b).

Schritt 19: Urethrovesikale Anastomose

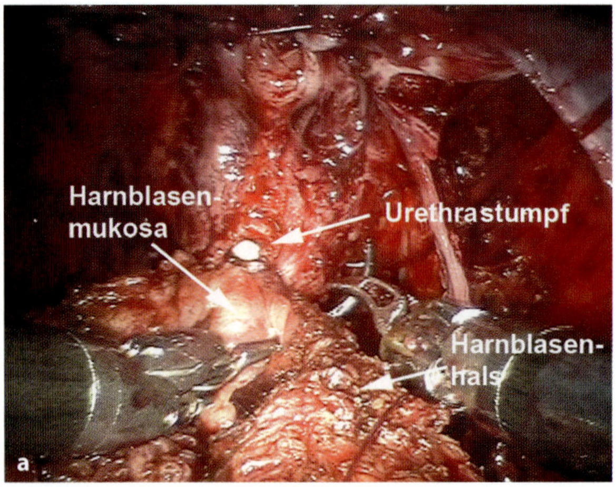

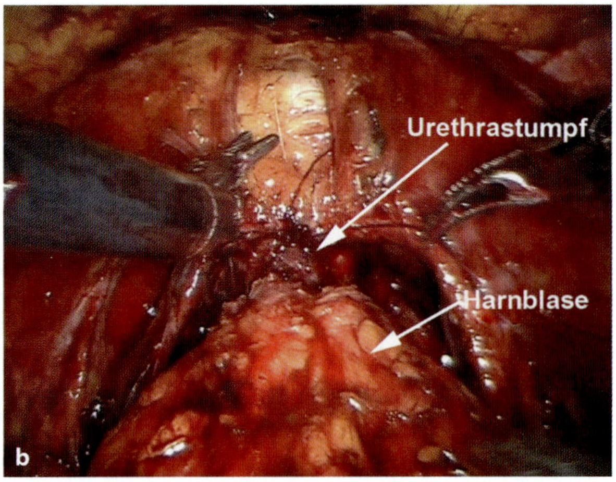

Abb. 3.183a,b

Die urethrovesikale Anastomose wird in der Van-Velthofen-Technik durchgeführt. Dazu verwenden wir eine 5/8-Nadel und zwei 20 cm lange 2-0-Nähte, deren Enden miteinander verknotet werden. Die fortlaufende Naht beginnt durch die Platzierung beider Nadeln von außen nach innen im Bereich des Blasenauslasses und von innen nach außen durch die Urethra, beginnend bei 5 Uhr (Abb. 3.183 a). Anschließend wird zuerst die linke Seite (im Uhrzeigersinn) und dann die rechte Seite (gegen den Uhrzeigersinn) fortlaufend genäht. Durch wiederholten und zunehmenden Zug an beiden Nähten wird der Blasenauslass der Urethra vollständig angenähert. Abschließend werden beide Fäden miteinander verknotet. Ein 18-Fr-Katheter wird in die Blase eingelegt und mit 10 ml Wasser geblockt.

Postoperatives Management

- Frühe Mobilisierung
- orale Flüssigkeitsaufnahme am Operationstag
- normale Kost ab dem zweiten postoperativen Tag
- Entfernung der Drainage am ersten postoperativen Tag
- Entfernung des Katheters am fünften postoperativen Tag

Literatur

1. Walsh P C (1998) Anatomic radical prostatectomy: evolution of the surgical technique. J Urol 160: 2418
2. Myers R (1994) Radical Prostatectomy: Pertinent surgical anatomy. Atlas Urol Clin North America 2: 1-18
3. Tewari A, Takenaka A, Mtui E, Horninger W, Peschel R, Bartsch G, Vaughan ED (2006) The proximal neurovascular plate and the tri-zonal neural architecture around the prostate gland: importance in the athermal robotic technique of nerve-sparing prostatectomy. BJU Int 98: 314-23
4. Takenaka A, Leung RA, Fujisawa M, Tewari AK (2006) Anatomy of autonomic nerve component in the male pelvis: the new concept from a perspective for robotic nerve sparing radical prostatectomy. World J Urol 24: 136-43
5. Costello AJ, Brooks M, Cole OJ (2004) Anatomical studies of the neurovascular bundle and cavernosal nerves. BJU Int 94: 1071-6
6. Mottrie A, Van Migem P, De Naeyer G, Schatteman P, Carpentier P, Fontayne E (2007) Robotic-assisted laparoscopic radical prostatectomy: oncologic and functional results of 184 cases. Eur Urol 52: 746-50

3.12 Endoskopische extraperitoneale radikale Prostatektomie (EERPE)

3.12.1 EERPE – »wide excision«

Jens-Uwe Stolzenburg, Minh Do, Anja Dietel, Alan Mc Neil, Rowan Casey, Mathias Winkler, Christopher Anderson, Michael Truss, Kevin Turner, Ian Dunn, Evangelos N. Liatsikos

Einleitung

Die ersten Ergebnisse und Erfahrungen mit der Technik der endoskopischen extraperitonealen radikalen Prostatektomie (EERPE) haben wir 2003 publiziert [1]. Es konnte gezeigt werden, dass sich durch die Kombination der Vorteile der minimal-invasiven Laparoskopie und des primär retroperitonealen Zugangs zumindest gleich gute Ergebnisse wie bei der transperitonealen laparoskopischen RPE erzielen lassen. Intraperitoneale Komplikationen werden komplett vermieden. Mittlerweile haben wir mehr als 3000 EERPE durchgeführt und die Technik ständig weiterentwickelt, standardisiert und als First-line-Therapie für das lokal begrenzte Prostatakarzinom etabliert [2, 3].

Für die EERPE gibt es keine spezifischen Selektionskriterien oder spezifischen Kontraindikationen. So konnte gezeigt werden, dass abdominelle Voroperationen keinen negativen Einfluss auf die Operationszeit und Komplikationshäufigkeit haben [4]. Technisch anspruchsvoll, jedoch von erfahrenen Chirurgen sicher durchführbar, ist die EERPE bei Patienten mit Zustand nach laparoskopischer Netzeinlage zur Hernienreparation. Hierbei ist eine adaptierte Trokarplatzierung zu beachten [5]. Einen höheren Schwierigkeitsgrad haben ebenfalls Salvage-Prostatektomien nach Brachytherapie, nach externer Bestrahlung und nach HIFU-Therapie (hochintensiver fokussierter Ultraschall) [6].

In Abhängigkeit vom präoperativen Staging kann die EERPE als »wide excision" oder nerverhaltende Operation (► Abschn. 3.12.2) durchgeführt werden. Beide Techniken unterscheiden sich signifikant und werden im Folgenden Schritt für Schritt vorgestellt.

Indikationen

Die Indikationen für die EERPE sind die gleichen wie für die offene retropubische radikale Prostatektomie. Es gibt für die EERPE keine spezifischen Selektionskriterien oder Kontraindikationen.

- Hauptindikation: lokal begrenztes Prostatakarzinom (T1 und T2). Die Lebenserwartung der Patienten sollte mindestens 10 Jahre betragen.
- Entsprechend der Leitlinien der European Association of Urology können Patienten mit einem T3a-Prostatakarzinom ebenfalls von einer operativen Therapie (EERPE) profitieren.
- Zu beachten ist, dass bei Patienten mit Zustand nach laparoskopischer Netzeinlage zur Hernienreparation auf der Seite des platzierten Netzes meist nur eine sehr eingeschränkte pelvine Lymphadenektomie möglich ist.

Absolute Kontraindikationen

- Schwere Herzinsuffizienz
- hoher intrakranieller oder intraokulärer Druck
- Koagulopathien

Relative Kontraindikationen

Höherer Schwierigkeitsgrad (Abhängig von der Erfahrung des Operateurs)

- Adipositas per magna
- ausgedehnte Voroperationen im unteren Abdomen
- Zustand nach laparoskopischer Netzeinlage zur Hernienreparation
- Zustand nach ausgedehnter transurethraler Prostataresektion (TURP)
- sehr große Prostata (>130 g)
- großer Mittellappen
- asymmetrische Prostata (insbesondere apikal)
- ausgedehnte Fibrosen im Becken (Zustand nach traumatologischer Operation im Becken wie Symphysenverplattung, Schussverletzungen u. a.)
- Salvage-Prostatektomie (nach Brachytherapie, nach externer Bestrahlung, nach HIFU-Therapie)
- T3-Tumor

Präparative Vorbereitung

- Klystier (fakultativ)
- perioperative Breitbandantibiose

Schritt 1: Patientenlagerung und Trokarplatzierung

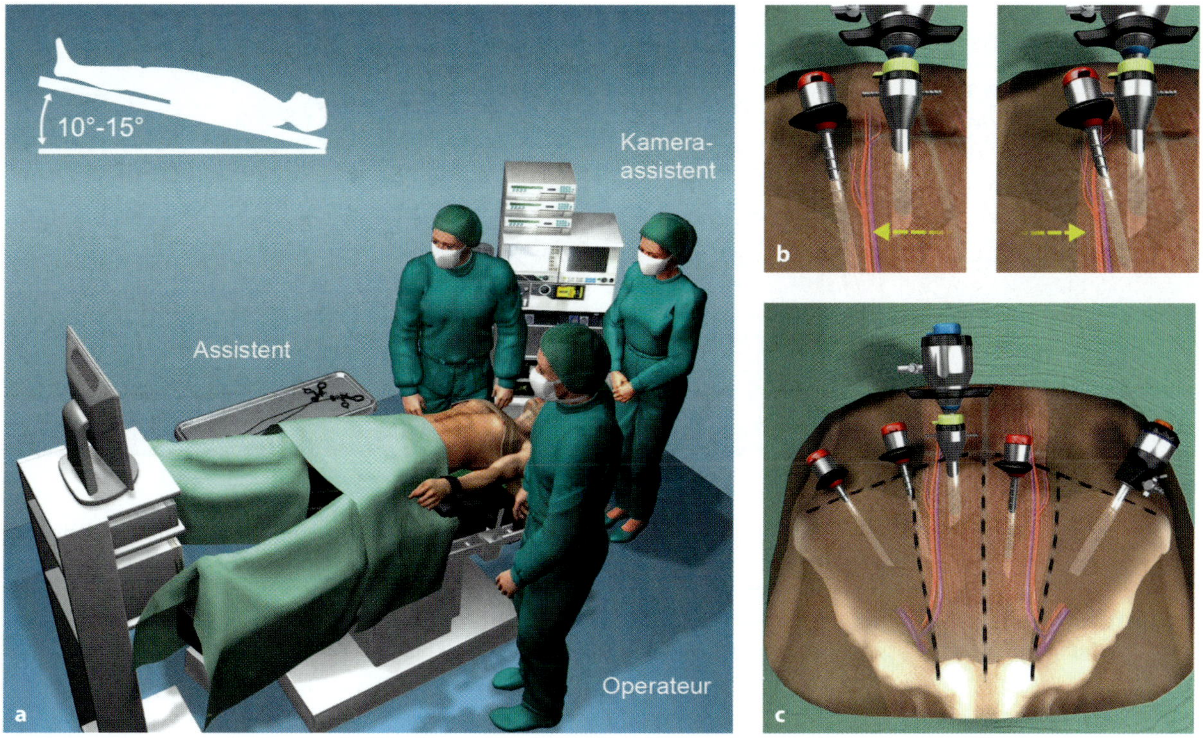

Abb. 3.184a–c

Der Patient wird in Steinschnittlage gelagert (▸ Abschn. 3.2). Der Operateur steht auf der linken Seite des Patienten, der Assistent auf der rechten Seite und der Kameraassistent hinter dem Kopf des Patienten (Abb. 3.184 a). Nach der Desinfektion des Operationsfeldes erfolgt die Einlage eines 18-Ch-Dauerkatheters. Nach der Präparation des Präperitonealraums (▸ Abschn. 3.4) werden zunächst der Hassan-Optiktrokar und anschließend die Arbeitstrokare (drei 5-mm-Trokare, ein 12-mm-Trokar) platziert (Abb. 3.184 c). Während der gesamten Operation wird ein 0-Grad-Laparoskop verwendet. Bei sehr adipösen und bei besonders großen Patienten sollten alle Trokare 2–3 cm weiter kaudal platziert werden. Die Länge der üblichen laparoskopischen Instrumente reicht ansonsten häufig nicht aus, um tief im Becken zu operieren. Die Position des rechten paramedianen 5-mm-Trokars sollte entsprechend des Verlaufs der epigastrischen Gefäße variiert werden, um eine Verletzung derselben zu vermeiden (Abb. 3.184 b).

Schritt 2: Inzision der endopelvinen Faszie

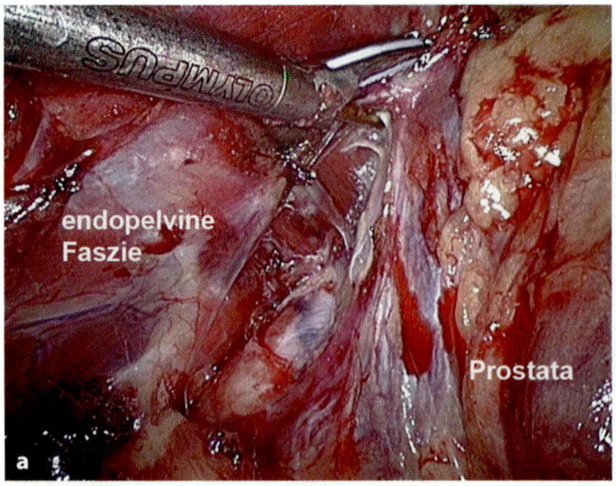

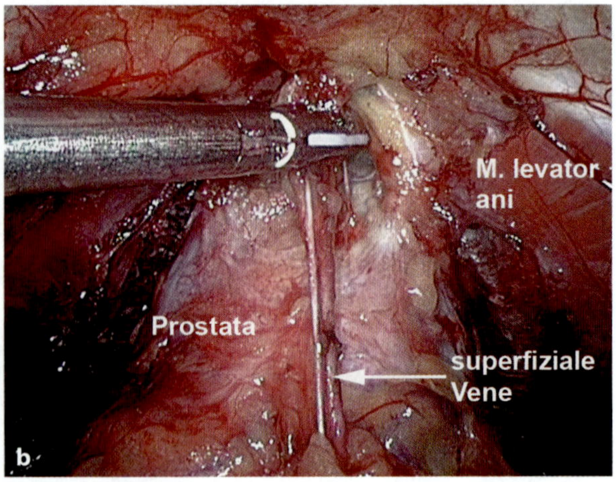

Abb. 3.185a,b

Zu Beginn der Operation wird unter Nutzung der bipolaren Fasszange des gesamt Fett-Bindegewebe von der Ventralfläche der Prostata und dem Blasenhals entfernt. Anschließend wird beidseits die endopelvine Faszie inzidiert. Die Inzision wird stumpf oder scharf bis zum Apex prostatae erweitert (Abb. 3.185 a). Der Assistent drückt die Prostata nach medial, um den Apex prostatae komplett vom M. levator mobilisieren zu können. Anschließend wird der stets vorhandene Ast der V. dorsalis penis am Übergang Apex prostatae/Urethra koaguliert und mittels Sonosurg durchtrennt (Abb. 3.185 b).

Schritt 3: Durchtrennung der puboprostatischen Bänder und Umstechung des Plexus Santorini

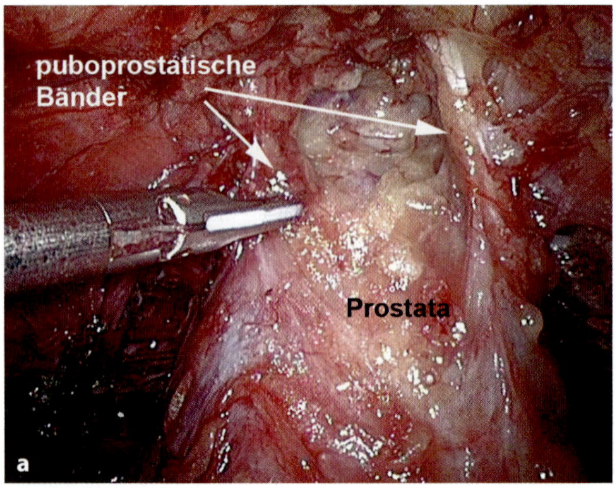

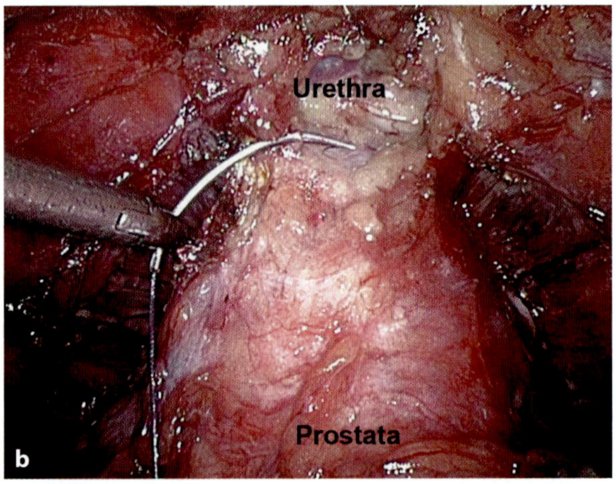

Abb. 3.186a,b

Beide puboprostatischen Bänder (Abb. 3.186 a) werden mittels Schere oder Sonosurg durchtrennt. Vorsicht: Eine zu tiefe Schnittführung kann den Plexus Santorini verletzen und unnötige Blutungen verursachen. Zur optimalen Darstellung der Urethra drückt der Assistent die Prostata nach dorsokranial. Der von lateral gut zu identifizierende Plexus Santorini wird mit einer leicht gerade gebogenen GS-22-Nadel (Polysorb 2-0) oder SH-Nadel (Vicryl 2-0) von links nach rechts umstochen (Abb. 3.186 b). Nach dem Knoten wird mit der gleichen Nadel noch einmal der Plexus Santorini unterfahren und somit doppelt ligiert. Eine versehentliche Fixierung des Katheters (zu tiefer Stich!) kann durch eine stets durchzuführende Bewegung des Katheters erkannt werden.

Schritt 4: Ventrale und laterale Blasenhalsdissektion

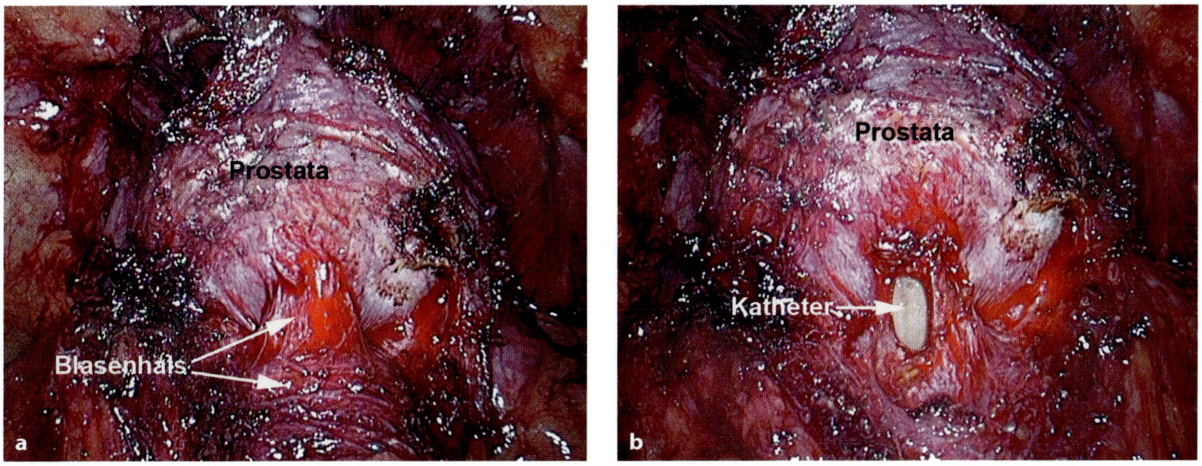

■ **Abb. 3.187a,b**

Anschließend wird der Blasenhals durch teils stumpfe, teils scharfe Präparation dargestellt. Der Übergang Blasenhals (mobil) zur Prostata (solides Gewebe) kann am Beginn der Präparation palpiert werden (Blasenkatheter dazu entblocken). Bei Problemen erleichtert das Bewegen des geblockten Blasenkatheters die Identifikation des Blasenhalses. Kann dieser nicht eindeutig erkannt werden, sollte die Inzision weiter kranial erfolgen, um eine intraprostatische Präparation zu vermeiden (Cave: positiver Schnittrand). Der eigentliche Blasenhals ist am longitudinalen Muskelverlauf (■ Abb. 3.187 a) deutlich zu identifizieren. Assistent und Operateur drücken die Harnblase nach kranial, um den Blasenhals zu inzidieren, sodass der Blasenkatheter sichtbar wird (■ Abb. 3.187 b).

Schritt 5: Posteriore Blasenhalsdissektion

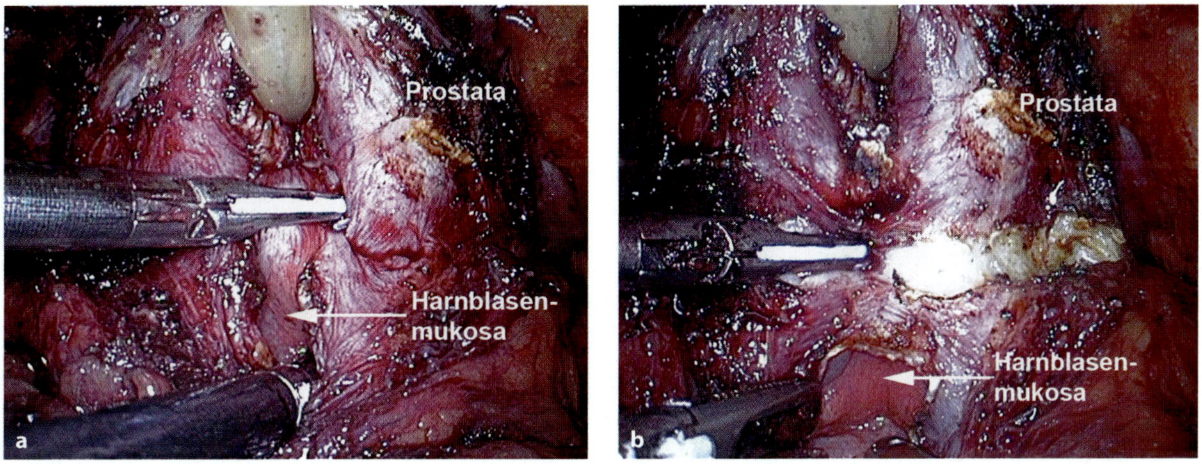

■ **Abb. 3.188a,b**

Der Katheter wird nun durch den Assistenten nach kranial luxiert. Durch Zug von außen am Katheter wird die Prostata »exponiert«, und der dorsale Blasenhals kann mittels Sonosurg inzidiert werden (■ Abb. 3.188 a). Als Orientierung sollte stets die Blasenschleimhaut dienen (■ Abb. 3.188 b). Der Blasenhals wird zunächst zwischen 5 und 7 Uhr vollständig disseziert. Anschließend wird diese Inzision nach lateral erweitert. Der häufigste Fehler ist eine zu tangentiale und damit intraprostatische Dissektion. Die korrekte Präparation erfolgt in dorsaler Richtung bis zum Sichtbarwerden beider Ampullen des Ductus deferens.

Schritt 6: Laterale Blasenhalsdissektion und Durchtrennung der Ductus deferentes

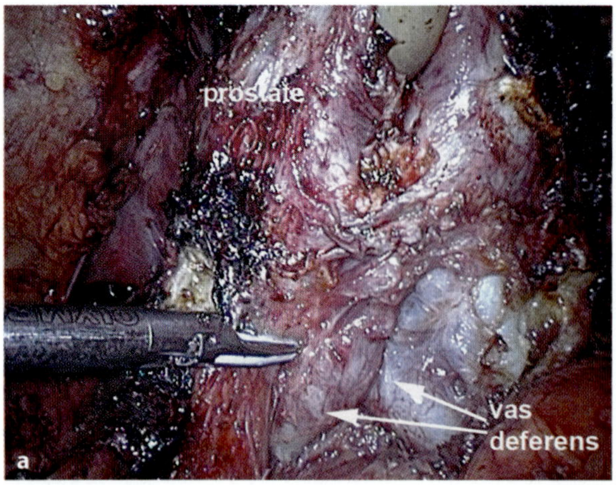

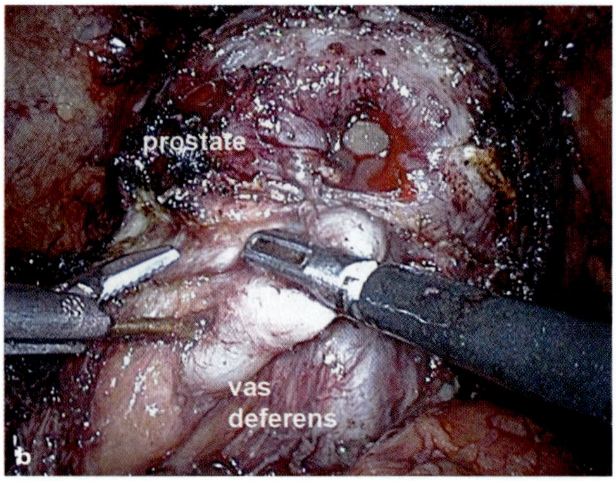

Abb. 3.189a,b

Nach der Identifikation der Ampullen des Ductus deferens werden der Blasenhals und im Unterschied zur nerverhaltenden Technik auch alle lateralen Faszien und Adhäsionen vollständig durchtrennt (Abb. 3.189 a). Beide Samenleiter werden in Höhe der Samenblasenspitzen mittels Sonosurg durchtrennt. Eine Durchtrennung unmittelbar vor Mündung in die Prostata erschwert die Präparation der Samenblasen. Zur Präparation der Samenleiter und später der Basis der Samenblasen fasst der Assistent den Ductus mittels Fasszange (lateraler Trokar rechts) und zieht diesen in kontralateraler Richtung (Abb. 3.189 b). Mit dem zweiten Instrument (Sauger, medialer rechter Trokar) drückt er die Harnblase nach kaudal, um den Zugang zu den Samenblasen zu erleichtern.

Schritt 7: Samenblasendissektion und Inzision der Denonvillier-Faszie

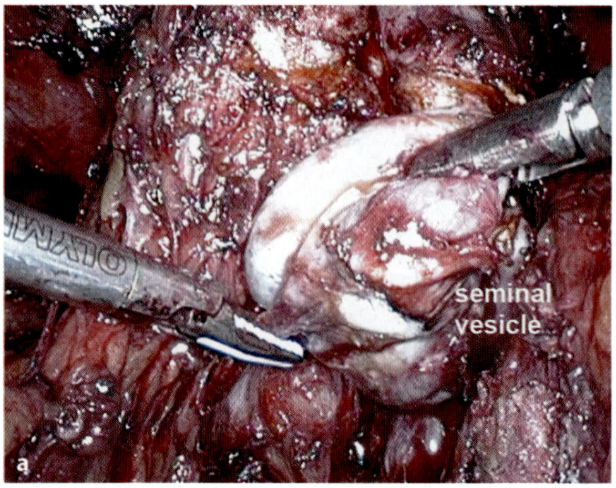

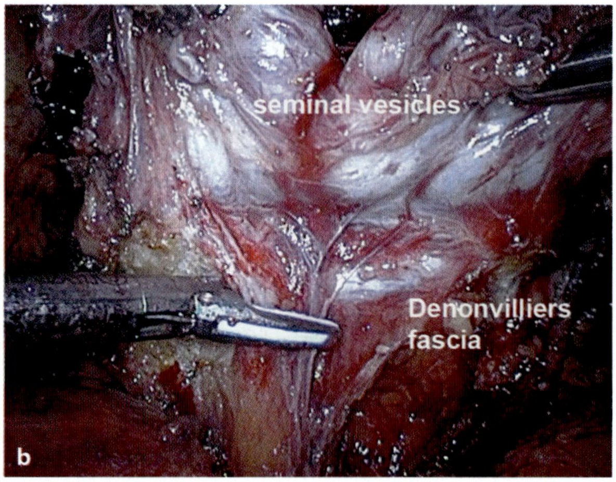

Abb. 3.190a,b

Zur eigentlichen Samenblasenpräparation fasst der Assistent die Samenblasen (wie vorher den Ductus) und zieht diese in kontralateraler Richtung. Hierbei ist die Assistenz mit dem Sauger, der die Blase nach kaudal drückt, von besonderer Bedeutung. Kleinere Gefäße, insbesondere die Samenblasenspitzenarterie, sollten mittels Sonosurg durchtrennt werden (Abb. 3.190 a), um Blutungen zu vermeiden. Zur Exposition der Denonvillier-Faszie ziehen dann der Chirurg und der Assistent die Samenblasen in jeweils kraniolaterale Richtung. Die Denonvillier-Faszie wird nun horizontal inzidiert (Abb. 3.190 b), und das prärektale Fett wird sichtbar. Zur Mobilisation des Rektums erfolgt nun eine Präparation in Richtung Apex prostatae streng von medial nach lateral.

Schritt 8: Dissektion der Prostatapfeiler und des Gefäß-Nerven-Bündels

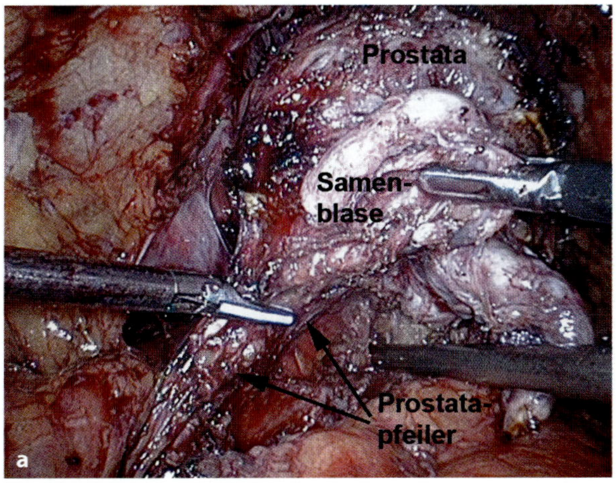

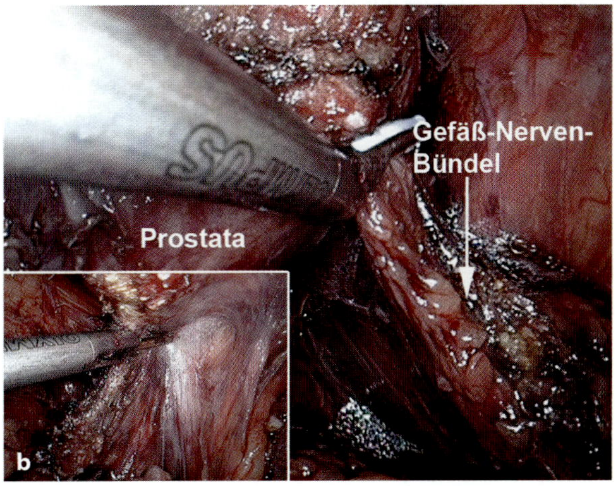

Abb. 3.191a,b

Durch Zug an der Samenblase in kraniale kontralaterale Richtung (Assistent) wird der Prostatapfeiler exponiert (Abb. 3.191 a). Die Durchtrennung desselben erfolgt mittels Sonosurg. Kleinere Blutungen können bipolar koaguliert werden. Die Verwendung von Clips ist meist nicht notwendig. Nach Durchtrennung des Prostatapfeilers wird das Gefäß-Nerven-Bündel ebenfalls durchtrennt, wie in Abb. 3.191 b für die rechte Seite gezeigt wird. Die Präparation von dorsal erfolgt zunächst auf der einen, dann auf der anderen Seite bis zum Apex prostatae (Abb. 3.191 b, kleines Bild) und der Urethra. Die Prostata wird dabei mehr und mehr durch den Assistenten nach kranial gezogen.

Schritt 9: Apikale Dissektion und urethrovesikale Anastomose

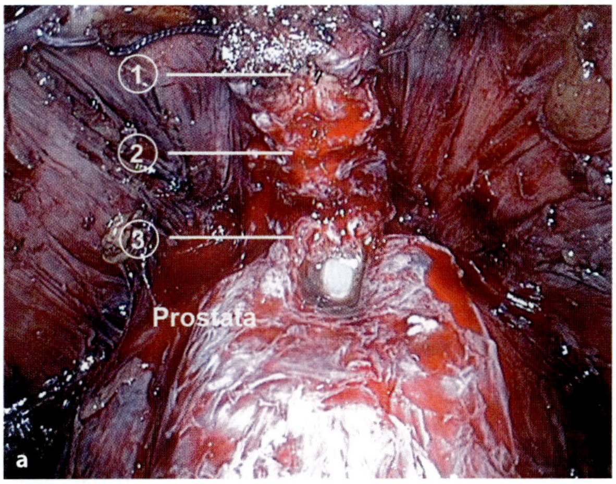

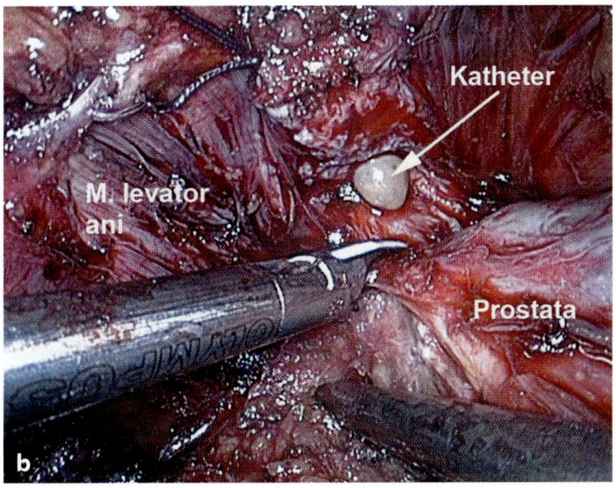

Abb. 3.192a,b

Die apikale Dissektion erfolgt in 5 Schritten: zunächst wird der Plexus Santorini durchtrennt (1), dann die anteriore Urethra (Verbindung zwischen Apex prostatae und dem quergestreiften M. spincter urethrae) (2), anschließend die longitudinale glatte urethrale Muskulatur mitsamt der Schleimhaut als innerste Schicht der Urethra (3). Der Harnröhrenkatheter wird jetzt vom Assistenten nach kranial luxiert. Die Christa urethralis wird deutlich sichtbar. Kaudal vom Colliculus seminals wird die hintere Harnröhre inzidiert (4). Um eine Verletzung des Rektums (beim nerverhaltenden Vorgehen: eine Verletzung des Gefäß-Nerven-Bündels) zu vermeiden, erfolgt die vollständige Durchtrennung der hinteren Harnröhre von dorsolateral (Abb. 3.192 b). Die urethrovesikale Anastomose wird in ► Abschn. 3.12.2 beschrieben.

Postoperatives Management

- Drainentfernung am ersten oder zweiten postoperativen Tag
- Katheterentfernung am fünften oder sechsten postoperativen Tag nach Zystogramm, bei kleinem Paravasat wird der Katheter 3–7 Tage länger belassen (in Abhängigkeit von der Größe des Defekts)

Es gibt heute keine einheitliche Klassifikation für die Größe und den Umgang mit Paravasaten. Nichtsdestotrotz haben wird versucht, die Anastomosen-Leaks nach radikaler Prostatektomie zu klassifizieren und Richtlinien für das Management solcher Paravaste aufzustellen [7].

Literatur

1. Stolzenburg JU, Do M, Rabenalt R, Pfeiffer H, Horn L, Truss MC, Jonas U, Dorschner W (2003) Endoscopic Extraperitoneal Radical Prostatectomy (EERPE) – initial experience after 70 procedures. J Urol 169: 2066
2. Stolzenburg JU, Rabenalt R, DO M, Ho K, Dorschner W, Waldkirch E, Jonas U, Schütz A, Horn L, Truss MC (2005) Endoscopic extraperitoneal radical prostatectomy: oncological and functional results after 700 procedures. J Urol 174: 1271-75
3. Stolzenburg JU, Kallidonis P, Minh D, Dietel A, Häfner T, Dimitriou D, Al-Aown A, Kyriazis I, Liatsikos EN (2009) Endoscopic extraperitoneal radical prostatectomy: evolution of the technique and experience with 2400 cases. J Endourol 23:1467-72
4. Stolzenburg JU, Ho KM, Do M, Rabenalt R, Dorschner W, Truss MC (2005) Impact of previous surgery on endoscopic extraperitoneal radical prostatectomy. Urology 65: 325-31
5. Stolzenburg JU, Anderson C, Rabenalt R, Do M, Ho K, Truss M (2005) Endoscopic Extraperitoneal Radical Prostatectomy (EERPE) in patients with prostate cancer and previous laparoscopic inguinal mesh placement for hernia repair. World J Urol 27: 1-5
6. Stolzenburg JU, Bynens B, Do M, Rabenalt R, Katsakiori PF, Liatsikos E (2007) Salvage laparoscopic extraperitoneal radical prostatectomy after failed high-intensity focused ultrasound and radiotherapy for localized prostate cancer. Urology 70: 956-60
7. Stolzenburg JU, Gettman MT; Liatsikos EN (2007) Endoscopic Extraperitoneal radical Prostatectomy – Laparoscopic and Robot-Assisted Surgery. Heidelberg: Springer

3.12.2 Nerverhaltende EERPE

Jens-Uwe Stolzenburg, Minh Do, Thilo Schwalenberg, Anja Dietel, Alan Mc Neil, Rowan Casey, Christopher Anderson, Evangelos N. Liatsikos

Einleitung

Unabhängig vom operativen Zugang ist das Verständnis der Anatomie des Blasenhalses, der Harnröhre sowie der Gefäße und Nerven, welche die Prostata umgeben, entscheidend für das operative Ergebnis der radikalen Prostatektomie [1, 2]. Basierend auf zahlreichen anatomischen Studien haben wir die Technik der intrafaszialen nerverhaltenden endoskopisch extraperitonealen radikalen Prostatektomie (nsEERPE) entwickelt. Durch die ventrale Inzision der periprostatischen Faszie, den Erhalt der endopelvinen Faszie und der puboprostatischen Bänder können die lateral und dorsal lokalisierten nervalen Strukturen (Plexus pelvicus, Gefäß-Nerven-Bündel, Plexus prostaticus, ► Abschn. 3.1) in ihrer Komplexität erhalten werden (3,4,5). Diese Präparationstechnik führt zu signifikant besseren klinischen Ergebnissen, ohne das onkologische Ergebnis negativ zu beeinflussen [6].

Indikationen

- Lokal begrenztes Prostatakarzinom (T1 und T2)
- kein palpabler Tumor am Apex prostatae; wird trotzdem ein Nerverhalt angestrebt, sollte ein intraoperativer Schnellschnitt durchgeführt werden
- PSA <10 ng/ml und Gleason-Score <7
  - Wird bei Patienten mit Gleason-Score 7 und/oder PSA >10 ng/ml und <20 ng/ml ein Nerverhalt angestrebt, sollte eine intraoperative Schnellschnittuntersuchung zur Sicherung eines tumorfreien Absetzungsrandes durchgeführt werden.

Aktuelle Normogramme berücksichtigen bei der Indikationsstellung Nerverhalt auch die Tumorlast (Anzahl durchgeführter Biopsien und Anzahl positiver Biopsien).

Ein Nerverhalt wird in erster Linie bei präoperativ potenten Patienten durchgeführt. Auch bei impotenten Patienten sollte bei Low- und Intermediate-risc-Tumoren ein Nerverhalt angestrebt werden, da sich dieser positiv auf die postoperative Kontinenz (inbesondere Frühkontinenz) auswirkt.

Kontraindikationen

- Karzinom mit Gleason-Score 8–10: wenn nur ein einseitiges Karzinom mit Gleason-Score 8 vorliegt, kann auf der Gegenseite eine nerverhaltende Operation erfolgen (unilateral nsEERPE)
- Fixation des Gefäß-Nerven-Bündels an der Prostata (intraoperative Entscheidung)
- Karzinominfiltration in das Gefäß-Nerven-Bündel (als Ergebnis der intraoperativen Schnellschnittuntersuchung)

Präoperative Vorbereitung

- Klystier (fakultativ)
- perioperative Breitbandantibiose

Schritt 1: Mobilisation der periprostatischen Faszie und der puboprostatischen Bänder

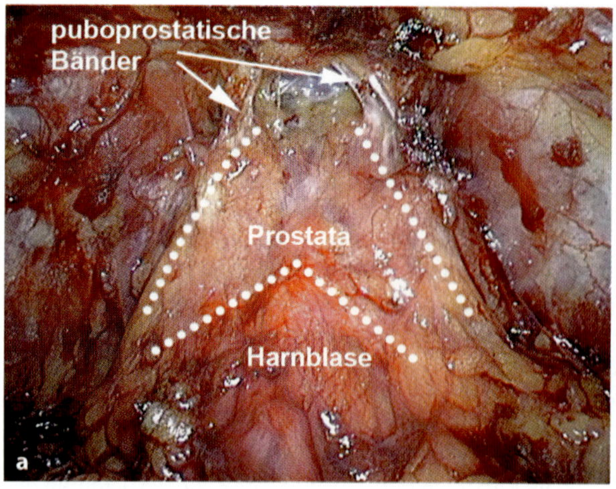

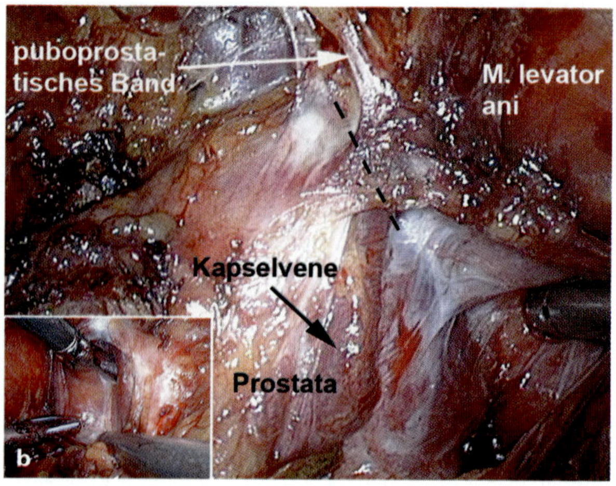

Abb. 3.193a,b

Nachdem der Blasenhals, die Prostata und die endopelvine Faszie vollständig vom Fett-Bindegewebe befreit sind, wird die V. dorsalis penis koaguliert und durchtrennt. Jeweils entlang der Lateralfläche der Prostata werden beidseits stumpf sowohl die periprostatische als auch die endopelvine Faszie von der Prostata abpräpariert (intrafasziale Präparation; Abb. 3.193 a). Bei korrekter Präparation sind die Fasern des M. levator ani von der mobilisierten, dünnen periprostatischen Faszie bedeckt. Lediglich am Apex prostatae werden Fasern von den puboprostatischen Bändern, die zur Prostata ziehen (gestrichelte Linie in Abb. 3.193 b) scharf durchtrennt. Die puboprostatischen Bänder selbst bleiben beidseits intakt.

Schritt 2: Blasenhalsdissektion

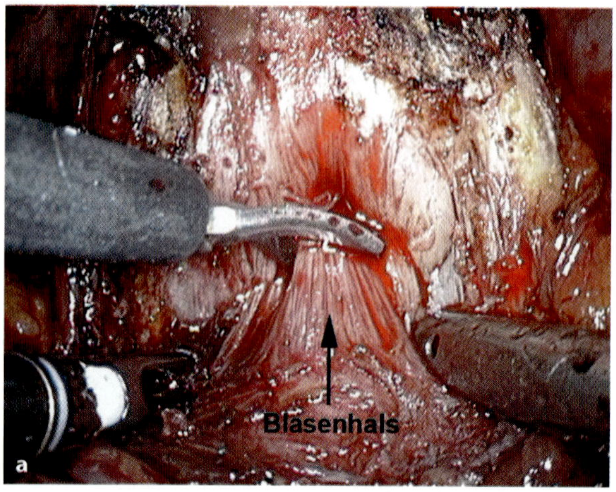

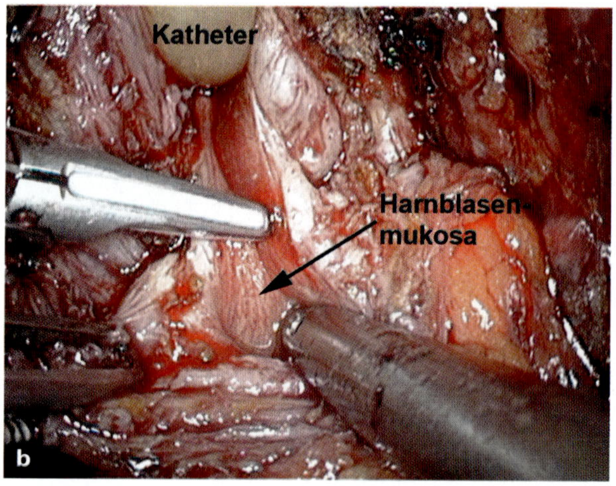

Abb. 3.194a,b

Der nächste Schritt der Operation ist die Blasenhalsdissektion. Liegt kein Mittellappenadenom vor, sollte stets eine blasenhalsschonende Operation angestrebt werden. Nach scharfer Durchtrennung der ventralen Bindegewebsanteile und der Detrusorlamellen lässt sich durch stumpfe Präparation der eigentliche Blasenhals in Form der longitudinal verlaufenden glatten Muskelzellbündel identifizieren (Abb. 3.194 a). Nach Durchtrennung derselben wird der Katheter durch den Assistenten nach ventral luxiert und kranial der Symphyse fixiert (Zug von außen). Die laterale und dorsale Zirkumferenz des Blasenhalses kann so sicher anhand der Blasenmukosa identifiziert und durchtrennt werden (Abb. 3.194 b)

Schritt 3: Durchtrennung der Vasa deferentia und Mobilisation der Samenblasen

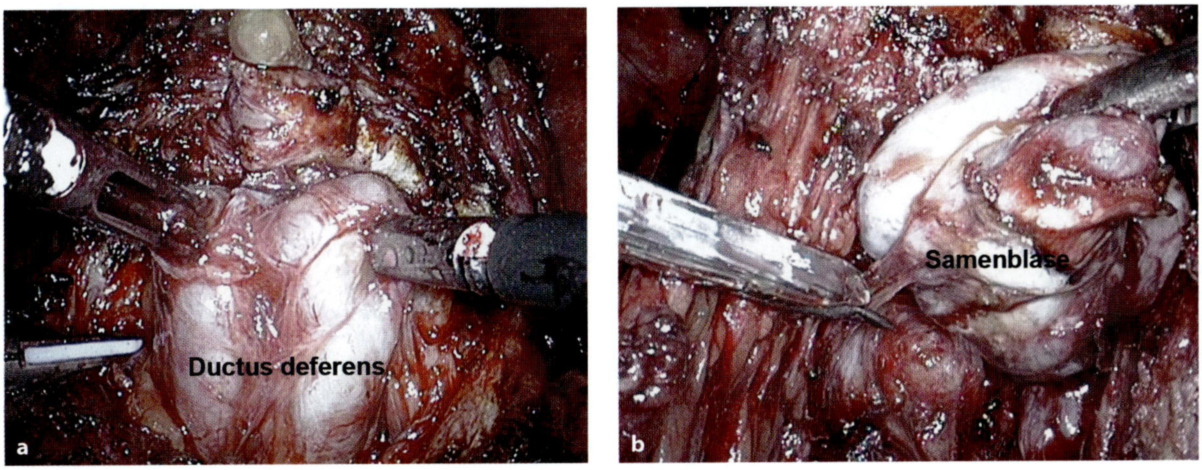

Abb. 3.195a,b

Abb. 3.195 a zeigt den typischen Situs nach vollständiger Durchtrennung des Blasenhalses mit Darstellung beider Ampullen des Ductus deferens. Im Unterschied zur »wide excision« werden die lateralen Strukturen (Faszie, Gefäße, Nerven) jedoch nicht durchtrennt. Die Operation wird unmittelbar mit der Durchtrennung beider Samenleiter fortgesetzt. Anschließend erfolgt die Präparation beider Samenblasen. Insbesondere an der Spitze der Samenblasen sollte keine Energie appliziert werden (Koagulation oder Sonosurg), um den in unmittelbarer Nähe gelegenen Plexus pelvicus nicht zu schädigen. Wir favorisieren die Verwendung von Titanclips (Abb. 3.195 b) und der »kalten« Schere. Alternativ können die Samenblasenspitzen in situ belassen werden.

Schritt 4: Dissektion der Denonvillier-Faszie

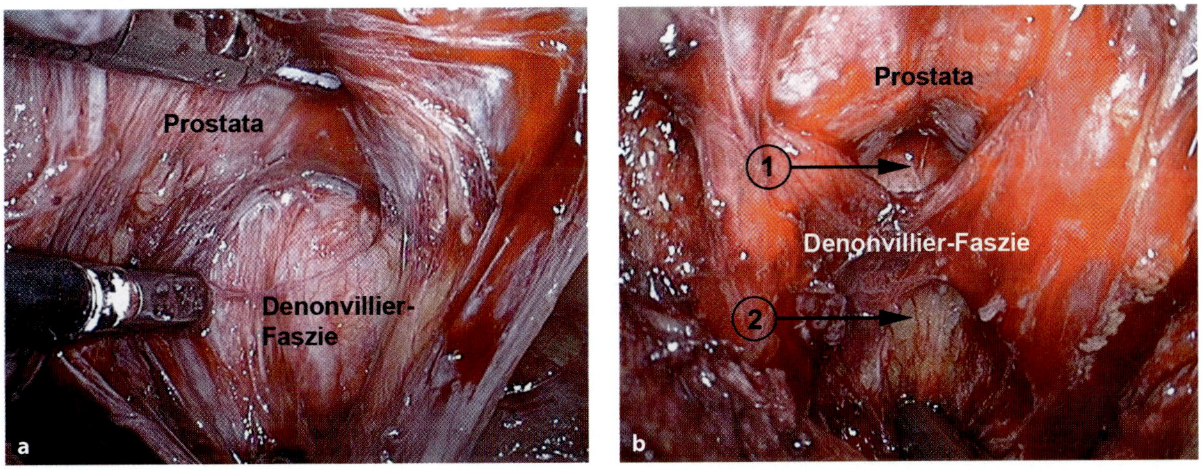

Abb. 3.196a,b

Nach der Präparation beider Samenblasen wird die linke Samenblase durch den Chirurgen und die rechte Samenblase durch den Assistenten nach kranial luxiert. Dadurch kommt die Denonvillier-Faszie gut zur Darstellung. Bei der intrafaszialen nerverhaltenden Technik erfolgt anschließend eine Abpräparation (keine Inzision) der Denonvillier-Faszie (Abb. 3.196 a). Auf diese Weise wird in der Mittellinie eine Schicht zwischen Denonvillier-Faszie und Prostatakapsel bis zum Apex prostatae entwickelt. Das prärektale Fett bleibt durch die Denonvillier-Faszie bedeckt. Abb. 3.196 b zeigt den Unterschied zwischen der intrafaszialen Technik (Schicht 1) und der klassischen interfaszialen Technik (Schicht 2), bei der die Denonvillier-Faszie inzidiert wird und das prärektale Fett sichtbar wird.

Schritt 5: Durchtrennung der Prostatapfeiler

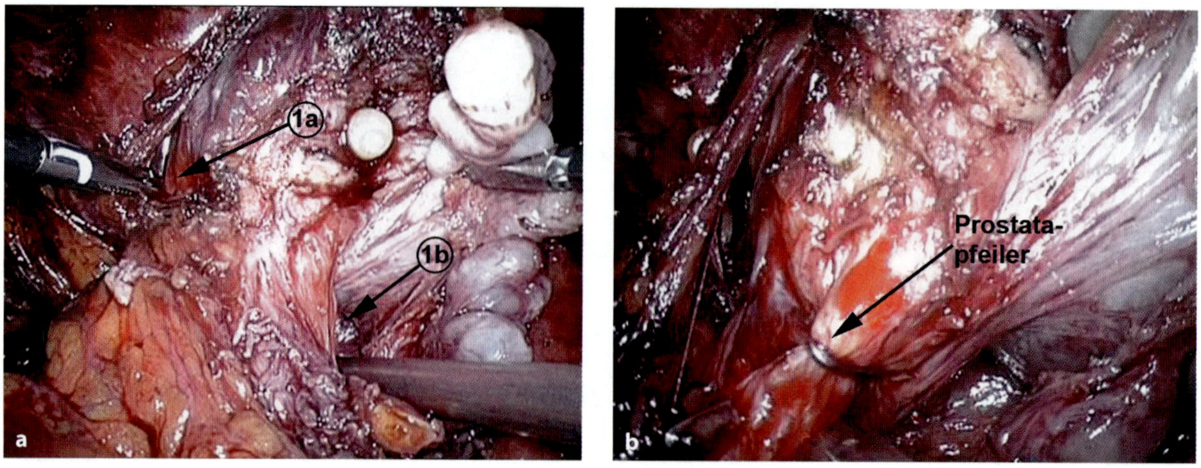

◘ Abb. 3.197a,b

◘ Abb. 3.197 a zeigt den Situs unmittelbar vor Durchtrennung beider Prostatapfeiler: sowohl lateral (1a) als auch medial (1b) ist die intrafasziale Präparationsschicht entwickelt. Für die gesamte weitere Präparation dient die weiß glänzende Prostatakapsel als Orientierung. Unmittelbar an der Oberfläche der Prostatakapsel wird der Prostatapfeiler Schritt für Schritt nach peripher geclippt (◘ Abb. 3.197 b) und durchtrennt. Viele Studien zeigen, dass die Verwendung von Ultraschalldissektoren oder von Koagulationsstrom bei diesem Operationsschritt zu einer irreversiblen Schädigung der in unmittelbarer Nähe befindlichen Nerven und Gefäße führt. Können einzelne Gefäße nicht geclippt werden, sollte eine vorsichtige Umstechung (Vicryl 4-0), aber keine Koagulation erfolgen.

Schritt 6: Mobilisation des neurovaskulären Bündels und der periprostatischen Faszie

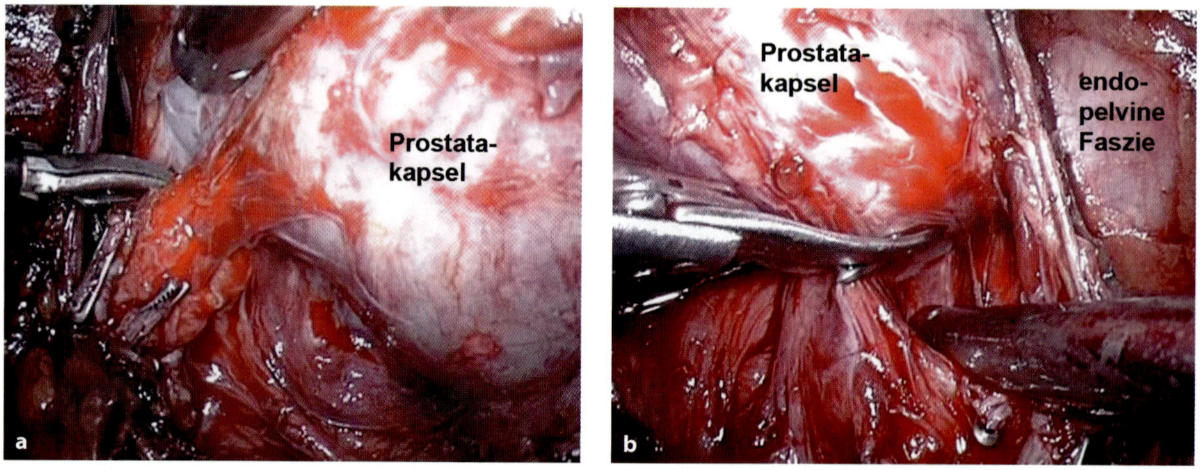

◘ Abb. 3.198a,b

Nachdem der Prostatapfeiler vollständig durchtrennt ist, wird das Gefäß-Nerven-Bündel von der Prostatakapsel abpräpariert. Dies kann in den meisten Fällen stumpf erfolgen, insbesondere je weiter die Präparation Richtung Apex prostatae fortschreitet. Wiederum dient die weiß glänzende Prostatakapsel als Orientierung. Die gesamte Präparation erfolgt direkt auf der Oberfläche der Prostatakapsel. Kleinere in die Prostata ziehende Gefäße werden geclippt und anschließend durchtrennt, wie in ◘ Abb. 3.198 b für die rechte Seite gezeigt wird. Zur Präparation der linken Seite zieht der Assistent die linke Samenblase vorsichtig nach rechts kraniolateral und auf der rechten Seite in die umgekehrte Richtung.

Schritt 7: Apikale Mobilisation und Ligatur des Plexus Santorini

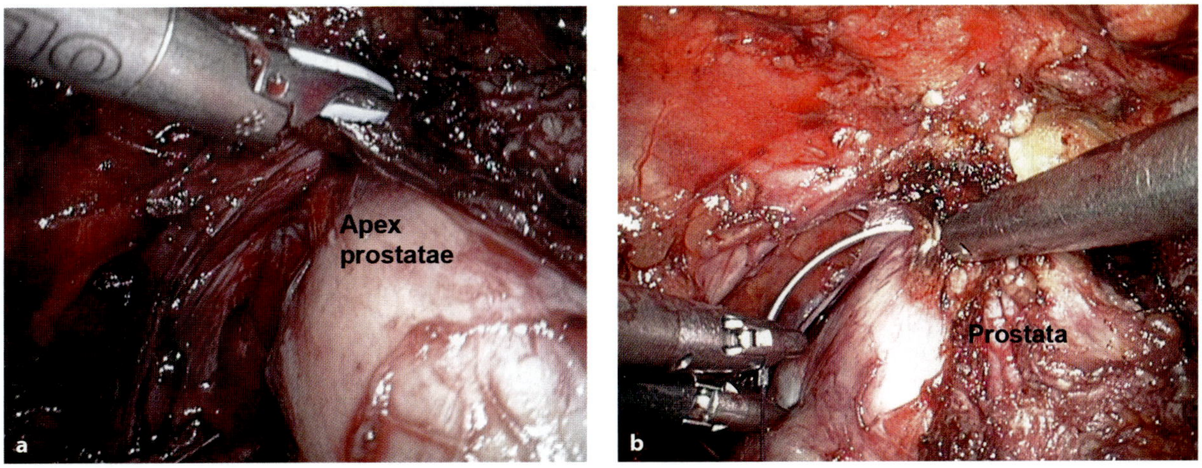

Abb. 3.199a,b

Der Assistent drückt jetzt die gesamte Prostata nach lateral (keine Luxation nach kranial). Die erhaltenen puboprostatischen Bänder und der Apex prostatae können so vollständig mobilisiert werden. Dies sollte, um eine Schädigung der in unmittelbarer Nachbarschaft gelegenen Gefäße und Nerven zu vermeiden, stumpf erfolgen. Das den Plexus Santorini bedeckende Bindegewebe sollte mittels Sonosurg durchtrennt werden (Abb. 3.199 a), sodass der Plexus Santorini deutlich sichtbar wird. Dieser wird mit einer leicht gerade gebogenen GS-22-Nadel (Polysorb 2-0) von links nach rechts umstochen. Eine zweite Umstechung mit derselben Nadel (ohne dass der Faden der ersten Ligatur durchtrennt wird) ist für eine optimale Hämostase sehr hilfreich.

Schritt 8: Apikale Dissektion

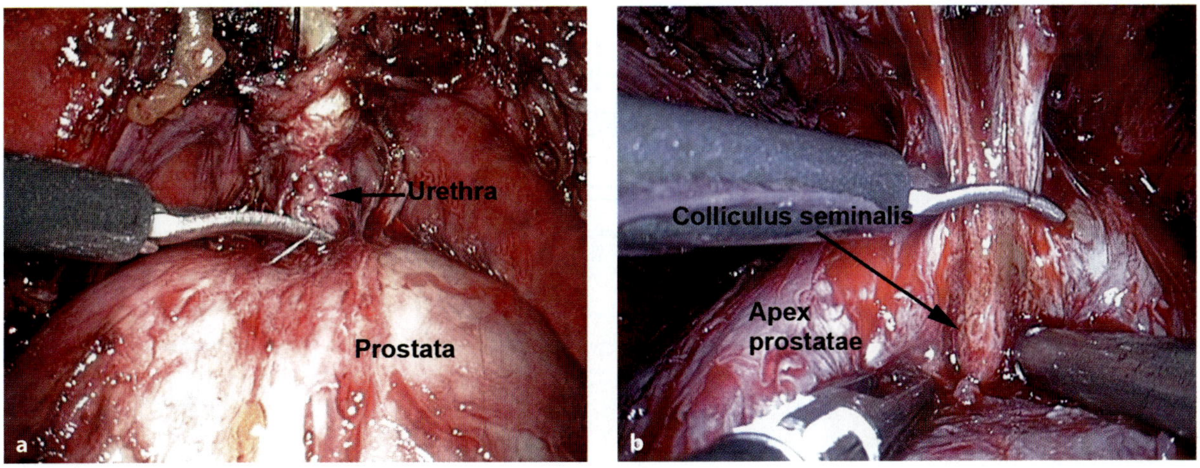

Abb. 3.200a,b

Die 5 Schritte der apikalen Dissektion wurden detailliert in ▶ Abschn. 3.12.1 beschrieben. Für die Schritte 1–3 sollte sich der Harnröhrenkatheter in situ befinden. Zunächst wird der Plexus Santorini durchtrennt (Schritt 1). Durch eine Schnittführung direkt entlang des Apex prostatae (von lateral nach medial) wird der quergestreifte »Externus« (M. sphincter urethrae) separiert und geschont (Schritt 2). Auf diese Weise kann die glatte innere Harnröhrenmuskulatur (Abb. 3.200 a) separiert und anschließend so nah wie möglich an der Prostata durchtrennt werden (Schritt 3). Der Harnröhrenkatheter wird nun durch den Assistenten zur Symphyse hin luxiert (zusätzlich Zug von außen) und die hintere Zirkumferenz der Harnröhre kaudal des Collicus seminalis partiell durchtrennt (Schritt 4).

Schritt 9: Apikale Dissektion und Hämostase

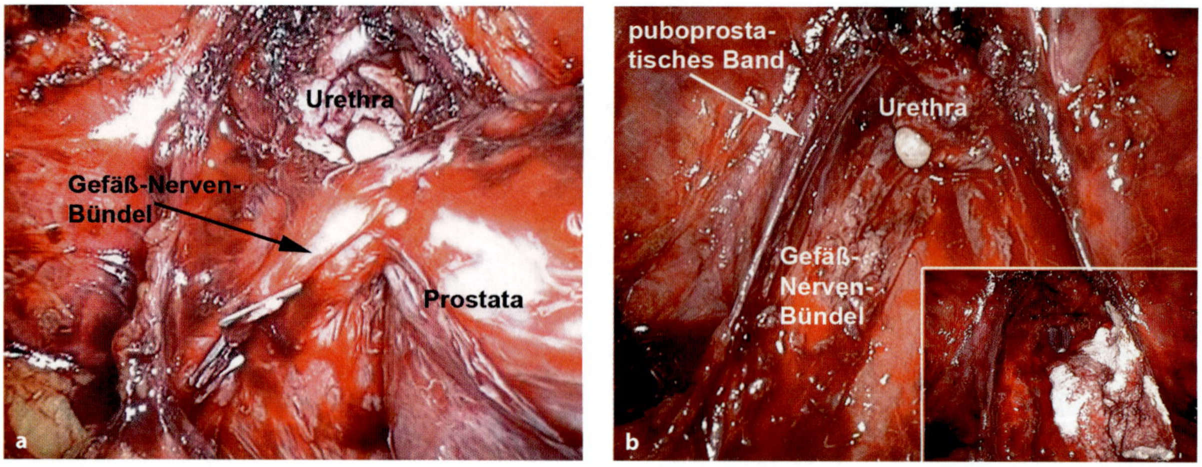

Abb. 3.201a,b

Zur Vermeidung einer ungewollten Schädigung des Gefäß-Nerven-Bündels und des Rektums wird die hintere Harnröhre vollständig von dorsolateral durchtrennt (und nicht komplett von ventral; Schritt 5). Dazu zieht der Assistent die Prostata an den Samenblasen aus dem Becken nach kraniolateral (Abb. 3.201 a). Das Präparat wird nun in einen Bergebeutel gepackt, aus dem Situs entfernt (via linke 12-mm-Trokar-Einstichstelle) und zur Schnellschnittuntersuchung eingeschickt. Abb. 3.201 b zeigt den Situs nach vollständiger intrafaszial nerverhaltender Prostatektomie. Kleinere venöse Sickerblutungen können mittels TachoSil® (Nycomed Austria GmbH; Abb. 3.201 b, kleines Bild) oder Floseal (Baxter) versorgt werden. Arterielle Blutungen müssen geclippt oder umstochen (Vicryl 4-0) werden.

Schritt 10: Urethrovesikale Anastomose

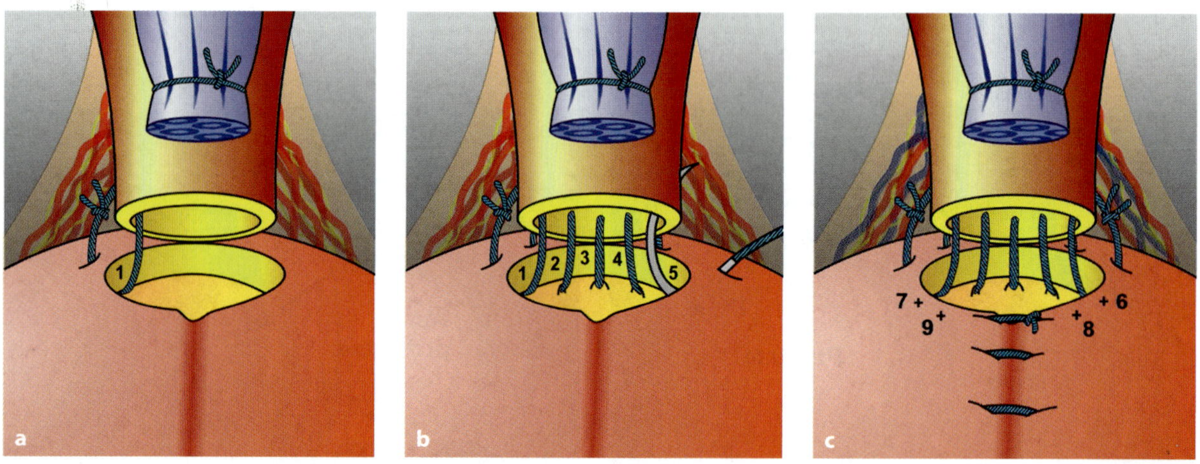

Abb. 3.202a–c

Die urethrovesikale Anastomose kann im Prinzip als Einzelknopfnaht oder als fortlaufende Naht erfolgen. Aufgrund sehr positiver Erfahrungen (Strikturrate <1 %, Leakage-Rate <1 % u. a.) favorisieren wir die Einzelknopfnaht. Die Sequenz der Nähte wird in Abb. 3.202 dargestellt. Nach Vervollständigung der Hinterwand der Anastomose (4–5 Nähte) wird der definitive 18-Fr-Silikonkatheter eingelegt, und es erfolgen die Nähte bei 3 und 9 Uhr (Stich 6 und 7). Falls notwendig erfolgt danach die Blasenhalseinengung bei 12 Uhr als fortlaufende Naht. Die abschließenden Nähte liegen bei 11 und 1 Uhr (Stich 8 und 9). Die Dichtigkeit der Anastomose wird mit 200 ml Kochsalzlösung getestet. Abschließend erfolgt die Draineinlage über den rechten lateralen 5-mm-Trokar.

Postoperatives Management

Das postoperative Vorgehen ist in ▶ Abschn. 3.12.1 beschrieben.

Literatur

1. Stolzenburg JU, Schwalenberg T, Horn LC, Neuhaus J, Constantinides C, Liatsikos EN (2007) Anatomical landmarks of radical prostatecomy. Eur Urol 51: 629-39
2. Schwalenberg T, Neuhaus J, Liatsikos E, Winkler M, Löffler S, Stolzenburg JU (2010) Neuroanatomy of the male pelvis in respect to radical prostatectomy including three-dimensional visualization. BJU Int 105: 21-7
3. Stolzenburg JU, Rabenalt R, Tannapfel A, Liatsikos EN (2006) Intrafascial nerve-sparing endoscopic extraperitoneal radical prostatectomy. Urology 67: 17-21
4. Stolzenburg JU, Rabenalt R, Do M, Schwalenberg T et al. (2008) Intrafascial nerve-sparing endoscopic extraperitoneal radical prostatectomy. Eur Urol 53: 931-940
5. Stolzenburg JU, Gettman MT, Liatsikos E (2007) Endoscopic Extraperitoneal Radical Prostatectomy: Laparoscopic and Robot-Assisted Surgery. Heidelberg: Springer
6. Stolzenburg JU, Panagiotis K, Minh D et al. (2010) A comparison of outcomes for interfascial and interfascial nerve-sparing radical prostatectomy. Urology 76: 743-8

3.12.3 Roboterassistierte extraperitoneale radikale Prostatektomie

Ingolf A Tuerk, Evangelos Liatsikos, Panagiotis Kallidonis, Christopher Anderson, Jens-Uwe Stolzenburg

Einleitung

Ob zur roboterassistierten radikalen Prostatektomie ein transperitonealer oder extraperitonealer Zugang gewählt wird, ist letztendlich die individuelle Entscheidung des Operateurs [1]. Die roboterassistierte extraperitoneale laparoskopische radikale Prostatektomie (rRALP) hat den Vorteil des direkten Zugangs zur Prostata ohne Gefährdung der intraabdominellen Organe [1], wodurch darmspezifische Komplikationen vermieden werden [2, 3]. Von Nachteil ist der kleinere Arbeitsraum, der insbesondere bei Verwachsungen im Becken das Platzieren der Trokare erschweren kann.

Indikationen, Kontraindikationen und die präoperative Vorbereitung sind in ► Abschn. 3.12.1 beschrieben.

Schritt 1: Patientenlagerung, Entwicklung des Extraperitonealraums

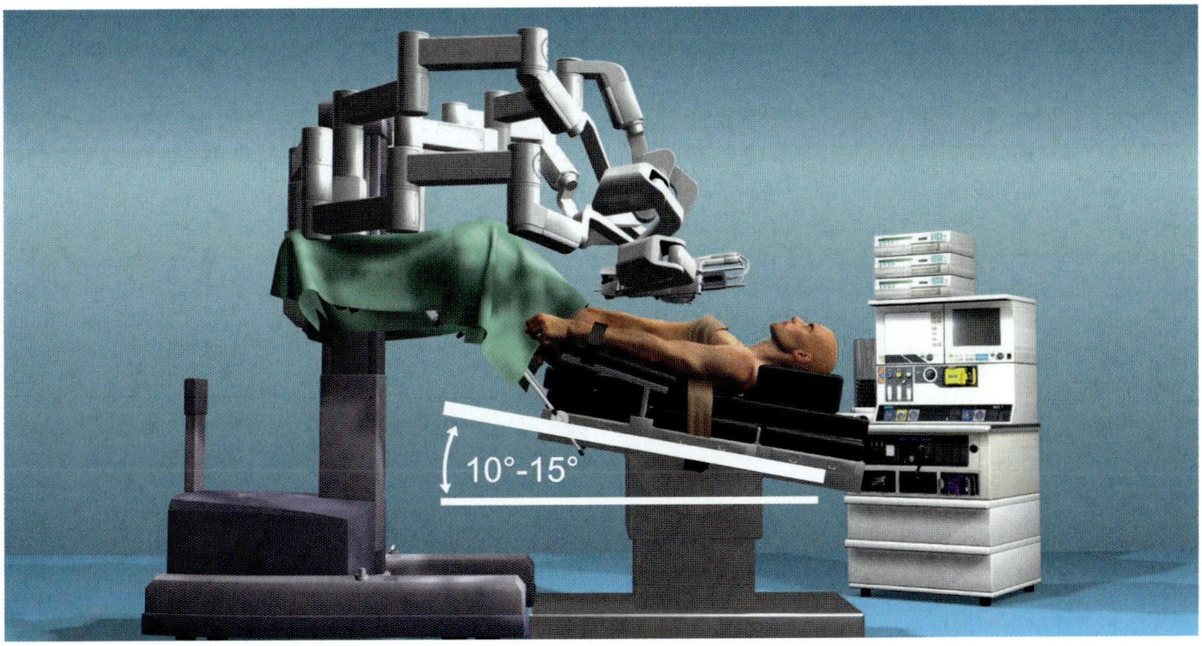

Abb. 3.203

Der Patient wird in einer Rückenlage mit leicht abduzierten Beinen gelagert, damit das Robotersystem dazwischen positioniert werden kann. Lateral der Mittellinie erfolgt eine subumbilikale Inzision bis auf das hintere Blatt der Rektusscheide. Anschließend wird ein Ballontrokar eingeführt, um den Extraperitonealraum (Retzius-Raum) zu präparieren (► Abschn. 3.4).

Schritt 2: Trokarplatzierung

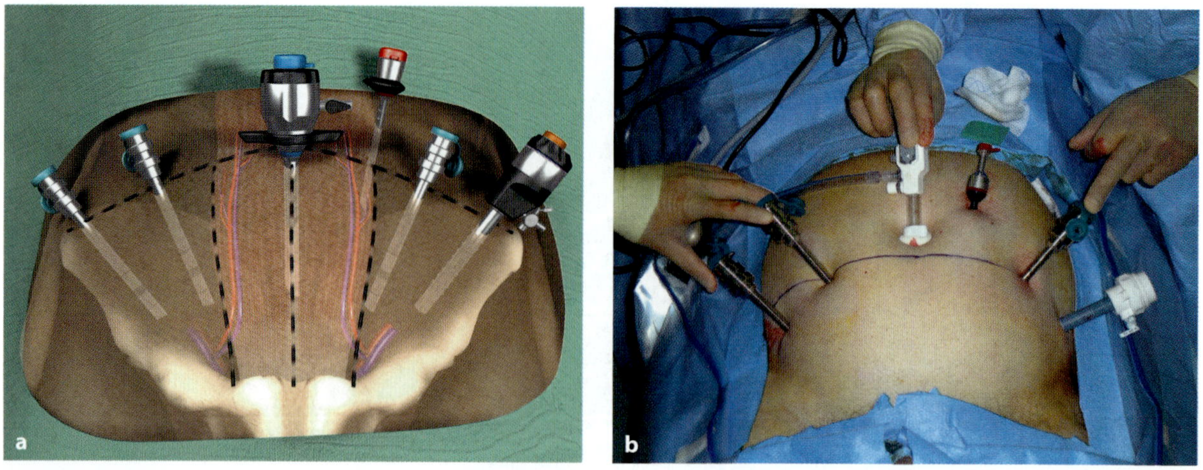

Abb. 3.204a,b

Der Kameratrokar (12 mm) wird im Bereich der primären subumbilikalen Inzision platziert. Die Anordnung der Trokare für das extraperitoneale Vorgehen (► Abschn. 3.4) unterscheidet sich vom transperitonealen Vorgehen. Bei der Nutzung von 6 Trokaren für die radikale Prostatektomie werden die beiden Roboterarbeitstrokare auf einer Linie vom Nabel bis zur Spina iliaca anterior superior etwas lateral des M. rectus platziert (ca. 2 cm kaudaler als beim transperitonealen Vorgehen). Die Arbeitstrokare des Assistenten (rot) werden wie in Abb. 3.204 gezeigt platziert. Ist ein 4-armiges Robotersystem verfügbar, wird lateral des rechten Robotertrokars für den vierten Arm ein weiterer Robotertrokar platziert.

Schritt 3: Entwicklung des Extraperitonealraums und Trokarplatzierung

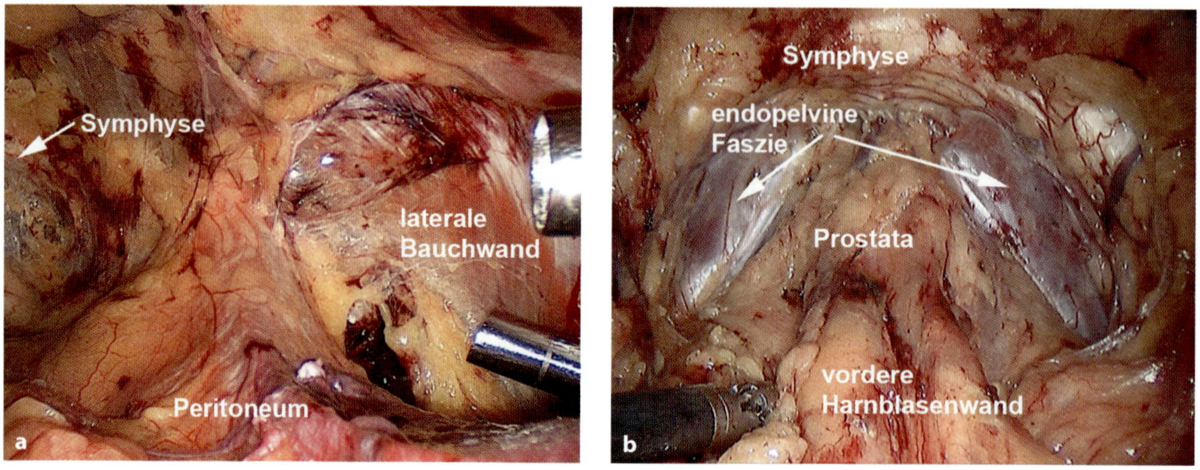

Abb. 3.205a,b

Für die schrittweise Entwicklung des Extraperitonealraums werden konventionelle laparoskopische Instrumente genutzt. Auf beiden Seiten wird nach der Ballondilatation (► Abschn. 3.4) ein ausreichend großer Raum geschaffen, um den lateralen rechten und linken Robotertrokar zu inserieren. Alternativ kann die Kamera genutzt werden, um mit vorsichtigen kreisenden Bewegungen den Präperitonealraum zu entwickeln und anschließend die Trokare zu inserieren. Abb. 3.205 a zeigt den entwickelten Extraperitonealraum auf der rechten Seite. Nach Andocken der Roboterarme wird der Extraperitonealraum entlang der endopelvinen Faszie durch sorgfältige Präparation auch zur Gegenseite hin entwickelt (Abb. 3.205 b).

Schritt 4: Pelvine Lymphadenektomie

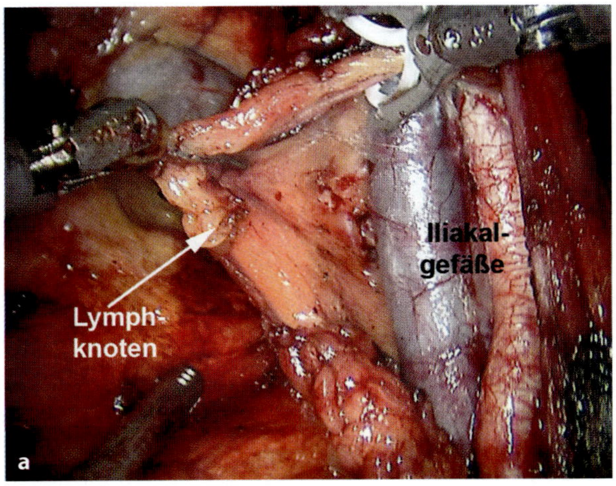

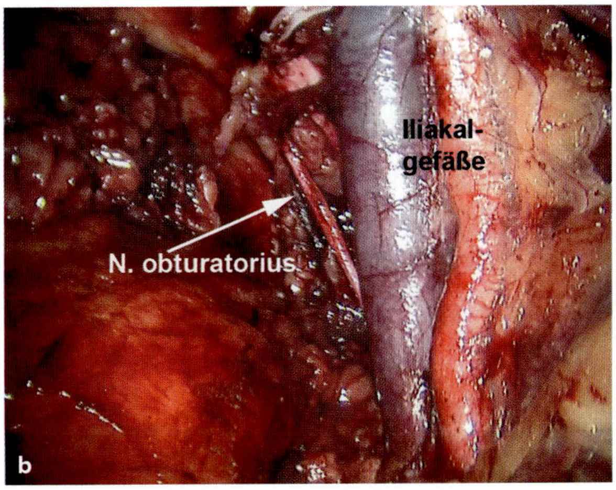

Abb. 3.206a,b

Wenn indiziert, wird eine pelvine Lymphadenektomie vor oder nach der Prostatektomie durchgeführt. Es erfolgt eine sorgfältige Exzision des Gewebes über den Iliakalgefäßen und in der Fossa obturatoria. Die Lymphgefäße werden geclippt und koaguliert (Abb. 3.206 a), um Lymphozelen zu vermeiden. Der vierte Arm wird während der Präparation zur Retraktion der Lymphpakete (Abb. 3.206 a) oder zum Weghalten wichtiger Strukturen wie des N. obturatorius und seiner Begleitgefäße verwendet, um die Fossa obturatoria vollständig ausräumen zu können. Die Iliakalgefäße werden vollständig skelettiert (Abb. 3.206 b).

Schritt 5: Präparation oberflächlicher Äste des dorsalen Venenplexus

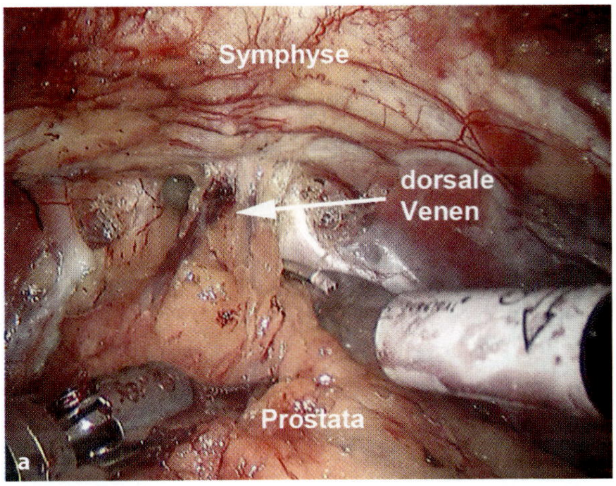

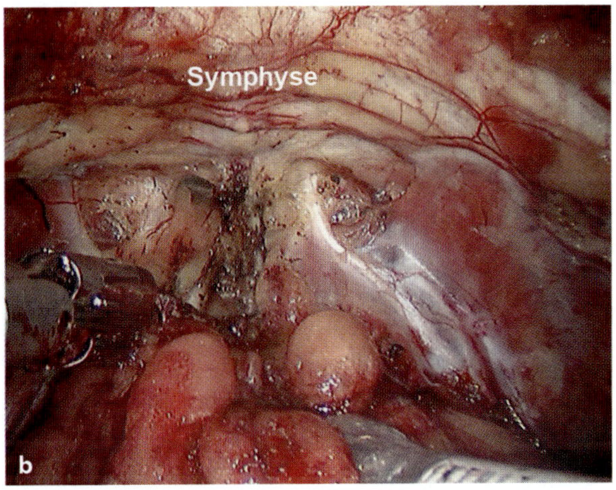

Abb. 3.207a,b

Abb. 3.207 a zeigt die Entfernung des Fettgewebes, das die puboprostatischen Bänder und den dorsalen Venenplexus bedeckt. Oberflächliche Äste des dorsalen Venenplexus werden koaguliert (Abb. 3.207 b). Für diesen Schritt wird der vierte Roboterarm für die Retraktion der Harnblase nach dorsokranial genutzt. Alternativ kann die Blase durch den Assistenten mit einer laparoskopischen Fasszange in die gleiche Richtung retrahiert werden. Die Dissektion sollte nur in einer oberflächlichen Schicht erfolgen, da der tiefer liegende eigentliche Venenplexus (Plexus Santorini) bei Verletzungen signifikant bluten kann.

Schritt 6: Inzision der endopelvinen Faszie

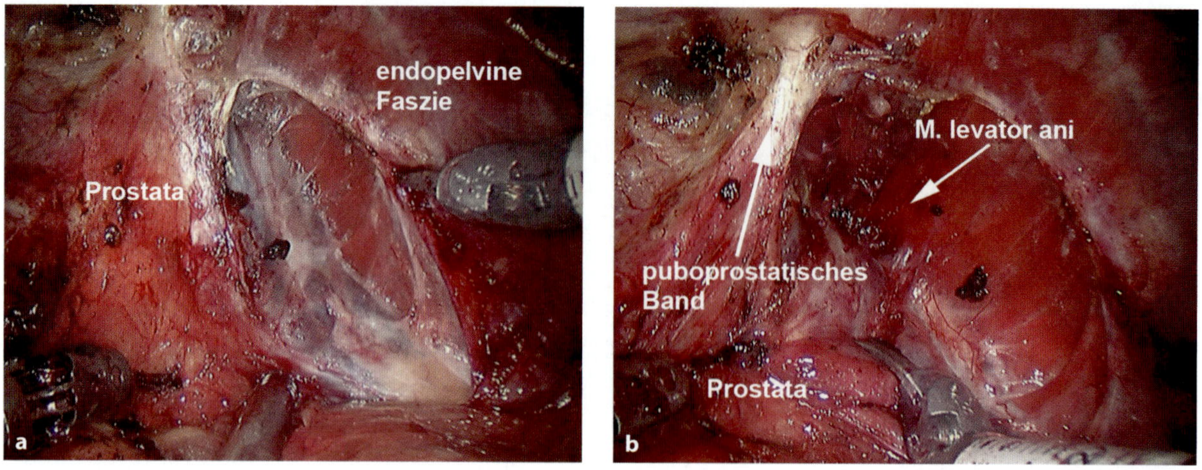

Abb. 3.208a,b

Die endopelvine Faszie wird inzidiert, und die Lateralfläche der Prostata und die Beckenbodenmuskulatur werden dargestellt (Abb. 3.208 a). Die Inzision der endopelvinen Faszie repräsentiert einen Punkt während der radikalen Prostatektomie, der die interfasziale von der intrafaszialen Technik der nerverhaltenden Prostatektomie unterscheidet. Die endopelvine Faszie wird während des intrafaszialen Vorgehens nicht inzidiert und gemeinsam mit der auf der Prostata verbleibenden periprostatischen Faszie und dem neurovaskulären Bündel geschont. Abb. 3.208 b zeigt die nach anterior in Richtung des dorsalen Venenplexus inzidierte endopelvine Faszie sowie das zur Darstellung kommende rechte puboprostatische Band.

Schritt 7: Durchtrennung der puboprostatischen Bänder

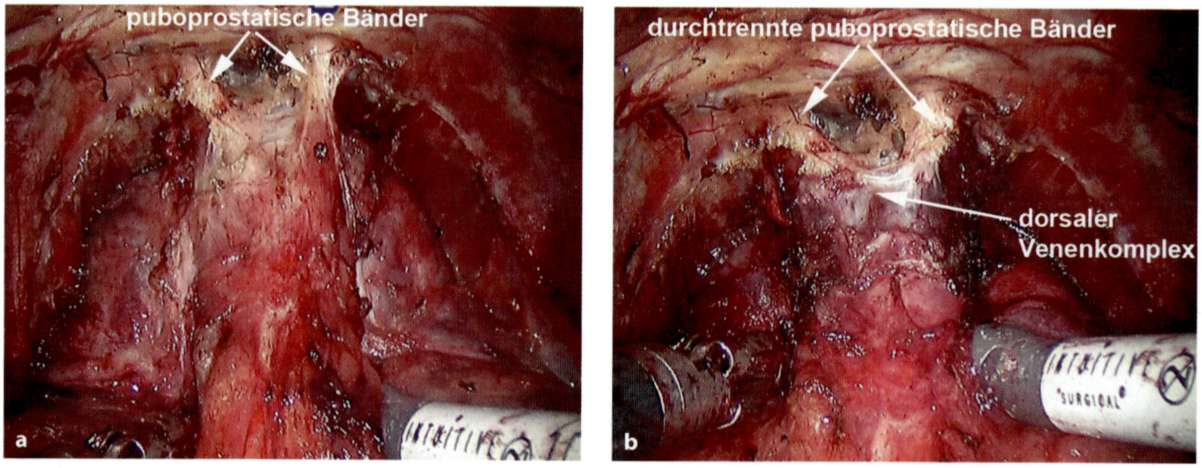

Abb. 3.209a,b

Die Inzision der endopelvinen Faszie muss, wie in Abb. 3.209 a gezeigt, bis direkt an die Urethra heran erfolgen, um den Plexus Santorini optimal darzustellen (Abb. 3.209 b) und dann sicher versorgen zu können. Um die postoperative Frühkontinenz der Patienten zu verbessern, können die puboprostatischen Ligamente geschont werden. Allerdings bleibt der Effekt des Erhalts der puboprostatischen Bänder auf die postoperative Kontinenz der Patienten in der Literatur umstritten. Bei der intrafaszialen nerverhaltenden Technik werden die puboprostatischen Bänder prinzipiell geschont.

Schritt 8: Ligatur des dosalen Venenplexus (Plexus Santorini)

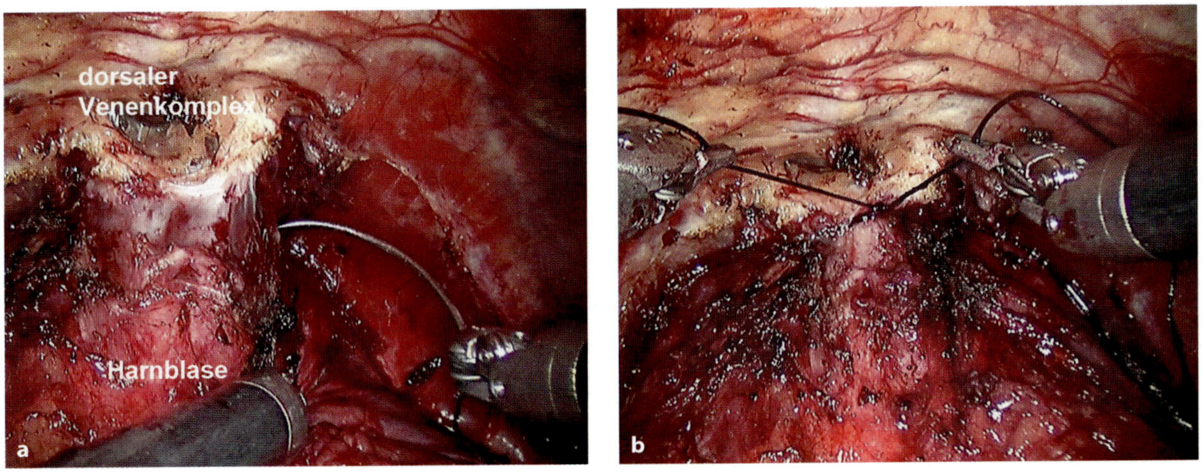

Abb. 3.210a,b

Eine 0-Vicrylnaht (CT-1-Nadel) wird von rechts nach links unter dem dorsalen Venenplexus durchgestochen (Abb. 3.210 a). Eine ausreichende Präparation des Plexus Santorini vor der Ligatur ist für eine suffiziente Ligatur entscheidend. Der Stich sollte, um eine Verletzung der Urethra zu vermeiden, nicht zu tief platziert werden. In den meisten Fällen ist eine Ligatur des Plexus Santorini ausreichend (Abb. 3.210 b). Wenn es notwendig erscheint, kann eine zweite Naht platziert werden. Der vierte Roboterarm sollte die Prostata während der Ligatur des Plexus Santorini nach dorsal und kopfwärts ziehen.

Schritt 9: Blasenhalspräparation

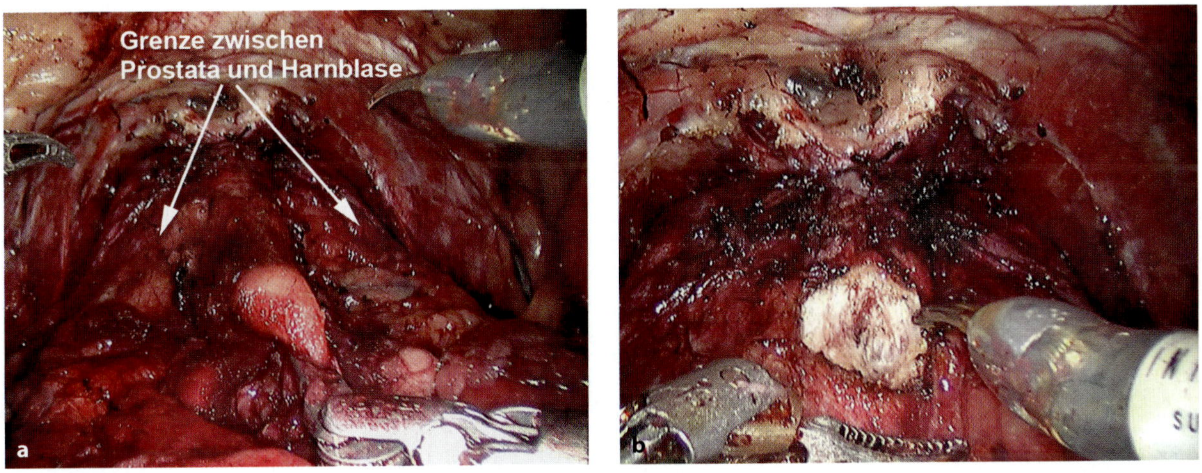

Abb. 3.211a,b

Der vierte Arm des Robotersystems ermöglicht es durch Zug an der Harnblase nach kranial, die Grenze zwischen Prostata und Blase sichtbar zu machen (Abb. 3.211 a). Die Harnblase überlappt in der Form eines Dreiecks leicht die Prostata. Sollte sich der Blasenhals nicht eindeutig markieren, kann durch den Assistenten der in der Blase geblockte Ballonkatheter wiederholt bewegt werden. Dadurch wird die Unterscheidung der »mobilen Harnblase« und der eher »soliden Prostata« und damit des Blasenhalses möglich. Die Präparation des Blasenhalses beginnt bei 12 Uhr (Abb. 3.211 b) und wird nach lateral an der Grenze zwischen Prostata und Blase fortgeführt. Ziel ist es, die longitudinale Muskulatur des Blasenhalses darzustellen.

Schritt 10: Inzision des Blasenhalses

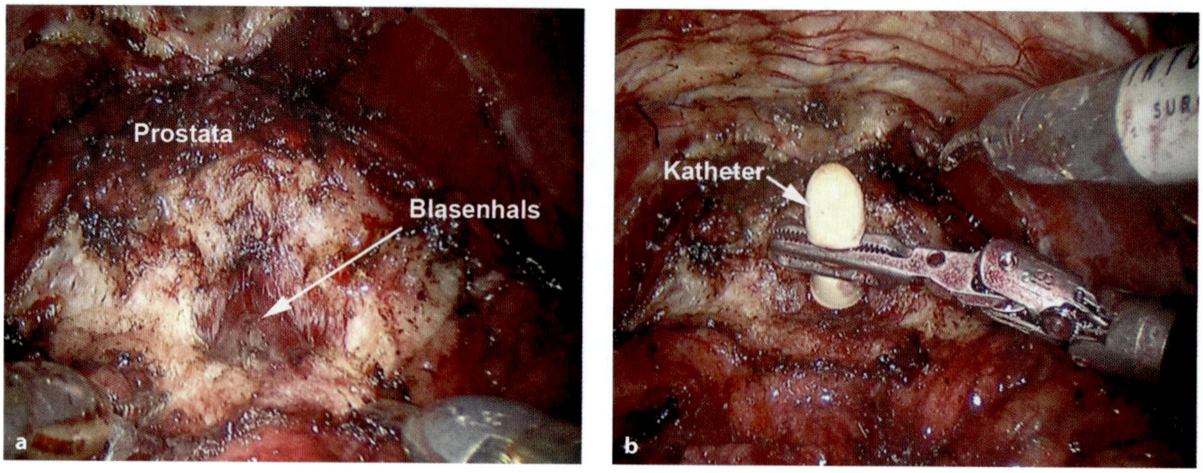

Abb. 3.212a,b

Abb. 3.212 a zeigt den von 10 bis 2 Uhr vollständig dargestellten Blasenhals. Dabei markiert sich stets longitudinale Muskulatur, die den eigentlichen Blasenhals charakterisiert. Diese longitudinale Muskulatur wird inzidiert. Anschließend kommt der in der Harnblase befindliche Katheter zum Vorschein, der mittlerweile entblockt ist und durch den vierten Arm gefasst und nach ventral gezogen wird (Abb. 3.212 b). Der Harnröhrenkatheter markiert die Grenze für die Präparation des hinteren Blasenhalses und der Samenblasen. Wir bevorzugen, wenn immer möglich (nicht möglich bei Vorliegen eines Mittellappens), eine in kleinen Schritten erfolgende blasenhalsschonende Präparationstechnik.

Schritt 11: Vorbereitung der Präparation des hinteren Blasenhalses

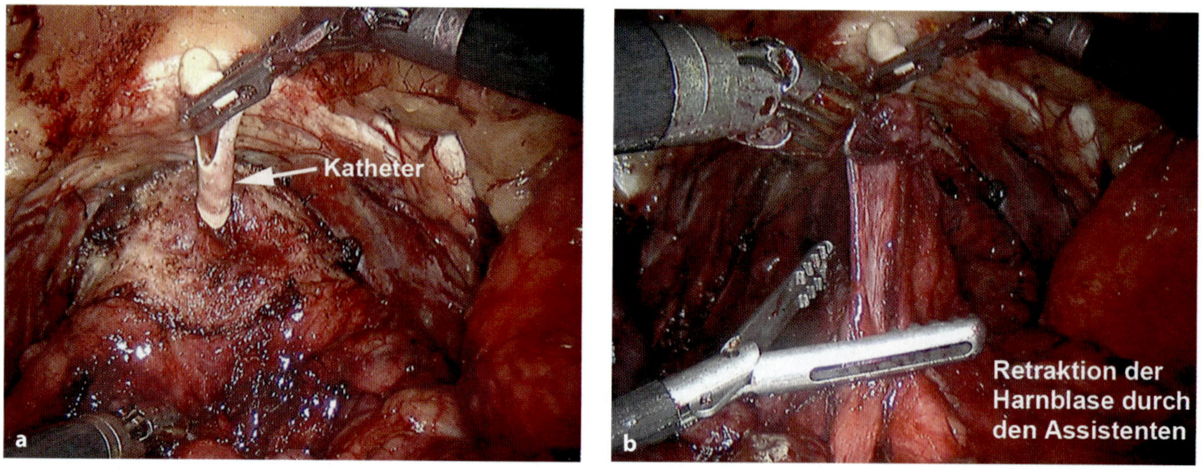

Abb. 3.213a,b

Abb. 3.213 a zeigt die ventrale Retraktion des Harnröhrenkatheters, wodurch die Prostata und die umgebenden Strukturen exponiert werden. Der Katheter wird nach ventral gezogen und zur gleichen Zeit außen auf dem Operationstisch fixiert. Dadurch kann ein größerer Zug auf den Katheter und die umgebenden Strukturen angelegt werden. Der Assistent benutzt eine konventionelle laparoskopische Fasszange (Abb. 3.213 b), um die Harnblase nach kraniodorsal zu ziehen und einen optimalen Zugang zum hinteren Blasenhals zu ermöglichen. Alternativ kann dazu der vierte Roboterarm verwendet werden.

Schritt 12: Präparation des hinteren Blasenhalses

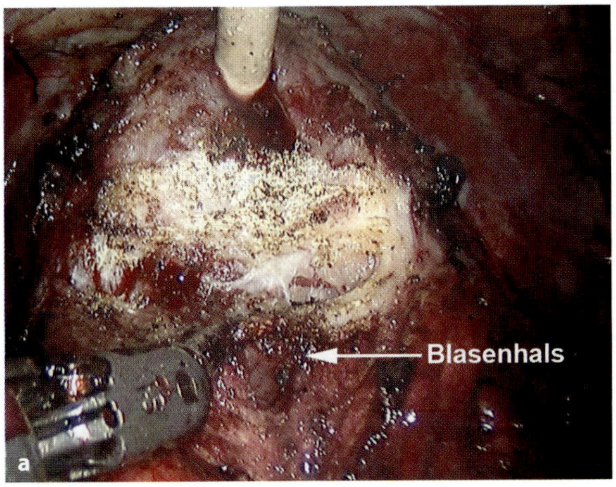

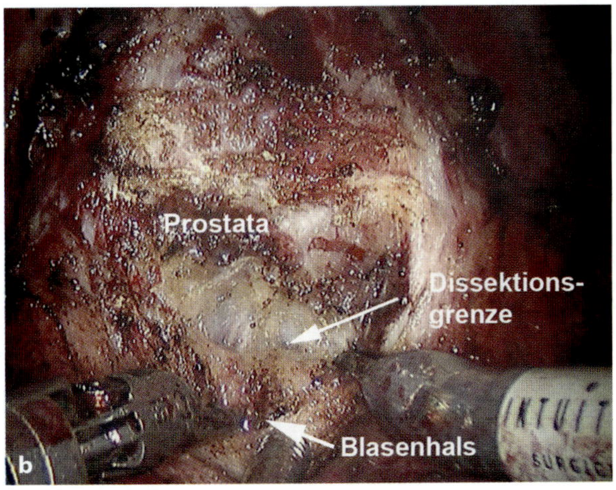

Abb. 3.214a,b

Es folgt jetzt die eigentliche Dissektion des hinteren Blasenhalses. Abb. 3.214 a zeigt die semizirkuläre Präparation, die in kleinen Schritten erfolgen sollte. Dabei ist es von besonderer Wichtigkeit, exakt in der Schicht zwischen hinterer Blasenwand (Blasenboden) und Prostata zu präparieren. Eine zu tangentiale Präparation führt zu einer intraprostatischen Präparation (inkomplette Prostatektomie). Eine Präparation zu nah an der Harnblase kann zur ungewollten Perforation des Blasenbodens führen, was eine spätere Rekonstruktion des Blasenhalses sehr schwierig macht.

Schritt 13: Präparation der Samenleiter und der Samenblasen

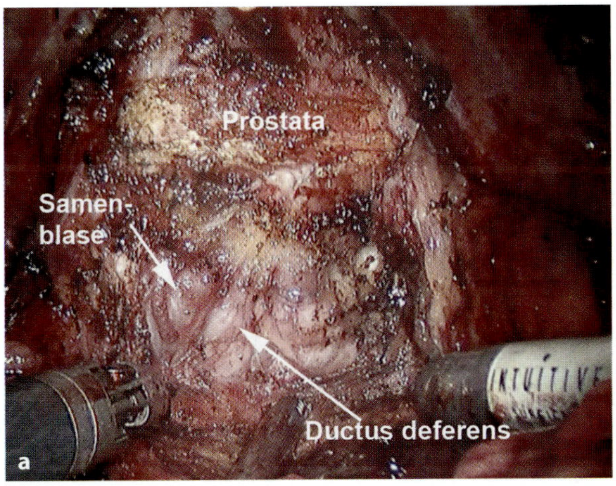

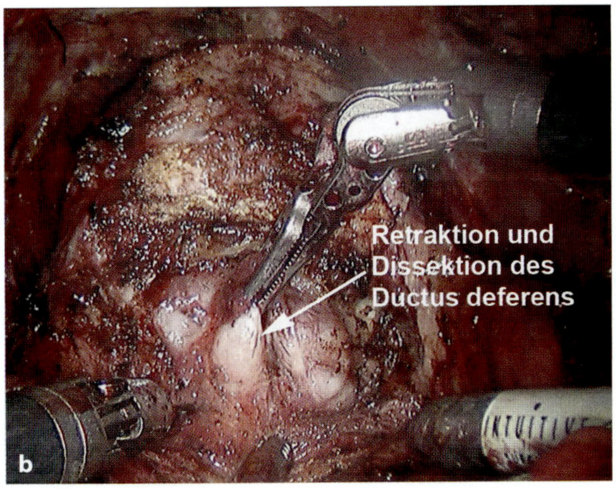

Abb. 3.215a,b

Die Identifizierung der Samenleiter und der Samenblasen kennzeichnet die komplette Präparation des hinteren Blasenhalses (Abb. 3.215 a). Die Ampullen des Ductus deferens werden jetzt mittels stumpfer und scharfer Präparation weiter mobilisiert, wobei der vierte DaVinci-Arm zur Retraktion der Samenleiter genutzt wird (Abb. 3.215 b). Der Ductus deferens wird anschließend beidseits durchtrennt. Durch Zug zur kontralateralen Seite kann die ipsilaterale Samenblase dargestellt und präpariert werden. Sorgfältig sollte jegliche Verletzung des Plexus pelvicus und der neurovaskulären Bündel, welche in unmittelbarer Nähe der Spitze der Samenblasen verlaufen, verhindert werden. Einige Operateure belassen deshalb die Spitzen der Samenblasen in situ.

Schritt 14: Vollständige Mobilisierung der Samenblasen

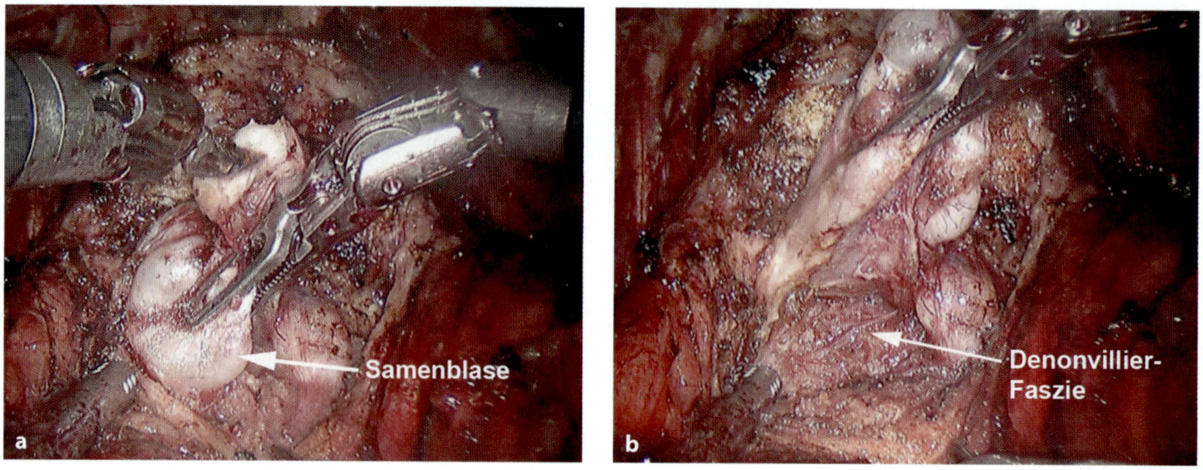

Abb. 3.216a,b

Ist eine Samenblase vollständig mobilisiert, greift der vierte DaVinci-Arm den Ductus deferens und die Samenblase der Gegenseite und zieht die Strukturen nach ventral. Der Zug erfolgt dabei nicht nur nach ventral, sondern auch in Richtung der kontralateralen Seite, um die Samenblasen optimal zu exponieren. Abb. 3.216 a zeigt den Einsatz des vierten Roboterarms für dieses Manöver. Durch die Retraktion beider vollständig mobilisierten Samenblasen nach ventral wird anschließend die Denonvillier-Faszie dargestellt (Abb. 3.216 b). Wiederum wird der vierte Roboterarm für die Retraktion genutzt. Die Denonvillier-Faszie stellt eine natürliche »Barriere« bei der Präparation in Richtung des Apex der Prostata dar.

Schritt 15: Abschieben der Denonvillier-Faszie

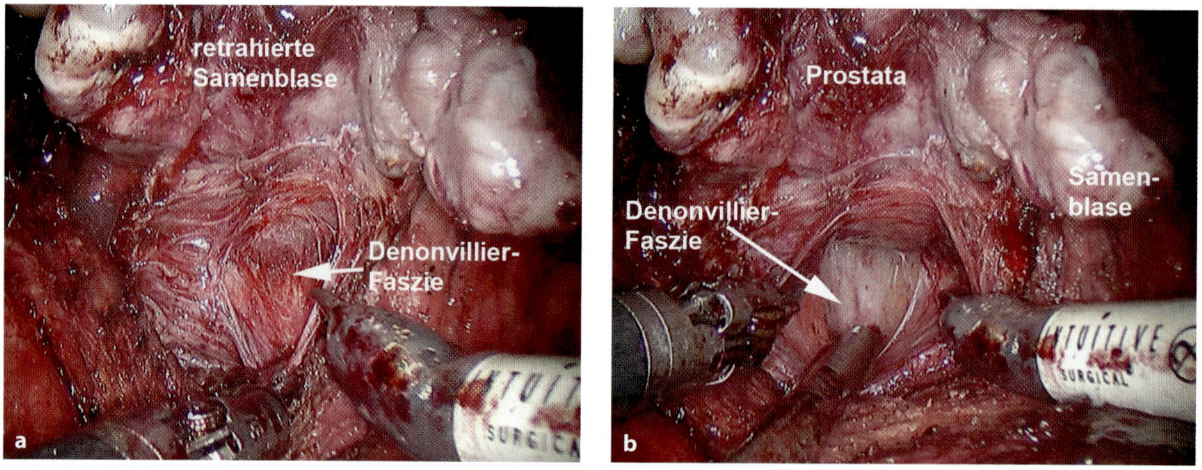

Abb. 3.217a,b

Nach der Mobilisierung beider Samenblasen kann die Denonvillier-Faszie optimal exponiert werden (Abb. 3.217 a). Jetzt erfolgt eine stumpfe Dissektion und das Abschieben der Denonvillier-Faszie von der Prostata (intrafasziale Schicht). Es sollte dabei strikt in der Mittellinie präpariert werden, um eine Verletzung der neurovaskulären Bündel zu vermeiden Die Mobilisierung des Rektums weg von der Prostata sollte so ausgedehnt wie möglich erfolgen. Die Präparation wird bis nahe an den Apex der Prostata heran fortgesetzt. Abb. 3.217 b zeigt deutlich die intakte Denonvillier-Faszie, die das prärektale Fett bedeckt und nicht inzidiert wurde.

Schritt 16: Dissektion der Prostatapfeiler

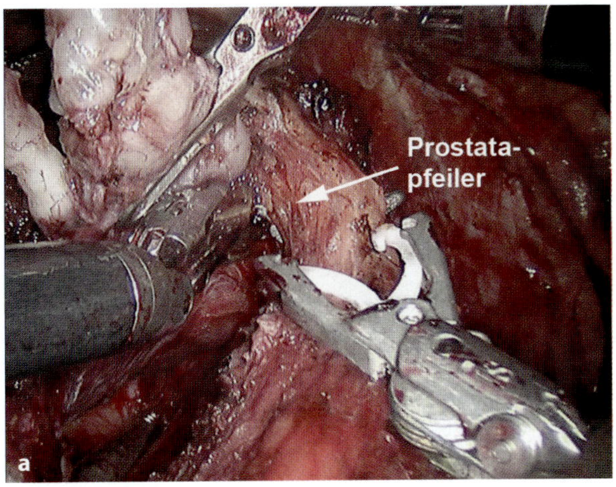

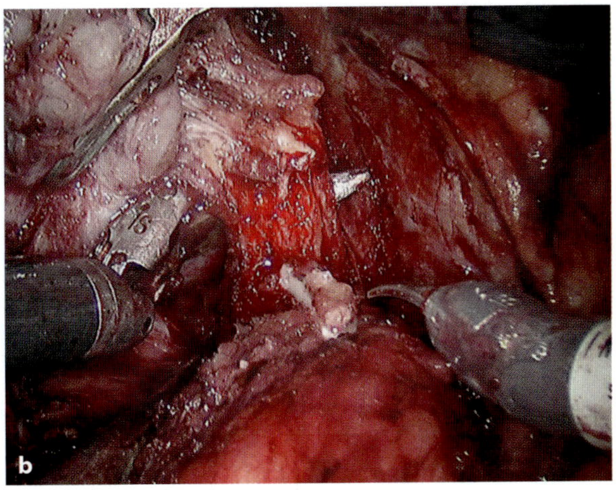

Abb. 3.218a,b

Durch die Inzision der endopelvinen Faszie und der stumpfen Präparation der Denonvillier-Faszie werden zwei Schichten geschaffen, die die Dissektion der Prostatapfeiler ermöglicht. Die glänzend weiß erscheinende Oberfläche der Prostatakapsel dient medial und lateral als Orientierung. Der vierte Roboterarm zieht die Samenblasen nach ventral und erlaubt die Exposition der Prostatapfeiler. Diese werden schrittweise geclippt (Abb. 3.218 a) und durchtrennt. Die Clips werden dabei direkt an der Oberfläche der Prostatakapsel appliziert, um eine versehentliche Verletzung des ipsilateralen neurovaskulären Bündels zu vermeiden.

Schritt 17: Präparation der neurovaskulären Bündel

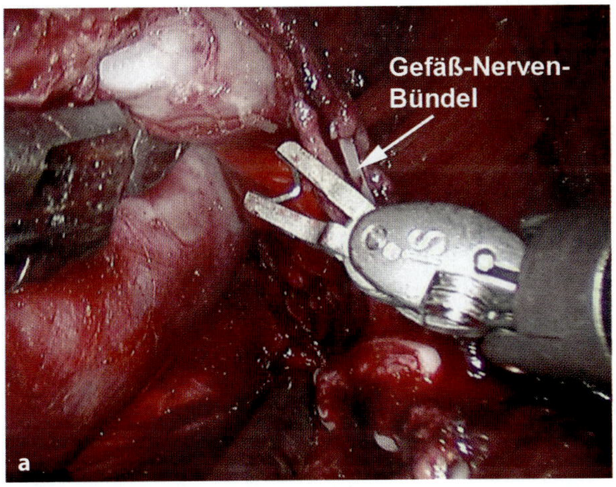

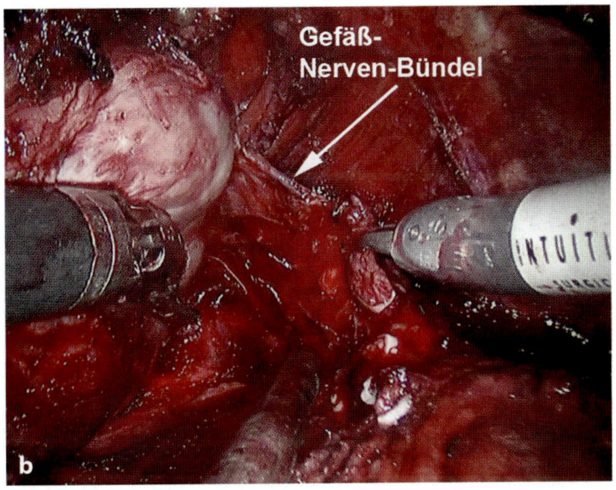

Abb. 3.219a,b

Nach dem vollständigen Durchtrennen der Prostatapfeiler wird durch Ziehen der Prostata zur Gegenseite die Präparation des Gefäß-Nerven-Bündels ermöglicht. Bei der Präparation sollte die Nutzung jeglicher Energie (bi- oder monopolarer Strom und Ultraschallschere) vermieden werden, da die entstehende thermische Energie zwangsläufig die Gefäße und Nerven irreversibel schädigen würde. Zum Erreichen einer suffizienten Hämostase eignen sich kleine Titanclips (5 mm; Abb. 3.219 a). Das Gefäß-Nerven-Bündel wird mittels »kalter« Schere schrittweise bis zum Apex prostatae entwickelt (Abb. 3.219 b). Anschließend erfolgt die Präparation des Gefäß-Nerven-Bündels der Gegenseite.

Schritt 18: Durchtrennung des dorsalen Venenplexus

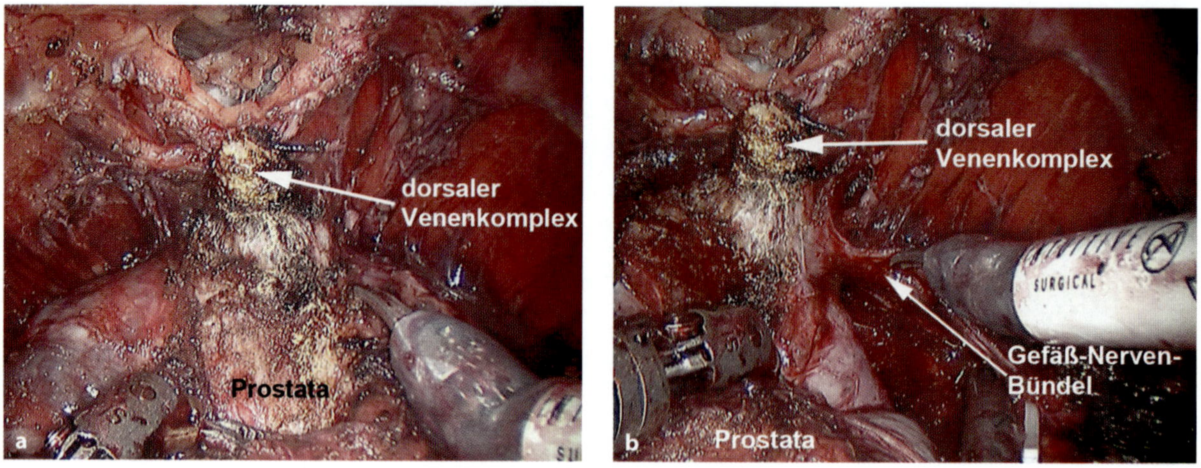

Abb. 3.220a,b

Erst wenn die Prostata vollständig von den umgebenden Faszien, der Blase, den Prostatapfeilern und den Gefäß-Nerven-Bündeln mobilisiert ist, erfolgt die apikale Dissektion. Diese beginnt mit der Durchtrennung des dorsalen Venenplexus (Plexus Santorini), wozu eine monopolare Schere verwendet wird (Abb. 3.220 a). Es ist unwahrscheinlich, dass der vorher ligierte dorsale Venenplexus blutet. Eine zusätzliche Umstechung kann für das Management jeglicher Blutungen genutzt werden. Kleine blutende Gefäße können auch vorsichtig koaguliert werden. Nach der Durchtrennung des Plexus Santorini stellt sich die Grenze zwischen dem Apex prostatae, dem Gefäß-Nerven-Bündel und der Urethra deutlich dar (Abb. 3.220 b).

Schritt 19: Präparation der Urethra (apikale Präparation)

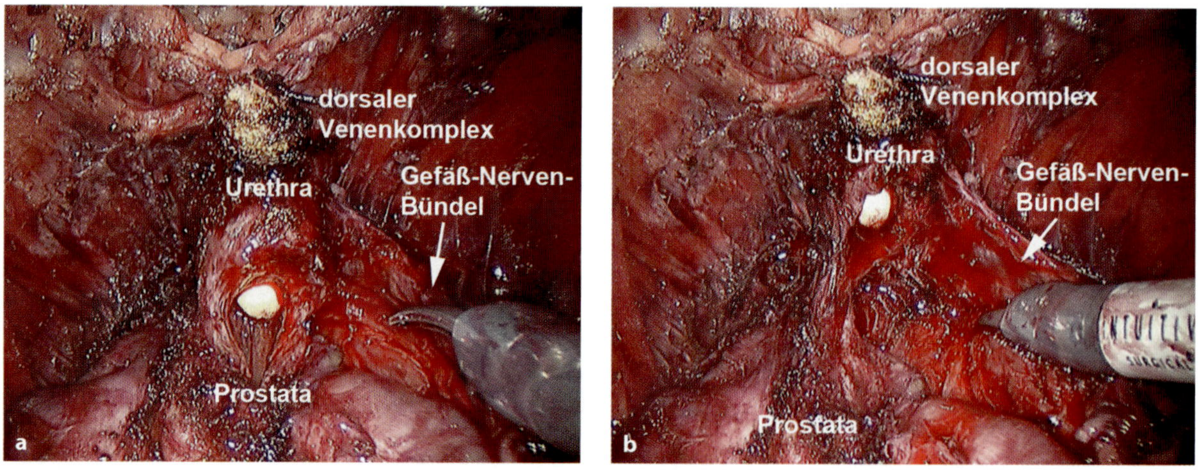

Abb. 3.221a,b

In kleinen Schritten wird nun entlang des Apex prostatae die Harnröhre scharf mobilisiert. Als wesentliche Orientierung bei der apikalen Präparation dient die Prostatakapsel, da der quergestreifte Sphinkter der Harnröhre selbst nicht sichtbar ist. Anschließend wird die innere, glattmuskuläre, longitudinal verlaufende Harnröhrenmuskulatur dargestellt. Dabei sollte der Harnröhrenkatheter stets bis in die prostatische Harnröhre vorgeschoben sein. Der vierte Roboterarm zieht die Prostata nach kranial, und die Harnröhre wird ventral komplett durchtrennt. Der Katheter wird in die Harnröhre zurückgezogen (Abb. 3.221 a), und die dorsale Harnröhrenzirkumferenz kann unter sorgfältiger Schonung des Gefäß-Nerven-Bündels durchtrennt werden (Abb. 3.221 b).

Schritt 20: Inspektion und Blutstillung im Operationsgebiet

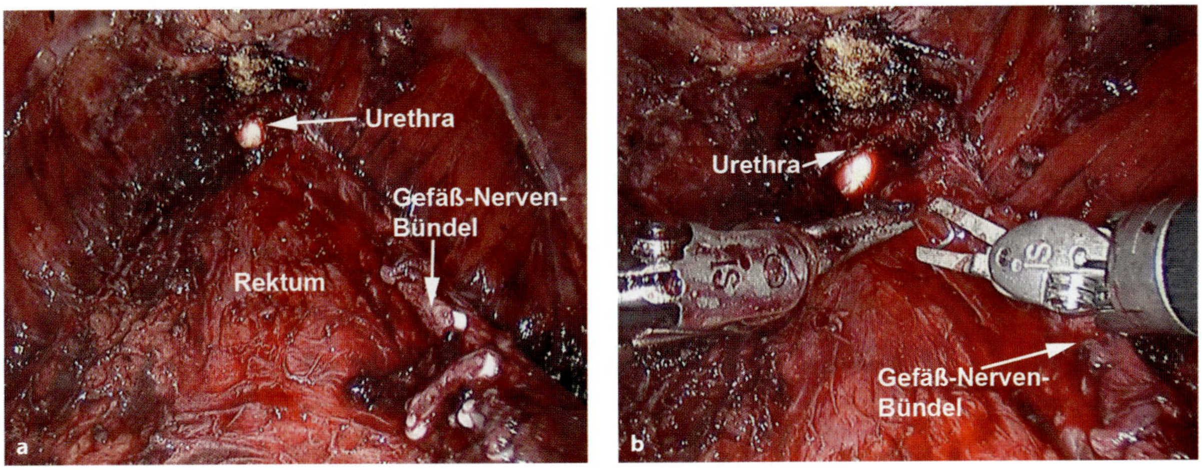

Abb. 3.222a,b

Abb. 3.222 a zeigt den Situs nach unilateralem Nerverhalt rechts. Nachdem die Prostata komplett entfernt ist, sollte das Operationsgebiet sorgfältig inspiziert werden. Einzelne blutende Gefäße sollten nicht koaguliert werden, da dies zu irreversiblen thermischen Schädigungen des Gefäß-Nerven-Bündels führt. Wie in Abb. 3.222 b gezeigt verwenden wir kleine Titanclips zur Versorgung blutender Gefäße. In einzelnen Fällen (insbesondere bei retrahierten Gefäßstümpfen) können diese auch umstochen werden (Vicryl 4-0). Bei venösen Sickerblutungen eignen sich Tachosil® und Floseal® zum Erreichen einer suffizienten Hämostase.

Schritt 21: Dorsale urethrovesikale Anastomose

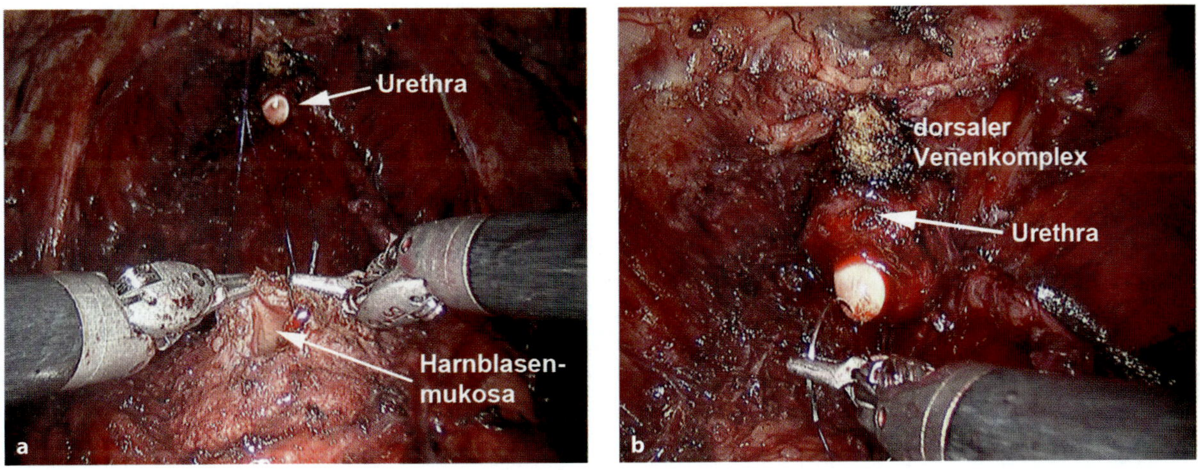

Abb. 3.223a,b

Die vesikourethrale Anastomose wird fortlaufend genäht. Dafür werden zwei 3-0-Monocrylnähte mit einer RB-1-Nadel verwendet. Diese sind an ihren Enden verknotet und mit einem Lapra-Ty gesichert. Der erste Stich wird (erst mit der einen Nadel, dann mit der anderen) von außen nach innen durch den Detrusor und den Blasenhals gestochen (Abb. 3.223 a). Danach wird, wie in Abb. 3.223 b gezeigt, die Naht von innen nach außen an der Harnröhre platziert. Alle folgenden Stiche sind in der Blase von »außen nach innen« und in der Urethra von »innen nach außen« gerichtet. Der Harnröhrenkatheter dient stets als wichtige Orientierung bzw. »Leitstruktur« bei allen Stichen durch die Urethra.

Schritt 22: Laterale und ventrale vesikourethrale Anastomose

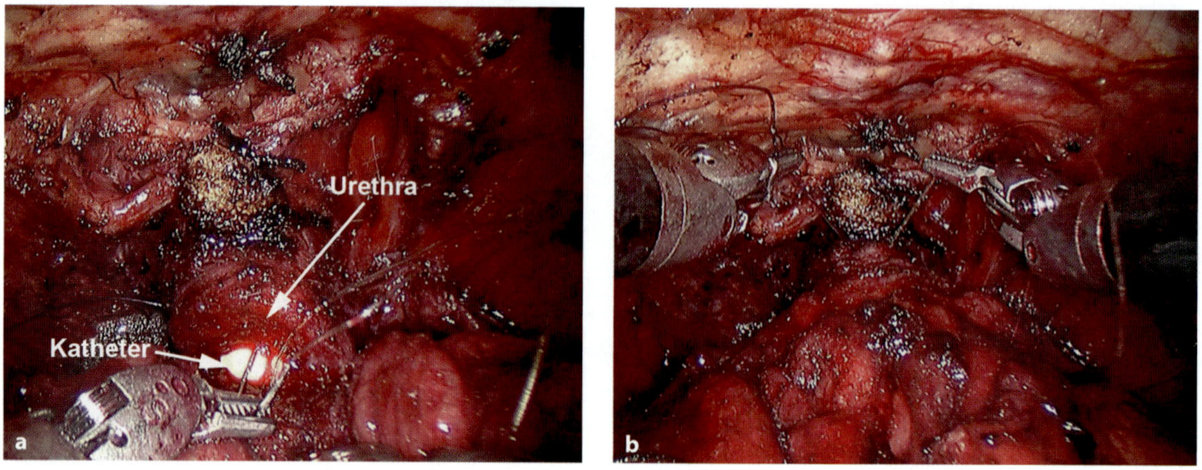

Abb. 3.224a,b

Sind die ersten Stiche an der Harnblase und der Urethra platziert, wird die Harnblase an die Urethra approximiert. Die Anastomose wird jetzt beidseits fortlaufend genäht, wobei, wie bereits beschrieben, immer erst die Harnblase (außen – innen) und dann die Urethra (innen – außen) gestochen werden. Es sollte stets darauf geachtet werden, dass der Stich am Blasenhals die Mukosa mit erfasst. Ist der dorsale Anteil der Anastomose komplettiert, wird ein neuer Silikonkatheter eingelegt (Abb. 3.224 a). Nach Komplettierung der ventralen Anastomose, werden die beiden Enden der Nähte miteinander verknotet (Abb. 3.224 b). Zur Prüfung der Wasserdichtigkeit der Anastomose werden ca. 200 ml sterile Kochsalzlösung über den Harnröhrenkatheter injiziert.

Schritt 23: Blasenhalssuspension

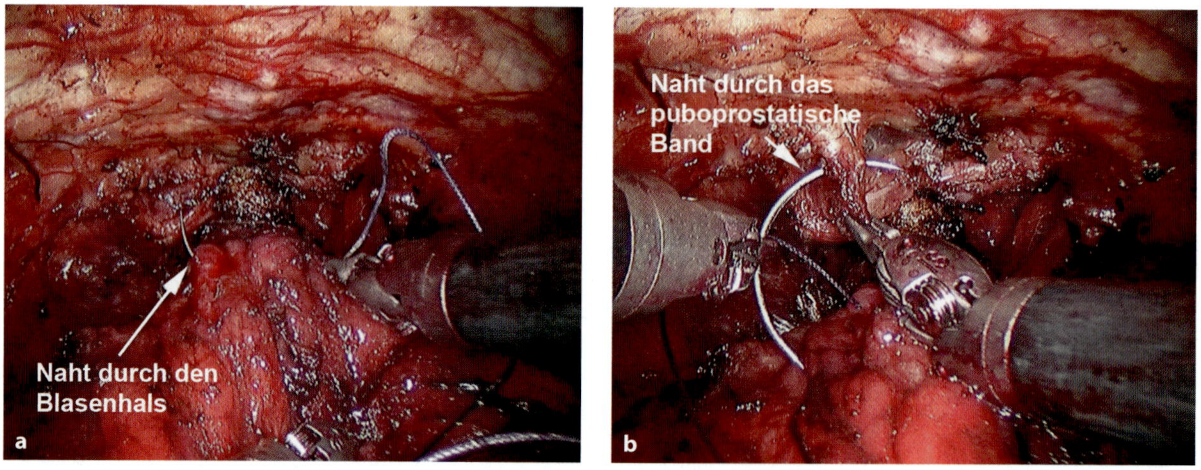

Abb. 3.225a,b

Die Blasenhalssuspension wird von einzelnen Autoren zur Verbesserung der Frühkontinenz nach RALP [4] empfohlen, obwohl der exakte Mechanismus dafür unklar ist und keine prospektiv randomisierten Daten vorliegen. Eine 2-0-Vicrylnaht (SH-Nadel) wird dazu erst durch den Blasenhals (Abb. 3.225 a), dann durch die puboprostatischen Bänder (Abb. 3.225 b) gestochen und geknotet. Am Ende der Operation wird eine 16-Fr-Drainage im Situs platziert. Die im Bergebeutel befindliche Prostata wird über die erweiterte 12-mm-Trokareinstichstelle geborgen. Bevor alle Trokare entfernt werden, sollte bei reduziertem Gasdruck eine abschließende Inspektion des Operationsgebietes und der Trokareinstichstellen auf Blutungen erfolgen.

Postoperatives Management

- Orale oder intramuskuläre Schmerzmittel sind ausreichend
- Die Drainage wird am ersten postoperativen Tag entfernt
- Flüssige Nahrung ab dem Abend der Operation
- Normale Nahrungsaufnahme und Mobilisierung des Patienten ab dem ersten postoperativen Tag
- Entfernung des Harnröhrenkatheters am fünften bis sechsten postoperativen Tag nach Kontrollzystographie möglich

Literatur

1. Atug F, Castle EP, Woods M, Srivastav SK, Thomas R, Davis R (2006) Transperitoneal versus extraperitoneal robotic-assisted radical prostatectomy: is one better than the other? Urology 68:1077-81
2. Atug F, Thomas R (2007) Transperitoneal versus extraperitoneal robotic-assisted radical prostatectomy: which one? Minerva Urol Nefrol 59: 143-7
3. Madi R, Daignault S, Wood DP (2007) Extraperitoneal vs intraperitoneal robotic prostatectomy: analysis of operative outcomes. J Endourol 21: 1553-7
4. Patel VR, Coehlo RF, Palmer KJ, Rocco B (2009) Periurethral suspension stitch during robotic-assisted laparoscopic radical prostatectomy: Description of the technique and continence outcomes. Eur Urol 56: 472-8

Kinderurologie

4.1 Nierenbeckenplastik – 342

4.2 Laparoskopische Behandlung des Kryptorchismus – 347

4.3 Varikozelektomie – 351

4.1 Nierenbeckenplastik

Holger Till, Jens-Uwe Stolzenburg

Einleitung

Die laparoskopische Nierenbeckenplastik wurde erstmals 1993 beschrieben und erfreut sich seitdem zunehmender Popularität [1, 2]. Weltweit halten Kinderurologen diesen Zugang heutzutage für sicher und erfolgreich, selbst bei Kleinkindern unter 12 Monaten. Allerdings sind dafür neben feinen Instrumenten (2–3 mm) auch elaborierte chirurgische Fähigkeiten notwendig, um in kleinsten Räumen zu rekonstruieren. Ob die Nierenbeckenplastik laparoskopisch oder retroperitoneoskopisch durchgeführt werden sollte, ist immer wieder ein Gegenstand zahlreicher Diskussionen [1, 3, 4]. In der Tat ist die retroperitoneoskopische Nierenbeckenplastik technisch möglich [5]. Durch den engen Raum zwischen der 12. Rippe und dem Beckenkamm ist aber die Bewegungsfreiheit vor allem bei kleineren Kindern deutlich limitiert. Die folgende Beschreibung ist deshalb auf den transperitonealen Ansatz fokussiert.

Indikationen

- Internationale Standards einer fixierten Obstruktion (z. B. in der MAG3-Szintigraphie) wie
- reduzierte Nierenfunktion (<40 % der Gesamtleistung)
- progressive Verschlechterung der Partialfunktion (Verlusst >5 %)
- fixierte Obstruktion (T1/2 >20 min)

Kontraindikationen

- Herzfehler
- multiple abdominelle Voroperationen

Präoperative Vorbereitung

- Blasenentleerung (Katheterisierung)
- Single-shot-Antibiose

Schritt 1: Patientenlagerung und Portplatzierung

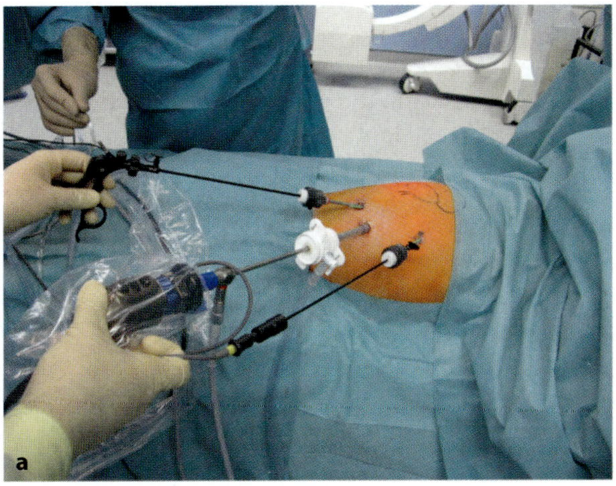

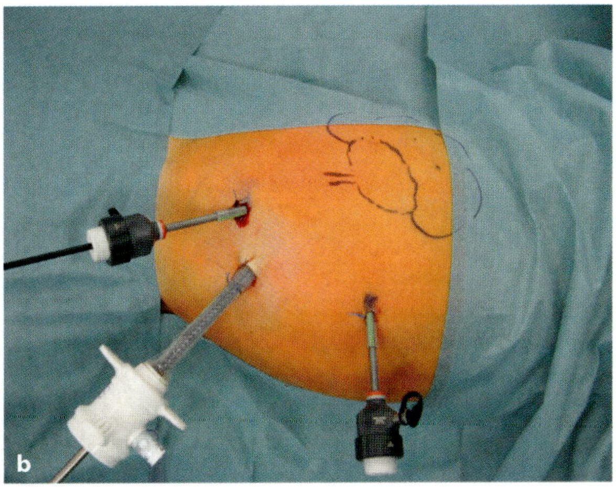

Abb. 4.1a,b

Der Patient wird in Halbseitenlage gebracht (Abb. 4.1 a). Chirurg und Assistent stehen auf der kontralateralen Seite. Über eine periumbilikale Inzision werden ein 5-mm-Port und eine 30-Grad-Optik eingeführt und ein Pneumoperitoneum von 10–12 mmHg aufgebaut. Zwei zusätzliche 3-mm-Ports werden in der Linea alba zwischen Nabel und Xiphoid sowie im unteren Quadranten auf der ipsilateralen Seite eingebracht (Abb. 4.1 b). Bei einer rechtsseitigen Ureterabgangsstenose kann ein vierter Port notwendig werden, wenn die Leber weit nach kaudal reicht. Die meisten Chirurgen platzieren diesen im oberen linken Quadranten.

Schritt 2: Mobilisieren des Nierenbeckens und Resektion der Ureterabgangsstenose

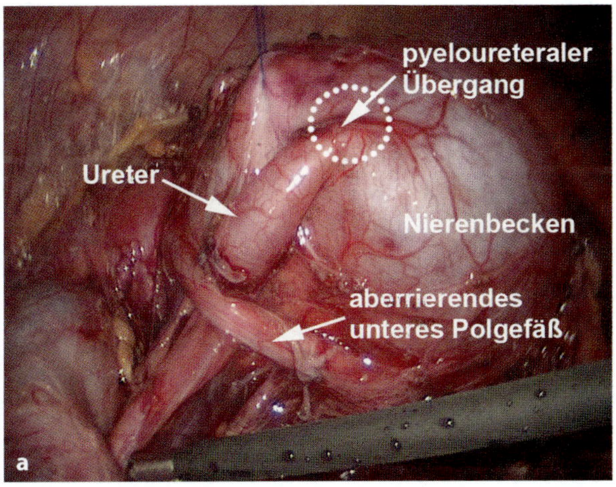

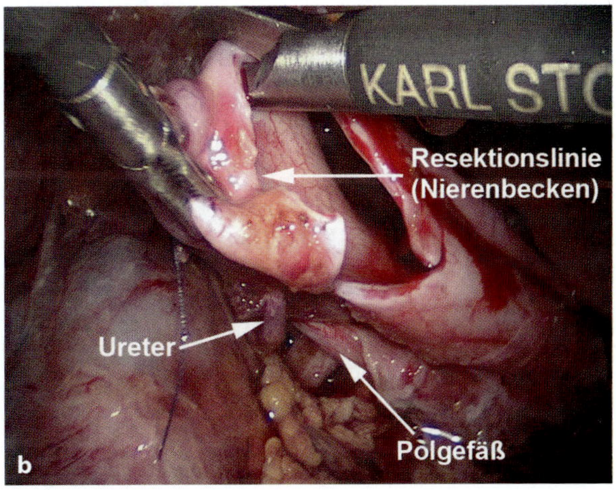

Abb. 4.2a,b

Die Kolonflexur wird mobilisiert, die Gerota-Faszie eröffnet und der Ureterabgang identifiziert. An dieser Stelle kann das Setzen einer Haltenaht sinnvoll sein, die das Nierenbecken anhebt und stabilisiert (Abb. 4.2 a). Dazu wird eine monofile 4-0-Naht mit gerader Nadel perkutan eingebracht, durch den unteren Pol des Nierenbeckens gestochen und wieder perkutan ausgeführt. Bei Verdacht auf ein aberrierendes unteres Polgefäß sollte dieses jetzt dargestellt und ggf. mit einem Zügel angeschlungen werden. Das Nierenbecken wird oberhalb der Stenose eröffnet (Abb. 4.2 b) und ggf. reduziert.

Schritt 3: Uretermobilisierung, Gefäßtransposition und Ureterspatulation

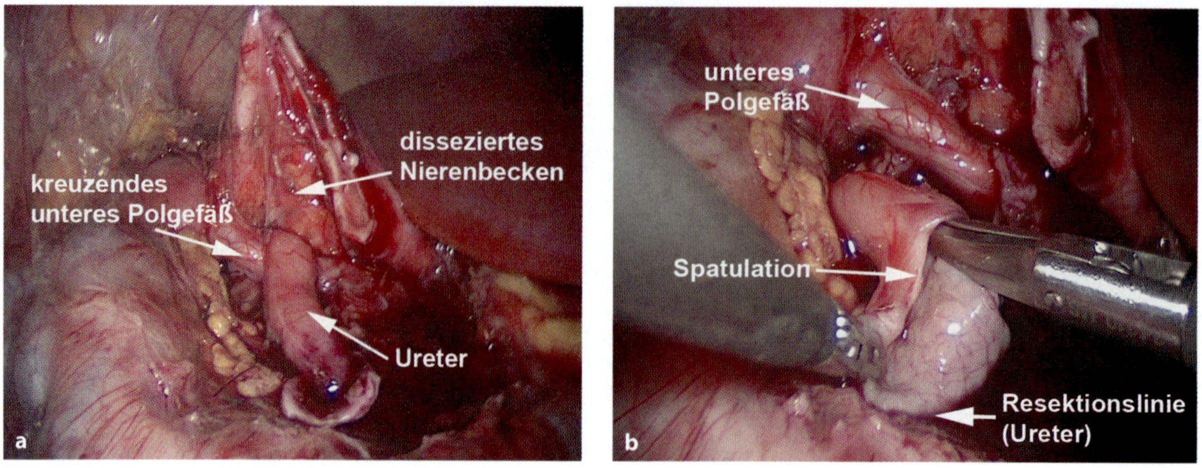

Abb. 4.3a,b

Im Falle eines aberrierenden unteren Polgefäßes, das den Ureter kreuzt (Abb. 4.3 a), muss der Ureter nach ventral verlagert werden. Anschließend wird der stenosierte Ureterabgang reseziert und der Ureter spatuliert (Abb. 4.3 b). Alternativ belassen einige Autoren den pyeloureteralen Übergang in diesem Moment und spatulieren erst bei der Pyeloplastik. Die atraumatische Manipulation am Ureter ist wichtig und lässt sich durch Haltenähte oder atraumatische Pinzetten erreichen.

Schritt 4: Naht der Hinterwand der Pyeloplastik

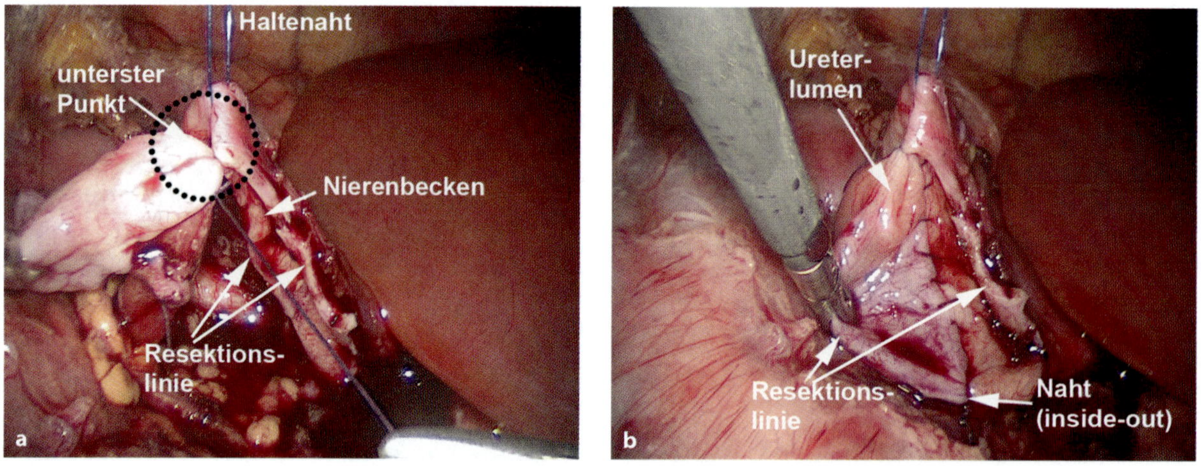

Abb. 4.4a,b

Für die Pyeloplastik bevorzugen wir eine fortlaufende Naht der Hinterwand. Dafür wird eine 5-0- oder 6-0-Naht (Länge ca. 12–15 cm) mit einer 3/8-Nadel (passt durch einen 3,5-mm-Trokar) eingeführt. Die Anastomose zwischen dem Nierenbecken und dem spatulierten Ureter wird am distalen Anteil mit einer Außen-innen/innen-außen-Naht begonnen (Abb. 4.4 a). Danach wird die Nadel nach innen gestochen und die Naht fortgesetzt, bis der abschließende Knoten an der Außenseite platziert werden kann (Abb. 4.4 b).

Schritt 5: Einlage des Ureterstents

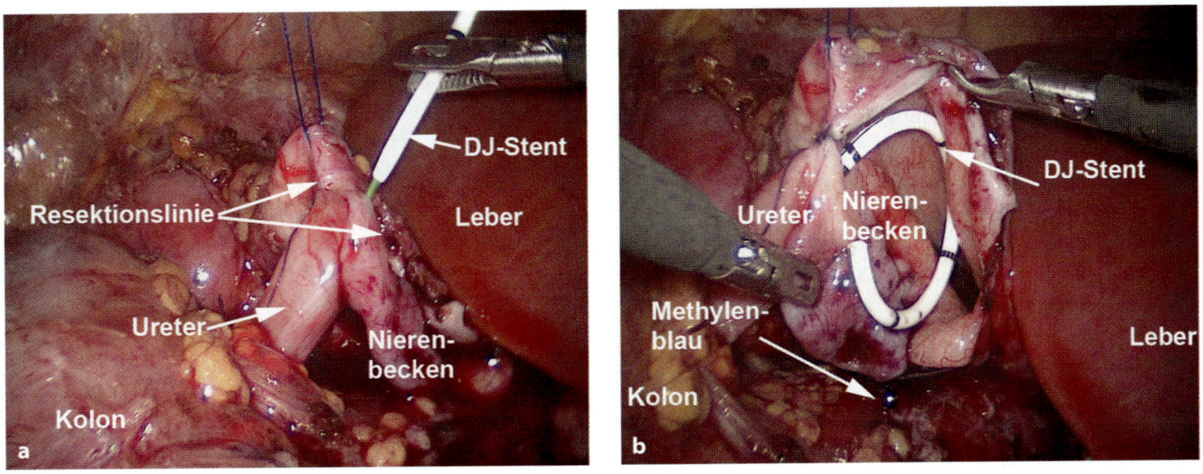

Abb. 4.5a,b

Die Entscheidung für oder gegen einen Stent sollte nicht vom laparoskopischen Zugang abhängig gemacht werden, sondern von der grundsätzlichen Handhabung des Operateurs. Wir bevorzugen einen internen DJ-Stent, der nach der Naht der hinteren Wand eingelegt wird. Dazu wird ein flexibler Führungsdraht transabdominell über die Anastomose bis in die Blase geschoben. Ein 4- oder 5-Ch-Stent (in Abhängigkeit von der Größe des Kindes) wird dann über den Führungsdraht bis in die Blase eingebracht (Abb. 4.5 a) und das proximale Ende ins Nierenbecken gelegt (Abb. 4.5 b). Dass der Stent distal auch die Blase erreicht hat, wird mittels Durchleuchtung (Röntgen) oder Blaufüllung der Harnblase (Methylenblau) kontrolliert. Der blau gefärbte Urin sollte dann am oberen Stentende heraustropfen.

Schritt 6: Fertigstellung der Pyeloplastik

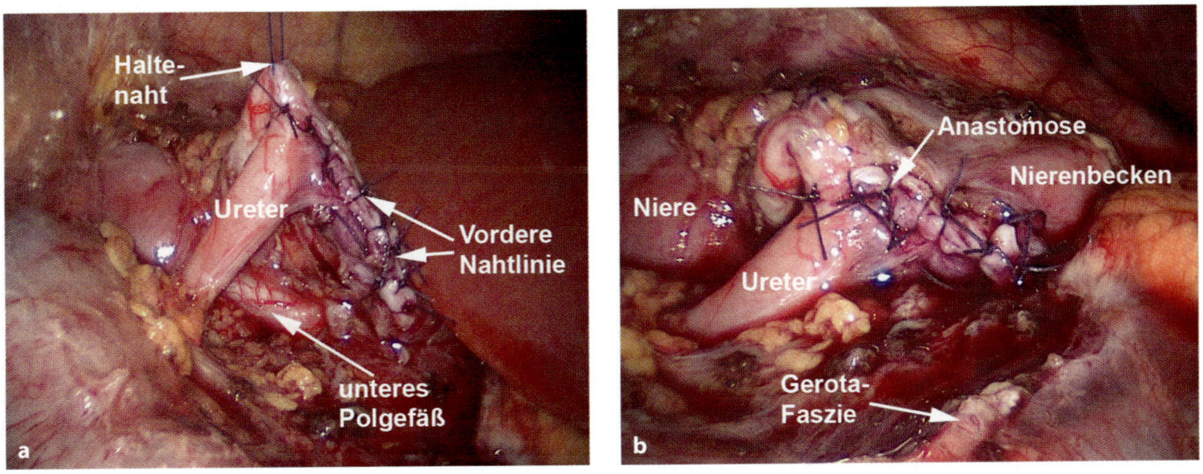

Abb. 4.6a,b

Die Vorderwand der Pyeloplastik wird mittels fortlaufender Naht oder Einzelknopfnaht komplettiert (Abb. 4.6 a, zu beachten ist die Position des unteren Polgefäßes). Nach Lösen der Haltenaht wird die Pyeloplastik nochmals inspiziert, um sicherzustellen, dass die Anastomose spannungsfrei und ohne Kinking zu Liegen kommt (Abb. 4.6 b). Bei wasserdichter Anastomose kann auf eine retroperitoneale Drainage verzichtet werden. Die Gerota-Faszie oder das mobilisierte Kolon sollte mit wenigen Nähten angeheftet werden.

Postoperatives Management

- Mobilisation und Nahrungsaufnahme sofort möglich
- Analgesie bis zur Entlassung
- Antibiotikaprophylaxe bis zur Stententfernung ca. 3–4 Wochen nach dem Eingriff
- MAG3-Nierensequenzszintigraphie 3 Monate nach Stententfernung

4.1.1 Literatur

1. Eden CG (2007) Minimally invasive treatment of ureteropelvic junction obstruction: a critical analysis of results. Eur Urol 52: 983-9
2. Janetschek G, Peschel R, Frauscher F (2000) Laparoscopic pyeloplasty. Urol Clin North Am 27: 695-704
3. Tan HL (1999) Laparoscopic Anderson-Hynes dismembered pyeloplasty in children. J Urol 162: 1045-7
4. Jarrett TW, Chan DY, Charambura TC, Fugita O, Kavoussi LR (2002) Laparoscopic pyeloplasty: the first 100 cases. J Urol 167: 1253-6
5. Yeung CK, Tam YH, Sihoe JD, Lee KH, Liu KW (2001) Retroperitoneoscopic dismembered pyeloplasty for pelvic-ureteric junction obstruction in infants and children. BJU Int 87: 509-13

4.2 Laparoskopische Behandlung des Kryptorchismus

Holger Till, Ulrike Metzger

Einleitung

Der nicht palpable Hoden (Kryptorchismus verus) stellt die schwerste Form des Hodenhochstands dar. Der Begriff suggeriert, dass der Hoden intraabdominell liegt. Allerdings kann nur eine diagnostische Laparoskopie klären, ob und in welcher Position ein Hoden tatsächlich angelegt ist [1, 2]. Bei Kindern mit bilateral nicht palpablem Hoden sollte die Möglichkeit eines Hermaphroditismus in Erwägung gezogen werden. Bei unilateralem Auftreten sind grundsätzlich 3 verschiedene pathologische Varianten zu unterscheiden [3–5]:

- ein blind endender Samenleiter ohne Resthoden (»vanishing testis«)
- ein gut entwickelter Hoden nahe dem inneren Leistenring (Retentio testis inguinalis, »peeping testis«)
- ein hoch gelegener intraabdomineller Hoden mit kurzen Samenstranggefäßen (Retentio testis abdominalis)

Indikationen

Jeder Junge mit nicht palpablem Hoden sollte einer Laparoskopie unterzogen werden, sofern die klinische Untersuchung und ein inguinaler Ultraschall negativ sind. Der Zeitpunkt einer Operation hängt von vielen Faktoren ab, die internationalen Leitlinien variieren erheblich. Es wird allerdings weitestgehend die Meinung vertreten, dass der genitale Status bis zum 12. Lebensmonat geklärt sein sollte.

Kontraindikationen

Multiple abdominelle Voroperationen stellen eine relative Kontraindikation zur Laparoskopie dar (man beachte das zur Laparoskopie vorbereitete Kind in ◘ Abb. 4.7 b, das bereits die Narbe eines horizontalen Oberbauchschnittes trägt).

Präoperative Vorbereitung

In der Regel sind keine aufwendigen präoperativen Vorbereitungen notwendig. Nochmals sei darauf hingewiesen, dass nur bei bilateralem Fehlen des Hodens an eine Intersexualität gedacht werden muss. Die meisten Fälle können als ambulanter Eingriff geplant werden. Unmittelbar vor Beginn der Laparoskopie sollte man die Blase entleeren.

4

Schritt 1: Patientenlagerung und Portplatzierung

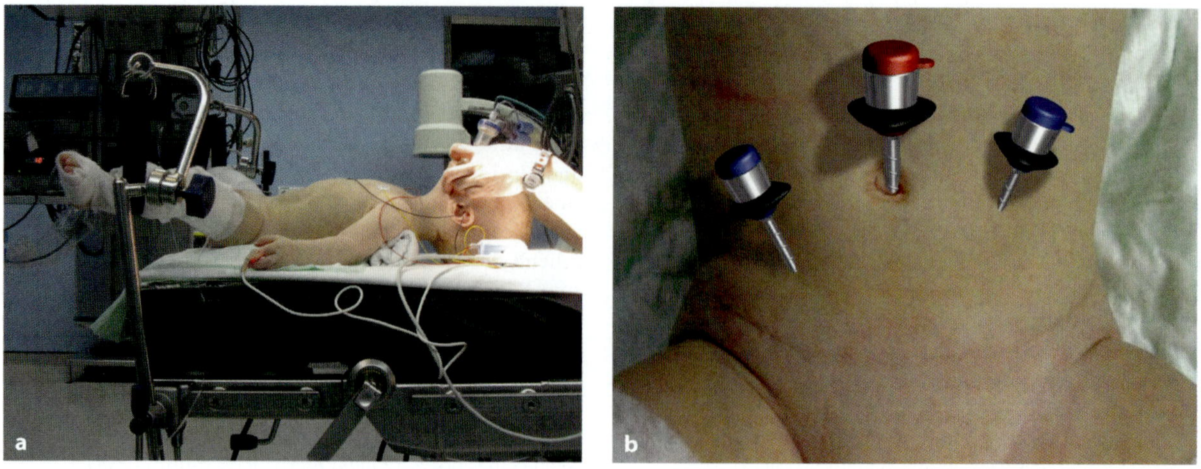

Abb. 4.7a,b

Der Patient wird in Rückenlage gebracht. Wenn eine Fowler-Stephens-Orchidopexie (FSO) geplant ist, empfiehlt es sich, die Beine etwas zu spreizen, um einen sterilen Zugang zum Skrotum zu gewährleisten. Der Monitor sollte am ipsilateralen Fußende des Patienten positioniert werden. Die beiden Operateure stehen auf der kontralateralen Seite, nahe dem Kopf des Kindes. Ein 3- bis 5-mm-Port und eine 30-Grad-Optik werden über eine periumbilikale Inzision eingebracht und ein Pneumoperitoneum von 6–8 mmHg wird aufgebaut. Sofern die genaue Inspektion einen pathologischen Befund erbringt, werden 2 weitere Ports (3 mm) im rechten und linken Abdomen eingebracht (Abb. 4.7 b). Alternativ kann ein 5-mm-Single-Port (▶ Abschn. 4.3) oder ein Triport verwendet werden.

Schritt 2: Diagnostische Laparoskopie: »vanishing« und »peeping testis«

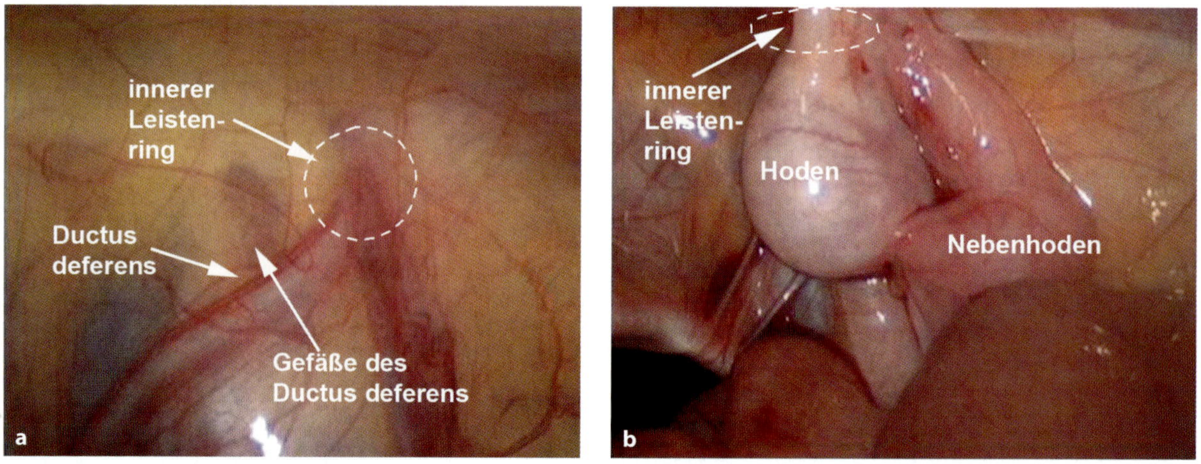

Abb. 4.8a,b

Während der diagnostischen Laparoskopie wird der Hoden identifiziert und die Position bestimmt. Im Falle eines »vanishing testis« (Abb. 4.8 a) kann der Eingriff an dieser Stelle beendet werden. Sofern Zweifel an ein blindes Ende des Ductus deferens bestehen und der Ductus zu einem atrophen Resthoden im Leistenkanal ziehen könnte, sollte eine Präparation entlang des Ductus in den Leistenkanal erfolgen. Letztendlich kann auch eine simultane inguinale Exploration durchgeführt werden. Im Falle eines »peeping testis« liegt der Hoden nahe des inneren Leistenrings (Abb. 4.8 b), womit eine unmittelbare konventionelle Orchidopexie empfehlenswert erscheint.

Schritt 3: Fowler-Stephens-Orchidopexie I

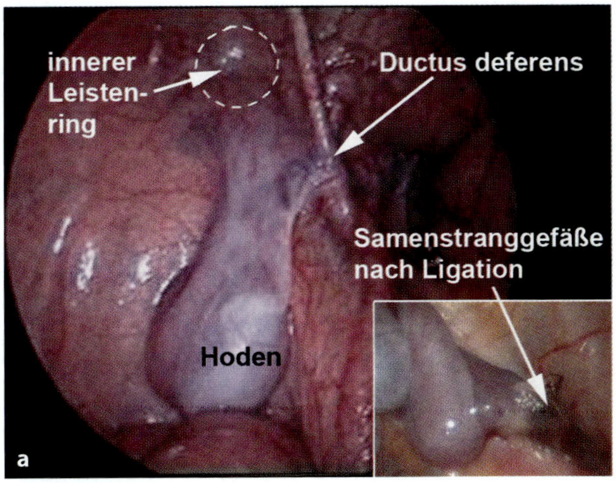

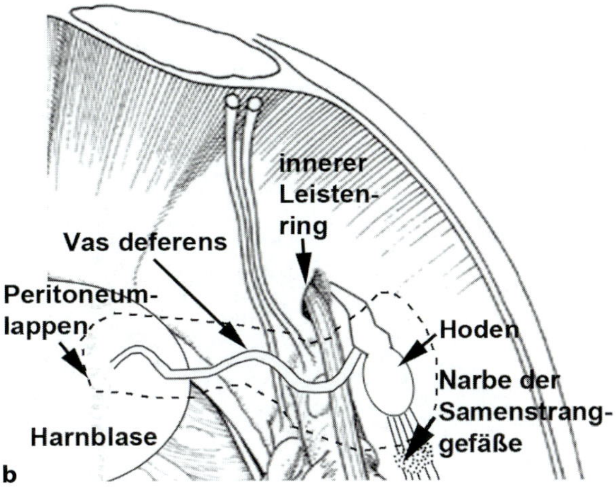

Abb. 4.9a,b

Ein hoher intraabdomineller Hoden mit sehr kurzen Samenstranggefäßen ist in Abb. 4.9 a dargestellt. Einige Autoren schätzen eine ausreichende Gefäßlänge ein, wenn sie den Hoden nach der Mobilisation bis zum kontralateralen inneren Leistenring ziehen können. Andernfalls sollte eine Fowler-Stephens-Operation (FSO) erfolgen. Im ersten Schritt der FSO werden die Samenstranggefäße mittels Elektrokauter oder dem Ultraschallskalpell durchtrennt (Abb. 4.9 a, kleines Bild). Die hohe Ligatur induziert die Bildung von Kollateralarterien entlang der verbleibenden Arterien. Im zweiten Schritt (3–6 Monate später) wird der Hoden mit einem großen Peritonealstiel einschließlich der hypertrophierten Kollateralen ins Skrotum verlagert (Abb. 4.9 b, Punktlinie).

Schritt 4: Fowler-Stephens-Orchidopexie II

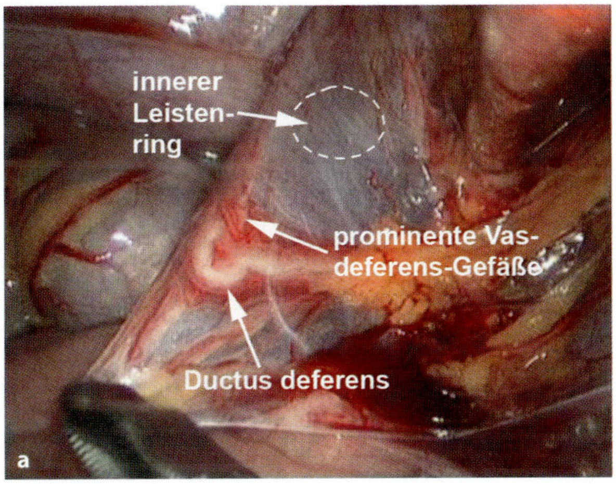

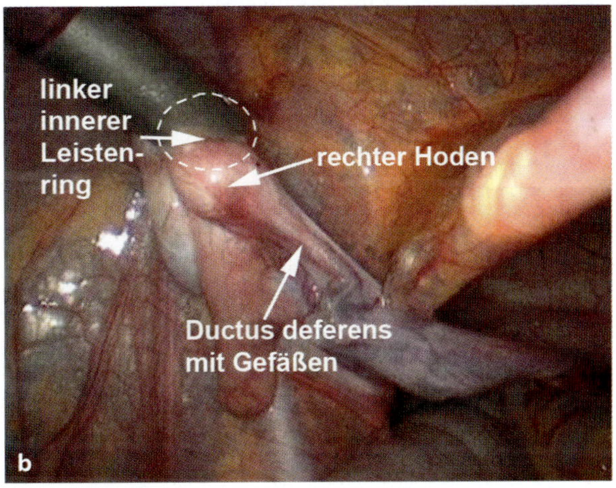

Abb. 4.10a,b

3–6 Monate nach der FSO Teil 1 wird der Hoden laparoskopisch auf sein Volumen und die Konsistenz hin untersucht und nur im Falle einer schweren Atrophie entfernt. Abb. 4.10 a demonstriert das Peritoneum mit Ductus deferens und einigen prominenten Gefäßen, die sich nach der hohen Ligatur gebildet haben. Bei soweit normal entwickeltem Hoden wird ein weiter Peritoneallappen um den Hoden und den Ductus deferens exzidiert. Die Inzision sollte über die Iliakalgefäße herab bis zur Harnblase erfolgen, um eine ausreichende Länge zu erreichen. Der mobilisierte Lappen sollte bis zum kontralateralen inneren Leistenring reichen. Abb. 4.10 b zeigt den zur linken Gegenseite reichenden rechten Hoden.

Schritt 5: Orchidopexie

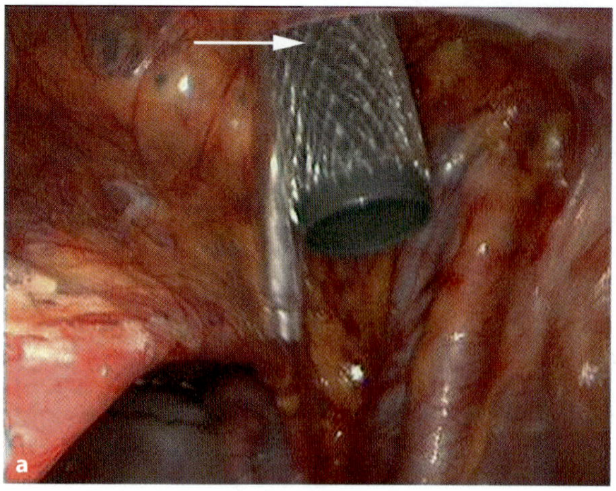

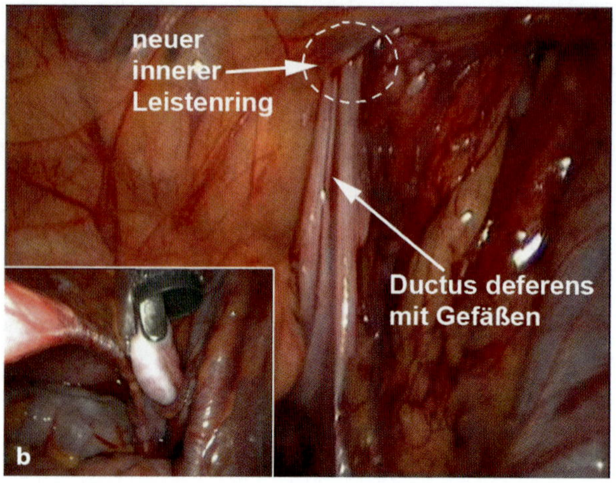

■ Abb. 4.11a,b

Es existieren 2 Varianten, um den Hoden in das Skrotum zu bringen: bei offenem Leistenkanal (dies ist beim UDT (»undescended testis«) meist nicht der Fall) kann ein gerades Instrument durch den Leistenkanal geschoben werden, um den Hoden zu fassen. Allerdings stellt der Leistenkanal den längeren Weg in das Skrotum dar. Bei der kürzeren Variante schafft man einen neuen Bauchwandkanal nahe den inferioren epigastrischen Gefäßen. Nach Eröffnung des Skrotums und der Tunica dartos wird ein Dissektor medial der epigastrischen Gefäße stumpf in den Bauchraum eingeführt. Dieser Kanal wird mit einer Verres-Nadel und einem 10-mm-Step-Trokar dilatiert (Pfeil in ■ Abb. 4.11 a). Durch den Trokar wird der Hoden in das Skrotum gezogen (■ Abb. 4.11 b, kleines Bild) und an der Tunica dartos spannungsfrei fixiert (■ Abb. 4.11 b).

Postoperatives Management

- Entlassung am gleichen Tag möglich
- Langzeitnachsorge zur Erkennung einer Hodenatrophie oder Infertilität [4, 5]

4.2.1 Literatur

1. Bruijnen CJ, Vogels HD, Beasley SW (2008) Review of the extent to which orchidopexy is performed at the optimal age: implications for health services. ANZ J Surg 78: 1006-9
2. Mathers MJ, Sperling H, Rübben H, Roth S (2009) The undescended testis: diagnosis, treatment and long-term consequences. Dtsch Arztebl Int 106: 527-32
3. Virtanen HE, Bjerknes R, Cortes D, Jørgensen N, Rajpert-De Meyts E, Thorsson AV, Thorup J, Main KM (2007) Cryptorchidism: classification, prevalence and long-term consequences. Acta Paediatr 96: 611-6
4. Thorup J, Cortes D (2009) Surgical treatment and follow up on undescended testis. Pediatr Endocrinol Rev 7: 38-43
5. Murphy F, Paran TS, Puri P (2007) Orchidopexy and its impact on fertility. Pediatr Surg Int 23: 625-32

4.3 Varikozelektomie

Holger Till, Jens-Uwe Stolzenburg

Einleitung

Die Varikozele ist definiert als eine pathologische Erweiterung des Plexus pampiniformis. Sie tritt häufiger auf der linken Seite auf, am ehesten verursacht durch einen ungenügenden Abstrom der V. spermatica in die V. renalis. Vor jeder Therapie muss ein Wilms-Tumor ausgeschlossen werden [1]. Die Einteilung erfolgt üblicherweise in 3 Schweregrade. Klinisch werden gelegentlich Skrotalbeschwerden mit ziehendem Schmerz angegeben (möglicherweise durch Mikrothrombosen verursacht) [1]. Die pathophysiologische Bedeutung des erhöhten Blutflusses auf die Fertilität oder eine Hodenatrophie ist Gegenstand jahrelanger Diskussionen [2, 3]. Dennoch erscheint bei Patienten mit Beschwerden (und Varikozele Grad 2–3) eine operative Versorgung indiziert, entweder als selektive Ligatur der Venen (Bernardi) [4] oder als Massenligatur (Palomo) [5].

Indikationen

- Varikozele Grad 2–3
- klinische Symptome
- Hodenatrophie
- Einschränkung der Fertilität

Kontraindikationen

- Herzfehler
- multiple abdominelle Voroperationen

Präoperative Vorbereitung

- Blasenentleerung mittels Kathetereinlage

Schritt 1: Patientenlagerung und Portplatzierung

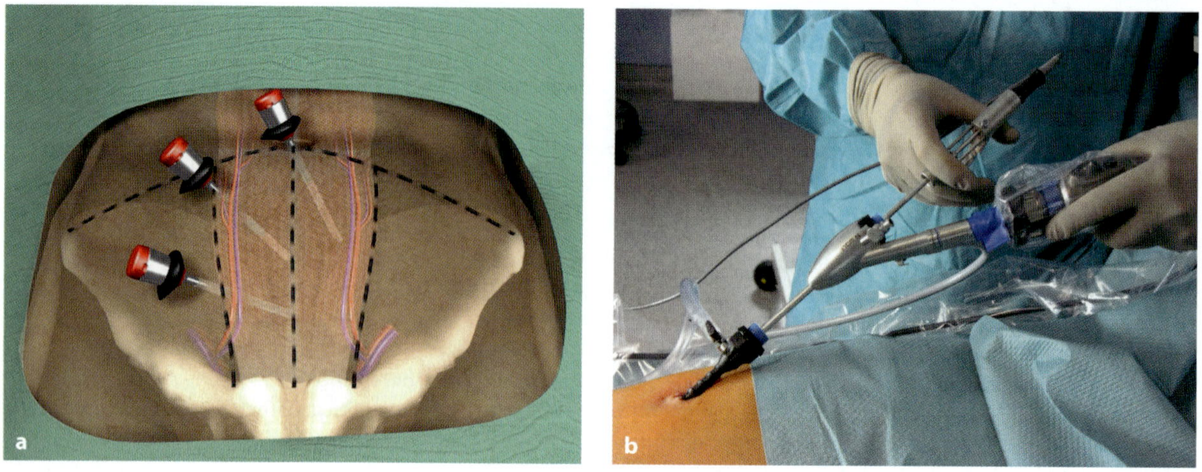

Abb. 4.12a,b

Die Varikozelenresektion bei Kindern kann entweder als 3-Port-Technik (Abb. 4.12 a) oder als Single-Port-Operation (Abb. 4.12 b) durchgeführt werden. Die meisten Chirurgen bevorzugen drei 3- bis 5-mm-Ports. Der Patient befindet sich in Rückenlage, Operateur und Assistent stehen auf der kontralateralen Seite. Der erste Trokar für die Optik wird am Nabel eingebracht und ein Pneumoperitoneum von 10–12 mmHg aufgebaut. Zwei 3- bis 5-mm-Trokare werden kontralateral platziert (Abb. 4.12 a). Seit kurzer Zeit steht auch eine Single-Port-Optik mit einem 3,5-mm-Arbeitskanal zur Verfügung (Abb. 4.12 b, zu beachten ist die über den Arbeitskanal eingeführte 3,5-mm-Fasszange).

Schritt 2: Identifizierung anatomischer Orientierungspunkte

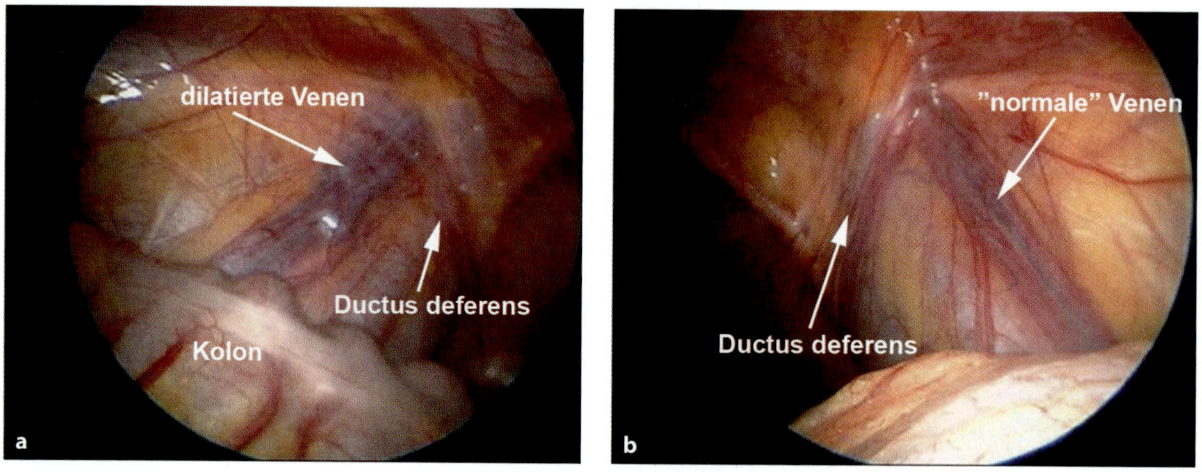

Abb. 4.13a,b

Als anatomische Orientierungspunkte dienen der Ductus deferens nach Überkreuzung der Vasa iliaca, die Vasa testicularia und der innere Leistenring (Abb. 4.13 a). Die Samenstranggefäße lassen sich dabei leicht im Retroperitoneum darstellen. Trotz eines Pneumoperitoneums von 10–12 mmHg ist die Dilatation der linken Samenstrangvenen (Abb. 4.13 a) im Vergleich zur rechten Seite beim gleichen Patienten eindeutig (Abb. 4.13 b).

Schritt 3: Präparation

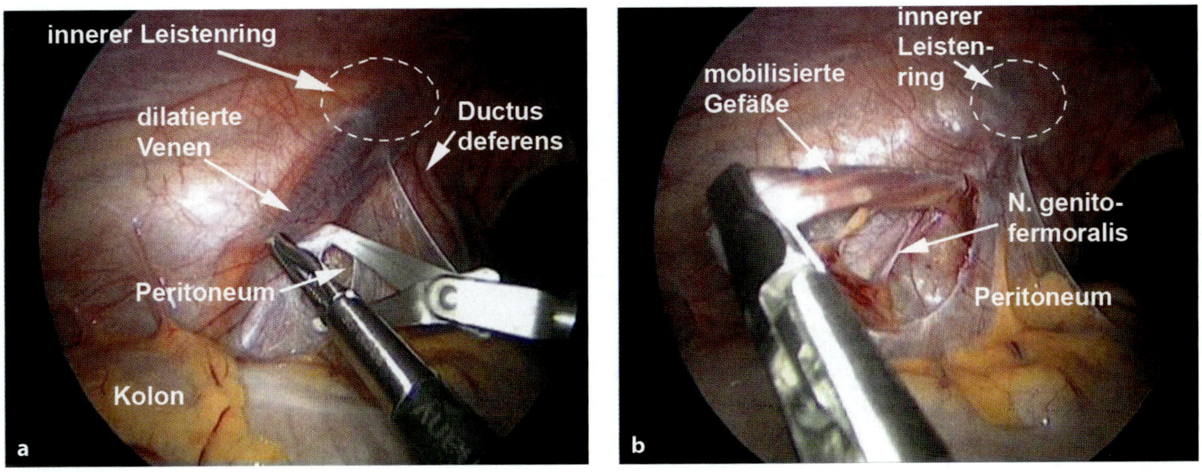

Abb. 4.14a,b

Unter Schonung des Ductus deferens wird das Peritoneum ca. 2 cm proximal des inneren Leistenrings inzidiert (knapp oberhalb des Ductus, Abb. 4.14 a). Für diese Inzision kann eine Standardschere, ein Elektrokauter oder das Ultraschallskalpell verwendet werden. Danach werden die Samenstranggefäße vollständig von der hinteren Beckenwand abgehoben und separiert (Abb. 4.14 b). Der N. genitofemoralis, der sich normalerweise in unmittelbarer Nähe befindet, muss klar identifiziert und ebenfalls geschont werden.

Schritt 4: Durchtrennung der Varizen

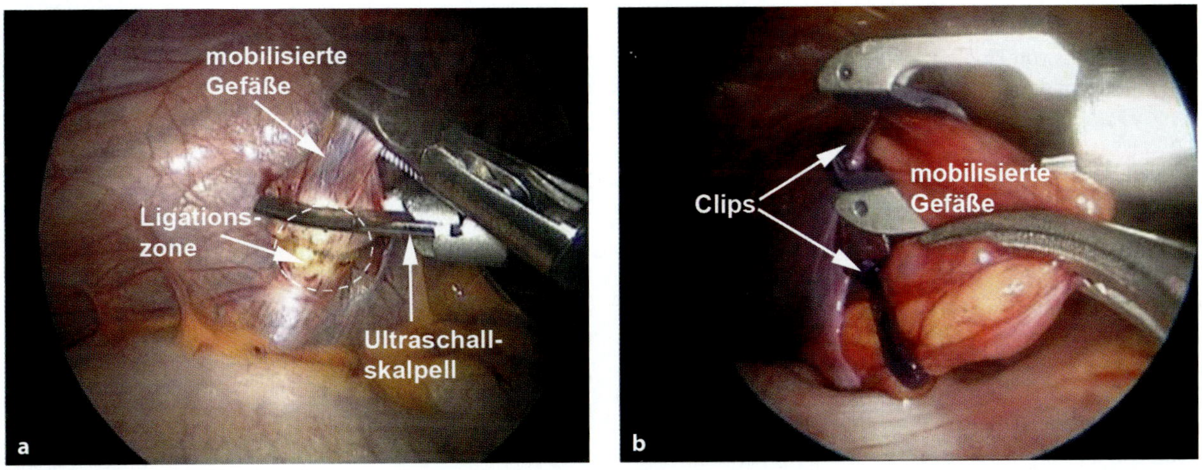

Abb. 4.15a,b

Wenn möglich, sollte die A. testicularis visuell oder mittels laparoskopischem Ultraschall identifiziert werden. Im Zweifelsfall ist eine Massenligatur der Samenstranggefäße einschließlich der Arterie indiziert, um ein Rezidiv der Varikozele zu vermeiden. Anatomisch sollte der Hoden ausreichend über die 2 verbleibenden Arterien des Gubernakulums und des Ductus deferens versorgt werden. Die Ligatur der Gefäße erfolgt entweder mit dem Ultraschallskalpell (Abb. 4.15 a), mit laparoskopischen Clips (Abb. 4.15 b) oder mit dem Elektrokauter.

4

Schritt 5: Erhalt von Lymphgefäßen

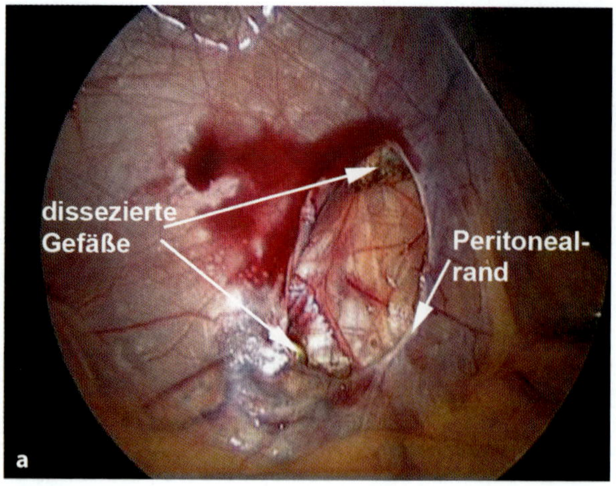

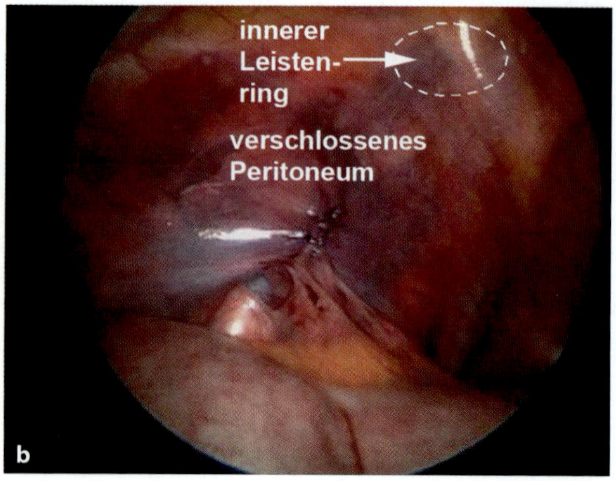

Abb. 4.16a,b

Die skrotale Injektion von Isosulfanblau (10–15 min vor der Laparoskopie) in den Subdartos-Raum hilft bei der Identifikation der Lymphgefäße. Ein Erhalt soll die postoperative Entwicklung einer Hydrocele testis vermeiden. Der zentrale Anspruch der Operation ist jedoch immer die vollständige Resektion der varikösen Gefäße (Abb. 4.16 a). Das Peritonealfenster kann mittels resorbierbarer Einzelknopfnaht oder fortlaufender Naht verschlossen werden (Abb. 4.16 b).

Postoperatives Management

- Entlassung am selben Tag möglich
- Langzeitbeobachtung zum Qualitätsmanagement und Ausschluss von Hodenatrophie, Lymphozelen- oder Hydrozelenbildung

4.3.1 Literatur

1. El-Saeity NS, Sidhu PS (2006) »Scrotal varicocele, exclude a renal tumour«. Is this evidence based? Clin Radiol 61: 593-9
2. Smith R, Kaune H, Parodi D, Madariaga M, Rios R, Morales I, Castro A (2006) Increased sperm DNA damage in patients with varicocele: relationship with seminal oxidative stress. Hum Reprod 21: 986-93
3. Agarwal A, Deepinder F, Cocuzza M, Agarwal R, Short RA, Sabanegh E, Marmar JL (2007) Efficacy of varicocelectomy in improving semen parameters: new meta-analytical approach. Urology 70: 532-8
4. Salem HK, Mostafa T (2009) Preserved testicular artery at varicocele repair. Andrologia 41: 241-5
5. Méndez-Gallart R, Bautista-Casasnovas A, Estevez-Martínez E, Varela-Cives R (2009) Laparoscopic Palomo varicocele surgery: lessons learned after 10 years' follow up of 156 consecutive pediatric patients. J Pediatr Urol 5: 126-31

Verschiedenes

5.1 Extraperitonealer Hernienverschluss mit Netzeinlage – 356

5.2 Extraperitoneale Kolposuspension – 361

5.3 Fistelverschluss – 365

5.1 Extraperitonealer Hernienverschluss mit Netzeinlage

Jens-Uwe Stolzenburg, Evangelos N. Liatsikos, Thilo Schwalenberg, Tim Häfner, Minh Do

Einleitung

Es existieren im Wesentlichen 2 chirurgische Zugangswege zum Platzieren eines synthetischen Netzes zum Bruchpfortenverschluss im präperitonealen Raum. Der transabdominelle (TAPP = transabdominal präperitoneal) und der primär extraperitoneale Weg (TEP = total extraperitoneal). Beide laparoskopischen Techniken nutzen das Prinzip des spannungsfreien Hernienverschlusses durch Verschluss der Bruchpforte mittels alloplastischen Materials (Hernioplastik).

Wir favorisieren die Technik der präperitonealen Netzeinlage (TEP) aufgrund ihres direkten Zugangs zur »inguinalen Anatomie«. Eine aufwendige Rekonstruktion bzw. der Verschluss des Peritoneums nach Netzeinlage ist bei primär intaktem Peritoneum nicht notwendig. Zudem ist eine Fixierung des Netzes durch Nähte oder Klammern bei der von uns angewendeten Technik nicht notwendig. Sie ist technisch einfach und schnell zu erlernen. Die Ergebnisse der TEP, insbesondere hinsichtlich Rezidive, sind mit denen der TAPP vergleichbar, wobei insgesamt weniger Komplikationen beschrieben werden [1, 2]. Insbesondere werden alle intraperitonealen Komplikationen komplett vermieden. Die TEP kann gleichzeitig und sicher im Rahmen einer endoskopischen extraperitonealen radikalen Prostatektomie durchgeführt werden [3, 4].

Indikationen

- Alle Inguinalhernien einschließlich Rezidivhernien

Kontraindikationen

- Inkarzerierte Hernien
- Kinder (relativ aufgrund des alloplastischen Materials)

Präoperative Vorbereitung

- Entleerung der Harnblase (falls notwendig Blasenkathetereinlage)
- Breitspektrumantibiotikum (Einmalgabe)

Schritt 1: Operationsvorbereitung und Präparation des präperitonealen Raums

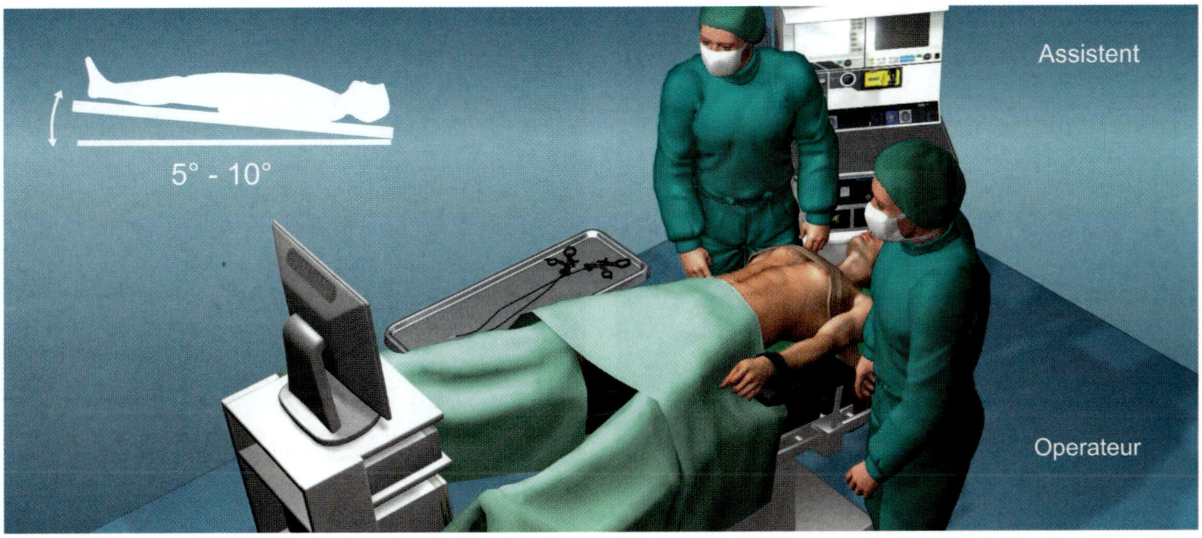

Abb. 5.1

Der Patient wird in Rückenlage in einer Trendelenburg-Position von 5–10 Grad gelagert. Der Operateur steht auf der kontralateralen Seite zur Hernie. Es wird eine 15 mm lange paraumbilikale Inzision gesetzt (bei linksseitigen Hernien links, bei rechtsseitigen Hernien rechts). Das Schaffen des präperitonealen Raums mittels Ballontrokar, das Platzieren des Optiktrokars (Hassan-Trokar) und die CO_2-Insufflation (12 mmHg) werden wie in ► Abschn. 3.4 beschrieben durchgeführt.

Schritt 2: Trokarplatzierung

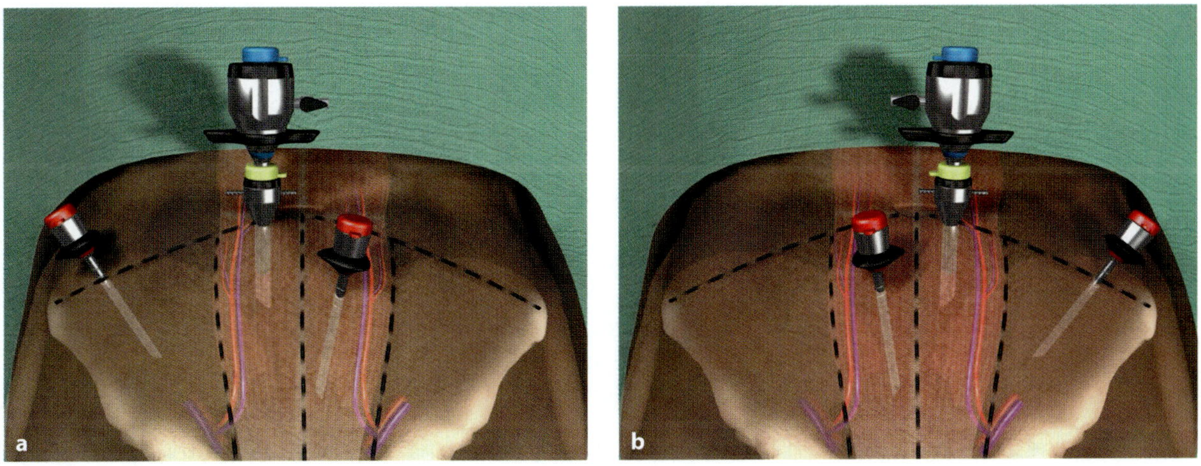

Abb. 5.2a,b

Ein 5-mm-Trokar wird paramedian und so weit kranial wie möglich unter visueller Kontrolle platziert (Abb. 5.2 a: links der Mittellinie bei rechtsseitigen Hernien, b: rechts der Mittellinie bei linksseitigen Hernien). Die weitere Präparation des Präperitonealraums erfolgt über diesen Trokar. Anschließend wird ein zweiter 5-mm-Trokar mediokranial der Spina iliaca anterior superior platziert. Bei bilateralen Hernien wird der erste 5-mm-Trokar so weit kranial und lateral wie möglich platziert (auf der Seite der paraumbilikalen Inzision). Der präperitoneale Raum wird entlang des Arcus pubis zur Gegenseite präpariert und ein zweiter 5-mm-Trokar mediokranial der Spina iliaca platziert. In einigen Fällen ist dabei ein weiterer 5-mm-Trokar, der in der Mittellinie zwischen Symphyse und Nabel platziert wird, erforderlich.

Schritt 3: Präparation des Bruchsackes (mediale Hernie)

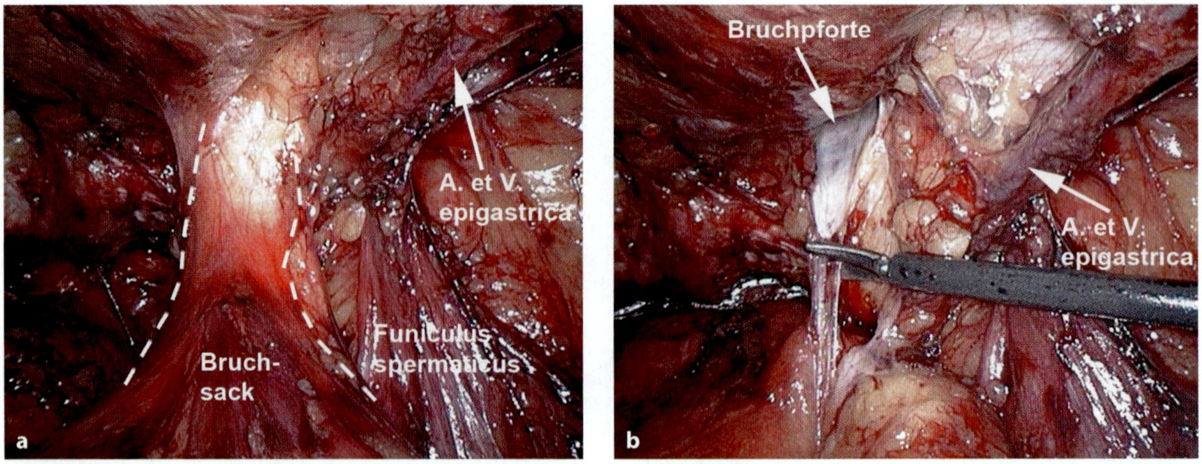

Abb. 5.3a,b

Bei direkten (medialen) Hernien befindet sich der Bruchsack (Peritoneum) medial der epigastrischen Gefäße. Nach der Ballondissektion kommt der mediale Defekt während der Präparation des präperitonealen Raums deutlich zu Darstellung (Abb. 5.3 a). Durch Zug und Gegenzug wird der Bruchsack retrahiert. Bei vielen Patienten gelingt das Reponieren des Bruchsackes bereits durch den Ballontrokar während der Dissektion des präperitonealen Raums. Cave: Bei großen direkten Hernien wird später das einzubringende Netz asymmetrisch geschnitten und um den Samenstrang platziert, wobei der mediale Netzanteil größer sein sollte als der laterale.

Schritt 4: Präparation des Bruchsackes (laterale Hernie)

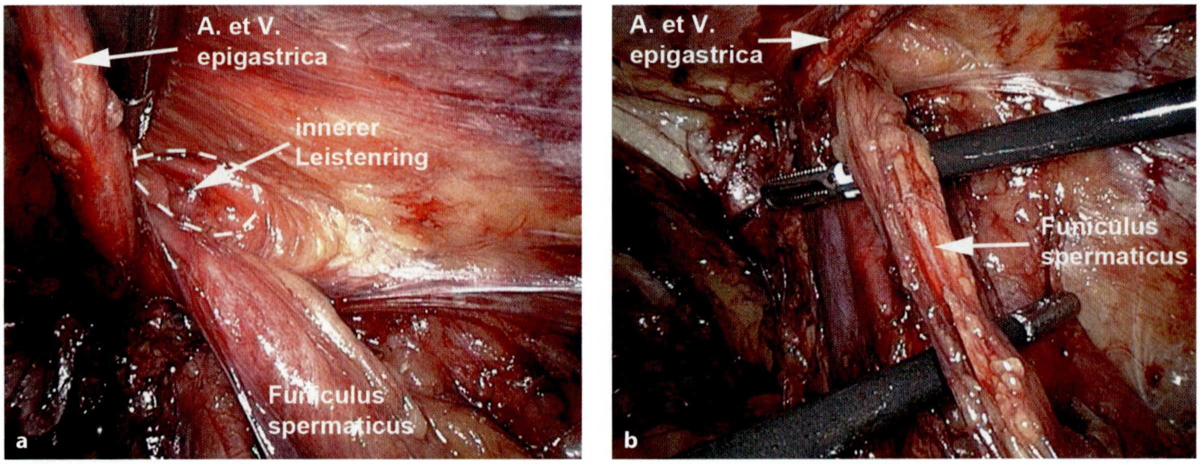

Abb. 5.4a,b

Bei indirekten Hernien begleitet der Bruchsack den anteromedialen Anteil des Samenstrangs am Eintritt in den inneren Leistenring. Der Bruchsack wird vorsichtig vom Samenstang abpräpariert. Ist dies nicht vollständig möglich (z. B. bei großen Skrotalhernien), kann der Bruchsack auch auf Höhe des internen Leistenrings durchtrennt werden. Während der Resektion des Bruchsackes sollte sorgfältig darauf geachtet werden, eventuell vorhandenen Darm im Bruchsack nicht zu verletzen. Die Naht des peritonealen Defekts vor Netzeinlage ist zwingend notwendig (Kontakt von Netz und Darm würde zu Adhäsionen führen). Der Samenstrang wird unterfahren und ein ausreichend großes Netzlager geschaffen, um eine spätere Faltenbildung des Netzes zu vermeiden.

Schritt 5: Präparation des Netzes

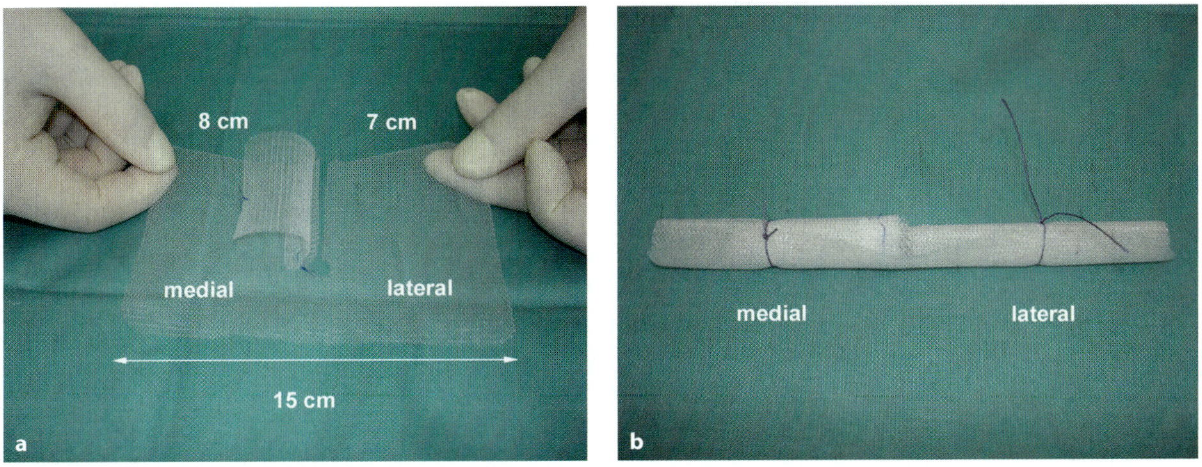

Abb. 5.5a,b

Jetzt erfolgt die extrakorporale Präparation des Netzes (z. B. Prolene; 10×15 oder 9×14 cm). Das Netz wird etwa in der Mitte auf einer Länge von 6 cm eingeschnitten. Am Ende der Inzision wird ein entsprechend großes Loch für den Samenstrang geschnitten. Bei großen medialen Hernien sollte der mediale Netzanteil größer gewählt werden (10 anstatt 8 cm). Der Netzeinschnitt wird mit einer 4×6 cm großen Netzklappe bedeckt und diese lateral der Netzinzision mit einer 3-0-Prolenenaht fixiert. Die folgenden Schritte sind für das Platzieren des Netzes notwendig: Die Klappe wird temporär nach medial mit einem Haltefaden fixiert. Das Netz wird jetzt gerollt und mit 2 lockeren Fäden fixiert (laterale Haltenaht = lang, mediale Haltenaht = kurz; dies ermöglicht das korrekte Platzieren des Netzes in situ).

Schritt 6: Platzieren des Netzes

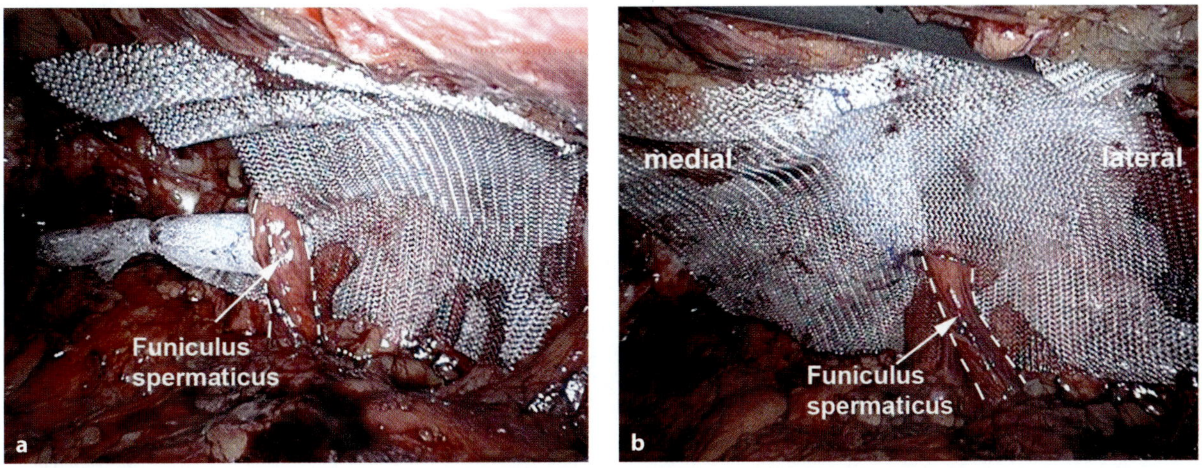

Abb. 5.6a,b

Die Netzrolle wird über den 12-mm-Optiktrokar eingebracht und unter dem Samenstrang platziert. Nach Durchtrennung der lateralen Haltenaht wird der laterale Netzanteil komplett entfaltet (Abb. 5.6 a). Danach wird die mediale Haltenaht entfernt. Damit kann das Netz um den Samenstrang gelegt und ausgebreitet werden. Abschließend wir die dritte Haltenaht gelöst und die Netzklappe nach lateral geschlagen (Abb. 5.6 b). Nach Ablassen des CO_2-Gases am Ende der Operation wird das Netz durch den intraabdominellen Druck angedrückt. Durch die Lage um den Samenstrang herum ist eine Dislokation nicht möglich. Das Netz muss nicht mittels Clips oder Nähten fixiert werden. Bei einer bilateralen Hernie sollten 2 sich medial überlappende Netze gleicher Größe nacheinander platziert werden. Die Einlage eines Drains ist optional.

Postoperatives Management

- Drainentfernung am ersten postoperativen Tag
- Wiederaufnahme normaler körperlicher Aktivitäten nach 7–10 Tagen

5.1.1 Literatur

1. Ramshaw BJ, Tucker JG, Duncan TD, Heithold D, Garcha I, Mason EM, Wilson JP, Lucas GW (1996) Technical considerations of the different approaches to laparoscopic herniorrhaphy: Analysis of 500 cases. Am Surg 62: 69-72
2. Kraehenbuehl L, Schaefer M, Feodorovici MA, Buechler MW (1998) Laparoscopic Hernia Surgery: A Overview. Dig Surg 15: 158-166
3. Stolzenburg JU, Pfeiffer H, Nehaus JM, Sommerfeld M, Dorschner W (2001) Repair of inguinal hernias using the mesh technique during extraperitoneal pelvic lymph node dissection. Urol Int 67: 19-23
4. Stolzenburg JU, Rabenalt R, Dietel A, Do M, Pfeiffer H, Doschner W (2003) Hernia Repair During Endoscopic (Laparoscopic) Radical Prostatectomy. J Laparoendosc Adv Surg Tech 13: 27-31

5.2 Extraperitoneale Kolposuspension

Stefan Orth, Florian Wissing, Orietta Dalpiaz, Christoph Guballa, Michael C. Truss

Einleitung

Seit über 30 Jahren war die offene modifizierte Kolposuspension der Goldstandard in der Behandlung der weiblichen Belastungsharninkontinenz [1, 2, 5]. Aktuell entsprechen minimal-invasive Schlingenoperationen den Behandlungsrichtlinien bei den meisten Frauen mit Belastungsharninkontinenz ohne wesentlichen vaginalen Deszensus.

Zur genauen Diagnose verschiedener anatomischer Defekte und Funktionsverluste ist eine komplette präoperative Evaluierung inklusive urodynamischer Untersuchung erforderlich. Bei unklaren Senkungszuständen kann neben der Introitussonographie ggf. auch ein Zystogramm entsprechende Informationen liefern.

Liegt der Belastungsharninkontinenz ein lateraler Defekt oder auch ein vertikaler Deszensus zugrunde, so sollte eine Rekonstruktion des Defekts erfolgen, um einem frühen Therapieversagen vorzubeugen [3]. In solchen Fällen ist die endoskopische Kolposuspension eine geeignete Operationsmethode. Die minimal-invasive Kolposuspension kann entweder durch einen transperitonealen oder durch einen extraperitonealen Zugang erfolgen [4, 5]. Wir bevorzugen den extraperitonealen Zugang. Hierbei wird nur so viel Raum geschaffen, wie benötigt wird. Blutungen nach intraperitoneal sind somit kaum möglich, Verletzungen am Darm ebenfalls unwahrscheinlich. Unser extraperitonealer Zugang ist identisch mit dem EERPE-Setup (endoskopische extraperitoneale radikale Prostatektomie) beim Mann.

Indikation

- Belastungsharninkontinenz bei vorliegendem lateralem Defekt und/oder vertikalem Deszensus

Kontraindikationen

- Adipositas per magna
- multiple Voroperationen im kleinen Becken
- Netzeinlagen beidseits nach Leistenherniotomie und -plastik

Präoperative Vorbereitungen

- Einlage eines transurethralen Blasenkatheters
- Auswaschen der Vagina mit geeigneter Desinfektionslösung
- Single-shot-Breitspektrumantibiose

Schritt 1: Lagerung, Einrichten des extraperitonealen Zugangs und Trokarplatzierung

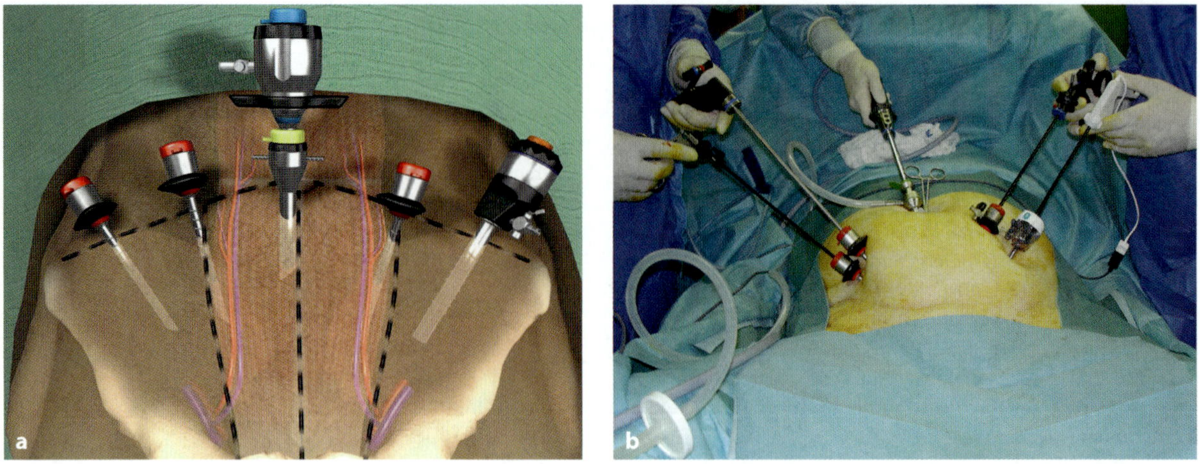

Abb. 5.7a,b

Die Patientin wird in flacher Steinschnittlagerung leicht überstreckt positioniert und beide Arme am Körper seitlich angelegt. Der Operationstisch wird in eine 10-Grad-Trendelenburg-Position gebracht. Eine schräge infraumbilikale Hautinzision wird durchgeführt und die vordere Rektusfaszie quer inzidiert. Auf dem hinteren Rektusblatt wird dann der Herloon®-Dilatator eingebracht und der Extraperitonealraum durch Aufpumpen mit dem Handballon eröffnet. Die Symphyse und die beiden Cooper-Ligamente können identifiziert werden und dienen als Orientierungshilfe. Der 0-Grad-Kameraport wird mit Einbringen eines 10-mm-Hasson-Trokars etabliert. Kaudal des Nabels und etwas lateral der epigastrischen Gefäße sowie noch etwas weiter distal und lateral werden 2 weitere 5-mm-Ports beiderseits eingebracht.

Schritt 2: Darstellung der Vaginalfaszie

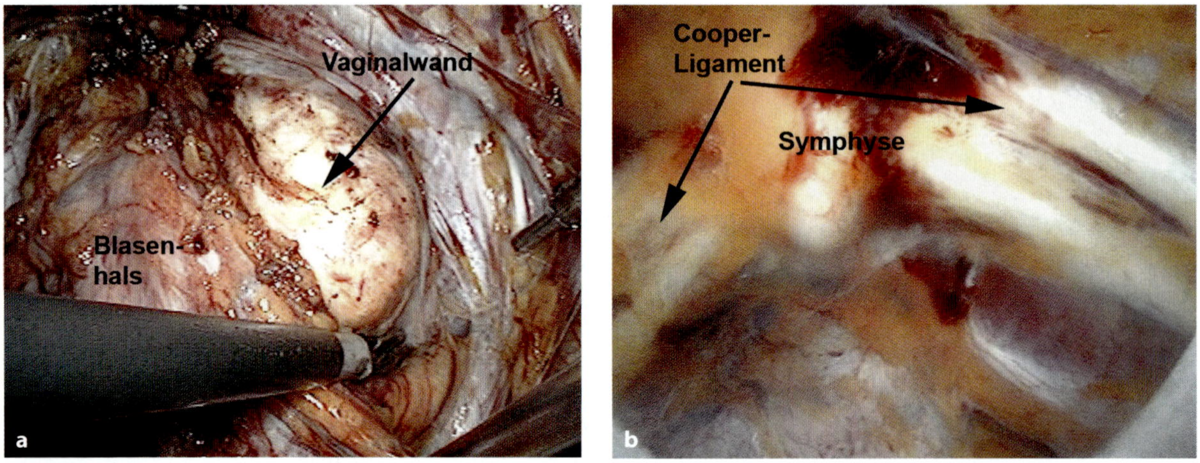

Abb. 5.8a,b

Das Fettgewebe wird mit der bipolaren Pinzette entfernt, bis eine gute Darstellung der Vaginalfaszie erreicht ist. Der Assistent kann durch Zug am Blasenkatheter die genaue Lage des Blasenhalses zeigen. Der Operateur führt dann seinen linken Zeigefinger vaginal ein und stellt so die optimale Position für den ersten Stich (vaginalwandseitig) dar. Zusätzlich kann hierbei mit dem Sauger des Assistenten die Blasenhalsregion etwas zur Seite gehalten werden.

Schritt 3: Erste Suspensionsnaht

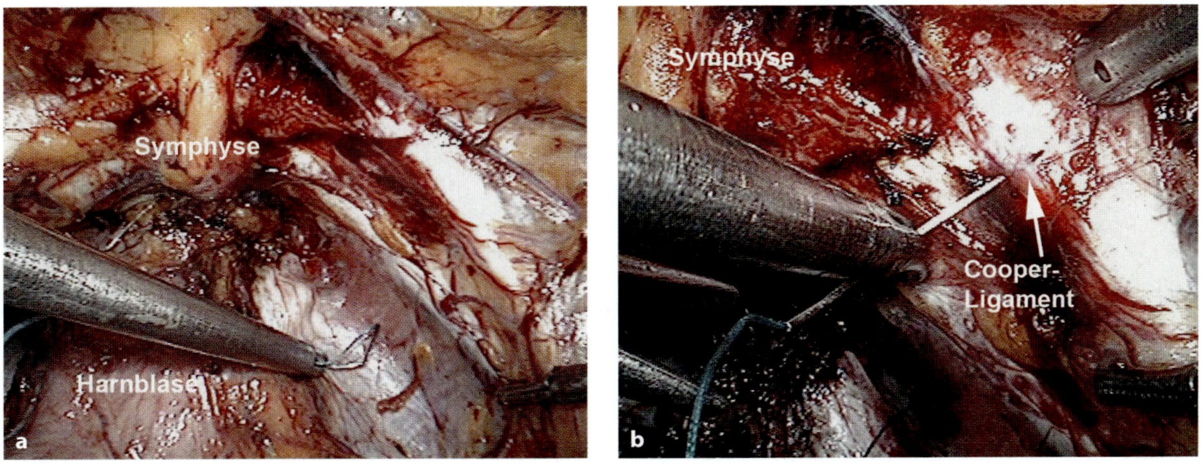

Abb. 5.9a,b

Mit dem Sauger kann der Assistent die Vaginalfaszie darstellen und den Blasenhals zur Seite halten, während der Operateur seinen linken Zeigefinger intravaginal belässt und die Vaginalwand während des Stechens anhebt, um den Stich zu führen. Durch leichten Zug am Blasenkatheter kann wiederum die Position des Blasenhalses kontrolliert werden. Wir verwenden eine nicht resorbierbare Ethibond®-Naht (2-0) mit einer SH-Nadel. Die Nadel wird durch die Vaginalwand unter Aussparung der Mukosa und dann durch das Cooper-Band gestochen. Der Faden wird angezogen und der erste doppelte Knoten durch die Zange des Assistenten gesichert. Ist die optimale Elevation erreicht, wird die Naht durch einen gegenläufigen doppelten Knoten gesichert.

Schritt 4: Zweite Suspensionsnaht

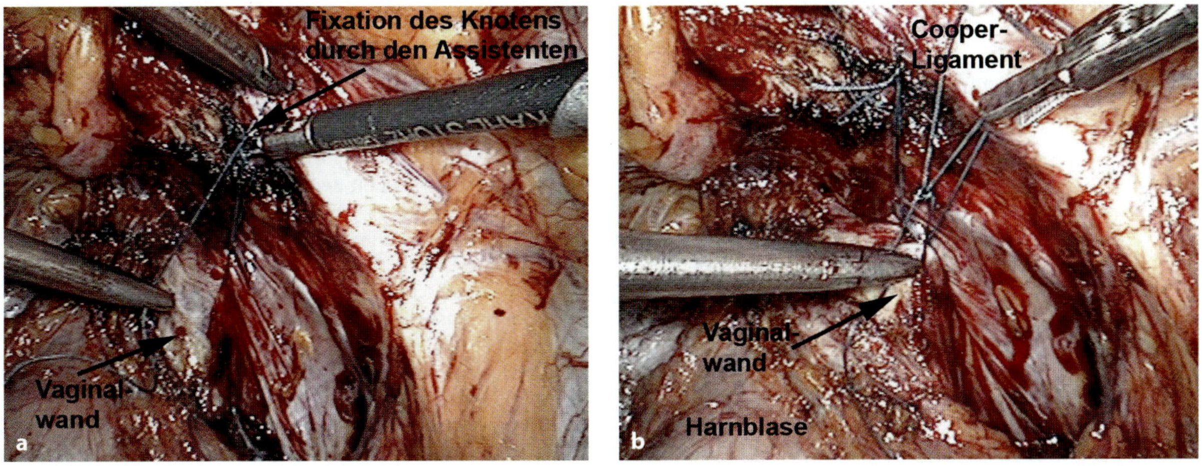

Abb. 5.10a,b

Die zweite Naht erfolgt kraniolateral der ersten mit einem Mindestabstand von 1,5 cm von der sehr sensiblen Blasenhalsregion. Ist genügend Platz vorhanden, kann eine dritte Naht erfolgen. Vorsicht ist geboten, um Verletzungen der Harnblase oder des Harnleiters zu vermeiden. Blutungen können mittels bipolarer Pinzette gestillt werden.

Schritt 5: Gleiches Vorgehen auf der Gegenseite

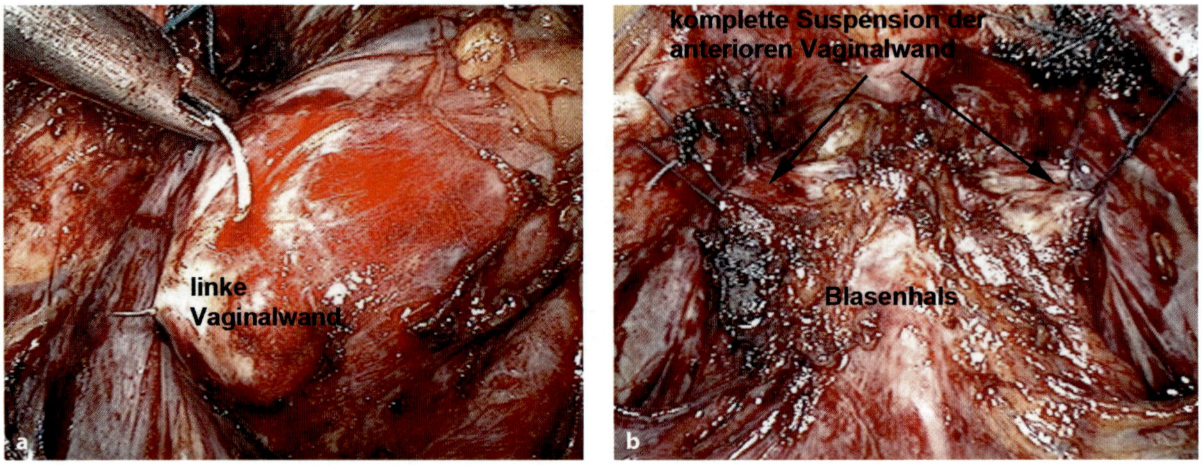

Abb. 5.11a,b

Eine adäquate und stabile Elevation der vorderen Vaginalwand ist Voraussetzung für ein erfolgreiches Operationsergebnis. Am Ende der Operation wird mittels Kontrollzystoskopie die Unversehrtheit der Harnblase überprüft. Auf die Einlage einer Wunddrainage kann normalerweise verzichtet werden. Es erfolgt die abschließende Inspektion des Operationsgebietes, ggf. nochmalige bipolare Koagulation von Blutungen sowie die Entnahme der Trokare unter Sicht. Versehentlich eröffnetes Peritoneum muss nicht verschlossen werden.

Postoperatives Management

- Entfernung des Blasendauerkatheters nach 24 h
- Miktionsprotokoll und sonographische Restharnbestimmungen
- körperliche Schonung und Vermeiden von Heben und Tragen schwerer Lasten für 6 Wochen

5.2.1 Literatur

1. Cowan W, Morgan HR (1979) A simplified retropubic urethropexy in the treatment of primary and recurrent urinary stress incontinence in the female. Amer J Obstet Gynecol 133: 295
2. Petri E (1989) Die Kolposuspension zur Behandlung der weiblichen Harninkontinenz. Akt Urol 20: 138-142
3. Richardson DA (1991) The evaluation of different surgical procedures. In: Ostergard DR, Bent AE (Hrsg.) Urogynecology and Urodynamics, 3rd ed. Williams & Wilkins, Baltimore, pp. 413-421
4. Wallwiener D, Grischke EM, Rimbach S, Maleika A, Kaufmann M, Bastert G (1995) Endoscopic colposuspension (Retziusscopy versus laparoscopy). An effective extension of the surgical spectrum of stress incontinence? Geburtshilfe und Frauenheilkunde 55: 235-9
5. Goepel M, Bross S (2009) Stress incontinence in women. Is there still an indication to perform the Burch colposuspension and the fascial sling. Der Urologe A 48: 487-90

5.3 Fistelverschluss

5.3.1 Rektourethraler Fistelverschluss (prostatische Urethra)

René Sotelo Noguera, Juan Carlos Astigueta, Eudo Herrera Morillo

Einleitung

Rektourethrale Fisteln (RUF) sind Verbindungen zwischen dem unteren Harntrakt und dem Rektum. Sie können sich bei Patienten mit entzündlichen Darmerkrankungen oder bei einem perirektalen Abszess entwickeln. Am häufigsten treten sie jedoch als iatrogene Komplikation nach radikaler Prostatektomie oder nach anderen ablativen Prostataeingriffen auf. Ein Review der Komplikationen nach radikaler Prostatektomie ergab eine Inzidenz der RUF von 1 %. Ablative Eingriffe an der Prostata zeigen eine Inzidenz der RUF von 0,4–8,8 % nach Brachytherapie, 0–6 % nach externer Radiatio und 0,4 % nach Kryotherapie [1].

Initial wird ein konservatives Management bestehend aus einer Harnableitung, einer Breitspektrumantibiose und einer parenteralen Ernährung angestrebt. Dennoch verläuft eine solche Behandlung meist frustran. Schließt sich die Fistel nicht innerhalb von 3–6 Monaten von selbst, wird sie auch später nicht spontan heilen. Die chirurgische Behandlung der RUF schließt transanale, transanorektale, transsphinkterische, transabdominelle, perineale und kombinierte Techniken ein. Es existieren keine prospektiven Daten, die eine Strategie klar als die beste Behandlungsmöglichkeit definieren [2]. Wir favorisieren das laparoskopische Vorgehen [3–5], dass im Folgenden beschrieben wird.

Indikationen

- Rektourethrale Fisteln
- rektovesikale Fisteln

Kontraindikationen

- Kontraindikationen, die einen laparoskopischen Eingriff unmöglich machen

Präoperative Vorbereitung

- Vollständige Darmvorbereitung einschließlich eines Einlaufs zur Säuberung des Rektosigmoideums
- perioperative Antibiotikaprophylaxe (diese sollte die Darmflora mit erfassen)

5

Schritt 1: Identifikation der Fistel (rektourethrale Fistel)

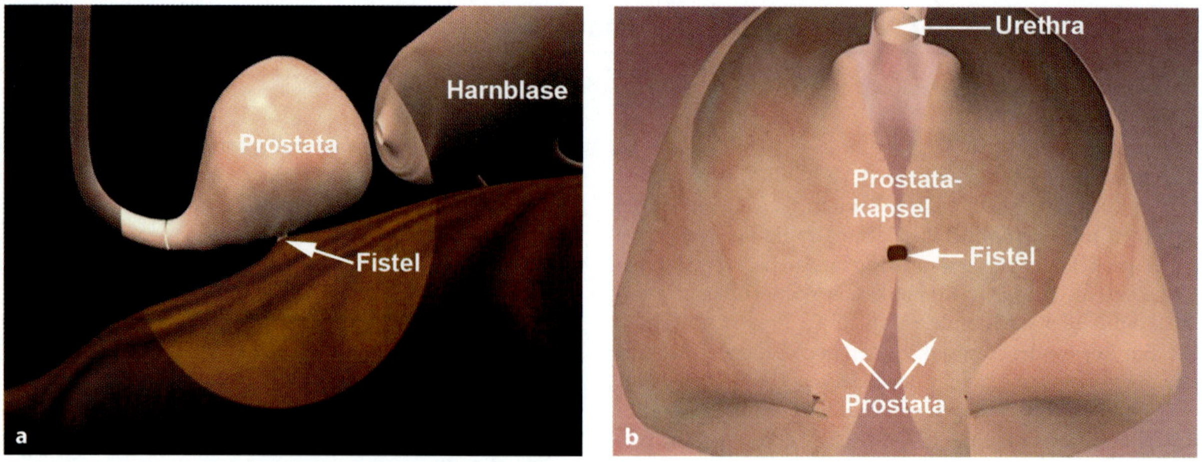

Abb. 5.12a,b

Fisteln zwischen der prostatischen Urethra und dem Rektum entwickeln sich meistens nach ablativen Eingriffen (z. B. Radiotherapie) oder nach Operationen bei benigner Prostatahyperplasie und können zystoskopisch bzw. mittels Zystographie (Abb. 5.14 a) gesichert werden. Das Management der rektourethralen Fisteln schließt die folgenden chirurgischen Schritte ein: 1. Exzision der restlichen Prostatakapsel, 2. Verschluss des Rektums, 3. Gewebeinterposition und 4. urethovesikale Anastomose. Zur Gewebeinterposition kann beim transperitonealen Vorgehen das Omentum majus (gestielter Netzlappen) verwendet werden, wohingegen bei einem extraperitonealen Vorgehen das neurovaskuläre Bündel und die periprostatische Faszie in der Mittellinie vereinigt werden.

Schritt 2: Identifikation der Fistel (rektovesikale Fistel)

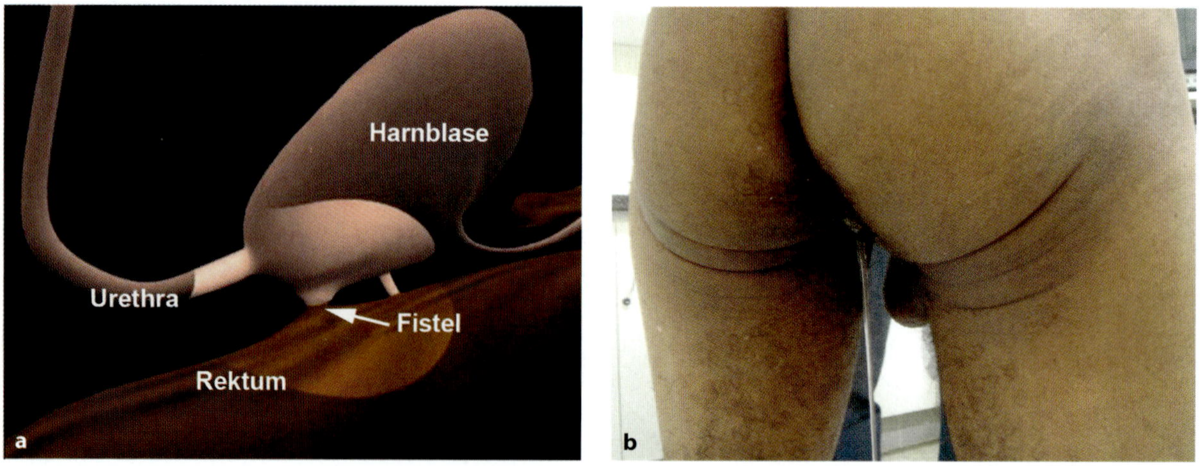

Abb. 5.13a,b

Eine rektovesikale Fistel entwickelt sich nach radikaler Prostatektomie meistens entlang der vesikourethralen Anastomose. Ausgeprägte Entzündungen, Hämatome oder eine persistierende Urinleckage im Anastomosenbereich begünstigen die postoperative Entwicklung einer rektovesikalen Fistel. Abb. 5.13 a zeigt die schematische Darstellung einer rektovesikalen Fistel. Eine Fistel zwischen dem Blasenhals (Anastomose) und dem Rektum führt bekanntermaßen zu einem Urinverlust über das Rektum oder zum Übertreten von Stuhl und Gasen in die Harnblase. Abb. 5.13 b zeigt das charakteristische Bild einer rektovesikalen Fistel mit Urinverlust über das Rektum.

Schritt 3: Zystographische Darstellung der rektovesikalen Fistel

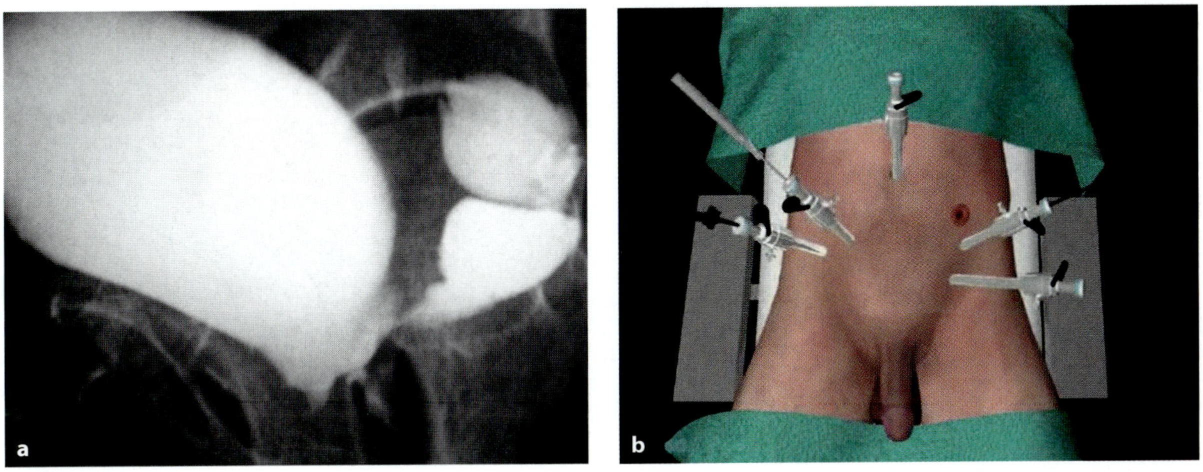

Abb. 5.14a,b

Abb. 5.14 a zeigt das typische zystographische Bild einer rektovesikalen Fistel im Anastomosenbereich nach RPE. Bei Gabe von Kontrastmittel über einen Blasenkatheter zeigt sich ein Kontrastmittelübertritt in das Rektum. Eine Miktionszystourethrographie, eine Kontrastmitteldarstellung des Rektums oder eine Sigmoideoskopie können ebenfalls zur Diagnostik einer Blasen-Darm-Fistel angewendet werden. Die Zystoskopie ist jedoch die sinnvollste Untersuchung zur Fistelsuche, da sich stark entzündliche Areale in der Blase mit Fistelöffnungen finden lassen und ggf. sogar ein Stuhlübertritt aus dem Rektum beobachtet werden kann. Zystoskopisch kann der Fistelgang mittels Ureterenkatheter sondiert (Abb. 5.14 b), markiert und mit Kontrastmittel dargestellt werden.

Schritt 4: Zystoskopie, Stenteinlage (Ureteren und Fistel), Trokarplatzierung

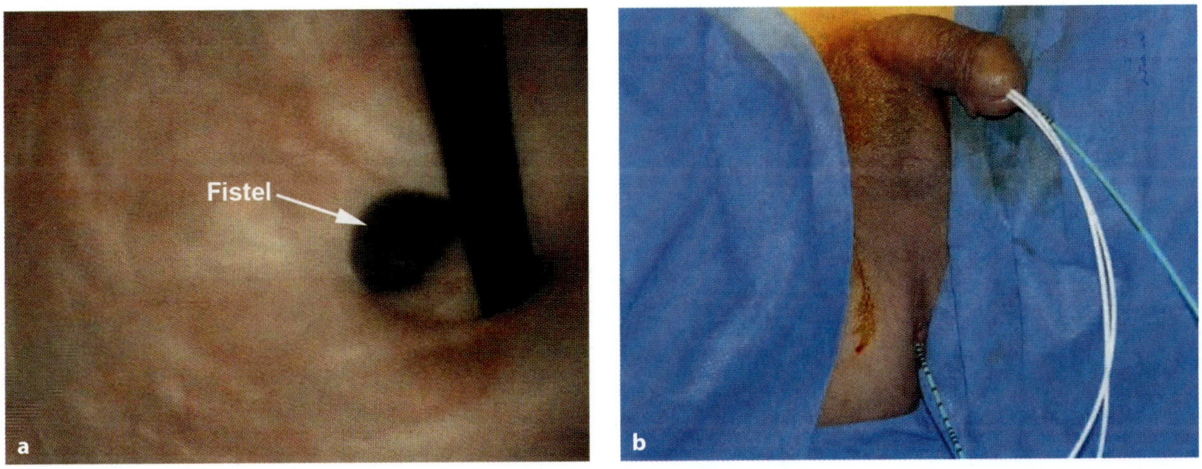

Abb. 5.15a,b

Der Patient wird in Steinschnittlage und eine steile Trendelenburg-Position gebracht. Initial wird die Zystoskopie durchgeführt und beide Ureteren geschient. Damit soll eine Identifikation der Ureterostien erleichtert und eine Verletzung der Ureteren während der Fistelexzision vermieden werden. Die Fistel wird dargestellt und ein Ureterstent anderer Farbe in den Fistelgang eingelegt. Dieser Stent wird über den Anus wieder nach außen gezogen und fixiert. Dies erleichtert intraoperativ die Identifizierung des Fistelgangs. Abb. 5.15 a zeigt einen Patienten mit 3 eingelegten Stents, bereit für die laparoskopische Rekonstruktion, wobei die in Abb. 5.15 b dargestellte Trokaranordnung gewählt wird.

Schritt 5: Peritonealinzision

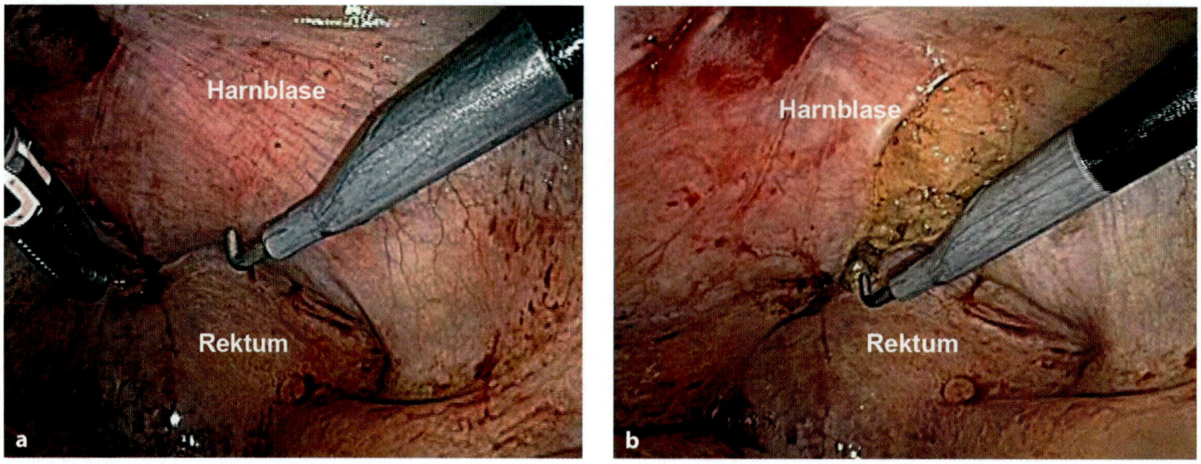

Abb. 5.16a,b

Die Anordnung der Trokare für den laparoskopischen Fistelverschluss entspricht der Trokaranordnung bei der laparoskopischen radikalen Prostatektomie. Die Lage der einzelnen Trokare kann in Abhängigkeit vom Vorhandensein einer Kolostomie etwas nach links oder rechts variieren. Nach Etablierung eines Pneumatoperitoneums ist meist eine vorsichtige Adhäsiolyse notwendig. Ein Omentumflap (gestielter Netzlappen) wird auf der Seite der rechten A. gastroepiploica präpariert. Anschließend wird mittels elektrischem Häkchen oder Ultraschallschere das Peritoneum vertikal in der posterioren Mittellinie der Blase zur Vorbereitung der Zystotomie inzidiert. Die Inzision wird nach distal zum hinteren Teil des Fistelgangs fortgeführt.

Schritt 6: Zystotomie

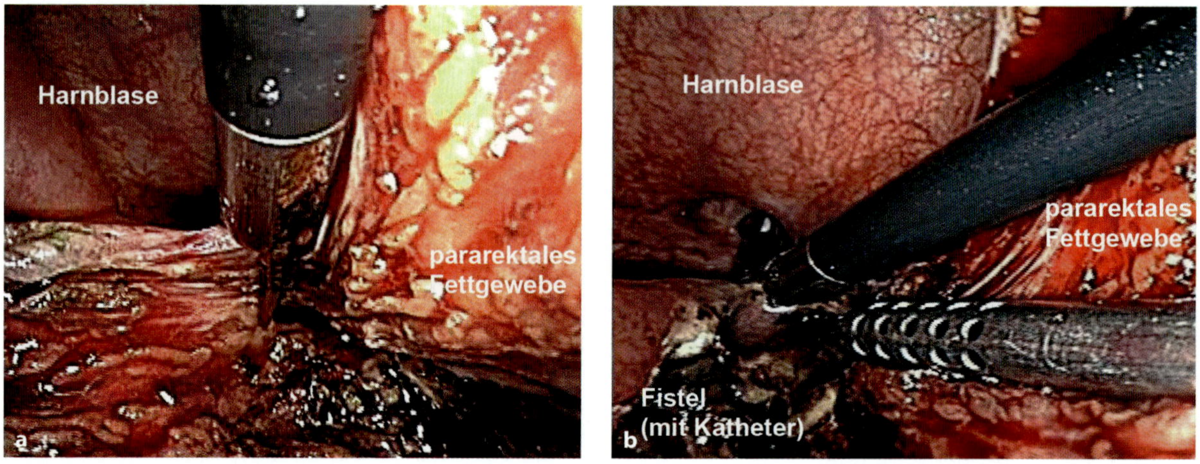

Abb. 5.17a,b

Die Blasenhinterwand wird eröffnet. Die Inzision der Blasenhinterwand wird in Richtung des die Fistel markierenden Katheters erweitert. Für die Präparation wird eine Ultraschallschere (Sonosurg) verwendet. Die Dissektion erfolgt in der Schicht zwischen Blase und Rektum (prärektales Fettgewebe, Abb. 5.17 a). Nach Inzision der hinteren Blasenwand blickt man von hinten auf den in die Fistel eingeführten Stent (Abb. 5.17 b). Der Stent dient als Orientierungspunkt zur weiteren, vollständigen Präparation der Fistel.

Schritt 7: Darstellung des Fisteltraktes

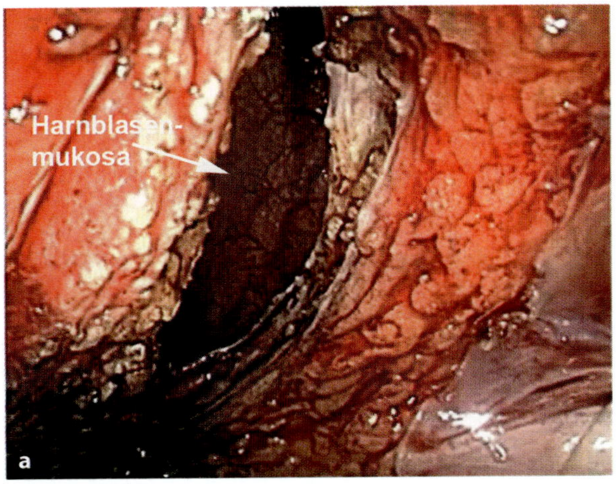

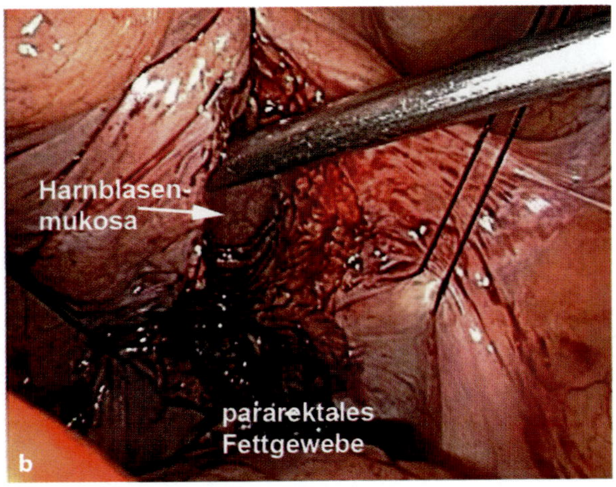

Abb. 5.18a,b

Abb. 5.18 a zeigt die Zystotomie der hinteren Blasenwand. Für eine bessere Darstellung und Exzision des Fistelgangs können die Ränder der Zystotomie nach lateral gezogen werden. Dazu wird eine Haltenaht auf jeder Seite der Inzision platziert. Eine Keith-Nadel oder ein Carter-Thomason-CloseSure-System® können dafür verwendet werden. Die beiden Enden der Naht werden angezogen und außerhalb der Bauchwand fixiert, sodass der Fisteltrakt ausreichend exponiert wird. Abb. 5.18 b demonstriert die beiden mit den beschriebenen Haltenähten retrahierten Seiten der inzidierten Blasenwand.

Schritt 8: Identifikation des Fisteltraktes und Beginn der Fistelexzision

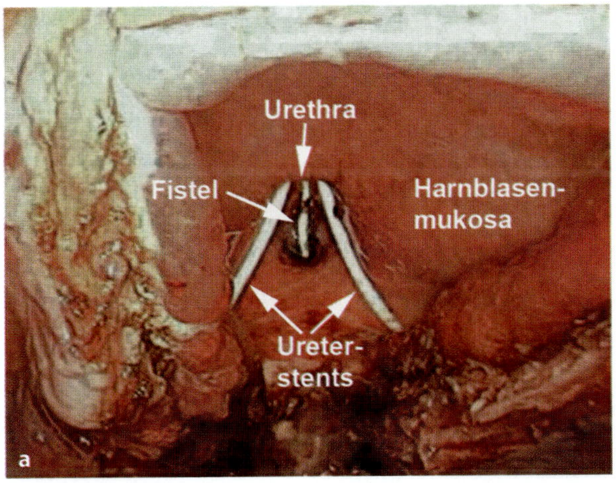

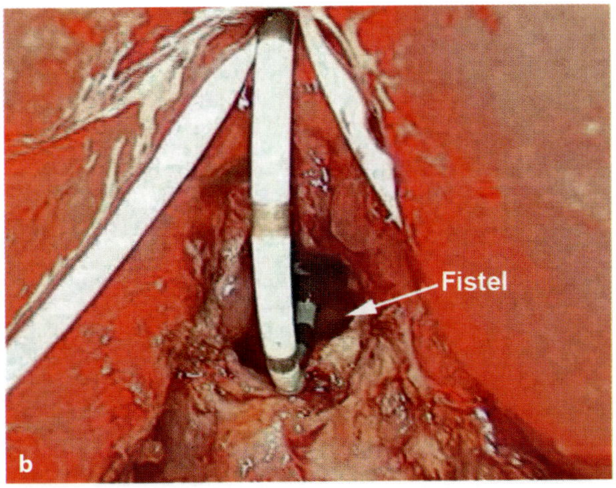

Abb. 5.19a,b

Der Übergang von der Blase zum Rektum wird dargestellt (Abb. 5.19 a). Die Ureterstents markieren die Ureterostien, der Stent in der Mitte der Abb. 5.19 a und b markiert den Fistelgang. Avitales oder nekrotisches Gewebe muss möglichst vollständig bis hin zu gut perfundiertem Gewebe exzidiert werden. In Abb. 5.19 b wurde bereits mit der Exzision der Fistel begonnen. Der Fisteleingang wird durch das Entfernen des umgebenden Gewebes deutlich weiter. Der Gang ist nahe der Urethra gelegen. Aufgrund dessen sollte die Präparation vorsichtig erfolgen, um Verletzungen des Sphinkters zu vermeiden.

Schritt 9: Vollständige Exzision der Fistel

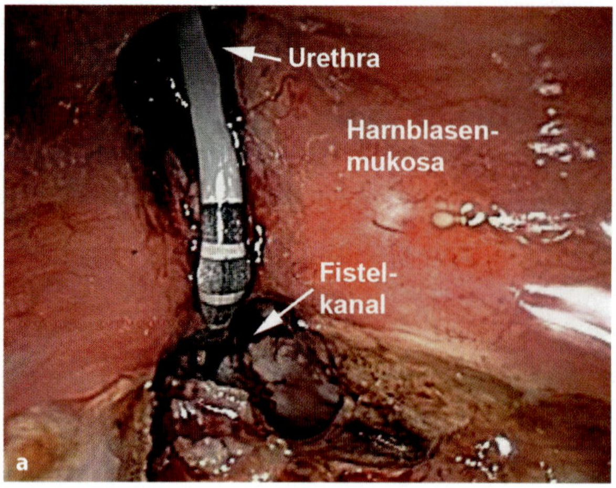

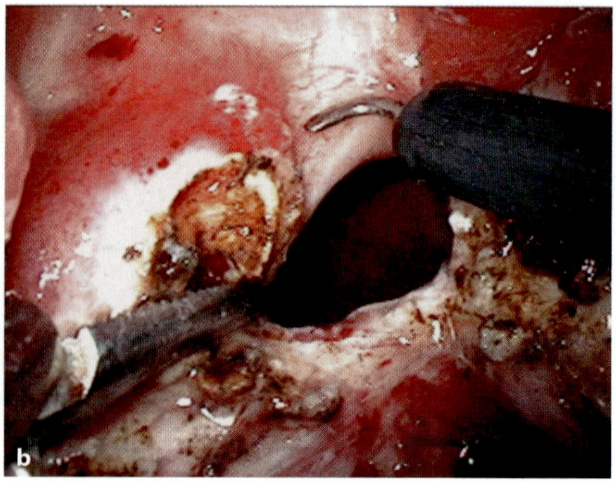

Abb. 5.20a,b

Die Exzision des Fistelgangs wird fortgeführt, bis die ganze Fistel exzidiert ist. Die Präparation sollte dabei immer von der Urethra und dem Sphinkter weg orientiert sein. Die Präparation kann mittels Ultraschallschere, J-Haken-Elektrokauter oder einer laparoskopischen Schere in Kombination mit Elektrokoagulation erfolgen. Letztendlich werden bei vollständiger Exzision der Fistel die Blasenwand und das Rektum sorgfältig voneinander abgehoben.

Schritt 10: Verschluss des Rektums

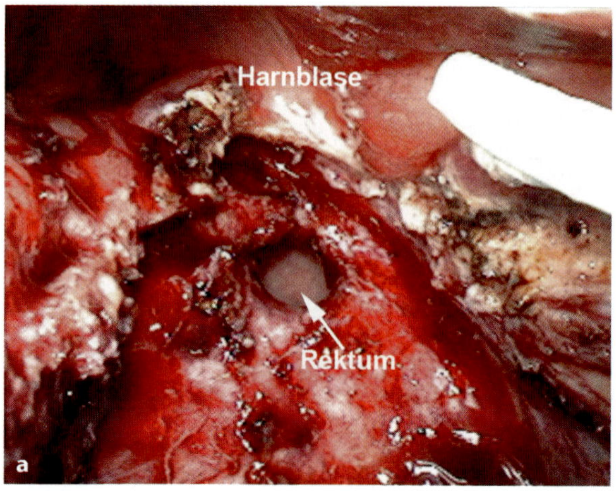

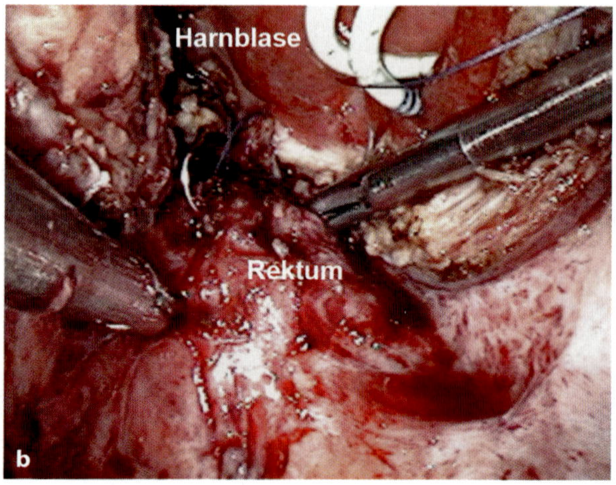

Abb. 5.21a,b

Nach ausgiebiger Präparation und Mobilisation des Rektums wird die gesamte Ausdehnung der Verbindung zwischen Blase und Rektum offensichtlich. Abb. 5.21 a zeigt den Situs nach vollständiger Exzision des Fistelgangs. Die Rektummukosa ist jetzt gut sichtbar. Das Rektum wird anschließend mittels Einzelknopfnähten (2-0 Monocryl, UR-6-Nadel) verschlossen (Abb. 5.21 b). Die Knoten der Naht sollten immer außerhalb des Rektumlumens liegen.

Schritt 11: Gewebeinterposition (Netzlappen) und Verschluss der Blase

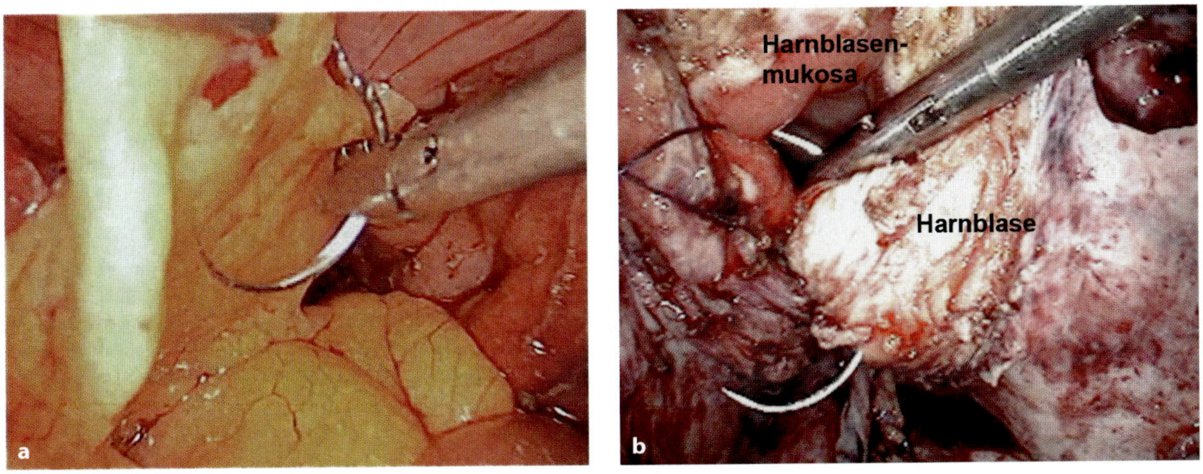

Abb. 5.22a,b

Der bereits präparierte gestielte Netzlappen wird nach kaudal gebracht, um als Gewebepolster den verschlossenen Rektumdefekt abzudecken. Dabei muss sehr sorgfältig auf eine ausreichende vaskuläre Versorgung des gestielten Netzlappens geachtet werden. Die initiale Naht des Rektumverschlusses dient als Anker für die Fixation des Omentumflaps (Abb. 5.22 a).

Die Blase wird nun einschichtig durch eine fortlaufende Naht mittels Monocryl 2-0 verschlossen. Die Naht wird kaudal begonnen und nach kranial fortgesetzt (Abb. 5.22 b). Die Naht wird erst beendet, wenn der suprapubische Katheter platziert wurde.

Schritt 12: Drainage, Kolostomie und Verschluss der Inzision

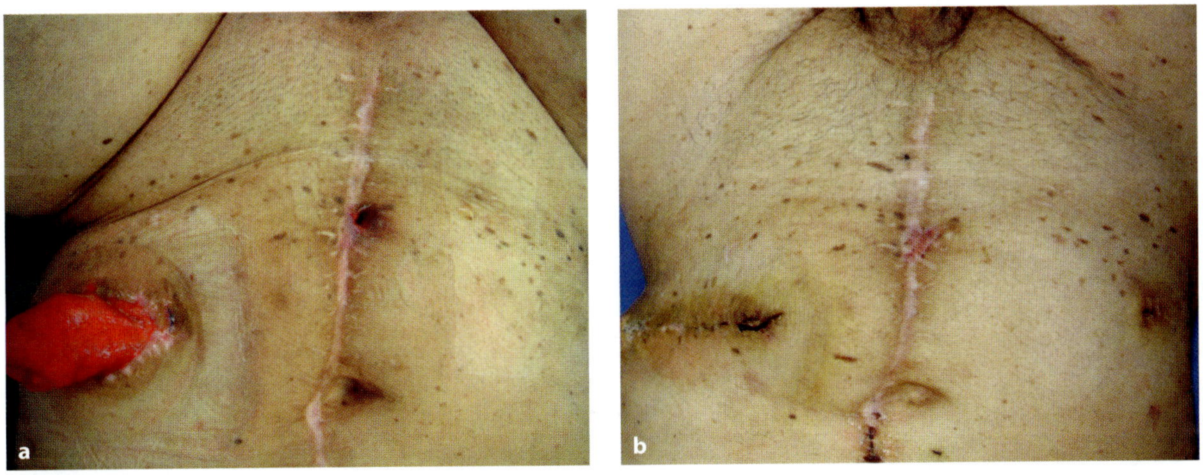

Abb. 5.23a,b

Unter laparoskopischer Kontrolle wird ein suprapubischer Katheter platziert und der Verschluss der Blase komplettiert. Die Blase wird mit Kochsalzlösung gefüllt und die Naht auf Dichtigkeit überprüft. Zusätzlich werden ein Blasenkatheter und eine Drainage eingelegt. Falls notwendig, kann eine Kolostomie angelegt werden (Abb. 5.23 a). Ein Umlagern des Patienten ist dafür nicht erforderlich. Vor dem Entfernen der Trokare werden noch einmal die Hämostase und die Drainagelage überprüft, danach wird die Faszie verschlossen. Abb. 5.23 b zeigt das postoperative Bild eines Patienten nach Entfernung aller Drainagen und mit rückverlegter Kolostomie.

Postoperative Nachbehandlung

- Postoperative Antibiotikaprophylaxe für einige Tage
- Prävention einer Katheterobstruktion, Spülung der Harnblase nur falls notwendig
- Katheter- und Drainageentfernung am dritten postoperativen Tag
- Entfernung des suprapubischen Katheters bei regelrechter Zystographie 2 Monate postoperativ
- laparoskopische Rückverlegung der Kolostomie nach 4 Monaten

Literatur

1. Benoit RM, Naslund MJ, Cohen JK (2000) Complications after radical retropubic prostatectomy in the Medicare population. Urology 56: 116-120
2. Shin PR, Foley E, Steers WD (2000) Surgical management of rectourinary fistulae. J Am Coll Surg 191: 547-553
3. Sotelo R, Garcia A, Yaime H, Rodríguez E, Dubois R, Andrade RD, Carmona O, Finelli A (2005) Laparoscopic rectovesical fistula repair. J Endourol 19: 603-607
4. Sotelo R, Mirandolino M, Trujillo G, Garcia A, de Andrade R, Carmona O, Sánchez L, Rodriquez E, Finelli A (2007) Laparoscopic repair of rectourethral fistulas after prostate surgery. Urology 70: 515-518
5. Sotelo R, de Andrade R, Carmona O, Astigueta J, Velasquez A, Trujillo G, Canes D (2008) Robotic repair of rectovesical fistula resulting from open radical prostatectomy. Urology 72: 1344-1346

5.3.2 Vesikovaginaler Fistelverschluss

René Sotelo Noguera , Roberto Garza Cortés

Einleitung

Vesikovaginale Fisteln (VVF) können durch verschiedene chirurgische Techniken behandelt werden. Der Fistelverschluss erfolgt entweder transvaginal oder transabdominal (extra- oder transvesikal). Die Wahl der Operationstechnik obliegt dem Operateur und richtet sich nach seinen Erfahrungen. Ob früher oder später Fistelverschluss wird nach wie vor kontrovers diskutiert [1, 2].

Im Allgemeinen ist ein vaginaler im Vergleich zum transabdominalen Zugang mit einer geringeren Morbidität, einem verringerten Blutverlust und einer geringeren postoperativen Blasenirritation verbunden. Die Ergebnisse sind mit denen der transabdominalen Technik vergleichbar [3]. Der abdominale Zugang ist immer dann indiziert, wenn andere intraabdominelle Gegebenheiten einer simultanen chirurgischen Versorgung bedürfen. Er wird auch angewendet, wenn die Fistel hoch sitzt und/oder das Scheidengewölbe einen vaginalen Zugang verbietet.

Für den abdominellen Zugang stellt die Laparoskopie eine Alternative zur Behandlung der VVF dar. Über den ersten VVF-Verschluss berichteten Nezhat et al. 1994 [4]. Die größte Serie laparoskopischer VVF-Verschluss-Operationen publizierten Sotelo et al. [5]. Diese Gruppe nutzte einen transvesikalen Zugang, welcher ohne Notwendigkeit einer zusätzlichen vaginalen Inzision oder Präparation des vesikovaginalen Raums direkt zur Fistel führt. Darüber hinaus ermöglicht der laparoskopische Zugang eine limitierte Zystotomie, welche mit einer geringeren Morbidität als bei der historischen O'Conner-Prozedur (bei der die Harnblase bis auf den Level der Fistel zweigeteilt wird) verbunden ist. Als vorteilhaft erweisen sich bei laparoskopischen Eingriffen die besonders gute Übersicht im Operationsgebiet, die effiziente Hämostase, der kürzere Krankenhausaufenthalt und eine schnellere Rekonvaleszenz.

Indikationen

- Inadäquate Möglichkeit, die Fistel vaginal einzustellen, bedingt durch eine hohe oder retrahierte Fistel in einer engen Scheide
- enge Beziehung des Fistelgangs zum Ureter
- andere Beckenerkrankungen, welche einen simultanen operativen Eingriff erfordern
- multiple Fisteln
- Adipositas per magna
- Versagen einer vorhergehenden transvaginalen operativen Versorgung

Kontraindikationen

- Generalisierte Peritonitis
- unbehandelte oder therapierefraktäre Blutgerinnungsstörung
- schwere Komorbiditäten mit einer generellen Kontraindikation gegenüber invasiven Eingriffen

Präoperative Vorbereitung

- Die Einlage eines transurethralen Katheters sollte soweit möglich bis zum Tag der Operation vermieden werden
- leichte Diät einige Tage vor der Operation, antegrade Darmvorbereitung am Abend vor der Operation
- i.v. Breitspektrumantibiose perioperativ (Chinolone oder Cephalosporine)

Schritt 1: Zystoskopie, Stenteinlage in die Ureteren und in die Fistel, Portplatzierung

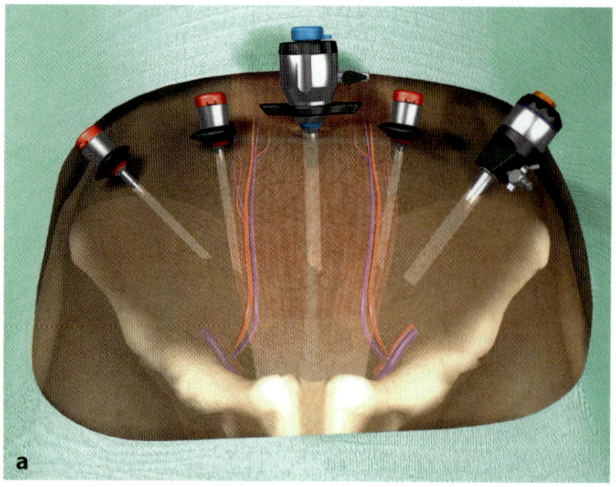

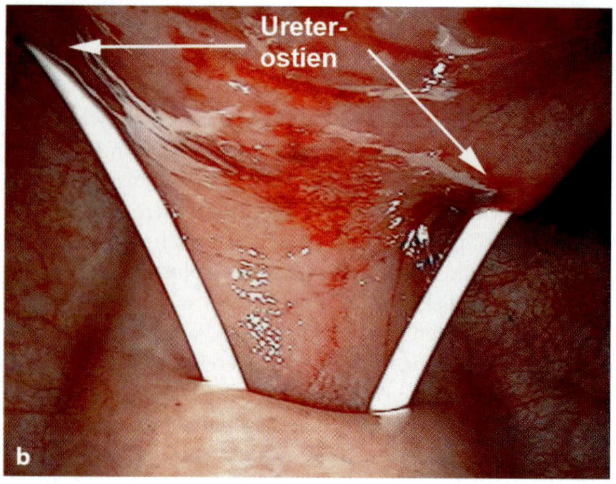

Abb. 5.24a,b

Die Patientin wird in Steinschnittlage gelagert. Im Rahmen der Zystoskopie werden beide Ureteren mit einem Ureterstent versorgt (Abb. 5.24 b). Dies erleichtert die spätere Identifikation der Ureterostien und hilft bei der Identifikation der Ureteren. Ein Ureterstent anderer Farbe wird über die Blase in den Fistelgang eingelegt, transvaginal nach außen geleitet und fixiert. Bei sehr großen Fisteln kann ein Katheter anstelle eines Ureterstents verwendet werden. Danach folgt die Portplatzierung für einen transperitonealen 5-Port-Standardzugang in üblicher Weise, wie bereits im Kapitel der laparoskopischen Prostatektomie beschrieben (► Abschn. 3.11.1).

Schritt 2: Formung eines Omentumflaps und Zystotomie

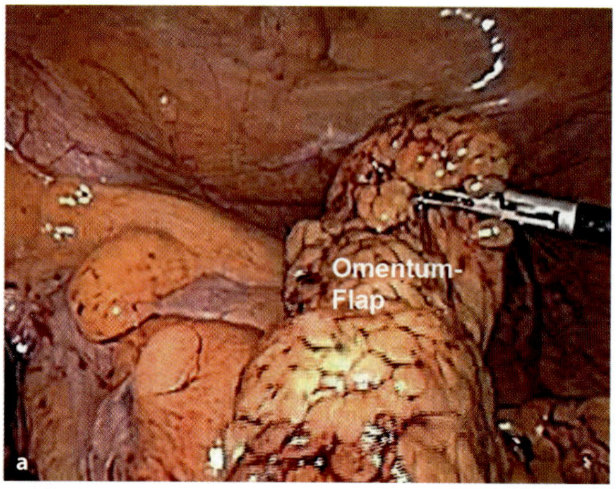

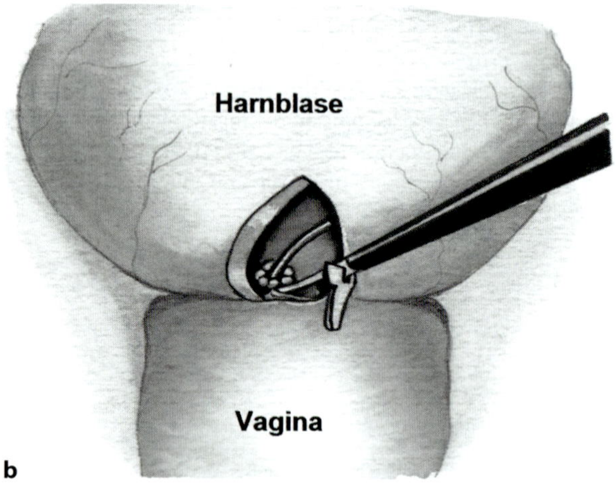

Abb. 5.25a,b

Mit einem Stieltupfer wird die Vagina nach dorsal gedrückt. Nach Eröffnung des Bauchraums werden zuerst evtl. vorhandene Adhäsionen gelöst. Ein Omentumflap wird ausgehend von der Seite der rechten A. gastroepiploica präpariert (Abb. 5.25 a). Als erster Schritt des Fistelverschlusses wird die hintere Blasenwand freipräpariert. Dazu wird die Blasenwand auf kurze Strecke vertikal in Richtung der Fistel inzidiert. Durch diesen transvesikalen Zugang gelangt man relativ schnell zum Fistelgang. Abb. 5.25 b zeigt eine schematische Darstellung der Zystotomie.

Schritt 3: Identifikation der Blase und Beginn der Zystotomie

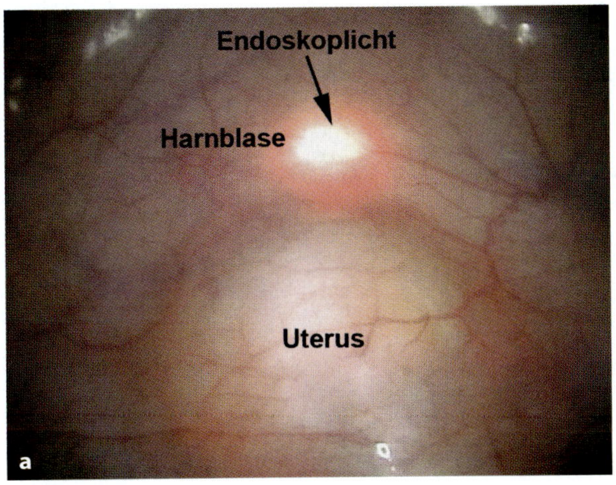

a

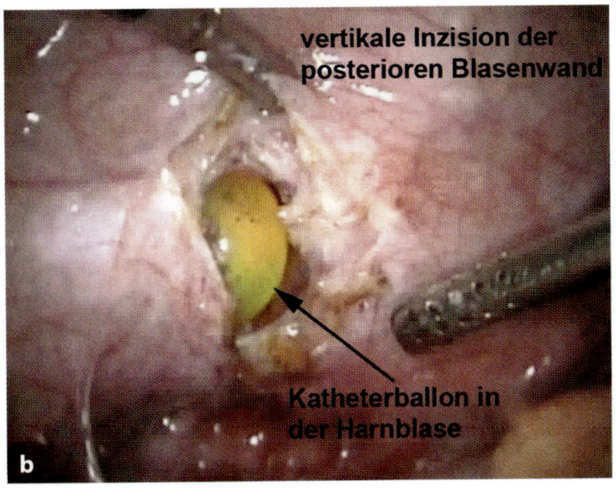

b

Abb. 5.26a,b

Der Raum zwischen Harnblase und Vagina wird durch das Licht eines eingeführten Zystoskopes von der Harnblase sicher abgegrenzt. Abb. 5.26 a zeigt das Aufleuchten des Zystoskoplichtes durch die Blasenwand und das durch den Uterus vorgewölbte Peritoneum. Diese anatomischen Punkte dienen der Orientierung zur korrekten Platzierung der Zystotomie. Zuerst wird das Peritoneum inzidiert. Danach wird die Blasenwand vertikal eingeschnitten, womit der zuvor eingelegte Blasenkatheter sichtbar wird (Abb. 5.26 b).

Schritt 4: Zystotomie

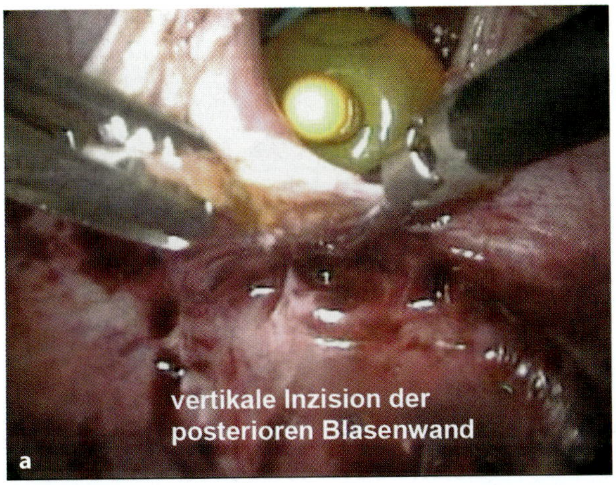

a

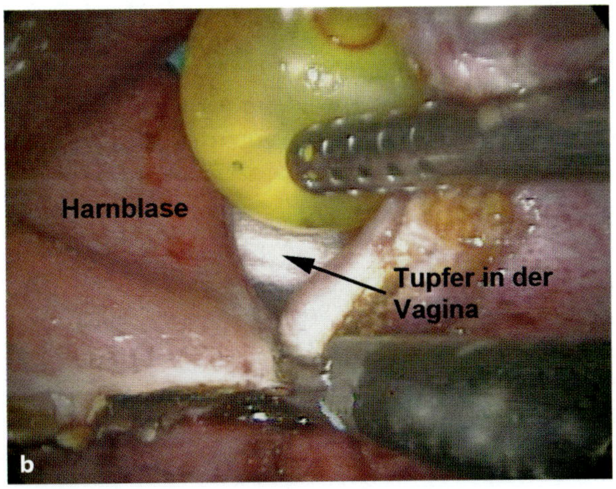

b

Abb. 5.27a,b

Die vertikale Inzision der Blase wird in Richtung des Blasenhalses erweitert (Abb. 5.27 a). Der hintere Umfang des Blasenkatheters und der in die Vagina eingeführte Stieltupfer werden sichtbar. Die Fistel wird später in Richtung der Vaginalwand reseziert (Abb. 5.27 b). Für diese Zwecke eignet sich eine Gerätekombination aus Ultraschallschere und Fasszange, aber auch die Verwendung eines J-Haken-Elektrokauters oder einer klassischen laparoskopischen Schere ist alternativ möglich.

5

Schritt 5: Darstellung der vesikovaginalen Fistel

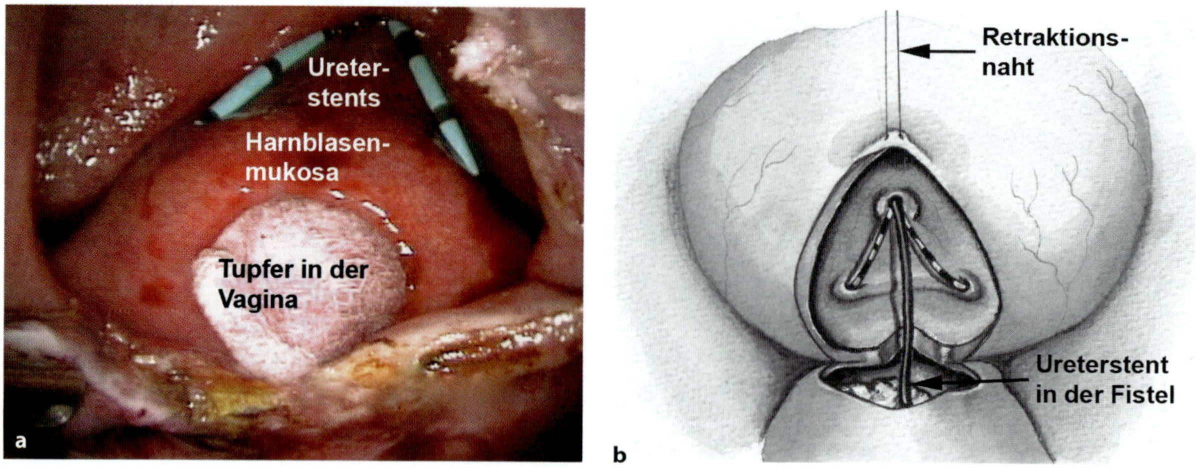

Abb. 5.28a,b

Für eine ausreichende Präparation und eine Exzision des Fistelgangs müssen die Ränder der Zystotomie nach lateral gezogen werden (Abb. 5.28 a). Dazu wird eine Haltenaht auf jeder Seite der Inzision platziert. Eine Keith-Nadel oder ein Carter-Thomason-«port-closure-needle«-System® können dafür verwendet werden. Die beiden Enden der Naht werden angezogen und außerhalb der Bauchwand fixiert, sodass der Fisteltrakt ausreichend exponiert werden kann. Alternativ kann auch eine einzelne Haltenaht am kranialen Ende der Zystotomie gesetzt werden, wie in Abb. 5.28 b schematisch dargestellt.

Schritt 6: Exzision des Fistelgangs

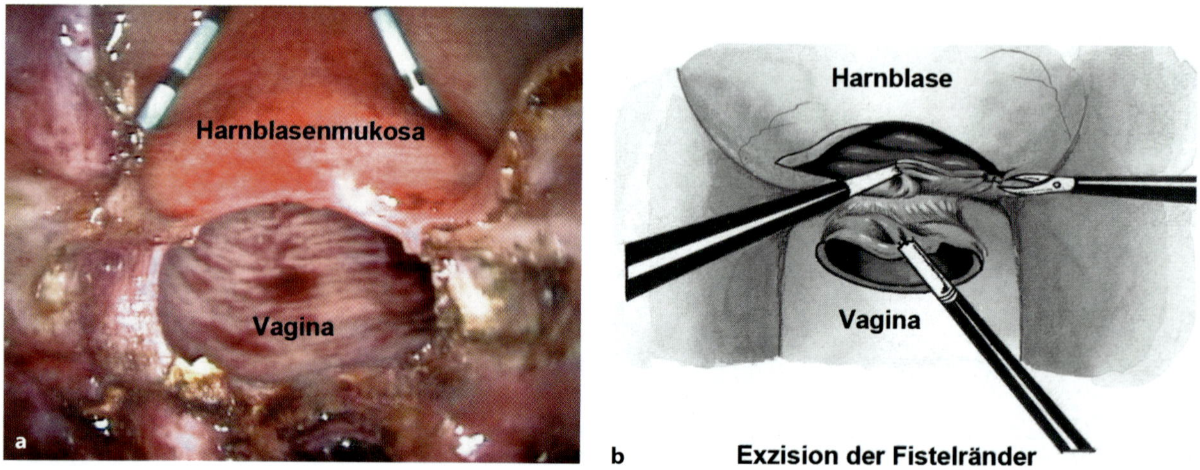

Abb. 5.29a,b

Nach Darstellung des Fistelgangs zwischen Vagina und Harnblase wird der Stieltupfer in der Vagina entfernt (Abb. 5.29 a) und ein Katheter vaginal eingelegt. Der Katheterballon wird mit 70 ml Kochsalzlösung aufgeblockt, um das Pneumoperitoneum zu erhalten. Die Präparation wird fortgesetzt, bis die Fistel vollständig von der Vagina gelöst ist. Abb. 5.29 b zeigt schematisch das Lösen der fibrotischen Fistelränder mit der laparoskopischen Schere. Alle fibrotischen oder nekrotischen Gewebeanteile sollten exzidiert werden. Eine Verletzung der Ureterostien oder der Urethra während der weiten Exzision der Fistel sollten unbedingt vermieden werden.

Schritt 7: Verschluss von Vagina und Harnblase

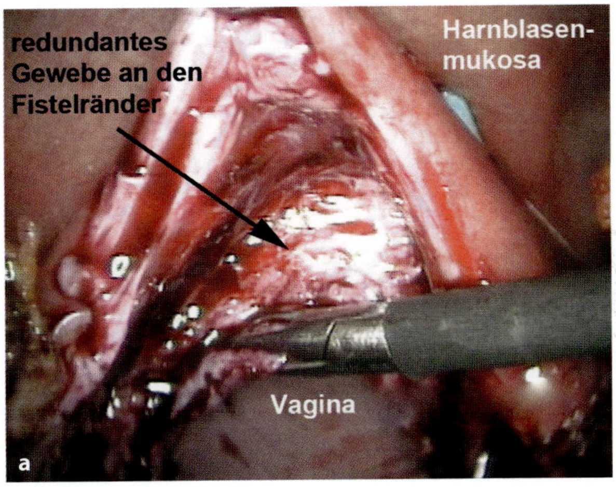

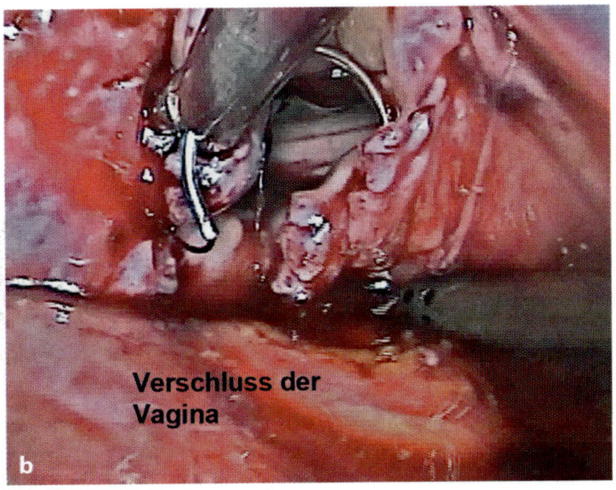

■ **Abb. 5.30a,b**

Für die Präparation eines adäquaten Gewebepatches zum spannungsfreien Verschluss der Vagina und der Blase muss das die Fistel umgebende Gewebe weiter mobilisiert werden. Dafür wird eine Gerätekombination aus laparoskopischer Schere und Fasszange verwendet. ■ Abb. 5.30 a zeigt die Situation nach Exzision des Fistelgangs. Mobilisiertes gesundes Gewebe der Vaginalwand kann für den Verschluss des Defekts verwendet werden. Dieser wird mit einer fortlaufenden Naht mit Monocryl 2-0 an einer CT-1-Nadel horizontal verschlossen (■ Abb. 5.30 b).

Schritt 8: Gewebeinterposition

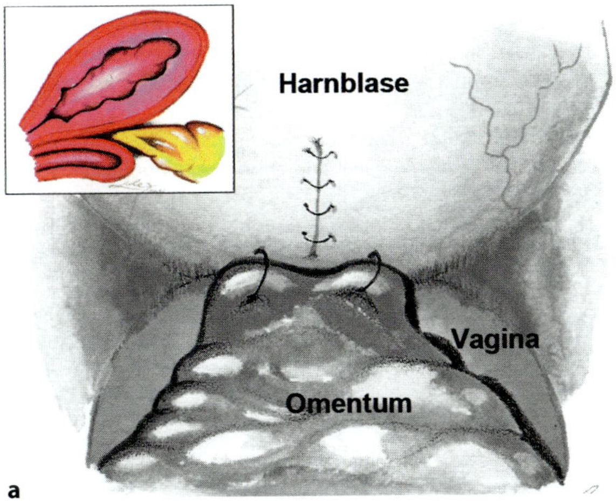

a

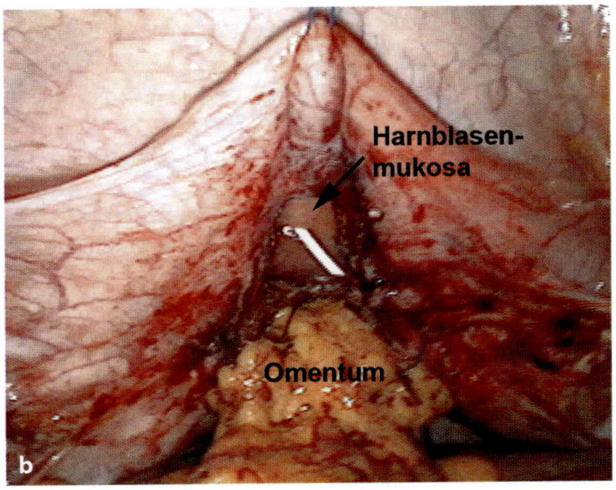

■ **Abb. 5.31a,b**

■ Abb. 5.31 a zeigt schematisch das Konzept der rekonstruierten Vaginal- und Blasenwand sowie der Gewebeinterposition. Zwei Nähte werden in der anterioren Vaginalwand distal des Defektverschlusses platziert. Diese Ankernähte fixieren den zuvor präparierten Omentumflap. ■ Abb. 5.31 b zeigt nochmals den über der anterioren Vaginalwand liegenden Netzlappen. Der vaginale Defekt wird vollständig von diesem bedeckt. Die erneute Fistelbildung soll durch die Interposition des Omentumflaps verhindert werden. Alternativ kann ein Peritonealflap verwendet werden, der kranial und lateral vom Blasendom gewonnen werden kann.

Schritt 9: Verschluss der Harnblase

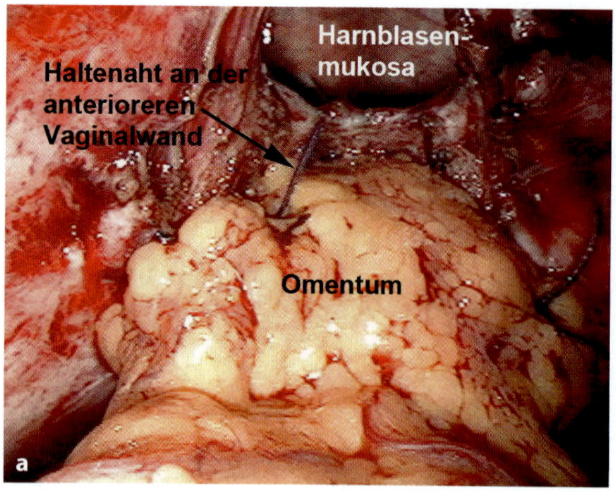

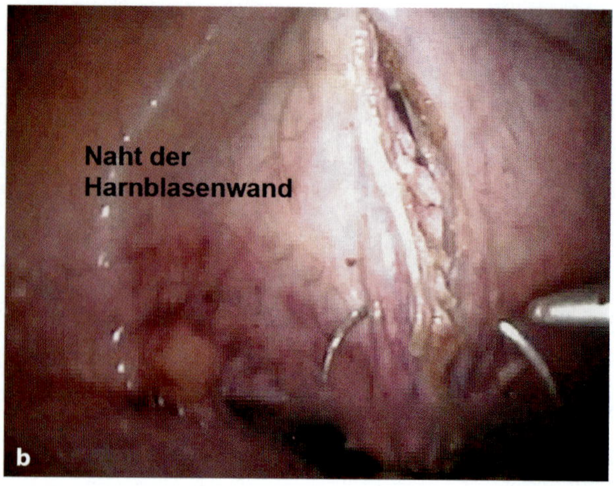

Abb. 5.32a,b

Abb. 5.32 a zeigt den Netzlappen (Omentum majus) nach abgeschlossener Interposition. Die letztendlich noch offene Zystostomie wird nun mit einer fortlaufenden 2-0-Monocrylnaht (CT-1-Nadel) vertikal verschlossen. Die Naht wird distal begonnen und nach proximal fortgesetzt (Abb. 5.32 b). Zystoskopisch kann die Nahtreihe und der sichere Blasenverschluss kontrolliert werden. Mit einer zusätzlichen fortlaufenden und resorbierbaren Naht wird die Serosa der Blase verschlossen. Die Ureterstents werden wieder entfernt und ein 20-Ch-Blasenkatheter eingelegt. Über den Katheter wird Kochsalzlösung eingefüllt, und die Nähte werden unter laparoskopischer Sicht auf einen wasserdichten Verschluss geprüft. Die Anlage einer suprapubischen Harnableitung ist nicht notwendig. Abschließend wird ein Drain im kleinen Becken platziert.

Postoperative Nachbehandlung

- Postoperative Antibiotikaprophylaxe für mehrere Tage
- Prävention einer Katheterobstruktion, Spülung der Harnblase nur falls notwendig
- Drainageentfernung am zweiten oder dritten postoperativen Tag
- Katheterentfernung bei regelrechter Zystographie am zehnten postoperativen Tag
- sexuelle Enthaltsamkeit für mindestens 2 Monate
- Patientenaufklärung, keine Tampons zu verwenden

Literatur

1. Raz S, Bregg K, Nitti V, Sussman E (1993) Transvaginal repair of vesicovaginal fistula using a peritoneal flap. J Urol 150: 56-9
2. Blaivas JG, Heritz DM, Romanzi LJ (1995) Early versus late repair of vesicovaginal fistulas: vaginal and abdominal approaches. J Urol 153: 1110-12
3. Raz S (1995) Editorial comment on: Early versus late repair of vesicovaginal fistulas: vaginal and abdominal approaches. J Urol 153: 1112-13
4. Nezhat CH, Nezhat F Nezhat C, Rottenberg H (1994) Laparoscopic repair of a vesicovaginal fistula: a case report, part 2. Obstet Gynecol 83: 899-901
5. Sotelo R, Mariano MB, Garcia-Segui A, Dubois R, Spaliviero M, Keklikian W, Novoa J, Yaime H, Finelli A (2005) Laparoscopic repair of vesicovaginal fistula. J Urol 173: 1615-18

Stichwortverzeichnis

A

Adenomektomie 270–291
– laparoskopische 278–285
– LESS 286–291
Adenomenukleation 282, 289
Adrenalektomie
– retroperitoneale, rechtsseitige 154–159
– transperitoneale, linksseitige 148–153
Arteria renalis
– Darstellung 64, 102, 123
– Durchtrennung 64, 124

B

Blasenhals
– Dissektion 295, 315, 320
– Mobilisation 304
– Präparation 331
– Suspension 338
– Trigonisierung 284, 290
– Verschluss 284, 290, 298
Boari-Plastik 224–231
Button-hole-Technik 270

D

DaVinci-System 24–30, 198–202
– Aufbau 32–36
Denonvillier-Faszie, Inzision 235, 244
Divertikulektomie, Harnblase
DJ-Katheter 139, 222, 229
Donornephrektomie
– LESS 114–119
– retroperitoneoskopische 100–107
– roboterassistierte 120–125
– transperitoneale 108–113

F

Faszieninzision 8
Fistel
– rektourethrale 365–372
– rektovesikale 366
– vesikovaginale 373–378
Fistelverschluss 365–378
Fowler-Stephens-Orchidopexie 348, 349

G

Gasinsufflation 9, 11
Gerota-Faszie
– Entfernung 82
– Eröffnung 43

H

Harnableitung 260–277
Harnblasenersatz
– ► a. Neoblase
– extrakorporaler orthotoper 266–271
– intrakorporaler orthotoper 272–277
Harnleiter ► Ureter
Harnröhre ► Urethra
Hassan-Technik 7
Hernienverschluss, extraperitonealer 356–360

I

Ileum
– Dissektion 262
– Mobilisation 262
Ileumconduit 260–265

K

Kolon
– Mobilisation 36, 53, 61, 62, 89, 115, 122
Kolposuspension, extraperitoneale 361–364
Kryptorchismus 347–350

L

laparoendoscopic single site surgery ► LESS
Leitstrukturen, anatomische
– Beckenchirurgie 197
– Nierenchirurgie 6, 21
– Retroperitoneoskopie 23
LESS 41–45, 58–66, 114–119
– Adenektomie 286–291
– Divertikulektomie der Harnblase 209, 212, 213, 216
– Donornephrektomie 114–119
Lymphadenektomie
– extraperitoneale 177–181
– pelvine 171–181, 235, 236, 253, 254
– retroperitoneale 166
– transperitoneale 171–176
Lymphknotendissektion
– interaortokavale 168
– paraaortale 169

M

Mesenterium, Dissektion 262
Milz, Mobilisation 122
Mini-Laparotomie 7
– offene 7

N

Nebenniere
– Mobilisation 116, 122, 151, 152
– Präparation 150
Neoblase 241
– orthotope 266–277
Nephrektomie
– ► a. Donornephrektomie
– radikale
– – laparoskopische 52–57
– – mittels LESS 58–66
– retroperitoneale 67–72, 128
– transperitoneale
– – einfache 46–51
– – laparoskopische 46–66, 73, 79–85
– – Präparatentfernung 127, 128
Nephropexie 36–40
Nephroptose 36
Nephroureterektomie 73–78
Nervus
– cavernosi penis 189
– pudendus 190
Netzeinlage 356–360
Niere, Mobilisation 56, 65, 71
Nierenbecken, Mobilisation 343
Nierenbeckenplastik
– bei Kindern 342–346
– laparoskopische 129–133, 142–147, 342–346
– – retroperitoneale 142–147
– – robotorassistierte 134–141
– transperitoneale 129–141
– – laparoskopische 129–133
Nierenhilus
– En-bloc-Durchtrennung 55
– Mobilisation 54
– Präparation 70, 89, 116, 168
Nierenstiel, Mobilisation 81
Nierenstielgefäße, Durchtrennung 55
Nierenteilresektion
– retroperitoneale laparoskopische 95–99
– roboterassistierte transperitoneale 86–94
– transperitoneale 79, 86–94
Nierenzysten, Abtragung 41–45

O

Omentumflap 374
Orchidopexie 348–350
Orientierungspunkte, anatomische
– Beckenchirurgie 197
– Nierenchirurgie 6, 21
Ostiumumschneidung, transurethrale 77

P

Parasympathikus 186
Patientenlagerung
– Beckenchirurgie 193–195

- Nierenchirurgie 2–5
Plexus
- pelvicus 187
- prostaticus 188
- Santorini, Ligatur 239, 323, 331
pluck technique 77, 78
Politano-Leadbetter 218
Prostatektomie
- extraperitoneale
- - radikale endoskopische 312–325
- - radikale roboterassistierte 326–339
- radikale
- - endoskopische 312–325
- - nervprotektive 184, 191, 192
- - roboterassistierte 198, 326–339
- roboterassistierte laparoskopische radikale 198, 326–339
- transperitoneale
- - laparoskopische 292–299
- - radikale 292–311
- - roboterassistierte 300–311
Psoas-Hitch-Technik 218–223
Pyeloplastik 344, 345
- kontinuitätserhaltende 145

R

RALC 198
RALP 198
Retzius-Raum, Präparation 238, 252, 253, 279, 303
Rocco-Stich 310

S

Samenblase
- Dissektion 293, 315
- Mobilisation 234, 334
- Präparation 333
Samenstrang, Präparation 234
SMART-Technik 142
Sotelo-Prostatotomie 282, 289
Spendernephrektomie ► Donornephrektomie
Studer-Pouch 276, 277
Sympathikus 186

T

TAPP 356
TEP 356
Trokarplatzierung 6, 9, 20
- laterale 23, 24
- paraumbilikale 27, 28
- retroperitoneale 22
- umbilikale 29, 30

U

Ureter
- Clippen 75
- Mobilisation 54, 62, 74, 344
- Präparation 123, 144, 220, 237, 256
- Spatulierung 132, 138
- Stent 345
- Transposition 258
Ureterabgangsstenose 343
Ureter-Darm-Anastomose 241, 248, 263, 276
Ureterektomie
- distale 77, 78
- transperitoneale laparoskopische 73
Ureterimplantation, refluxive 270
Ureterneuimplantation 218–231
Ureter-Nierenbecken-Anastomose 132, 140, 146
Ureterolithotomie, retroperitoneoskopische 160–164
Ureterotomie 162
Ureterozystoneostomie ► Ureterneuimplantation
Ureterstent 271
Urethra
- Dissektion 257
- Präparation 75, 239, 336, 365
Urethra-Darm-Anastomose 274
Urethrovesikale-Anastomose 310, 317, 324, 337

V

Van-Velthofen-Technik 310
Varikozelektomie 351–354
Vena renalis
- Durchtrennung 64, 124
- Mobilisation 156
- Präparation 63
Vena suprarenalis medialis
- Durchtrennung 157
- Mobilisation 156
Vena testicularis
- Durchtrennung 63
- Mobilisation 62
Veress-Nadel-Technik 10, 11
Versaport-Technik 13–15
Visiport-Technik 16–19, 68

W

Wallace-Anastomose 261
Wanderniere 36

Y

YV-Pyeloplastik 145

Z

Zugang
- retroperitonealer 20
- transperitonealer 7
Zystektomie
- nervprotektive 184
- roboterassistierte
- - bei der Frau 250–259
- - radikale 198
Zystoprostatovesikulektomie, radikale 231–249
- laparoskopische 232–241
- roboterassistierte 242–249
Zystotomie 279, 280, 375